Carl-Auer

Die Autoren

Corina Ahlers • Susanne Altmeyer • Eia Asen • Renate Blum-Maurice • Ulrike Borst • Wiltrud Brächter • Barbara Bräutigam • Michael B. Buchholz • Wolfgang Budde • Andrea Caby • Filip Caby • Luc Ciompi • Ulrich Clement • Klaus G. Deissler • Angelika Eck • Andreas Eickhorst • Günther Emlein • Dörte Foertsch • Peter Fraenkel • Thomas Friedrich-Hett • Frank Früchtel • Werner Geigges • Michael Grabbe • Peter Hain • Bengta Hansen-Magnusson • Ernst Hansen-Magnusson • Reinert Hanswille • Jürgen Hargens • Christian Hawellek • Thomas Hegemann • Bruno Hildenbrand • Joachim Hinsch • Katharina Hinsch • Wolfgang Jansen • Ingrid Kellermann • Sabine Kirschenhofer • Rudolf Klein • Andre Kleuter • Heiko Kleve • Jürgen Kriz • Friedebert Kröger • Rudolf Kronbichler • Matthias Lauterbach • Tom Levold • Jürg Liechti • Wolfgang Loth • Kurt Ludewig • Matthias Müller • Cornelia Oestereich • Matthias Ochs • Klaus Osthoff • Jürgen Pfitzner • Günter Reich • Kersten Reich • Rüdiger Retzlaff • Wolf Ritscher • Bernd Roedel • Dominik M. Rosenauer • Wilhelm Rotthaus • Gerhard Dieter Ruf • Günter Schiepek • Hans Schindler • Arist von Schlippe • Gunther Schmidt • Jochen Schweitzer • Rainer Schwing • Felix Tretter • Cornelia Tsirigotis • Manfred Vogt • Elisabeth Wagner • Renate Weihe-Scheidt • Jan Weinhold • Bettina Wilms • Michael Wirsching • Ferdinand Wolf • Lorraine Wright.

Stimmen zum Buch

„Wann hat es jemals so komprimierte und gleichzeitig gut lesbare Hintergrundinformationen zum systemischen Weltbild gegeben?“
wirtschaft + weiterbildung

„Ein sehr lesenswertes Buch. Es sollte in jeder human- oder sozialwissenschaftlichen Fachbibliothek nicht nur als Präsenz-, sondern auch als Lehrbuch zur Ausleihe bereitstehen.“
socialnet.de

„Dieses Lehrbuch ist wirklich ein Geschenk.“
Elisabeth Wagner

Tom Levold · Michael Wirsching (Hrsg.)

Systemische Therapie und Beratung – das große Lehrbuch

Fünfte Auflage, 2023

Umschlaggestaltung: Uwe Göbel
Umschlagfoto: © Tom Levold
Satz: Verlagsservice Hegele, Heiligkreuzsteinach
Printed in Germany
Druck und Bindung: Elanders Waiblingen GmbH

Druckprodukt mit finanziellem
Klimabeitrag
ClimatePartner.com/12461-2505-1004

FSC www.fsc.org
MIX
Papier | Fördert gute Waldnutzung
FSC® C016368

Fünfte Auflage, 2023
ISBN 978-3-89670-577-8 (Printausgabe)
ISBN 978-3-8497-8252-8 (ePub)
DOI: 10.55301/9783896705778

Bibliografische Information der Deutschen Nationalbibliothek:
Die Deutsche Nationalbibliothek verzeichnet diese Publikation in der Deutschen Nationalbibliografie; detaillierte bibliografische Daten sind im Internet über http://dnb.d-nb.de abrufbar.

Informationen zu unserem gesamten Programm, unseren Autoren und zum Verlag finden Sie unter: **https://www.carl-auer.de/**.
Dort können Sie auch unseren Newsletter abonnieren.

Carl-Auer Verlag GmbH
Vangerowstraße 14 • 69115 Heidelberg
Tel. +49 6221 6438-0 • Fax +49 6221 6438-22
info@carl-auer.de

Inhalt

Vorwort der Herausgeber

Das Wort »systemisch« ist heute in aller Munde. Offenbar hat der Systembegriff eine Ausstrahlung, der man sich in den unterschiedlichsten psychosozialen Feldern gegenwärtig nur schlecht entziehen kann. Für den Soziologen Karl Otto Hondrich werden nur Begriffe mit einer »Erlösungskomponente« wirklich populär und damit verallgemeinerungsfähig (1998), sie sind für unterschiedliche Zwecke anschlussfähig, verheißen die Möglichkeit eines grundlegenden Wandels und neuer Sinnstiftung. Beobachtet man die Verwendung der Begriffe systemischen Denkens und Handelns genauer, findet man auch hier eine solche Erlösungskomponente. Das lässt sich einerseits als Erfolg verbuchen, andererseits läuft der Begriff »systemisch« Gefahr, in dem Maße an Aussagekraft und Trennschärfe zu verlieren, in dem er als Etikett für alle möglichen Konzepte, Methoden und Techniken herhalten muss. Für eine Kennzeichnung als »systemisch« scheint es mittlerweile auszureichen, auf Lösungs- oder Ressourcenorientierung und den Einsatz entsprechender Techniken zu verweisen.

Der systemische Ansatz ist aber alles andere als eine Sammlung systemischer Tools. Seine theoretischen, praxeologischen und kontextuellen Grundlagen sind komplex und vielfältig. Dieses Lehrbuch vermittelt die Komplexität und Vielfalt dieser Grundlagen auf verständliche Weise und eignet sich daher als Begleiter im professionellen Alltag von Anfängern und Fortgeschrittenen, Weiterbildungsteilnehmerinnen und Lehrenden, Praktikern und Theoretikerinnen sowie allen, die sich für den systemischen Ansatz interessieren.

Systemische Therapie und Beratung blickt mittlerweile auf eine über 30-jährige Geschichte zurück. Ihre Entstehungsgeschichte reicht jedoch bis in die 50er-Jahre des letzten Jahrhunderts, als die ersten familientherapeutischen Vorgehensweisen erprobt wurden, zunächst ausgehend von psychoanalytischen oder verhaltenstherapeutischen Konzepten, aber schon früh auch unter Zuhilfenahme kybernetischer und systemtheoretischer Theorien und Modelle (Bateson u. Ruesch 1995; Bateson et al. 1969; Ray, Stivers u. Brasher 2011). Von der systemischen Therapie als eigenständigem Ansatz ist erst seit den frühen 1980er-Jahren die Rede, vor allem in den deutschsprachigen Ländern.[1] Seitdem hat es eine lebhafte theoretische, methodische und institutionelle Entwicklung gegeben, die bis heute anhält und ein wissenschaftlich anerkanntes, grundständiges Behandlungsverfahren hervorgebracht hat, welches andere psychotherapeutische Ansätze sowohl ergänzt als auch

1 In den angelsächsischen Ländern hat sich bis heute stärker das Label »Familientherapie« erhalten.

überschreitet. Die systemische Therapie und Beratung wird von den aktuellen Erkenntnissen und Grundannahmen der gegenwärtigen Humanwissenschaften (u.a. Neurobiologie, Psychologie, Soziologie und Sozialphilosophie) gestützt, ihre charakteristische Besonderheit liegt in der konsequenten Einnahme einer interaktionellen Perspektive sowohl im Verstehen als auch in der Bearbeitung körperlicher, psychischer und sozialer Probleme, Störungen und Konflikte. Für das Menschenbild der systemischen Therapie und Beratung ist die soziale Natur des Menschen von grundlegender Bedeutung. Vom vorgeburtlichen Stadium bis zum Tod ist die lebenslange Entwicklung des Menschen nur im Kontext seiner Beziehung mit anderen Menschen verstehbar.

Seit den 1980er-Jahren hat nicht nur das systemische Wissen über die Dynamik psychischer und psychosozialer Systeme (Individuen, Paare, Familien, Gruppen, Organisationen etc.) enorm zugenommen, die Fülle von systemtherapeutischen Methoden, Vorgehensweisen und Techniken wird zunehmend auch von Vertretern anderer psychotherapeutischer Ansätze aufgegriffen und eingesetzt (nicht ohne dass gelegentlich ihre Herkunft verschwiegen wird). Umgekehrt haben auch Konzepte anderer Herkunft (etwa Bindungstheorie, Affektdynamik u.a.) im Laufe der Zeit Eingang in systemische Modelle gefunden. Die Zeit der »harten Abgrenzung« aus den frühen Jahren ist längst vorbei.

Professionalisierungsprozesse (etwa in der Medizin, Jurisprudenz, Psychotherapie oder Sozialarbeit) münden nach einer Anfangsphase vielfältigen und wenig reglementierten »Wildwuchses« regelmäßig in eine organisierte Form der Wissensweitergabe an die nachfolgenden Generationen von Professionellen, ohne die eine relative Einheit des Fachgebietes oder der Disziplin gar nicht vorstellbar ist. Dies ist aus der Sicht der Kunden professioneller Dienstleistungen ebenso plausibel wie aus der Sicht der Professionsangehörigen, die ihre Leistungen auf dem Markt anbieten und als solche identifizierbar machen müssen. Damit verbunden ist eine bestimmte Ordnung des verfügbaren Wissens und ihre Weitergabe im Rahmen von Aus- und Weiterbildungsgängen, Curricula, Prüfungssystemen usw. Diesem organisationalen »Schließungsprozess« auf der einen Seite steht die Notwendigkeit der inhaltlichen Öffnung bzw. Offenhaltung als Garant der schöpferischen Potenz eines Ansatzes gegenüber, die eine Gewähr dafür bietet, dass seine inhaltliche Substanz nicht erstarrt und abstirbt.

Während der systemische Ansatz sich in seinen frühen Jahren durch zum Teil radikale Experimente auszeichnete, lässt sich seit Ende der 1980er-Jahre eine deutliche institutionelle Konsolidierung verzeichnen – bei gleichzeitiger Vielfalt curricularer Orientierungen, je nach theoretischer und professioneller Herkunft der Anbieter entsprechender Weiterbildungsangebote. Schon 1987 wurde der »Dachverband für Familientherapie und systemisches Arbeiten« (DFS) als kleinerer Verband von Weiterbildungsinstituten ins Leben gerufen, der eine Vereinheitlichung und Zertifizierung von Weiterbildung in systemischer Therapie und Beratung zum Ziel hatte. 1993 gründete sich die Systemische Gesellschaft (SG), z.T. mit einer ähnlichen

Zielsetzung, aber mit einem engeren systemtheoretischen Selbstverständnis. Aus einer Fusion der (ursprünglich als loses Sammelbecken von familientherapeutisch interessierten Personen konzipierten) Deutschen Arbeitsgemeinschaft für Familientherapie (DAF) und dem DFS entstand im Jahre 2000 die DGSF (Deutsche Gesellschaft für Systemische Therapie, Beratung und Familientherapie), der gegenwärtig größte systemische Fachverband. SG und DGSF haben heute weitgehend vergleichbare Weiterbildungsrichtlinien. Eine entsprechend zertifizierte Weiterbildung in systemischer Therapie und Beratung kann man mittlerweile bei über 100 Weiterbildungsinstituten in Deutschland absolvieren. In Österreich und der Schweiz gelten andere rechtliche Rahmenbedingungen, aber auch hier gehört die systemische Therapie zu den etablierten und professionalisierten Therapieansätzen.

Die »Ordnung des Wissens« des jeweiligen Fachgebietes zu vermitteln ist die primäre Aufgabe eines Lehrbuches. Es kann dazu beitragen, die professionelle Praxis zu legitimieren und zu orientieren. Viele Lehrbücher kommen deshalb mit einem Nimbus der Objektivität daher, mit dem ein Anspruch auf die Gültigkeit des präsentierten Wissens erhoben wird. Ein Wesensmerkmal der wissenschaftlichen Grundlegung des systemischen Ansatzes liegt jedoch darin, dass Wissen nicht als einheitlicher, widerspruchsfreier Kanon theoretischer und praxeologischer Konzepte, sondern als sich selbst ständig infrage stellende soziale und kommunikative Praxis verstanden wird, die sich in einer Vielzahl von unterschiedlichen Facetten, Bezugnahmen und Entwicklungsrichtungen entfaltet. Dieses Lehrbuch postuliert daher nicht, was gilt oder gelten soll, sondern hat den Anspruch, die Vielfalt systemischen Denkens zugänglich zu machen. Gleichzeitig bietet es einen konzeptuellen Rahmen an, der Perspektivendifferenzen zwar ermöglicht, aber nicht der Beliebigkeit anheimstellt.

Ausgangspunkt ist ein Verständnis systemischer Therapie und Beratung als transdisziplinärer und multiprofessioneller Ansatz, ein Verständnis, das sich bewusst von der berufsständischen Einengung des psychotherapeutischen Professionalisierungsprozesses auf den »Psychologischen Psychotherapeuten« absetzt. Das Lehrbuch richtet sich daher gleichermaßen an psychologische und ärztliche Psychotherapeuten, Kinder- und Jugendlichenpsychotherapeuten sowie Angehörige anderer Berufe, die in therapeutischen Kontexten tätig sind.

Die Orientierung an Kontexten ist der Leitfaden, der sich durch das gesamte Buch zieht. Ausgehend von den unterschiedlichen beruflichen und disziplinären Zugängen zur systemischen Praxis, werden die verschiedenen theoretischen Kontexte vorgestellt, aus denen sich die Philosophie des systemischen Ansatzes speist.

Die Grundlagen der therapeutischen und beraterischen Praxis (Problemverständnis, Haltung, Methoden und Techniken) werden nicht wie oft üblich entlang medizinisch-psychiatrischer Diagnosesysteme entwickelt, sondern anhand konkreter Behandlungssettings und institutioneller und organisationaler Strukturen, innerhalb deren systemische Therapeutinnen und Berater tätig sind, und konkreter klinischer Konstellationen, die für spezifische Arbeitskontexte typisch sind.

Eigenständige Kapitel sind den Themen »Interkulturelle Therapie und Beratung« und »Ethik, Lehre und Forschung« gewidmet.

Als Herausgeber war es unsere Idee, die Vielfalt von Unterschieden innerhalb des systemischen Ansatzes durch die Beteiligung eines breiten Spektrums von Autorinnen und Autoren widerzuspiegeln, die über jahrelange Erfahrungen als Therapeutinnen und Berater wie auch als Lehrende in unterschiedlichen Kontexten verfügen. Mit einer einzigen Ausnahme haben alle Kolleginnen und Kollegen, bei denen wir wegen eines Beitrags angefragt haben, unsere Einladung angenommen. Ihnen gilt unser herzlicher Dank. Herausgekommen ist dabei ein repräsentativer Querschnitt dessen, was derzeit im systemischen Feld praktiziert und gelehrt wird. Zu Beginn der Arbeit an diesem Buch fand im März 2010 ein vom Carl-Auer Verlag organisiertes Treffen der Herausgeber und des Verlages mit einigen Autorinnen in Heidelberg statt, auf dem das Konzept des Lehrbuches diskutiert und viele Ideen für die weitere Arbeit auf den Weg gebracht wurden. Auch für diese Unterstützung möchten wir an dieser Stelle allen Beteiligten unseren Dank aussprechen.[2]

Es wurde unter den Autoren eine lebhafte Diskussion darüber geführt, wie eine geschlechtssensitive Schreibweise umgesetzt werden könnte. Wie nicht anders zu erwarten, gab es eine Fülle von unterschiedlichen Vorschlägen, die sich nicht vereinheitlichen ließen. Als Herausgeber haben wir uns daher für eine Schreibweise entschieden, in der jeweils die männliche und weibliche Form in freiem Wechsel verwandt wird, wenn sich die Verwendung des Maskulinums oder Femininums nicht zwangsläufig aus dem Inhalt ergibt.

Tom Levold und Michael Wirsching
Köln und Freiburg, Frühjahr 2014

---

2 Corina Ahlers, Uli Clement, Reinert Hanswille, Thomas Hegemann, Joachim Hinsch, Ralf Holtzmann, Rudolf Klein, Klaus Müller, Cornelia Oestereich, Hans Schindler, Beate Ch. Ulrich, Gunthard Weber.

Teil 1: Grundlagen systemischer Therapie und Beratung

Auch wenn die systemische Therapie und Beratung eine mittlerweile (seit Anfang der 1980er-Jahre) über 30-jährige Geschichte hat, deren Wurzeln weiter in die 1950er-Jahre zurückreichen, soll diese Geschichte hier nicht linear nacherzählt werden. Das Lehrbuch beginnt vielmehr mit der Einordnung systemischer Therapie und Beratung als transdisziplinäres und multiprofessionelles Projekt (Kap. 1.1). Damit wird ein Unterschied zu Therapieschulen vorgenommen, die die psychotherapeutische Praxis als rein psychologische oder ärztliche Tätigkeit verstehen und auf die entsprechenden medizinisch-psychologischen Kontexte beschränken, und es wird hier der Konflikt zwischen einer Kultur der Medikalisierung psychischer und sozialer Probleme, die für das institutionalisierte psychotherapeutische Versorgungssystem kennzeichnend ist, und einer aus systemischer Sicht angemesseneren psychosozialen Perspektive nachgezeichnet.

Systemische Therapie und Beratung wird von Angehörigen ganz unterschiedlicher Berufsgruppen in den verschiedensten Praxisfeldern ausgeübt. Kapitel 1.2 widmet sich einigen besonders wichtigen Disziplinen und beruflichen Zugängen, nämlich der Psychologie, der Medizin, der Sozialen Arbeit, den Sozialwissenschaften, der Pädagogik, der Theologie und Seelsorge und der Krankenpflege.

Die verbindenden epistemologischen und philosophischen Grundlagen werden in Kapitel 1.3 ausführlich behandelt. Es zeigt sich, dass der systemische Ansatz keine einheitliche, inhaltlich konsistente Arbeitsphilosophie darstellt, sondern eine Vielzahl von Konzepten und theoretischen Modellen umfasst, die untereinander mehr oder weniger anschlussfähig sind, aber gemeinsame Grundorientierungen und -haltungen aufweisen. Die Anordnung der einzelnen Beiträge in diesem Kapitel lässt sich also auch als eine Ideengeschichte des systemischen Ansatzes lesen.

Kapitel 1.4 beschäftigt sich mit grundlegenden Phänomenen, die die Dynamik in allen sozialen Systemen beeinflussen und mit denen Therapeutinnen und Berater zu tun haben. Das betrifft die Rolle von Affekten und Emotionen, von Geschlechtsunterschieden und Sexualität, den Stellenwert der mehrgenerationalen Loyalitätsdynamik, von Macht, Gewalt und Geheimnissen sowie die Bedeutung von Vergangenheit, Gegenwart und Zukunft.

Ein ganz grundlegender Aspekt der Produktion und Organisation von Bedeutung, wie er in psychischen und sozialen Systemen im Allgemeinen, im therapeutischen Dialog im Besonderen auftritt, nämlich die Rolle von Metaphern, wird in Kapitel 1.5 besprochen.

Auf der Basis dieser praktischen und theoretischen Zugänge wird im Kapitel über Diagnostik (1.6) der besondere Stellenwert nachvollziehbar, den die Kritik an der Übertragung eines medizinischen Diagnostikmodells auf die Bearbeitung psychischer und sozialer Probleme in der systemischen Therapie und Beratung einnimmt, womit sich die Frage nach einer Alternative stellt. Auch hier findet sich allerdings eine große Bandbreite an unterschiedlichen Positionen, die sich nicht in eine spezifische Ausrichtung bringen lassen, sondern die unterschiedlichen Spielarten systemischen Denkens zum Ausdruck bringen. *(Tom Levold)*

1.1 Therapie und Beratung als systemische Praxis

1.1.1 Systemische Therapie als transdisziplinäres und multiprofessionelles Konzept

Tom Levold

Ein Lehrbuch *Systemische Therapie und Beratung* ist heute nicht mehr so selbstverständlich wie noch vor wenigen Jahren. Der Abstand zwischen den Begriffen der Therapie und der Beratung im systemischen Feld vergrößert sich aufgrund der fach- und berufspolitischen Entwicklungen. Das Inkrafttreten des Psychotherapeutengesetzes 1999, das den Berufsstand des »Psychologischen Psychotherapeuten« geschaffen (und damit die bereits in den Richtlinienverfahren vollzogene Ausschließung von Nichtpsychologen von einer psychotherapeutischen Ausbildung sanktioniert) hat, ist ein weiterer problematischer Schritt in Richtung einer berufsständischen Professionalisierung von Psychotherapie (s. u.), die dem systemischen Grundgedanken entgegenläuft. Zudem wurde mit der gesetzlichen Beschränkung auf sogenannte wissenschaftlich fundierte Therapieverfahren das breite Spektrum der Psychotherapie zunächst auf die Anwendung der im kassenfinanzierten Versorgungssystem etablierten Verfahren, nämlich Verhaltenstherapie und tiefenpsychologisch fundierte Psychotherapie, reduziert. Dies führte seitens der systemischen Verbände zu Bemühungen, die systemische Therapie berufsrechtlich und sozialrechtlich (als Richtlinienverfahren) anerkennen zu lassen. Mit der Anerkennung der systemischen Therapie als wissenschaftlich fundiertes Verfahren (Wissenschaftlicher Beirat Psychotherapie 2008) ist der erste Schritt bereits vollzogen. An approbationsrelevanten Ausbildungscurricula werden aber auch hier nur Psychologinnen und Psychologen teilnehmen können. Zukünftig sind daher Szenarien denkbar, in denen unterschiedliche Curricula in systemischer Therapie für Psychologen und Nichtpsychologen angeboten werden.

Parallel zu diesen Entwicklungen sind in den vergangenen Jahren erhebliche Aktivitäten seitens vieler Beratungsverbände festzustellen, die auf die Professionalisierung des unüberschaubaren Feldes der Beratung abzielen (Zwicker-Pelzer 2008a) und Beratung »aus dem Schatten des historisch therapeutisch-orientierten Umfeldes« herausführen sollen (Zwicker-Pelzer 2008b, S. 226).

Trotz dieser primär berufs- und fachpolitisch motivierten Entwicklung existieren gute Gründe dafür, systemische Therapie und Beratung weiterhin in engem Zusammenhang zu betrachten. Der systemische Ansatz hat sich von Beginn an als ein transdisziplinäres und multiprofessionelles Projekt verstanden, in dem die Unterscheidung zwischen Therapie und Beratung eher pragmatisch gehandhabt wurde. Der grundlegende epistemologische Ansatz, das Verständnis von Problemlagen und Symptomen, die therapeutisch-beraterische Haltung und das Methodenrepertoire werden von beiden geteilt und richten sich an einen breiten Adressatenkreis. Entscheidend ist, wie diese Aspekte in den jeweiligen klinischen und nichtklinischen Kontexten eingesetzt werden.

Systemische Therapie als transdisziplinäres Projekt

Der systemische Ansatz lässt sich aus keiner einzelnen akademischen Disziplin alleine ableiten. Die allgemeine (bzw. Allgemeine) Systemtheorie und die Kybernetik haben sich als Werk von disziplinenübergreifend interessierten Pionieren von Anfang an allen einzelwissenschaftlichen Zuordnungen entziehen können. Dies ist zugleich Stärke und Schwäche des systemischen Ansatzes.

Historisch hat sich die Disziplinenstruktur der Wissenschaften erst zu Anfang des 19. Jahrhunderts um spezifische Gegenstandsbereiche entwickelt (Stichweh 1979). Stichweh definiert Disziplinen als Formen sozialer Institutionalisierung, die mit der Entwicklung hinreichend homogener Kommunikationszusammenhänge von Forschern einhergehen (»scientific community«), kodifiziertes, konsensuelles und lehrbares Wissen erzeugen, spezifische Forschungsmethoden und paradigmatische Problemlösungen einsetzen und spezifische Karrierestrukturen und Sozialisationsprozesse institutionalisieren, die den Nachwuchs selektieren und »indoktrinieren« (ebd., S. 83).

Dieser Differenzierungsprozess hat sich mit fortschreitendem Wissen bis heute fortgesetzt. Die einzelnen Disziplinen haben sich in eine unüberschaubare Zahl von Unterdisziplinen aufgegliedert, was es zunehmend schwer macht, komplexe Gegenstandsbereiche (Ökologie, Gesundheit, psychosoziale Zusammenhänge etc.) aus einer disziplinären Perspektive zu untersuchen. Darüber hinaus führt die Auffächerung in Disziplinen dazu, dass komplexere Problemstellungen u. U. gar nicht erkannt werden können, weil die jeweiligen Vorgehensweisen sich nicht vom Gegenstand, sondern von den Zuständigkeitsansprüchen und methodischen Repertoires der Einzelwissenschaften herleiten. Auch eine interdisziplinäre Arbeit kommt hier schnell an ihre Grenzen, weil sie zwar Schnittstellen zwischen den einzelnen Disziplinen herstellt, diese Disziplinen aber damit ihre grundsätzliche Herangehensweise nicht aufgeben.

Der Versuch, »über die oft unbefriedigende Praxis interdisziplinärer Kooperation hinaus zu einer integrativen Form transdisziplinärer Wissensproduktion zu gelangen« (Moldaschl 2009, S. 21), orientiert sich an übergreifenden Paradigmen, die für mehr als eine Disziplin relevant sind. Systemtheorie und Kybernetik haben solche Paradigmen entwickelt (Luhmann nennt beispielhaft »feedback«, »thermodynamisch offene Systeme« und »Information als Selektion«; Luhmann 1994, S. 459), die aufgrund ihrer Unabhängigkeit von den materialen Gegenständen der Biologie, Psychologie, Philosophie, Sozialwissenschaften, Kognitionswissenschaften, Kommunikationswissenschaften, Medizin usw. strukturell auf alle Phänomenbereiche dieser Disziplinen anwendbar sind. Zudem erlaubt ein transdisziplinärer Ansatz auch, die »Außengrenzen der Wissenschaft« zu überschreiten und ein Praxisfeld zu konstituieren, »das sowohl wissenschaftliche als auch ›wissenschaftssystemfremde‹, ›nicht-wissenschaftliche‹ Praktiken abdeckt« (Schaller 2004, S. 40). Damit waren enorme Komplexitätsgewinne möglich – für Gregory Bateson, einen Pionier der Kybernetik, »der größte Bissen aus der Frucht vom Baum der Erkenntnis, den die Menschheit in den letzten 2000 Jahren zu sich genommen hat« (2006, S. 612). Der Bezug auf Paradigmen gibt den transdisziplinären Fächern

> »ihre Eigenart, ihre Unverwechselbarkeit und ihre Limitationalität. Offen bleibt dabei vorerst, was mit einem solchen Fach geschieht, wenn es zu einem Paradigmawechsel kommt« (Luhmann 1994, S. 459).

Insofern liegt eine gewisse Tragik in der Tatsache, dass Systemtheorie und Kybernetik in der gegenwärtigen akademischen Welt kaum eine Rolle spielen (von ihrer Rezeption in einigen Bereichen wie der Soziologie und Psychotherapie [!] abgesehen). Der Bedeutungsverlust ab Ende der 1960er-Jahre hing nicht nur von der veränderten politischen Großwetterlage ab (vgl. Hagner 2008), sondern auch davon, dass die Kybernetiker sich wenig um die institutionalisierte Sicherung und Weitergabe ihres Wissens und die Etablierung des Nachwuchses in universitären Strukturen kümmerten. Wie Pickering in seiner brillanten Studie über die englische Kybernetik feststellt (2010, S. 9), hing ihr Schicksal in hohem Maße von der Persönlichkeit ihrer Protagonisten ab: Mehr noch als ein transdisziplinäres war sie

> »ein *antidisziplinäres* Feld: Sie aggregierte keine disziplinären Perspektiven, sondern trat vielmehr die Grenzen zwischen ihnen mit Füßen, was auch zu ihrem Glamour beitrug« (Übers. u. Hervorh.: T. L.).

Auch wenn systemische Konzepte hierzulande besonders in der Psychotherapie reüssieren konnten, ist ihre Vertretung an den einschlägigen Fakultäten weithin Ausnahme geblieben. Etwas anders sieht es beispielsweise in der Sozialen Arbeit aus, wo sich gerade auch an den Hochschulen in den letzten Jahren ein fruchtbarer systemischer Diskurs entwickeln konnte.

Unabhängig von der schwachen akademischen Etablierung hat sich das systemische Denken jedoch in der professionellen Praxis der verschiedensten Berufsgruppen verankert, was das eigene Selbstverständnis als multiprofessionelle Praxis unterstreicht.

Profession und (De-)Professionalisierung

Lehrbücher weisen auf einen gewissen Professionalisierungsgrad eines Fachgebietes hin. Einer Profession anzugehören oder eine Tätigkeit professionell zu verrichten gehört zu den Mindestansprüchen beruflicher Praxis im Bereich Therapie und Beratung und wird auch von denjenigen, die in diesen Bereichen Hilfen in Anspruch nehmen, erwartet. Neben dieser positiven Wertigkeit enthält der Begriff der Profession allerdings einige Unschärfen. Vor allem bezieht er sich nur bedingt auf die inhaltliche Güte von Tätigkeiten, sondern vielmehr auf den Grad der Organisiertheit von Wissen und Wissensträgern in der Gesellschaft.

Nicht jeder Beruf ist eine Profession. Professionen

> »unterscheiden sich dadurch, dass sie die Berufsideen reflexiv handhaben, also das Wissen und das Ethos eines Berufs bewusst kultivieren, kodifizieren, vertexten und damit in die Form einer akademischen Lehrbarkeit überführen« (Stichweh 2006, S. 3).

Sie entstehen nicht durch Definition oder einen Gründungsakt, sondern in einem langwierigen Professionalisierungsprozess, der unterschiedliche Elemente aufweist: die Vereinigung derjenigen, die sich als Professionszugehörige verstehen; zunehmende Kontrolle in Bezug auf die Zulassung zu ihrem Tätigkeitsfeld über die Regelung von Approbationen, Zertifizierungen etc.; Durchsetzung von Vergütungsregelungen; Kontrolle von Aus- und Weiterbildung; Generierung und Monopolisierung von Wissensbeständen in Forschung und Lehre sowie ihre Veröffentlichung und Diskussion in Publikationen, auf Kongressen usw. (Abbott 1991). Damit einher geht die kontinuierliche Entwicklung und Differenzierung organisationaler Strukturen (das betrifft Berufsverbände, universitäre Fakultäten und andere Ausbildungsstätten, Kammern etc.).

Für Luhmann besteht das zentrale Merkmal von Professionen in der Arbeit an Personen,

> »insbesondere von zu erziehenden, kranken, streitenden, trost- oder heilsbedürftigen« Personen bzw. solchen mit Verhaltensproblemen (Kurtz 2011, S. 35). Historisch schlossen die Professionen »das Wissen um die Beziehung des Menschen zu Gott ein (Theologie), weiterhin das Wissen des Menschen über sich selbst und seine physische Natur (Medizin) und schließlich das Wissen über die Beziehungen des Menschen zu anderen Menschen (Recht)« (Stichweh 2005, S. 1).

Privilegiertes Wissen, die starke ethische Bindung von Professionen (siehe den hippokratischen Eid, Dienstideale, die Gemeinwohlorientierung etc.) und die organisatorische Schließung gegenüber konkurrierenden Wissenssystemen führten dazu, dass wesentliche Bereiche des öffentlichen sozialen Lebens durch Professionen und Professionswissen reguliert wurden. Im 19. Jahrhundert wurde das Konzept der Profession auch auf neue akademische Berufe ausgedehnt (ebd., S. 2). Die Attraktivität dieser »alteuropäischen Professionssemantik« wirkt bis in die heutige Zeit hinein (man betrachte die entsprechenden Diskurse in der Sozialarbeit, den Pflegewissenschaften und der Supervision), obwohl das Prinzip der Professionalisierung schon zu Anfang des 20. Jahrhunderts »eigentlich hätte als überholt erscheinen können« (ebd., S. 3). Dabei gelingt es nicht allen Berufsgruppen, alle genannten Merkmale von Professionen auch für sich zu erreichen. Insofern ist Professionalisierung auch ein relativer Begriff, Kühl spricht hier auch von Semiprofessionen (2006). Dabei wirft er die interessante Frage auf, ob wirklich alle Praxisfelder gut beraten sind, eine vollumfängliche Professionalisierung anzustreben, da sie immer auch mit einem Verlust an Freiheitsgraden einhergehe.

In den 40er- und 50er-Jahren des letzten Jahrhunderts erreichte die Professionstheorie einen vorläufigen Höhepunkt mit der Arbeit des Soziologen Talcott Parsons, für den die Professionen eine zentrale Rolle bei der normativen Integration der Gesellschaft einnehmen, interessanterweise zu einem Zeitpunkt, als ihre gesellschaftliche Dominanz schon allmählich ins Wanken geriet. Gleichwohl trug seine Theorie im Sinne eines Reentrys zur Wiedererstarkung ihrer Bedeutung bei (vgl. Stichweh 2006). Einen wesentlich kritischeren Blick hat in den 1970er-Jahren Eliot Freidson mit seiner Konflikttheorie der Professionen, der zufolge es primär um strategische Konkurrenzkämpfe zur Sicherung von Einkommen, Status und Macht auf dem Arbeitsmarkt gehe (Freidson 2004; Brint 1993), eine Analyse, die gerade im Hinblick auf die Auseinandersetzungen um das Psychotherapeutengesetz hierzulande nicht von der Hand zu weisen ist.

Während für lange Zeit Entscheidungen und inhaltliche Strukturierung in vielen Arbeitsprozessen an die Figur des »Professionellen« als Inbegriff fachlicher Autorität gebunden war, löst sich dieser Zusammenhang allmählich zugunsten komplexer organisatorischer Bedingungszusammenhänge auf. Im Zuge der Ausdifferenzierung gesellschaftlicher Funktionssysteme verlieren nämlich hochgradig professionsgebundene Handlungsprogramme allmählich ihre Dominanz. Immer weniger Fachentscheidungen werden von einzelnen Professionellen nach eigener Maßgabe getroffen und verantwortet. Die Eigendynamik von Organisationen als Bezugsrahmen professioneller Praxis gewinnt immer mehr an Gewicht, auch wenn die berufliche Praxis in Organisationen immer noch von Abgrenzungskämpfen zwischen den in ihr tätigen Professionen geprägt ist.

Sieht man in der fachlichen Entscheidungsautonomie einen zentralen Aspekt professioneller Kompetenz, lässt sich beispielsweise seit Ende des 20. Jahrhunderts bei Ärzten ein schleichender, aber offenkundiger Deprofessionalisierungsprozess beobachten: Gleichzeitig mit einer enormen Vergrößerung der Wissensbasis findet eine zunehmende Verlagerung der Entscheidungskompetenz hin zu Kostenträgern (Krankenkassen und Rentenversicherungen) einerseits, zu den Patienten andererseits statt, die Mitte des Jahrhunderts noch unvorstellbar gewesen wäre (vgl. Vogd 2002). Auch die klassischen Zuständigkeitsgefechte der Berufsgruppen lassen sich in dem Maße weniger rechtfertigen, als organisationsbasiertes professionelles Handeln die kooperative Koordination an den Schnittstellen beruflicher Tätigkeiten zunehmend erforderlich macht.

Professionelles Handeln

Der systemische Ansatz als multiprofessionelles Projekt geht also über die Kommunikation zwischen einzelnen ständisch organisierten Berufsgruppen hinaus. Dieses Lehrbuch orientiert sich an einem Konzept professionellen Handelns als wissensbasierter, ethisch begründeter und verantworteter bzw. fachlich kontrollierter Praxis in unterschiedlichen Kontexten, die jedoch nicht mehr auf den Überlegenheits- oder Expertenstatus und die »Exklusivität professioneller Sonderwissensbestände« (Pfadenhauer 2003, S. 208) der klassischen Professionen zurückgreifen kann. Der Einsatz von und der Umgang mit Wissen bezieht sich daher immer auf die Handhabung von Ungewissheit, die für die Lösung praktischer professioneller Probleme konstitutiv ist.

Der amerikanische Wissenschaftssoziologe Donald Schön hat »reflection-in-action« als das Charakteristikum professioneller Praxis bezeichnet (Schön 1983). Situationen, denen sich Professionelle ausgesetzt sehen, sind (1) komplex, d. h. vieldeutig; (2) unsicher, da für jede Situation unterschiedliche Problemdefinitionen und Lösungsoptionen möglich sind; (3) instabil, da sie schnell wechseln und schnelle Neuorientierung hinsichtlich des eigenen Handelns erfordern; (4) einzigartig, da jede Situation eine spezifische historische, personale, zeitliche und materiale Konstellation darstellt, und (5) angewiesen auf Werteentscheidungen, durch die Kompatibilität mit eigenen Normen und Vorannahmen und denen der Umwelt hergestellt werden kann (vgl. Buchholz 1999, S. 194 f.). Professionelles Handeln ist keine Anwendung wissenschaftlichen Wissens auf die Praxis. Insofern ist »Psychotherapie ebenso wie Medizin keine Wissenschaft, sondern eine Profession, in deren Umwelt Wissenschaft vorkommt« (Reiter u. Steiner 1996, S. 159). Die Nichtberücksichtigung dieser Einsicht in der modernen Therapieforschung, die überwiegend einem objektivistischen, kausalen und reduktionistischen Paradigma folgt, dürfte mit dafür verantwortlich sein, dass sie von den Praktikern nicht rezipiert wird (Padberg 2012). Im Unterschied zur Medizin liegt die Aufgabe von Psychotherapie in der Bearbeitung eher vager Gegenstände (vgl. Fuchs 2011), nämlich komplexer Sinnfragen. Deren Vagheit ist eben gerade kein zu behebendes Defizit, sondern für die professionelle therapeutische Praxis konstitutiv.

Will man wissen, was »jeweils der Fall ist und was dahintersteckt« (N. Luhmann), sind freilich spezifische Fähigkeiten erforderlich, die in langwierigen

(Aus-)Bildungs- und Selbstreflexionsprozessen erworben werden. Explizites, in Lehrbüchern vermittelbares Wissen stellt dabei nur einen kleinen Teil dar. Erforderlich sind *ausreichendes Wissen über Theoriekonzepte und -modelle* unterschiedlicher Reichweite sowie ein spezifisches *Kontextwissen* im Sinne von Feldkompetenz, das in der Lage ist, typische Problemkonstellationen in zwischenmenschlichen und institutionellen Zusammenhängen zu erkennen. Darüber hinaus braucht es auf der Performanzebene ein hinreichendes *Steuerungswissen,* z. B. Kenntnisse des dynamischen Potenzials unterschiedlicher Settings in Beratungsprozessen, Fähigkeiten zur Herstellung eines optimalen Arbeitsabstandes (also einer optimalen Balance von Nähe und Distanz), Verständnis für Prozesse, ausreichend Geduld dafür, (vermeintlich) schnellen Lösungsideen zu widerstehen, Fähigkeiten zum Affekt-Containment (d. h. die Souveränität, nicht jede schwierige Affektlage gleich selbst auflösen zu wollen), Fähigkeiten, die eigene Autonomie in einem dynamischen, komplexen Prozess bewahren zu können, Kenntnisse der systemischen Gesprächsführung, Strukturierungsfähigkeit etc. *Personales Wissen* über die eigene Motivation zur therapeutischen Arbeit, Muster der Reaktion auf unterschiedliche kommunikative Angebote, Klarheit über die eigene persönliche Standortbestimmung, die Fähigkeit, sich abzugrenzen und Nein zu sagen, usw. gehören zu den *selbstreflexiven Kompetenzen,* die durch Selbsterfahrung erworben und im Kontext von Supervision und Intervision gepflegt und erweitert werden können.

Dieses Verständnis von Professionalismus, zu dem dieses Buch einen Beitrag leisten soll, kontrastiert mit Versuchen, Psychotherapie analog zu dem – auf seinem Gebiet in vielerlei Hinsicht erfolgreichen – medizinischen Paradigma der Behandlung von Krankheiten zu strukturieren. Auf die Problematik einer Medikalisierung von Sinnfragen soll daher nachfolgend ausführlicher eingegangen werden.

1.1.2 Medikalisierung versus psychosoziale Perspektive

Jürgen Kriz

Unter Medikalisierung wird die möglichst weitgehende Erklärung für Normabweichungen im psychischen und interpersonellen Bereich durch biosomatische Vorgänge verstanden. Es geht also um die Reduktion der hochkomplexen Wechselwirkungen zwischen somatischen, psychischen, interpersonellen und kulturellen Prozessen auf das Paradigma einer rein somatisch verstandenen Schulmedizin. Diese Sichtweise dient wiederum als Begründung dafür, daraus entsprechende medizinische Interventionen (Medikamente, Operationen) abzuleiten – oder zumindest medizinanaloge Behandlungen dieser »Krankheiten« zu fordern (d. h. störungsspezifische Interventionen, deren Effizienz nach dem Modell evidenzbasierter Medizin [EbM] »bewiesen« wurde).

Keineswegs das historisch erste, aber dennoch ein besonders bemerkenswertes Beispiel für Medikalisierung ist die Diagnose »Drapetomanie«. Mit dieser »Geisteskrankheit« wurden 1851 von S. A. Cartwright auf dem Jahrestreffen der Louisiana Medical Association die häufigen Versuche einiger schwarzer Sklaven, von den Baumwollfeldern zu fliehen, begründet (vgl. Gould 2007). An diesem Beispiel lässt sich nämlich die Problematik der Medikalisierung entfalten: Es geht bei der »Drapetomanie« ja nicht um einen historischen Missgriff in der Ursachenzuschreibung, der aus heutiger Sicht – nach Überwindung der (formalen) Sklaverei – bestenfalls ein überlegenes Schmunzeln hervorrufen sollte. Vielmehr wäre es interessant zu überlegen, ob nicht gerade in heutiger Zeit die Drapetomanie in die Diagnosesysteme DSM oder ICD aufgenommen werden müsste, wenn es denn noch Sklaven gäbe. Und ob nicht vor allem die modernen bildgebenden Verfahren und die Fortschritte der Neurobiologie die Berechtigung für eine störungsspezifische Therapie der Drapetomanie, entsprechende RCT-Studien und einen florierenden Pharmamarkt für Medikamente gegen diese Krankheit liefern würden.

Man muss sich nur einen Sklaven vorstellen, der länger geplant hat, unter Lebensgefahr von seiner Plantage zu fliehen, und dessen Flucht unmittelbar bevorsteht: Er wird körperliche Symptome zeigen – z. B. Zittern, Schweißausbruch etc. – und sich vermutlich kognitiv mit anderen Dingen beschäftigen als jene Sklaven, die nicht unter Drapetomanie leiden, was derzeit oder bei weiterem Fortschritt der bildgebenden Verfahren auch objektiv nachgewiesen werden könnte. Kurz: Wir dürfen wohl sicher sein, dass die Drapetomanie aufgrund der Fortschritte in störungsspezifischer Diagnostik und Therapie, in neurobiologischer Forschung etc. heute noch weit besser und wissenschaftlich objektiver nachgewiesen werden könnte als 1851. Man darf ebenso sicher sein, dass für einen solchen Markt dann auch Pharmaka entwickelt werden würden, welche ebenso objektiv nachweislich die Drapetomanie bei den Betroffenen verringern könnten. In der Presse könnte man dann womöglich lesen, die Ursache für Drapetomanie sei im Gehirn und/oder als Mangel an XYZ nachgewiesen (wobei dann für XYZ der von den Pharmakonzernen bereitgestellte, in RCT-Studien als wirksam nachgewiesene Stoff einzusetzen ist).

Dieses extensiv entfaltete Beispiel macht deutlich, dass das Problem der Medikalisierung auf vielen miteinander verwobenen Ebenen anzusiedeln ist. »Somatische versus psychosoziale Ursachen?« wäre in jedem Fall eine zu reduktionistische Fragestellung. Denn natürlich haben alle psychischen, interpersonellen und kulturellen Vorgänge auch irgendwelche somatischen Korrelate. Bei entsprechendem Interesse an bestimmten Kategorien in den Verhaltens-, Denk-, Empfindungs- oder auch Wahrnehmungsprozessen wird man zwischen diesen Kategorien und entsprechenden somatischen Korrelaten auch differenzialdiagnostische und störungsspezifische Zusammenhänge erforschen und mit den üblichen Designs »nachweisen« können. Ein moderneres Beispiel dafür ist die »Aufmerksamkeitsdefizit-Hyperaktivitätsstörung (ADHS)«, die nachgewiesenermaßen mit Methylphenidat (Medikamentennamen: Ritalin®, Concerta®, Medikinet®, Equasym®) behandelt werden kann. Doch wenn die Verschreibung von Methylphenidat laut Barmer-GEK-Arzneimittelreport in den 15 Jahren zwischen 1993 und 2007 um mehr als das 100-Fache gestiegen ist (vgl. Gebhardt et al. 2008) – bzw. in sogenannten Tagesdosierungen von rund 400 000 im Jahr 1991 auf 52,3 Mio. im Jahr 2008 (Hulpke-Wette u. Paul 2010) –, stellt sich schon die Frage nach den Ursachen dieser plötzlichen »Epidemie«. Dabei gibt es heute für ADHS wie schon 1851 für Drapetomanie noch nicht einmal biosomatisch abgesicherte Indikatoren, vielmehr wird mit Fragebogen-Items diagnostiziert, die der subjektiven Beurteilung von Eltern oder Lehrern unterliegen. Gleichwohl wirken auch hier in unterschiedlichem Ausmaß somatische und psychosoziale Prozesse zusammen. Für Psychotherapeuten ist die Interventionsebene aber eben die der psychosozialen Prozesse, welche die Gesamtdynamiken stabilisieren und so gegebenenfalls wichtige Entwicklungsschritte behindern können. Diese Aspekte sind gerade von der systemischen Therapie theoretisch aufgearbeitet worden, wobei gleichzeitig ein großes Spektrum praxisbezogener Vorgehensweisen zur Veränderung solcher destruktiven Überstabilitäten entwickelt wurde.

Drapetomanie und ADHS sind nur Beispiele für den Trend, eine enge medizinische Sichtweise an viele menschliche und zwischenmenschliche Probleme heranzutragen, bei denen unübersehbar das materielle, soziale und kulturelle Umfeld einen wesentlichen Einfluss haben. Dies ist für die systemische Therapie und Beratung besonders bedeutsam, weil gerade dieser Ansatz die Ausdifferenzierung und Stabilisierung von Symptomen im Kontext der je spezifischen Umwelten in den Fokus der praktischen Arbeit und ihrer theoretischen Aufarbeitung gestellt hat. Daher kam im Zuge des von den systemischen Verbänden gefassten Entschlusses, den langen Weg der berufsrechtlichen und sozialrechtlichen »Anerkennung« der systemischen Therapie zu gehen, zu Recht auch die Frage nach den Gefahren und Nachteilen dieses Schrittes auf. Denn es war und ist klar, dass der für eine kassenrelevante Zulassung zuständige »Gemeinsame Bundesausschuss« (G-BA) bisher nicht gewillt ist, die großen Unterschiede zwischen chirurgischen Eingriffen, der Behandlung mit Medikamenten und Psychotherapie zu berücksichtigen, sondern alles nach einem einzigen – und zudem sehr reduzierten – Modell von evidenzbasierter Medizin beurteilt.

Nicht viel anders ist der für die berufsrechtliche Anerkennung gutachtende »Wissenschaftliche Beirat Psychotherapie« (WBP) ausgerichtet. Der vom Gesetzgeber geforderte Nachweis für zuzulassende Verfahren, dass es sich um »wissenschaftlich anerkannte Verfahren« handeln müsse, wurde gleich nach Inkrafttreten des Psychotherapeutengesetzes vom WBP dahin gehend ausgelegt, dass es ausschließlich um nachgewiesene Wirksamkeit im Rahmen eines klassisch linearen Input-Output-Wirkmodells unter experimentellen Bedingungen geht (im Wesentlichen um randomisierte, kontrollierte Studien). Während aber zumindest noch in der ersten Amtsperiode (2000–2004) die Wirksamkeitsstudien als exemplarisch angesehen wurden, d. h. bei hinreichend großer Bandbreite der Anwendungsbereiche als Belege für die Wirksamkeit eines Verfahrens gewertet wurden, verschärfte und verengte der WBP in seiner zweiten Amtsperiode (2005–2009) die Medikalisierung der Psychotherapie insofern, als nun für jeden Störungsbereich jeweils spezifische Wirksamkeitsbeweise vorgelegt werden müssen (wobei zumindest noch beibehalten wurde, dass ein Verfahren auch dann anerkannt werden kann, wenn ein bestimmtes Mindestmaß an Bereichen abgedeckt ist).

Bei einem solchen Vorgehen wird zwangsläufig unterstellt, dass die eigentlich auf Symptomklassifizierung ausgelegten Diagnosesysteme psychisch-interpersoneller Beschwerden so etwas bedeuten wie reine Bakterienstämme in der Medizin (Kriz 2010a): Ein Bakterium b kann dabei forschungslogisch als Repräsentant eines allgemeinen Bakterienstammes B mit denselben Eigenschaften für alle Mitglieder angesehen werden; und diese können daher auch mit dem Antibiotikum A – das an ganz anderen individuellen Mitgliedern von B irgendwo auf der Erde in einem Labor erprobt wurde – bekämpft werden. Wenn dazu noch ein zusätzliches relevantes Bakterium C mit anderen symptomatischen Wirkungen kommt, so würde man sinnvoll von »Komorbidität« sprechen und das gegen C entwickelte Antibiotikum ebenfalls verabreichen. Ein als »Depression« klassifiziertes Beschwerdebild eines Menschen kann aber schwerlich als Repräsentant einer Klasse D angesehen werden. Und eine weitere Diagnosekategorie – z. B. Belastungsstörung – macht aus diesem Menschen keinen komorbiden Patienten mit zwei Krankheiten. Vielmehr lässt sich sein – individuelles – komplexes Beschwerdebild nur mit zwei (oder gar mehr) Kategorien beschreiben bzw. erfassen. Das ist etwas grundlegend anderes. Weder gegen D noch gegen die »komorbide« Mischung lässt sich ein Wirkmittel in Form von Psychotherapie verabreichen, das wie Pharmarezepturen irgendwo in der Welt im Labor entwickelt wurde – und bei dem es egal ist, unter welchen sozialen oder kulturellen Kontexten man es erprobt hat.

Die stillschweigende Gleichsetzung beider Vorgänge, nur damit eine bestimmte im Medizinsektor (für einfache Krankheiten) hinreichend erfolgreiche Methodik einem völlig andersgearteten Ausschnitt von Wirklichkeit übergestülpt werden kann, sollte eigentlich für alle methodisch hinreichend Gebildeten überaus fragwürdig erscheinen. Dass dies dennoch so bedenkenlos vom großen Mainstream getragen wird, zeugt von der großen Faszination des medizinischen Modells. Denn es ist wohl nicht allein das Motiv berufspolitischer Konkurrenz, welches den G-BA und den WBP beflügelt. Allzu viele Therapeuten haben sich gut mit der Selbstdefinition arrangiert, dass sie objektiv diagnostizierbare Krankheiten bzw. Störungen mit ebenso objektiv definierbaren Methoden behandeln, die sie, wie in der Schulmedizin, in bestimmten Dosen, mit bestimmter Frequenz und entsprechend einer evidenzbasierten Standardprozedur verabreichen können. Zudem unterstützt die üblicherweise mangelhafte wissenschaftstheoretische Reflexion sowohl im Psychologie- wie im Medizinstudium einen fast mystisch-magischen Glauben in die scheinbare Objektivität von quantitativen Daten und ihrer computertechnischen Verarbeitung – nahezu egal, wie diese Daten zustande gekommen sind. Die Fiktion einer Weltbeschreibung, in welcher der Beschreibende scheinbar nicht vorkommt, sondern nur »Fakten« einsammelt, ist leider gerade unter Klinikern verbreitet – auch wenn dieses Weltbild in den Naturwissenschaften bereits seit rund einem Jahrhundert als überwunden gilt. All dies nährt die Medikalisierung psychosozialer Prozesse und Zusammenhänge.

Für die systemische Therapie folgt daraus allerdings, dass sie sich notwendig im Bereich ambulanter Psychotherapie in der BRD den Erfordernissen eines Systems anpassen muss, dessen Machtstrukturen auch der Psychotherapie einseitige, medikalisierte Vorstellungen von Wirksamkeit und ihrer Nachweismethodiken sowie ein entsprechendes Menschen- und Weltbild oktroyieren. Andernfalls riskiert die systemische Therapie, weiter ausgegrenzt und marginalisiert zu werden. Gleichzeitig ist es wichtig, diese Zwangsverordnung eines homogenen Glaubenssystems – das zudem gemäß der Entwicklung der modernen Naturwissenschaften auch noch größtenteils inadäquat und antiquiert ist – immer wieder in allen Kontexten nach Möglichkeit zu kritisieren. Zudem gilt es zu bedenken, dass der Bereich »Psychotherapie« im formalen Sinn, der so rigide auch nur in Deutschland geregelt wird, einen vergleichsweise kleinen Bereich im großen Spektrum systemischer Anwendungsfelder ausmacht. Dies könnte zu einer hinreichenden Gelassenheit beitragen.

Für den Umgang mit den Menschen, die in der gegenwärtigen Kultur der Medikalisierung leben und um professionelle Hilfe von Systemikern bitten, ist die Beachtung der unterschiedlichen Erwartungsstrukturen wichtig. Denn gerade auch der Volksglauben hat medikalisierte Vorstellungen und Reparaturmodelle für psychosoziale Prozesse in hohem Ausmaß übernommen. Da systemische Therapie aber ohnedies zentral mit der Dekonstruktion pathogener, einengender und destruktiver »Wahrheiten« arbeitet, sollte dies kein besonderes Hindernis für konstruktives Arbeiten sein.

1.2 Berufliche Zugänge

1.2.1 Psychologie

Jürgen Kriz

Angesichts der Tatsache, dass in Deutschland die meisten niedergelassenen Psychotherapeuten und ein großer Teil professioneller Berater ein Psychologiestudium absolviert haben, ist der Einfluss von Psychologie und akademisch ausgebildeten Psychologen auf die systemische Therapie und Beratung recht gering. Das gilt, soweit Ausbildungsgänge und Berufsstrukturen überhaupt vergleichbar sind, auch für andere Länder. Psychologie ist somit kein besonders guter Zugang zur systemtherapeutischen Praxis – nicht einmal ein durchschnittlich guter.

Für diese Unterrepräsentation von Psychologie im Bereich systemischer Profession gibt es zwei zentrale Gründe: Zum einen ist der Mainstream akademischer Psychologie vor allem mit solchen Befunden verbunden, welche dem klassischen experimentellen Paradigma entsprechen – wozu insbesondere die klare Differenzierung in unabhängige und abhängige Variablen, die Nichtbeachtung oder Ausschaltung von Rückkopplungseffekten und nichtlinearen Verläufen sowie die Anpassung an Designs nach dem »allgemeinen linearen Modell« (u.a. Varianzanalyse, Faktorenanalyse, Pfadanalysen etc.) gehören. Phänomene von Selbstorganisation, qualitative Sprünge und Nichtlinearitäten oder die Beachtung von Effekten in rückgekoppelten Netzwerken spielen somit praktisch keine Rolle. Gleichzeitig ist der Druck auf akademische Karrieren in der Psychologie aber groß, möglichst experimentell zu arbeiten, sodass auch theoretische und praxeologische Arbeiten in der Psychologie eher marginalisiert sind, während solche Werke in anderen Disziplinen, z.B. in den Sozialwissenschaften oder in der Pädagogik, dazu beitragen, dass systemisches Denken in die Diskurse einbezogen und verbreitet wird.

Der zweite, damit verknüpfte Grund ist, dass auch die psychotherapeutischen Arbeitsfelder – zumindest unter den gesundheitsadministrativen Bedingungen in der Bundesrepublik Deutschland – vom behavioralen Mainstream beherrscht werden. Und dies sogar mit steigender Tendenz: Fast alle deutschen Lehrstühle in Klinischer Psychologie und Psychotherapie an den Universitäten sind mit Vertretern des verhaltenstherapeutischen Paradigmas besetzt; Studierende erfahren kaum noch, dass es überhaupt andere Ansätze, Zugänge und Paradigmen gibt. Zunehmend werden daher nur noch behaviorale Ausbildungsgänge zum Psychotherapeuten nachgefragt. Durch eine extrem aufwendige Prozedur für die Zulassung weiterer Verfahren, verbunden mit einer Doppelhürde aus »Wissenschaftlichem Beirat Psychotherapie (WBP)« und »Gemeinsamem Bundesausschuss (G-BA)«, ist es den Vertretern der beiden Richtlinienverfahren gelungen, auch zwölf Jahre nach Inkrafttreten des Psychotherapeutengesetzes kein einziges weiteres Verfahren zuzulassen – und daran wird sich auch in absehbarer Zeit nichts ändern. Denn nachdem der WBP rund ein Jahrzehnt gebraucht hat, um die systemische Therapie berufsrechtlich anzuerkennen, sind schon wieder mehrere Jahre ins Land gegangen, ohne dass der G-BA überhaupt das notwendige Prüfverfahren für die sozialrechtliche Anerkennung auch nur in Gang gesetzt hätte. Es kann also niemand auf der Basis der inzwischen in ihrer Wirksamkeit selbst in Deutschland formal vom WBP anerkannten systemischen Therapie auch niedergelassener Therapeut werden. Erste Aufweichungstendenzen sind zwar beobachtbar, indem über Weiterbildungsgänge zusammen mit einer Approbation in einem der Richtlinienverfahren auch ein Zusatztitel in systemischer Therapie erworben werden kann, aber dies sind erste Modellversuche mit erheblichen zusätzlichen Kosten der ohnedies sehr teuren Ausbildung zum Psychotherapeuten. Quantitativ fällt dies (noch) nicht ins Gewicht.

Konzepte systemischen Arbeitens und auch systemischer Psychotherapie sind daher deutlich mehr im Bereich der Beratung zu finden – der bisher dem Zugriff von

WBP und G-BA entzogen blieb und daher nicht unter ihren desaströsen Ausgrenzungsstrategien leiden muss. Hier gibt es in der Tat viele Ausbildungsgänge zum Berater, aber z. B. auch zum klinischen Sozialarbeiter und zu anderen Berufsbildern, in denen Konzepte systemischer Therapie in reiner Form oder (vor allem) in mit anderen Konzepten gemischter bzw. integrierter Form vermittelt werden. Offiziell ist zwar sehr klar geregelt, was in Deutschland »Psychotherapie« heißen darf. Aber faktisch wird eben auch in Beratungsstellen sowie auf dem privaten Sektor vieles angeboten, was sich mit Psychotherapie überlappt (aber aus juristischen Gründen anders genannt werden muss). Allerdings sind hier eben auch die Zugänge nicht vorwiegend auf Psychologen beschränkt, sodass Menschen mit einem breiten Spektrum an anderen akademischen Ausbildungen oder anderen Grundberufen solche Ausbildungen durchlaufen. Daher ist auch hier der Anteil von Psychologen klein.

Größer ist der Anteil von Psychologen in systemischen Aus-, Fort- und Weiterbildungen in einem anderen Bereich, nämlich dem Coaching. Auch hier gibt es in Sonderfällen und bei Einzel-Coaching Überlappungen mit psychotherapeutischer Tätigkeit. Aber ganz überwiegend liegen beim Coaching der Problemfokus und der Arbeitsschwerpunkt doch deutlich anders als in der Psychotherapie oder der Beratung – weshalb Coaching für unsere Fragestellung nach dem Stellenwert der Psychologie für »systemische Therapie und Beratung« hier nicht weiter betrachtet werden soll.

Die (noch) sehr geringe Offenheit der Psychologie für systemische Konzepte und ihre praktische Umsetzung in Psychotherapie und Beratung sowie auch für die psychologische Grundlagenforschung ist umso bemerkenswerter, als mit der Gestaltpsychologie der Berliner und Frankfurter Schule – Max Wertheimer, Kurt Koffka, Wolfgang Köhler, Kurt Lewin, Kurt Goldstein – zwischen 1910 und 1935 eine international beachtete Richtung der Psychologie grundlegende Ansätze entwickelte, die auch in der heutigen Systemtheorie bedeutsam sind. So entwarf Goldstein auf der Basis umfangreicher Untersuchungen an hirnverletzten Soldaten aus dem Ersten Weltkrieg sein zentrales Konzept der »Selbstaktualisierung« (Goldstein 1934). Damit ist die Realisierung und Entfaltung inhärenter Potenziale gemeint, wobei aber diese inneren Möglichkeiten stets mit den äußeren Gegebenheiten dynamisch zu einer ganzheitlichen Gestalt abgestimmt werden. Veränderung dieser dynamischen Ordnung wird von ihm als eine Reorganisation einer alten Struktur (»pattern«) zu einer neuen und effektiveren Struktur beschrieben. Dies entspricht weitgehend den Konzepten, die heute in der interdisziplinären Systemtheorie (vgl. »Synergetik«, Abschn. 1.3.11) und der entsprechenden systemischen Therapie (vgl. »Personzentrierte Systemtheorie«, Abschn. 1.3.12) mit Selbstorganisation, Attraktoren und Ordnungs-Ordnungs-Übergängen (bzw. Phasenübergängen) thematisiert werden und aktuell sind.

Doch auch die Gestaltpsychologie ist in Deutschland marginalisiert: Im »Dritten Reich« mussten die meisten Wissenschaftler emigrieren, da sie Juden waren und zudem ihre Betonung von ganzheitlicher, autonomer Organisation, sich selbst herausbildenden Ordnungen und freiheitlich-schöpferischer Kreativität konträr zur Nazi-Ideologie mit ihren autoritär-diktatorischen Strukturen, der Fremdbestimmung und der einfachen Ursache-Wirkungs-Effekte stand. Nach dem Zweiten Weltkrieg waren dann zwar Deutschland und (wenige) Nazi-»Führer« besiegt, nicht aber (so schnell) diese Ideologie. Es ist daher nachvollziehbar, dass eine größere Kontinuität im Behaviorismus gefunden wurde – und man sich dabei sogar mit den »Siegern« identifizieren konnte –, anstatt sich auf »unvölkische« Konzepte der Gestalttheorie zurückzubesinnen. Zumindest mag dies den rasanten Aufstieg behavioraler Konzepte und die weitgehende Ignoranz gegenüber gestaltpsychologischen und systemischen Ansätzen mit erklären.

Wegen der oben erwähnten starken Orientierung der Psychologie am experimentellen Paradigma gilt diese Abstinenz der Psychologie bezüglich der Teilnahme an systemischen Diskursen auch für einen anderen Strang der Systemtheorie, die mit dem Konzept der »Autopoiese« wesentlich auf den Soziologen Luhmann zurückgeht (vgl. Abschn. 1.3.5 und 1.3.6). Indem sich die Psychologie in ihrem Mainstream nämlich deutlich von der Sozialwissenschaft distanziert und gerne als »Naturwissenschaft« gelten möchte (ohne deren Entwicklung in den letzten Jahrzehnten wirklich zu beachten), spielt auch dieser Autopoiese-Ansatz viel mehr in Sozialwissenschaft, Pädagogik und Sozialpädagogik sowie anderen Kultur- und Gesellschaftswissenschaften eine Rolle. Für die Psychologie bleibt hingegen auch dieser Ansatz weitgehend irrelevant.

1.2.2 Das systembiologische Paradigma in der Medizin

Felix Tretter

Das biopsychosoziale Rahmenmodell der Medizin

Seit den 1970er-Jahren steht die medizinische Forschung stark unter dem Einfluss des »biopsychosozialen Modells«, eines mehrdimensionalen integrativen Rahmenkonzepts (Engel 1977). Es erklärt das Zusammenwirken biologischer, psychischer und sozialer Faktoren in Gesundheit und Krankheit. Die Kausalanalyse erfolgt systemisch, d. h. mit Blick auf mehrere Organisationsebenen des Menschen: Moleküle, Zellen, Organe, Organismen, Familie, Gesellschaft etc. (Egger 2005). Dieses Modell dient als Leitkonzept zur Gestaltung psychosozialer Hilfen. Allerdings dominiert seit den 1990er-Jahren die biologische Perspektive, bedingt durch die Entwicklung neuer molekularbiologischer Methoden. Heute sind materialistische Konzepte verbreitet, die sowohl das »Psychische« wie auch das »Soziale« neurobiologisch erklären wollen. Dies mündet im Bild des hirnzentrierten »Homo neurobiologicus«. Als Gegenmodell wird im Folgenden die systemische Medizin bzw. Psychosomatik dargestellt (vgl. Tretter 1989; Ahn et al. 2006a, b).

Molekulare Medizin – Vom Genom über die Epigenetik zur molekularen Systembiologie

Die molekulare Medizin geht davon aus, dass Gene und/oder Proteine als »Generatoren« von Krankheit identifiziert und entsprechende molekulare Interventionen, vor allem durch Pharmaka, entwickelt werden können (Ganten u. Ruckpaul 2008). Insbesondere Rezeptoren und Transporter für Glukose (Diabetes), Cortisol (Depression) etc. sind im Fokus. Es ist in dieser Hinsicht von »personalisierter Medizin« die Rede, die das individuelle Genom als Basis von Gesundheit und Krankheit sieht (Collins 2010). Die Idee, dass bestimmte Gene alleine die organismischen Phänomene dirigieren, wäre allerdings zu einseitig. Die heute sehr populäre »Epigenetik« betont, dass die Gene unter der Kontrolle von Transkriptionsfaktoren stehen, die ihre direkten Aktivierungen und Deaktivierungen bewirken. Dadurch wird unter anderem die funktionelle Identität und Spezialfunktion in der Entwicklung einer Zelle festgelegt. Dieses Aktivierungsmuster wird von Umwelteinflüssen moduliert und kann bei Zellteilungen »vererbt« werden (Spork 2010; Michels 2011).

Dieses Verständnis intrazellulärer Regelkreise wird ergänzt durch die Erkenntnis, dass molekulare Kaskaden der Signaltransduktion vom Rezeptor bis zu phosphorylierenden und desphosphorylierenden Enzymen Transkriptionsfaktoren aktivieren oder deaktivieren können. Diese molekularen Signalketten zeigen ihrerseits Rückkopplungen, Vorwärtsschaltungen und Wechselwirkungen, sodass nur schwer ohne Computersimulationen verstanden werden kann, welche Folgen Rezeptoraktivierungen oder -blockaden haben. Dieses Bild der Zelle als biochemischen Netzwerks macht auch verständlich, was auf statistischer Ebene als »Komorbidität« klassifiziert wird: Komorbidität etwa von Diabetes und Depression bzw. Herzinfarkt und Depression dürfte auf gemeinsamen inter- und intrazellulären molekularen Signalbahnen von Hormonen (z. B. Cortisol) bzw. Immunfaktoren (z. B. Zytokine) beruhen.

Diese Netzwerkaspekte werden in einer neuen systemischen Arbeitsrichtung – der Systembiologie – explizit behandelt. Sie hat im Bereich der Einzeller für das Funktionsverständnis der Zellteilung, des Zelltodes, des Wachstums und der Differenzierung bereits Computermodelle erbracht (Kitano 2002).

Das Psychische als verkörpertes System der Informationsverarbeitung

Die aktuelle biochemisch begründete materialistische Perspektive in der Medizin hat nun auch über die Hirnforschung das Konzept vom Psychischen verändert (Tretter u. Grünhut 2010): Psychische Prozesse und Zustände sind nur Gehirnzustände, so lautet (wieder einmal) die These. Die psychologischen Begriffe könnten daher durch jene der Neurobiologie ersetzt werden. Dies gilt auch als monistische Lösung des dualistischen Leib-Seele-Problems. Allerdings ist das »Qualia-Problem« weiterhin ungelöst, das darin besteht, dass nach dem Philosophen Thomas Nagel

(1974) physikalisch nicht geklärt werden kann, wie es ist, eine Fledermaus zu sein oder die Farbe Rot zu erleben. Auch die Erklärung des alltagsweltlichen Faktums der »mentalen Verursachung« (wenn ich will, kann ich den Arm heben oder ruhen lassen) ist nicht zufriedenstellend, sodass das Konstrukt des »Psychischen« weiterhin unersetzbar erscheint und ein methodologischer Dualismus nötig ist. »Erleben« ist ein Phänomen, das einer eigenständigen Betrachtung bedarf. Es deckt sich mit »Verhalten« nur teilweise, denn etwas zu sehen oder Schmerz zu empfinden ist kein Verhalten. Darüber zu berichten ist zwar Verhalten, aber es erfordert die Deutung des Gesagten, das sich wieder auf Erlebtes bezieht. Andererseits kann auch Verhalten ohne wesentliche Beteiligung von Erleben, also unbewusst, ablaufen. Wegen ihrer Komplexität und Dynamik bedarf die Analyse des Erlebens und des Verhaltens, also die Psychologie, einer speziellen systemischen Konzeptualisierung (Strunk u. Schiepek 2006). Dieser systemische Aspekt des Psychischen wird bereits deutlich, wenn man die emotionalen Effekte von Gedanken oder die Denkanstöße, die Emotionen erzeugen, betrachtet. Außerdem sind die verschiedenen innerpsychischen Regelkreise – etwa des willentlichen Handelns – Anregungen für eine personzentrierte Systemtheorie, die auf das Individuum fokussiert ist (Kriz 1999).

Dieses Konzept muss darüber hinaus den komplexen Begriff des »personalen Selbst« im Fokus haben und die Person als in den Körper eingebettet sehen. Man spricht diesbezüglich heute in phänomenologischer Tradition vom »verkörperten Selbst« bzw. vom »embodied self« (T. Fuchs 2000; Tretter 2008).

Die Umwelt als umgebendes System

Der Organismus wiederum ist eingebettet in die Umwelt und hängt von ihr existenziell ab. Teile der Umwelt werden vom Organismus erkannt (Merkwelt), und Teile können vom Organismus beeinflusst werden (Wirkwelt). Für das Befinden des Organismus ist das Verhältnis dieser Welten zueinander wesentlich, man spricht auch von der Organismus-Umwelt-Passung. Diese Perspektive einer »Ökologie des Subjekts« geht vor allem auf Jacob von Uexküll zurück und wurde für die Psychosomatik von seinem Sohn Thure (Uexküll et al. 1981) für den Menschen, die Person, ausgearbeitet. Die materielle Welt, die zunächst die Person auf ihrer vegetativen Funktionsebene trägt, wird durch den Zeichencharakter der Materie zu einem zweiten, dem animalischen System transponiert, das aus zuordnenden Bedeutungen besteht und dem als semiotisches System eine eigene Wirkmächtigkeit zukommt. Auf der Basis dieses Systems wird vom Organismus die subjektive Umwelt als innere Repräsentation des Umgebenden konstruiert. Diese Repräsentation wird ergänzt durch die Selbstrepräsentation. Das Verhältnis dieser Repräsentation zueinander ergibt das erlebte In-der-Welt-Sein, also das Umweltverhältnis der Person. Dieses erlebte Beziehungsgefüge prägt beispielsweise das pathogene Stresserleben insofern, als das dysbalancierte Gesamtbeziehungsgefüge durch das Verhältnis umweltseitiger Angebote und Anforderungen an die Person einerseits und andererseits durch das

Verhältnis der personalen Bewältigungsstrategien und der Ansprüche der Person wirksam wird. Therapeutisch muss dieses Gesamtgefüge bei Stresssyndromen betrachtet und behandelt werden (Tretter 2008).

Fazit

Die molekulare und systemische Bottom-up-Perspektive in der modernen Medizin verspricht eine theoretisch und auch praktisch interessante Verbindung mit der traditionsreichen psychosomatischen und familiensystemischen Perspektive. In diesem Sinn ist eine ganzheitsorientierte Medizin über die Systemmedizin auf einem guten Weg zu ihrer naturwissenschaftlichen Fundierung. Andererseits bleiben weiterhin konzeptuelle Probleme wie die Gehirn-Geist- oder Leib-Seele-Problematik ungelöst. Letztlich geht es auch um die konzeptuelle Wiederentdeckung dessen, was unter »Umwelt« zu verstehen ist (Tretter 1986). Im klinischen Bereich sind deshalb spannende theoretische Begegnungen zwischen Systemmedizin und der Psychosomatik Thure von Uexkülls zu erwarten (vgl. auch Kap. 3.14; sowie Tretter 2005, 2008; Tretter et al. 2010): Eine »psychosoziale Systemmedizin« steht an.

1.2.3 Soziale Arbeit

Wolf Ritscher

Systemische Soziale Arbeit hat sich als ein spezifisches Theorie-Praxis-Konzept für die Soziale Arbeit entwickelt, das mit anderen Basistheorien der Sozialen Arbeit (vgl. von Spiegel 2011) einige grundlegende Perspektiven teilt. Das Ziel Sozialer Arbeit ist vor allem die Unterstützung von Menschen in psychosozialen Notlagen bzw. deren Verhinderung oder Milderung sowie die Entwicklung von Kompetenzen für erfolgreiche Alltagsbewältigung in ihrer Lebenswelt und ihrem Sozialraum. Der Alltags- und Lebensweltbezug (Kraus 2006) ist dabei entscheidend, denn die als Auftraggeber der Sozialen Arbeit (Ritscher 2012, S. 182 ff.) verstandenen Klienten werden als Teil sozialer Netzwerke gesehen; das macht ihr Verhalten verstehbar und hilft bei der Suche nach Ressourcen. Mit den Klientinnen sind Ziele und Aufträge auszuhandeln – mit Rück-Sicht auf andere beteiligte Personen und auf Institutionen und Organisationen, die als Strukturelemente des Gemeinwesens bzw. des Sozialraumes verstanden werden.

Soziale Arbeit ist zugleich eine Profession, deren Fachkräfte sich im Rahmen einer wissenschaftlich fundierten Ausbildung ethisch reflektierte Grundlagentheorien und Handlungskompetenzen erworben haben (Heiner 2010).

Systemische Soziale Arbeit orientiert sich über diese grundlegenden Perspektiven hinaus an einer systemischen Metatheorie, deren Mitte der Begriff des Systems ist. Es gibt unterschiedliche Entwürfe, die sich zwar begrifflich unterscheiden lassen, aber viele Gemeinsamkeiten aufweisen (Hollstein-Brinkmann u. Staub-Bernasconi 2005).

Im *systemisch-sozialen Konzept* ist die gesellschaftstheoretische Fundierung Sozialer Arbeit, ihr Bezug auf durch gesellschaftliche Verhältnisse induzierte Probleme und die Verknüpfung des Individuums mit seinen Bezugsgruppen, der Gesellschaft und der ganzen (einen) Welt von zentraler Bedeutung. In Abgrenzung zu einem radikalkonstruktivistischen Verständnis wird die soziale Realität als eigene Kategorie jenseits aller subjektiven Konstruktion von Wirklichkeit anerkannt. Der Sozialen Arbeit kommt dabei als *Menschenrechtsprofession* die Aufgabe zu, mit dem politischen Anspruch auf eine gerechte Welt zu agieren. Vor allem die Schweizer Sozialarbeitswissenschaftlerin Staub-Bernasconi steht für diesen Ansatz (Staub-Bernasconi 2007).

Im *systemisch-strukturellen Konzept* bzw. *ökosozialen Systemmodell* (Bronfenbrenner; vgl. Ritscher 2007, S. 66 ff.) geht man von einer Beschreibung der innersystemischen Strukturen und der System-Kontext-Beziehungen aus. Die Symptome z. B. eines als auffällig bezeichneten Kindes, das in unterschiedlichen Systemen – Familie, Schule, Peers – agiert und sie durch sein Handeln in Beziehung bringt, werden durch die Dynamik in und zwischen diesen Systemen verstehbar. Die Beschreibung dieser zirkulären Prozesse vollzieht sich als »subjektive Rekonstruktion von Wirklichkeit« im Dialog von Adressatinnen und Fachkräften im Rahmen des »Unterstützungssystems« (Ritscher 2012, S. 182 ff.). Hinsichtlich Diagnostik und Intervention stützt man sich auf eine Kombination von Konzepten der Sozialen Arbeit (z. B. Komm- vs. Gehstruktur, Gemeinwesen- und Netzwerkarbeit) und Methoden der systemischen Therapie/Familientherapie (Ritscher 2007, 2012).

Das *systemtheoretisch-konstruktivistische Konzept* stützt sich auf die Rezeption der Theorie sozialer Systeme Niklas Luhmanns, die im vergangenen Jahrzehnt eine starke Position im Diskurs der Sozialen Arbeit eingenommen hat (vgl. Abschn. 1.2.4 und 1.3.6). Soziale Arbeit wird als autonomes gesellschaftliches Funktionssystem gesehen, das als autopoietisches System selbstorganisiert dem Code »Hilfe vs. Nichthilfe« folgt und nach Maßgabe eigener, systeminterner Hilfe-»Programme« operiert. Den Wirklichkeitskonstruktionen des Hilfesystems stehen die Konstruktionen der Klientensysteme gegenüber. Der Erfolg konkreter Hilfeprozesse ist daran gebunden, dass hier eine »strukturelle Koppelung« der verschiedenen Systeme gelingt, was am ehesten durch eine strikte Ressourcenorientierung erreicht werden kann (Kleve 2003; Hosemann u. Geiling 2005).

Im Zentrum des *systemisch-entwicklungsorientierten Konzepts* steht die von Rogers und Satir vertretene prinzipielle Entwicklungsoffenheit des Individuums mit dem – konzeptuell vorgegebenen – Entwicklungsziel einer größtmöglichen Kongruenz des Selbst (»Authentizität«) und seiner Selbstverantwortung. Entscheidend ist dabei der sichere Selbstwert in den Beziehungen zwischen dem Selbst und seinen sozialen anderen. Soziale Arbeit hat die Aufgabe, das Subjekt dabei zu unterstützen, internale und externale Barrieren gegen dieses Ziel zu überwinden (Germain u. Gitterman 1999).

All diese unterschiedlichen Richtungen treffen sich im Begriff des Systems, das als Denkmodell unterschiedliche Facetten von Wirklichkeitswahrnehmungen, Bedeutungszuschreibungen und sozialen Strukturen zu integrieren vermag (Ritscher 2012, S. 28 ff.).

Aus den vorgestellten theoretischen Modellen lassen sich *vier* zentrale Aufgabenbereiche einer systemischen Sozialen Arbeit ableiten. Das *Unterstützungssystem* (Ritscher 2007) besteht aus den Adressatinnen, den Fachkräften und anderen involvierten Faktoren in einem Setting gemeinsamer Auftrags- und Zielklärung, Problembeschreibungen und Problemlösungsversuche. Die *Kontextualisierung* aller Ereignis-, Beziehungs- und Problembeschreibungen (Ritscher 2012, S. 254) ergibt sich aus der System-Kontext-Struktur. Die *Moderationsfunktion Sozialer Arbeit* in sozialen Netzwerken nimmt die Abgrenzung unterschiedlicher Unterstützungssysteme und ihrer Kooperation in den Blick (Ritscher 2007, S. 59 ff.), und aus dem *gesellschaftlichen Unterstützungsauftrag Sozialer Arbeit* ergibt sich ein auch politisch verstandenes *Engagement* für sozial benachteiligte Personen und Gruppen.

Daraus ergeben sich Anforderungen an eine ethisch und theoretisch begründete Haltung, an Konzepte für Settinggestaltung, Diagnose, Intervention und Evaluation und die Entwicklung dafür hilfreicher Methoden. Die *Haltung* ist durch Allparteilichkeit, Interesse, Neugier, Respekt und eine Ressourcen- statt Defizitorientierung gekennzeichnet. Bezüglich der Sozialarbeiterinnen selbst zeichnet sie sich durch eine stete Reflexion der persönlichen Hilfemotive, ihres gesellschaftlichen Auftrags und der Akzeptanz des unauflösbaren Widerspruchs zwischen Wirksamkeitsinteresse und »nichtinstruktiver Interaktion« aus. Hinsichtlich des Hilfesystems geht es um Kooperation, Akzeptanz wechselseitiger Abhängigkeit und »Hilfe zur Selbsthilfe«. Letzteres Konzept enthält grundlegende Forderungen Sozialer Arbeit nach Transparenz, Partizipation und Empowerment (Germain u. Gitterman 1999). *Diagnose und Intervention* sind zwei Seiten des systemischen Handelns (Ritscher 2004) und gestalten sich in der Struktur von »Angebot« (Stichwort: Freiwilligkeit), »Eingriff« (Stichwort: Zwangskontext) und »gemeinsamem Handeln« (Stichwort: Kooperation; vgl. Müller 2012).

Jenseits einer durch den gesellschaftlichen Mainstream beförderten lösungsorientierten Perspektive muss betont werden, dass es nicht immer Lösungen geben kann, mit denen sich Soziale Arbeit überflüssig macht. Es gibt Fälle langfristiger oder lebenslanger Begleitung, bei denen es mehr um eine begrenzte Sicherung des Alltags als um strukturelle Veränderungen geht. Damit ist eine Gratwanderung zwischen der Gefahr einer professionell erzeugten Chronifizierung einerseits und der Akzeptanz begrenzter Ressourcen für die Alltagsbewältigung andererseits verbunden.

1.2.4 Sozialwissenschaften

Tom Levold

Mehr als bei anderen psychotherapeutischen Schulen bzw. Grundorientierungen hat sozialwissenschaftliches Denken in der systemischen Therapie und Beratung große Bedeutung.

Das dabei implizit und explizit herangezogene sozialwissenschaftliche Spektrum umfasst über die Soziologie hinaus eine Vielzahl von Disziplinen, so z.B. Sozial- und Kulturanthropologie, Ethnologie, Kommunikations- und Medienwissenschaften, Kulturwissenschaften, Linguistik, Sozialmedizin, Sozialgeschichte usw. All diese unterschiedlichen Ansätze teilen eine soziologische bzw. sozialtheoretische, wenn auch nicht unbedingt systemtheoretische Perspektive und untersuchen ihren jeweiligen Gegenstandsbereich als ein Feld sozial, d.h. interaktiv und kommunikativ konstituierter Phänomene.

Für den systemischen Ansatz sind die Aspekte der empirischen Sozialforschung, der systemtheoretischen Sozialtheorie und der klinischen Soziologie von Bedeutung.

Empirische Sozialforschung

Als Gesellschaftswissenschaft hat sich die Soziologie von Beginn an mit dem Vorkommen und der Verteilung sozialer Probleme ebenso wie mit ihrer Behandlung durch die Politik und andere gesellschaftliche Institutionen beschäftigt. Unterdisziplinen wie die Familiensoziologie, die Medizinsoziologie, Soziologe der Kindheit u.a. haben eine Vielzahl von Befunden über soziale Lebenslagen erhoben, die auch für psychotherapeutische Kontexte von Belang sind.

Bemerkenswerterweise spielen aber diese Spezialdisziplinen für die Familientherapie ebenso wie für die systemische Therapie nur eine kleine Rolle (Morgan 1988). Auch wenn die einschlägigen Zeitschriften immer wieder Aufsätze oder auch Themenhefte publizieren, die dem sozialen Wandel individueller und kollektiver Lebensweisen als Kontext für die Entwicklung und Veränderung therapierelevanter sozialer Probleme gewidmet sind, lässt sich nicht von einer systematischen Verbindung zwischen Familientherapie und Familiensoziologie reden. Ein möglicher Grund könnte in der lange gehegten normativen Tradition familiensoziologischen Denkens liegen (z. B. bei Parsons; vgl. Bertram 2010), in der die Kleinfamilie als bewahrenswerte Keimzelle der Gesellschaft betrachtet wurde, während Familientherapeuten schon früh mit den Auflösungs- und Transformationsprozessen modernen Familienlebens konfrontiert waren. Zudem erwiesen sich die empirischen, eher an demografischen Fragestellungen orientierten Untersuchungen der Familiensoziologie meist nicht als besonders anschlussfähig für familientherapeutische Problemstellungen. Diese relative Fremdheit ist durchaus zu bedauern, da es in Hinblick auf den gemeinsamen Gegenstand familialer Lebenswelten durchaus einige »Schätze« zu bergen gilt (Kühl 2006, S. 14).

Größere Bedeutung als die nur unzureichend rezipierten Spezialdisziplinen erhielten in der Entwicklung der systemisch-konstruktivistischen Therapie und Beratung psychiatriekritische und grundlagentheoretische Konzepte der Soziologie, die eine Alternative zum vorherrschenden psychomedizinischen Paradigma (Cottone 1989) eröffneten. Dazu gehören mikrosoziologische Ansätze wie der symbolische Interaktionismus, der die Bedeutung von sozialen Objekten, Situationen und Beziehungen – und damit auch von psychischen Dispositionen und Problemen – nicht in ihnen selbst verortet, sondern ihre Hervorbringung in symbolisch vermittelten Interaktions- und Kommunikationsprozessen untersucht (vgl. Matthes u. Schütze 1973). Einflussreich waren hier auch u. a. Arbeiten von Scheff und Goffman über die Etikettierung problematischen Verhaltens als *geisteskrank* im Kontext psychiatrischer Diagnostik und organisationsspezifischer Interaktionsrituale in Kliniken (Goffman 1977; Scheff 1980). In einem berühmt gewordenen Experiment mit verdeckt operierenden »gesunden« Testpersonen in psychiatrischen Kliniken konnte Rosenhan zeigen, dass keine dieser Personen als gesund erkannt, sondern alle psychiatrisch diagnostiziert wurden (1973). Diese Studien entzaubern die Vorstellung von Krankheit als Wesensmerkmal und analysieren sie als soziale Konstruktion, die eine bestimmte Funktion für das betreffende Sozialsystem (z. B. der Familie) erfüllt und mit entsprechenden Rollenanforderungen für Patienten und Therapeuten im Gesundheitssystem einhergeht (Parsons u. Fox 1952).

In den 1950er-Jahren untersuchte eine interdisziplinäre Forschergruppe um den Anthropologen Gregory Bateson die Kommunikationsmuster von Familien mit schizophrenen Indexpatienten (Bateson u. Ruesch 1995; Bateson et al. 1969) und legte damit den Grundstein für die Anwendung eines systemisch-sozialwissenschaftlichen Paradigmas in der Behandlung psychischer Probleme (vgl. Abschn. 1.3.2), was u. a. die Gründung des Mental Research Institute in Palo Alto zur Folge hatte, eines zentralen Gründungsortes der systemischen Therapie.

Eine der ersten deutschsprachigen soziologischen Arbeiten, die eine Verbindung zwischen diesen kommunikationstheoretischen Ansätzen und dem damaligen Stand soziologischer Systemtheorie herstellten, legte Siegert Anfang der 1970er-Jahre vor (1982).

Niklas Luhmann

Der prominenteste Beitrag der Soziologie für die systemische Therapie und Beratung ist zumindest im deutschen Sprachraum die Systemtheorie Niklas Luhmanns, die seit der Veröffentlichung seines Buches *Soziale Systeme* (1984) und der damit einhergehenden »autopoietischen Wende« bis heute intensiv rezipiert wurde und wird. Im Unterschied zur soziologischen System- und Handlungstheorie Talcott Parsons' geht Luhmann davon aus, dass soziale Systeme nicht aus Handlungen, sondern aus

Kommunikationsereignissen als Basiselementen bestehen. Soziale Systeme sind autopoietisch, d. h., sie entwickeln sich autonom durch den Anschluss von Kommunikation an Kommunikation (oder enden bei fehlender Anschlussfähigkeit), sind also nicht von außen, etwa durch beteiligte Subjekte, determiniert. Menschen als ganzheitliche Organismen oder psychische Systeme gehören aus dieser Perspektive zur Umwelt sozialer Systeme, mit der sich diese jedoch fortlaufend verkoppeln müssen, um sich selbst zu erhalten.

Auch wenn Luhmann in erster Linie eine Gesellschaftstheorie im Sinn hatte,[3] dient sein Werk seit fast 30 Jahren als einer der zentralen Ideengeber zumindest für die deutschsprachige systemische Therapie und Beratung (vgl. beispielhaft Ludewig 1997; Simon 1997; Maier 2000; Klein 1994). Zur Familiensoziologie als spezifischem Anwendungsbereich ist die Distanz der soziologischen Systemtheorie Luhmanns übrigens ähnlich groß wie bei der systemischen Therapie (Retzer u. Simon 1996). Therapierelevante Themen werden bei ihm grundlagentheoretisch gefasst und nicht empirisch. Auch wenn sich vor allem Professionelle mit einem humanistischen Selbstverständnis schwertun mit der Idee, dass Systeme nicht aus Menschen bestehen, liegen die Vorzüge der Analyse sozialer Systeme als Kommunikationssysteme auf der Hand, weil damit sowohl die Konstruktion von Bedeutung und Problemen in sozialen Beziehungen beschrieben werden kann als auch die Operationsweise gesellschaftlicher Funktionssysteme (Erziehung, Psychotherapie, Medizin, Recht etc.), welche Probleme auf der Basis ihrer eigenen spezifischen Codes und Programme bearbeiten. Der Gegenstand von Therapie (Problemkommunikation und -auflösung) und der Prozess der Therapie als soziales System können mit einem einheitlichen Bezugsrahmen beschrieben werden (die inhaltlichen Grundzüge des Luhmann'schen Ansatzes werden in Abschn. 1.3.6 näher erläutert).

Klinische Soziologie

Neben empirischer Sozialforschung und der Theorie sozialer Systeme ist die »Klinische Soziologie« als dritter Bereich von Interesse. Sie versteht sich in erster Linie als angewandte Wissenschaft zur Lösung sozialer Probleme. Nicht die rein beobachtende und analysierende Funktion, sondern die Intervention in gesellschaftliche Praxisfelder steht hier im Vordergrund, ein Grundmotiv, das auch schon bei Auguste Comte, dem Begründer der Soziologie, zu finden ist (Fritz 2000, S. 327). Klinische Soziologen beziehen eine Stellung »zwischen Wissenschaft und Lebenspraxis« (Hildenbrand 2009) und betreten damit ein Feld, das »von ›alten Professionen‹ wie der des Arztes, des Pfarrers und des Juristen ausgefüllt wird« (Hildenbrand 2000). Auch wenn klinische Soziologen ursprünglich in den sozialtherapeutisch ausgerichteten Child-Guidance-Kliniken eine wichtige Rolle spielten, bezieht sich der Be-

3 »Mein Projekt lautete damals und seitdem: Theorie der Gesellschaft; Laufzeit: 30 Jahre; Kosten: keine« (Luhmann 1997, S. 11).

griff »klinisch« nicht nur auf den engeren Bereich der Krankenbehandlung, sondern umfasst eine breitere Perspektive professioneller Praxis. Außer in der unmittelbaren professionellen Arbeit mit Klientensystemen liegt ein besonderes Potenzial klinischer Soziologie im Anwendungsfeld

> »der methodisch expliziten Evaluation, also in der sekundären, ›methodischen‹ Supervision von Formen der professionalisierten Interventionspraxis in anderen Berufen und Institutionen« (Oevermann 1990, S. 19).

Die Geschichte der klinischen Soziologie wird bei Fritz detailliert nachgezeichnet (2000)[4]. Die erste wissenschaftliche Veröffentlichung zum Thema stammt von Louis Wirth (1931) und wird von Hildenbrand ausführlich referiert (2009).

In den USA ist »Clinical Sociology« längst ein etablierter Ausbildungsbereich innerhalb der Soziologie, in dem Qualifikationen als Beraterin/Soziotherapeut, Gruppenleiter, Organisationsberaterin oder Mediator erworben werden können (vgl. American Sociological Association 2003; Auinger 2007). Auch wenn hierzulande zahlreiche Soziologinnen und Soziologen in therapeutischen und beraterischen Kontexten tätig sind, ist ihr Einsatzfeld kaum institutionalisiert. Im Rahmen eines multiprofessionellen transdisziplinären Ansatzes systemischer Therapie und Beratung haben sie aber ihren Platz.

1.2.5 Systemisch-konstruktivistische Ansätze in der Pädagogik

Kersten Reich

Konstruktivistisches und systemisches Denken und Handeln spielte in den letzten Jahrzehnten in der Pädagogik eine zunehmend wichtige Rolle. Ansätze hierzu sind zahlreich. Aus dem Spektrum der Philosophie ist vor allem die Phänomenologie zu nennen, die indirekt das konstruktivistische Denken vorbereitet und teilweise direkt z. B. durch Berger und Luckmann (2010) beeinflusst hat. Das kybernetische Denken ist ebenfalls wesentlich, das vor allem vom radikalen Konstruktivismus etwa bei Heinz von Foerster (2002) aufgegriffen wurde, aber auch die Systemtheorie, die für eher naturalistisch begründete konstruktivistische Ansätze wie bei Maturana und Varela (vgl. Abschn. 1.3.5) oder bei der speziellen Konzeption Luhmanns (vgl. Abschn. 1.3.6) von Bedeutung waren. Aus einer ganz anderen – kulturkritischen – Richtung kommen aber auch postmoderne Diskurse aus dem Kontext von Poststrukturalismus, den Cultural Studies und insbesondere vom Feminismus zum Tragen, die nicht nur einflussreich für den kulturell orientierten Konstruktivismus waren und sind, sondern in großen Teilen selbst eine eigene Dimension sozial-

4 Auch online zu lesen unter: http://edu.learnsoc.org/Chapters/2%20branches%20of%20sociology/12%20clinical%20sociology.htm [28.7.2013].

konstruktivistischer Ansätze begründen. Als psychologische Vorläufer können vor allem Piaget mit seiner konstruktiven Psychologie gelten, der besonders bei Ernst von Glasersfeld (vgl. Abschn. 1.3.5) breit rezipiert wird, aber auch Lev S. Vygotskij (1993), der vor allem von Jerome Bruner (z. B. 1984) für den englischen Sprachraum erschlossen wurde und eine breite Rezeption in konstruktivistisch orientierten Lehr- und Lerntheorien gefunden hat. In Deutschland haben die konstruktivistisch orientierte systemische Familientherapie und mit ihr in Zusammenhang stehende Beratungsansätze eine wesentliche Bedeutung für die Begründung einer konstruktivistischen Pädagogik und Didaktik gewonnen, weil sie das Beziehungsgeschehen thematisieren und in einer Wende hin zu Kommunikation, Interaktion und Beziehungen auch für eine Neuorientierung in der Pädagogik stehen (Reich 2008). Nicht zu vergessen ist als pädagogischer Vorläufer des Konstruktivismus der Ansatz von John Dewey (Hickman, Neubert u. Reich 2004; Hickman 1998), den heutige Pragmatismusforscher stark in die Nähe konstruktivistischen Denkens rücken (vgl. Garrison 1998; 2008). Leider ist die Rezeption der Pädagogik Deweys in der deutschen Diskussion – auch mit bedingt durch schlechte Übersetzungen – bis heute unterentwickelt.

Konstruktivistische und systemische Ansätze schwanken in ihren Begründungen oft zwischen einer eher naturalistischen bzw. realistischen oder einer kulturalistischen bzw. sozialen Herleitung. In der Rezeption des radikalen Konstruktivismus erscheint bisweilen ein Naturalismus, der aus den objektiven Erkenntnissen insbesondere der Biologie und Hirnforschung postuliert wird. Wenngleich nicht abgestritten werden kann, dass auch diese Neuerungen im Kontext von sozialkulturellen Veränderungen stehen, ist hierbei gleichwohl oft eine subjektivistische Sicht vorherrschend, die allenfalls ansatzweise die Interaktionen von Subjekten, die kulturellen Kontexte und auch die Besonderheit der gesellschaftlichen Bedingungen der Lebenswelt als Ort der praktischen Relevanz des Konstruktivismus thematisieren. Für die Pädagogik machte dies den radikalen Konstruktivismus von Anbeginn zu einer zwiespältigen Herausforderung: Einerseits entsprachen die Leitsätze dieses Konstruktivismus mit ihrer Betonung des subjektiven Konstruktcharakters aller Wirklichkeitshervorbringungen vielfachen pädagogischen Erfahrungen, die die Eigenwelt der Lerner, die Selbstorganisiertheit des Lernens und die mangelhaften Resultate der Instruktionspädagogik erklärbar machten, andererseits jedoch blieb der Ansatz für die Erklärung sozialer, kommunikativer und kooperativer Denk- und Handlungsweisen äußerst unbefriedigend, da er zwar über das Prinzip der Viabilität durchaus Formen der Passung zwischen Subjekt und Umwelt thematisierte, ihnen aber kein kulturbezogenes oder soziales Gesicht mehr verleihen konnte oder wollte.

Innerhalb der pädagogischen Diskussion über den Konstruktivismus sind vor allem drei Hauptrichtungen auszumachen, die einerseits bei Horst Siebert (1999, 2005, 2009) oder Rolf Arnold (2007, 2010) stärker von der Erwachsenenbildung ausgehen, andererseits bei Reinhard Voß (2005, 1998, Voß u. von Aufschnaiter

2002) und Kersten Reich (2010, 2008, 2009a, b, 2012) die Pädagogik insgesamt und die Schulpädagogik und Didaktik im Besonderen umfassen.[5]

Die systemisch-konstruktivistische Sichtweise in der Erziehung und im Unterricht

Woran erkennen wir als Beobachter eine systemisch-konstruktivistische Haltung? Die wesentlichen Merkmale sind der Umgang miteinander, die Interaktion, die Beziehung. In ihnen drückt sich das wechselseitige Verhältnis zu den Wirklichkeitskonstruktionen aus, die Menschen entwickeln und miteinander austauschen. Auch wenn jedes Subjekt dies in konstruierenden Akten für sich vollziehen muss, so geschieht dies immer zugleich in Interaktion, denn kein Subjekt steht für sich allein. Dies stellt alle Beziehungsfragen sofort vor das Problem, in welcher Art Beziehungen organisiert sind und welche Macht in ihnen eine Rolle spielt, mit welchen Strategien man es zu tun hat.

Konstruktivisten und Systemiker wird man daran erkennen, dass sie den Konstrukten der jeweils anderen Bedeutung zurechnen, dass sie nicht vorschnell alles nur aus ihrer Sicht vereinnahmen und im Sinne vorab entschiedener Bedeutungen richten wollen. Im Bereich der Partizipation wird in der Erziehung und im Unterricht nicht nur eine Lernerorientierung vertreten, sondern es wird versucht, die Lerner tatsächlich an der Auswahl von Zielen, Inhalten, Methoden und Beziehungen in der Erziehung und im Unterricht aktiv zu beteiligen. Grundsätzlich besteht ein Anspruch auf Förderung aller Lerner, der dieser Maxime zu folgen bemüht ist:

> »Handle stets so, dass die Lernmöglichkeiten, Lernchancen und Lernanlässe deiner Lerner wachsen, sodass es zu einer Zunahme von Perspektiven, Handlungschancen und vielfältigen Lernergebnissen kommt« (Reich 2008, S. 254).

Aus der genannten Maxime treten *drei* Handlungsperspektiven besonders hervor, die auch im internationalen Vergleich in unterschiedlichen Zusammenhängen immer wieder als Fazit konstruktivistischer Forschung und Praxis genannt werden.

Multiperspektivität: Lernende aller Altersgruppen sind unterschiedlich. Diese Unterschiedlichkeit bezieht sich nicht nur auf die Erziehungsprozesse und das Lernen selbst, sondern auch auf die kulturellen Voraussetzungen. Menschen sind hinsichtlich der Situiertheit ihres Aufwachsens bzw. Aufgewachsenseins und entsprechend der familiären Lebensweise, ihrem Migrationshintergrund, den persönlichen Erlebnissen und Erfahrungen, ihren Krisen, Benachteiligungen oder Bevorzugungen, Behinderungen, Einschränkungen oder Fähigkeiten immer unterschiedlich. Sie unterliegen zudem den Effekten globalisierter kultureller Vermischung, einer Kultur, die beschleunigt und ambivalent alle Wirklichkeitskonstrukte auf die Probe stellt und notwendig mit einer Vielfalt an Perspektiven einhergeht, die in der Erziehung

5 Verwiesen sei hier weiterführend auf die Internetseiten von Kersten Reich (und Stefan Neubert), die zusätzliche Informationen enthalten: http://konstruktivismus.uni-koeln.de [28.7.2013].

und im Unterricht eingenommen werden können. Lernende sollen gegenseitig die Unterschiedlichkeit von Perspektiven nicht nur einnehmen können, sondern auch verstehen, worin der Gewinn des Unterschiedlichen und mehrerer Perspektiven für sie und die anderen besteht. Sie sollen konkret erfahren lernen, wo und wie eigene Sichtweisen durch andere bereichert werden (vgl. auch Reich 2012).

Multimodalität: Je unterschiedlicher und individueller Lernende sind, desto unterschiedlicher müssen die Wege sein, auf denen relevante Inhalte vermittelt werden. Hierbei ist nicht nur an Abwechslung gedacht, die auch sinnvoll ist, sondern an ein methodisches Gesamtbild, das nicht in der ewigen Wiederkehr erzieherischer Ermahnungen oder von Frontalphasen mit kleineren Übungen aus dem Schulbuch aufgeht. Konstruktivisten und Systemikerinnen erkennt man daran, dass sie nicht nur vier bis fünf Lieblingsmethoden praktizieren, sondern den Methodenpool in seiner gesamten Breite auszuschöpfen versuchen und stets bereit sind, neue, eigene Methoden zu entwickeln.

Multiproduktivität: Handlungen erzeugen Ergebnisse. Ergebnisse, Produkte in allen Formen, sind wesentlich dafür, Erziehungs- und Lernprozesse zu vervollständigen, Probleme zu lösen und die Lösungen zu zeigen. Es geht nicht darum, Problemlösungen von anderen auswendig zu lernen, sondern Probleme lösen zu lernen. Je stärker ein Erziehungs- oder Lernprozess nicht nur durchgeführt, sondern auch dokumentiert, präsentiert und reflektiert wird, desto nachhaltiger kann das Gelernte über einen längeren Zeitraum hinweg behalten werden. Die zu Erziehenden müssen lernen, ihre Ressourcen eigenständig und verantwortlich einzuschätzen und für sich so zu konstruieren, dass sie die für sie passenden Lösungen finden.

Für die konstruktivistische und systemische Sichtweise ist es sehr wichtig, die eigene Vision so zu entwickeln, dass Außenstehende leicht erkennen können: Hier bemüht sich jemand um eine Erziehungs- und Lernumgebung, die Wachstum für alle und jeden in besonderer Weise ermöglicht, die fördern will, aber die Präsenz dabei nicht vergisst, die weiß, dass zunächst die Beziehungen stimmen müssen, bevor Inhalte gelernt werden können. Dies ist immer eine offene, an dialogischer Kommunikation orientierte Haltung, die in pädagogischen Prozessen insbesondere jegliche Besserwisserei zu vermeiden versucht. Dabei ist es wichtig, dass ein konstruktivistischer Habitus nicht beliebig bleibt, sich nicht auf den Allgemeinplatz »Alles ist irgendwie ja doch nur konstruiert« zurückzieht. Dieser Allgemeinplatz verkennt, dass einmal konstruierte Wirklichkeiten als Vorgaben und Bedingungen zirkulieren und bestimmen, welche Lebenschancen sich eröffnen. Im Miteinander, in der sozialen Kommunikation, sollte daher immer auch ein Anspruch stecken, Partizipation und Demokratie zu wagen und zu entwickeln, ein Anspruch aber auch der Förderung und Solidarität gegenüber Benachteiligten. Gerechtigkeit, insbesondere Bildungsgerechtigkeit (die schon weniger ist als die Illusion der Chancengleichheit, weil es gleiche Chancen nicht gibt), Fairness, zugegebene Unvollständigkeit und Ehrlichkeit in pädagogischen Prozessen setzen die Einsicht voraus, dass wir solidarisch mit allen Menschen und insbesondere Lernenden umgehen müssen, indem wir alle fördern, aber insbesondere auch darauf achten müssen, dass nicht immer stärkere Ungleichheiten und Ungerechtigkeiten entstehen.

1.2.6 Theologie/Seelsorge

Günther Emlein

Obwohl Seelsorge ein Teilgebiet der Theologie ist, haben Seelsorge und Theologie unterschiedliche Zugänge zum systemischen Denken gesucht. Die philosophisch-systematische Theologie hat sich von den ersten Publikationen Luhmanns an mit dessen Theorie sozialer Systeme befasst und sich systemtheoretische Beobachtungen zunutze gemacht (jüngst: Thomas u. Schüle 2006). Systemtheorie ist fruchtbar geworden bei der Beobachtung, dass Glaubensgemeinschaften (in Europa) im Regelfall Organisationen sind (Hermelink u. Wegner 2008). Kritisch betrachtet wurde in der Theologie besonders der Konstruktivismus der Systemtheorie, denn er empfiehlt den Abschied von ontologischen Formulierungen in der Theologie. Eine Klippe scheint auch der Funktionalismus Luhmanns zu sein, der Religion nicht als unabhängig von der Welt interpretiert (als geoffenbart), sondern als Antwort auf ein gesellschaftliches Bezugsproblem behandelt (s. u.)! Nutzt man die Inkongruenz der Perspektiven, wie Luhmann es selbst getan hat, könnten Systemtheorie und Theologie sich gut vertragen, denn beide stellen sie Fragen zu den Grundlagen von Kommunikation, Bewusstsein, Sinn, Erkenntnis, Realität, Welt, Kontingenz usw.

Die Seelsorgelehre wiederum hat inzwischen schon seit etwa Ende der 1980er-Jahre Ideen der Familientherapie und später der systemischen Praxis aufgenommen und für Gesprächsführung eingesetzt. Seelsorge gehört zu den Leistungen des Systems Religion für andere Systeme, sie ist eine Leistung für personale Systeme (Luhmann 2004, S. 57 f.): Seelsorge als Dienst, der Einzelne (Personen, Paare, Familien) in den Blick nimmt und sich an den individuellen Sinnkonfigurationen orientiert. Sie wendet sich den personalen Themen des Individuums zu: Lebensfragen (Irritationen des Bewusstseins durch die Moderne), Paarproblemen und Familiengeschichten, religiösen Fragen. Der Anlass kann eine Sorge sein, aber es gibt ebenso aufsuchende Seelsorge, die Interesse der Religion an und Wertschätzung gegenüber Menschen vermittelt: Konfirmandenelternbesuche, Jubiläen oder der Besuch von Neuzugezogenen usw. Darüber hinaus findet man seelsorgliche Kurzkontakte über die Straße, im Lebensmittelgeschäft und bei Dorffesten. An Individualität orientiert, lebt Seelsorge vom freien Spiel der Interaktion und kann letzten Endes nicht durch organisatorische Durchgriffe geregelt werden. (Mit dem Blick auf Religion hat Luhmann Interaktion, Organisation und Gesellschaft zum ersten Mal unterschieden.)

Seelsorge hat entsprechend eine besondere Kommunikationsstruktur: Es muss in jeder Begegnung gemeinsam festgelegt werden, um welche Art von Kommunikation es sich handelt. Ob sie veränderungsorientiert (»therapeutisch«) oder aufklärend, beratend oder begleitend, theologisch, erkundigend und wertschätzend auftritt, ist eine Frage der Vereinbarung und des Kontextes. Die Nähe zu Psychotherapie ist evident, wenn Seelsorge auch vertraglich offener ist. Auch die Begleitung beim Umgang mit dem Unveränderlichen wie Tod, unheilbaren Krankheiten und Behinderungen gehört dazu. Diese ausgesprochen offene Situation zu Beginn gibt der Seelsorge zahlreiche Möglichkeiten der Begegnung und der gemeinsamen Verabredung; notwendig ist allerdings, genau Buch zu führen über das, was möglich, und das, was ausgeschlossen worden ist. Suchen Individuen die Seelsorge auf, ist es oft ein guter Beginn, zu fragen, warum jemand für seine Probleme die Seelsorge und nicht den Psychologen, die Psychotherapeutin usw. in Anspruch nimmt.

Dem funktionalen System der Religion (und nicht dem der Medizin) zugehörig und Methoden von Therapie und Beratung übernehmend, ist Seelsorge ein Hybrid: Sie ist bestimmt von zwei Logiken, der Operationsweise der Gesprächsführung und der Operationsweise der Religion. Als Gesprächsführung setzt Seelsorge den Code der Psychotherapie, »manifest/latent« (Fuchs 2011), ein; als Religion verwendet sie deren Code, »transzendent/immanent« (Luhmann 2004, 2011). Sie beobachtet einerseits personale Systeme auf Lücken (systemisch: unentdeckte Optionen) und auf Betroffenheiten/Befindlichkeiten, sie bewegt sich andererseits wie Theologie generell am Rand von Sinn, sucht nach dem Jenseits von Sinn, nach dem Woher und dem Sinn allen Sinns. Dies ist das gesellschaftliche Bezugsproblem, mit dem Religion sich befasst. Religion gibt zu diesen Fragen »nichtantwortende Antworten«, die Gewissheit andeuten, aber nicht mehr glaubhaft herstellen können. Eine Antwort wie »Sinn kommt von Gott« versucht, immanenten Sinn auf Transzendenz anzuwenden, ein performativer Selbstwiderspruch. Seelsorge hält solche nicht stillzustellenden Fragen (z. B.: »Wird es gut ausgehen? Wie kann Gott das zulassen?«) durch nichtantwortende Antworten und durch Rituale an und entlastet damit Kommunikation und Bewusstsein. Im Gebet, in dem Zitieren religiöser Texte und der andächtigen Meditation wird eine unlösbare Frage symbolisch in andere Hände übergeben – und das Bewusstsein davon befreit. Die Frage wird also weltlichen Möglichkeiten entzogen. Seelsorge bezieht die existenziellen Aspekte mit ein, die mit der Kontingenz von Sinn zusammenhängen: Sinnkatastrophen, Irritationen über das Selbst, »Wer-bin-ich?«-Fragen (die gerade in der Moderne zugleich hoch bedeutsam und unbeantwortbar geworden sind).

Dieser Aspekt der Unverfügbarkeit zeigt sich auch in dem Begriff der Seele. Schon bei Platon ist die Seele unauslotbar und nicht durch Begriff verfügbar. Anders als systemische Praxis, die die Kontingenz von Sinn impliziert, indem sie Sichtweisen verändert, befassen Theologie und Seelsorge sich dezidiert mit der Kontingenz von Sinn. Die »Welt jenseits der Welt« setzt die irdische Welt kontingent (Funktion im Sinne von Luhmann); es geht also nicht darum, ob es ein solches Jenseits »gibt«, sondern welche Funktion das Jenseits für das Diesseits hat: Kontingentstellung, Relativierung, die Unerreichbarkeit der Welt selbst. Jenseits des Sinns gibt es nur noch das Schweigen der Mystik und der Meditation.

Ihr Charakter als Hybrid ermöglicht es der Seelsorge, systemischer Praxis einen spezifischen Umgang mit Kommunikation hinzuzufügen. Wenn der weitere Diskurs nicht zur gewünschten Verbesserung führt oder Fragen unlösbar oder unbeantwortbar erscheinen, bietet Seelsorge die Operation des Transzendierens (und damit des Verlassens) der nicht lösbaren Situation an. Rituale dienen als »Negationsblockaden« (Emlein 2010), sie verhindern, dass mit einem »Ich sehe es anders« Kommunikation weitergeht, wenn sie nur noch »mehr desselben« bedeutet. Unlösbar erscheinende Fragen zu ritualisieren ist inzwischen gängige systemische Praxis.

Eine spezifisch systemisch orientierte Seelsorge hat weitere Gemeinsamkeiten mit systemischer Praxis. Sie kommt ohne Diagnosen aus (setzt sie als immanente mit ihrem eigenen Code kontingent), sucht nach Lebensförderlichem und nach neuen Optionen. Ein wesentlicher Unterschied ist allerdings der Erwartungshorizont, den Klienten bezüglich des Religiösen mitbringen. Hier erwartet man Einfühlsamkeit und die Erfahrung, getragen zu werden. Manchmal ist das Gespräch kurz, dafür ist ein Segen wichtig. Es ist also möglich, dass dieser Horizont manches weniger zulässt (z. B. Symptomverschreibungen), dafür anderes nahelegt (z. B. Rituale, Empathie, Vermeiden von Konfrontation). Hier ist der Takt der geselligen Interaktion (im Sinne von Schleiermacher) vielleicht eine gute Leitlinie (Emlein 2006).

Historisch betrachtet, ist Psychotherapie die säkulare jüngere Halbschwester der Seelsorge; Halbschwester, denn jene hat einen säkularen, nämlich medizinisch-psychologischen Vater, der ihr gut bekommen ist, während die Mutter, das helfende Gespräch, dieselbe geblieben ist. Beide sind Kinder der Moderne, insofern sie die Möglichkeit der Beobachtung 2. Ordnung voraussetzen. Beide haben sich in der heutigen Form entwickelt als Antwort auf die Irritation des Individuums darüber, wer es sei, die in der auseinanderstrebenden funktional differenzierten Gesellschaft nicht mehr mit Einheitsfantasien (mit »der« Persönlichkeit) beantwortet werden kann. Seelsorge hat dazu noch Optionen bei Menschen, die – aus welchen Gründen auch immer – niemals Psychotherapie oder Psychiatrie aufsuchen würden.

1.2.7 Krankenpflege[6]

Lorraine M. Wright

Immer in der Geschichte der Krankenpflege war die Beteiligung der Familie wichtig, wenn dies auch nicht stets so benannt wurde. Da die Pflege ursprünglich im Haus der Patienten stattfand, waren Familienbeteiligung und Familienorientierung selbstverständlich. Mit dem Übergang zum Krankenhaus, verstärkt in den 20er-Jahren

6 Übersetzung: Michael Wirsching.

des letzten Jahrhunderts, wurden Familien nicht nur von der Pflege der kranken Mitglieder ausgeschlossen, sondern oft auch von den großen Familienereignissen wie Geburt und Tod. Am Ende einer langen Entwicklung kehrt die Krankenpflege nun zum Ausgangspunkt zurück, mit der Verpflichtung, Familien erneut einzuladen, sich an ihrer eigenen Gesundheitsversorgung zu beteiligen. Jedoch gründet diese Einladung auf viel mehr Wissen, Forschung, Respekt und Zusammenarbeit, als dies jemals in der Geschichte der Krankenpflege der Fall war.

Heute haben Pflegekräfte eine ethische und moralische Verpflichtung, Familien in die Gesundheitsversorgung einzubeziehen. Diese klare Feststellung basiert auf Erkenntnissen der Pflegeforschung, dass Familien einen ebenso wesentlichen Einfluss auf die Gesundheit und die Heilung ihrer Mitglieder haben wie auf Krankheit und Chronifizierung. Dies verpflichtet die Pflege, die Familienorientierung zu einem wesentlichen Bestandteil ihres professionellen Selbstverständnisses zu machen, systemisch und interaktionell zu denken und Wechselwirkungen zwischen Familie und Krankheit zu verstehen. Jedoch ist eine solche Pflege auf kooperative Beziehungen mit der Familie angewiesen, die sich an den Stärken der Familie orientieren müssen (Gottlieb 2012) und weitreichende Kenntnisse der Familiendiagnostik, Familienintervention und Methoden der Stärkung des familiären Heilungsprozesses zur Grundlage haben.

Worte und Sprache können die Anwendung und Verwirklichung systemischen und interaktionellen Denkens fördern und behindern. Nach einer über 35-jährigen Erfahrung als Ausbilderin und Supervisorin von Pflegekräften plädiere ich dafür, Ausdrücke wie »systemische Therapie«, »Familientherapie« oder »Therapeut« durch Ausdrücke zu ersetzen, die für die Pflege besser geeignet sind wie »Familiengespräch«, »Beziehungsarbeit« oder »Pflegegespräch«. Pflegekräfte aus verschiedensten medizinischen Praxisfeldern (z. B. Pädiatrie, Onkologie, Geriatrie, Kardiologie etc.) verstehen sich nicht als »Therapeuten«, sondern als Pflegekräfte, die keine Ausbildung in »Therapie« machen wollen. Als Ausbilderin von Pflegekräften hatte ich den größeren systemischen Rahmen und die historischen, kulturellen und professionellen Grundannahmen nicht erkannt, die das Selbstverständnis der Krankenschwester bzw. des Krankenpflegers bestimmen. Die wichtigsten Grundannahmen systemischen Denkens und systemischer Therapie implizieren nicht, dass Pflegekräfte systemische Therapiemethoden erlernen, sondern verstehen, wie auf kundige Weise die Interaktionen in der Familie bzw. zwischen Familienmitgliedern und Pflegekräften so verbessert werden können, dass sie eher heilungsfördernd statt pathogen sind. Entscheidend ist dabei der Gebrauch einer Sprache, die im Einklang mit den Erwartungen der Familien an die Rolle der Pflegekräfte und den besonderen Familienkompetenzen steht.

Pflegekräfte verfügen genauso wie Angehörige anderer Gesundheitsberufe über Kenntnisse und Erfahrungen, die die Familiengesundheit fördern. Sie öffnen sich umso mehr systemischen Gedanken, je mehr eine Sprache verwendet wird, die mit ihrem professionellen Grundverständnis im Einklang steht. Statt Begriffen wie

»Interaktion«, »Wechselseitigkeit«, »systemische Therapie« oder »Familientherapie« bevorzuge ich daher Begriffe wie »Familiengespräch«, »Beratung«, »Lindern von Leiden« und »Förderung von Familiengesundheit« (Wright 2005; Wright u. Bell 2010; Wright u. Leahey 2009). Dies hat sich als sehr nützlich erwiesen, die Pflegeliteratur ist voll von Begriffen wie »Familienpflege«, »Familiengespräch«, »Familiensystempflege«, »familienorientierte Pflege« und »Familiengesundheitsversorgung«. Neue Ausdrücke und eine neue Sprache wurden hervorgebracht durch die Benennung, Beschreibung und Verbreitung von Konzepten der Einbeziehung von Familien in die Pflege, die einem übergeordneten systemischen Verständnis gerecht werden. Auf diese Weise ist eine große Zahl von Texten zur Einbeziehung von Familien in die Pflegearbeit entstanden (Feetham et al. 1993; Gilliss 1989; Kaakinen et al. 2009; Svavarsdottir u. Jonsdottir 2011; Wegner u. Alexander 1993; Wright u. Leahey 2009). Die wahrscheinlich wichtigste Monografie wurde vom International Council of Nurses mit dem Titel *The family nurse: Frameworks for practice* (Schober u. Affara 2001) herausgebracht und verdeutlicht die Wertschätzung, die der einflussreiche internationale Council der *Family Nurse* und der familienorientierten Pflege als wichtige und neue Entwicklungen in der Krankenpflege entgegenbringt.

Ein anderer wichtiger Entwicklungsschritt, der die wachsende Bedeutung der Familienpflege belegt, war die Gründung des *Journal of Family Nursing* im Jahre 1995. Damit hat die Pflege einen Ort, an dem Theorien, Forschungsergebnisse und internationale Praxiserfahrungen aus der Unterstützung von Familien geteilt werden können, die Krankheiten, Behinderungen oder Verluste zu meistern haben.

Zehn internationale Pflegekongresse haben seit 1988 in Kanada, Chile, Island, Thailand, Japan und den USA stattgefunden, auch dies eine weitere Anerkennung der Bedeutung und Verpflichtung, die Pflege von Familien systemisch anzugehen.

In dem Maße, in dem Pflegekräfte sich in Theorie, Forschung und Praxis mit der stärkeren Beteiligung von Familien in der Gesundheitsversorgung auseinandersetzen, ändert sich ihre herkömmliche klinische Arbeit. Sie werden in ihren Einschätzungen und Interventionen kompetenter, vor allem durch eine Optimierung der Zusammenarbeit von Pflege und Familien. Je mehr die Pflegenden verstanden haben, dass eine Krankheit eine Familienangelegenheit ist, desto leichter fällt es ihnen, Kenntnisse und Fertigkeiten zu erwerben, die zur Führung eines Familiengespräches notwendig sind (Wright u. Bell 2010), und interaktionell und in Wechselwirkungen zu denken. Die Einsicht in die Wechselwirkung von Gesundheit, Krankheit und Familie ist dabei von besonderer Bedeutung.

In jedem klinischen Setting profitieren Pflegekräfte von einem klaren konzeptuellen Rahmen bzw. einer Landkarte für die Familie. Mithilfe dieses Rahmens können Daten über die Stärken und Probleme von Familien identifiziert und ein nützlicher Behandlungsplan ausgearbeitet werden. Ohne einen solchen konzeptuellen Rahmen ist es extrem schwierig für Pflegekräfte, disparate Daten zu einem konzisen Bild zusammenzufassen oder die Beziehungen zwischen den verschiedenen Variablen, die die Familie beeinflussen, zu verstehen.

Ein solcher konzeptueller Rahmen ist das »Calgary Family Assessment Model (CFAM)« (Wright u. Leahey 2009). Dabei handelt es sich um ein mehrdimensionales Instrument, welches Familien mit den Kategorien Struktur (Familienstruktur, erweiterte Familie und größere Systeme), Entwicklung (Entwicklungsphasen einschließlich der damit verbundenen Entwicklungsaufgaben) und Funktion (Kommunikation, Rollenwahrnehmung etc.) erfasst. Theoretisch fußt es auf Systemtheorie, Kybernetik, Kommunikationstheorie und Veränderungstheorie und nimmt Bezug auf Theorien der Postmoderne, des Feminismus und der Biologie der Kognition, zudem ist es kultursensitiv.

Das CFAM ist erfolgreich und wird heute in zahlreichen Ausbildungsprogrammen zur Familienpflege gelehrt.

Für die fortgeschrittene Familienpflege hat die Autorin das »Illness Beliefs Model (IBM)« mit entwickelt (Wright u. Bell 2010), das durch das »Trinity Model« (Wright 2005) ergänzt wird. Das IBM fokussiert auf die Wechselwirkung von Krankheitskonzepten bei Pflegekräften, Patienten und Familienmitgliedern. Das Trinity-Modell erweitert den Begriff von Krankheit und berücksichtigt die Interaktion von Krankheitskonzepten mit der Erfahrung von Leiden und Spiritualität.

Systemisches Denken und Handeln können als eigene Praxis im Vordergrund stehen oder aber in herkömmliches Handeln, etwa die Pflege, eingebettet sein. Am wichtigsten ist, dass alle im Gesundheitssystem Tätigen, insbesondere die Pflegekräfte, in der Lage sind, ihr Handeln so zu gestalten, dass das Leiden der Familien gelindert wird, wenn sie mit schwerwiegenden Krankheiten konfrontiert sind (Bell u. Wright 2011). Dies kann die Pflege zum systemischen Ansatz beisteuern.

1.3 Systemische Epistemologie

Dieses Kapitel gibt einen Überblick über die für die Entwicklung der systemischen Therapie und Beratung wesentlichen ideengeschichtlichen und wissenschaftstheoretischen Strömungen.[7] Dabei steht die Vermittlung der erkenntnistheoretischen Grundkonzepte im Vordergrund, eine wissenschaftshistorische oder personenbezogen-biografische Einordnung der dargestellten Theorieentwicklungen würde dieses Kapitel sprengen.

7 Dabei handelt es sich um die im systemischen Theoriediskurs bedeutsamsten und am häufigsten vorkommenden Ansätze. Zahlreiche Varianten und alternative Theorieentwürfe konnten hier nicht berücksichtig werden, insofern ergibt sich kein Anspruch auf Vollständigkeit. Neben zwölf wichtigen Theorieentwürfen findet sich unter 1.3.13 ein Überblick über »Integrative systemische Therapiemodelle«, die sich nicht durch eine eigenständige theoretische Orientierung auszeichnen, sondern eher pragmatisch Wissens- und Theoriebestände nicht nur systemischer Herkunft miteinander kombinieren. Solche Ansätze gewinnen vor allem im ersten Jahrzehnt des 21. Jahrhunderts zunehmend an Bedeutung.

Erkennbar wird, dass sich die hier vorgestellten epistemologischen Konzepte, auf die im Rahmen systemischer Therapie und Beratung immer wieder Bezug genommen wird, nicht auf eine einheitliche theoretische Grundlage zurückführen lassen. Einige sind in Hinsicht auf ihre philosophische Orientierung, ihre konzeptuellen Wurzeln und ihre begrifflichen Traditionen so unterschiedlich, dass man allenfalls von einer *Familienähnlichkeit* sensu Wittgenstein reden kann. Betrachtet man diese Unterschiede genauer, treten dabei auch handfeste Widersprüche, gelegentlich auch theoretische Unvereinbarkeiten zutage. Schon die Frage, was denn eigentlich die Bestandteile eines Systems sind, wird kontrovers beantwortet.

Das Lehrbuch löst diese Widersprüche nicht auf, sondern zeigt die Vielfalt systemischer Theoriebildung, indem die unterschiedlichen Konzepte nebeneinandergestellt werden. Die Reihenfolge zeigt weder eine strikt zeitliche Abfolge noch eine Hierarchie an. Auch ein kritischer Vergleich systemischen Denkens ist im Rahmen eines Lehrbuches kaum zu leisten, zumal der systemische Diskurs der vergangenen Jahrzehnte eine kritische Auseinandersetzung der unterschiedlichen systemisch-konstruktivistischen Perspektiven nicht gerade gepflegt hat. Man könnte auch sagen, dass in der systemischen Bewegung die Einnahme einer »systemischen Haltung«, die auch in theoretischen Fragen die Wertschätzung von Unterschieden betont und insofern mit einer toleranten, eher großzügigen Rezeptionskultur verbunden ist, deutlichen Vorrang vor begrifflicher Präzision und theoretischer Schärfung hatte und hat. Der Vorteil ist dabei die Vermeidung von Schulstreitigkeiten und Ausgrenzungen, die etwa das Feld der Psychoanalyse lange Jahrzehnte geprägt haben. Die Gefahr fehlender theoretischer Auseinandersetzungen einerseits und einer eher lockeren und beliebigen Theorierezeption durch Praktiker andererseits ist aber, dass das Konzept der systemischen Therapie und Beratung an inhaltlicher Stringenz verliert. Dass der Begriff »systemisch« mit seiner Ausdehnung und Popularisierung (im Unterschied z. B. zur Systemtheorie) immer mehr an inhaltlicher Bedeutung verliert, ist ein deutlicher Hinweis darauf.

Gregory Bateson hat die Maxime ausgegeben, dass wissenschaftlicher Fortschritt am ehesten aus einer Kombination von lockerem und strengem Denken zu erwarten ist. Ersteres ermöglicht die Bildung von Hypothesen aufgrund von Spekulationen und der Einbeziehung von Fantasie und Intuition, Letzteres ist für theoretische Anstrengungen und formale Analysen unabdingbar. Vor diesem Hintergrund lässt sich sagen, dass eine systemische Haltung alleine noch keine Begründung des systemischen Ansatzes darstellt. Eine gründliche theoretische Fundierung ist vor allem im Hinblick auf den zukünftigen Stellenwert systemischer Theorie und Praxis mehr denn je vonnöten. Dieses Kapitel lädt daher zur Auseinandersetzung mit den Bausteinen einer solchen Fundierung ein. *(Tom Levold)*

1.3.1 Von Bertalanffys Allgemeine Systemtheorie

Tom Levold

Die Grundfragen, mit denen sich systemisches Denken beschäftigt, sind keineswegs neu, sondern reichen bis in die Antike (Brunner 1997). Neben Aristoteles werden in einschlägigen Lexika immer wieder Nikolaus von Kues, Leibniz oder auch Goethe als Vorläufer genannt (Drack, Apfalter u. Pouvreau 2007, S. 350). Der moderne Systembegriff ist hingegen eine Entwicklung des 20. Jahrhunderts, an der der Österreicher Ludwig von Bertalanffy (1901–1972) mit seiner »Allgemeinen Systemtheorie« (*General System Theory*, 1968) entscheidenden Anteil hatte.

Auch wenn er in der Öffentlichkeit als Biologe bekannt war, stand nicht die experimentelle Biologie als empirische Wissenschaft im Mittelpunkt seiner Laufbahn (Drack, Apfalter u. Pouvreau 2007, S. 361), sondern eher die Beschäftigung mit naturphilosophischen Fragestellungen, über die er auch bei Moritz Schlick promovierte, dem Mitbegründer des legendären Wiener Kreises. Ihn interessierte die theoretische Integration biologischer, psychologischer, philosophischer und soziologischer Gegenstandsbereiche zu einer allgemeinen Theorie lebender Systeme (Drack 2008), für die die Beschäftigung mit Organismen nur den Ausgangspunkt darstellt. Damit nimmt er von Anfang an eine transdisziplinäre Perspektive ein, die ein Kennzeichen des systemischen Ansatzes ist (vgl. Kap. 1.1).

Auf seine theoretische Entwicklung hatte neben der im Wiener Kreis angestrebten Idee einer umfassenden Einheitswissenschaft u. a. die Zusammenarbeit mit dem Biologen Paul Weiss großen Einfluss, ebenso das Werk des Begründers der Gestaltpsychologie, Wolfgang Köhler, der den Begriff der »Systemlehre« prägte und den von Bertalanffy als seinen »Vorläufer« betrachtete (zu von Bertalanffys theoretischer Entwicklung s. Drack, Apfalter u. Pouvreau 2007).

Entscheidender Motor für die Entwicklung der Systemtheorie war von Bertalanffys Kritik am reduktionistischen physikalisch-mechanistischen Weltbild seiner Zeit. Dem setzte er ein Verständnis von Organismen als in Bezug auf Austausch von Energie, Materie und Information offenen Systemen gegenüber, die sich unter den Gesichtspunkten von Ganzheit, (Selbst-)Organisation, Zielorientierung, Hierarchie, Regulation usw. beschreiben lassen (von Bertalanffy 1967, S. 127). Sie verfügen über eine dynamische, d. h. durch die wechselseitige Interaktion ihrer Bestandteile und Prozesse bedingte Ordnung und Organisation (ebd.), die im Kontakt mit der Umgebung aufrechterhalten werden. Damit löst er sich vom klassischen »Paradigma des Ganzen und seiner Teile« und ersetzt diese »traditionelle Differenz […] durch die Differenz von System und Umwelt«, woran später auch Luhmann mit seiner Theorie sozialer Systeme (vgl. Abschn. 1.3.6) anschließt (1984, S. 22).

Die unterschiedlichen Systeme sind für ihn in einer Hierarchie von Integrationsstufen bzw. Systemen zunehmend höherer Ordnung von der Zelle über Individuen bis hin zur Gesellschaft angeordnet. Auf jeder Ebene entstehen durch die Interaktionsdynamik der beteiligten Elemente neue Organisationsformen, die sich nicht auf die Operationen der Elemente reduzieren lassen. Dieses Phänomen wird als »Emergenz« bezeichnet (vgl. von Bertalanffy 1950). Aufgrund ihrer Strukturähnlichkeit (Isomorphie) lassen sich die allgemeinen Gesetze der Systemtheorie auf materielle ebenso wie auf mentale bzw. symbolische (sprachliche) Systeme anwenden. Der Zustand eines Systems ergibt sich jeweils aus den Prozessen des Austauschs mit der Umwelt, den internen Beziehungen der Systemelemente sowie aus der Geschichte des Systems – und ist nicht auf kausale Einflüsse von außen reduzierbar.

Von Bertalanffy entwickelte parallel zum Konzept der *Homöostase* des Physiologen und Kybernetikers Walter Cannon den Begriff des *Fließgleichgewichtes*, mit dem die Tendenz lebender Systeme ausgedrückt wird, einen bestimmten Zustand konstant innerhalb bestimmter Grenzen zu halten und zu stabilisieren. Dieser Zustand kann von ganz unterschiedlichen Anfangsbedingungen aus erreicht werden, von Bertalanffy spricht hier von *Äquifinalität*. Durch Rückkoppelungsprozesse werden Abweichungen vom Systemzustand verstärkt bzw. reduziert (Feedback). Negative Rückkoppelungen gleichen Abweichungen aus, positive Rückkoppelungen verstärken sie.

Der Begriff der *Homöostase* bekam schon früh in der systemischen Familientherapie einen sehr großen Stellenwert, nicht zuletzt dank seiner Popularisierung durch Watzlawick, Beavin und Jackson (2011, S. 131 ff.), deren Bild des Thermostaten als Metapher für die Regulierung der Familiendynamik Berühmtheit erlangt hat. Damit einher ging die Idee, dass mit dem Einsatz geschickter Interventionen durch die Therapeuten Klientensysteme analog zu einem technischen System *neu kalibriert* (ebd., S. 135) werden könnten. Diese Vorstellung, die sich dem ursprünglichen Verständnis der Kybernetik als Steuerungswissenschaft zur Regulierung komplexer Systeme verdankt, wurde zu Beginn der 1980er-Jahre heftig kritisiert, da sie in erster Linie auf die konservativen Beharrungskräfte in sozialen Systemen fokussiere und nicht auf die ihnen innewohnenden Veränderungstendenzen *(Morphogenese)*.

Die Allgemeine Systemtheorie von Bertalanffys wird in der Rezeption einerseits häufig als Wegweiser für die Entwicklung des systemischen Ansatzes genannt, aber gleichzeitig auch mit den kritisierten Steuerungsmodellen in den Topf der zu überwindenden »kybernetischen Altlasten« geworfen (vgl. Speer 1970). So behauptete Elkaïm (1985), dass von Bertalanffy dem Aspekt der Konstanterhaltung eines Systems innerhalb bestimmter Normen weitaus mehr Raum als seiner Veränderung gegeben habe (während er ihn noch fünf Jahre zuvor genau gegenteilig vor diesem Vorwurf in Schutz genommen hatte; vgl. Elkaïm 1980, S. 150). Zu solch kritischen Einschätzungen dürfte die positive Rezeption der Ideen von Bertalanffys in Kreisen konservativer militärischer und industrieller Planungsdiskurse eine Rolle gespielt haben (Ramage u. Shipp 2009, S. 60), die er selbst allerdings nicht gefördert hat.

Von Bertalanffy war aber alles andere als ein Bewahrer und hat sich selbst sehr kritisch gegenüber der Kybernetik als Steuerungswissenschaft geäußert (die im Übrigen auch nur einen bestimmten Aspekt kybernetischen Denkens ausgemacht hat; vgl. Abschn. 1.3.2). Er schreibt:

> »Das Homöostase-Konzept – häufig angewandt in der Psychologie – erstreckt sich auf tierisches Verhalten nur zum Teil und auf einen Großteil des menschlichen Verhaltens überhaupt nicht« (1967, S. 129), und fordert »eine komplette Revision des originären Homöostase-Prinzips« (ebd., Übers.: T. L.).

Im Hinblick auf psychische und soziale Systeme betrachtet er Homöostase nicht als eine Art natürlichen Gleichgewichtszustand, sondern als Ausdruck einer Pathologie, die sich aus der »Abnahme nichthomöostatischer Funktionen« z. B. bei psychiatrischen Patienten erklären lässt (ebd., S. 130). Lebende, psychische und soziale Systeme tendieren dagegen zu zunehmender Differenzierung und Organisation (ebd., S. 133). Dies entspricht der klinischen Beobachtung, dass repetitive Verhaltens-, Fühl- oder Denkmuster vor allem in Problem- und Krisensituationen zu beobachten sind, wenn in Systemen die Zahl der zur Verfügung stehenden Verhaltensoptionen abnimmt.

In dieser Abgrenzung zur Kybernetik seiner Zeit ist nicht nur seine humanistische Orientierung deutlich erkennbar, die ja auch schon in seiner Verbindung mit der Gestalttheorie zum Ausdruck kommt. Er erteilt damit auch allen Vorstellungen einer Regulierung von Systemen durch äußere Interventionen eine Absage und nimmt damit früh das Anfang der 1980er-Jahre verbreitete Autopoiese-Konzept Maturanas (vgl. Abschn. 1.3.5) vorweg:

> »Ein Stimulus (z. B. Änderungen externer Bedingungen) *verursacht* keine Prozesse in einem ansonsten untätigen System; er modifiziert nur Prozesse in einem autonom aktiven System« (von Bertalanffy 1967, S. 129; Übers.: T. L.).

Diese Prozesse gehen für ihn weit über die Reduzierung von Spannungen oder die Bedürfnisbefriedigung hinaus, sie sind intrinsisch motiviert und werden durch ihre erfolgreiche Umsetzung (»Funktionslust« im Sinne Karl Bühlers) autonom verstärkt.

Auch wenn Menschen als Organismen auf die Befriedigung biologischer Bedürfnisse angewiesen sind, leben sie in erster Linie in einer symbolischen (Um-) Welt, die menschliche und tierische Gesellschaften voneinander unterscheidet (vgl. hierzu bes. Rapoport 1974). Die Ausrichtung menschlichen Handelns auf Ziele und die Realisierung von Werten zeigt für von Bertalanffy, wie symbolische Entitäten sich von ihren Schöpfern abgelöst und eine eigene Bedeutung für Kommunikationssysteme erlangt haben (von Bertalanffy 1967, S. 132). Aus diesem Grund weist er auch triebtheoretische Konzepte bzw. Modelle frühkindlicher Determination menschlicher Entwicklung, die zum damaligen Zeitpunkt die Psychotherapielandschaft dominierten, als reduktionistisch zurück (ebd.).

Mit der *konstruktivistischen Wende*, die die Geburtsstunde der systemischen Therapie und Beratung markierte, ist der philosophische Beitrag von Bertalanffys für die Entwicklung des systemischen Ansatzes zu Unrecht weitgehend in Vergessenheit geraten bzw. in die Fußnoten der einschlägigen Einführungswerke gerutscht. Denn von Bertalanffy war sich schon in seinen frühen Arbeiten – in Anlehnung an die Philosophie Nikolaus' von Kues – stets der Relativität von Beobachterkategorien bewusst (Weckowicz 1988, S. 4 f.). Noch kurz vor seinem Tode schrieb er einige Passagen zur *systemischen Epistemologie,* die sich sehr aktuell lesen. Dort plädiert er gegen eine »Kameratheorie« des Wissens über die Wirklichkeit und für eine »Perspektivenphilosophie«, welche die Interaktion von Wissen und Wissenden ins Zentrum ihrer Überlegungen stellt, ohne einen Monopolanspruch auf Wissen zu erheben (von Bertalanffy 1972, S. 423). Auch Wissenschaft wäre dann nur eine von vielen Perspektiven, die sich Menschen geschaffen haben.

1.3.2 Zirkularität und Feedback: Kybernetisches Denken

Tom Levold

Neben überwiegend psychoanalytisch orientierten Konzepten finden sich in einigen familientherapeutischen Ansätzen der frühen 50er-Jahre des letzten Jahrhunderts bereits Bezugnahmen auf die Systemtheorie einerseits, die Kybernetik andererseits. Diese Bezugnahmen gelten bis heute für die systemische Therapie, allerdings hat sich das Verständnis von Kybernetik in den 1980er-Jahren grundlegend gewandelt, sodass seitdem von einer Kybernetik 2. Ordnung (vgl. Abschn. 1.3.3) die Rede ist.

Entwicklung der Kybernetik als Wissenschaft

Die Kybernetik entstand in der Mitte des 20. Jahrhunderts als Projekt einer transdisziplinären und multiprofessionell angelegten Universalwissenschaft, eines Anspruchs, den sie mit der Allgemeinen Systemtheorie von Bertalanffys teilte. Als Gründer der Kybernetik gilt der amerikanische Mathematiker Norbert Wiener (1894–1964), der mit seiner Veröffentlichung den Namen prägte (1948), welcher sich vom griechischen *kybernetes* = »Steuermann« herleitet.

Ausgangspunkt für diese Entwicklung waren zunächst kriegswichtige und daher mit großem finanziellen Einsatz der US-Regierung verbundene Forschungen an »intelligenten« Mensch-Maschine-Systemen, z. B. an sich selbst steuernden, zielführenden Flugabwehrgeschützen, die auch die Daten über die Ausweichmanöver feindlicher Flugzeuge (»Feedback«; ein Begriff, der von Wiener erstmals 1943 eingeführt wurde) auswerten konnten (Clerc 2009, S. 24 f.). Freilich war nicht nur die Gruppe um Wiener in dieser vom Weltkrieg bestimmten Epoche mit Fragen der Steuerung von Mensch-Maschine-Systemen beschäftigt. Völlig unabhängig von ihren amerikanischen Kollegen hatten sich schon im nationalsozialistischen Deutschland eine Reihe von Ingenieuren (u.a. Herman Schmidt, Winfried Oppelt, Karl Kupfmüller und Arnold Tustin) mit ähnlichen Fragen beschäftigt (vgl. Bissell 2010).

Die Entwicklung feedbackgestützter Waffensysteme war aber nur ein kleiner, wenngleich eminent wichtiger Teil kybernetischer Forschungen. In einem paradigmatischen Aufsatz aus dem Jahre 1943 postulierten der Physiologe Arturo Rosenblueth, Norbert Wiener und der Ingenieur Julian Bigelow eine einheitliche teleologische, aber nichtdeterministische Theorie zielgerichteten Verhaltens von Lebewesen und Maschinen auf der Basis von Rückkoppelungsprozessen. Der Philosoph und Neurophysiologe Warren McCulloch (1898–1969) entwickelte gemeinsam mit dem Logiker Walter Pitts (1923–1969) auf der Basis boolescher Algebra ein informationstheoretisches Modell des Neurons (»McCulloch-Pitts-Zelle«), mit dem das menschliche Gehirn als eine algorithmenlösende Maschine verstanden werden konnte (McCulloch u. Pitts 1943). Der Mathematiker Claude E. Shannon zeigte mit seiner »mathematischen Theorie der Kommunikation« (1948), dass jede Information unabhängig von ihrem physischen Träger in einen binären Code digitalisiert werden kann, und schuf damit eine wichtige Grundlage zur Entwicklung der Computertechnologie. Die alle diese Konzepte verbindende Vorstellung, dass eine Information als »Unterschied, der einen Unterschied macht« (G. Bateson) völlig unabhängig von ihrer materiellen oder energetischen Basis betrachtet werden kann, erlaubte es, die klassischen Grenzen von Mensch und Maschine, Körper und Geist, Subjekt und Objekt, *psyche* und *techne* zu dekonstruieren und das verfügbare Wissen auf eine Weise zu reorganisieren, dass technische, psychologische, soziologische, politische, ökonomische, ästhetische und biologische Phänomene gemeinsam auf die fundamentalen Begriffe der Information und des Feedbacks zurückgeführt – und digitalisiert – werden konnten (Pias 2004b). Diese Vorstellung führte zu einer radikalen Abkehr vom linear-kausalen und reduktionistischen Denken der Zeit und zu der Hoffnung, dass die großen gesellschaftlichen Aufgaben, vor denen die Welt nach dem Zweiten Weltkrieg stand, mithilfe kybernetischer Kontroll- und Steuerungsmodelle gemeistert werden könnten.[8]

Die Macy-Konferenzen als Kristallisationskern

Das lose Netzwerk aus Kriegszeiten um Wiener, Bigelow, Shannon, McCulloch und andere wurde fester geknüpft, als es McCulloch gelang, Mittel der bis dahin vor allem im Medizinbereich tätigen Josiah-Macy-Stiftung für eine Reihe von Tagungen zu akquirieren.

Ursprünglich sollte sich die erste Konferenz nur mit Themen der Laborphysiologie, Neuropsychiatrie und Mathematik beschäftigen. Zum Kristallisationskern einer wirklich interdisziplinären kybernetischen Bewegung wurden die Macy-Konferen-

8 Mit nachlassender Gefahr eines neuen Weltkrieges sowie der Stabilisierung der Aufteilung der Welt in die Interessenzonen der Großmächte einerseits und der zunehmenden Kritik an den auf der Kybernetik gründenden und als antihumanistisch empfundenen technokratischen Steuerungsutopien der 1950er- und 1960er-Jahre andererseits endete die Hoch-Zeit der Kybernetik, die auch fortan im universitären Betrieb keine bedeutende Rolle mehr spielte (vgl. Hagner 2008).

zen aufgrund der Erweiterung des Teilnehmerkreises um einige Psychologen (z. B. Kurt Lewin), Soziologen (Lawrence K. Frank u. Paul Lazarsfeld) und Anthropologen wie Gregory Bateson und Margaret Mead, die Frank Fremont-Smith, Medizinischer Direktor der Macy-Stiftung und Organisator der Tagung seitens der Stiftung, auf Drängen von Bateson vornahm (Heims 1993). Damit geriet auch die Untersuchung sozialer Systeme und Prozesse zunehmend in das kybernetische Blickfeld. Die Integrationsleistung des hochgradig transdisziplinär orientierten Fremont-Smith wird selten gewürdigt, dürfte aber eine große Rolle für die Bedeutung spielen, die die Konferenzen in den folgenden Jahren erhalten sollten.

Von 1946 bis 1953 fanden insgesamt zehn interdisziplinäre Konferenzen statt, von denen die letzten fünf von dem für diesen Zweck in den Kreis berufenen Heinz von Foerster transkribiert und veröffentlicht wurden.[9] Dieser schlug vor, den ursprünglichen Konferenznamen *Circular Causal and Feedback Mechanisms in Biological and Social Systems* zu Ehren von Wiener in *Cybernetics* umzuwandeln, und dürfte damit diesem Begriff mit zum Siegeszug verholfen haben.

Gregory Bateson (1904–1980)

Gregory Bateson nahm an allen zehn Macy-Konferenzen teil und erwies sich aufgrund seiner vielseitigen theoretischen Orientierungen als eine bedeutende Integrationsfigur des Projekts. Vor allem ist die therapeutische Nutzung kybernetischer Ideen als Ausgangspunkt für die spätere Entwicklung der systemischen Therapie ohne Bateson gar nicht zu denken. Bateson, Sohn des englischen Biologen und Begründers der modernen Genetik, William Bateson, wurde nach dem Studium der Zoologie und Anthropologie in den 1930er-Jahren durch seine ethnologischen Studien in Neuguinea und auf Bali bekannt, die er gemeinsam mit Margaret Mead durchführte, mit der er von 1936 bis 1950 verheiratet war. Seine wissenschaftliche Reputation konnte sich dabei nicht auf eine klassische akademische Karriere stützen, da er – ohne Promotion – niemals eine feste Anstellung an einer Universität hatte, sondern immer nur im Rahmen von Forschungsprojekten beschäftigt war. 1940 siedelte er in die USA über, wo er an unterschiedlichen Forschungsaufträgen von 1943 bis 1945 für das Office of Strategic Services, den Vorläufer der CIA, arbeitete (Pickering 2010, S. 174).

Im Unterschied zu anderen Angehörigen der Macy-Gruppe um Warren McCulloch, John von Neumann et al., die die informationstheoretische Digitalisierung weiter vorantreiben wollten, um noch effektivere Computer bzw. Steuerungs- und Kontrollsysteme entwickeln zu können (Pias 2004b), war Bateson eher an Fragen verbindender Muster von unterschiedlichen biologischen, mentalen und sozialen

9 Sämtliche Protokolle der Macy-Konferenzen, Reprints einiger Schlüsselwerke der Kybernetik und verschiedene Essays zu den Konferenzen hat Claus Pias in einer großartigen deutschsprachigen Edition herausgegeben (2003, 2004a). Die Macy-Konferenzen und ihre Auswirkungen auf die »Kybernetisierung verhaltenswissenschaftlicher Theorien« ist Gegenstand von Clercs *Am Quellcode des Verhaltens* (2009).

Phänomenen (»patterns that connect«, vgl. *Das Muster, das verbindet*, A. Müller 2011), an dem Verhältnis von Natur und Geist, einer Theorie des Selbst usw. interessiert.

Schon im Verlauf seiner Forschungsarbeiten bei den Iatmul, einem früheren Kopfjägerstamm in Neuguinea, entwickelte sich sein Interesse an problematischen Kommunikationsmustern. Das von ihm entwickelte Konzept der »Schismogenese« (1981) beschrieb eskalierende, sich wechselseitig aufschaukelnde Muster des Verhaltens zwischen Gruppen, die sich als *symmetrisch* (z.B. bei Konkurrenz) bzw. *komplementär* (z.B. bei Dominanz vs. Unterwerfung) beschreiben ließen, ein frühes »protokybernetisches« Beispiel für destabilisierende positive Rückkoppelungsprozesse im Sinne Wieners. Nach Kriegsende konzentrierte sich Bateson zunehmend auf die Untersuchung pathologischer Kommunikationsmuster, zunächst als Lehrbeauftragter an der Langley Porter Clinic in San Francisco und von 1949 bis 1963 als Ethnologe am Veterans Administration Hospital in Palo Alto (Kalifornien), wo er mit einer Forschungsgruppe die Kommunikation schizophrener Patienten mit ihren Familien beobachtete. Mitglieder dieser Gruppe, aus der 1959 das Mental Research Institute (MRI) hervorging, eines der ersten familientherapeutischen Weiterbildungsinstitute, waren u.a. Jay Haley (ursprünglich Theaterwissenschaftler und Bibliothekar), Don J. Jackson (Psychiater), John Weakland (Chemiker, Ingenieur und Anthropologe), Richard Fish (Anthropologe und Psychiater), William Fry (Arzt), Virginia Satir (Sozialarbeiterin) und Paul Watzlawick (Philosoph und jungianischer Psychoanalytiker). Bereits diese Vielfalt an beruflichen und disziplinären Hintergründen macht deutlich, wie sehr die Entwicklung der systemischen Therapie schon in Frühzeiten transdisziplinär und multiprofessionell angelegt war.

1.3.3 Kommunikation und Beobachtung: Die Kybernetik 2. Ordnung

Tom Levold

1952 erschien ein richtungweisendes Buch, das Gregory Bateson gemeinsam mit dem Schweizer Psychiater Jürgen Ruesch (1910–1995) unter dem programmatischen Titel *Kommunikation. Die soziale Matrix der Psychiatrie* veröffentlichte (1995). In diesem Band legte Bateson den Grundstein für eine neue soziale Epistemologie, die den Fokus nicht mehr auf das Individuum, sondern auf die zwischenmenschliche Kommunikation richtete. Die darin enthaltenen Konzepte umfassen bereits vieles, was das heutige systemische Denken ausmacht. Die »Matrix der Kommunikation« beinhaltet die Fokussierung auf umfassendere Gestalten (Kontext) statt auf isolierte Gegenstände, auf Prozesse statt auf Strukturen, auf Ganzheiten statt auf Teile, auf Organismen statt auf Organsysteme, auf Systeme, »in die der Beobachter eingeschlossen ist«, statt auf Systeme »außerhalb des Beobachters« (ebd., S. 285). Diese reflexive Epistemologie verwirft alle Möglichkeiten objektiver oder absoluter Theoriebildung und fordert stattdessen eine relativistische Position: »Die Gestalt wird durch Einschluss nicht nur des Beobachters, sondern auch des Theoretikers unserer psychologischen Befangenheit erweitert« (ebd.).[10]

Wesentlich für das Studium von Kommunikation aller Art ist die Erkenntnis, dass alles Verhalten in Beziehungen als Kommunikation gedeutet werden kann. Aus dieser Perspektive kann man daher nicht *nicht* kommunizieren. Was wem als Kommunikation zugeschrieben und wie es bewertet wird, ist aber kein Aspekt der Kommunikationshandlung selbst, sondern eine Entscheidung der Kommunikationsteilnehmer bzw. eines Beobachters. Er nimmt kontinuierlich »Interpunktionen des Flusses ausgesandter Signale« vor (ebd., S. 36) und weist einer Handlung damit Bedeutung zu. Diese Bedeutungsgebung ist immer kontextrelativ, d. h. bezogen auf unterschiedliche soziale, historische, politische oder beziehungsmäßige (Bezugs-) Rahmen *(Frames)*.

Darüber hinaus erschöpft sich Kommunikation nicht in der Mitteilung inhaltlicher (digitaler) Botschaften, sondern geht mit (analogen, d. h. nonverbalen) Beziehungs- bzw. Kontextbotschaften einher, die mit den jeweiligen Inhalten übereinstimmen, aber auch von ihnen abweichen können (etwa die Aussage »Ich liebe dich«, verbunden mit einer körperlichen Abwendung). Widersprüchliche Botschaften auf unterschiedlichen Ebenen wurden von Bateson und seiner Gruppe als Beziehungsfalle *(Doublebind)* angesehen, die zunächst als verantwortlich für die Entwicklung einer Schizophrenie gewertet wurde (Bateson et al. 1969). Dieses Konzept wurde vor allem durch die bis heute populäre Aufbereitung der Axiome der Kommunikationstheorie durch Paul Watzlawick, Janet Beavin und Don D. Jackson (2011) weit verbreitet. Die Doublebind-Hypothese und die damit verbundene Pathologisierung paradoxer Kommunikationsmuster erwies sich jedoch nicht als haltbar, da sich zeigte, dass ein Großteil der alltäglichen Kommunikation von solchen Paradoxien durchdrungen ist, darunter der Humor und ein großer Teil kreativen Handelns. Zudem führte die unreflektierte Übernahme dieser Theorie zu einer Stigmatisierung der Eltern psychotischer Patienten, die diese mit ihrer Kommunikation »verrückt machten«.

Zwar stützte sich die familientherapeutische Arbeit am MRI auf die Arbeiten ihres Mentors Bateson, dennoch wurde die Familie zusehends im Sinne einer kybernetischen Maschine als Regelkreis verstanden, in dem fortlaufend Ist-Werte aus dem System mit einem jeweiligen Soll-Wert abgeglichen werden und interne Zustandsregulierungen für die Wiederherstellung des benötigten oder gewünschten Gleichgewichtszustandes (Homöostase) sorgen. Die Leitmetapher dieses Modells der Minimierung von Abweichungen durch negative Rückkoppelungen (Feedbackschleifen) ist der viel zitierte thermostatgesteuerte Heizungskreislauf (ebd., S. 135).

---

10 Auch wenn das Werk von Bateson nur wenige Bücher umfasst (Bateson u. Ruesch 1995; Bateson 1995, 2006; Bateson u. Bateson 2005), ist es dermaßen vielseitig und facettenreich, dass es unmöglich ist, im Rahmen dieses Kapitels eine auch nur annähernd angemessene Darstellung zu leisten. Eine hervorragende Übersicht über Leben und Werk findet sich bei Lutterer (2000, 2002).

Aus dieser Perspektive sind auch komplexe Systeme grundsätzlich als triviale Maschinen verstehbar und daher instruierbar, das heißt durch äußere Eingriffe und Interventionen, besonders durch Verstellen des Reglers in ihrem Zustand determinierbar, vorausgesetzt, man kennt die Regeln der Familie.

In Europa wurden die Arbeiten Batesons und der Palo-Alto-Gruppe vor allem von der Arbeitsgruppe um Mara Selvini Palazzoli aufgegriffen und im sogenannten Mailänder Ansatz weiterentwickelt.[11] Die Schwachpunkte dieser Betrachtungsweise liegen vor allem in ihrem Strukturkonservativismus, der die Erhaltung und Stabilität sozialer Systeme durch Feedbackprozesse zuungunsten der Dynamik von Entwicklungs- und Veränderungsprozessen betont, sowie in ihrer normativen Ausrichtung, die eine Festlegung bestimmter Regelgrößen als »gesunde« Soll-Werte (von Nähe und Distanz, Grenzsetzung, Hierarchie etc.) nahelegt und dazu neigt, Abweichungen zu pathologisieren. Theoretisch unbeantwortet bleibt nämlich die Frage nach der Regelung des Reglers, die ja selbst eines äußeren Organisators bedarf (zur Kritik am Homöostasekonzept vgl. u. a. Ray, Stivers u. Brasher 2011, S. 51 f.; Dell 1982). Auch wenn die Gefahr einer interventionistischen »Trivialisierung« komplexer Systeme nicht von der Hand zu weisen ist, sind auch heute noch Konzepte der Kybernetik 1. Ordnung (oft eher implizit) im praxeologischen Inventar systemischer Therapie zu finden und klinisch durchaus nutzbringend anzuwenden, wenn man ihre Konstrukthaftigkeit in hinreichendem Maße mitreflektiert.

Mit dem Schritt von der Familientherapie zur systemischen Therapie Anfang der 1980er-Jahre wurde die epistemologische Orientierung an der Kybernetik 1. Ordnung zunehmend von Bezugnahmen auf die *Kybernetik 2. Ordnung* abgelöst. Dieser Terminus geht auf den 1949 in die USA ausgewanderten österreichischen Physiker, Techniker und Erfinder Heinz von Foerster zurück, der neben Gregory Bateson, Humberto Maturana (vgl. Abschn. 1.3.5) und Niklas Luhmann (Abschn. 1.3.6) zu den zentralen Ideengebern des systemischen Ansatzes zählt. Zunächst fungierte er als Sekretär der Macy-Konferenzen, deren Protokolle er edierte und herausgab. 1958 gründete er das *Biological Computer Laboratory* an der Urbana University of Illinois, eine zentrale, wenngleich oft zu wenig beachtete Institution der kybernetischen Bewegung, an der von Foerster vielen Wissenschaftlern, darunter Humberto Maturana, Ross Ashby, Gotthard Günther und Gordon Pask, Forschungs- und Publikationsmöglichkeiten verschaffte (vgl. ausführlich A. Müller 2000).

Neben seinen philosophischen und kybernetischen Arbeiten, denen er im Feld der systemischen Therapie am stärksten seine Bekanntheit und Beliebtheit verdankt, hat er sich während seiner wissenschaftlichen Laufbahn mit den unterschiedlichsten Themen, Fragestellungen und Disziplinen beschäftigt, mit Physik und Mathe-

11 Neben Selvini Palazzoli gehörten noch Giuliana Prata sowie Luigi Boscolo und Gianfranco Cecchin zum Mailänder Team, alle ursprünglich als Psychoanalytiker tätig. Ihre Arbeit als Forscher, Publizisten (besonders Selvini Palazzoli et al. 2011) und vor allem als Lehrende auf Tagungen und unzähligen Workshops hat der Entwicklung der systemischen Therapie in Europa wesentlich den Boden bereitet.

matik, Gedächtnisforschung, Biologie, Neurologie, Hämatologie, Computerforschung, künstlicher Intelligenz, Kommunikationstheorie und anderem. Dabei war seine Position immer transdisziplinär: Die Auflösung der Disziplingrenzen und die Suche nach den verbindenden Kontexten interessierten ihn mehr als die jeweiligen disziplinären Lehrgebäude mit ihren Macht- und Statusambitionen. Das hat allerdings auch dazu geführt, dass er in der akademischen Welt niemals eine besonders starke Position innehatte – ein Schicksal, das er mit den meisten Pionieren der Kybernetik teilte: Das BCL wurde schon kurz nach seiner Emeritierung 1976 aufgelöst, das Institutsgebäude abgerissen (ebd., S. 27). Sein Werk liegt überwiegend in der Form von eher kurzen Aufsätzen, Niederschriften von Vorträgen und Interviewbänden vor, die sein enormes Charisma auf besondere Weise zur Geltung bringen.[12]

Das BCL kann als Fortführung von McCullochs Programm einer »experimentellen Epistemologie« betrachtet werden, bei der die Beschäftigung mit Logik, der Möglichkeit von Erkenntnis und der Bedeutung von Sprache und Kommunikation im Zentrum stand (Ramage u. Shipp 2009, S. 180). Diese Beschäftigung stellt mit ihrem vorrangigen Interesse an den biologischen und epistemologischen Voraussetzungen von Erkenntnis die *soft side* der Kybernetik dar, in Abgrenzung zu der an Computern und Artificial Intelligence orientierten *hard side* der Kybernetik, die sich am Massachusetts Institute for Technology (MIT) abspielte (ebd.).

Im Zentrum der Bemühungen stand und steht dabei die Radikalisierung des Beobachterkonzeptes. Im Unterschied zu *trivialen Maschinen*, die – solange sie nicht defekt sind – aufgrund ihrer Konstruktionsweise auf spezifische Inputs immer mit dem gleichen Output reagieren (etwa ein Motor oder ein Lichtschalter), beschreibt von Foerster Organismen als *nichttriviale Maschinen*, bei denen der Output nicht durch den vorhergehenden Input bestimmt wird, sondern durch ihn in Verbindung mit dem »zuvor erzeugten Output der Maschine« (von Foerster 1999, S. 12). Da der Begriff der Maschine hier rein formal (als zwischengeschaltete Struktur zwischen Input und Output) verwendet wird, sind Menschen ebenso wie alle anderen Organismen nichttriviale Maschinen, da sie aus Erfahrungen lernen und ihre Erfahrungseindrücke vermittels ihres Gedächtnisses und vor dem Hintergrund ihrer Entwicklungsgeschichte verarbeiten, was allein den Output determiniert (Verhalten, Handeln, Kommunikation), der damit eben nicht trivial, vorhersagbar und linear-kausal erklärbar ist (von Foerster u. Pörksen 1998, S. 38 ff.).

Organismen sind aufgrund der Nichtdeterminierbarkeit ihrer inneren Zustände durch ihre Umgebung *autonom*, d. h., sie organisieren und regeln sich selbst in einer kreiskausalen (zirkulären) Weise, die den eigenen Output zur Eingangsgröße macht:

12 Als sehr lesenswerte Lektüre seien daher drei Interviewbände empfohlen, in denen von Foerster im Gespräch mit Bernhard Pörksen (von Foerster u. Pörksen 1998), Karl H. und Albert Müller (von Foerster, Müller u. Müller 2002) und Monika Bröcker (von Foerster u. Bröcker 2007) Auskunft über sein Leben, sein Werk und seine ethische Haltung gibt.

> »Der Sinn (oder die Bedeutung) der Signale des Sensoriums wird durch das Motorium bestimmt, und der Sinn (oder die Bedeutung) der Signale des Motoriums wird durch das Sensorium bestimmt« (von Foerster 1999, S. 66).

Wie kommt bei dieser operationalen Schließung Erkenntnis zustande? Was ermöglicht Kognition?

Das »Prinzip der undifferenzierten Codierung« (ebd., S. 69) besagt, dass die Erregungszustände einer Nervenzelle nicht die Natur einer Erregungsursache (z.B. visuelle, auditive oder taktile Reize) codieren, sondern ausschließlich die Reizstärke (Amplitude und Frequenz) und den Ort der Sinneserregung im Körper. Was im Nervensystem verarbeitet wird, sind deshalb keine qualitativen Umweltdaten, sondern ausschließlich interne, quantitative Signalgrößen. Realität ist daher kein Abbild der Außenwelt, sondern stellt ein Ergebnis einer Er-Rechnung dar, wobei der Begriff des »Rechnens« nicht auf das Operieren mit Zahlen verweist, sondern »jede (nicht notwendig numerische) Operation« benennt, »die beobachtete physikalische Entitäten (›Objekte‹) transformiert, modifiziert, ordnet, neu anordnet usw.« (ebd., S. 30).

Er-Kennen ist für von Foerster das Er-Rechnen einer (nicht der!) Realität bzw. das Errechnen einer Beschreibung einer Realität bzw. das Errechnen von Beschreibungen bzw. das Errechnen von Errechnungen. Der Prozess des Erwerbs von Kenntnissen stellt sich so als rekursives Errechnen dar (ebd., S. 68 f.; vgl. auch Simon 2011, S. 35 ff.). Diese *Kybernetik der Kybernetik* bzw. Kybernetik 2. Ordnung macht die Annahme einer Wirklichkeit, die unabhängig vom Beobachter untersucht werden könnte, obsolet. Dennoch bedeutet die Autonomie des Beobachters nicht, dass Erkenntnis beliebig ist. Die kontinuierliche Rekursion von internen Interaktionen im Nervensystem führt nämlich (in einer halbwegs stabilen Umgebung) zu durchaus stabilen Zuständen, die von Foerster »Eigenwert« bzw. »Eigen-Verhalten« nennt. Sein »Postulat der epistemischen Homöostase« besagt, dass das Nervensystem als Ganzes sich so organisiert, dass es eine stabile Realität errechnet (von Foerster 1999, S. 79). Gleiches gilt auch für größere nichttriviale Systeme:

> »Bei Familientherapien etwa, da sieht man dieses Verhältnis auf wunderbare Weise. Da hat sich eine Familie in einen Eigenwert hineingespielt, der Mann betrinkt sich und prügelt, wenn er nach Hause kommt, jedes Mal seine Frau. Das hat sich praktisch stabilisiert, ist voraussagbar. Das Problem des Therapeuten liegt nun darin, die beiden Personen aus diesem Eigenwert, aus dieser Selbsttrivialisation herauszuziehen. Wenn ich glaube, dass eine Familie ein triviales System ist, kann ich sie nicht heilen. Wenn ich aber weiß, dass hinter diesen scheinbaren Trivialitäten tiefe Nichttrivialitäten lagern, kann ich mich an sie wenden und versuchen, eine Emergenz von neuen Verhaltensweisen hervorzuholen, indem ich dieses Ensemble so bewege, dass plötzlich ein neuer dynamischer Gleichgewichtszustand entsteht« (von Foerster, Müller u. Müller 2002, S. 53 f.).

Das Konzept der Autonomie des Beobachters hat weitreichende Konsequenzen für soziale Systeme, da es die Übernahme der Verantwortung für die eigenen Beschreibungen (und ihre Implikationen) fordert, eine Position, die von Foerster zum

Ausgangspunkt einer »KybernEthik« macht (von Foerster 1993; vgl. auch Pörksen 2011a).

Die Rezeption der Arbeiten von Foersters und Humberto Maturanas[13] (vgl. Abschn. 1.3.5) zu Beginn der 1980er-Jahre, vor allem der Theorien des Beobachters, der Selbstreferenzialität und der Selbstorganisation – auch durch Niklas Luhmann (Abschn. 1.3.6; vgl. auch A. Müller 2000, S. 28) –, führte zur konstruktivistischen Wende im Feld der Familientherapie und machte die Kybernetik 2. Ordnung zur zentralen Referenztheorie des systemischen Ansatzes.

1.3.4 Radikaler Konstruktivismus

Tom Levold

In der Gründungsphase der systemischen Therapie und Beratung Anfang der 1980er-Jahre spielte der *radikale Konstruktivismus* eine entscheidende Rolle (z. B. Köck 1983; Schmidt 1987; Watzlawick 1994), als dessen Hauptvertreter neben seinem Namengeber Ernst von Glasersfeld (1917–2010) auch Humberto Maturana und Heinz von Foerster galten, die sich selbst übrigens nicht als Konstruktivisten bezeichneten (vgl. von Foerster u. Pörksen 1998, S. 29 f.). Seitdem hat sich der Konstruktivismus als theoretischer Bezugsrahmen für Systemiker durchgesetzt. Wie die weiteren Beiträge dieses Epistemologiekapitels zeigen, kann allerdings von einem einheitlichen Verständnis konstruktivistischer Theorie nicht wirklich die Rede sein. Eher handelt es sich um einen »inkohärenten Diskurs mit ziemlich unterschiedlichen Stimmen und Verzweigungen« (S. J. Schmidt 2010, S. 6). Der kleinste gemeinsame Nenner der unterschiedlichen *Konstruktivismen* dürfte darin bestehen, Aussagen und Beschreibungen nicht als objektive Abbildung von Realität zu verstehen, sondern als grundsätzlich abhängig von der Perspektive eines Beobachters und damit subjektgebunden aufzufassen. Das hat insofern Folgen für das therapeutische Selbstverständnis, als die – z. B. diagnostische (vgl. Kap. 1.6) – Beschreibung dessen, was der Fall ist, keinen überlegenen Zugang zu objektivierbarem (Experten-)Wissen mehr markiert, sondern nur den Beschreibungen der Klienten weitere Beschreibungen hinzufügt. So weit, so trivial. Betrachtet man den systemtherapeutischen Diskurs etwas genauer, lässt sich feststellen, dass die Diskussion des Konstruktivismus und seiner Grundlagen im systemischen Feld vielfach eher oberflächlich, theoretisch unterbestimmt und eklektizistisch geführt wird. Widersprüche, Kontroversen und Kritik werden eher nicht, zumindest nicht systematisch rezipiert.[14]

---

13 Er veröffentlichte eine seiner ersten Arbeiten zur Biologie der Erkenntnis an von Foersters BCL (Maturana 1970).

14 Vgl. zur Rezeptionsgeschichte des Konstruktivismus in der systemischen Therapie ausführlich Levold (2011b).

Von Glasersfeld bezieht die Bausteine seiner Theorie des radikalen Konstruktivismus aus mehreren Quellen (von Glasersfeld 1994). Neben den Entwicklungslinien einer erkenntnisskeptischen Philosophie seit der Antike sind dies vor allem die darwinsche Evolutionstheorie, die konstruktivistische Psychologie Jean Piagets, der den Aufbau des Wissens »als Instrument der Anpassung an die Erlebenswelt« (von Glasersfeld 1998, S. 39) entwicklungspsychologisch untersucht, und die Kybernetik mit ihren Konzepten der Selbstorganisation und Selbstregulierung (von Glasersfeld 1992). Sein prominentestes Konzept ist der evolutionstheoretisch begründete Begriff der *Viabilität von Erkenntnis*, der die Vorstellung »wahren Wissens« durch die Pragmatik erfolgreicher Anpassung ersetzt und

> »sich immer und ausschließlich nur auf die Fähigkeit bezieht, innerhalb der Bedingungen und trotz der Hindernisse zu überleben, welche die Umwelt oder ›Wirklichkeit‹ dem Organismus als Schranken in den Weg stellt« (von Glasersfeld 2012, S. 25; vgl. auch Köck 2011).

Nach der systemischen Anfangseuphorie der 1980er-Jahre wurde der radikale Konstruktivismus zunehmend auch kritischer betrachtet. Bedeutsame Einwände richten sich z. B. gegen seine Verwendung naturwissenschaftlicher Argumente, die im Rahmen des Selbstverständnisses als »empirischer Erkenntnistheorie« die Konstruktivität der Wahrnehmung beweisen sollen, ohne dass diese Argumente selbst ebenfalls als soziale Konstruktionen betrachtet werden, womit die Theorie ein Selbstanwendungsproblem habe (Groeben 1998, S. 155; Janich 1992, S. 34 f.). Ein weiterer Kritikpunkt richtet sich gegen die einseitige Orientierung an kognitiven Aktivitäten: Affekte und Gefühle werden im radikalen Konstruktivismus ebenso vernachlässigt wie Handlungen bzw. körperliche Tätigkeiten (Janich 1992, S. 39). Siegfried J. Schmidt, der in den 80er-Jahren maßgeblich zu seiner Verbreitung im deutschsprachigen Raum beigetragen hat, hat schon früh diese und andere Kritikpunkte aufgegriffen (1992; 1998) und sich von der eingeschränkten Perspektive des radikalen Konstruktivismus entfernt, vor allem von seiner Konzentration auf den biologisch-individuellen Beobachter als Erkenntnissubjekt, welche die sozialen, historischen und institutionellen Voraussetzungen von Erkenntnis und sprachlichem Handeln ausblendet. Mit seinem eigenen Konzept *Geschichten & Diskurse*, das im therapeutischen Feld bislang eher verhalten zur Kenntnis genommen wird, leitet er einen bemerkenswerten *Abschied vom Konstruktivismus* ein (2003). Dem Philosophen Josef Mitterer zufolge gelingt es dem Konstruktivismus nicht, den Dualismus zwischen einer konstruierten »Wirklichkeit« und einer dahinter liegenden, nicht zugänglichen »Realität« aufzulösen (2001). Zudem läuft die – im systemischen Feld gerne als ethisch geboten betrachtete – Anerkennung aller Konstruktionen als prinzipiell gleichwertig darauf hinaus, dass Wirklichkeiten zu wenig »Ausdehnung« haben, um Platz für Meinungsverschiedenheiten bieten zu können:

»Wenn in einer Welt-1 [Sprach-, Theorie- oder Kulturwelt; T. L.] nur konsensuelle Auffassungen möglich sind, dann entspricht jede konfligierende Auffassung einer anderen Welt, und für Konflikte ist kein Platz« (ebd., S. 59).[15]

Dies könnte auch ein Grund sein, warum trotz z. T. beträchtlicher konzeptueller Unterschiede im systemischen Diskurs theoretische Kontroversen nur recht selten zu finden sind.

Über die Beschäftigung mit den verschiedenen konstruktivistisch inspirierten Konzepten hinaus, die in diesem Kapitel vorgestellt werden, lohnt sich eine Auseinandersetzung mit weiteren konstruktivistischen Theorien (bzw. ihren Vorläufern), die jedoch im systemischen Diskurs nur teilweise Resonanz gefunden haben. Bernhard Pörksen hat eine beachtliche Zahl von *Schlüsselwerken des Konstruktivismus* zusammengestellt (2011c), deren Autoren sich auf jeweils verschiedene Theorietraditionen (naturalistisch vs. kulturalistisch fundiert) und Begründungsmodi (philosophisch, psychologisch, kybernetisch, biologisch oder wissenssoziologisch) beziehen.

Neben den bereits erwähnten Protagonisten seien von den dort vorgestellten Theoretikern bzw. Forschungsprogrammen hier einige genannt: die Philosophen Immanuel Kant und John Dewey (auf den sich ausführlich Kersten Reich mit seiner konstruktivistischen Pädagogik bezieht; vgl. Abschn. 1.2.5; Reich 2009a, b), der Psychologe George Kelly (1991), der Anthropologe und Linguist Benjamin Lee Whorf, der Vertreter des sozialen Konstruktionismus Ken Gergen (vgl. Abschn. 1.3.7; sowie Gergen 2002), der Mathematiker und Differenztheoretiker George Spencer-Brown (1997), der lange unbeachtete Klassiker der Wissenschaftsforschung, Arzt und Biologe Ludwik Fleck (1994), der ebenso wie Karin Knorr-Cetina (2002) und Bruno Latour (Latour u. Woolgar 1979) zeigte, dass auch vermeintlich objektive naturwissenschaftliche Forschungsergebnisse in einem sozialen Konstruktionsprozess hervorgebracht werden, die Wissenssoziologen Peter Berger und Thomas Luckmann, die sich mit der *gesellschaftlichen Konstruktion der Wirklichkeit* beschäftigten (2010), und schließlich der methodische Konstruktivismus der Erlanger Schule von Wilhelm Kamlah und Paul Lorenzen, der aktuell vor allem von Paul Janich vertreten wird (1992).

Alle diese Autoren und Theorielinien machen die vielfältigen Perspektiven und Facetten sowie das enorme, aber bislang im systemischen Diskurs vor allem von Praktikern nur z. T. rezipierte erkenntnistheoretische Potenzial des Konstruktivismus deutlich. Die Spielarten konstruktivistisch-systemischen Denkens werden in den nachfolgenden Abschnitten detaillierter vorgestellt.

15 Einen guten Überblick über die Kritik des Konstruktivismus innerhalb des konstruktivistischen Diskurses, ohne sich auf reduktionistische und erkenntnisrealistische Positionen zu stützen, bieten die von S. J. Schmidt (1992) und H. R. Fischer (1998) herausgegebenen Bände. Die nach wie vor spannende aktuelle Debatte über den radikalen Konstruktivismus und seine Bezüge zu anderen Konzepten und Theorien hat u. a. einen Ort in dem dreimal jährlich erscheinenden E-Journal *Constructivist Foundations Journal* (http://www.univie.ac.at/constructivism/journal [14.8.2013]).

1.3.5 Theorie autopoietischer Systeme – Humberto Maturana

Kurt Ludewig

Humberto Maturana wurde am 14.9.1928 in Santiago de Chile geboren. Nach einigen Jahren des Medizinstudiums in Chile studierte er in London Anatomie bei dem Zoologen J. Z. Young. Darauf folgte ein Aufenthalt an der Harvard University, wo er 1958 seine Promotion zum Ph. D. in Biologie abschloss. Auf Einladung des Physiologen J. Lettvin widmete er sich dann zwei Jahre lang dem Studium der Physiologie des Froschauges am MIT (Massachusetts Institute of Technology). Die bei dieser Arbeit gewonnenen Erkenntnisse sollten eine wichtige Bedeutung für die Entwicklung seiner Theorie der Kognition bekommen. 1960 kehrte er nach Chile zurück, wo er sich der theoretischen Biologie zuwandte. Sein Interesse galt von da an der Frage nach dem Leben und der menschlichen Kognition, kurz: der Neurophilosophie.

In den 1960er-Jahren legte er die Grundsteine für sein biologisches Theoriegebäude. 1969 ging er auf Einladung von Heinz von Foerster als Gastprofessor an das Biological Computer Laboratory der University of Illinois, wo er den für sein Werk zentralen Aufsatz *Biology of cognition* (1970) verfasste. In den 1970er-Jahren widmete er sich der Ausarbeitung seiner Theorie der Autopoiese lebender Systeme. Eine erste vollständige Darstellung dieser Theorie fand 1972 zusammen mit seinem Schüler Francisco Varela statt (Maturana u. Varela 2008). Das Werk Maturanas bezieht sich seitdem auf fast alle relevanten Fragen seiner Zeit. Auf der Autopoiese-Theorie baut ein Großteil seiner Gedanken zur menschlichen Kognition und Sozialität auf.

Autopoiese (Selbsterzeugung) bezeichnet einen generativen, für Lebewesen konstitutiven Prozess. Autopoietische Systeme – Lebewesen – unterscheiden sich von Nichtlebendigem dadurch, dass sie die Bestandteile, aus denen sie bestehen, selbst erzeugen und gegen die Umwelt abgrenzen. Dies lässt sich am deutlichsten an der Zelle zeigen. Die Zelle verhält sich – metaphorisch gesprochen – wie eine »Molekülfabrik«, deren wesentliche Aktivität darin besteht, die eigenen Bestandteile sowie die sie umgrenzenden Membranen zu erzeugen. Diese Definition des Lebendigen ist weitaus umfassender als frühere Bestimmungen der empirischen Biologie, die sich auf die Kennzeichnung von Leben durch die Aufzählung von Eigenschaften wie Wachstum, Fortpflanzung, Beweglichkeit und Stoffwechsel beschränkten. Demgegenüber war Maturana daran interessiert, Leben als einen Prozess zu identifizieren, der aus der eigenen Autopoiese resultiert. Lebendiges ergibt sich hiernach aus Prozessen, die von den Operationen der Lebewesen selbst herrühren und sich auch darin erschöpfen. Der Nachweis solcher Prozesse reicht dafür aus, Leben von Nichtleben zu unterscheiden. Aus dieser Eigenart »lebender Systeme« folgt, dass sie strukturdeterminiert, selbstreferenziell, zirkulär abgeschlossen und autonom operieren. Diese im wesentlichen die Zelle betreffende Definition lässt sich auch auf multizelluläre Lebewesen – Autopoiese 2. Ordnung – anwenden.

Die Ableitungen, die sich hieraus für das Verständnis der Lebewesen im Allgemeinen und des Menschen im Besonderen ergeben, sind vielfältig. Der Mensch ist nicht nur als Lebewesen *sui generis* zu verstehen, sondern hat zudem im Verlauf seiner Phylogenese eine Lebensweise entwickelt, die ihn von anderen biologischen Spezies unterscheidet, nämlich das In-Sprache-Sein (span. *lenguajear*, engl. *languaging*, deutsch *linguieren*). Während alle Lebewesen in irgendeinem Ausmaß ihr Verhalten koordinieren, können Menschen mithilfe von Lauten und Gesten diese *einfachen* Verhaltenskoordinationen übergeordnet koordinieren oder sogar ersetzen. Die dabei erzeugten Verhaltenskoordinationen *höherer Ordnung* stellen die Grundlage für das Entstehen der menschlichen Sprache dar. Die Sprache mit allen damit einhergehenden Möglichkeiten der Abstraktion und Normierung bildet die spezifische Lebensweise des Menschen und hat ihn in die Lage versetzt, Welten zu generieren, die auf Beschreibungen aufbauen und dadurch prinzipiell unbegrenzt sind – sie sind umfassender, als jede physikalische Welt es sein kann. Das In-Sprache-Sein entwickelt eine eigene Dynamik, der der Mensch nicht mehr entrinnen kann. Dies fasst Maturana folgendermaßen zusammen: »*Alles Gesagte wird von einem Beobachter zu einem anderen Beobachter gesagt, der er selbst sein kann.*« Kraft seiner konstitutiven Fähigkeit, Unterscheidungen in Sprache zu treffen, sprich: Beobachtungen vorzunehmen und Beschreibungen anzufertigen, *lebt* der Mensch jeweils die Welten, die er durch entsprechende Unterscheidungen erzeugt. Aus dieser Perspektive sind Denkkategorien wie Input/Output, Zweck, Entwicklung und Zeit keine Merkmale autopoietischer Systeme, sondern Zuschreibungen von Beobachtern.

Autopoietische Systeme sind operational geschlossen, d.h., die eigenen Operationen können nur an andere Operationen des eigenen Systems anschließen. Ihre Systemzustände können von ihrer Umwelt allenfalls »perturbiert« (verstört, irritiert), jedoch nicht determiniert werden. Gleiches gilt für die Kognition. Der Mensch bildet kognitiv keine Merkmale der Außenwelt ab, sondern generiert intern eigene Systemzustände, die als Erfahrung erlebt und entweder der Innen- oder der Außenwelt zugeordnet werden. Deshalb erweist sich das Kriterium der Objektivität, das eine Äquivalenz von inneren Zuständen (Erkenntnis) und äußeren Umständen (Objekt) verlangt, als nicht erfüllbar.

Ohne einen Mechanismus, der Illusion und Perzeption eindeutig zu unterscheiden vermag, geht jede Weltbeschreibung auf einen »Beobachter« zurück. Dieser ontologische Grundsatz bildet das Fundament der Kognitionstheorien Maturanas. Die Bezeichnung »Beobachter« ist selbst eine in Kommunikation erbrachte Beschreibung. Beobachter müssen daher mindestens zu zweit vorkommen. Erst eine kognitive Ich-Du-Unterscheidung ermöglicht Selbstwahrnehmung. Die in der Kommunikation erarbeitete Antwort auf die Frage »Wer unterscheidet?« resultiert in der Beschreibung eines Beobachters. Der Beobachter bringt im Verlauf seiner spezifisch menschlichen Lebensweise-in-Sprache die Welt, die er lebt, und sich selbst hervor. Insofern ist der Beobachter keine präexistierende Figur, sondern vielmehr das Ergebnis einer Reflexion-in-Sprache. Im so verstandenen Prozess der Kognition gehen Beobachter und Beobachtetes ineinander über, die Unterscheidung von Subjekt und Objekt verliert ihren Sinn.

Diese kognitionstheoretische Perspektive lässt sich wie folgt zusammenfassen:

- Das operational und funktional geschlossene Nervensystem des Menschen unterscheidet nicht zwischen internen und externen Auslösern. Wahrnehmung und Illusion, innerer und äußerer Reiz sind für das Nervensystem im Prinzip nicht unterscheidbar.
- Menschliches Erkennen ist als biologisches Phänomen nicht durch die Objekte der Außenwelt, sondern durch die Struktur des Organismus determiniert: *Man sieht, was man sieht.*
- Menschliche Erkenntnis ist als Leistung des Organismus grundsätzlich subjektgebunden und damit unübertragbar.

Mit Blick auf kommunikationstheoretische Belange lässt sich ergänzen:

- Die biologische Struktur des Adressaten und nicht der kommunizierte Inhalt ist ausschlaggebend: *Man hört und versteht, was man hört und versteht.*

In späteren Überlegungen ab den 1980er-Jahren ergänzte Maturana seine Autopoiese-Theorie mit sozialtheoretischen Überlegungen. Aus seiner biologischen Perspektive stellt die menschliche Sozialität eine spezielle Manifestation des Biologischen dar. Jede menschliche Interaktion vollzieht sich als »Konversieren« zwischen Beteiligten, bei denen jene Verflechtung von »Linguieren« und »Emotionieren« stattfindet, die kooperatives Handeln ermöglicht. Emotionieren stellt eine körperlich bedingte Handlungsdisposition in bestimmten Handlungsbereichen dar. In der Emotion der Zuneigung ist man z.B. zu anderen Handlungen disponiert als in jener der Wut. Sozialen Phänomenen und der Sozialisation schlechthin liegt ein Prozess zugrunde, den Maturana mit »Liebe« bezeichnet. Damit ist die Bereitschaft gemeint, den anderen als Gleichen neben sich zu akzeptieren. Aus der Liebe als primärer Emotion und Basis menschlicher Sozialisation wird eine ethische Haltung abgeleitet, die auf Akzeptanz und Respekt aufbaut. Diese Haltung ist für die systemische Therapie zentral und fester Bestandteil ihrer Lehre. Sie mahnt vor allem im Hinblick auf Kausalitätsannahmen zur Bescheidenheit im Denken und Handeln und hilft, jene häufige Verirrung zu vermeiden, die Maturana (in Maturana u. Varela 1987) die »Versuchung der Gewissheit« genannt hat. Zum einen bietet systemisches Denken keine Gewissheiten, auf die man sich beziehen könnte, um den Wahrheitsgehalt der eigenen Aussagen endgültig zu belegen, zum anderen beschränkt sich dieses Denken bewusst auf die Ergebnisse menschlichen Beobachtens, ohne auf darüber hinausgehende metaphysische Letztbegründungen zurückzugreifen. Diese Mahnung gilt im besonderen Maße für Angehörige helfender Berufe. Als Psychologen, Ärztinnen oder Sozialarbeiter neigen wir angesichts schwieriger oder gar bedrohlicher professioneller Situationen und Handlungsanforderungen dazu, unsere Entscheidungen normativ zu begründen und als alternativlos darzustellen.

Die Autopoiese-Theorie und die daraus abgeleitete Kognitionstheorie übten in den 1980er-Jahren einen starken Einfluss insbesondere auf die Geistes- und Sozialwissenschaften aus, vor allem auf die Kybernetik, die Selbstorganisationstheorie und die Systemtheorie. Der Soziologe Niklas Luhmann berichtete, dass er sein Opus magnum, *Soziale Systeme* (1984), umschreiben musste, nachdem er die Ansätze Maturanas rezipiert hatte. Im Bereich der Psychotherapie wirkten sich Maturanas Gedanken enorm befreiend aus. Man konnte – nicht zuletzt durch eine naturwissenschaftlich begründete Theorie unterstützt – von bis dahin geltenden Kausalitäts- und Objektivitätsmodellen, die einen wenig überzeugenden, gezielten Interventionismus nahelegten, abrücken und alternative Modelle für eine wirksame Psychotherapie entwickeln. Das war die Geburtsstunde der eigentlichen systemischen Therapie. Seitdem hat sich der systemtherapeutische Diskurs in vielerlei Hinsicht erweitert. Dennoch ist die historische Bedeutung der Theorie Maturanas auch heute noch spürbar. Mit ihrer Hilfe war es möglich, menschliche Kognition und menschliche Interaktion auf völlig neue Weise zu erfassen und so eine neuartige Psychotherapie zu begründen.

1.3.6 Die Systemtheorie Niklas Luhmanns

Tom Levold

Die Arbeiten des Soziologen Niklas Luhmann (1927–1998) sind seit der Veröffentlichung von *Soziale Systeme* (1984), welche die »autopoietische Wende« in Luhmanns Werk markiert, zu einer Referenztheorie des systemischen Ansatzes geworden – vor allem durch die Arbeiten von Ludwig Reiter und Egbert Steiner (z. B. 1986, 1996; Steiner u. Reiter 1986), Kurt Ludewig (z. B. 1997, 2009), Fritz B. Simon (z. B. 1993, 2011) u. a. m. Die Systemtheorie Luhmanns wird dabei als umfassende Theorie sozialer und psychischer Systeme, als *Supratheorie*, rezipiert, die in ausreichender Abstraktion Gesichtspunkte zur Beschreibung relevanter Phänomene einer klinischen bzw. beraterischen Praxis zur Verfügung stellt.

Entscheidendes Bestimmungsmerkmal für die Konstitution von Systemen ist bei Luhmann in Anschluss an von Bertalanffy (vgl. Abschn. 1.3.1; Luhmann 1984, S. 22) die Differenz zwischen System und Umwelt und die Festlegung von spezifischen »Systemoperationen« als Elementen, aus denen das System besteht.

Ziel ist eine umfassende Theorie der Gesellschaft als Gesamtheit aller sozialen Phänomene, die dabei trennscharf von biologischen und psychologischen Phänomenen abgegrenzt werden sollen, damit körperliche Prozesse oder individuelle Bewusstseine nicht als Bestandteile sozialer Systeme in Rechnung gestellt werden müssen. Aus diesem Grund ist der *Mensch* für Luhmann keine soziologisch brauchbare Kategorie (1995), soziale Systeme sind autonom gegenüber menschlichem Willen und Bewusstsein (zur Kritik dieser Auftrennung vgl. Dziewas 1992). Biologische, psychische und soziale Systeme werden als operational geschlossene Systeme konzipiert, d. h., sie existieren nur dann und so lange, als ihre Einheit durch ihre systemspezifischen Operationen (biochemische Prozesse, Vorstellungen, Kommunikationen) hergestellt wird, die in einem kontinuierlichen Ereignisstrom aneinander anschließen. In Anlehnung an H. Maturana (vgl. Abschn. 1.3.5), der die Ausdehnung des Autopoiese-Konzeptes durch Luhmann übrigens entschieden ablehnt, bezeichnet Luhmann nicht nur biologische (Zellen bzw. Organismen), sondern auch psychische und soziale Systeme als autopoietisch, da sie sich vermittels ihrer eigenen Operationen reproduzierten.

Sinn ist die Form, in der psychische und soziale Systeme dies vollziehen. Sinn wird also nicht inhaltlich bestimmt (etwa über den Unterschied von »Sinn« und »Unsinn«). Sinnsysteme reduzieren Komplexität, d. h., sie wählen jederzeit aus einer Vielzahl von möglichen Anschlussoperationen eine spezifische aus, wobei diese Unterscheidungen *kontingent* sind, d. h., sie könnten auch jeweils anders ausfallen. Insofern wird im Prozess der Selektion von Systemelementen jederzeit Nichtbeabsichtigtes, Ausgeschlossenes oder Abweichendes mit hervorgebracht. Systeme erzeugen also ihre eigene »Störung« fortwährend selbst (Blom u. van Dijk 1999, S. 201).

Bewusstsein und Kommunikation nehmen auf Sinn Bezug und sind daher über das Medium Sinn strukturell miteinander verkoppelt, sie »interpenetrieren«. Jedes kommunikative Ereignis ist gleichzeitig auch ein Bewusstseinsereignis, ohne Bewusstsein ist Kommunikation unmöglich. Die Koppelung vollzieht sich aber nicht auf der Ebene von Systemstrukturen, sondern in der Synchronisierung von Systemereignissen (ebd., S. 205). Dabei spielt bei Luhmann für beide Systeme Sprache eine ausschlaggebende Rolle. Während Kommunikationen beobachtet werden können, entziehen sich aber psychische Systeme grundsätzlich einer empirischen Untersuchung – sie haben in der Systemtheorie den Status einer Blackbox.

Mit diesem Ansatz verzeichnet die Systemtheorie Luhmanns erhebliche Abstraktionsgewinne und kann damit sehr unterschiedliche soziale Phänomene auf der Mikro- wie auf der Makroebene beschreiben. Im Kontext von Psychotherapie irritiert die Aufgabe von »alteuropäischen Begriffen« wie »Mensch«, »Subjekt« und »Akteur« zunächst, geht es doch in therapeutischen Diskursen klassischerweise um die (Selbst-)Veränderung von Menschen. Das trifft auch für solche systemtherapeutischen Ansätze zu, die davon ausgehen, dass soziale Systeme, z. B. Familien, aus Menschen und ihren Beziehungen zueinander bestehen. Der theoretische Verzicht auf Akteure führt im Kontext unserer subjektorientierten Sprache auf jeden Fall zu begrifflichen Problemen: Postuliert man nämlich: »[N]iemand kann kommunizieren, nur Kommunikation kommuniziert« (Fuchs 2011, S. 15), dann tritt die Kommunikation selbst semantisch in die Akteursposition ein. Die Fokussierung auf Kommunikation anstatt auf Menschen erlaubt allerdings, nicht *Probleme und menschliches Leid* für den Gegenstand von Psychotherapie und Beratung zu halten, sondern präziser: die *Kommunikation über Probleme und menschliches Leid*. Zudem kommt der therapeutische Prozess selbst als Kommunikationssystem in den Blick, in dem stabile psychische und soziale Operationsmuster des Klientensystems durch kommunikative Angebote seitens der Therapeutinnen verstört und zu Veränderungen angeregt werden – oder eben nicht. Drittens wird Psychotherapie aus dieser Perspektive als eigenes Funktionssystem der Gesellschaft beobachtbar, das über einen eigenen Code und die entsprechenden Handlungsprogramme verfügt – und im Unterschied etwa zur Medizin eher mit der »Verwaltung der vagen Dinge« beschäftigt ist (vgl. ebd.).

Kommunikation liegt als Basisoperation für Luhmann dann vor, wenn es zur Einheit von Information, Mitteilung und Verstehen kommt. Die Kontingenz jeder Kommunikation erzeugt notwendigerweise bei den beteiligten psychischen Systemen (Kommunikationspartnern), die füreinander ja Blackboxes sind, Ungewissheiten über den Fortgang der Kommunikation bzw. über die Bedeutung, die den Kommunikationen gegeben wird. Luhmann spricht in diesem Zusammenhang von doppelter Kontingenz, die zu paradoxen und selbstrückbezüglichen Schleifen führen kann (»Ich erwarte, dass du weißt, dass ich weiß, dass du mich liebst« etc.). Das Problem der doppelten Kontingenz ist durch Authentizitätsprüfungen (»Sag mir, was du wirklich denkst«, »Ich will jetzt mal ganz ehrlich sein« etc.) nicht aufhebbar, da auch sie den Bedingungen doppelter Kontingenz unterliegen.

Jede Kommunikation lässt sich anhand sachlicher (Inhalt), sozialer (Teilnehmer) und zeitlicher (Anschluss an frühere oder zukünftige Kommunikationen) Sinndimensionen beschreiben. Je nach Systemtyp ergeben sich daraus unterschiedliche Strukturen, die spezifische Anforderungen an therapeutische oder beraterische Prozesse stellen (Familientherapie, Supervision, Organisationsberatung etc.). Während in *Organisationen* bestimmte Themen und Inhalte durch deren Ziele und Zwecke vorgegeben sind und die Mitgliedschaft in einer Organisation an die zeitlich begrenzte Übernahme einer spezifischen Rolle gebunden ist, stellen *Interaktionssysteme* als »Kommunikation unter Anwesenden« (Kieserling 1999) eher temporäre Systeme dar, deren Dauer von der Interaktion der Teilnehmer im Kontext einer Face-to-Face-Begegnung bestimmt wird (Party, Begegnung in der Straßenbahn, Teamsitzung etc.).

Die Familie ist ein eigener Systemtyp insofern, als hier die Teilnahme nicht über eine Mitgliedsrolle definiert wird, Nichtteilnahme führt also nicht zu Ausschluss. Thematisch ist hier die Person – im Unterschied zur Organisation – als »Vollperson« von größter Relevanz, entsprechende Kommunikationserwartungen können daher nicht mit dem Hinweis auf Privatheit zurückgewiesen werden. Das gilt in erster Linie für die Paarkommunikation, die mit höheren Intimitätserwartungen einhergeht als die eher asymmetrisch angelegten Eltern-Kind-Beziehungen (Blom u. van Dijk 1999, S. 207). Entlang den Entwicklungslinien der Familie (Geburt, Reifung, Auszug, Trennung, Scheidung, Neuverheiratung usw.) müssen die familiären Kommunikationsmuster hinreichend stabil sein, um die Identität der Familie und der beteiligten Personen zu gewährleisten, aber auch flexibel genug, damit Veränderungen oder Krisen bewältigt werden können.

Konflikte und problematische Kommunikationsmuster (rigide Subsystembildung, Tabuisierungen, stereotype Zuschreibungen, Rückgriff auf Traditionen und Gewohnheiten, Streitmuster etc.) können aus dieser Perspektive als Stabilisierungsmechanismen in Situationen verstanden werden, in denen Bestand oder Struktur der Paarbeziehung bzw. Familie bedroht erscheinen. Das Problem von Konflikten liegt für Luhmann eher in ihrer Tendenz in Richtung einer exzessiven Stabilität als in ihren destabilisierenden Effekten (ebd., S. 212). Im therapeutischen System geht es aus dieser Perspektive darum, durch gezielte Interventionen das Kommunikationssystem der Klienten anzuregen, die Erwartungen aneinander (und die daraus resultierenden »Erwartungserwartungen«; Luhmann 1984, S. 414) zu klären und gegebenenfalls zu einer neuen Balance von Stabilität und Flexibilität in seinen Kommunikationsmustern zu gelangen.

Die Theorie sozialer und psychischer Systeme Luhmanns ist in hohem Maße an das Medium der Sprache gebunden. In der Psychotherapie und Beratung spielen körperliche und affektive Prozesse eine wesentliche Rolle, die aus der Perspektive der luhmannschen Theorie so gut wie nicht erfasst werden. Sie tauchen bei ihm allenfalls als »Adressen« bzw. als Anlässe für Kommunikation auf. Die Nützlichkeit der luhmannschen Systemtheorie für eine klinische Epistemologie könnte erheblich gesteigert werden, wenn der Kommunikationsbegriff von seiner Engführung auf Sprache gelöst und um affektiv-körperliche Komponenten erweitert werden würde. Ob dies im Rahmen der vorgegeben Theoriearchitektur machbar ist, muss sich erweisen.

1.3.7 Sozialer Konstruktionismus – Wandel durch dialogische Zusammenarbeit

Klaus G. Deissler

Alles, was gesagt und getan wird, vollzieht sich in bestimmten Kommunikationszusammenhängen. Es gibt daher weder Aussagen noch Handlungen, die außerhalb von lokalen und zeitgebundenen Beziehungen stehen. Das heißt, sie sind in *Kontexten des Gesprächs und der Zusammenarbeit* miteinander verwoben.

Kurz gefasst, kann man sozialen Konstruktionismus als eine praktizierte »Lebensform« (Wittgenstein 2011) verstehen, die sich sowohl auf das alltägliche Leben als auch auf die berufliche Praxis bezieht. In Therapie und Beratung steht dabei die gleichberechtigte menschliche Begegnung im Mittelpunkt, in der ein Therapeut als »Gast« im Leben der Klienten betrachtet werden kann (Anderson 1999).

Zentral ist dabei die von Gregory Bateson formulierte Annahme, dass das, was wir als Wirklichkeit bezeichnen, in sozialen Beziehungen hergestellt wird, und nur in zweiter Linie in den beteiligten Personen. Alle Wirklichkeitskonstruktionen

> »haben ihre Wurzeln in dem, was zwischen Personen vor sich geht, und nicht in irgendeinem Innerhalb einer Person, was es auch sein mag. [...] die Beziehung geht vor; *Sie geht voraus*« (Bateson 1995, S. 165).

Folgt man dieser Form der Beschreibung, wird die Bedeutung von Dingen, Ideen und vor allem dessen, was und wie wir etwas tun oder sagen, in Beziehungen hergestellt. Bedeutungskonstruktionen sind damit in sozialen Prozessen verankert und befinden sich in ständigem Wandel. Wir behandeln diese Konstruktionen aber häufig so, als seien sie unabhängig von Sprechern, Handelnden oder Beobachtern »objektiv« gegeben. Das zeigt sich in psychotherapeutischen Diskursen z. B. bei »psychopathologischen« Festschreibungen, die dann als »objektive Realitäten« darauf warten, von psychosozialen Fachleuten entdeckt und behandelt zu werden.

Vielstimmigkeit und Konstruktionsprozesse

Wie lassen sich die Prozesse der Kommunikation zwischen den beteiligten Personen beschreiben, mit deren Hilfe Bedeutungen hergestellt werden? Im sozialkonstruktionistischen Diskurs haben sich diesbezüglich Begriffe wie »Vielstimmigkeit« und »Unterschiede in Vielfachbeschreibungen« etabliert.

Die Ideen bezüglich Polyfonie, die Bachtin (1985) in seiner literaturtheoretischen Auseinandersetzung mit Dostojewskis Romanen entwickelte, unterstützen Formen der Beschreibung kommunikativer Prozesse, die das dominante Modell der Psychopathologie auf den Kopf stellen: Die Äußerungen von Klienten und Therapeuten werden als gleichwertig angesehen. Diese Auffassung wurde maßgeblich von Harry Goolishian und Harlene Anderson entwickelt (1989): Sie sprechen vom »Nichtexpertentum« und »Nichtwissen der Experten« einerseits und dem »Expertentum der Klienten« andererseits. Daraus leitet Anderson (1999) die gleichberechtigte Zusammenarbeit zwischen Klienten und Beratern als »geteiltes Expertentum« ab, das kokreative Zusammenarbeit zwischen Klienten und Therapeuten ermöglicht.

Unterschiedliche Äußerungen eröffnen »dialogische Räume« für eine bessere Verständigung zwischen den beteiligten Personen (Penn 2009), die neue Ideen und Handlungsspielräume erschließen und soziale Konstruktionsprozesse in Gang bringen. So entfalten und transformieren sich Bedeutungen im fortwährenden Prozess von Bedeutungsvorschlägen und Ergänzungen (Gergen 2002). Dabei kommt es weniger auf die eine passende Beschreibung an, sondern eher auf die Koordination der vielen gleichwertigen Beschreibungen.

Skepsis gegenüber der großen Erzählung »Psychopathologie«

Die Essenz von Jean François Lyotards *postmodernem Wissen* (1994) liegt in der Skepsis gegenüber den »großen Erzählungen« oder »Metaerzählungen«, d.h. den groß angelegten Theoriegebäuden und Erzähltraditionen, die unsere Auffassung dessen, was das Leben in den unterschiedlichsten Bereichen ausmacht, und dessen, welche Bedeutungen sie für unser Alltagsleben haben sollen, prägen. Auch Psychoanalyse und Systemtheorie lassen sich als universelle Erklärungsmodelle dazurechnen. Solchen allumfassenden Theorien stellt Lyotard die »kleinen Erzählungen« gegenüber, die innerhalb lokal gebundener Gespräche (Diskurse) stattfinden und die der Bewältigung von Alltagsproblemen und der Erschaffung von (neuen) Bedeutungen und Handlungsmöglichkeiten dienen. Es liegt nahe, therapeutische und beraterische Formen der Zusammenarbeit eher in diesem Bereich zu lokalisieren.

Die große Erzählung der »Psychopathologie« folgt dem medizinischen Modell einer objektivierbaren Diagnostik, die jeder Behandlung vorauszugehen hat. Dieses Modell dominiert die etablierten wissenschaftlichen Diskurse und führt zur Konstruktion einer »harten« Wirklichkeit, von deren Akzeptanz die meisten Therapeuten existenziell abhängig sind: Ohne die »Feststellung« eines an ein Individuum gebundenen psychopathologischen Befundes (einer Diagnose) ist eine kassenfinanzierte Psychotherapie nicht möglich (vgl. Kap. 1.6).

In Anlehnung an Lyotard liegt die Legitimationsquelle psychotherapeutischer Zusammenarbeit jedoch insbesondere in qualitativ unterscheidbaren, lokal gebundenen sozialen Diskursen – kleinen Erzählungen also, die Neues hervorbringen und nicht am universellen psychopathologischen Konsens orientiert sein müssen. Lyotard nennt dies »Legitimierung durch Paralogie« (Lyotard 1994, S. 175). Psychotherapeutische Kooperationsformen sind also legitimiert, wenn sie von den Beteiligten gemeinsam als nützlich, ethisch verantwortungsvoll und schöpferisch eingeschätzt werden.

Die Feststellung von Klienten, ihnen habe eine Psychotherapie genützt und ihre Ziele seien erreicht worden, kann als valide anerkannt werden, wenn deutlich wird, wie durch die therapeutische Zusammenarbeit neue Ideen und neuer Sinn hervorgebracht und neue Handlungsmöglichkeiten eröffnet wurden.

Dialogische Zusammenarbeit

Etwa seit den 1980er-Jahren haben sich von sozialkonstruktionistischen Ideen inspirierte therapeutische Ansätze etabliert, die Hoffman (2002b) als »conversational therapies« bezeichnet. Innerhalb dieser Ansätze ist das folgende Problemverständnis besonders relevant für die Praxis:

> »Probleme sind betroffener oder alarmierter Widerspruch gegen einen Zustand, mit dem wir nicht kompetent umgehen können. In diesem Sinne existieren Probleme in Sprache, und Probleme sind einzigartig bezüglich des erzählerischen Kontexts, aus dem sie ihre Bedeutung ableiten« (Anderson u. Goolishian 1992, S. 178 f.).

Um diese »alarmierten Widersprüche« herum organisieren sich nach Anderson und Goolishian Menschen, die das »Problem« behandeln, verhandeln bzw. darüber reden. In das daraus resultierende »problemdeterminierte System« sind auch alle beteiligten Fachleute einbezogen. Dieses Problemverständnis steht im Gegensatz zur familiengenetischen Auffassung von Problemen, welche die Familie als Verursacherin der Psychopathologie betrachtet und die Therapeuten (Gesprächspartner, Beobachter oder Diagnostiker) aus der Betrachtung ausschließt.

Entsprechend gehören alle Personen, die mit der therapeutischen Verhandlung eines Problems beschäftigt sind, zum »therapeutischen System«, das aus dieser Perspektive als ein »problemorganisierendes/-auflösendes System« gesehen werden kann. Im Einklang damit konzentriert sich die Aufgabe des Therapeuten vorzugsweise darauf, das Gespräch zwischen den Beteiligten zu fördern, im Fluss zu halten und zur Auflösung des Problems beizutragen.

Wie können Gespräche wirksam werden?

Wenn therapeutische Gespräche als soziale Konstruktionsprozesse aufgefasst werden, in denen soziale Beziehungswirklichkeit erschaffen wird und sich wandelt, handelt es sich bei dialogisch orientierten Therapeuten und Beratern um Kokonstrukteure, die zusammen mit ihren Klienten die Formen, Inhalte und Ziele der Gespräche gestalten. Sie verstehen sich als Generalisten, die versuchen, in der gleichberechtigten Zusammenarbeit mit ihren Klienten die Gespräche so zu formen, dass sie den Zielen dienen, die Anlass ihrer Zusammenkunft waren. Erst das Bemühen, die Formen, Inhalte und Ziele der dialogischen Zusammenarbeit gemeinsam zu gestalten, macht sie wirksam und trägt dazu bei, die präsentierten Probleme aufzulösen. Das gemeinsame Bemühen von Klienten und Therapeuten, die jeweils für das präsentierte Problem beste Form der Zusammenarbeit zu konstruieren, erlaubt es, das Problem zu organisieren, transformieren und aufzulösen (vgl. ebd.; Deissler 2007, 2009; Gergen, McNamee u. Barrett 2003). Dementsprechend kann man sagen: Wenn die dialogische Zusammenarbeit gelingt, gelingt auch die Therapie.

Wie können Therapeuten die Zusammenarbeit mit ihren Klienten fördern?

Hervorzuheben sind: die Offenheit für Neuartigkeit, der Rhythmus zwischen Zuhören, Sprechen und Nachdenken sowie die präsente dialogische Sensibilität.

Wenn Klienten und Therapeuten gemeinsam die dialogische Zusammenarbeit konstruieren, kann es keine einseitig festgelegte Vorhersehbarkeit im Ablauf dieses Prozesses geben – weder hinsichtlich Inhalten und Prozessen noch Ergebnissen. Offenheit schafft Zeit und Raum für Neues, das bisher nicht voraussehbar war – vergleichbar einem Improvisationstheater.

Die Dialoge können dabei eher strukturiert – wie z. B. beim reflektierenden Team und seinen Variationen (vgl. Andersen 2011; Deissler, Keller u. Schug 1997) – oder offen gehalten werden (Seikkula u. Arnkil 2006).

Die Frage der Haltung

Für die therapeutische Förderung der dialogischen Zusammenarbeit sind drei Bestandteile besonders wichtig: (1) Die Haltung des Nichtwissens (Anderson u. Goolishian 1992) bezeichnet eine lernbereite und unvoreingenommene Offenheit für das, was die Klienten im Gespräch präsentieren und wie sie es sagen (Präsenz); (2) die Sensibilität für das Erspüren des relationalen Wandels im Therapieprozess, sie kann erlernt und verfeinert werden (Andersen 1997); (3) die dialogische Orientierung bzw. der Dialogismus (Holquist 2004). Wenn man diese drei Aspekte zusammenfügt – *Präsenz, Sensibilität und Dialogismus* –, ergibt sich die präsente dialogische Sensibilität als therapeutische Haltung.

1.3.8 Narrative Therapie

Rudolf Kronbichler

Narrative Therapie im Kontext der Entwicklung systemischer Therapie entstand als Ergebnis einer intensiven Zusammenarbeit zwischen Michael White (bis zu seinem Tod 2008 Leiter des Dulwich Centre in Adelaide, Australien) und David Epston (Koleiter des Family Therapy Centre in Auckland, Neuseeland) in den frühen 1980er-Jahren. »Narrativ« nannten sie ihre therapeutische Arbeit erst ab Erscheinen ihres Buches *Narrative means to therapeutic ends* (1990; dt. 2009: *Die Zähmung der Monster*).

Ausgehend von den Arbeiten Gregory Batesons, setzte sich Michael White später intensiv mit dem poststrukturalistischen Gedankengut von Michel Foucault auseinander, während David Epston sein Wissen über und sein Interesse für Kulturanthropologie in die gemeinsame Arbeit einbrachte.

Dies alles geschah im soziokulturellen Kontext der Familientherapie-Szene Australiens und Neuseelands, in der eine breite Diskussion sozialer und gesellschaftlicher Einflüsse auf Familien stattfand und feministische Ideen zunehmend Beachtung erlangten (Denborough 2009).

Narrative Therapie orientiert sich darüber hinaus – ebenso wie der kollaborative Ansatz von Goolishian und Anderson (vgl. Abschn. 1.3.7) – an Ideen und Konzepten, die ihren Ursprung in der postmodernen Literatur- und Philosophiekritik haben (Beels 2009).

Sie geht davon aus, dass wir unsere Erfahrungen mittels der für unsere Identität maßgeblichen Geschichten interpretieren. Diese Matrix an Selbsterzählungen formt und gestaltet unsere Erfahrungen und unser Erleben und konstituiert über einen Prozess der Selektion, was aus dem Bereich des Erlebens zum Ausdruck gebracht wird und was nicht. Welche Erfahrungen und welche Aspekte unseres Erlebens in welchem Kontext ausgedrückt werden können und damit eine »Stimme« haben und welche nicht, ist Ausdruck von diskursiven Bedingungen der lokalen und umfassenderen Kultur. Narrative Therapie befasst sich mit dem Neu- oder Wiederverfassen, dem *Re-authoring* (White 1995) alternativer Geschichten, die im Gegensatz zu den dominanten, einschränkenden Geschichten stehen, welche zu problemgesättigten Selbsterzählungen geworden sind. Dies geschieht mithilfe externalisierender Konversationen (White u. Epston 1990; White 2007), die zu einer sprachlichen Trennung von Person und Problem anregen und Raum für alternative Geschichten eröffnen durch die Beachtung des »Fehlenden, aber Impliziten« in den Äußerungen der Klienten (White 2000) sowie das Wiederzugänglichmachen der Grundlagen und Spuren bisher marginalisierter, aber bedeutsamer Aspekte von Lebensgeschichten.

Narrative Therapie orientiert sich an folgenden Grundkonzepten, die hier nur aus analytischen Gründen getrennt erörtert werden.

Geschichten

Geschichten arrangieren die Erfahrung von Ereignissen im Zeitverlauf derart, dass daraus eine kohärente Erzählung entsteht (White u. Epston 1990, S. 10). Sie stellen einen selektiven Rahmen für den »Stoff« bereit, aus denen sie bestehen (nämlich der Verbindung von Personen, Handlungen, Orten, Zeiten und Intentionen). Als Identitätsgeschichten konstituieren sie unsere Erfahrungen, unser Verständnis von uns selbst und unsere Beziehungen. Sie beeinflussen unsere Wahrnehmung ebenso wie ihre Interpretation und Mitteilung.

Sobald wir beginnen, unsere Erfahrungen zu interpretieren, bewegen wir uns in einem narrativen Kontext. Der Rahmen, der es uns ermöglicht, Erfahrungen einzuordnen und mit Bedeutung zu versehen, besteht aus den uns verfügbaren Selbsterzählungen. Nicht alle Ereignisse werden in Geschichten eingebettet. Eine bestimmte Erfahrung wird für uns erst dann bedeutungsvoll, wenn sie in den thematischen Rahmen unserer Selbstgeschichten passt.

Der fortlaufende Prozess der Interpretation von Erfahrung mit seiner relativen Offenheit, Unvollständigkeit, Lückenhaftigkeit und potenziellen Widersprüchlichkeit sowie der Möglichkeit, dass unterschiedliche Erzählschablonen gleichzeitig verfügbar sind, eröffnet einer therapeutischen Konversation Raum für ein narratives Neuvertexten (»re-storying«; ebd.).

Manche Selbsterzählungen und ihre jeweiligen Handlungslogiken beinhalten Einschränkungen, die der Reichhaltigkeit der gelebten Erfahrung im Alltagsleben nicht gerecht werden können. Dies gilt insbesondere für jene »problemgesättigten« Erzählungen (ebd.), die dazu führen, dass Personen ihr Leben und ihre Beziehungen weitgehend im Lichte dieser Problemerzählungen erleben. Erfahrungen, die im Widerspruch zur Problemgeschichte stehen, lassen sich nur schwer oder gar nicht in diese dominante Erzählung einordnen.

Der Interpretationsrahmen dieser Art von Geschichten enthält häufig eine Fülle von negativen Bewertungen von Alltagserfahrungen. Defizitorientierte Geschichten von Inkompetenz, Schwäche, Hilflosigkeit, Versagen, Überengagement, mangelnder »Abgrenzung« etc. greifen auf das gesamte kulturelle Repertoire an Möglichkeiten zu negativer Einschätzung von Erfahrung zurück.

Narrative Therapie soll das Feld an möglichen Geschichten erweitern und Zugang zu solchen Geschichten ermöglichen, die narrative Ressourcen für die Bereicherung des Lebens und seiner Beziehungen bereitstellen.

Die Therapie wird sich daher an folgenden Überlegungen orientieren:

- Welche Art von Geschichte wird hier erzählt?
- Welchen Standpunkt nimmt der Klient in dieser Geschichte ein?
- In welcher Art von Geschichte »müssen« die »Zuhörer« sein, um die Logik der Geschichte zu übernehmen?
- Zu welchen Interpretationen lädt diese Geschichte ein?
- Welche »selbstverständlichen« Implikationen beinhaltet der »interpretative Appell« der Geschichte?

Diskurs

Das »Gewebe«, aus dem wir unsere Selbstgeschichten gestalten, besteht aus dem Bereich der »master stories« (Polkinghorne 1998), in die wir hineingeboren sind und die uns die verschiedenen möglichen Handlungsverläufe und Sinngebungen unserer Selbstgeschichten nahelegen. Es sind die vorherrschenden Vorstellungen vom »möglichen Leben«, die J. Bruner nach W. L. Randall (1995, S. 151) als Teil einer jeweiligen Kultur sieht und die festlegen, was als eine akzeptable, erzählbare Geschichte angesehen werden kann.

Madigan versteht unter Diskurs das, »was gesagt und gedacht werden kann, wer es sagen kann, mit welcher Autorität und warum« (2011). Gemeint ist damit jenes Feld der Beschreibungen bzw. Unterscheidungen, ihrer Produktion, Verknüpfung und Verbreitung, das eine bestimmte Kultur in einer bestimmten Zeit ihren Mitgliedern zur Verfügung stellt, um sozialen und persönlichen Ereignissen Sinn und Bedeutung zu geben. Es sind die Bedeutungskontexte, innerhalb deren jemand sein Leben erzählt (Weingarten 1995, S. 10 ff.).

Diskurse und ihre »Archive« (Foucault 2008) stecken den Bereich möglichen Wissens über etwas, den dazugehörigen Gültigkeitsbereich dieses Wissens und den Inhalt dessen ab, was über etwas gewusst werden kann. Sie werden durch diskursive Praktiken aufrechterhalten und unterstützt. Letztere fördern nicht nur die jeweiligen Diskurse, sondern dienen auch dazu, andere, konkurrierende Diskurse zu marginalisieren.

Narrative Therapie sieht die Kultur der Psychotherapie in das Machtfeld westlicher Kultur eingebettet. Sie nimmt keinen privilegierten Platz außerhalb dieses Feldes von Wissen und Macht ein, ist damit auch nicht abgetrennt von den vorherrschenden Ideologien und Strukturen. Narrative Therapeutinnen stehen deswegen immer wieder vor der Aufgabe, ihr eigenes Expertentum kritisch zu hinterfragen:

> »Diese Art von Expertentum macht ihre Motive und Absichten undeutlich, löscht jeden Bezug zu den persönlichen Erfahrungen, mittels deren die Wissensbehauptungen erzeugt wurden, schließt Informationen über die persönlichen und interpersonellen Widersprüche, die mit der Konstruktion des erzählten Wissens verbunden waren, aus und lenkt die Aufmerksamkeit weg von allen persönlichen Interessen in Verbindung mit dem jeweiligen Platz dieses Wissens in der sozialen Welt von Klasse, Ethnie, Geschlecht, Kultur, hierarchischer Position in einer Institution und tilgt jeden Bezug zur Geschichte der kontroversen und davon abweichenden Meinungen, die alle globalen Wissensbehauptungen begleiten« (White 1997, S. 119 f.; Übers.: R. K.).

Limitierende Sichtweisen, die die Möglichkeiten und Grenzen von Selbsterzählungen festlegen, können dekonstruiert werden (White 1993), indem sie mit den ihnen zugrunde liegenden Annahmen, Perspektiven und dominanten gesellschaftlichen Vorstellungen in Verbindung gebracht werden. Das erscheint z.B. dort nützlich, wo der psychiatrische bzw. psychologische bzw. psychotherapeutische Diskurs bestimmte Ideen als selbstverständliche Wahrheiten »naturalisieren« konnte. Die Autoritätsquellen für diese Annahmen können dann ins Blickfeld gerückt und einer kritischen Prüfung unterzogen werden.

In der Therapie kann dann überprüft werden:

- ob Klientinnen jene Perspektiven auf das Problem unterstützen möchten, die die Produktion von alternativen Kenntnissen und von abweichenden Meinungen und Unterschieden einschränken, oder ob sie Perspektiven unterstützen möchten, die neue Kenntnisse und Unterschiede ermöglichen
- wie bestimmte Ideen bezüglich Personen und ihrer Beziehungen Autorität erlangt und aufrechterhalten haben
- inwiefern diese Ideen den besten Intentionen der Klienten für ihr Leben entsprechen.

Position

Die »Aufführung« bzw. Inszenierung unserer Selbstgeschichten im Vollzug der Interpretationen unserer Erfahrung geht einher mit der Einnahme bestimmter Positionen in der Begegnung mit anderen und sich selbst. In jedem Gespräch, in jeder Konversation (einschließlich der nichtverbalen Aspekte von Begegnung) positionieren wir uns selbst bzw. werden wir von anderen positioniert, und zwar in Relation zu den Ideen und Beziehungsvorstellungen, die im Rahmen dieser Begegnung zum Ausdruck gebracht werden.

Bestimmte Arten von Diskursen machen bestimmte Subjektpositionen verfügbar und schließen andere eher aus.

> »Wir sind also Agent/Produzent/Regisseur ebenso wie Autor, Schauspieler, und die anderen Teilnehmer sind Koautoren und Koproduzenten des Dramas« (Davies u. Harré 1990, S. 52; Übers.: R. K.).

Positionen sind in einem Netz von Machtrelationen verbunden, in dem unterschiedliche Berechtigungen für das »Zum-Ausdruck-Bringen« der eigenen »Stimme« existieren (etwa männliche und weibliche Positionen im patriarchalischen Geschlechterdiskurs; vgl. 1.4.2).

Die Orientierung narrativer Therapie am Konzept der Position:

- ermöglicht eine »Verortung« der Person in den sie konstituierenden Geschichten
- erlaubt eine Standortbestimmung gegenüber den Diskursen, die eine Rolle für die Produktion und Aufrechterhaltung des Problems spielen
- bietet Möglichkeiten für eine differenzierte Beschreibung der therapeutischen Beziehung und der sich entwickelnden therapeutischen Konversation an
- weist dem Therapeuten/der Therapeutin eine de-zentrierte Position im Therapieprozess zu.

1.3.9 Der lösungsfokussierte Ansatz

Ferdinand Wolf

Das Konzept des lösungsfokussierten Ansatzes ist eng mit dem Namen Steve de Shazer (1940–2005) verbunden. Nach einem Kunststudium und dem Erwerb eines Mastertitels in Sozialer Arbeit kam de Shazer im Jahre 1973 mit der Gruppe um Gregory Bateson am Mental Research Institute (MRI) in Palo Alto in Kontakt (vgl. Abschn. 1.3.2). Vor allem seine Begegnung mit John H. Weakland war für seine weitere Entwicklung als Therapeut prägend.

1978 begründete er gemeinsam mit seiner Frau Insoo Kim Berg, Eve Lipchik, Elam Nunnally, Jim Derks, Marvin Weiner, Alex Molnar und Marilyn La Court das Brief Family Therapy Center (BFTC) in Milwaukee/Wisconsin, dessen Arbeit in vielen Publikationen ihren Niederschlag fand, in denen der lösungsfokussierte Ansatz mit seinen spezifischen sprachbezogenen und praxisorientierten Aspekten mittels präzise transkribierter Fallvignetten dokumentiert ist (u. a. de Shazer 1982, 1985, 1989, 1991, 1994; Jong u. Berg 1998; de Shazer, Dolan u. Korman 2007).

Von Beginn an legte de Shazer in seiner Arbeit den Fokus ausschließlich auf die spezifische Art von Kooperation, die sich zwischen Klienten und Therapeutinnen im Verlauf einer therapeutischen Konversation ergibt. Bis in die 1990er-Jahre wird in den von der Gruppe um de Shazer publizierten Arbeiten deutlich, wie sehr die Entstehung und Weiterentwicklung des lösungsfokussierten Ansatzes unter starker Bezugnahme auf den und letztlich auch immer in Abgrenzung zum Kurztherapieansatz des MRI erfolgt ist.

Während am MRI die Kombination von strategischen, hypnotherapeutischen und von der Kybernetik beeinflussten Modellen die therapeutische Praxis bestimmte, baute die Gruppe in Milwaukee ihr therapeutisches Vorgehen hauptsächlich auf zentralen Elementen der Hypnotherapie Milton H. Ericksons auf.

So wird etwa im MRI-Ansatz in Anlehnung an Watzlawicks Theorem »Die Lösung ist das Problem!« das vom Klienten präsentierte Problem als »Lösungsversuch« im Sinne einer Abfolge eines (fehlgeleiteten) »Mehr-desselben«-Musters (Muster = »pattern«) aufgefasst. Dementsprechend wird diesen von den Klienten präsentierten Probleminteraktionsmustern mit einer therapeutisch verordneten Musterunterbrechung (»pattern interruption«) begegnet.

Im Gegensatz dazu legt die Milwaukee-Gruppe den therapeutischen Fokus primär auf funktionale Bereiche des Alltagshandelns, um die darin bereits enthaltenen, aber eventuell nicht im Bewusstsein verankerten Lösungs- bzw. Veränderungsressourcen bewusstzumachen und zu aktivieren (»Betrachte das, was funktioniert, repariere es nicht, sondern mach mehr davon!«). Diese Vorgehensweise basiert auf der Annahme, dass es weniger darum geht, »Verhalten zu stoppen, welches das Problem verstärkt, sondern vielmehr den Lösungsprozess in Gang zu setzen« (de Shazer et al. 1986, S. 191). Konsequenterweise wandte sich die Milwaukee-Gruppe entgegen aller bisherigen therapeutischen Praxis zunehmend weniger der Problemgeschichte und auch der Problemsicht der Klienten als vielmehr vergangenen Episoden zu, in denen das Problem in geringerem Grade vorhanden war oder völlig fehlte, um damit die Beschreibung und Operationalisierung zukünftiger problemfreier Szenarien zu fundieren.

Bereits hier wird der Einfluss der hypnotherapeutischen Arbeit Milton H. Ericksons deutlich, auf dessen Arbeit *Special techniques of brief hypnotherapy* (1954) sich de Shazer explizit bezieht (1982). Vor allem haben die ericksonschen Prinzipien der »Utilisation« vorhandener Ressourcen und der »Zeitprogression« (etwa in der »Wunderfrage«) von Beginn an Eingang in die Entwicklung des lösungsfokussierten Ansatzes gefunden und die therapeutische Haltung mitbestimmt.

Dementsprechend besteht der »Kern der Kurztherapie« darin:

> »das, was die Klienten mitbringen, nutzbar zu machen und ihnen zu helfen, es so zur Befriedigung ihrer Bedürfnisse einzusetzen, dass sie ihr Leben aus eigener Kraft befriedigender gestalten können« (de Shazer et al. 1986, S. 183).

Das Prinzip der Kooperation anstelle des Widerstandskonzeptes in den Vordergrund der therapeutischen Überlegungen zu rücken geht ebenfalls auf das ericksonsche Utilisationsprinzip (»Arbeite mit dem, was der Klient mitbringt!«) zurück.

Darüber hinaus floss auch die Beschäftigung mit der Balancetheorie Fritz Heiders in die Überlegungen de Shazers ein. Während man ursprünglich von der Annahme ausgegangen war, dass das von einem Klientensystem präsentierte Problem auf einem Gleichgewichtszustand der Beziehungen zwischen den Familienmitgliedern beruhe (was im von Don D. Jackson geprägten Begriff der »Familienhomöostase« zum Ausdruck kam), ergab sich aus de Shazers Beobachtungen in der therapeutischen Praxis, dass das Klientensystem kein geschlossenes System darstellt, sondern sich in ständiger Wechselwirkung mit dem Therapeuten bzw. dem therapeutischen System (Therapeutin plus Team hinter der Einwegscheibe) befindet und auf jegliche Aktion oder Reaktion des therapeutischen Teams in spezifischer Form antwortet.

Auf der Basis dieser Erkenntnisse verwarf er das Konzept des »Widerstands« (de Shazer 1982, 1984), da jegliches Klientenverhalten nur mehr als Produkt der aktuellen Interaktion von Klientin und Therapeut und ihres aktuellen Kontextes und nicht mehr als im Klienten lokalisiert betrachtet wurde.

Dieser Interaktionskontext wurde explizit – durchaus in Anlehnung an Gregory Bateson (2006) – unter den Begriff des »Ökosystems« subsumiert (der vollständige Titel von de Shazers erstem Buch, 1982, lautet im englischen Original *Patterns of brief family therapy. An ecosystemic approach*).

Über die ursprünglich vertretene Annahme hinaus, dass jegliches Verhalten des Klienten eine Manifestation einer spezifischen Art von Kooperation darstellt, die »der Therapeut (und das Team) zumindest durch Implikation entdeckt und beschreibt« (de Shazer 1991, S. 27; diese und die folgenden Übers.: F. W.), entwickelte sich die therapeutische Praxis des BFTC dahin gehend, spezifische Kooperationsstrategien durch die Therapeuten (und ihr Team) zu entwickeln, die mittels bestimmter, vorwiegend gegenwarts- und zukunftsorientierter Fragen und Botschaften (»messages«) Lösungen, d. h. Veränderungen zu initiieren versuchten. Diese Fragen und Botschaften weisen ebenso wie das Setting von Therapeut und Team hinter einer Einwegscheibe, einer Pause mit nachfolgender Kommentierung plus Abschlussintervention interessante Parallelen zur Arbeitsweise der Mailänder Schule um Mara Selvini Palazzoli auf.

Beide Vorgehensweisen sind – ungefähr zur gleichen Zeit (um die Mitte der 1970er-Jahre) und ohne voneinander Kenntnis zu nehmen – unter Bezugnahme auf den MRI-Ansatz entwickelt worden. De Shazer sieht die gemeinsamen Wurzeln dieser Entwicklungen in den jeweiligen Verbindungen zum MRI, personalisiert durch Paul Watzlawick und John Weakland. Gleichzeitig wird jedoch seitens der Milwaukee-Gruppe auf einen fundamentalen Unterschied zwischen dem lösungsfokussierten Ansatz und dem »systemischen« Mailänder Modell verwiesen, das stark an kybernetischen Konzepten sich selbst erhaltender familiärer homöostatischer Regelmechanismen und der Möglichkeit gezielter strategischer Interventionen ausgerichtet ist. De Shazer macht diesen Unterschied an der spezifischen Metaphorik der Mailänder Gruppe fest (»Paradoxon und Gegenparadoxon«), die im Gegensatz zur Sichtweise der Milwaukee-Gruppe (Klienten und Therapeuten agieren in wechselseitiger Abhängigkeit voneinander) das Verhalten der Familie in der Therapiesituation unabhängig vom aktuell gegebenen Kontext im Sinne eines »Beobachtungsgegenstandes« als Ausdruck einer Spielsituation mit Wettbewerbscharakter betrachtet, vor deren Hintergrund die Therapeuten strategische Interventionen vornehmen. Ziel dieser Interventionen ist es,

> »die Macht des Therapeuten im Spiel gegen die Macht des homöostatischen Widerstandes des Familiensystems gegen Veränderung zu stärken« (1991, S. 80).

In seinen Arbeiten ab 1991 stellt de Shazer die seit 1978 in Milwaukee entwickelten und praktizierten therapiephilosophischen Konzepte in den Zusammenhang poststrukturalistischen Denkens. Während er an den konstruktivistischen Konzeptionen des MRI und den strategischen Konzepten der Mailänder Gruppe eine methodologische Trennung von Subjekt und Objekt zwischen Therapeut und Klient kritisiert, umfasst im lösungsfokussierten Ansatz das zu betrachtende System das gesamte therapeutische System: »Klient mit seinem Problem plus Therapeut« (ebd., S. 79).

Im Zuge der Weiterentwicklung des lösungsfokussierten Ansatzes spielen die sprachphilosophischen Überlegungen Ludwig Wittgensteins eine immer größere Rolle. Aus dieser Perspektive begreift de Shazer die Konversation in der Therapiesituation als Sprachspiel im Sinne eines öffentlichen und diskursiv etablierten Bezugsrahmens, ohne den wir Wittgenstein zufolge gar nicht über persönliche Erfahrungen sprechen können (ebd., S. 93). Für de Shazer ergibt sich die Sinnstiftung in der Psychotherapie aus dem, was von Klienten und Therapeuten gesagt wird, und nicht aus einem zugrunde liegenden interpretativ erschlossenen Erleben (de Shazer 2003, S. 98 f.). Mit der Konzeption der Sprachspiele (wie z. B. bezüglich Problemen, Ausnahmen von Problemen, Zielen einer Therapie, Lösungen etc.) nimmt de Shazer in Anspruch, therapeutische Prozesse vollständig beschreiben zu können, sodass sich die Notwendigkeit, Dingen auf den Grund gehen zu wollen, erübrigt – was vor dem Hintergrund psychotherapeutischer Traditionen keine leichte Aufgabe darstellt:

> »Die lösungsorientierte Kurztherapie ist für den Klienten wie für den Therapeuten ein hartes Stück Arbeit, denn der Therapeut muss alles tun, um an der Oberfläche zu bleiben und nicht zu interpretieren« (ebd., S. 99).

Für den lösungsfokussierten Ansatz besteht keinerlei Gewissheit über die Bedeutung von Wörtern und Begriffen. Daraus folgt, dass in der therapeutischen Konversation nur durch Kooperation ein gemeinsames Verständnis der jeweils verwendeten Begrifflichkeiten im Sinne eines »interaktionellen Konstruktivismus« erzielt werden kann. Es ist die Betrachtung der Sprache durch die Therapeutin, die Unterschiede in der Betrachtungsweise möglich macht und »arbeiten lässt«. Damit besteht lösungsfokussierte therapeutische Konversation im Herausarbeiten und Hervorheben von Unterschieden, von denen man jeden einsetzen kann, »um einen Unterschied zu machen, sodass der Klient sagen kann, sein Leben sei zufriedenstellender« (de Shazer 1991, S. 174).

1.3.10 Hypnosystemische Ansätze

Gunther Schmidt

Das hypnosystemische Modell ist ein kompetenzaktivierender und lösungsorientierter Ansatz, der systemisch-konstruktivistische Ansätze mit den Konzepten der ericksonschen Hypnotherapie zu einem konsistenten Integrationskonzept verbindet. Es bezieht dabei auch viele kompatible ressourcenaktivierende Aspekte anderer Ansätze ein, z. B. aus Psychodrama, Körpertherapien, der Energiepsychologie, der achtsamkeitsbasierten Psychotherapie, der Priming- und der Embodiment-Forschung. Für dieses Integrationsmodell hat der Autor dieses Artikels 1980 den Begriff »hypnosystemisch« geprägt. Dieser Ansatz wird etwa seit Beginn der 1990er-Jahre zunehmend häufig angewendet, sowohl in der Arbeit an intrapsychischen Prozessen als auch mit Beziehungssystemen wie Paaren, Familien, Gruppen, Teams oder großen Organisationen.

Wesentliche Aspekte in der Entwicklung systemisch-konstruktivistischer Therapie- und Beratungsmodelle verdanken sich zentralen Strategien der Hypno- und Psychotherapie von Milton H. Erickson (z. B. Reframing, Doublebind-Theorie, Symptomverschreibungen, Arbeit mit Metaphern, strategische Interventionen, Fragen als Interventionen u. v. m.). Auch die Konzepte der Palo-Alto-Gruppe (und insbesondere die Konzepte von de Shazer, Kim Berg u. a.; vgl. Abschn. 1.3.9) bauen darauf auf. Eine Integration dieser Konzepte, die dadurch an Qualität und flexiblen Anwendungsmöglichkeiten gewinnen, lag daher nahe.

Erweiterungsbedarf systemischer Konzepte

Bei den zentralen Themen systemischer Arbeit wurde zu Recht die große Bedeutung des interaktionellen Kontexts für zwischenmenschliches Verhalten hervorgehoben. Dabei wurde aber individuellen, intrapsychischen und körperlichen Prozessen (zum Teil bis heute) relativ wenig Beachtung geschenkt und vielmehr davon ausgegangen, man müsse nur die interaktionellen Spielregeln und Muster eines Systems verändern, damit sich die Individuen im System entsprechend mit verändern würden. Dies kann aber zu der im Grunde linear-kausalen Annahme führen, der Kontext sei Ursache für Individuelles, eine Sicht, die mit der Autonomie autopoietischer Systeme nicht vereinbar ist.

Hypnosystemische Konzepte ermöglichen demgegenüber die systematische Rekonstruktion innerpsychischer Organisationsmuster und ihrer Wechselwirkungen mit interaktionellen Mustern und ihre Nutzung für maßgeschneiderte, in das System passende Lösungen.

Aufmerksamkeitsfokussierung, Priming und Erlebniserzeugung durch Netzwerkbildung

Die Prämissen hypnosystemischer Konzepte und der ericksonschen Hypnotherapie werden durch Forschungsergebnisse der modernen Neurobiologie, etwa zum Priming und Embodiment[16], bestätigt (Storch et al. 2011). Erleben entsteht danach

16 »Priming« bezeichnet die Beeinflussung kognitiver Prozesse vermittels der Aktivierung von Gedächtnisinhalten durch vorangegangene Reize. Unter »Embodiment« ist die grundlegende Verkörperung bzw. Verleiblichung aller kognitiven Prozesse zu verstehen.

durch die autonome Bildung und Aktivierung neuronaler Netzwerke. Entscheidenden Einfluss haben dabei Bereiche im Stamm- und Zwischenhirn, insbesondere im limbischen System, die außerhalb der bewussten Wahrnehmung operieren und quasi als der »Vorstand« im Gehirn bezeichnet werden können (G. Roth 2009). Bewusste Großhirnprozesse können zwar eingreifen, sind aber langsamer und oft auch schwächer. Jene unbewussten Prozesse sind von zentraler Bedeutung für eine gesunde Entwicklung, für tragfähige, stimmige Lebensgestaltung und für Entscheidungen (Damasio 2002, 2010; G. Roth 2009). Sie melden sich im Bewusstsein als »somatische Marker«, als wichtige Feedbackschleifen aus dem Unbewussten, und äußern sich z.B. durch unwillkürliche Impulse, Körpersignale, Empfindungen, Änderungen der Atmung, Verspannungen, Gefühle etc. Diese Signale werden im hypnosystemischen Ansatz als wertvolle Kompetenzen beachtet, die eine optimale Kooperation zwischen kognitiven und unwillkürlichen (nonverbalen) Prozessen unterstützen können.

Die Dynamik solcher Netzwerkaktivierung wird auch als Priming (Bahnung) und als Fokussierung von Aufmerksamkeit bezeichnet. Durch spezifische Reize (z.B. Worte, Symbole, sonstige Bilder, Gesten, Mimik, Gerüche etc.) werden unbewusste Gedächtnisprozesse (»schlummernde« Netzwerke) aktiviert, die die bewusste Wahrnehmung und das Verhalten massiv mitbestimmen.

Erweitertes Tranceverständnis

Von der Hypnotherapie wird meist angenommen, in ihr werde immer mit Trance gearbeitet. Trance wird dabei verstanden als ein Erlebniszustand mit intensiver Entspannung, nach innen gerichteter Aufmerksamkeit mit »Ausschalten« des bewussten Wahrnehmens und Willens, Katalepsie etc. (»Trancephänomene«, vgl. Kossak 2008).

Im hypnosystemischen Ansatz wird der Trancebegriff aber wesentlich weiter gefasst. Alles Erleben, bei dem Unwillkürliches dominiert, wird als qualitativ äquivalent zu Tranceprozessen aufgefasst (Gilligan 2008; G. Schmidt 2011c, 2012). Generell setzt sich der Ansatz zum Ziel, das systematische Arbeiten mit unwillkürlichen Prozessen (individuell und interaktionell) mit kognitiven, willentlichen Prozessen zu koordinieren.

Probleme und Symptome als »Quasi-Trance-Prozesse«

Daraus resultiert eine Sicht auf Symptome als bedingt durch die Dominanz (allerdings ungewünschter) unwillkürlicher Prozesse. Ihnen wird hypnosystemisch »Trancequalität« zugeschrieben, welche zu einer »Problemtrance« führt, die immer mit dem Erleben des Verlusts von Wahlmöglichkeiten einhergeht. Das bewusste *Ich* erlebt sich dabei als ausgeliefertes Opfer des unwillkürlichen *»Es geschieht gegen meinen Willen«*. Diese unwillkürlichen Muster drücken aber Reaktionen, Lösungsversuche und Regelungsprozesse aus, die menschlichen Grundbedürfnissen dienen (z.B. Überleben, Autonomie und gleichzeitig Zugehörigkeit, Wachsen und Entwicklung, Sinnerleben und Orientierung, Wertschätzung). Sie wurden gelernt in Kontexten, in denen den Betroffenen (oft unter bedrohlichen, traumatischen Bedingungen) nur diese Muster verfügbar waren.

Jede Erlebnisepisode, die emotional »geladen« wird (mit welchen Emotionen auch immer), wird als eigenständiges Erlebnisnetzwerk in uns gespeichert und ist wieder aktivierbar (implizites bzw. episodisches Gedächtnis; G. Roth 1994, 2009).

Die Netzwerke zeigen sich als spezifische »Ego-States« (Watkins u. Watkins 2008; Phillips u. Frederick 2007) oder bestimmte »Seiten« einer Person, mit denen sich die Betroffenen identifizieren und bei denen es ihnen so vorkommt, als ob sie das als ganze Person *(»Das bin ich ...«)* seien. Alle Menschen haben aber viele »Ego-States« in sich gespeichert und sind in diesem Sinne gewissermaßen »multiple Persönlichkeiten«. Durch spezifische Reize in gegenwärtigen Kontexten, die unbewusst als ähnlich erlebt werden, werden diese States wie automatisiert wieder abgerufen, selbst wenn sich die betreffende Person bewusst nicht an ein betreffendes Ereignis erinnert. Flashbacks bei früheren Traumatisierungen laufen z.B. so ab.

Wenn der relevante Kontext nicht mehr zugeordnet werden kann und die Erfahrung dann als »unbegründet«, als Störung und Defizit bewertet wird, werten die Betroffenen ihre gegenwärtige Reaktion oft ab. Dies kann zu massiven Inkongruenzen bzw. Inkonsistenzen zwischen verschiedenen synchron ablaufenden Teilbereichen der psychischen Prozesse und zu psychischen und somatischen Symptomen führen.

Dann kommt es im psychischen System zu ähnlichen Spaltungsmustern wie in sozialen Systemen, in denen antagonistische Positionen zu Kämpfen oder Abwertungen führen und das Gesamtsystem wertvolle Energien und Kompetenzen vergeudet.

Aus dieser Perspektive kann dann jedes Ereignis oder Erlebnis als Auslösereiz der mit ihm vernetzten Muster bzw. als wirksamer Akt des Primings bzw. der Aufmerksamkeitsfokussierung verstanden werden. Auch typische Glaubenshaltungen, Wertesysteme, Loyalitäten in Systemen können dann unwillkürlich ähnlich wie effektive hypnotische Tranceinduktionen wirken. Dabei wird auch die Frage wichtig, durch welche Muster oder Feedbackprozesse bestimmte »Dauer-Primings« in Systemen aufrechterhalten werden.

Interventionsverständnis und Konsequenzen für die Praxis

Der hypnotherapeutische Ansatz nimmt aber nicht nur potenzielle »Problemtrancen« in den Blick, sondern geht davon aus, dass Menschen über ein unbewusstes Erfahrungsrepertoire verfügen, das bereits Kompetenzen und Ressourcen enthält, die sie für eine stimmige Lösung brauchen (Potenzialhypothese). Probleme deuten damit nicht auf einen grundsätzlichen Mangel an erforderlichen Kompetenzen hin, vielmehr ist denkbar, dass diese Kompetenzen zurzeit dissoziiert, also vom aktiv zugänglichen Erlebnisspektrum abgetrennt sind. Ziel von Interventionen ist dann, diese Kompetenzen wirksam zu aktivieren und ungünstige unwillkürliche Prozesse zu unterbrechen und zieldienlich umzulenken.

Um die komplexen internalen und interaktionellen Muster in Systemen gut erfassen und passgenaue Interventionen daraus ableiten zu können, nutzt man im hypnosystemischen Ansatz detaillierte, sehr differenzierte Musterbeschreibungsmodelle (vgl. Abschn. 2.3.9).

In Übereinstimmung mit den eingangs erwähnten Grundlagen fokussieren viele hypnosystemische Interventionen folgerichtig auf den körperlichen, nonverbalen Bereich und nutzen damit Einflussmöglichkeiten weit über den sprachlichen Bereich hinaus. Dies steht im Kontrast zu anderen systemischen Konzepten, die (in Anlehnung an Wittgenstein) davon ausgehen, dass die Grenzen unserer Sprache auch die Grenzen unserer Welt markieren.

Angestrebte Lösungen, die die bisherigen neuronalen »Problemnetzwerke« mit bislang dissoziierten »Kompetenznetzwerken« verknüpfen sollen, müssen immer auch die emotionale und körperliche Dynamik intensiv erfassen, eine rein kognitive Verknüpfung genügt nicht für wirksame Veränderungen (Storch u. Kuhl 2012).

Lösungsorientierung im hypnosystemischen Ansatz fokussiert auf die Imagination und Konstruktion des gewünschten, zieldienlichen Systemzustandes. Dennoch kann auch die Betrachtung von Problemmustern und generell bisheriger Schwierigkeiten gut für den Aufbau optimaler Kooperationsbeziehungen genutzt werden (Pacing), will man Informationen über wichtige Bedürfnisse erhalten und Kompetenzen, die im Umgang mit den Problemen entwickelt und eingesetzt wurden, empathisch würdigen und utilisieren können.

Das Ziel aller Angebote ist immer die Stärkung autonomer Selbststeuerungsprozesse der Klienten für jeweils kontextadäquate Aktionen und Reaktionen (Kontextflexibilität), die als selbstorganisierte Wesen immer als entscheidende Autoritäten in der Kooperation betrachtet werden.

1.3.11 Synergetik: Die Wissenschaft komplexer selbstorganisierender Systeme

Günter Schiepek

Eine weitere theoretische Orientierung, die im Kontext systemischer Therapie Bedeutung erlangt hat, ist die Synergetik, die ihren Ursprung in den 1960er-Jahren in der von Hermann Haken begründeten Lasertheorie hat (s. u.), seitdem aber auf ganz unterschiedliche materielle und immaterielle Phänomene angewandt wird. Viele Erscheinungen in der unbelebten und belebten Natur beruhen auf Wechselwirkungen und Vernetzungen zwischen Teilen (z. B. Atomen, Zellen, Menschen).

Diese Wechselwirkungen sind nichtlinear, also nicht einfach proportional zueinander. Damit sind die Voraussetzungen für die spontane Entstehung von Mustern und Strukturen gegeben. Eine solche Emergenz von Mustern nennt man Selbstorganisation. Sie kann raum-zeitlich sein, wie z. B. Wirbel in einer Flüssigkeit oder in der Atmosphäre, Schwarmverhalten von Fischen oder Vögeln, oder auch sinnbezogen, wie Gestaltwahrnehmung in Gehirnen oder Kooperationsstrukturen zwischen Lebewesen.

Synergetik ist die Theorie und Wissenschaft der Selbstorganisation. Sie erklärt, wie Muster entstehen und sich verändern, wie das Neue in die Welt kommt, warum Systeme unter bestimmten Bedingungen sehr rigide und stabil funktionieren und unter anderen nach kleinsten äußeren oder inneren Schwankungen ein völlig geändertes Verhalten aufweisen können. Sie erklärt und erforscht das, was uns Psychotherapeuten oder Berater besonders interessiert: Wie ist Veränderung möglich, was ist dazu notwendig, und warum ist es oft so schwer, manchmal aber auch ganz leicht und mühelos, menschliche Systeme – ihr Denken, Verhalten, ihre Emotionen und ihre Kommunikation – zu verändern? Mit anderen Worten: Synergetik liefert eine Metatheorie und ein Forschungsprogramm für das Verständnis von Psychotherapie. Der Begriff der Selbstorganisation komplexer Systeme spielt dabei eine zentrale Rolle.

Ähnlich wie das Konzept der Autopoiese (hierzu ausführlich Strunk u. Schiepek 2006) begründet auch die Synergetik die Unmöglichkeit einer linearen, zielgerichteten Einflussnahme auf komplexe nichtlineare Systeme durch externe Eingriffe. Daraus resultieren fundamentale Zweifel an Sinn und Nutzen von Interventionstestungen (z. B. in Randomized Controlled Trials in Kontrollstudien). Psychotherapie lässt sich aus dieser Perspektive generell als ein Schaffen von Bedingungen für Selbstorganisationsprozesse der biologischen, psychischen und/oder sozialen Systeme des Klienten verstehen, an dem sich Therapeut und Klient kooperativ beteiligen. Diese Bedingungen werden im Konzept des synergetischen Prozessmanagements (Haken u. Schiepek 2010) »generische Prinzipien« genannt. Diese generischen Prinzipien lassen sich als Veränderungsbedingungen in unterschiedlichen Therapieschulen finden und enthalten vor allem unspezifische (also nicht technikbezogene) Wirkfaktoren, die seit Jahrzehnten in der Psychotherapieforschung diskutiert werden:

- *Stabilitätsbedingungen:* Erlebt der Patient strukturelle und emotionale Sicherheit, gibt es eine Vertrauensbasis, und wird sein Selbstwertgefühl unterstützt?
- *Identifikation von Mustern im System:* Welches ist das »System«, auf das bezogen Veränderungen beabsichtigt sind? Beispiele: individuelles Verhalten, Gedanken oder Gefühle, Interaktionsmuster in Partnerschaften, Familien oder Gruppen. Erforderlich sind eine Beschreibung und Analyse dieser Muster oder Systemprozesse, damit man erkennen kann, was sich verändert und wohin die Interventionen zielen sollen.

- *Sinnbezug:* Klären und Fördern der sinnhaften Einordnung und Bewertung des Veränderungsprozesses durch den Patienten; Bezug zum Lebensstil und zu persönlichen Entwicklungsaufgaben.
- *Kontrollparameter/Energetisierungen:* Aktivierung von intrinsischer Motivation für die Veränderung; Ressourcenaktivierung; Bezug zu Annäherungszielen und Anliegen des Patienten.
- *Destabilisierung/Fluktuationsverstärkung:* Verhaltensexperimente; Musterunterbrechungen; Unterscheidungen und Differenzierungen einführen; Ausnahmen; ungewöhnliches, neues Verhalten erproben etc.
- *»Kairos« (günstigen Zeitpunkt) beachten/Resonanz und Synchronisation ermöglichen:* zeitliche Passung und Koordination therapeutischer Vorgehensweisen und Kommunikationsstile mit psychischen und sozialen Prozessen/Rhythmen des Patienten.
- *Gezielte Symmetriebrechung:* Zielorientierung, Antizipation und geplante Realisation von Strukturelementen des neuen Ordnungszustandes.
- *Restabilisierung:* Maßnahmen zur Stabilisierung und Integration neuer Kognitions-, Emotions- und Verhaltensmuster.

Synergetik: Eine transdisziplinäre Strukturtheorie

In den 1960er-Jahren entwickelte der theoretische und mathematische Physiker Hermann Haken (geb. 1927) das Theoriegebäude der Synergetik, und zwar zunächst am Beispiel eines quantenoptischen Phänomens, des Lasers. Das hochkohärente Laserlicht verdankt sich einem sich selbst organisierenden Prozess, der unter bestimmten Anregungsbedingungen aus der Wechselwirkung vieler lichtaktiver Atome resultiert. Das Laserlicht koordiniert oder »versklavt« dann umgekehrt als Ordner das lichtemittierende Verhalten der Atome (Teile des Systems). Es findet also sowohl eine Wechselwirkung zwischen den Teilen statt als auch eine Kreiskausalität von unten nach oben (bottom-up, die Interaktion der Teile bringt den Ordner hervor) wie von oben nach unten (top-down, der oder die Ordner synchronisieren die Teile). Das Verhalten vieler Teile kann also durch einen oder wenige Ordner beschrieben werden, womit eine drastische Vereinfachung (Informationskompression) der Systemdynamik und damit auch der Systembeschreibung stattfindet. Die als Kontrollparameter bezeichneten Anregungsbedingungen, die auf ein System wirken und Selbstorganisation ermöglichen, sind in Relation zu den systemintern entstehenden Mustern sehr unspezifisch, aber doch abhängig vom Systemtyp: Ein Laser braucht andere Kontrollparameter als die Konvektionsströmung in einer Flüssigkeit oder die neuronalen Netzwerke im Gehirn.

Mit diesem Modell wurde ein mathematischer Formalismus (Haken 2004) entwickelt, der sich auf andere Systeme übertragen ließ. Kaum ein Jahrzehnt nach seinen grundlegenden Entdeckungen begann Hermann Haken mit seiner Arbeitsgruppe, auch neuronale Prozesse im Gehirn und menschliches wie tierisches

Verhalten zu studieren. Mit den Prinzipien der neuronalen Synchronisation (Ordnungsbildung) konnten wesentliche Funktionsgrundlagen des Gehirns verstanden werden (Singer 2011), und zwar im gesunden, physiologischen Bereich (z. B. bei der Wahrnehmung und der Gehirnentwicklung), wie auch in der Pathologie (z. B. bei Epilepsien, der parkinsonschen Erkrankung, essenziellem Tremor und wahrscheinlich auch bei psychiatrischen Erkrankungen; Tass 2011; Tass u. Hauptmann 2007). Über die Selbstorganisation des Gehirns (Haken 2011) und die motorische Koordination hinaus konnte die Synergetik bald schon auf weitere genuin psychologische Phänomene übertragen werden, wie Entscheidung oder Wahrnehmung und Mustererkennung. Nach dem Prinzip »Mustererkennung = Musterbildung« wurden die sich selbst organisierenden Prozesse der Wahrnehmung im sogenannten synergetischen Computer bereits in den 1970er-Jahren nachgestellt. Auch die Entstehung und Dynamik psychiatrischer Phänomene und psychischer Problemmuster, die Bildung und das Abrufen von Gedächtnisinhalten oder das Erleben eines »Selbst« können als Selbstorganisationsprozesse beschrieben und empirisch untersucht werden (wobei die psychologische Begriffs- und Konstruktfamilie des »Selbst« mit dem Begriff der »Selbstorganisation« zunächst nicht das Geringste zu tun hat). Nimmt man nun noch die Psychotherapie, Gruppendynamik und weitere sozialpsychologische Themen wie die Entstehung und Ausbreitung von Meinungen und Einstellungen in sozialen Kollektiven als sich selbst organisierende Prozesse dazu, kann man einen Großteil der Psychologie als angewandte Synergetik verstehen (Haken u. Schiepek 2010). Faszinierend sind dabei vor allem die Parallelen zu der bereits in den ersten Jahrzehnten des 20. Jahrhunderts ausformulierten Gestaltpsychologie.

Dass viele mentale Leistungen des Menschen (wie Wahrnehmen, Denken, Fühlen, Handeln) auf Selbstorganisation beruhen, ist schon deshalb plausibel, weil es im Gehirn weder einen Homunkulus noch eine zentrale Steuerungsinstanz gibt. Die von der Synergetik beschriebenen dynamischen Eigenschaften komplexer Systeme charakterisieren zahlreiche psychische wie soziale Vorgänge: diskontinuierliche Übergänge, das Auftreten kritischer Instabilität im Umfeld von Ordnungsübergängen, nichtlineare, chaotische Dynamik mit entsprechender Einschränkung in der Vorhersehbarkeit von Dynamiken (man denke nur an psychotherapeutische Prozesse), Überhangstabilität (Hysterese: stabiles Systemverhalten trotz geänderter Umgebungsbedingungen), Abhängigkeit der Verhaltensänderungen und Lernprozesse von Kontrollparametern (z. B. der intrinsischen Veränderungsmotivation) sowie Gestalt- und Musterbildung mit emergenten Eigenschaften, die auf der Ebene ihrer Subsysteme und Teile noch nicht vorliegen (z. B. mentale Vorgänge in Relation zur Aktivität von Neuronen).

Da die Synergetik eine formalwissenschaftliche Theorie darstellt, kann sie mit ihrer Begrifflichkeit und ihren Modellen eine Verständigungsgrundlage zwischen unterschiedlichsten Disziplinen schaffen. Sie liefert die Basis für eine neue Transdisziplinarität, die nicht nur Disziplinen wie Neurowissenschaft und Psychologie, sondern auch psychotherapeutische Ansätze verbindet. Im Sinne der strukturalistischen Theorienauffassung (Stegmüller 1985) handelt es sich um einen formalen Theoriekern, für den nach phänomen- und disziplinspezifischen Anreicherungen »intendierte Anwendungen« in unterschiedlichsten Wissenschaftsbereichen möglich wurden (Haken u. Schiepek 2010). Im Bereich der systemischen Therapieansätze ist die Synergetik auch in das Konzept der personenzentrierten Systemtheorie eingeflossen (vgl. Abschn. 1.3.12).

Bei der Synergetik handelte es sich um einen konsequent empirischen Forschungsansatz, der theoretische Modelle und mathematische Formalisierungen immer im Experiment und an nichtexperimentellen empirischen Datensätzen überprüft hat. Eine Darstellung dieser Forschungsstrategie findet sich in Abschn. 5.3.2.

1.3.12 Personzentrierte Systemtheorie

Jürgen Kriz

Die personzentrierte Systemtheorie (PZS) ist eine Mehr-Ebenen-Konzeption zum Verständnis von klinischen bzw. psychotherapeutischen, beraterischen und auf Coaching bezogenen Prozessen unter besonderer Berücksichtigung des Zusammenwirkens unterschiedlicher Ebenen (u.a. von Körper, Psyche, interpersonellen und gesellschaftlichen Prozessen). Es geht dabei im Kern um die erklärungsbedürftigen Fragen, (a) wie wir Menschen aus der unfassbaren Komplexität einer physikalisch-chemischen und informationellen Reizwelt unsere Lebenswelt mit hinreichend fassbarer, sinnhafter Ordnung erschaffen, (b) wie diese Ordnung sich typischerweise an stets neue Bedingungen und Herausforderungen (»Entwicklungsaufgaben«) anpasst, (c) warum diese Adaptation aber auch partiell misslingen und sich insbesondere als überstabil und inadäquat erweisen kann – was für »Probleme« und viele »Symptome« typisch ist –, und letztlich, (d) wie professionelle Hilfe unter Nutzung von Ressourcen und Selbstorganisationspotenzialen gestaltet werden kann.

Entstanden ist die PZS etwa zu Beginn der 1990er-Jahre aufgrund unzureichender Erklärungen für diese Fragen in anderen Ansätzen. Deren Defizite lassen sich aus dieser Perspektive folgendermaßen beschreiben: Lineare Ursache-Wirkungs-Modelle nach dem experimentellen Paradigma greifen besonders dort zu kurz, wo es nicht primär um die Funktionsabläufe bei Maschinen oder um die Lebensprozesse biologischer Organismen geht, sondern um die Erlebensprozesse von Personen. Bei Letzteren handelt es sich wesentlich um die sinnhafte Gestaltung ihrer Beziehung zur Welt, zu anderen Personen und zu sich selbst. Sinn kann schwerlich als »abhängige Variable« in einem kausalen Wirkmodell durch »unabhängige Variablen« hergestellt oder quantitativ verändert werden. Selbst ein noch so sinnvoller sokratischer Dialog importiert keinen Sinn in die Person, sondern kann – im guten Fall – dazu beitragen, dass sich Sinnprozesse innerhalb der Person umordnen (Erste-Person-Perspektive). Dies wird in der PZS durch den Begriff »Person« betont:

Zentrale Aspekte wie Sinn, Bedeutung oder Kohärenz finden nämlich auf der Ebene personaler Prozesse statt – auch wenn Letztere ganz erheblich durch soziale Prozesse in ihrer biografischen und historischen Dynamik beeinflusst werden. Die Umordnung von Sinn zeigt sich oft als Aha!-Effekt, was die nichtlineare Beziehung zwischen Intervention und Ergebnis verdeutlicht. Dies ist für Entwicklungsprozesse ebenso typisch wie ihre Einbindung in nichtlineare, rückgekoppelte Wirkungsnetze einer Vielzahl von Einflüssen. Beide Aspekte sind im klassischen Kausalmodell mit seinen isolierbaren Wirkfaktoren nicht vorgesehen.

Aus der Enge deterministisch-kausaler Wirkmodelle erscheinen Systemkonzepte wie die *Autopoiese* (vgl. Abschn. 1.3.5) zwar befreiend. Dies aber – durch die Überbetonung von operationaler Geschlossenheit, radikalem Konstruktivismus und der Aussage, dass die Umwelt allenfalls perturbiert (verstört, irritiert) werden kann – um den Preis fast grenzenloser Beliebigkeit. Denn wenn die Umgebung wegen autopoietischer Abgeschlossenheit wirklich nur einen bestenfalls verstörenden Einfluss hätte, würden professionelle Helfer nur herumstochern und in unvorhersagbarer Weise ausprobieren, wie man denn nun im vorliegenden Fall perturbiert und was daraus zufällig folgen könnte. Helfer erwarten aber nicht nur zu Recht Hinweise darauf, wie die Erfahrungsräume auch »subjektgebundener Erkenntnisprozesse« förderlicher oder weniger förderlich gestaltet werden können und welche Einflüsse sie dabei noch beachten sollten, sondern der systemische Ansatz hat auch erhebliches Wissen zur Gestaltung dieser Umgebungsbedingungen entwickelt. Dieses Wissen lässt sich im Rahmen der PZS gut verwenden, auch wenn diese ebenfalls betont, dass »menschliche Erkenntnis [...] grundsätzlich subjektgebunden« ist (Ludewig, in diesem Band, S. 63). Die Gestaltung dieser Erfahrungsräume ist jedoch in der PZS keineswegs beliebig.

Letztlich greift auch ein Verständnis von systemischer Arbeit zu kurz, wie es noch dem Antrag der systemischen Verbände zur »wissenschaftlichen Anerkennung der Systemischen Therapie« 2008 (vgl. Sydow et al. 2007) zugrunde lag. Darin wird nur der »soziale Kontext psychischer Störungen« betont – also die Interaktion zwischen Familienmitgliedern, ihrer sozialen Umwelt und den Symptomen. Vernachlässigt wird, dass schon seit Ende der 1980er-Jahre der Narrative Turn die Bedeutsamkeit weiterer systemischer Prozessebenen in den Fokus nahm: Narrative, in welche die erzählten (Mehrgenerationen-)Familiengeschichten eingebettet sind und ihre Wirkung entfalten, oder die stabilisierende bzw. verändernde Kraft von Metaphern, die auf makrosozialkulturelle Bedeutungsfelder verweisen. Konkret aber müssen die Interaktionen, welche z. B. in einer Familie als Muster beobachtbar sind, stets die kognitivaffektiven Verarbeitungsprozesse der Beteiligten durchlaufen. Damit sind sie von deren persönlichen Sinndeutungen abhängig. Und hierbei können u. a. somatisch oder psychisch beeinträchtigte Verarbeitungsprozesse erhebliche Rückkopplungseffekte auf die Interaktionsstrukturen haben. Interaktionelle und psychische Prozesse sind also stets miteinander verwoben, Verstehens- und Sinndeutungsprozesse eng mit der biosomatischen Ebene von Gedächtnis, Bewusstsein, Gefühlen, Achtsamkeit verknüpft, wie nicht erst die Hirnforschung zeigen konnte.

Solche Wirkeinflüsse unterschiedlicher Prozessebenen konzeptuell zu fassen und für die oben genannten Fragen zu klären ist das Anliegen der PZS. Dabei sind einige zentrale Grundkonzepte eng an die interdisziplinäre Systemsprache der Synergetik angelehnt, weil dieser Ansatz die Interaktion von Prozessebenen, die Herausbildung *(Emergenz)* und Veränderung *(Phasenübergang)* von Ordnung, die Adaptation an eine Systemumwelt sowie Fragen von Stabilität und Instabilität sehr detailliert zu fassen vermag (vgl. Abschn. 1.3.11). Der Gefahr einer inadäquaten naturalistischen Reduktion wird aber dadurch begegnet, dass »Synergetik« konsequent als ein *strukturwissenschaftliches* Modell verstanden wird, das zwar *auch* (und bisher überwiegend) auf naturwissenschaftliche Phänomene angewandt wird, aber eben keineswegs auf sie beschränkt ist. Es besteht zudem eine enge Korrespondenz zwischen der Synergetik und der klassischen Gestaltpsychologie der Berliner bzw. Frankfurter Schule (u.a. Wertheimer, Koffka, Köhler, Lewin, Goldstein) – die auch für die PZS eine wichtige konzeptuelle Quelle darstellt.

Das zentrale in der PZS ausdifferenzierte Subkonzept ist der *Sinnattraktor* mitsamt seiner *Komplettierungsdynamik:* Wenn man dem Nachbarn, dem Partner oder einem Klienten zuhört, so bedeutet »Verstehen« das Einordnen des Gehörten in das innere Bild, das man sich von ihm macht. Dieses Bild ist – bottom-up – selbst aus unzähligen Gesprächs- und Informationspartikeln im Laufe der Zeit entstanden und wirkt nun – top-down – im Prozess der selektiven Wahrnehmung und Sinnzuordnung wie ein Attraktor, d.h., Informationspartikel werden so verarbeitet und strukturiert, dass das Bild weiter komplettiert wird. Diese Komplettierung kann aber den Blick auf das Neue verstellen: In prototypischen Szenen bei Paartherapien erleben wir immer wieder, dass auf die Frage: »Haben Sie eigentlich gehört, was Ihr Partner gerade gesagt hat?«, die Antwort folgt: »Oh – nein, aber als er anfing, wusste ich sowieso schon, was er sagen wird!« Das macht deutlich, wie stark solchenfalls der Raum neuer Erlebens- und Verstehensmöglichkeiten reduziert ist.

Komplexitätsreduktion ist zwar notwendig, denn sie schafft jene Ordnung und Regelmäßigkeit, die für Vorhersage und Vertrautheit wichtig sind. Wenn aber zu wenig Neues und Aktuelles zugelassen wird, kann vermeintliches »Verstehen« zu stark in reine Unterstellungen und damit in Missverstehen umschlagen. Mangelnde Öffnung für Neues beim Verstehen geht nicht selten mit zu rigiden Interaktionen einher: »Wozu soll ich mich ändern – mein Partner würde das sowieso nicht bemerken!«, lautet der prototypische Satz für diesen Zusammenhang.

Attraktoren bezeichnen somit die selbstorganisierte Ordnung aufgrund von Wechselwirkungen zwischen den Elementen eines Systems und erzeugen Reduktion von Komplexität. Ihre Struktur (als *Ordner* vorstellbar) beeinflusst bzw. komplettiert im weiteren Verlauf der Wechselwirkungsprozesse die Systemdynamik im Sinne dieser Ordnung. Auch wenn alle Sätze, Situationen und Kommunikationen im Alltag hoch polysemantisch sind (also sehr viele Bedeutungen haben können), werden diese Bedeutungsräume durch Sinnattraktoren strukturiert und reduziert. Synergetische Selbstorganisation zeigt, dass Attraktoren immer adaptiv in Bezug auf die Gesamtheit der Umgebungsbedingungen sind. Dies gilt zum einen auf der Entwicklungsebene: Die Strukturierungsprinzipien, mit denen eine Person sinnhaft ihre Beziehungen zur Welt, zu anderen Personen und zu sich selbst gestaltet, entwickeln sich ja stets in selbstorganisierter Adaptation an die sich verändernden Bedingungen des Lebens. Beginnend mit den zentralen Strukturen (zu denen auch beispielsweise genetische und pränatale Strukturen zählen), ändern sich diese Umgebungsbedingungen typischerweise ständig: An einen Zweijährigen, Sechsjährigen, 14- oder 20-Jährigen werden jeweils andere Anforderungen *(Entwicklungsaufgaben)* gestellt. Analog gilt dies für Paare, Familien und Organisationen. Bisherige Strukturen müssen aufgegeben werden, damit Neue entstehen können (sogenannte *Phasenübergänge*). Allerdings geht es dabei weniger um die von Beobachtern beschriebenen als um die von der jeweiligen *Person* (Paar, Familie, Organisation) selbst wahrgenommenen Bedingungen. Hier kann es viele und »gute« Gründe geben, die objektiven Veränderungen nicht wahrzunehmen (z. B., wenn sie Angst machen). Die Lösungen in Form bestehender Sinnattraktoren passen dann nicht mehr zu den veränderten Bedingungen: Dann ist mit Symptomen und Problemen zu rechnen.

Zu den Umgebungsbedingungen zählen aber zum anderen auch die jeweils anderen Prozessebenen: So sind für Attraktoren auf der Ebene familiärer Dynamik (Interaktionsmuster) sowohl die Makrosozialsysteme »Umgebung« – u. a. (sub)gesellschaftliche Normen und Werte, kulturelle Muster und intergenerative Narrationen – relevant als aber auch individuelle Sinndeutungen, die selbst wiederum von somatischen Prozessen (z. B. körperlichen Beeinträchtigungen wie einem schweren Asthma) beeinflusst sein können. Vermittels der präzisen synergetischen Fassung von Ordnungsbildung relativ zur Umgebung lassen sich somit die Einflüsse zwischen den Prozessebenen gut darstellen – wenn auch an dieser Stelle nur grob skizziert.

Mit den Subkonzepten »Bedeutungsfelder« und »Synlogisation« trägt die PZS der Erfahrung Rechnung, dass sich typischerweise Sinnattraktoren unterschiedlicher Systeme überlagern (Bedeutungsfelder) und mehrere Personen(gruppen) *gemeinsam* Bedeutungsaspekte entwickeln. Spricht z. B. der Vater vom Asthmaanfall des Jüngsten, so resultiert die Bedeutung dieser Aussage nicht nur aus den familiären Interaktionsmustern, sondern wird *auch* aus den kulturell verfügbaren Bildern von Krankheit, Fürsorge, Tod, Opferbereitschaft etc. gespeist, wie *auch* aus der ganz persönlichen Kindheitsbiografie des Vaters. Und wenn er »Schon wieder dieser Lehrer!« sagt, dabei die Augen verdreht und die Mutter beipflichtend nickt, referieren die beiden auf eine gemeinsame Bedeutung, die vielleicht nur sie in hohem Ausmaß teilen und verstehen.

Trotz der sehr skizzenhaften Darstellung einiger weniger Aspekte der PZS sollte deutlich geworden sein, dass die PZS mit ihrem Verständnis von überstabilen Sinn- und Interaktionsattraktoren und der Notwendigkeit von Phasenübergängen den Blick für Ressourcen im Umgang mit Problemen und Symptomen schärfen und eine konzeptionelle Basis für die vielen systemischen Vorgehensweisen zur

Verfügung stellen kann, mit deren Hilfe leidvolle Beziehungen zur Welt, zu anderen Menschen und zu sich verändert werden sollen (weiterführend s. Kriz 2010b; von Schlippe u. Kriz 2004). Wie schon die Stoiker vor 2000 Jahren betonten, beunruhigen nicht die Dinge selbst, sondern unsere Meinung über die Dinge uns Menschen.

1.3.13 Integrative systemische Therapiemodelle

Rüdiger Retzlaff

Neben den bislang vorgestellten systemischen Ansätzen lassen sich gegenwärtig Tendenzen zur Integration verschiedener Modelle beobachten. In Feldern wie der Eltern-Säuglings-Therapie, der Traumatherapie, der Sexualtherapie oder der Paartherapie (Welter-Enderlin u. Jellouschek 2002) haben sich solche integrativen Konzepte bereits seit Längerem bewährt.

Schon in den Anfangsjahren der systemischen Familientherapie in den 1950er- und 1960er-Jahren gab es eine Offenheit für unterschiedliche wissenschaftliche Modelle, therapeutische Traditionen und Theoriesysteme. Ausgebildet in unterschiedlichen psychotherapeutischen Schulen, arbeiteten die Gründerpersönlichkeiten in diversen Praxisfeldern mit Kollegen anderer Richtungen zusammen. So wurden beispielsweise durch die Zusammenarbeit der frühen Palo-Alto-Gruppe mit Milton Erickson zahlreiche Elemente der hypnotherapeutischen Konzepte übernommen, die heute zum Standardrepertoire der systemischen Therapie zählen. Die frühen Abgrenzungskonflikte zwischen verschiedenen Richtungen erscheinen rückblickend als unterschiedliche Entwicklungsphasen der systemischen Therapie. In die therapeutische Praxis wurden bewährte Elemente integriert, die inzwischen zum gemeinsamen Fundus systemischer Techniken gehören (Nichols u. Schwartz 2012; Retzlaff 2012; von Schlippe u. Schweitzer 2012).

In unterschiedlichen Provinzen der systemischen Landschaft gibt es verschiedene Vorlieben – die im deutschsprachigen Raum beliebte hypnosystemische Therapie ist in Großbritannien und den USA deutlich weniger verbreitet. Umgekehrt ist die in diesen Ländern gebräuchliche Einbeziehung von bindungsorientierten Konzepten und verhaltenstherapeutischen Elementen in pragmatisch orientierte systemische Therapien im deutschsprachigen Raum bisher noch sehr viel weniger üblich.

Insgesamt lässt sich ein Trend zu komplexen, manualisierten Behandlungsprogrammen beobachten, die von Forschergruppen für bestimmte Störungsbilder – insbesondere für Substanz- und Sozialverhaltensstörungen, Essstörungen und körperliche Erkrankungen – entwickelt, erforscht und verbreitet werden (Sydow et al. 2007). In diesem Abschnitt werden integrative systemische Ansätze – die sogenannten Markennamentherapien –, bindungsorientierte und humanistische systemische Ansätze sowie die mentalisierungsbasierte Familientherapie vorgestellt.

Markennamentherapien

Die *funktionale Familientherapie* (FFT) (Sexton u. Alexander 2005) stützt sich wesentlich auf die strukturelle und strategische Familientherapie sowie die soziale Lerntheorie. Störungen werden als Ausdruck von Beziehungsproblemen verstanden. Sie gewinnen innerhalb eines Familiensystems eine Funktion, die zu ihrer Aufrechterhaltung beiträgt. Gestörte Interaktionsabläufe, problematische Grenzen oder eine Hierarchieumkehr sind Ausdruck dysfunktionaler Familienprozesse. Die Behandlungsstrategien zielen insbesondere auf die Distanzregulation ab. In Anlehnung an Haley (1985) sollen durch eine Veränderung des Interaktionsgeschehens Symptome überflüssig gemacht werden. In der jüngeren Vergangenheit haben sozialkonstruktivistische Konzepte die FFT beeinflusst, außerdem wird der Einfluss von Bedeutungsgebungsprozessen auf die Konstruktion von Problemen stärker beachtet.

Die *behaviorale Familiensystemtherapie* (BFST) wurde zur Behandlung anorektischer Jugendlicher und bei Diabetes entwickelt (Robin u. Foster 1989). Sie orientiert sich an der strukturellen Familientherapie; Interventionen zielen darauf ab, problematische strukturelle Merkmale des Familiensystems – zum Beispiel Verstrickungen, Triangulierungen, Hierarchieumkehrungen und Koalitionen über Generationsgrenzen – zu erkennen und zu verändern; außerdem werden Problemlöse- und Kommunikationsfertigkeitstrainings durchgeführt und Reframings eingesetzt (vgl. Brent et al. 1997).

In den USA gilt die *Brief Strategic Family Therapy* (BSFT) als Best-Practice-Modell für die Behandlung von Jugendlichen mit Substanzstörungen. Sie wird heute erfolgreich bei Sozialverhaltensstörungen und der Prävention vor AIDS in Risikopopulationen angewendet (Robbins, Horigian u. Szapocznik 2008). Die BSFT basiert auf dem systemischen Modell von Minuchin (1997) und Haley (1985) sowie der sozialökologischen Theorie von Bronfenbrenner (1981). Ansatzpunkt sind intrafamiliäre Interaktionsstrukturen, die entweder problematische Verhaltensweisen aufrechterhalten oder zu Lösungen führen können. Ebene der Intervention ist das Familiensystem, es werden aber auch die Besonderheiten der Einzelpersonen und der soziale Kontext beachtet. Zu den Interventionsstrategien zählen insbesondere Joining der Einzelpersonen und der Familie, stützende Interventionen, Enactments, umstrukturierende Interventionen zur Veränderung starrer Interaktionsmuster in der Gegenwart, Umdeutungen und Reframing (vgl. dazu insges. Abschn. 2.1.1), die Arbeit an Grenzen, Herstellung und Auflösung von Allianzen, Regulation der interpersonellen Nähe und der Einsatz von Aufgaben. Das Vorgehen des Therapeuten ist aktiv und direktiv. Klienten werden ambulant im Familien- und Einzelsetting gesehen, zum Teil wird auch aufsuchend in der Schule oder im weiteren sozialen Umfeld gearbeitet. Es gibt differenzierte Strategien zur Erhöhung der Therapiemotivation von Jugendlichen mit Drogenproblemen. Ein besonderes Merkmal der BSFT ist die sorgfältige Abstimmung des Vorgehens mit den kulturellen Besonderheiten verschiedener ethnischer Gruppen.

Auch die *multidimensionale Familientherapie* (MDFT) ist ein störungsspezifischer Ansatz zur Behandlung von Jugendlichen mit Substanz- und Verhaltensstörungen (Spohr u. Gantner 2010). Sie beruht auf dem strukturell-strategischen Modell und berücksichtigt Ergebnisse der Entwicklungspsychopathologie, der Suchtforschung sowie der Lern- und Systemtheorie. Ergänzt wird der Ansatz von einer ökologischen Perspektive, in der Individuen und ihre Familien in ihrer Einbettung in soziale Kontexte verstanden und relevante außerfamiliäre Bezugspersonen bzw. -systeme in die Behandlung einbezogen werden. Der therapeutische Prozess gleicht einer Pendeldiplomatie zwischen Subsystemen – dem Jugendlichen, den Eltern, der Familie insgesamt – und weiteren sozialen Systemen wie Schule, Freunde usw. Zu den wichtigsten Aufgaben des Therapeuten gehört die Stärkung der Behandlungsmotivation. Grundlegend für den Erfolg ist die Haltung des Therapeuten, der sich als Anwalt des Jugendlichen und der Eltern versteht. Veränderungsfokus sind konkrete Interaktionen und Beziehungs- und Lebensthemen, die für den Jugendlichen und seine Eltern von Bedeutung sind.

Die *multisystemische Therapie* (MST) wurde für Jugendliche mit schweren Sozialverhaltensstörungen und Delinquenz entwickelt (Fürstenau u. Rhiner 2010; Sheidow u. Henggeler 2008). Inzwischen wird der Ansatz auch bei Jugendlichen mit Diabetes, Suizidalität, Übergewicht und emotionalen Anpassungsstörungen eingesetzt. Theoretische Grundlage sind die Allgemeine Systemtheorie sowie strategische und strukturelle Ansätze wie die sozialökologische Entwicklungstheorie von Bronfenbrenner. Es wird davon ausgegangen, dass Störungen im Kontext der Familie entstehen, etwa durch verdeckte Koalitionen zwischen Indexpatient und einem Elternteil oder durch das Zusammenspiel anderer Systeme und Familie. Der Fokus des ressourcenorientierten therapeutischen Vorgehens liegt auf der Veränderung der sozialen Lebenswelt des Jugendlichen – der Familie, der Schule oder Peers – mit dem Ziel, eine Veränderung des Problemverhaltens zu ermöglichen. Die Position des Therapeuten ist aktiv und handlungsorientiert, Verhaltensabläufe werden in den Mittelpunkt gestellt. Die Interventionstechniken sind primär systemisch und werden zum Teil durch verhaltenstherapeutisch orientierte Interventionen ergänzt. Die Behandlungen finden aufsuchend in der natürlichen Umgebung des Patienten statt.

Eine Besonderheit der MST ist das hochintensive Setting – drei bis vier Therapeuten bilden ein Team, das an sieben Tagen über 24 Stunden eine Rufbereitschaft unterhält. Jeder Therapeut sieht lediglich vier bis sechs Familien über einen Zeitraum von drei bis sechs Monaten, mit durchschnittlich 60 Stunden direkter Kontaktzeit.

Humanistische und bindungsorientierte systemische Ansätze

Die *Bindungsorientierte Familientherapie* (ABFT – attachment based family therapy) von Diamond und Levy (2010) ist ein Kurzzeitverfahren für Jugendliche mit depressiven Störungen und Suizidalität. Diese Beschwerden werden auf Verletzungen des Vertrauens und der Bindungsbeziehung zurückgeführt, die durch vordergründige Verhaltensprobleme überlagert werden. Das Wiederherstellen von Vertrauen und Gerechtigkeit zwischen Familienmitgliedern ist primäres Ziel der ABFT. Das praktische Vorgehen umfasst parallele und gemeinsame Gespräche mit dem Jugendlichen und seinen Eltern, bei denen fünf Schritte zu unterscheiden sind: (1) die Umdeutung der Beziehung, (2) das Herstellen einer Beziehung zum Jugendlichen bzw. (3) zu den Eltern, (4) die Wiederherstellung der Bindungsbeziehung in einer gemeinsamen Sitzung sowie als letzter Schritt (5) die Stärkung von Kompetenzen, der Aufbau eines guten Selbstwertgefühls und die Förderung von Autonomie des Jugendlichen. Gearbeitet wird überwiegend mit Enactments (Minuchin u. Fishman 1992), mit deren Hilfe Familien eine korrigierende Bindungserfahrung machen. Die ABFT ist auch für Jugendliche mit erheblichen Beeinträchtigungen und komplizierter Vorgeschichte aus sogenannten Multiproblemfamilien und sozialen Randgruppen geeignet (Diamond u. Levy 2010).

Die *emotionsfokussierte Therapie* (EFT) verbindet erlebnisorientierte Ansätze mit der strukturellen Familientherapie und der Bindungstheorie (Johnson 2010). Neben einer gesprächstherapeutisch geprägten Vorgehensweise kommen Enactments und restrukturierende Interventionen zum Einsatz. Das Verfahren wird insbesondere in der Paartherapie, aber auch bei Kindern mit belastenden Erfahrungen angewendet. Zentraler Fokus ist die emotionale Bindung zwischen den Partnern oder zwischen Eltern und Kind. Beziehungsprobleme werden als Folge einer Verletzung der gegenwärtigen Bindungsbeziehung verstanden. Das Vorgehen ist auf die Interaktionen im Hier und Jetzt ausgerichtet. Therapeut und Klienten sollen Muster und innere Erlebnisse erkennen und mit dem ehelichen Quidproquo in Verbindung setzen. Schlüsselgefühle werden aufgespürt, benannt, elaboriert und differenziert. Der Therapeut hilft bei der Benennung von emotionalen Erfahrungen; Empathie und Validierung durch den Therapeuten schaffen einen Kontext für Veränderung. Das therapeutische Vorgehen setzt vornehmlich am Zyklus von Anklage und Rückzug an und umfasst drei jeweils untergliederte Schritte: die Deeskalation von negativen Interaktionszyklen, die Veränderung festgefahrener interaktioneller Positionen sowie eine Konsolidierungs- und Integrationsphase. Der Therapeut übernimmt eine aktive Position, geht ausführlich auf das emotionale Erleben ein und vertieft es. Die EFT zählt zu den empirisch am besten bestätigten Paartherapieansätzen.

Die *Filialtherapie* wurde für Familien mit verhaltens- und beziehungsgestörten Kindern im Grundschulalter entwickelt. Sie verbindet Elemente der Gesprächstherapie und der nichtdirektiven Spieltherapie mit der Systemtheorie, insbesondere der strukturellen Familientherapie (Thomas 2010). Zunächst führt ein Therapeut eine spieltherapeutische Sitzung mit dem Kind durch und wird dabei von den Eltern und im Beisein eines Ko-Therapeuten beobachtet, der das Vorgehen erläutert. Im nächsten Schritt übernimmt dann zunächst ein Elternteil den aktiven Part in der

Spielsitzung, während ein Therapeut und der andere Elternteil hinter der Beobachtungsscheibe das Geschehen beobachten und über das mögliche innere Befinden des Kindes reflektieren. In einem weiteren Schritt wird dieser Prozess in die häusliche Umgebung übertragen (ebd.).

Die *mentalisierungsbasierte Familientherapie* (MBFT) verbindet Aspekte der psychodynamisch orientierten mentalisierungsbasierten Einzeltherapie (MBT) mit systemischen Ansätzen (Asen u. Fonagy 2010). Als Mentalisieren wird die Fähigkeit bezeichnet, sich in die Gedanken und Gefühle anderer Menschen hineinversetzen zu können und ihre Motive zu verstehen. Grundhaltung beim Mentalisieren ist eine respektvolle, nachforschende Neugierde auf das innere Erleben anderer Menschen. Zentrales Ziel der MBFT ist die Stärkung der Fähigkeit von Familienmitgliedern, die Beweggründe und das Erleben der Angehörigen zu verstehen, womit eine Vertrauensbasis aufgebaut und die Bindung zwischen Kindern und Eltern gefördert wird. Familiäre Probleme lassen sich besser auflösen, wenn sich die Angehörigen wechselseitig in ihre Gedanken und Gefühlszustände hineinversetzen können. Das therapeutische Vorgehen besteht aus einer fünf Schritte umfassenden rekursiven »Mentalisierungsschleife«: (1) Interpunktieren einer Interaktionssequenz, (2) Überprüfen der eigenen Beobachtungen, (3) Mentalisieren des Augenblicks, (4) Verallgemeinern und (5) Zusammenfassen. Zur MBFT liegt ein Manual mit praktischen Übungen vor; als relativer neuer Ansatz verfügt die MBFT bislang noch über keine Wirksamkeitsstudien.

Übergeordnete integrative Modelle

Die in den Entwicklungsphasen der systemischen Therapie entstandenen psychotherapeutischen Methoden sind in integrativen Metamodellen zusammengefasst, wie sie beispielsweise von Pinsof (1995), Breunlin et al. (2011) oder Fraenkel (2011b) vorgelegt wurden. Pinsof integriert in sein Modell der problemzentrierten Therapie eine biologische, individuumzentrierte und familienorientierte Perspektive. Relevant für das therapeutische Verständnis sind alle sozialen Systeme, die sich um den Patienten und sein Problem herum gebildet haben und zur Aufrechterhaltung oder Lösung des Problems beitragen können. Es empfiehlt sich, zunächst mit dem für die Lösung relevantesten System zu arbeiten und im Zweifelsfalle eher eine Systemebene zu viel einzubeziehen. Mindestens ebenso wichtig wie das Problemsystem sind die Ressourcen, die im System verfügbar sind. Jedes präsentierte Problem hat seine eigene problemerhaltende Struktur, entscheidend für den Therapeuten ist somit die Frage, welche Einschränkungen Patienten an der Lösung ihres Problems hindern. Das Modell unterscheidet sogenannte übergeordnete Bezugsrahmen oder *Metaframeworks*, die Bereiche von Ideen umfassen und sie zu Mustern organisieren. Metaframeworks (1) sind aktuelle Einschränkungen, die sich aus der Organisation der Interaktion um das Problem herum ergeben, Level (2) beinhaltet biologische und somatische Faktoren, Level (3) Kultur- und *Gender*-Aspekte, historische Einschränkungen aus der Herkunftsfamilie, transgenerationale Themen aus früheren Generationen, verinnerlichte Beziehungserfahrungen sowie das Selbst als System.

Von Fraenkel (2011b) wurde eine integrative therapeutische »Palette« für die Paartherapie entwickelt. Über verschiedene Psychotherapieansätze hinweg bietet sie eine Orientierungshilfe dafür, ein geeignetes Vorgehen auswählen zu können. Er unterscheidet die *Dimensionen:* Zeitrahmen (Vergangenheit vs. Gegenwart vs. Zukunft), Direktivität (Ausmaß der direktiven Führung) und den Ansatzpunkt der Interventionen (Emotionen, Gedanken, Verhalten, Physiologie). Auch die systemische Familienmedizin kann als ein integratives Modell verstanden werden (vgl. McDaniel, Hepworth u. Doherty 1997).

Fazit

Die vorgestellten integrativen Ansätze sind pragmatisch ausgerichtet und offen für die Integration von Techniken aus anderen Therapietraditionen, die sich als nützlich erwiesen haben. Die Mehrzahl dieser Ansätze bezieht sich auf Konzepte und Interventionen der *strukturell-strategischen Therapie* (Haley 1985; Minuchin 1997) sowie auf den *sozialen Konstruktionismus.* Sie sind ressourcenorientiert, die Therapiedauer ist kurz, es wird in verschiedenen Settings und bei Bedarf aufsuchend gearbeitet, weitere soziale Systeme werden einbezogen. Es werden keine unrealistischen Heilserwartungen im Sinne einer Ultrakurzzeittherapie geweckt, Behandlungen können durchaus auch länger dauern. Ausgehend von der Annahme, dass Menschen sich und ihre Geschichten verstanden fühlen wollen, befassen sich Therapeuten auch mit den Narrativen der Klienten und der Familien. Unter Berücksichtigung von Ergebnissen der Bindungsforschung wird die Entwicklung von stabilen Bindungsbeziehungen als ein generelles Ziel angestrebt. Ergebnisse der empirischen Forschung werden genutzt, Behandlungsergebnisse und Therapieprozess werden überprüft und durch Nachuntersuchungen belegt. Für die Wirksamkeit, die rasche Reduktion von Symptomen und die anhaltenden Wirkungen der meisten dieser neueren systemischen Modelle gibt es gute empirische Belege (Lebow 2005).

Die Ansätze unterscheiden sich in mancherlei Hinsicht von älteren systemischen Modellen – sie erkennen die Bedeutung des Individuums und biologischer Prozesse als relevante Systemfaktoren an. Erkenntnisse anderer Wissenschaftsdisziplinen wie der Sozialpsychologie, der Entwicklungspsychologie, der Bindungstheorie oder der Theorie des sozialen Lernens werden berücksichtigt. Begriffe wie »Krankheit« und diagnostische Labels werden nicht vollständig abgelehnt, sondern in einer offenen, weniger wertenden und reflektiert-kritischen Form eingesetzt. Mit der Weiterentwicklung solcher Ansätze verbinden eine Reihe von Autoren im systemischen Feld die Hoffnung auf die zukünftige Entwicklung einer allgemeinen, systemisch fundierten Psychotherapie jenseits des alten Schulendenkens.

1.4 Dynamik sozialer Systeme: Was Beziehungen zwischen Menschen in Bewegung hält

Das abschließende Kapitel des ersten Teils geht auf Elemente der Dynamik sozialer Systeme ein, die grundsätzlich für alle sozialen Systeme, insbesondere auch für Therapie und Beratung, als übergreifende – nicht unbedingt problemgebundene – Phänomene eine Rolle spielen. Einerseits sind sie als typische Themen in therapeutischen Prozessen von Belang, andererseits selber auch Merkmale dieser Prozesse. Im Unterschied zu spezifischen klinischen Themen oder Problembereichen (vgl. Teil 3) geht es hier um Beobachtungsperspektiven, mit denen Therapeuten und Berater vertraut sein sollten. *(Tom Levold)*

1.4.1 Affektive Faktoren in der systemischen Therapie

Luc Ciompi

Affekt und Emotionen im systemischen Diskurs

Affektive Faktoren spielten im systemischen Diskurs lange Zeit praktisch keine Rolle. Sie wurden entweder als unspezifisch abgetan, als störend betrachtet oder als »selbstverständlich« vorausgesetzt. Im Vordergrund standen in der Frühentwicklung der systemischen Praxis und Theorie die vermeintlich bloß kognitiven Aspekte des Beobachtens, Unterscheidens, paradoxen Verschreibens in den innovativen Ansätzen. Zur Vernachlässigung von emotionalen Erscheinungen trug sicher auch ihre hohe Komplexität mit ihren sowohl bewussten wie unbewussten und körperlichen, psychischen wie sozialen Aspekten bei. Verwirrend war ferner die Tatsache, dass emotionale Wirkungen (z. B. schwere Traumata) ihre Anlässe um Jahre bis Jahrzehnte überdauern können und sich je nach Zeit und Kultur mit anderen kognitiven Inhalten verknüpfen. Gefühle »haben« nicht nur Geschichte, sondern sie »machen« auch »Geschichte«. Sie wandeln sich mit der Zeit und vermögen unter geeigneten Bedingungen (wie etwa im »Arabischen Frühling« von 2011) als gebündelte emotionale Energien großräumige historische Entwicklungen in Gang zu setzen (vgl. hierzu Ciompi u. Endert 2011).

Seit zehn bis 20 Jahren ist indes das Affektthema auch im systemischen Diskurs immer wichtiger geworden. Anstoß dazu gaben neben neuen neurobiologischen Befunden zum ständigen Zusammenwirken von Emotion und Kognition auch die Metaanalysen zur Wirksamkeit verschiedenster psychotherapeutischer Verfahren von Grawe et al. (1999), die zu der klaren Forderung nach Fokussierung auf die Affekte des Klienten führten. Auch Kruse (1991) bezeichnete Emotionen als das »primäre Arbeitsmaterial« der Systemtherapie, von dessen Veränderung Erfolg oder Misserfolg entscheidend abhänge. 1998 wurde das Affektproblem im Buch *Gefühle und Systeme* von Welter-Enderlin und Hildenbrand erstmals im deutschen Sprachraum aus systemischer Sicht gezielt behandelt (Welter-Enderlin u. Hildenbrand 1998). Beachtung fanden darin u. a. die von Maturana als »Linguieren«, »Konversieren« und »Emotionieren« bezeichneten Ideen (Maturana 2001), die Untersuchungen von Stern et al. zur frühen Mutter-Kind-Beziehung sowie die von uns selbst aufgrund einer Zusammenschau von Befunden aus verschiedensten Bereichen der Emotionswissenschaft unter dem Begriff der »Affektlogik« entwickelten Konzepte zu den ständigen Wechselwirkungen zwischen Fühlen und Denken (vgl. Levold 1998a; Ludewig 1998; Stern 1998b; Ciompi 1998). Im Jahr 2004 folgte eine breite Diskussion des Stellenwerts von Affekten in einem Sonderheft der Zeitschrift *Soziale Systeme*. U. a. suchten Baecker (2004) und P. Fuchs (2004) im Anschluss an einen eigenen Beitrag über einen »blinden Fleck« bei Luhmann in Bezug auf Affektwirkungen (Ciompi 2004) dort nach Antworten auf die Frage »Wozu Gefühle?«. Simon (2004) schlug vor, Affekte als symbolisch generalisiertes Kommunikationsmedium zu verstehen, Wimmer (2004) analysierte ihre evolutionären und soziokulturellen Wurzeln etc. Auch in neueren systemischen Publikationen nimmt das Affektthema einen zunehmenden Raum ein (vgl. Schweitzer u. von Schlippe 2012; Schiepek 2009a; Wagner 2010).

Zu präzisieren ist, dass mit »Affekt« und »Affektivität« in diesem Kapitel in der Regel gefühlsartige Erscheinungen aller Art im Sinn eines Oberbegriffs gemeint sind. Dies ist insofern sinnvoll, als sich immer wieder neue definitorische Versuche der Abgrenzung zwischen einander überlappenden Begriffen wie »Gefühl«, »Affekt«, »Emotion«, »Stimmung«, »emotionale Befindlichkeit« etc. als wenig fruchtbar erwiesen haben. Zudem vernachlässigen sie gemeinsame Eigenschaften wie die Tatsache, dass es sich durchweg um ganzheitlich psychosomatische Befindlichkeiten mit energetisch-motivationalen Wirkungen und vielfachen Schalt- und Filtereffekten auf Wahrnehmung, Aufmerksamkeit, Gedächtnis und Denken handelt. Auch erlaubt erst ein derart gefasster Affektbegriff eine klare Abgrenzung zum Begriff der Kognition: Diese lässt sich nun – ganz im Einklang mit kybernetischen Konzepten und mit der zentralen Wichtigkeit von kognitiven Unterschieden in der Systemtheorie – als die Fähigkeit zum Treffen von Unterscheidungen und zu ihrer weiteren mentalen Verarbeitung (Speicherung, Reaktivierung, Kombination) definieren. Affekte sind, so gesehen, Energien (genauer: evolutionär verankerte, kontextabhängige Energieverbrauchsmuster), während Kognitionen den Strukturen entsprechen, die diese Energien kanalisieren (vgl. Ciompi 1998).

Affektive Rahmung, affektive Kommunikation und Empathie

Unter »affektiver Rahmung« ist das – den psychoanalytischen Begriffen des Holdings von Winnicott (2006) und des Containments von Bion (2009) verwandte – Bemühen zu verstehen, die Behandlungssituation durch sinnvolle Affektkanalisation und -regulation in therapeutisch fruchtbarer Weise zu stabilisieren. Bion prägte hierzu das schöne Bild einer Mutter, welche heftige Gefühle, die ein Kind aus dem Gleichgewicht bringen, wie ein Gefäß in sich aufnimmt und dem Kind in verarbeiteter Form zurückgibt. In der systemischen Therapie geht es dabei z. B. um das Bewahren einer wohlwollend-wohltuenden Distanz seitens der Therapeuten, gegebenenfalls auch um ein ruhiges Verbalisieren von heftigen Gefühlen, die z. B. in einem Familienkonflikt aufflammen und den Fortgang der Therapie gefährden mögen.

Affektive Kommunikation und Empathie spielen dabei eine zentrale Rolle. Erstere impliziert keineswegs nur das Sprechen über Gefühle, sondern auch alle durch das prä- und averbale Verhalten (Auftreten, Körperhaltung, Stimme, Mimik, Gestik, Sitzordnung etc.) vermittelten Botschaften etwa über Nähe oder Distanz, Konsens oder Dissens, Beziehungssituation und -hierarchie. Zur affektiven Kommunikation i. w. S. gehörten deshalb auch schon die Art des Empfangs am Telefon, die Raum- und Farbgestaltung und überhaupt die gesamte » emotionale Atmosphäre« des therapeutischen Settings. Affektive Botschaften werden primär unbewusst vermittelt, aber lassen sich durchaus auch bewusst steuern. Wichtig ist, zu realisieren, dass affektive Komponenten auch in zunächst vielleicht als rein kognitiv imponierenden Verfahren wie etwa im zirkulären Fragen, im Verschreiben von Ritualen, in der Positivierung, bei Coaching und Beratung am Werk sind. Eine zentrale Rolle spielt die affektive Kommunikation insbesondere in der Technik der Familienaufstellung, der Mediation, der Krisenintervention und der Traumabehandlung.

Affektbestimmte Wirklichkeitskonstruktion

Affekte beeinflussen unsere Konstruktion der Wirklichkeit andauernd in hohem Maß. Denn sie wirken auf Denken und Handeln keineswegs nur als allgegenwärtige »Motoren« (Piaget 1995) oder (z. B. in depressiver Verstimmung) als »Bremser«. Sie funktionieren zugleich als primäre Organisatoren und Reduktoren der Komplexität von Wahrnehmung und Denken: Unbewusste Schalt- und Filterwirkungen von Affekten auf Wahrnehmung, Aufmerksamkeit und Gedächtnis bestimmen weitgehend, was wir in der Umwelt selektiv beachten, speichern oder mobilisieren und schließlich zu größeren Gedankengebäuden – d. h. zu einer *Logik* im weiten Sinn – zusammenbauen. Kognitive Inhalte mit ähnlicher Affektfärbung werden bevorzugt miteinander verbunden (»ein netter Mensch«, »ein wunderbares Land«). So entstehen mit der Zeit – gewissermaßen über affektspezifische Schienen – personen- wie gruppenspezifische *affektiv-kognitive Eigenwelten,* die z. B. von einer Logik der Angst, der Wut, der Scham oder Freude beherrscht sind. Krasse Beispiele hierfür liefern extreme politische oder religiöse Ideologien, ferner die abwechselnd euphorischen und melancholischen Fühl-Denk-Welten von manisch-depressiv Erkrankten oder auch die von einer Logik der Wut, der Scham oder der Liebe beherrschten Fühl-, Denk- und Verhaltenssysteme von Verbitterten oder Verliebten. Praxisrelevant ist ferner, dass alle solchen *Eigenwelten* typischen Systemen im Sinn der Systemtheorie entsprechen, die ständig von einer Vielzahl von selbstorganisatorischen Feedbackmechanismen stabilisiert werden.

Systemerhaltend wirken dabei nicht nur die konservative affektiv-kognitive Mitte mitsamt ihren obligaten blinden Flecken, sondern durchaus auch Extrempositionen, welche die Grenzen eines bestimmten Fühl-Denk-Verhaltens-Systems sowohl bezeichnen wie auch befestigen.

Bestimmen, ein- und abstimmen, zustimmen, umstimmen

Die vielfältigen praktisch-therapeutischen Implikationen des Gesagten lassen sich schematisch in die im Untertitel genannte Formel zusammenfassen, die, sinnvoll moduliert, fast auf jede therapeutische Begegnung anwendbar ist. Mit »Bestimmen« ist gemeint, dass der Therapeut im Sinn der erwähnten »affektiven Rahmung« von allem Anfang an möglichst klare, Vertrauen und emotionale Sicherheit fördernde Rahmenbedingungen (z.B. hinsichtlich Ort, Zeit, Finanzen, gegenseitiger Rollen und Erwartungen) schaffen sollte. Ebenso wichtig ist es, sich möglichst früh und gut auf die – in der Regel durch eine spezifische Verstimmung geprägte – affektiv-kognitive Eigenwelt der Klienten ein- und mit ihr abzustimmen, das heißt durch Empathie, Exploration und sorgfältige Beobachtung auch von averbalen Botschaften möglichst rasch herauszufinden, von welcher Art von Leitgefühlen (z.B. Angst, Wut, Scham usw.) ihre affektiv-kognitive Eigenwelt beherrscht ist. Dies, um als Nächstes solchen Gefühlen auch dann, wenn man sie selbst nicht teilt oder billigt, *prinzipiell* zustimmen, das heißt, sie ernst nehmen und explizit als berechtigt anerkennen zu können. Erst auf dem Boden einer in dieser Art emotional befestigten *therapeutischen Allianz* kann es (u.a. mithilfe von denk-, fühl- und verhaltenstrukturierenden systemischen Spezialtechniken wie den oben genannten) schließlich gelingen, eine heilsame emotionale Umstimmung – das zentrale Ziel jeder Therapie – in Gang zu bringen.

1.4.2 Geschlecht und Gender

Sabine Kirschenhofer

Geschlecht als zentrale Strukturkategorie

Geschlecht als zentrale Strukturkategorie von Gesellschaft erfasst auch den therapeutischen Raum, von Rachel Hare-Mustin als »mirrored room« im Sinne eines Spiegel(n)s dominanter Diskurse beschrieben:

> »What shimmers and bounces off the mirrored walls of the therapy room are reflections of dominant discourses that are as pervasive as the air we breathe« »Der Schein, der von den verspiegelten Wänden des Therapiezimmers zurückgeworfen wird, besteht in den Reflexionen dominanter Diskurse, die so durchdringend sind wie die Luft, die wir atmen« (1994, S. 33; Übers.: T. L.).

Das Thema Geschlecht und »Geschlechterverhältnis« ist auf vielfältige und komplexe Weise verknüpft mit gesellschaftlichen Verhältnissen und Diskursen im Zusammenhang mit Macht, Ungleichheit, Emanzipation, soziokulturellen Normen und Praktiken. Darüber hinaus gibt es Verschränkungen mit anderen Strukturmerkmalen wie Geschlecht, Alter, Ethnizität, Bildung, soziale Schicht, Konfession u. Ä., die zu Benachteiligung und Marginalisierung führen können.

All dies wird auch im therapeutischen Raum wirksam, wiewohl nicht immer verbal offenkundig: Die Konstruiertheit geschlechterbezogener Bedeutungen wird in der alltäglichen Wahrnehmung unsichtbar, sie ist der Selbstvergessenheit im Vollzug der konkreten Erfahrung geschuldet (Stoller 2008).

Dieser Unsichtbarkeit kann mit Begriffen und Konstruktionen begegnet werden, die als analytische Werkzeuge für die Reflexion nützlich sind:

- *Gender* wird als Regelapparat aufgefasst, der für die Produktion und Normalisierung des Geschlechts sorgt: Vorstellungen von Männlichkeit und Weiblichkeit werden produziert und naturalisiert.
- *Heterosexuelle Matrix:* Die Praxis des Geschlechtlichseins (des »Doing Gender«) orientiert sich an der vorherrschenden zweigeschlechtlichen Geschlechterordnung. Aufgrund der sozialen Normierung zur geschlechtlichen Identifizierbarkeit ist es unmöglich, dem Doing Gender zu entkommen: Nach Judith Butler bildet Heterosexualität die Matrix des sozial Sinnvollen und Verstehbaren für das Geschlecht und sichert die Anschlussfähigkeit an dominante Diskurse (Villa 2012, S. 66).
- Heterosexualität ist unauflösbar mit dem anderen, dem davon Abweichenden, verbunden – der Homosexualität. Dies führt weiter in Richtung *queere Identitäten* (Zika 2008); »queer« gilt auch als Sammelbegriff für Orientierungen wie schwul, lesbisch, transgender usw.

Von der Geschlechtsvergessenheit systemischen Denkens zur Integration von Gender?

Das Thema »Geschlecht« erfordert einen differenzierten Umgang mit systemischen Prinzipien und Haltungen wie denen der Allparteilichkeit oder der Veränderungs- und Konstruktneutralität. Die Unmöglichkeit einer beobachterunabhängigen Wirklichkeit ist nach der Kybernetik 2. Ordnung erkenntnistheoretisch etabliert und auch für die Auseinandersetzung mit dem Thema Gender produktiv:

> »Denn wie ›neutral‹ können wir unseren eigenen Bildern und Vorstellungen von Geschlechtern gegenüber sein? Schließlich sitzen wir als sozial gewordene Männer und Frauen unseren männlichen und weiblichen Klienten gegenüber und interagieren mit diesen verbal und nonverbal in einem komplexen Geschehen, das sich – durch die Unmittelbarkeit und den Handlungsdruck – der Selbstreflexion über weite Strecken entzieht« (Kirschenhofer u. Kuttenreiter 2010, S. 80 f.).

Mit der oben gestellten Frage beschäftigten sich einige Systemikerinnen vor allem Mitte der 1980er- bis Mitte der 1990er-Jahre (s. Hare-Mustin 1991; 1994; McGoldrick, Anderson u. Walsh 1991; Rücker-Embden-Jonasch u. Ebbecke-Nohlen 2000; Walters et al. 1995): Sie äußerten Kritik an vermeintlich geschlechtsneutralen systemischen Konzepten und forderten eine Auseinandersetzung mit dem Thema »Geschlecht(erbeziehungen)«. Rachel Hare-Mustin (1991) beschrieb die Leugnung von Unterschieden zwischen den Geschlechtern in den bestehenden Konzepten als Beta-Vorurteil im Gegensatz zum Alpha-Vorurteil, welches in der Überbewertung von Unterschieden bestehe: Beide Vorurteile führten dazu, dass Ungleichheit verdeckt würde. Marianne Krüll plädierte für die entsprechende Erweiterung des therapeutisch-beraterischen Kontextes um die Genderperspektive:

> »Systemisch-rekursive[s] Denken nun öffnet den Blick für die ›Spielregeln‹ der Geschlechterbeziehungen, nach denen wir uns in jeder Situation – im Alltag oder in der Therapie – wechselseitig Zuschreibungen machen« (1991, S. 82).

Historisch bezog sich diese Kritik im Übergang von Kybernetik 1. zu Kybernetik 2. Ordnung vor allem auf strukturelle und strategische Therapieformen.

Obwohl eine Integration der Geschlechterperspektive im systemischen Denken vorausgesetzt werden kann, ist vor allem im deutschsprachigen Raum das geringe Interesse an einer theoretischen wie praktischen Auseinandersetzung mit den Implikationen der eigenen Beobachterperspektive in Bezug auf Geschlecht erstaunlich. Im angloamerikanischen Raum beschäftigen sich u.a. narrative Therapeutinnen (z. B. White 2007; Freedman u. Combs 1996) seit vielen Jahren mit der Wirkung dominanter Diskurse. Sie stellen die Bedeutung einer genderbezogenen Positionierung der Therapeutin und ihre Integration in ihr professionelles Handeln heraus, damit normativ-diskriminierende Verhältnisse im therapeutischen Raum vermieden werden können.

Konsequenzen für die systemische Praxis

In der Beratung und Therapie mit Einzelnen, Paaren und Familien sind Geschlecht und Geschlechterverhältnis immer implizit, manchmal auch explizit präsent und oft ein relevanter Hintergrund für Probleme und Konflikte der Klienten. Beratung und Psychotherapie sind Orte, an denen Prozesse der (Re-)Konstruktion männlicher, weiblicher oder queerer Identitätsentwürfe gestaltet und Machtkonstellationen repräsentiert und aktualisiert werden (können). Es stellt sich daher die Frage, welche Position Beraterinnen bzw. Therapeutinnen darin einnehmen.

Jeder Berater und Therapeut strickt an der »heterosexuellen Matrix« mit – über Art und Inhalt von Fragen, Aussagen, Reflexionen, über Blicke, Stimme und Tonfall, aber auch darüber, wofür man sich (nicht) interessiert, was (nicht) gehört wird oder werden kann. Dieses Mitstricken war der Fokus einer qualitativen Untersuchung von Paartherapien (Kirschenhofer u. Kuttenreiter 2006), die u. a. zu folgenden Empfehlungen führte:

- Widersprüchliche Erwartungen von Männern und Frauen an sich selbst und aneinander sind eine soziale Realität, die nicht über das Herstellen von Eindeutigkeit aufgehoben werden kann: Von therapeutischer Seite bedarf es eines behutsamen Ambivalenzmanagements.
- Achtsamkeit im Umgang mit Metaphern und ihrer Passung in Bezug auf die von Klientinnen bevorzugten Geschlechtsidentitätsentwürfe.
- Der Verführung widerstehen, von Klientinnen zur Komplizin des Veränderungsprojekts Mann zu werden.
- Mut zum Hinhören und Nachfragen, wenn bedrohliche oder gewaltsame Interaktionen angedeutet oder ausgesprochen werden: Desinteresse bedeutet Parteilichkeit für denjenigen, der einschüchtert, bedroht oder Gewalthandlungen setzt.
- Raum für affektive Kommunikation für beide Geschlechter ermöglichen: Nicht nur die Tränen des Mannes sind kostbare förderungswürdige Emotionen, auch die Frau soll sie im Paarsetting zeigen dürfen, ohne eines »Mehr desselben« verdächtigt und umgehend in »konstruktivere« Bahnen geführt zu werden.
- Autonomie und Macht: Derjenige, der sich als der Autonomere präsentiert, bringt denjenigen, der davon spricht, die Beziehung unbedingt erhalten zu wollen, immer wieder in eine Position, noch mehr dafür zu tun. Wie jeder Diskurs ist auch dieser von Genderprämissen geprägt, was von therapeutischer Seite im Sinne einer Dekonstruktion genutzt werden kann.

Dafür, die eigenen unbeabsichtigten Genderzuschreibungen zu durchkreuzen, kann ein imaginierter Tausch des Geschlechts des Klienten hilfreich sein: Wie würde ich das jetzt sehen/wahrnehmen/empfinden, wenn sie er bzw. er sie wäre? Was verändert das? Wenn z.B. Mütter sich über den Egoismus pubertierender Töchter beschweren, so relativiert sich dieser Egoismus manchmal, wenn man die Töchter hypothetisch in Söhne verwandelt – genderbezogene Maßstäbe werden sichtbar, ihre Wirkweise und Erwünschtheit besprech- und gestaltbar.

Sowohl die Auseinandersetzung mit Gender und der Bedeutung von Unterschieden als auch das Offenbleiben für die Einzigartigkeit und das Entwicklungspotenzial jenseits von Geschlecht machen den therapeutischen Balanceakt aus, den es dafür braucht, Klienten in ihrem sozialen Gewordensein wie in ihrer Individualität gerecht zu werden.

Eine Auseinandersetzung damit, wie Wirklichkeitskonstruktionen im Zusammenhang mit Geschlecht das therapeutische Tun beeinflussen, kann zu mehr Achtsamkeit gegenüber der eigenen Mitwirkung an ihrer (De-)Konstruktion führen. Ähnlich wie bei anderen Themen (z.B. Sexualität) werden die Grenzen dessen, was im therapeutischen Kontext gespürt, gedacht und gesagt werden kann, u.a. mitbestimmt durch das Ausmaß an Differenziertheit aufseiten der Therapeutin. Eine kontinuierliche Auseinandersetzung mit dem Thema »Geschlecht« liegt daher in der professionellen Verantwortung von systemischen Beratern und Psychotherapeuten.

1.4.3 Sexualität

Angelika Eck und Ulrich Clement

Psychotherapie ist Arbeit mit Bedeutungen, Sexualtherapie Arbeit mit sexuellen Bedeutungen. Im Zentrum steht die Frage, wie ein Paar seine Sexualität so gestalten kann, dass sie eine ressourcenaktivierende Bedeutung für die Partnerschaft entwickelt.

Bedeutungen von Sexualität in Beziehungen

»Was bedeutet Sex für Sie?« Antworten auf diese Frage können sowohl zwischen Personen variieren als auch innerhalb eines Lebens- und Beziehungsverlaufs ganz unterschiedlich ausfallen. Mit 16 Jahren zeigt sich das sexuelle Begehren anders als mit 30 oder 60 Jahren. Der eine sucht Entspannung, die andere Trost, ein Dritter Freiheit und Abenteuer beim Sex. Und am Anfang einer Beziehung verhalten sich die meisten Paare nicht nur ganz anders als nach 20 Ehejahren, sie geben der Sexualität auch einen anderen Stellenwert. Das Besondere der Sexualität liegt in dieser Bedeutungsoffenheit: Eine Vielfalt nicht primär sexueller Motive, Bedürfnisse, Emotionen und Ziele kann mit ihr verbunden werden (Gagnon u. Simon 2005). Wir beobachten und bewerten sexuelle Prozesse damit nicht nur als körperliche, sondern stets auch als psychisch und sozial bedeutsame Ereignisse.

Für sexuelle Beziehungen, allen voran für die auf Dauer angelegte Paarbeziehung, ist das Verhältnis der individuellen Sexualität zur Paarsexualität interessant. Aus systemtheoretischer Sicht gilt für Paare wie für alle sozialen Systeme, dass sie sich durch Kommunikation konstituieren (Luhmann 2008b). Sexuelle Paarkommunikation, das nonverbale sexuelle Verhalten wie das Sprechen über Sex, ist gekennzeichnet durch selektive Mitteilung und selektive Wahrnehmung. Partner bringen nur einen Teil ihres sexuellen Wunsch- und Verhaltensrepertoires in die Paarsexualität ein, meist das, was sie als konsensfähig vermuten. Gleichzeitig schließen sie nur an jene Angebote des Partners an, die im Bereich ihrer Zustimmung liegen. Vermutete oder reale Differenzen werden aus der Kommunikation ausgeschlossen. Im Verlauf einer Beziehung bildet sich so eine Schnittmenge bewährter sexueller Interaktionen heraus (Clement 2004). Sexualität nimmt damit die Funktion eines versichernden Partnerschaftsrituals ein (Bozon 1998), das zur Stabilisierung der Beziehung beiträgt. Freilich kann diese Stabilisierung ungewollt auch zur Ent-Erotisierung der Beziehung führen, denn Erotik lebt zu einem nicht unerheblichen Maß von der Fremdheit. Das Unbekannte und Unberechenbare kann anziehen, aber auch ängstigen

(Perel 2006). Sexuelle Vertrautheit bestätigt besonders in langjährigen Beziehungen die Berechenbarkeit des anderen und die Dauerhaftigkeit der Partnerschaft, birgt jedoch die Gefahr der Stagnation und Langeweile. Das bindende Ritual gerät so selbst in Gefahr durch den Verlust seiner besonderen Qualität: der erotischen Spannung.

Therapeutischer Zugang

Symptomstabilisierende Muster

Zu den in der Sexualtherapie am häufigsten geschilderten Problemen zählt die Lustlosigkeit oder eine als problematisch erlebte Diskrepanz im Begehren der Partner. Die Definition von »mehr« oder »weniger« Lust ist nicht absolut, sondern systemisch als Ergebnis ihrer Kommunikation zwischen ihnen zu sehen (Schnarch 2009): Die Bewertung der Lust des einen Partners ist abhängig von der des andern.

Wenn im Vordergrund die Bedeutung der Sexualität als versicherndes Partnerschaftsritual steht, gewinnt die Lustlosigkeit eines oder beider Partner jedoch schnell bedrohliches Potenzial: Sie ist Ausdruck eines »So nicht (mehr)!«. Oft setzt dies auf beiden Seiten Mechanismen der Angstreduktion in Gang. Neben der Bagatellisierung sexueller Unterschiede besteht eine Möglichkeit der Angstreduktion im Streit. Warum im Streit? Vorwürfe und Streit suggerieren Veränderungsdruck, dienen aber häufig der Problemaufrechterhaltung, da die Logik des Streits implizit einem Harmonieideal folgt: Wer streitet, glaubt an die Möglichkeit der Gemeinsamkeit im Ziel, strebt nach Konsens und blendet die Möglichkeit einer grundlegenden, eventuell sogar die Beziehung gefährdenden Unterschiedlichkeit des anderen aus (Clement 2004).

Die Interaktion um das sexuelle Problem lässt sich häufig als Kollusion (Dicks 1967; Willi 2012) beschreiben, bei der die Partner unbewusst durch den gleichen ambivalenten Konflikt (z. B. über Abgrenzung und Nähe) verbunden sind. Die beiden Seiten der Ambivalenz werden an je einen der Partner delegiert und dort bekämpft. Aus einer intrapsychischen Konfliktlage (Ambivalenz) wird eine interindividuelle (Streit). Ein Partner besetzt z. B. die progressive Position des Sex Einfordernden, der andere den regressiven Part dessen, der Sex verweigert oder sich als Symptomträger zeigt. Der progressive Partner reklamiert meist die Definitionshoheit über den »richtigen« Sex, die Norm, von der der andere abweicht. Dessen Nein ist faktisch jedoch mächtiger: Der regressive Partner bestimmt letztlich, ob und wie es zum Sex kommt. Seine Haltung des »So nicht!« hindert ihn aber an der Beantwortung der Frage, welche Sexualität er stattdessen leben könnte oder möchte. Beide kommen in dieser Konstellation nicht weiter.

Grundkonzepte der Therapie

Erotische Entwicklung statt sexueller Funktion. Aus systemischer Sicht sind sexuelle Symptome nicht primär Ausdruck einer gestörten Funktion, die möglichst wiederhergestellt werden sollte. Das unterscheidet sie unter anderem von verhaltenstherapeutisch orientierten Ansätzen der Sexualtherapie. Hintergrund ist die Annahme, dass eine rein symptomorientierte Betrachtungsweise häufig individuelle und paardynamische Fragen der erotischen Entwicklung übersieht. Im systemischen Ansatz wird daher die Frage der sexuellen Funktion und des Könnens/Nichtkönnens vernachlässigt zugunsten der Leitunterscheidung Wollen/Nichtwollen bzw. Anderswollen (Clement 2004).

Differenzierung/selbst validierte Intimität. Das Leitkonzept der systemischen Sexualtherapie ist das Entwicklungskonzept der Differenzierung. Der erstmals von Schnarch (1997) sexualtherapeutisch adaptierte Begriff nimmt direkt Bezug auf den Grundkonflikt zwischen den Bedürfnissen nach Individualität und Bindung: Differenzierung bezeichnet die Fähigkeit zur Aufrechterhaltung eines stabilen Selbstgefühls in nahen Beziehungen. Ein hoher Differenzierungsgrad ermöglicht die wechselseitige Zumutung erotischer Unterschiede auch angesichts von Furcht vor Zurückweisung oder Beschämung durch den anderen. Er drückt sich aus in einer selbst validierten Intimität, im Bekenntnis zum eigenen erotischen Profil – im Unterschied zur partnervalidierten Intimität, die sich von der Bestätigung durch den anderen abhängig sieht. Die Kommunikation dieser erotischen Differenz der Partner wird zur Schlüsselfigur der Therapie.

Therapeutische Haltung. Obwohl sich systemische Sexualtherapie an einer Entwicklungsidee orientiert, ist Veränderungsneutralität wichtig: Klienten gehen sich selbst und dem Partner gegenüber reale Risiken ein, wenn sie sich erotisch neu profilieren. Eine Neuverhandlung nicht nur der sexuellen Beziehung ist im Ergebnis selten vorhersehbar und daher eine ernst zu nehmende und bisweilen hoch ängstigende Angelegenheit. Hinzu kommt noch eine dem Erotischen inhärente Ambivalenz: Erotik spielt an der Grenzlinie von Angst und Lust, Fremdheit und Vertrautheit, Aggressivität und Passivität, Legalem und Verbotenem. Sie ist somit per se emotional riskant.

Konstruktneutralität ist bei sexuellen Themen von spezieller Relevanz. Sie verführen Therapeuten besonders leicht dazu, einseitig die positiven Seiten der Sexualität zu betonen (»gesunde« Sexualität) oder sich zu schnell moralisch, politisch korrekt oder einseitig zugunsten eines Partners zu positionieren, gerade bei kritischen Themen (z.B. Affären, extremen sexuellen Praktiken).

Therapieprozess

Die therapeutische Anfangsphase wird häufig durch die Inszenierung des symptomstabilisierenden Interaktionsmusters (z.B. Vorwürfe und Streit) bestimmt. Fragen der Auftragsklärung, zu Interaktionszirkeln und nach Vor- und Nachteilen der Positionen kommen hier zum Einsatz. Der Übergang in die nächste Phase führt vom vertrauten Streit zur Thematisierung der sexuellen Differenz. Die Mehrdeutigkeit des Problems und der bisherigen Lösungsversuche wird in den Blick genommen. Verschlimmerungsfragen sowie die Frage nach der Konsequenz der Nichtveränderung (»Angenommen, Ihr Mann könnte nie wieder eine Erektion aufrechterhalten, wie würde es für Sie weitergehen?«) sind hier angezeigt. Der dramaturgische Höhepunkt der Therapie besteht in der Profilierung des sexuellen Unterschieds. Beispielhafte Kernintervention ist hier das »ideale sexuelle Szenario« (ISS). Es fordert die Schärfung der sexuellen Individualität der Partner heraus, indem beide ein für sie ideales erotisches Szenario unabhängig vom Partner schriftlich entwerfen. Erst in der Folgesitzung findet die Verhandlung über die wechselseitige Offenlegung der Texte statt (für eine genaue Beschreibung s. Clement 2004).

Die dabei sichtbar werdende Differenz der beiden Szenarien ist eine kritische Größe für den Fortgang der Therapie. Wenn etwa der eine Partner eine romantisch intime Situation beschreibt, der andere dagegen eine Szene, in der er sich einseitig vom Partner »nehmen« lässt, kann das als interessant und aufregend oder aber als verletzend und beängstigend erlebt werden. Abhängig vom Ausmaß der aktivierten Angst reagieren Klienten mit einer temporären Rückkehr in das vertraute Interaktionsmuster oder aber mit einer erhöhten Aufmerksamkeit für sich und den Partner (ist der andere »noch da« und, wenn ja, unter welchen Bedingungen?). Im letzteren Fall können die Verhandlung und Exploration (neuer) erotischer Gemeinsamkeit auf der Basis von Differenz erfolgen (Worauf würde ich mich einlassen? Wie gehe ich mit für mich fremden Aspekten der Sexualität meines Partners um?).

Im günstigen Fall führt dieses Vorgehen zu einer besseren sexuellen Differenzierung, bei der der Unterschied der beiden sexuellen Profile nicht mehr vorwurfsvoll als Problem bewertet wird, sondern als belebende Individualität. Damit erhöht sich für die Partner die Chance, aus dem Gefängnis eines kleinsten gemeinsamen Nenners auszubrechen und die Freiheitsgrade und Wahlmöglichkeiten zu nutzen, die sich aus dem neuen Blick auf den alten Partner ergeben.

1.4.4 Die Mehrgenerationenperspektive und das Loyalitätssystem

Günter Reich

Die Mehrgenerationenperspektive

Die Mehrgenerationenperspektive entwickelte sich seit den 1950er-Jahren aus der Verbindung psychodynamischer und systemtheoretischer Sichtweisen.

Sie beruht auf der klinischen Beobachtung, dass sich bei schweren seelischen Störungen häufig nicht nur Störungen der Eltern-Kind-Beziehungen, sondern auch der Beziehungen zu den Ursprungsfamilien der Eltern finden. Ungelöste Konflikte und Traumatisierungen wirken in der Gegenwart fort. Störungen und Konflikte in der Kindergeneration ergeben sich aus Konflikten zwischen Eltern und Großeltern:

»Dies geschieht durch vielfache intrafamiliäre Übertragungsprozesse. Des Weiteren nehmen wir an, dass sich in Familien über die Generationen im Wesentlichen immer wieder dieselben Konflikte abspielen, dass also ein ›intrafamiliärer Wiederholungszwang‹ besteht« (Massing, Reich u. Sperling 2006, S. 21).

Diese Wiederholungstendenz kann durch neue Beziehungserfahrungen unterbrochen werden. Häufig gelingt es in konfliktbelasteten Familien nicht, neue Entwicklungsmöglichkeiten zu nutzen, da sie immer wieder unbewusst im Sinne der vorgängigen Erlebensweisen, Fantasien und Interpretationsschemata verarbeitet werden.

In der Mehrgenerationentherapie kommen drei zum Verständnis familiärer Entwicklung wesentliche Perspektiven zum Tragen: (1) die psychoanalytische Theorie unbewusster Konflikte, (2) eine systemtheoretische Perspektive insbesondere der »Kybernetik 2. Ordnung« und (3) narrative Ansätze unter Einbeziehung der zeitgeschichtlich-soziologischen Dimension familiärer Entwicklung (Reich, Massing u. Cierpka 2008). Familie wird als gegenwärtiges horizontales und als vertikales historisches System angesehen. Dies verbindet die Gegenwart mit der Vergangenheit und der Zukunft der Beziehungen.

Empirische Befunde zu mehrgenerationalen Prozessen

Nicht nur klinische Beobachtungen, sondern auch quantitative empirische Forschungen belegen generationsübergreifende Kontinuitäten. So zeigen sich Wiederholungen von Beziehungsmustern in der Bindungsgeschichte, der Entwicklung von Erziehungseinstellungen, der Qualität von Partnerbeziehungen, in Gewalterfahrungen und im Grad der Ausprägung von Individuation und interpersonellen Grenzen (Reich, Massing u. Cierpka 2008; Massing, Reich u. Sperling 2006). Wiederholungstendenzen können unterbrochen werden: in der Regel durch eine dritte Beziehung außerhalb des problematischen Systems, z. B. durch einen alternativen Elternteil, Großeltern, neue Erfahrungen in der Adoleszenz, Unterstützung seitens einer neuen sozialen Umgebung, supportive Partnerbeziehungen oder Schwiegerfamilien.

Die sozialhistorische Perspektive

Im Mehrgenerationenansatz werden Familien stärker im Bezug zu ihrer sozialen Situation und historischen Einflüssen gesehen. Dies wird in den Therapiegesprächen thematisiert, so etwa die Tradierung von Konflikten z. B. aus der Zeit des Nationalsozialismus, aus Krieg, Migration und Vertreibung, aus dem Leben in der DDR und aus der Wiedervereinigung, aus veränderten Geschlechtsrollenvorstellungen etc. Wesentlich ist dabei die lebenszyklische Perspektive. Jede Generation interpretiert die Realität entsprechend ihren eigenen Erlebensweisen. Die verschiedenen Generationen repräsentieren unterschiedliche Lebensalter und unterschiedliche »Familienzeiten«.

Traumatisierungen und ihre Verarbeitung

Schwere seelische Störungen werden als Folge von Traumatisierungen der Familie oder in der Familie gesehen, die oft schon in der Vorgeneration stattfanden. Diese Traumatisierungen – z. B. durch schwere Erkrankungen, Gewalterfahrungen, sexuellen Missbrauch, Todesfälle oder Vertreibung – sind häufig schwerwiegender, als die Betroffenen es wahrhaben wollen. Angst, Scham- und Schuldgefühle sowie Loyalitätsbindungen sind wesentliche Motive, die Auseinandersetzung mit Traumatisierungen abzuwehren oder die Traumatisierungen gegenüber anderen zu verschweigen. Hierdurch können Abwehrprozesse in Gang gesetzt werden, durch die ganze Teile der Familiengeschichte oder ganze Erlebensbereiche verleugnet oder verdrängt werden (z. B. durch Familiengeheimnisse oder Familienmythen). An ihre Stelle treten Entwicklungsstagnation und rigide, ritualisierte Interaktionsmuster, die in Symptombildungen münden.

»Weitergabe« familiärer Muster

Die Weitergabe von unverarbeiteten Konflikten geschieht auf mehrfache Weise. Eltern, Großeltern oder andere Familienmitglieder übertragen die inneren Bilder ihrer Beziehungen, z. B. zu ihren Eltern, auf Kinder durch offene oder subtile Zuschreibungen bzw. »Projektionen«. Oder aber die Kinder erleben die Beziehung zwischen Eltern und Großeltern oder anderen Personen direkt und werden auch von ihnen in Interaktionen mit Zuschreibungen und Projektionen einbezogen. Wesentlich ist, dass sich Kinder mit diesen Mustern identifizieren.

Durch Identifikationsprozesse entstehen Gefühle historischer Kontinuität und Kohärenz. Sie können aber auch bindend, einengend und konflikthaft sein.

Diese Identifikationsprozesse tragen wesentlich zur Bildung eines Familiengefühls, einer generationsübergreifenden Familienidentität bei (Cierpka 1992). Diese *Familienselbstbilder* (Sperling 1988) können die Bindungsfähigkeit in anderen sozialen Kontexten sowie einen generationsübergreifenden Zukunftsbezug fördern. Nicht selten ist die Gegenidentifizierung ein Versuch, sich aus engen familiären Bindungen zu lösen. Der Mensch sucht oder schafft sich Werte und Lebensstile, die antithetisch zu den familiär vorherrschenden sind. Dies kann auch durch Partnerwahl geschehen.

Wesentliche Prozesse der Übertragung von Beziehungsmustern werden durch die Konzepte der Rollenzuschreibung (Richter 2010), der Delegation (Stierlin 2001a) und der Parentifizierung (Boszormenyi-Nagy u. Spark 1984) beschrieben. Hierdurch versucht man zu erfassen, wie Kinder (und das durchaus noch bis ins hohe Erwachsenenalter) familiäre Aufträge erfüllen (z. B. Tröster der Eltern, Partnerersatz, Verwirklichung von in der Vorgeneration unerreichten Idealen) oder daran scheitern.

Die Dynamik von Verdienst, Vermächtnis und Loyalität

Die ethisch-existenzielle Perspektive ist für das Verständnis der Dynamik von Familien und Paaren sowie größeren sozialen Systemen wichtig. Sie geht davon aus, dass in Familien eine Art Buchführung über die »Verdienste« und »Schulden« der Mitglieder existiert. Die Balance von Geben und Nehmen muss beachtet werden. Ein Gleichgewicht wird, wenn überhaupt, nur vorübergehend erreicht. Das Beziehungssystem gleicht einem Mobile (Stierlin 2007). Das Bedürfnis nach Gerechtigkeit und nach Loyalität wird als ein menschliches Grundmotiv angesehen, das Loyalitätssystem der wechselseitigen Verpflichtungen als ähnlich grundlegend wie das Bindungssystem (Pfitzer u. Hargrave 2005). So sind Eltern ihren Kindern und Kinder ihren Eltern verpflichtet. Diese Verpflichtung können sie einlösen, indem sie z. B. selbst Kinder aufziehen, sich um die Eltern sorgen oder andere Aufgaben übernehmen. Eltern können die Verpflichtung ihrer Kinder verspielen, indem sie sie vernachlässigen oder überfordern. Konflikthafte Delegationen und Rollenzuschreibungen sind in der Regel mit Loyalitätskonflikten verbunden.

Loyalität zur Familie steht im Spannungsverhältnis zur Individuation. Beides muss im Verlauf des Lebens ausbalanciert werden, von der Geburt bis zum Tode. Loyalität gibt es nicht nur in der Familie, sondern auch gegenüber anderen sozialen, kulturellen oder weltanschaulichen Gruppierungen. Dies ist heute in Zeiten schnellen sozialen Wandels und globaler Migration oft konflikthaft.

Andauerndes Ungleichgewicht im Wechsel von Geben und Empfangen gefährdet das Vertrauen in Beziehungen. Boszormenyi-Nagy und Spark (1984) sowie Boszormenyi-Nagy und Krasner (1986) sehen dies als Hauptursache für Störungen im zwischenmenschlichen Leben. Wird das Bedürfnis nach Zugehörigkeit ausgebeutet, z. B. wenn unter der Vortäuschung »höherer Werte« narzisstische, materielle oder sexuelle Bedürfnisse befriedigt werden, entsteht eine »Korruption der Beziehungen« (»relational corruption«). Diese Doppelbödigkeit und das dadurch gestörte Vertrauen finden sich in schwerer gestörten Familien häufig. Aus dem verletzten Gerechtigkeitsgefühl folgt das Gefühl der Berechtigung zu destruktivem Verhalten und zum Rückzug aus sozialer Verantwortung (Reich, Massing u. Cierpka 2007, S. 22). Symptome sind in der familiendynamischen Perspektive Ausdruck von ungelösten Loyalitätskonflikten.

Auf der Ebene der Paarbeziehungen können Wünsche an den Partner gerichtet werden in der Absicht, die Verdienstkonten der eigenen Ursprungsfamilie auszugleichen. In solchen Fällen erscheint es wesentlich, dass das betreffende Paar eine neue, abgegrenzte Familieneinheit mit einem eigenen Loyalitätssystem bildet, das für beide Partner bedeutsamer wird als das Loyalitätssystem ihrer Ursprungsfamilien. Gelingt dieser Loyalitätstransfer von der Ursprungsfamilie auf den Partner und die eigenen Kinder nicht, können sich heftige Beziehungskrisen entwickeln.

Die Mehrgenerationenbehandlung

Die Erweiterung des paar- und familientherapeutischen Settings durch die Einbeziehung der Ursprungsfamilien der Eltern kann sinnvoll und hilfreich sein, wenn Konflikte aus der Ursprungsfamilie die gegenwärtigen Beziehungen belasten. Sitzungen mit den Ursprungsfamilien können zudem auch in Einzelbehandlungen klärend und förderlich sein (Massing 1994). Die klinische Erfahrung mit dem Mehrgenerationensetting zeigt, dass die Lösung wesentlicher Konflikte der Ursprungsfamilie und ein freierer Umgang mit ihr Energie für die Entwicklung der Klienten wie ihrer Angehörigen freisetzen kann. Sie kann aber auch wirkungslos oder sogar schädigend sein, wenn sie ohne gründliche Abklärung angewendet wird.

Die Einbeziehung der Ursprungsfamilien muss vorbereitet werden, am besten durch die Erarbeitung der mehrgenerationalen Beziehungen mit dem Paar oder der Kernfamilie, z. B. mithilfe des Genogramms. Erst wenn die Mitglieder der Kernfamilie, insbesondere die erwachsenen Eltern, ein Gespür dafür bekommen, dass ungeklärte Fragen aus der Ursprungsfamilie ihr Leben belasten, und wenn sie Hoffnung haben, eine Klärung könnte weiterhelfen, sollte die Einbeziehung der Ursprungsfamilie in den therapeutischen Prozess stattfinden (Massing, Reich u. Sperling 2006; Reich, Massing u. Cierpka 2007).

1.4.5 Macht

Tom Levold

Das Thema der Macht in sozialen Beziehungen führte in der Entwicklung der systemischen Therapie und Beratung lange ein stiefmütterliches Dasein. Seine Vorläufer, der strukturelle Ansatz von Minuchin und Fishman (1992) und der strategische Ansatz Haleys (2011), maßen noch problematischen Machtfigurationen (fehlenden oder übermäßig harten Generationengrenzen, Koalitionen von Familienmitgliedern, Verkehrung von Hierarchien etc.) einen bedeutsamen Anteil an der Entstehung familiärer Pathologien bei. Besonders Haley betonte die Rolle der Macht bei allen Versuchen, Einfluss auf die Umwelt auszuüben:

> »Machttaktiken werden angewandt, um Einfluss und Kontrolle über die soziale Welt zu gewinnen. [...] Ein Mensch kann anderen befehlen, ihn hochzuheben und zu tragen, während ein anderer das Gleiche erreicht, indem er in Ohnmacht fällt. Beide bestimmen, was in ihrer sozialen Umwelt geschieht, indem sie Taktiken der Macht einsetzen« (ebd., S. 26).

Therapeutische Strategien und Interventionen sind aus dieser Perspektive ebenfalls Machttaktiken, die als Instrument zur Veränderung problematischer Beziehungsmuster eingesetzt werden. Auch Mara Selvini Palazzoli, die Wegbereiterin der Mailänder Schule, beschrieb die Problemdynamik von Familien mit anorektischen oder psychotischen Mitgliedern als Folge innerfamiliärer Machtkämpfe (»schmutzige Spiele«, Selvini Palazzoli et al. 1992), wobei die Therapie darin liege, die Eltern im »Kampf gegen die Macht der Symptome« zu unterstützen (ebd., S. 93).

Eine gegenläufige Haltung nahm Selvinis wichtigster Mentor Gregory Bateson ein, der in *Geist und Natur* warnte:

> »Die Macht selbst korrumpiert nicht so sehr wie der Mythos der Macht. [...] ›Macht‹, ›Energie‹, ›Spannung‹ und die anderen quasiphysikalischen Metaphern (verdienen) kein großes Vertrauen, und unter ihnen ist ›Macht‹ eine der gefährlichsten. Wer eine mythische Abstraktion begehrt, muss immer unersättlich sein« (1995, S. 272).[17]«

Auch wenn Bateson sich wenig zu diesem Thema geäußert hat, dürfte klar sein, dass sich seine Kritik auf die »klassischen Prämissen der Machttheorie« (vgl. Luhmann 2012) bezieht: Sie gehen davon aus, dass Macht eine Art verfügbarer Substanz oder Eigenschaft sei, die Personen »haben« und »einsetzen« können. Damit sind immer Kausalannahmen in dem Sinne verbunden, dass A das Verhalten von B durch Einsatz von Macht festlegen kann. Zudem bestimmen klassische Machttheorien

> »das Wesen der Macht vom Konfliktfall und diesen vom Kampfausgang her. In einer solchen Theorie könnte die Macht dessen, der im Kampf verlieren würde, unberücksichtigt bleiben« (Luhmann 2012, S. 25).

Im Zusammenhang mit dem Aufkommen konstruktivistischer Ideen und der Ablehnung linear-kausaler Konzepte für das Verständnis sozialer Systeme wurde die Idee radikal infrage gestellt, therapeutische Interventionen als strategische Instrumente zu betrachten (als typische Beispiele s. de Shazer 1986; Dell 1989). Das Konzept der Therapie als Machtspiel wurde durch die Idee der Therapie als Konversation und Kooperation abgelöst (Hoffman 1996).

Die Auseinandersetzung mit familialer Gewalt (Goldner et al. 1992; Levold, Wedekind u. Georgi 1993; Levold 2012a, b; Vetere u. Cooper 2007) im systemischen Kontext führte schließlich zu einer differenzierteren Sichtweise. Es wurde deutlich, dass das Problem der Gewalt therapeutisch ohne ein Verständnis von Machtverhält-

---

17 Das Zitat wird häufig als generalisierende Aussage Batesons verstanden. Bateson bezieht sich aber in den Schlussabsätzen des Buches auf die Auseinandersetzung zwischen der Lehrer- und der Studentengeneration an den amerikanischen Universitäten und die Vorstellung, dass durch die Erringung institutioneller Macht seitens der Studenten eine »Veränderung des Ausbildungsprozesses« zu erlangen sei, eine Vorstellung, der Bateson eine Absage erteilt, da es sich hier um »die gleichen Kämpfe um die gleichen alten Themen« handele (1995, S. 265 f.), also um ein Verharren in alten Mustern. Dass Macht eine quasiphysikalische Metapher sei, erschließt sich übrigens nur im englischen Original (»power«), während sich der deutsche Begriff von mögen i. S. v. »vermögen« ableitet (Grimm u. Grimm 2004).

nissen nicht gut zu bearbeiten war. Dabei wird das Involviertsein aller Beteiligten in zirkuläre, machtbezogene, eventuell in Gewalt mündende Systemdynamiken anerkannt,[18] andererseits wird diese zirkuläre Beschreibung mit einer klaren Zuschreibung von Verantwortung für die Ausübung von Gewalt durch die handelnden Akteure verbunden.

Für ein systemisches Verständnis von Macht ist es dennoch wichtig, Macht und Gewalt, deren Bedeutungshöfe aus einer Perspektive moralischer Kritik sehr nahe beieinanderliegen, deutlich voneinander zu unterscheiden, ebenso wie Macht und Herrschaft (als institutionalisiertes Machtverhältnis).

Wie lässt sich nun Macht systemisch bestimmen? Niklas Luhmann hat hierzu in zwei wichtigen Arbeiten (1988, 2012), von denen eine erst posthum veröffentlicht worden ist, grundlegende Betrachtungen angestellt. Macht als »ein lebensweltliches Universale gesellschaftlicher Existenz« (Luhmann 1988, S. 90) ist kein substanzieller, sondern ein relationaler Begriff. Er beschreibt weder Eigenschaften noch Besitztümer, sondern soziale Relationen. Die Potenziale der Akteure in sozialen Systemen sind ebenso wie ihre Präferenzen ungleich verteilt, aber aufeinander bezogen und damit konfliktträchtig. Machtsituationen sind daher in der Regel asymmetrisch strukturiert, was die Verfügung über Machtquellen und Machtmittel betrifft (vgl. ausführlich Levold 2001). *Machtquellen* sind z. B. die Möglichkeit zur Ausübung von Zwang, die Nutzung von Geld, Status, Zugehörigkeit und anderen Ressourcen, Positionen qua Amt oder Rolle, Expertentum, persönliche Attribute wie Charisma oder Attraktivität, aber auch Verweigerung, Unterbrechung, Verzögerung etc. als »negative Macht« (Sofsky u. Paris 1994). In diesen Kontexten können alle möglichen kommunikativen Strategien als *Machtmittel* infrage kommen, etwa negative und positive Sanktionen wie Drohungen, Strafen bzw. Lob oder finanzielle Anreize, aber auch Präsentation von Stärke, Provokationen, Intrigen, Informationsmanöver, Legitimierungsstrategien, Moralisierung usw. (ebd.; Paris 1998).

Bei alldem ist ausschlaggebend, dass es bei Macht immer um ein Kommunikationsphänomen geht. Kommunikation besteht für Luhmann in der Einheit von Information, Mitteilung und Verstehen (vgl. Abschn. 1.3.6). Dabei müssen die Kommunikationsteilnehmer jeweils kontingente, also prinzipiell auch ganz anders mögliche Selektionsleistungen erbringen, d. h. auswählen, was sie als relevant, notwendig, sinnvoll etc. betrachten, und zwar im Wissen darüber, dass die anderen Teilnehmer dies ebenfalls tun. Um die Komplexität der daraus entstehenden Kommunikationsketten zu reduzieren (schon allein, um Endloskommunikation ohne Festlegungen zu unterbinden), braucht es Kommunikationsmechanismen, die Einfluss nehmen »auf einen Partner, der in seinen Selektionen dirigiert werden soll« (Luhmann 1988, S. 8). Als Beispiele für solche Mechanismen nennt Luhmann Liebe, Wahrheit, Geld und Macht und spricht hier von »symbolisch generalisierten

18 Da dieses Involviertsein weder an Bewusstheit noch Intentionalität gebunden ist, sind auch misshandelte Säuglinge als Mitglieder des Systems an dessen Dynamik aktiv beteiligt.

Medien der Kommunikation« (ebd.). Entscheidend ist dabei, dass die Voraussetzung von Macht darauf beruht, dass die machtunterworfene Person Wahlmöglichkeiten hat, sich also prinzipiell auch anders entscheiden kann. Weil Macht »steigerbar nur zusammen mit einer Steigerung der Freiheiten aufseiten Machtunterworfener« ist, ist sie von Zwang oder gar Gewalt zu unterscheiden. Sie findet in einem *symbolischen Raum* statt, in dem die *Drohung mit Gewalt* zwar als Mittel zur Einflussnahme fungiert. Macht ist jedoch dann erst erfolgreich, wenn es für alle Kommunikationsteilnehmer gelingt, den Einsatz des angedrohten Mittels zu vermeiden! Kommt es zur Gewalt und damit zum Wechsel von »der symbolischen zur organischen Ebene« (ebd., S. 61), wird Macht als Kommunikationsmedium »annulliert« (ebd.). Byung-Chul Han (2005) weist darauf hin, dass der Grad der kommunikativen Vermittlung entscheidend dafür ist, ob Macht als Zwang oder als Freiheit wahrgenommen wird: »Vermittlungsarmut erzeugt Zwang.«

Jede soziale Interaktion, sei es in Organisationen oder in privaten Beziehungen, lässt sich daher – wie z. B. unter den Gesichtspunkten affektiver Kommunikation oder Kooperation – auch unter Machtaspekten beobachten. Freilich ist Macht auch eine rückbezügliche Beobachterkategorie, ihre Verwendung, etwa im Vorwurf der Machtausübung, kann selbst unter Machtgesichtspunkten beobachtet werden (Levold 2011d, S. 113). Vor diesem Hintergrund müssen die Kommunikationsteilnehmer in sozialen Systemen die Thematisierung von Macht sorgfältig dosieren.

Therapie und Beratung können also einerseits Machtfragen im Klientensystem zum Gegenstand haben, andererseits selbst auch als Machtverhältnis verstanden werden. Will man Machtkonflikte konstruktiv bearbeiten, ist eine entmoralisierende und entdämonisierende Haltung hilfreich, die das notwendige Interesse der Beteiligten für eigene Machtkonflikte wecken kann. Dabei geht es nicht um einseitigen Machtzuwachs, sondern um die Stärkung der Akteursposition aller Beteiligten. Entscheidend für den Erfolg einer solchen Vorgehensweise ist eine ausreichende Vermittlung zwischen Zwang und Freiheit, damit das zu beratende System handlungs- und entscheidungsfähig gehalten wird und gleichzeitig die Interessen der beteiligten Akteure berücksichtigt werden.

Dazu gehört auch die Reflexion des Einsatzes von Machtmitteln unter ethischen Aspekten bzw. unter Berücksichtigung der impliziten und expliziten Werte des betreffenden Systems.

Therapie und Beratung eröffnen den Klientensystemen Möglichkeiten der Selbstbeobachtung und Selbstreflexion und erhöhen damit den Grad der Vermittlung sowohl im Konflikt als auch in der alltäglichen Kooperation. Darin liegt auch die Macht von Therapie und Beratung. Im Sinne der Machtspiele der beobachteten Systeme sind sie eher machtlos, weil sie weder selbst die Machtfrage stellen noch systeminterne Machtoptionen über Entscheidungen oder Sanktionen realisieren können – sie können allenfalls aus dem Spiel aussteigen und den Beratungsauftrag zurückgeben. Wird ihnen allerdings vom Klientensystem Macht zugesprochen, ermöglicht das dem Therapeuten z. B., als Beobachter etwas zu sagen, was aus dem

System heraus nicht gesagt werden kann (weil es womöglich sogleich als systeminternes Machtmanöver diskreditiert wird).

1.4.6 Geheimnisse

Michael Grabbe

Offenheit wird in unserer Gesellschaft allgemein in Beziehungen und entsprechend auch in der therapeutischen Arbeit zumeist grundsätzlich positiv bewertet. Andererseits gelten Geheimnisse für die Grenzziehung und Identitätsbildung in sozialen Systemen als wichtig und schützenswert.

Sowohl das Hüten als auch das Offenlegen von Geheimnissen ist mit Machtfragen verbunden. Tabus und Geheimnisse schaffen Verbindungen zwischen Eingeweihten und grenzen gleichzeitig Nichteingeweihte aus. Geheimnisse schützen zumeist zentrale Werte eines Systems und regeln soziales Handeln.

In privaten Beziehungen besteht oft das Verlangen, den geliebten Menschen in- und auswendig kennen zu wollen. Das gemeinsame Wissen verbindet und soll dem Paar zur Identität verhelfen. Vermutete Geheimnisse werden dann schnell als Vertrauensbruch behandelt.

Im therapeutischen Bereich werden allgemein der Aufdeckung von Geheimnissen und Tabus zumeist Heilungsqualitäten zugeschrieben: Das gemeinsame Wissen über Geheimnisse verbinde und mache dann einen Teil des Besonderen der Therapeuten-Klienten-Beziehung aus – unerheblich, ob es sich um faktische Gegebenheiten oder geheime Träume handele. Viele Therapeuten erleben die Offenheit der Klienten als Zeichen ihrer eigenen Bedeutsamkeit und Vertrauenswürdigkeit. Seltener werden Klienten gewürdigt, wenn sie »gemauert« haben und verschwiegen waren, ihre Grenzen gezeigt und ein Schutzbedürfnis ihrer Privatsphäre beansprucht haben. Eher wird das als »Therapieresistenz« und »Widerstand« gedeutet anstatt als angemessenes Kooperationsangebot, auch wenn später ausdrücklich Grenzsetzung als Therapieziel formuliert werden sollte.

Die Dynamik sozialer Systeme und ihrer Beziehungen lebt von der Balance zwischen Offenbarung und Geheimhaltung. Geheimnisse helfen dabei, sich und andere sowie eigene zentrale Werte zu schützen und Beschämung zu vermeiden. Andererseits bindet das Hüten von Geheimnissen oder gar die Aufrechterhaltung einer Lebenslüge viel Energie und kann die zukünftige Lebensgestaltung destruktiv beeinflussen.

Geheimnisse zuzulassen bedeutet aber auch: dem anderen Eigenständigkeit und Selbstverantwortung zuzugestehen. Geheimnisse können interessant machen und Individualität steigern. Jeder Mensch sucht neben Nähe und Vertrautheit auch Autonomie, Spannung und Abwechslung.

Ein bedeutsames Thema für sich zu behalten und eine vorzeitige Offenlegung zu vermeiden kann wichtige Prozesse ins Rollen bringen: Die innere Auseinandersetzung und die Übernahme von Verantwortung für das eigene Handeln können einen emanzipatorischen Effekt haben. Kinder aus früheren Beziehungen, Straftaten, Abtreibungen, Alkoholmissbrauch oder Gewalterfahrungen: Eine Aufarbeitung mit dem Lebenspartner ist nicht immer automatisch sinnvoll. Wird über geheimniswürdige Ereignisse, Motive oder Gefühle berichtet, können Beziehungspartner fassungslos, verwirrt oder befangen reagieren, da das Bild vom Gegenüber und von der Beziehung überprüft werden muss. Das Geheimnis verbindet dann nicht, sondern trennt desillusionierend.

Generell scheint der Umgang mit Geheimnissen also eine Gratwanderung zu sein. Gibt es ein Recht auf »Wahrheit«? Hat der Andere ein Recht auf Offenlegung, um vielleicht atmosphärische Spannungen und Wahrnehmungen einordnen zu können? Oder verzichtet man auf den Anspruch, alle Erfahrungen zu teilen, und entscheidet sich für das Recht auf getrennte Lebenswelten hinsichtlich der persönlichen Geschichte? Haben Therapeuten und Therapeutinnen rollenbedingt ein Recht auf Aufklärung?

Eine eindeutige Antwort auf diese Frage gibt es wohl nicht. Sie wird je nach Kultur und Zeitgeist verschieden gehandhabt. Oft muss erst der geeignete Zeitpunkt (Kairos) eintreten, bis belastende Erfahrungen überhaupt ausgesprochen werden können, wie man an den oft erst Jahrzehnte später erfolgenden Berichten über Erlebnisse und Taten während des Krieges oder über Vergewaltigungen und andere Übergriffe sehen kann. Belastender als die reinen Fakten scheinen dabei die damit verbundenen Motive, Gefühle und Bedeutungen zu sein.

Familiengeheimnisse werden durch implizite Regeln geschützt, die dafür sorgen, dass »man« bestimmte Fragen nicht stellt, stellen darf und sogar Fragen in Vergessenheit geraten. Diese Regeln, oft unausgesprochen und nicht hinterfragt, können eine Weiterentwicklung des Systems behindern, wenn sie einer Beobachtung entzogen sind oder diese Beobachtung selbst tabuisieren. Auf gesellschaftlicher Ebene übernehmen oft Kunst und Literatur notwendige Enttabuisierungen, auf der privaten Ebene kann eine Therapie hilfreich sein. Tabuverstöße leiten Wandel ein – oder festigen Wertesysteme. So ist der Diskurs über Sexualität heute im Vergleich zu früher selbstverständlicher und befreiter, erzeugt aber aufgrund seiner Medienpräsenz auch neue Leistungserwartungen. Oft sind solche Themen individuell weiterhin schambesetzt, etwa wenn vermeintliche Standards nicht erfüllt werden.

Bei Geheimnissen, die mit Traumatisierungen verbunden sind, ist ein besonderes Gespür seitens der Therapeutinnen geboten. Klientinnen kommen oft mit davon ganz unabhängigen Anliegen in die Praxis und werden meist zunächst oder überhaupt nicht ein entsprechendes Auftragsziel definieren (können). Im Verlauf der Gespräche mag intuitiv ein Zugang zu den schmerzhaften und schambesetzten Themen hergestellt werden. Hier gilt es, die Wahl der Fragen und Interventionen so zu gestalten, dass es auch bei besten Absichten nicht zu erneuten Grenzüberschreitungen und Verletzungen kommt.

Geschädigte vertrauen oft erst nach Jahren darauf, dass ihnen Glauben (!) geschenkt wird, wie man an der aktuellen Debatte über den Missbrauch in kirchlichen oder pädagogischen Einrichtungen in Irland, Österreich und Deutschland sehen kann. Oft finden sie erst nach Jahren Worte oder Ausdrucksformen für das Erlebte und Erlittene – bzw. fühlen sich erst dann so gestärkt, dass ihre »Seele« es verkraften und »integrieren« kann. Oft haben sie sich selbst und ihrer Wahrnehmung jahrelang nicht geglaubt und das Geheimnis »abgespalten«. Bei einer entsprechenden Resonanz in der Öffentlichkeit kann durch die Entprivatisierung des Leidens ein Solidaritätsgefühl unter den Geschädigten ermöglicht werden (Selbsthilfe- oder »Opfer«-Gruppen). Eine therapeutische Beziehung kann auch zu einem ersten Schritt in die Öffentlichkeit ermutigen. War man in einer traumatisierenden Situation vielleicht allein, so lassen sich die Folgen möglicherweise gemeinsam leichter (er)tragen. Andererseits können Angst vor Strafe und Prestigeverlust sowie Scham auch noch einmal größer werden, da die Ereignisse nach wie vor als peinlich erlebt werden und dem idealen Selbstbild widersprechen. Ein bedeutsamer Unterschied ist dabei auch, ob man schon als Kind zur Geheimhaltung gezwungen wird oder ob man als Erwachsener mit einer eigenen Entscheidung daran beteiligt ist.

Bradshaw (1997) hat ausführlich Familiengeheimnisse aufgelistet und gesunde, konstruktive von »dunklen«, destruktiven Geheimnissen abgegrenzt, wobei allerdings der Eindruck erweckt wird, als sei eine Zuordnung eindeutig möglich. Dunkle Geheimnisse sind auf Religion, Geburt, Tod, Körper, Erfolg/Misserfolg, Besitz, Leiden, das Selbst, Intimität und Sexualität bezogen. Sie sind oft mit jahrelangen Qualen verbunden, nicht selten über Generationen hinweg. Sie können krank machen und zu »posttraumatischen Belastungsstörungen« führen ebenso wie zu Machtmissbrauch, Ausgrenzung, quälenden Triangulationen, Rechtsverletzungen, Intimitätsstörungen, Wahrnehmungsirritationen, Angst, Verwirrung, undefinierter Wut, Erstarrung, Selbstdestruktion, Familienbeziehungsstörungen – um nur einiges aufzuzählen (vgl. auch die anschaulichen Fallgeschichten bei Imber-Black 1999).

Es geht allerdings nicht um das Entweder-oder, nicht um Offenlegung oder Bewahrung von Geheimnissen, sondern um einen balancierten Umgang damit. Es scheint empfehlenswert, Geheimnisse regelmäßig »durchzulüften« (Grabbe 1998) und ihre aktuelle Bedeutung und Wirkung zu bewerten: Ist es besser, sie zu bewahren, oder ist es Zeit, sie preiszugeben, um eventuell nicht auch noch spätere Generationen durch dunkle Geheimnisse zu belasten?

Dabei kann man auf gute Erfahrungen mit dem Einsatz von Metaphern und analogen Methoden zurückgreifen. Das Tempo und der Zeitpunkt einer Offenlegung sollten durch die Klienten bestimmt werden. Rituale können dabei Sicherheit geben. Die Imagination einer schwarzen Kiste, aber auch einer Schatzkiste, eine Externalisierung des Geheimnisses als dunkles, energiefressendes Monster, ein verbergendes Tuch o. Ä. können für die Entwicklung einer sicheren Interaktion mit dem Geheimnis hilfreich sein. Wichtig ist dabei eine empathische Begleitung sowie die Würdigung von schützenswerter Intimität und identitätsstiftenden Lebenserfahrungen, verbunden mit der Prüfung von Gewinn und Verlust bei einer Offenlegung. Während des »Durchlüftens« kann es zu neuen Perspektiven, Beschreibungen und zu neuen Bewertungen kommen. Eine bislang dominierende Geschichte (White u. Epston 2009) könnte von einer er- bzw. gefundenen Geschichte abgelöst werden.

Mögliche Fragen wären: *Angenommen, es gäbe ein Geheimnis in Ihrer Familie, welche Farbe hätte die Kiste, in der es bislang verborgen ist? Wo wäre der Platz im Augenblick? Gäbe es einen besseren? Welche Bedeutung würde ihm gegeben? Was würde sich ändern, falls es innerhalb der Familie publik würde? Wer würde sich am meisten freuen? Wer hätte das stärkste Interesse an der Lüftung des Geheimnisses? Was wäre der Preis, was der Gewinn? Was, wenn sich das Ganze als ein Mythos herausstellen würde? Wie würde sich das wohl auf die folgenden Generationen auswirken? Was waren die guten Gründe, es bislang verschlossen gehalten zu haben? (Weitere Fragen s. Grabbe 1998). Danach könnte gemeinsam entschieden werden, ob es nun an der Zeit ist, das Geheimnis zu lüften oder ob die »Gefahr« und das Schutzbedürfnis (noch) zu groß sind. Dabei gilt es, jeder Entscheidung als Therapeut Respekt zu zollen und nicht zu drängen.*

Auch ein virtueller Gang in den Keller oder auf den Dachboden, dorthin, wo Geheimnisse oft einst verstaut wurden und lagern, kann helfen: *Wo, wie und wann wurde es deponiert? Liegen dort Skelette oder Schätze (vgl. Welter-Enderlin u. Hildenbrand 2004)? Ist es das »Eingemachte« im Sinne eines seelisch verletzenden Themas oder im Sinne einer Ressource, die für Notzeiten konserviert wurde und heute ihren Nutzen haben kann? Handelt es sich um »Leichen im Keller«, die anfangen zu stinken? Wer hätte den Mut oder die Verzweiflung, Lichtscheues ans Licht zu bringen? Was würde sich für wen dadurch besonders ändern etc.?*

Manche Geheimnisse werden auch einfach »vergessen«, machen nur den Keller voll und sollten zum »Sperrmüll« als Restwertstoff bzw. zum Recyceln – das kostet vielleicht Energie, kann aber auch andererseits welche bringen und freisetzen.

Systemische Therapie sieht eine zentrale Aufgabe darin, epistemologische Unterschiede zu erzeugen. Das Durchlüften von Geheimnissen und Tabus kann dazu beitragen, die Beteiligten aus dem Griff von Angst und Scham zu befreien und Mythen aufzulösen – ein schonungs- und respektloses Ans-Licht-Zerren kann dagegen zu Entblößungen, Würdeverlust und neuen Traumatisierungen führen. Verbleiben Themen oder Ereignisse im Tabubereich, dann kann Lebensenergie durch Kontrollerfordernisse gebunden bleiben, während eine Neubewertung mit einer (möglichen) Trauerarbeit neue Lebensqualität und eine veränderte Identität ermöglichen kann. Systemische Therapeutinnen können dabei mit einer allparteilichen Haltung hilfreich sein und Perspektivenvielfalt anbieten.

1.4.7 Zeit und Beziehung: Die Bedeutung von Vergangenheit, Gegenwart und Zukunft[19]

Peter Fraenkel

Zeit ist eine verbindende Dimension aller Systeme, deren Funktionieren u. a. auch auf der zeitlichen Koordination ihrer Elemente bzw. Mitglieder beruht (Boscolo u. Bertrando 1994; Fraenkel 1996, 2011a). Dennoch wird dem Aspekt »Zeit« relativ wenig Aufmerksamkeit bei der Arbeit mit Paaren und Familien gegeben.[20] Unterschiede von Zeitgefühl, Tempo, Tagesrhythmen oder Pünktlichkeit der Partner, die ursprünglich durchaus attraktiv gewesen sein können, prägen Auseinandersetzungen über Geld, Sexualität, Freizeitgestaltung, Kindererziehung und Haushalt und können in polarisierende Konflikte münden. Solche prinzipiellen Unvereinbarkeiten herauszuarbeiten schafft einen guten Zugang zum Verständnis einiger grundlegender Paarkonflikte. Ich schlage dafür ein vierstufiges Vorgehen vor (Fraenkel 2011a):

(1) Herausarbeiten der grundlegenden konflikthaften Unterschiede im Umgang mit Zeit.
(2) Wertschätzung dieser Unterschiede als eventuell nützliche, einander ergänzende Beiträge zum Zusammenleben des Paares.
(3) Überwindung allzu extremer Unterschiede.
(4) Erprobung neuer Muster.

Über Schwierigkeiten mit speziellen »Zeitstilen« hinaus ergeben sich zeitbezogene Herausforderungen für Paare im Hinblick auf übergeordnete Systeme, die es z. B. erschweren, Arbeits- und Familienzeit auszugleichen. Andere Anforderungen können sich aus der Versorgung und Beschulung der Kinder ergeben, aus der Behandlung und Pflege chronisch Kranker oder der Einbeziehung sozialer Dienste (Fraenkel u. Capstick 2012).

Zeit ist Kernelement eines integrativen Zugangs zur systemischen Therapie, die vor dem Hintergrund der sich überlappenden Zeitrahmen Gegenwart, Vergangenheit und Zukunft versucht, gegenwärtige Interaktionsmuster zu verstehen oder zu verändern, die Ursprünge der Konfliktmuster vor dem Hintergrund vergangener, womöglich traumatischer Erfahrungen in der Herkunftsfamilie und -kultur hinsichtlich der aktuellen Beziehung zum Partner zu ergründen und schließlich mit den Partnern zu einem klareren Bild ihrer gemeinsamen Zukunft zu gelangen (Fraenkel u. Pinsof 2001; Fraenkel 2011b).

---

19 Übersetzung: Michael Wirsching.
20 Aus Platzgründen sind die folgenden Ausführungen auf Paare beschränkt.

Zeit und Beziehung

Fünf Gesichtspunkte tragen zu partnerschaftlichen Spannungen bei: Zeitgefühl, Tempo, Rhythmus, Zeitperspektive und Pünktlichkeit (Fraenkel 2011a):

Zeitgefühl: Die griechische Antike kennt drei grundlegende Zeitkonzepte. *Chronos* meint den Zeitstrahl von der Vergangenheit über die Gegenwart zur Zukunft, wie er mit Uhr und Kalender gemessen wird. *Aeon* meint die unbewegliche, unveränderbare, ewige Zeit. *Kairos* ist der besondere Moment, der, wenn er genutzt wird, das Leben eines Menschen grundlegend verändern kann.

Diese antiken Zeitvorstellungen sind auch heute noch nützlich. Die von Uhr und Kalender organisierte Zeit ist heute Lebensgrundlage der meisten Gesellschaften. Tägliche Abläufe in der Familie oder bei der Arbeit, Schul- und Freizeitaktivitäten der Kinder, Freundes- und Familientreffen – alles wird von Uhr und Kalender bestimmt. Ein zeitgemäßes Verständnis des Äons erkennen wir in dem wachsenden Bedürfnis, »von der Uhr loszukommen« und in die Gegenwart einzutauchen – Yoga, Meditation, Achtsamkeit. Den Kairos erkennen wir heute in der Suche nach tief berührenden Erfahrungen, seien sie säkular oder spirituell bestimmt. Konflikte entstehen, wenn die Partner ihren unterschiedlichen Zeitvorstellungen unterschiedlichen Wert beimessen.

Bei John und Sally (Namen aus Fallbeispielen des Autors) führte ein unterschiedliches Zeitgefühl zu intensiven Auseinandersetzungen bis hin zu Trennungsdrohungen. Die Klärung der unterschiedlichen Zeitvorstellungen in der Therapie erlebte das Paar als hilfreich. Für ihn als »Chronos-Anhänger« war es wichtig, Buch zu führen, wie er seine Zeit »ausgab«. Sie legte als »Anhängerin Äons« besonderen Wert auf Aktivitäten, die es ihr ermöglichten, das Korsett täglicher Routineabläufe abzulegen. Im Weiteren konnten die Quellen dieser unterschiedlichen Zeitvorstellungen in den jeweiligen Herkunftsfamilien herausgearbeitet werden: Von ihm erwarteten seine der Oberschicht angehörigen Eltern, sein Selbstwertgefühl durch Produktivität zu beweisen, während sie, die der Unterschicht entstammte, sich ermutigt fühlte, ihr Leben so zu genießen, wie es ihren Eltern im gleichen Alter nicht möglich gewesen war.

Tempo: Partner können große Tempounterschiede im Alltag aufweisen – beim Reden, Laufen, Essen, Baden, bei der Hausarbeit etc. –, die oft die Quelle anfänglicher wechselseitiger Anziehung sind, u.a. weil sie eine Bedeutung für die wechselseitige, unbewusste Regulierung der physiologischen oder emotionalen Spannungen haben können. Der schnellere Partner steckt den langsamen mit seiner Energie an, wogegen der langsame dem schnelleren hilft, zur Ruhe zu kommen. Wenn diese Unterschiede sich zuspitzen, können sie konflikthaft werden. Die Partner fühlen sich dann vom anderen kontrolliert und frustriert.

Mick und Eve stritten z.B. immer wieder über die Erledigung der Hausarbeit. Er fand, ihr Tempo sei Ausdruck ihrer Oberflächlichkeit, sie erlebte ihn als ineffizient und bemüht, unangenehmen Aufgaben dadurch auszuweichen, dass er sich für angenehmere mehr Zeit nahm. Ein Blick in die Vergangenheit half zu erkennen, dass ihr jeweiliges Tempo charakteristisch für ihre Persönlichkeiten war und auch in anderen Lebensbereichen zum Ausdruck kam. Beide konnten wieder die attraktive Seite ihrer unterschiedlichen Geschwindigkeiten erkennen, was dazu führte, dass die wechselseitige Kritik zugunsten größerer Wertschätzung abnahm. Die Anerkennung ihrer Unterschiedlichkeit erlaubte ihnen schließlich auch, Einfluss auf das Tempo des jeweils anderen zu nehmen und diesen Einfluss zuzulassen.

Rhythmus: Interaktionen werden in ihren wiederkehrenden Mustern durch vier Aspekte bestimmt: die Häufigkeit, die Dauer der Interaktionseinheiten, ihre Abfolge und die Kalender- und Uhrzeit ihres Auftretens.

Paarkonflikte können aus jedem dieser Gesichtspunkte entstehen. Zum Beispiel streiten Paare darüber, wer mehr oder weniger zu Wort kommt oder dass ein Partner den anderen unterbricht oder aber zu lange schweigt, wenn der andere gesprochen hat. Kommunikationsübungen können helfen, die Redezeit ausgewogener zu gestalten und einen flüssigeren, befriedigenderen Rhythmus zu entwickeln.

Ein anderer häufiger Konflikt entzündet sich an der Frage der morgendlichen oder abendlichen Routinen. Wann wird aufgestanden, wann ins Bett gegangen, wer verlässt wann das Haus zur Arbeit oder zu anderen Aktivitäten, wer kommt wann heim etc.? Auch in der Sexualität können sich Konflikte an Meinungsverschiedenheiten über die Abfolge und Dauer bestimmter Praktiken wie Vorspiel oder Geschlechtsverkehr oder den richtigen Zeitpunkt im Tagesablauf (z. B. vor oder nach der Hausarbeit) entzünden. Selbst kleine Veränderungen können den Partnern guttun, können aber auch Konflikte kurzfristig auflösen.

Wenn es gelingt, den Partnern vor Augen zu führen, dass sie oft zwar das Gleiche wollen, aber ihre Rhythmen nicht ausreichend synchronisieren können, kann dies ein hilfreicher Ausgangspunkt für Kompromisse sein, sich »in Einklang zu bringen« und Konflikte oder Machtkämpfe zu überwinden.

Zeitperspektive: Menschen unterscheiden sich darin, wie weit sie die Vergangenheit und die Gegenwart oder die Zukunft in den Mittelpunkt stellen (vgl. ausführlich Fraenkel 2011a). Konflikte entstehen, wenn jeder der Partner auf der »Richtigkeit« des eigenen Zeitgefühls beharrt, etwa wenn einer sein Leben mit Kalender und ausführlichen To-do-Listen strikt einteilt, der Partner aber Freiraum für spontane Entscheidungen in allen Lebensbelangen einfordert. Auch hier geht es darum, zu mehr Ausgewogenheit zwischen unterschiedlichen Orientierungen in der Zeit beizutragen, die für die Überwindung von Machtkämpfen hilfreich ist.

Pünktlichkeit: In vielen Kulturen gibt es Unterschiede in der Bedeutung von Pünktlichkeit (ebd.). Pünktlichkeit oder kalkulierte Verspätung sind z. B. in manchen Kulturen Zeichen für Macht und Ansehen. Ebenso unterscheiden sich Paare in ihrer Einstellung zur Pünktlichkeit. Meist ist es eine Kombination kultureller und herkunftsfamiliärer Einflüsse, aus der Konflikte entstehen können.

Alan, ein Sohn einer jüdischen Familie, war schon als Kind dafür verantwortlich, dass sein depressiver Vater (ein Holocaust-Überlebender) pünktlich zum Essen oder anderen Familienereignissen kam. Die deutschen Eltern seiner brasilianischen Frau Claudia waren in der Nazi-Zeit als Regimegegner aus Deutschland geflohen. Claudia grenzte sich von ihrer Herkunftsfamilie ab, indem sie das Pünktlichkeitsgebaren ihrer Eltern ablehnte und »Brasilianerin« wurde. Obgleich Alan vieles an der brasilianischen Kultur sehr gefiel, konnte er niemals Claudias Unpünktlichkeit akzeptieren. In der Auseinandersetzung der Partner mit diesen mehrgenerationalen Einstellungen zur Pünktlichkeit wuchsen das wechselseitige Verständnis und die Bereitschaft zu einem ausgewogeneren Verhältnis zur Pünktlichkeit.

1.5 Metaphern und der therapeutische Dialog

Michael B. Buchholz

Einige Entwicklungen

Um psychotherapeutische Prozesse zu beschreiben, hat die Systemtheorie (P. Fuchs 2000, 2005; Luhmann 2009) drei Ebenen entwickelt.

Basal ist es erforderlich, dass wir uns in den Zustand der täglichen Verhandlungsfähigkeiten bringen, also nicht übermüdet sind, aufmerksam zuhören und selbst hinreichend präsent sein können.

Prozessual ist es erforderlich, dass wir als Psychotherapeuten von unserer Habitusformation her, aber auch in den Details unserer Äußerungen beständig markieren, dass unser Tun professionelle Psychotherapie ist und nicht etwa Kaffeeklatsch, freundschaftliches Gespräch, Beichte oder Verhör. Die »Habitusformation«, um diesen Ausdruck des Soziologen Bourdieu (2005) hier zu verwenden, ist aber nicht als persönliche Eigenschaft, sondern als Praxis eines Sprechens zu verstehen, welches die Unterschiede zwischen diesen Diskursformaten (Beichte, Verhör usw.) beständig verdeutlicht, um ein Abgleiten in einen alltagsgewöhnlichen Diskurs zu verhindern. Wäre Letzteres nämlich der Fall, müsste sich unweigerlich Ratsuchenden, Klienten oder Patienten irgendwann die Frage stellen, wofür ihr Berater oder Therapeut eigentlich sein Geld erhält. Der Arzt kann durch den weißen Kittel beständig verdeutlichen, dass es sich bei allem, was er tut, um eine »ärztliche Untersuchung« handelt, der Psychotherapeut kann nicht anders, als die Markierung seines Handelns prozessual durch seine Äußerungsformate zu markieren.

Reflexiv erst erscheinen die Differenzen zwischen den therapeutischen Schulen. Hier findet die Schwerpunktsetzung durch die zentralen schulischen Paradigmen statt, hier wird vom »Bewusstmachen des Unbewussten« gesprochen, von der »paradoxen Intervention« oder davon, ein Familiensystem auf ein anderes, »höheres« Funktionsniveau gebracht zu haben, hier ist die Rede von der Entwicklung von Selbstkongruenz oder von einer erzielten Verhaltensänderung – um nur einige der wichtigsten schulischen Differenzierungen zu nennen.

Nachdem diese reflexiven Differenzierungen längere Zeit dogmatisch und damit schulbildend gehandhabt worden waren, hat sich in jüngerer Zeit eine gewisse Vermischung entwickeln können. Es gibt nun begriffliche Hybride. Das sind Mischformen, die vor wenigen Jahren in den Zeiten der scharfen Abgrenzungskämpfe noch ganz undenkbar gewesen wären, also z. B. »systemische Narrative« (Spitczok von Brisinski 2006), es gibt eine eigene Forschung zu den theoretischen Vorlieben von Ausbildungskandidaten (Buckman u. Barker 2010) oder zu der Frage, welche Motivierungen der Wahl einer schulischen Richtung bei Therapeuten zugrunde liegen. »Denken« allein – die Entscheidung nach rationalen Kriterien – erscheint für diese Motivierung nicht zureichend (Diamond 2005). Die Bindungsmuster von Therapeuten und ihre Effekte auf Behandlungserfolge werden untersucht (Buchheim 2009; Dinger et al. 2009; Halpern 2003; Martin et al. 2007; McCluskey 2005; Rubino et al. 2000; Sauer, Lopez u. Gormley 2003; Schauenburg et al. 2010). Die Individualität eines »Selbst« und die Sozialität des »Systems« werden zusammengebracht (Brighton-Cleghorn 1987; Buchholz 1985, 1993; Kahn 1986; P. Fuchs 2010; Fürstenau 2007; Galatzer-Levy 2009; Levold 2008; Seide u. Buchholz 1995). Dabei werden selbst zentrale schulische Begriffe wie »Übertragung« oder bestimmte thematische Domänen wie der Traum (Tricoli 2007) in systemische und familientherapeutische (Buchholz 1995) Bezüge übersetzt (Gunz et al. 2008) und diese klinischen Besonderheiten dann sogar mit konversationsanalytischen Methoden bearbeitet (Buchholz 2000a). Sogar Verhaltenstherapeuten sprechen von »Widerstand« und »Übertragung« (Emmelkamp, Vedel u. Kamphuis 2007; Döpfner u. Lehmkuhl 1996). Was die schulische Einheit ausmacht und entsprechende Abgrenzungen rechtfertigen würde, ist reflexiv zu bestimmen schwieriger geworden. Insofern ist die therapeutische Welt in keiner anderen Lage als der Rest der Welt, in der für jeden die abgrenzende Identitätsbestimmung mehr und mehr zum Problem geworden ist.

Die zu erwartenden Integrationsgewinne könnten freilich als hoch veranschlagt werden, wenn es gelänge, neue Perspektiven zu präsentieren. Diese theoretische Hilfe kommt nun von einer ganz anderen, unerwarteten Seite: aus dem Feld der sogenannten kognitiven Linguistik und insbesondere der Erforschung der Metaphern. Obwohl Sprechen therapeutische Hauptbeschäftigung ist, gibt es nur erstaunlich wenig Interesse dafür. Dass Metaphern eine zentrale Stellung innehaben, ergibt sich, wenn man sich ihnen systematisch zuwendet.

Metaphern und die Interaktion der Bilder

Alle therapeutischen Schulen verwenden innerhalb der Sitzung eine Vielzahl von Metaphern; manche haben daraus sogar einen gewissen Kult gemacht. Ich liste einige (es gibt viel mehr) konzeptuelle Metaphern auf und schreibe markante Redewendungen, die das jeweilige metaphorische Konzept illustrieren, dazu:

- *Therapie ist Wachstum:* Der Patient braucht noch Zeit. Man muss warten, bis er so weit ist. Geduld ist die wichtigste therapeutische Tugend. Er ist wie in einen Kokon eingesponnen, aus dem er noch herauswachsen muss.
- *Therapie ist Problemlösen:* Worin eigentlich besteht Ihr Problem? Es ist erforderlich, Ressourcen zu aktivieren. Wie kann ich Ihnen bei Ihrem Problem helfen? Wenn wir Ihr Problem etwas anders definieren, könnte sich dann nicht eine Lösung ergeben?
- *Therapie ist Konfliktbewältigung:* Die Patientin ist immer noch so ambivalent. Ihren Konflikt mit ihrem Vater hat sie noch gar nicht gelöst. Es ist gar nicht klar, ob Sie um Ihre Freundin oder gegen sie kämpfen. Immer, wenn Sie die gesuchte Nähe erleben, fühlen Sie sich klein werden und müssen dann offenbar wieder dominant werden, um sich größer zu fühlen, und damit entsteht Distanz.
- *Therapie ist Bewegung auf einem Pfad:* Ein Stück weit konnte er mitgehen. Ich habe ihn lange begleitet. An dieser Stelle seines Weges musste er sich entscheiden. Die Traumdeutung ist die Via regia, der Königsweg, zum Unbewussten. Wenn Sie nicht auf ihn zugehen, kann er ja nichts von Ihren Wünschen erfahren.
- *Therapie ist Selbstfindung:* Ihr kindliches Ich und Ihr erwachsenes Ich haben noch nicht zueinandergefunden. Immer wenn Sie solchen Männern begegnen, scheinen Sie sich zu verlieren. Als damals Ihre Mutter starb, scheinen Sie wie ein Stück von sich verloren zu haben, das wiederzufinden Ihnen nicht so recht gelingen will.

Solche Konzeptualisierungen von Therapie finden sich nicht nur in theoretischen Diskursen, sondern viel reichhaltiger in Supervisionssitzungen oder in Zwischen-Tür-und-Angel-Gesprächen zwischen Kolleginnen und Kollegen einer Klinik. Dabei handelt es sich um praktische Definitionen (»Accounts«) von Therapie.

Konzeptionalisierungen öffnen bestimmte Möglichkeiten, versperren aber auch andere. Wer Therapie allein als Wachstum sähe, könnte nichts tun als warten und würde seine Tätigkeit darauf beschränken, für optimale Bedingungen im therapeutischen Treibhaus zu sorgen. Die »Pflanze« an einen anderen Ort zu bringen oder anzunehmen, dass sie sich selbst an einen anderen Ort bewegt, ist innerhalb dieser Metaphorik nicht vorgesehen. Die selektive Macht der konzeptuellen Metapher würde hier einen Wechsel zur »Pfad«-Metaphorik erfordern. Professionelle Kunstfertigkeit besteht daher darin, im geeigneten Moment die Leitfunktion der konzeptuellen Metapher gegen eine andere austauschen zu können und sich nicht auf eine und nur eine konzeptuelle Metapher zu fixieren. Erkennbar ist weiter, dass manche Äußerungen gemischtmetaphorisch sind, was in verbalen Äußerungen gar nicht anders sein kann.

Zugleich wird erkennbar, wie konzeptuelle Metaphern in allen therapeutischen Schulen moralische Wertigkeiten mit sich transportieren, die bereits Lösungen vorgeben, während die Formulierungen weitgehend neutral erscheinen. Diese implikative Macht von konzeptuellen Metaphern ist ein wichtiges therapeutisches Agens, weil dem Patienten auf diese Weise eine Lösung nahegebracht werden kann, ohne dass seine Autonomie bei der Selbstfindung und Selbstentscheidung infrage gestellt würde. Zugleich muss eine solche implikative Macht reflexiv gehandhabt werden, damit manipulative Risiken verantwortet werden können.

Man kann nun die Erfahrung machen, dass offenbar auch Patienten ihre Therapie metaphorisch konzeptualisieren:

- *Therapie ist Training:* Ich möchte hier wieder fit werden. Wie kann ich seelisch wieder auf die Beine kommen? Ich möchte gestärkt hier wieder rausgehen. Haben Sie nicht ein Programm oder so was?
- *Therapie ist Aneignung:* Ich möchte von Ihren guten Ideen und Ihrem reichen Wissen so viel wie möglich mitnehmen. Das Privatleben seines Therapeuten auskundschaften. Ich würde so gerne etwas von Ihnen mitnehmen. Ihre Stimme habe ich immer bei mir.
- *Therapie ist Fütterung:* Ich brauche ganz viel. Ich hab lang nix Gutes gekriegt, von niemandem. Können Sie mir nicht mal was geben, wenigstens eine Antwort?
- *Therapie ist Liebe:* Wenn Sie mich nicht wirklich mögen (oder sogar lieben), kann ich nie mehr glauben, dass ich liebenswert bin. Letztlich ist es so, dass man nur durch Liebe geheilt werden kann. Sie lieben mich doch auch, oder?
- *Therapie ist Beichte:* Ich weiß nicht, ob ich Ihnen alles sagen kann. Mich drückt, was ich mit meinem Sohn gemacht hab, unheimlich schwer. Hier kann man sich doch aussprechen, und ich merke, wie das hilft.
- *Therapie ist schulischer Unterricht:* In der letzten Stunde waren wir stehen geblieben bei … Heute weiß ich nicht so recht, wo ich beginnen soll. Was kann ich denn nun mitnehmen? Können Sie mir nicht sagen, …?

Solche metaphorischen Konzeptualisierungen von Therapie werden manchmal direkt geäußert, manchmal lassen sie sich eher erschließen. In jedem Fall ist eine gewisse Synchronisation der Vorstellungen von Therapie durch Therapeutin und Patient selbst ein Teil der therapeutischen Arbeit. Diese Synchronisation ist erforderlich, weil Gesagtes im Rahmen verschiedener konzeptueller Metaphern auch verschiedene Bedeutungen bekommt. Ein psychosomatischer Patient, der »wieder fit« werden möchte, profitiert nicht von einem Angebot »tiefer und intensiver Gespräche«, solange er sich von seiner Vorstellung eines Fitnesstrainings nicht lösen kann. Solche Gespräche findet er dann vielleicht »interessant«, aber sie bringen ihn ja seinem Ziel der Fitness nicht erkennbar näher. Die Berücksichtigung der unterschiedlichen kognitiven Rahmungen, also der Art und Weise, wie Therapie aufgefasst wird, kann durch Beachtung der konzeptuellen Metaphern erheblich erleichtert werden. Im therapeutischen Prozess begegnen sich nicht nur zwei Personen, sondern zugleich arbeiten sich bildhafte Vorstellungen, die als Metaphern formulierbar sind, aneinander ab.

Die Begegnung der konzeptuellen Metaphern macht nun das aus, was als »therapeutischer Kontakt« bezeichnet wird. Man untersucht diesen Kontakt intensiv behavioral, etwa als Blickkontakt.

Auf der Basis einer umfangreichen qualitativen Studie zum therapeutischen Kontakt (Buchholz u. von Kleist 1997) erschien es berechtigt, die Begegnung verschiedener konzeptueller Metaphern als eine *Interaktion der Bilder* für den therapeutischen Prozess zu beschreiben (Buchholz 1998a, vgl. auch 2005). Damit war eine spezifische Ebene der Beobachtung therapeutischer Interaktion ausgezeichnet, die sich empirisch beschreiben ließ und zugleich von anderen, etwa konversationsanalytischen Beschreibungstechniken, sowohl unterschied als auch sich mit ihnen verbinden ließ. Die »Interaktion der Bilder« konnte dann auch in einer weiteren umfangreichen Studie zu den Tatnarrativen von Sexualstraftätern gezeigt werden, wobei deutlich wurde, wie sich ein kreativer und ein defensiver Metapherngebrauch klinisch voneinander unterscheiden lassen (Buchholz, Lamott u. Mörtl 2008).

Neben solchen konzeptuellen Metaphern hat sich eine Vielzahl von Metaphoriken in therapeutischen Gesprächen beobachten lassen (Chaika 2000). Dabei ist es auch gelungen, für bestimmte Störungen wie etwa die Depression (Kronberger 1999), den Alkoholismus (Schmitt 1995) oder die Borderline-Störung (Rasmussen u. Angus 1996) charakteristische Metaphern so zu ermitteln, dass die Verwendung solcher Metaphoriken der Selbstbeschreibung (»Ich war in ein tiefes Loch gefallen«) plausibel mit lebensgeschichtlichen Erfahrungen in Verbindung gebracht werden konnte. Dies weist darauf hin, dass die metaphorische Funktion nicht nur Teil des Sprechens und der Sprache, sondern eben der Kognition ist. Die Untersuchung der Metaphern hat sich zu einem interessanten klinischen Forschungsfeld entwickelt. Deshalb lohnt es sich, einen Blick auf die Grundlagenforschung zu werfen.

Anschlüsse an Cognitive Science

Jahrhundertelang stagnierte die Metaphernforschung, weil man die Metapher allein für ein Element der Rede oder Sprache ansah. Die Metapher blieb so in erster Linie ein literatur- bzw. sprachwissenschaftliches Phänomen. Die bahnbrechende Leistung des Chomsky-Schülers George Lakoff und seines philosophischen Koautors Mark Johnson (Lakoff u. Johnson 1980) war es, diese Begrenzung zu überwinden und eine wichtige Umbuchung vorzunehmen: die Metapher als Element der Kognition anzusehen. Jetzt waren Anschlüsse an Cognitive Science mit rasanten Veränderungen möglich.

Es zeigte sich, dass die Metapher als kognitive Struktur sich nicht nur im Sprechen, sondern schon vorsprachlich in der Gestik äußert (C. Müller 1998; Cienki u. C. Müller 2008; C. Müller u. Cienki 2009; Cienki 2008). Die Metapher umspannt

Gestik des Körpers, kognitive Operationen und Denken sowie Konversation gleichermaßen, wenn auch in je unterschiedlichen Dimensionalitäten.

Dass Spracherwerb sich sowohl in individueller Entwicklung als auch in der Evolution weniger aus einzelnen Lauten, wie etwa dem Alarmruf, sondern eher aus der Bewegungsgeste der zeigenden Hand ableiten lasse, war schon länger vermutet worden (Corballis 2002). Geeignete Forschungen konnten interessanterweise auch hier zeigen, dass das kognitive Verständnis komplexer, selbst abstrakter mathematischer Zusammenhänge erleichtert wird, wenn man lernende Kinder ermutigt, beim Lernen zu gestikulieren (Goldin-Meadow et al. 2001; Lim et al. 2009; Núñez 2008).

Die ältere Cognitive Science postulierte noch einen hypothetischen *general problem solver* (GPS) im Kopf des Menschen und hoffte darauf, dass irgendwann ein Computer bei entsprechender Programmierung in der Lage sein werde, menschliche Problemlösungen zu generieren. Von dieser allzu rationalistischen Grundkonzeption her erklärt sich ein gewisses Ressentiment von manchen Therapeutinnen und Therapeuten gegen Cognitive Science. Man lehnte die Computeranalogie zu Recht ab. Verfolgt man aber die rasante Entwicklung auf diesem Gebiet auch nur ein wenig, dann kann man erkennen, wie sehr hier Suchbewegungen in Gang gekommen sind, die wenigstens drei Bereiche – *embodiment, embeddedness* und *extension* – umfassen (Robbins u. Aydede 2009; Shapiro 2011).

Embodiment

Denken und Problemlösen finden keineswegs nur im Gehirn statt, sondern sind als Performanz einer Person zu betrachten, die Körper hat und Körper ist. Der deutsche Philosoph Hellmuth Plessner (2003) bezeichnete diese Doppelstellung als »exzentrische Position«: Wenn wir Körper sind, blicken wir aus dem Körper auf die Welt, können uns selbst aber, insbesondere Gesicht und Augen, nicht vollständig wahrnehmen. Wenn wir Körper haben, dann von einem gedanklichen Standpunkt außerhalb unseres körperlichen Zentrums (ex-zentrisch). Die Integration beider Perspektiven sieht Plessner als eine Art menschliche Lebensaufgabe und als spezifisch humanes Potenzial.

Neben solcherart beschreibbarer Leib-Haftigkeit spielen Affekte beim Problemlösen und anderen kognitiven Aktivitäten eine erheblich größere Rolle, als die Computermetaphorik des menschlichen Geistes vermuten konnte. Sinnfällig wird die Mitbeteiligung des Körpers (Gibbs 2006) und der Affekte bei Sport oder Tanz sowie bei der musikalischen Improvisation (Sobchack 2004); hierbei kommen eben nicht einfach Regeln zur Anwendung, die grundsätzlich formulierbar und hierarchisch deduzierbar wären. Solche Regelformulierung ist bestenfalls nachträglich möglich. Die situations- und momentgesteuerte Teilhabe würde durch regelorientierte und -überprüfende Reflexion gerade verlangsamt, wenn nicht sogar blockiert. Auch treffen Mannschaftssportler kooperative Entscheidungen nicht reflexiv, sondern impulsiv und intuitiv, »aus dem Moment heraus«. Zur neuen Wertschätzung des Körpers kommen weitere Entwicklungen in der Cognitve Science hinzu.

Lakoff hatte bereits körperlich-sinnliche Schemata beschrieben (1987), die bei der Generierung von Metaphern systematische Orientierungsfunktion übernehmen. Ein Beispiel ist die Metapher »More is up«. Sie formuliert die sinnliche Erfahrung des kindlichen Körpers, der sieht, wie der Flüssigkeitsspiegel in einem Glas steigt, wenn man »mehr« hineingießt, der erfährt, dass er »mehr« sieht, sobald er sich aufrichten kann, und noch »mehr«, wenn er größer wird. Diese grundlegende sinnlich-körperliche Erfahrung wird durch diese Metapher *formuliert*. Der kognitive Vorgang der metaphorischen Projektion der sinnlich-körperlichen Erfahrung in die abstrakteren Domänen macht dann verständlich, warum wir Begriffe wie die vom (sozialen) »Aufstieg« oder Sätze wie »Der Dollar steigt« überhaupt verstehen (Übersicht bei Buchholz 2003). Johnson (2009) hatte die cartesianische Formel, wonach ein »Ich« den Körper bewohne, umgedreht zu *The body in the mind* und ebenfalls durch Beschreibung von »image schemata« den Nachweis erbracht, dass eine Vielzahl von intuitiven Bildgebungen, Metaphern und figurativen Sprechweisen körperlich generiert sind. Das Modalverb »müssen« in einem Satz wie »Ich muss jetzt diese Aufgabe erledigen« artikuliert eine normative *Kraft*, der sich die Person fügt – »Kraft« aber ist eine Erfahrung, die wir schon als Säuglinge haben, wenn wir die Kraft des Magendrucks spüren, den Kraftaufwand beim Krabbeln spüren oder bemerken, mit wie viel Kraft der Ball vor uns angestoßen werden muss. Überzeugend hat Johnson zeigen können, wie auch unser moralisches Bewusstsein (1997) und unser ästhetischer Sinn (2007) von körperlichen Formatierungen her verstanden werden können. Körperliche Erfahrungen bestimmen durch metaphorische Projektion das Denken (»metaphorical mapping«, Grady 2007). Indem die Metapher ein Konzept durch ein anderes bzw. eine sinnliche Erfahrung erschließt und die sinnliche Erfahrung als körperliche erkannt werden muss, bietet sich eine Überwindung des Leib-Seele-Dualismus an, die nicht auf neurowissenschaftlichen Reduktionismus zu warten braucht, sondern als »experiential approach« (Lakoff) sich als kulturell und interaktiv tragfähig erwiesen hat und empirischer Forschung zugänglich ist. Zugleich hat Lakoff (2008b) eine Ausarbeitung zu einer neuronalen Theorie der Metapher vorgelegt, die sich auf die Arbeiten des Linguisten Jerome Feldman (2008) stützen kann; hierbei geht Lakoff seinerseits den Weg über die körperliche Geste (2008a), in der er ein metaphorisches Ausdrucksmittel erkennt. Die grundlegende Auffassung, dass der Gestik ebenso wie der Metaphorik nicht getrennte, sondern ein einheitliches kognitives System zugrunde liegt, scheint sich gut zu bestätigen.

Embeddedness

Menschliches Denken und Problemlösen ist situiert und damit abhängig von Gegebenheiten, die außerhalb der engen Grenzen eines individuellen Organismus liegen. Anders formuliert: Die individualisierende Vorstellung eines GPS gegenüber einer »Welt« muss eher zu den lösungsverhindernden Annahmen gezählt werden. In einer philosophischen Kritik spricht Slunecko (2008) von der »Zuschauerontologie«, wonach die Subjekt-Objekt-Trennung dazu führt, dass Menschen epistemisch immer außerhalb der Welt situiert werden. Die Entwicklung zur Überwindung eines solchen Denkens kam nicht nur durch die neurowissenschaftliche Kritik an Descartes – prominent: Damasios Buch *Descartes' Irrtum* (2010) – in Gang, sondern auch auf dem ganz entlegenen Gebiet der anthropologischen Forschung, das aber für die Kognitionswissenschaft erhebliche Bedeutung gewann. Hutchins (1995) konnte zeigen, dass Eingeborene südlich von Australien Navigationssysteme nutzen, die nicht auf einer »bird's-eye-view« basieren, wie sie westlichen Menschen als so selbstverständlich erscheint. Diese Eingeborenen nutzen die Wellenbewegungen, Dauer eigener Gesänge, Farbe des Wassers für mehrtägige Orientierungen bei Fahrten von Insel zu Insel sowie ein ausgefeiltes Kartierungs- und Navigationssystem, das Hutchins en detail beschreibt; für andere Kulturen ist dieser Befund nachuntersucht worden (Latini-Corazzini et al. 2010). Von Bewohnern der polynesischen Marquesas-Inseln ist bekannt, dass sie ihre räumliche Orientierung nicht relativ auf die eigene Person beziehen (vor der, hinter der, links oder rechts von der Person), sondern ein anderes Orientierungssystem nutzen: Der Teller auf dem Tisch steht seewärts, und zwar landeinwärts vor dem Glas. Die Sprecher des Guugu Yimithirr in Australien beschreiben Orientierungen ebenfalls nicht durch eine personale Perspektive, sondern durch absolute Orientierung an der Himmelsrichtung. Der Hund läuft nicht vor ihnen, sondern nördlich bzw. westlich, wie es eben der Fall ist (Deutscher 2010, S. 195). Das interessante Phänomen nun, auf das Hutchins schon stieß, ist, dass es in diesen Kulturen kein Outsourcing des dazu erforderlichen Wissens in externe Wissensspeicher (Aufzeichnungen, Handbücher etc.) gibt. Statt von dem modernen, hier von mir der Anschaulichkeit halber gewählten »Outsourcing«-Begriff sprechen freilich die kognitiven Anthropologen von »Exaptation« (in Gegensatzbildung zu »Adaptation«). Solche Exaptation löst einmal erfundenes Wissen von seinem Erfinder und stellt es in abstrahierender Form dar, sodass spätere Generationen dieses Wissen nützen können, ohne gedanklich eine Verbindung mit den Erfindern herstellen zu müssen. In den von Hutchins genannten Kulturen ist dieser Schritt zur Exaptation nicht vollzogen; das Wissen muss deshalb von Person zu Person weitergegeben werden. Es bleibt erkennbar »embedded«. Doch lassen sich auch in westlichen Kulturen Muster der kognitiven »embeddedness« leicht identifizieren (vgl. zur *Embedded rationality* Millikan 2009).

Extension

Die Ausdehnung des Selbstgefühls in die Welt der Objekte hinein ist Literaten eher geläufig gewesen als Psychotherapeuten. Der Verlust nicht nur anderer Menschen, sondern auch der von Gegenständen oder Umwelt – etwa im Alter –, erweist sich als schwere Störung des Selbsterlebens, auf das viele Menschen deutlich reagieren. Identitätswahrung ist, wie jede Erfahrung von Migranten, alten Menschen, Säuglingen besonders grell zeigt, gebunden an stabilitätsstiftende Umwelten. Das Kleinkind will *seinen* Teddybären, nicht etwa *einen*. Der alte Mensch will *seine* Küche oder *seinen* Lehnstuhl, weil zur Identität, genau jene Art und Weise des gewohnten Umgangs mit Dingen der Umwelt gehört, die uns hilft, Verunsicherungen durch Neues abzuwehren bzw. auf das Maß des Zuträglichen zu reduzieren. Erst recht sind wir in unseren alltäglichen Vollzügen darauf angewiesen, als die, die wir sind, erkannt zu werden von anderen, von denen wir genau das erwarten können. Erwachsene reagieren äußerst verstört, wenn diese Erfahrung der Validierung ihnen plötzlich verwehrt wird, etwa bei dement werdenden Eltern, die sie nicht mehr als ihre Kinder erkennen.

Diese Beschreibungen illustrieren deutlich, wie verhängnisvoll es im Grunde ist, wenn innerhalb der Psychotherapie ein auf Abgrenzung zielendes Verständnis von individueller Entwicklung forciert wird, das auf *Autonomie* als Ziel setzt. Richtiger ist es wohl, auf Souveränität als *Anerkennung von Abhängigkeit* zu setzen. Anzuerkennen, dass Menschen in vielerlei Weise abhängig sind von der ihnen gewährten Aufmerksamkeit, von der Stabilität ihrer Umwelten, von der Versorgung mit Energie und Licht usw., ist ein Aspekt der genannten *exzentrischen Positionalität*. Zugleich bekommt man auf diese Weise die zentrale psychotherapeutische Frage in den Blick: Wie wird durch Konversation eigentlich Kognition beeinflusst? Das eine gehört zur Umwelt, das andere spielt sich vermeintlich »innerhalb« einer Person ab; aber die Orientierungen an Embodiment und Embeddedness haben schon erkennen lassen, dass solche Abgrenzungen zwischen einem vermeintlichen Innen und Außen nicht ontologische, sondern epistemische Unterscheidungen sind. Wir denken so. Die Entwicklungen der Cognitive Science belehren uns, dass man auch ganz anders denken könnte.

Die Ausdehnung und Überwindung des solipsistischen Standpunktes, wonach sich alles nur »in« der Person abspiele, war die zentrale Innovation der systemischen Familientherapie. Theodore Lidz etwa hat eine klinische Theorie der Sprache von Schizophrenen vorgestellt, die diesen Gedanken aufnahm. Danach leben solche Menschen in einer familiären Umwelt, die keine klare und beständige Unterscheidung zwischen »mir« und »dir« stabilisiert. Mütter, die selbst am Abend ihre Ruhe haben wollen, sagen zu ihrem Kind etwa: »Du bist müde«, und schicken es zu Bett. Die eigene verkörperte Erfahrung des Kindes stimmt mit dieser Zuschreibung nicht überein. Der Konflikt werde, so Lidz, dann gelöst, indem das Kind die elterliche Zuschreibung übernimmt und damit in seinen Auffassungen von sich selbst zu einer »egozentrischen Überinklusivität« (1982) gelange. Es eigne sich die Stimmen von anderen eben »überinklusiv« an, es schließe zu viel ein von dem, was zu anderen gehöre. Lidz konnte in vielen Arbeiten diesen Standpunkt der Weitergabe von *Irrationalität* (Lidz et al. 1959) klinisch plausibel machen; aber seine Theorie ist wahrscheinlich wegen einer gewissen Kompliziertheit im klinischen Alltag zu wenig rezipiert worden, zumal die Medikamentenmetapher der therapeutischen Behandlung die Oberhand gewann.

Die Grundstruktur dieses Gedankens hatte in der Familientherapie zur Beschreibung von kommunikativen Mustern geführt, die sich in bestimmten Familien ausbilden und kognitive Systeme der ihnen anvertrauten, heranwachsenden jungen Menschen in systematischer Weise verzerren. »Verzerren« natürlich definiert in Bezug auf die Erfordernisse einer außerfamiliären Welt, für deren Bewältigung die in solchen Familien erworbenen kognitiven Kompetenzen dann unzureichend oder fehlerhaft waren (Bateson 2006; Bateson et al. 1969; Sluzki 1983). Eine Wiederaufnahme solcher Forschungen mit verbesserten, insbesondere konversations- und metaphernanalytischen Mitteln steht auf der Tagesordnung. Im Feld der klinischen Familientherapie (Gerson 1996) hatte man diesen Gedanken der Einbettung nie aufgegeben. Aber es wäre zu begrüßen, wenn die kognitive Forschung hier den Faden wieder aufnähme und Spracherwerb generell von diesen drei Dimensionen des Embodiment, der Embeddedness und der Extension her konzipierte (Überblick bei Spivey u. Richardson 2009).

1.6 Systemische Therapie und Diagnostik

Tom Levold

Die Frage nach dem Wert von Diagnostik in der systemischen Therapie und Beratung ist von zentraler Bedeutung für die Identität des systemischen Ansatzes. Dennoch gehen mögliche Erwartungen, dieses Lehrbuch könnte die verbindliche Darstellung einer einheitlichen systemischen Diagnostik bieten, in die Irre. Zu verschieden, widersprüchlich und oft auch unklar sind die einzelnen Positionen zur Diagnostik im systemischen Feld, vieles ist eher implizit als manifest. Aus diesem Grund kann hier allenfalls der systemische Diskurs zur Diagnostik grob abgesteckt werden.

Die Literatur, die sich speziell mit dieser Frage auseinandersetzt, ist recht überschaubar. So taucht in der ersten systematischen Gesamtdarstellung systemischer Therapie bei Ludewig aus dem Jahre 1992 (4. Aufl. 1997) das Stichwort »Diagnose« oder »Diagnostik« im Sachwortverzeichnis überhaupt nicht auf, ebenso wenig übrigens im *Lehrbuch der systemischen Therapie und Beratung* von von Schlippe und Schweitzer (2007). Erst in seiner überarbeiteten Neuauflage finden sich drei Seiten zum Thema (2012, S. 166 ff.). Diagnostik hat im systemischen Feld offenkundig keinen guten Ruf. Während im Bereich der Beratung diagnostische Fragen ohnehin keine vorrangige Rolle spielen, kommt die systemische Therapie aber gerade angesichts der aktuellen Bemühungen um eine Anerkennung als Versorgungsleistung im Gesundheitssystem in Zugzwang. Dieses Kapitel fokussiert deshalb vorrangig Belange der Psychotherapie. Der Bereich der Beratung kann mitgedacht werden.

Schon mit Beginn der systemischen Therapie als eigenständigen Verfahrens Anfang der 1980er-Jahre wurde Diagnostik in erster Linie unter epistemologischen Gesichtspunkten behandelt, und zwar vor allem als *Diagnostikkritik*. Im Zuge der erfolgreichen Bemühungen der systemischen Verbände um die Anerkennung der systemischen Therapie durch den Wissenschaftlichen Beirat Psychotherapie (Wissenschaftlicher Beirat Psychotherapie 2008; Kriz 2009) und der gegenwärtigen Anstrengungen für eine sozialrechtliche Anerkennung als Richtlinienverfahren bekommt das Thema wachsende praktische Bedeutung. Weitere Anpassungen an den psychotherapeutischen Mainstream sind zu erwarten. Diese sind für die systemische Therapie in Bezug auf ihr Wissenschaftsverständnis problematisch (vgl. Levold et al. 2011).

Im Antragsgutachten für den Wissenschaftlichen Beirat wird der Eindruck erweckt, als wäre die systemische Therapie nicht nur völlig problemlos mit der standardisierten klinischen Diagnostik vereinbar, sondern als würde Letztere auch in der Praxis regelmäßig angewandt:

> »Systemische Diagnostik orientiert sich an den klassischen Ansätzen klinischer Diagnostik (z. B. ICD-10, DSM-IV, standardisierten Fragebogen, Interviews und Beobachtungsverfahren), weist darüber hinaus aber noch folgende Besonderheiten auf: Neben der Symptomatik und den Problemen von Indexpatient und Angehörigen werden auch [sic!] die familiären Interaktionen [...] und der soziale Kontext erfasst« (von Sydow et al. 2007, S. 51).

Und:

> »In der systemischen Therapie/Familientherapie wird zunächst wie in jeder anderen Therapie die Symptomatik des Indexpatienten [...], orientiert an der Internationalen Klassifikation psychischer Störungen ICD-10 [...], durch Exploration, standardisierte Interviews oder Fragebogen diagnostiziert« (ebd., S. 52).

Auch wenn solche Formulierungen antragsstrategisch verstanden werden können, wird hier doch der Eindruck erweckt, als befände sich die systemische Therapie ohnehin schon längst im Zentrum des »evidenzbasierten« medizinischen Behandlungsparadigmas, das der Wissenschaftliche Beirat zum Standard erhebt.

Nicht zufällig folgt denn auch das *Lehrbuch II* von J. Schweitzer und A. von Schlippe (2012) in seiner Gliederung dem Diagnoseschlüssel des ICD-10. Zunehmend drängen Fortbildungsangebote mit dem Schwerpunkt »störungsspezifischer Therapie« auf den Markt.

Das systemische Feld ist im Bereich der Diagnostik in Bewegung. Dabei zeigt sich ein breites Spektrum von fundamentaler Ablehnung bis zur pragmatischen Übernahme formalisierter Klassifikationsschemata. Übereinstimmung dürfte darüber bestehen, dass es sich durchweg um soziale Konstruktionen handelt.

In diesem Kapitel wird es um die Frage gehen, was von wem und zu welchem Zweck diagnostiziert wird. Im Weiteren wird die Kritik an den Diagnosesystemen ICD und DSM nachgezeichnet, die eine Negativfolie für die Erwartungen an eine systemische Diagnostik bietet. Darauf folgt die Darstellung unterschiedlicher Positionen zur Diagnostik in der systemischen Therapie. Am Schluss des Kapitels werden Überlegungen zur Bedeutung von Diagnostik für die systemische Weiterbildung und zur Handhabung von Diagnosen im therapeutischen Alltag angestellt.

Was ist Diagnostik?

Diagnosen sind keine Feststellungen objektiver Sachverhalte, die unabhängig vom Diagnostiker existieren, auch wenn die dominanten formalen Diagnostiksysteme wie ICD oder DSM einen solchen Eindruck unterstützen könnten. Vielmehr geht es in der Diagnostik um die Zuordnung von bestimmten Phänomenen zu bestimmten Kategorien. Analog zur medizinischen Diagnostik werden auch im psychotherapeutischen Feld »Symptome« einer Kategorie wie »Krankheit«, »Störung«, »Problem« etc. zugerechnet. Auch wenn man standardisierter Diagnostik kritisch gegenübersteht, kommt man nicht umhin zuzugestehen, dass die Anwendung spezifischer therapeutischer Methoden und Vorgehensweisen ohne eine solche explizite oder implizite Zuordnung schlecht vorstellbar ist. In diesem Sinne kann man nicht »nicht diagnostizieren«, wenn man wissen möchte, was der Fall ist. In der Regel ist ja schon die *Selbstdiagnose* der Klienten Anlass, überhaupt eine Therapie nachzufragen.

> »Ein Phänomen, das niemand bemerkt, ist eben kein Phänomen; es hat daher nur wenig Chancen, eine erfolgreiche Karriere als ›Symptom‹ oder ›Problem‹ zu durchlaufen« (Simon u. Retzer 1998, S. 197).

Die Klassifizierung von Phänomenen lässt sich – im Sinne von Uexküll (vgl. Uexküll et al. 1981) – als ein semiotischer Prozess, eine Art Mustererkennung verstehen, bei der diese Phänomene als Zeichen verstanden und durch die Anwendung bestimmter Regeln spezifischen Krankheitskonzepten und -kategorien zugewiesen werden (Ostwald 1968). Diagnostik stellt einen Code zur Verfügung, der eine Klassifizierung ermöglicht und die Bildung von Modellen der zugrunde liegenden Zusammenhänge erlaubt – »das Ausmaß des individuellen Leidens und der Behandlungsbedürftigkeit bilden die Codes dagegen nicht ab« (Borst 2003, S. 204).

Während eine Diagnostik 1. Ordnung in der bloßen Anwendung von Zuordnungsregeln besteht, muss eine systemisch-konstruktivistische Diagnostik prüfen, welche Phänomene Bedeutung als Zeichen erhalten sollen und welche Kategorien damit konstruiert werden. Ferner muss eine solche Diagnostik sich selbstreflexiv als einen sozialen Konstruktionsprozess verstehen, der von gesellschaftlichen Diskursen ebenso wie von der unmittelbaren Interaktion zwischen denjenigen abhängt, die diagnostizieren und diagnostiziert werden. Dabei wird eine Rückkoppelung eingebaut, d.h., »Diagnosen werden nicht nur [...] gemacht, sondern machen selbst etwas« (Buchholz 2000b, S. 179): Sie wirken auf das zurück, was sie vermeintlich feststellen wollen. Insofern ist jede Diagnose ein folgenreicher Akt der Wirklichkeitskonstruktion für alle an der klinischen Konstellation Beteiligten.

Was wird diagnostiziert?

Historisch ist der Begriff der Diagnose an den der *Krankheit* gekoppelt, wobei der Krankheitsbegriff historisch in Abhängigkeit von Weltbildern und dem jeweiligen Wissensstand zahlreichen Wandlungen unterlegen ist (Overbeck 1987, S. 35). Diagnostische Systeme

> »operieren mit der Leitunterscheidung ›gesund/krank‹. Dieser Code ist asymmetrisch konstruiert. Die ›kranke‹ Seite der Unterscheidung wird immer weiter ausdifferenziert, die unmarkierte andere Seite bleibt im Dunkel. Es kann nicht positiv formuliert werden, was ›gesund‹ ist, ›gesund‹ fungiert als ›unmarked space‹ – als andere Seite der Unterscheidung« (Buchholz 1998b, S. 50).

Dieser Zusammenhang wird auch durch die semantische Operation einer Ersetzung des Krankheitsbegriffs durch den der »psychischen Störung« nicht aufgelöst, solange Letzterer analog zum Krankheitsbegriff gedacht wird.

Die systemische Therapie hat sich von Beginn an radikal kritisch mit dem Krankheitsbegriff auseinandergesetzt und dabei wesentlich die sozialwissenschaftliche und antipsychiatrische Kritik aufgegriffen. Zu den prominentesten Werken in diesem Zusammenhang gehören u.a. Thomas Szasz' *Geisteskrankheit – ein moderner Mythos* (2013), Michel Foucaults *Wahnsinn und Gesellschaft* (2011), Ronald Laings *Das geteilte Selbst* (1994) und Erving Goffmans *Asyle* (1977). Der Philosoph Thomas Schramme, der selbst einen naturalistischen Krankheitsbegriff verfolgt, hat diese Kritik in fünf verschiedene Argumentationsstränge aufgegliedert (2003, S. 32–66).

Funktionalistische Einwände beziehen sich in erster Linie auf die problematische Verwendung des Krankheitsbegriffes, verbunden mit einer Kritik an der psychiatrischen Praxis und der »unbestreitbaren Medikalisierung eines Großteils der menschlichen Lebensprobleme« (ebd., S. 34). Protagonisten dieser Einwände waren und sind Michel Foucault (1926–1984), Franco Basaglia (1924–1980, vgl. Basaglia 1973) und Klaus Dörner (1975). *Historische Argumente* führen die Relativität des Krankheitsbegriffes in unterschiedlichen Epochen und Kulturen ins Feld, die Untersuchungen Michel Foucaults sind hierfür paradigmatisch. Als *interpretative Argumente* bezeichnet Schramme Versuche, an die Stelle einer objektivistischen Diagnostik die subjektive Sichtweise des Leidenden zu setzen. Psychiatrische Krankheit wird z.B. von den in den 1960er-Jahren berühmt gewordenen »Antipsychiatern« Ronald D. Laing und David Cooper als Ausdruck einer besonderen Existenzweise der Betroffenen verstanden, in der sich gesellschaftliche Nonkonformität und politischer Widerstand zum Ausdruck bringen (Schramme 2003, S. 37 ff.). Im engeren Sinne *soziologische Argumente* beziehen sich auf den gesellschaftlichen Umgang mit als »geisteskrank« etikettierten Patienten und den damit verbundenen Stigmatisierungseffekten (Scheff 1980). Der sogenannte *Labeling Approach* geht davon aus, dass zunächst unspezifische Normverletzungen gesellschaftliche Diagnosen provozieren, die durch eine spezifische professionelle Formatierung erst hervorbringen, was sie festzustellen glauben. Und schließlich stellen *begriffliche Argumente* die Übertragung medizinischer Begriffe auf den Bereich psychischer und interaktionaler Phänomene infrage (Schramme 2003, S. 48 ff.). Protagonist dieser Argumentation ist Thomas Szasz (2013), der hier eine Reihe von Dysanalogien konstatiert: Somatische Krankheiten würden entdeckt, psychische dagegen erfunden, die somatische Medizin diagnostiziere Krankheiten aufgrund objektiv feststellbarer Symptome, psychische Krankheiten könnten aber nur aufgrund subjektiver Beschwerden diagnostiziert werden. Letztere könnten daher nur als Krankheiten im übertragenen Sinne gelten, da Körper und Geist unterschiedlichen logischen Kategorien angehörten. Und schließlich seien psychische Krankheitsbegriffe im Unterschied zu körperlichen Krankheitsbildern mit negativen Wertvorstellungen aufgeladen.

Viele dieser Argumente finden sich explizit oder implizit in der systemischen Literatur wieder. Im Vordergrund stehen dabei die Kritik an der Übertragung des medizinischen Modells auf die Bearbeitung psychischer und kommunikativer Probleme und die soziologische Reflexion der diagnostischen Praxis in Gesellschaft, Gesundheitssystem und psychotherapeutischer Interaktion.

Das klassische medizinische Modell fasst Krankheit ontologisch als eine äußere Entität auf, die »symbolisch oder tatsächlich ins Leben eigentlich gesunder Personen ein(tritt)« (Buchholz 1998b, S. 48). Unabhängig davon, ob bestimmte Verursacher (Erreger etc.) mit der Krankheit identifiziert werden oder ob Krankheit als ein eigenständig existierender Phänomenkomplex konzipiert wird, folgt daraus, dass Krankheiten bekämpft werden müssen. Die Medizin ist daher weitgehend von militärischen Metaphern des Kampfes gegen bzw. der Ausrottung von Krankheiten geprägt, ein Schema, das sich in der Organmedizin als ausgesprochen erfolgreich erwiesen hat (ebd.). Dabei nimmt der Arzt die Rolle des handelnden Experten ein, der auf der Basis präziser Diagnostik diesen Kampf führt und den Patienten durch seine *Behandlung* mithilfe von Medikamenten, operativen Eingriffen und Verhaltensvorschriften von der Krankheit befreit. Dieser ist damit Objekt der Behandlung, d. h. in der komplementären Patientenrolle, und hat den Arzt durch seine Compliance, d. h. Bereitschaft zur Befolgung seiner Anweisungen, entsprechend zu unterstützen.

Psychotherapie ist aus einer hermeneutischen, d. h. an Sinnfragen orientierten Perspektive, wie sie auch die systemische Therapie einnimmt, aber keine solche Behandlung, sondern ein interaktiver Versuch, psychische und kommunikative Probleme zu verstehen bzw. eine

> »von einem Experten unterstützte ›Arbeit‹ an der Selbstveränderung und Persönlichkeitsentwicklung. Der Anlass und die Motivation für diese Selbstveränderung *kann*, aber *muss nicht* eine Krankheit oder ein ›krankheitswertiges‹ Symptom sein. […] Auch der Begriff des ›Verfahrens‹ wird vor diesem Hintergrund obsolet, weil er Behandlung impliziert« (Köth 2008, S. 616; Hervorh. im Orig.).

Auf einen weiteren grundsätzlichen Unterschied zu medizinisch orientierten Verfahren weisen Fritz B. Simon und Peter Fuchs hin:

»Schon weil psychische Probleme immer nur über den Umweg der Kommunikation dem Therapeuten zugänglich sind und die Phänomene, die den Leidensdruck des Patienten erzeugen und schließlich ›Problem‹ genannt werden, in ihrer Kausalität weder für ihren Besitzer noch für den Therapeuten durchschaubar sind, ja, vom Patienten oft nicht einmal nachvollziehbar beschrieben werden können, bleiben sie vage und unbestimmt. Der Psychotherapeut ist auf seine Empathie angewiesen, er muss Perspektivübernahmen vollziehen, historische Entwicklungen und nicht in die erzählte Krankengeschichte aufgenommene Kontextvariablen hinzudenken und mitkalkulieren, vorläufige und nicht abschließbare Interpretationen anbieten, die immer auf höchst unvollständigen und vieldeutigen, oft widersprüchlichen Informationen beruhen« (F. B. Simon in seinem Vorwort zu P. Fuchs 2011, S. 8 f.).

Während Vagheit und Unbestimmtheit von Problemstellungen in der Medizin durch Forschung und fortschreitende Differenzialdiagnostik aufgelöst werden müssen, sind sie für Sinn- und Identitätsprobleme, die den Gegenstand von Psychotherapie ausmachen, geradezu konstitutiv. Diese hat Fuchs zufolge im Unterschied zur Medizin eben als Aufgabe, nichtcodierte bzw. nichtcodierbare (und damit eben auch nicht ohne Weiteres diagnostizierbare) Probleme zu bearbeiten:

»Im Blick auf psychische Systeme fallen […] (Leidensdruck erzeugende) Unschärfeprobleme an, auf die sich dann die Psychotherapie bezieht, indem sie nichtcodierte und nichtcodierbare Probleme nicht codifiziert, sondern gelten lässt – durch Strategien, die zu viablen Identitätskonzepten führen, innerhalb deren es möglich wird, mit Unschärfen zu leben« (ebd., S. 34).

Die Problematik einer am medizinischen Modell ausgerichteten Diagnostik von Sinnproblemen erweist sich besonders augenfällig in der Ausblendung kultureller Besonderheiten psychischer und interpersonaler Probleme einerseits und der Überstülpung westlicher Diagnose- und Behandlungsmodelle auf andere Kultursysteme andererseits (vgl. Timimi 2013). Wir können in verschiedenen Kulturen unterschiedliche Ausdrucksformen für vergleichbare psychische und kommunikative Konflikte finden, die mit einem einheitlichen Diagnosesystem nicht erfasst werden können. Der Ethnopsychoanalytiker Georges Devereux (1982) hat für diese Formen den Begriff »ethnopsychische Störung« geprägt. Damit ist gemeint, dass jede Kultur ihren Mitgliedern ein spezifisches Repertoire von abweichenden Verhaltensmustern »zur Verfügung stellt« (Krankheit, Wahnsinn, Dissozialität etc.), auf das mit einer ebenso spezifischen sozialen Reaktion (Behandlung, Bestrafung, Beratung usw.) geantwortet wird. Individuelle und interpersonale Konflikte, Motive und Bedürfnisse treffen auf die kulturellen, lebensweltlich vermittelten Muster und erfahren hier eine gewissermaßen vorgefertigte Kanalisierung, in der das spezifische Problem als solches zu erkennen ist, aber gleichwohl eine kulturspezifische Transformation durchgemacht hat. Die psychische und die soziale Matrix lassen sich nicht aufeinander reduzieren, sondern nur in einer komplementären Analyse erfassen, die das jeweilige kulturelle Sinnsystem als Kontext berücksichtigen muss.

Über die Missachtung kultureller Eigenständigkeit hinaus ist seit Jahren ein massiver Export westlicher psychiatrischer Diagnosen in Länder mit anderen Kulturen zu beobachten. Ethan Watters hat diesen Prozess der »Globalisierung der amerikanischen Psyche« (2010) am Beispiel der dramatischen Zunahme von Diagnosen der Anorexia nervosa in Hongkong, PTBS in Sri Lanka, Schizophrenie in Sansibar und Depression in Japan in den letzten Jahren exemplarisch nachgezeichnet. Hinter dieser Entwicklung verbergen sich einerseits das Interesse von Forschergruppen an internationaler Standardisierung und Vergleichbarkeit von Krankheitsbildern und Behandlungsverläufen, andererseits das ökonomische Interesse an der Entwicklung eines gewaltigen weltweiten Marktes für die Abnahme von Psychopharmaka (Timimi 2013). Die Verbreitung formaler Diagnosesysteme wie des DSM (s. u.) lässt sich in diesem Zusammenhang auch als ein Instrument der Durchsetzung der »Hegemonie des westlichen psychiatrischen Diskurses« (Gone u. Kirmayer 2010, S. 83; Übers.: T. L.) verstehen.

Funktion von Diagnostik

Auch wenn die meisten systemischen Autoren den Gedanken ablehnen, dass Diagnostik im herkömmlichen Sinne ein elementarer Bestandteil von systemischer Therapie sei, wird doch von vielen eingeräumt, dass es gute Gründe gibt, sich mit Diagnostik zu beschäftigten. Buchholz schlägt vor, das »Verhältnis von therapeutischem Dialog und Diagnose […] als System-Umwelt-Verhältnis sensu Luhmann«, also als ein Verhältnis von zwei getrennt operierenden Bereichen zu verstehen, die sich wechselseitig irritieren und beeinflussen (Buchholz 1998b).

Für eine solche Betrachtung spricht schon die Einsicht, dass man, auch wenn man gegen Diagnosen ist, kaum umhinkommt, sie in klinischen wie alltagssprachlichen Kontexten zu benutzen. Krankenkassen, Kliniken, Kammern, Forschungsinstitute, Gesundheitsbehörden mit den dazugehörigen Rechtsvorschriften, Berufsstandsregelungen usw. stellen Systeme in der Umwelt systemischer Therapie dar, für welche die Orientierung der eigenen Entscheidungen (betreffend Forschung, Verwaltung, Mittelbeschaffung, Feststellung von Zuständigkeiten und Behandlungsbedürftigkeit etc.) an Diagnoseschlüsseln verbindlich ist. Ohne ihre Kenntnis wäre eine Kommunikation in und mit diesen Systemen aussichtslos.

Aus dieser Perspektive fungieren Diagnosen weniger als Beschreibungen von Krankheiten und Störungen denn als »Strategien zur Allokation« (Buchholz 2000b), die die Bearbeitung von Problemen bestimmten Teilen des Gesundheitssystems zu- oder ihre Zuständigkeit zurückweisen. Auch auf der Ebene professioneller Geltungsansprüche haben Diagnosen in einem »problemdeterminierten System« bzw. Problemsystem (vgl. Abschn. 1.3.7), in dem Probleme durch die Beteiligung und Kommunikation unterschiedlicher Akteure erzeugt werden, eine spezifische Funktion:

»So versucht etwa eine der beteiligten Personen mittels professioneller Unterstützung durch die Diagnostiker, die eigene Position zu bestätigen und damit die Position anderer Beteiligter infrage zu stellen« (Wiesner u. Willutzki 1992, S. 345).

Wenn man an einem beliebigen Problemsystem teilnimmt, kann man daher Diagnosen nicht ignorieren, selbst wenn man ihre inhaltlichen Implikationen ablehnt.

Stierlin bewertet vor diesem Hintergrund den dialogischen Aspekt einer Auseinandersetzung mit der psychiatrischen Diagnostik durchaus positiv. Für ihn

»verbietet sich eine strikte Abkoppelung von der gängigen psychiatrischen Diagnostik schon deshalb, weil, wie die Erfahrung zeigt, auch systemische Therapeuten gut beraten sind, wenn sie einen möglichst wertschätzenden und neugierigen Kontakt mit der Denk-, Sprach-, und Erfahrungswelt ihrer psychiatrischen Kollegen aufrechterhalten und suchen. Denn so bleiben auch sie mit diesen im Dialog, bleiben auch sie Lernende und vermögen auch sie am ehesten Missverständnissen und auch Loyalitätskonflikten vorzubeugen, die sich typischerweise ergeben, wenn, wie dies heutzutage immer häufiger der Fall ist, Klienten es mit unterschiedlich geschulten und theoretisch unterschiedlich orientierten ärztlichen und psychotherapeutischen Betreuern oder Überweisern zu tun haben« (2001b, S. 137).

Durchgängig findet sich in der systemischen Literatur eine starke Ambivalenz hinsichtlich der Verwendung psychiatrischer Diagnosen. Einerseits können sie neben den bereits geschilderten stigmatisierenden Wirkungen Patienten entmutigen oder gar »invalidisieren«, indem sie ihnen nahelegen, »kleine Schritte zu machen, statt aufrecht zu gehen« (Simon u. Weber 1988). Biologisch orientierte Diagnosen ermöglichen Patienten zudem die Ablehnung von Verantwortung für die Verbesserung ihrer Lebensumstände, da die Ursache für ihren Zustand in externen, körperlichen Bedingungen gesucht wird. Andererseits kann eine Diagnose auch von Schuld- und Versagensgefühlen entlasten. Auch für Helfer kann die Identifikation einer »Krankheit« einen beruhigenden und motivierenden Effekt haben, z. B. bei Problemen, die mit Normverletzungen einhergehen (Sucht, Dissozialität, Gewalt etc.) und durch ein Krankheitskonzept entmoralisiert werden.

Spitczok von Brisinski hält daher einen Wechsel zwischen Gebrauch und Auflösung von Diagnosen für nützlich und schlägt vor, anstelle einer »antiquierten« Kritik an medizinischen Krankheitsmodellen

»die in DSM, ICD und MAS[21] aufgeführten Beschreibungen nicht als linear-kausale, statische und objektive ›Tatsachen‹ (zu verstehen), sondern als Sammlung von Anregungen zur Hypothesenbildung bezüglich aktueller Systemkonstellationen […], als Ideenlieferanten für handlungsspielraumerweiternde Interventionen« (1999, S. 43).

Eine pragmatisch flexible Handhabung von Diagnosen in der klinischen Praxis lässt sich aus dieser Perspektive ohne Weiteres mit einer hermeneutisch-interpretativen, an der individuellen Fallkonstellation ausgerichteten systemtherapeutischen Vor-

21 Multiaxiales Klassifikationsschema für psychische Störungen des Kindes- und Jugendalters.

gehensweise vereinbaren. Allerdings sollte dabei nicht vergessen werden, dass die striktesten Anforderungen an diagnostische Kriterien nicht aus der klinischen Praxis stammen, sondern aus der psychiatrischen und psychotherapeutischen Therapieforschung (Beels 1993). Der Versuch, sowohl reliable als auch valide Kriterien für voneinander abgrenzbare, als Variablen isolierbare (und kontextfreie) diagnostische Einheiten zu finden, deren Veränderungen im Therapieverlauf als (Miss-)Erfolgsindikator gelten können, gehört zur fragwürdigen Strategie der Übertragung des medizinischen Modells auf den Bereich der Psychotherapie, vor allem bei den in der Pharmakologie üblichen randomisierten kontrollierten Studien (RCT). Sie verfolgen das Ziel, »die Wirksamkeit von Interventionen unabhängig von den Intervenierenden nachzuweisen« (Loth 2008, S. 233 f.). Ein Modell allerdings, das davon ausgeht, dass nur »wissenschaftlich objektivierbare Elemente wie Medikamente oder ›korrekte Interpretationen‹« zur »wirklichen« Heilung beitragen können, muss allen nichtspezifischen Faktoren einen Placebostatus zuweisen, der nach Möglichkeit eliminiert werden muss (Beels 1993). Damit steht die gegenwärtig dominante, weil nach dem Modell der Pharmaforschung organisierte (und im beträchtlichen Maße von den Pharmakonzernen finanzierte) Psychotherapieforschung im Kontrast zu systemischen, kontextbezogenen Ansätzen. Freilich zeigt gerade die Psychotherapieforschung, dass klassifikatorische Diagnosesysteme nur »empirisch unbefriedigende Reliabilitätswerte« liefern:

> »Die Komplexität sprachlicher Mitteilungen, biografischer Ereignisse und interaktiv evozierter Narrationen auf einige wenige Klassen abbilden zu wollen, entspricht in der Psychotherapie weder praktischen Erfordernissen noch dem Stand der empirischen Forschung« (Buchholz 2000b, S. 172).

Formale Diagnosesysteme

Auch wenn der Konstruktcharakter vorhandener Diagnose-Systeme unbestritten ist, liegt die Anwendung der darin enthaltenen Kategorien in der Praxis im Sinne eines naiven Realismus schon aus zeitökonomischen Gründen nahe, um zu einer schnellen Einordnung zu kommen, was denn nun tatsächlich der Fall sei. »Gibt es jedoch keine Beobachtung zweiter Ordnung, keine Reflexion der eigenen Strategien der Komplexitätsreduktion, dann muss jedes diagnostische System wähnen, Realität zu beobachten. Der naive Realismus diagnostischer Systeme will durch immer detailliertere Exaktheit deskriptiver Klassenbildung Sicherheit schaffen und kann es doch nie; denn ›Klasse‹ ist keine Kategorie der Welt, sondern der beobachtenden Systeme« (Buchholz 1998b, S. 50).

Das in Deutschland bekannteste Diagnosesystem ist die von der Weltgesundheitsorganisation WHO herausgegebene *Internationale statistische Klassifikation der Krankheiten und verwandter Gesundheitsprobleme* (ICD), die gegenwärtig in der 10. Fassung erscheint und vor allem der fall- und diagnosebezogenen Abrechnung von medizinischen und psychotherapeutischen Leistungen dient. Ihre Verwendung ist seit dem 1.1.2000 für alle Ärzte und Psychotherapeuten Pflicht (Hohage 2001). Im Unterschied zu früheren Ausgaben verzichtet die ICD-10 auf den Krankheitsbegriff zugunsten des Begriffs der *Störung*, was Schweitzer und von Schlippe »aus systemischer Sicht« für einen Fortschritt halten (2012, S. 24), für Hohage aber nur eine Verschleierung der »Krise der psychiatrischen Diagnostik« darstellt (Hohage 2001, S. 111), weil dabei nur auf Funktionsstörungen, aber nicht auf den individuellen Leidensdruck abgestellt wird (Letzterer alleine reicht daher nicht für eine Indikation zur Psychotherapie aus!). Ebenfalls im Unterschied zu früher (und anders als in den somatischen Kapiteln der ICD-10) gehören ätiologische Angaben nicht mehr zur Beschreibung von Störungen, stattdessen werden für diese jeweils eine Reihe von Symptomen beschrieben, von denen eine gewisse Anzahl über einen bestimmten Zeitraum zur Erstellung einer Diagnose erforderlich sind. Annahmen über biologische, psychische oder soziale Aspekte, die zur Entwicklung von Störungen beigetragen haben, sind also nicht Bestandteil von Diagnostik.

Eine ähnliche Operationalisierung weist auch das von der American Psychiatric Society (APA) herausgegebene *Diagnostic and statistical manual of mental disorders* (DSM) auf, das ausschließlich psychiatrische Diagnosen enthält und 1952 in der ersten Fassung erschien. Es ordnet Symptomgruppen auf fünf Achsen: (I) klinische Störungen, (II) Persönlichkeitsstörungen, (III) medizinische Krankheitsfaktoren, (IV) psychosoziale und umgebungsbedingte Probleme und (V) die Beurteilung des Funktionsniveaus von Patienten.

Die Geschichte des DSM veranschaulicht auf plastische Weise, dass der Konstruktion diagnostischer Systeme nicht nur fachliche, sondern auch handfeste politische und wirtschaftliche Motive zugrunde liegen. Die ersten beiden Ausgaben von 1952 und 1968 (mit damals nur 182 Diagnosen) waren, dem psychiatrischen Zeitgeist entsprechend, psychoanalytisch geprägt – und führten noch Homosexualität als »mental disorder«. Durch die Antipsychiatriebewegung in den 1960er-Jahren und die oben erwähnten Arbeiten von Thomas Szasz und anderen kam die Psychiatrie als medizinische Disziplin zunehmend unter Druck. Die Herausgabe des DSM–III, 1980 (mit inzwischen 265 Diagnosen), vollzog nicht nur eine Umstellung der Art der Diagnostik (mit Verzicht auf Ätiologie und Beschränkung auf Symptomlisten), sondern stellte seitens der APA erklärtermaßen den – letztlich erfolgreichen – Versuch einer Remedikalisierung der Psychiatrie dar (Whitaker 2010; Angell 2011), der zudem mit dem Wechsel von einem klinischen Fokus zu einer vorrangigen Forschungsorientierung einherging, unterstützt durch die Entwicklungen in der biologischen Hightech-Forschung und die starken Verbindungen zur Pharmaindustrie (Moncrieff 2010, S. 372). Carol A. Bernstein, Präsidentin der APA im Jahre 2011, konstatiert für die 1970er-Jahre die große Bedeutung

> »diagnostischer Übereinkunft von Klinikern, Forschern und regulierenden Behörden vor dem Hintergrund der Notwendigkeit, *Patienten mit neu entstandenen pharmakologischen Behandlungen zusammenzuführen*« (Bernstein 2011, S. 7; Hervorh. im Orig.; Übers.: T. L.).

Erstaunlich gleichwohl ist, dass das DSM-III sich nicht auf explizierte wissenschaftliche Grundlagen stützte, sondern in erster Linie die Meinung einer 15-köpfigen Kommission darstellte, vor allem aber die des führenden Herausgebers, Robert L. Spitzer, eines der einflussreichsten Psychiater des 20. Jahrhunderts. Er bestimmte die Zusammensetzung der Kommission nach seinen persönlichen Vorlieben, setzte zudem nur wenige Kommissionssitzungen an, sodass sich Beschwerden über seine willkürliche und selbstherrliche Führung des Redaktionsprozesses häuften (Angell 2011). Die mangelnde wissenschaftliche Grundlage zeigt sich auch in der bis Mai 2013 gültigen Fassung des DSM-IV, in dem sich weder Studien noch irgendwelche Zitate als Belege für die Einbeziehung von wissenschaftlichen Quellen finden lassen (ebd.). Es enthält bereits 365 Diagnosen und wurde in einer Auflage von bislang über einer Million Exemplaren verkauft – eine wesentliche Einnahmequelle für die APA (Carlat 2010, S. 55)!

Die Pharmakologisierung von Psychiatrie und Psychotherapie schreitet dabei voran. Von den 170 Autorinnen und Autoren der Ausgabe des DSM-IV-TR (TR = Textrevision) sind bei 95 finanzielle Verbindungen zu Pharmakonzernen bekannt, darunter alle Autoren der Abschnitte über Schizophrenie und Affektive Störungen (Angell 2011).

Die inhaltliche Konzeption des neuen DSM-V, das im Mai 2013 erschienen ist, ist seit einigen Jahren ebenso umstritten wie die Intransparenz des Redaktionsprozesses, die dazu geführt hat, dass einige Mitarbeiter ihre Tätigkeit niederlegten. Dabei kommt die Kritik längst aus der Ärzteschaft selbst (Waters 2011; Carlat 2010, S. 62 ff.; Frances 2013). Im DSM-V sind eine Vielzahl neuer Kategorien enthalten, die vor allem unter der vorgeblichen Absicht, die Früherkennung von Krankheiten zu ermöglichen, Verhaltensäußerungen als Störungen markieren, die bislang nicht als pathologisch angesehen wurden. Ein Beispiel ist die Diagnose einer Depression, wenn die Reaktion auf den Verlust eines Menschen länger als zwei Wochen mit Symptomen wie Traurigkeit, Schlafstörungen und Verlust von Appetit einhergeht (Frances 2013).

Im Kontext dieser auch innermedizinischen Kritik an den formalen Klassifikationssystemen schlägt der englische Kinder- und Jugendpsychiater Sami Timimi (2013) als Vertreter eines Netzwerkes kritischer Psychiater vor, auf ICD- oder DSM-Klassifikationen aus folgenden Gründen vollständig zu verzichten: Psychiatrische Diagnosen seien nicht valide, ihre Anwendung verstärke Stigmatisierung, biete keine Hilfe bei der Wahl von Behandlungsstrategien und zwinge anderen Kulturen westliche Vorstellungen psychischer Gesundheit und Krankheit auf.

Systemische Diagnostik

Die systemische Kritik an der herkömmlichen Diagnosepraxis wirft die Frage auf, ob es überhaupt eine mit der systemischen Therapie kompatible *Diagnostik* geben kann. Hier liegen die Positionen weit auseinander (Borst 2003). Nachfolgend sollen vier unterschiedliche Standpunkte skizziert werden:

(1) eine grundsätzliche *Ablehnung* von Diagnostik aus epistemologischen Erwägungen, (2) das Konzept einer *relationalen* Diagnostik, die das Forschungswissen über Beziehungsmuster diagnostisch nutzen möchte, (3) Diagnostik als *Exploration von Ressourcen* und (4) ein Verständnis von Diagnostik als offenem *Interaktionsprozess* zwischen Therapeutin und Klientensystem.

»Diagnose als Desaster?« (Gergen, Hoffman u. Anderson 1997)

Die radikale Ablehnung einer eigenständigen Diagnostik begründet sich aus der sozialkonstruktionistischen Theorie, der zufolge Wirklichkeit durch Sprache erzeugt wird und außerhalb der sozialen Kokonstruktion der Welt durch Sprache keine soziale Realität existieren kann (vgl. Abschn. 1.3.7). Die alltagsgebundene, d.h. nicht reflexive Verwendung von Sprache trägt zu einer ontologisierenden Wahrnehmung von Wirklichkeit bei, die sprach- und beobachterunabhängig erscheint. Die naiv-realistische Benutzung von Wörtern wie »Depression«, »Schizophrenie« oder »Angststörung« legt daher nahe, dass es sich bei den damit bezeichneten Phänomenen um real existierende Sachverhalte handelt – eine soziale Konstruktion, die in der Tat ein soziales Eigenleben entwickeln kann, vor allem, wenn sie die Leitbegriffe gesellschaftlicher Funktionssysteme (des Gesundheitssystems bzw. der Psychotherapie) konstituiert. Gleiches gilt auch für die Ebene sozialer Interaktionen: Auf der Ebene der Feststellung und Bearbeitung konkreter Probleme entwickelt sich durch Kommunikation aller beteiligten Akteure ein »problemdeterminiertes System«, welches eine kommunikative Eigendynamik entfaltet, zu der der bezeichnete Begriffsgebrauch in starkem Maße beiträgt. Psychotherapeuten sind daher durch ihre Handlungen und Kommunikationen zwangsläufig Bestandteil eines solchen Problemsystems, ihre kommunikativen Beiträge (Diagnosen, Interventionen, Gutachten, Anträge etc.) tragen zur Herstellung, Aufrechterhaltung oder Auflösung sprachlicher Wirklichkeiten (etwa einer »Krankheit« oder »Störung«) bei. In diesem Sinne kann ein auf Diagnostik fokussierter Diskurs statt zur Überwindung des Problems zu seiner weiteren Fixierung beitragen, so Ludewig (1987).

Ludewig führt weiter aus, dass das Konzept des Problemsystems als Ergebnis von Handlungen konkreter Akteure zu einer Beschreibung jeweils individueller Systemfigurationen führt, was es erlaube, sich von normativen Vorstellungen und Erwartungen zu lösen. Indem die Systembildung an ein idiosynkratisches Problem gebunden ist, ohne welches das System gar nicht entstanden wäre, stellt sich nicht mehr die Frage, wie denn eigentlich eine »gesunde Alternative« beschaffen sein müsste, die dann durch therapeutisches Handeln anzustreben wäre. Begriffe wie »Gesundheit«, »Pathologie« und »Heilung« seien in diesem Kontext daher irrelevant, stattdessen wird auf Reflexion von Beobachtungen und ihre Einbindung in die Kommunikation fokussiert. Aufgabe des Therapeuten sei es dementsprechend nicht, das Problem diagnostisch in eine Klasse von behandlungsbedürftigen Problemen einzuordnen oder sein Handeln am Erreichen vorweggenommener Zielzustände zu orientieren, sondern im Dialog mit seinem Patienten so zu handeln und zu kommunizieren, dass neue Kommunikationsformen generiert werden, die das Problemsystem auflösen oder obsolet werden lassen können (ebd.).[22]

Im 1996 von Florence Kaslow herausgegebenen *Handbook of relational diagnosis & dysfunctional family patterns* findet sich unter dem Titel »Is diagnosis a desaster?« ein kritischer »Constructionist trialogue« von Kenneth Gergen, Lynn Hoffman und Harlene Anderson (deutsch 1997), in dem sie auf den grundsätzlichen Widerspruch zwischen dem nichtessenziellen Standpunkt der Theorie sozialen Konstruierens und dem Versuch der Konzeptualisierung relationaler Diagnosen (s. u.) hinweisen. Hoffman stellt fest:

> »Es gibt keine Systeme da draußen, keine verbindenden Muster, keine Ebenen, keine Strukturen, welche darauf warten, beobachtet zu werden. Für mich setzte diese Art des Denkens den Schlusspunkt hinter jedwede Diagnostik«.

Diese Überlegung machen die Autoren zum Ausgangspunkt dafür, alle diagnostischen Systeme (biologische, psychologische und relationale) infrage zu stellen und

> »die Disziplin des therapeutischen Gesprächs von den Krallen der newtonschen Wissenschaft (zu befreien) und denen der Sprachkünste (zuzuordnen)« (Gergen, Hoffman u. Anderson 1997, S. 241).[23]

Während Diagnostik versucht, fallbezogene Daten in vorhandene fallunabhängige Wissensbestände einzuordnen, fordert die sozialkonstruktionistische Herangehensweise eine Haltung des *Nichtwissens*,

> »die den KlientInnen Spielraum lässt, ihre Geschichte zu erzählen – und zwar unabhängig von den zuvor entstandenen Ideen des Therapeuten. Der Therapeut schließt sich der sich natürlich entfaltenden Erzählung der Klienten durch aufrichtiges Bemühen an, um mit grenzenloser Neugier die Bedeutungen des Klienten zu verstehen und kennenzulernen. Das Ziel dieses therapeutischen Kontexts ist nicht das Entdecken von Wissen, sondern die Erzeugung eines dialogischen Konversationsprozesses« (H. Anderson u. Goolishian 1992, S. 176).

Der Versuch, eine (Psycho-)Diagnostik systemisch zu begründen, kann vor diesem Hintergrund nur dem Wunsch entspringen, trotz Annahme der Relativität systemischen Denkens dennoch prinzipiell unmögliche Gewissheit zu erlangen, schreibt Ludewig 1987 und geht in der Radikalität seiner Aussage sogar so weit, dass selbst

---

22 In einem späteren Betrag (1999b) relativiert Ludewig allerdings diese radikale Infragestellung jeglicher Diagnostik aus dem Jahre 1987 deutlich (s. u.).

23 Allerdings gibt es eine vergleichbar kritische Position der Diagnose gegenüber schon lange vor der Entwicklung sozialkonstruktionistischer Theorien. Schon Carl Rogers (2012 [1951]) lehnte das medizinische Modell und den Gebrauch diagnostischer Kategorien für die Zuweisung einer behandlungsbedürftigen »Pathologie« ab »zugunsten eines Modells, das Therapie als einen interpersonellen Prozess betrachtet, der durch Empathie, bedingungslose Fürsorge und therapeutische Kongruenz charakterisiert ist« (Elkins 2007).

»der Versuch systemisch orientierter Autoren, Diagnostik angesichts dieser inhärenten Schwierigkeit doch noch im Sinne idiografischer, hypothesenspendender Methodik in den Bereich systemischen Denkens ›herüberzuretten‹ (vgl. z. B. Schiepek 1985), [...] nicht nachvollzogen werden (kann)« (Ludewig 1987 – eine Kritik, die er selbst später explizit revidiert, vgl. 1999b).

Letzten Endes laufe diese Sichtweise auch auf die Aufhebung der Begriffe »Therapie« und »Therapeut« hinaus, die ebenfalls der medizinischen Tradition entstammen und im Dualismus von handelndem Experten und behandeltem Objekt wurzeln (Ludewig 1999b). Ludewig zitiert hier Efran (1986), der als Alternativbegriff zum Therapeuten den »epistemologischen Berater« vorschlägt, dessen Aufgabe es nur mehr sei, sich als Partner für die Reflexion des Gegenübers zur Verfügung zu stellen.

Später hat Ludewig diese radikale Position nachdrücklich als »heilige Kuh« bezeichnet, die er »mitunter selbst gezüchtet und gehegt habe« und von der zumindest Teile in den »Stall der Historie befördert« werden sollten (1999b, S. 122). Die Nachteile dieser Haltung sieht er vor allem in der beruflichen Verunsicherung einer Generation von systemischen Therapeutinnen, die in ihrer Verständigung mit Professionellen anderer Provenienz ideologisch behindert worden seien und oft »unbillige Kompromisse« schließen mussten. Zudem sei es zu »einer übermäßigen Missachtung jenes in Psychologie, Psychiatrie und Psychotherapie in hundert Jahren hervorgebrachten ›Wissens‹« gekommen, das es bei aller Relativierung doch auch zu würdigen gelte (ebd., S. 128). Auch Borst (2003, S. 209) kritisiert das »Extrem des Nicht-wissen-Wollens« und fügt hinzu:

»Ludewig [1999b] beschreibt, wie in der Geschichte der systemischen Therapie das Wissen immer mehr in den Hintergrund geriet, ja sogar verleugnet wurde. Besonders das Wissen über Störungen war und ist tabu. In psychiatrischen Institutionen, und vielleicht nicht nur dort, hat das zu einer Marginalisierung der systemischen Therapie geführt«.

Relationale Diagnostik

Bei denjenigen, die Diagnostik nicht grundsätzlich ablehnen, dürfte Einigkeit darüber herrschen, dass als Minimalanforderung an eine systemische Diagnostik gilt, Beziehungen und Kontexte einzubegreifen, innerhalb deren Symptome und Probleme überhaupt erst eine Bedeutung erhalten können. Dies kann sich sowohl auf den untersuchten Gegenstand beziehen wie auf den diagnostischen Prozess selbst. Relationale Diagnostik gehört dabei zur ersten Gruppe.

In der Familientherapie, aus der sich die systemische Therapie entwickelt hat, wurden schon früh – zunächst noch vor einem deutlich psychoanalytisch geprägten Hintergrund – Konzepte einer relationalen bzw. Interaktionsdiagnostik entwickelt in der Absicht, Typologien problematischer bzw. pathologischer Kommunikationsmuster in Familien zu konstruieren.

Bereits 1957 konstatierten Theodore Lidz et al. Zusammenhänge zwischen Schizophrenie-Diagnosen von jungen Patienten und den problematischen Beziehungsmustern ihrer Eltern (»Spaltung und Strukturverschiebung«; 1957). Etwa zur gleichen Zeit führte eine von Lyman Wynne geleitete Forschergruppe die Begriffe »Pseudogemeinschaft« und »Pseudofeindseligkeit« zur Beschreibung pathologischer Beziehungsmuster ein sowie den des »Gummizauns« (»rubber fence«), der die familiären Grenzen verwische und so eine Individuation in der Familie verunmögliche (1958). Eine der ersten deutschsprachigen familiendiagnostischen Typologien legte Richter 1970 mit seinem Buch *Patient Familie* vor (2012).

Der Begründer der strukturellen Familientherapie, Salvador Minuchin, unterschied in seiner Familientypologie Muster der Verstrickung, Überfürsorglichkeit, Starrheit und fehlenden Bereitschaft bzw. Fähigkeit zur Konfliktlösung (Minuchin, Rosman u. Baker 1995, S. 41 ff.). Die strategische und kommunikationsorientierte Palo-Alto-Schule um Gregory Bateson, Jay Haley und Paul Watzlawick betonte vor allem die diagnostische Bedeutung problematischer und dysfunktionaler Kommunikationsmuster wie z. B. der »Doppelbindung« für die Entstehung von Symptomen (Bateson et al. 1969).

Wie Miklowitz und Clarkin ausführen, waren diese Typologien aber nie als explizite diagnostische Schemata gedacht, sondern dienten eher als Hinweise auf die psychosoziale Ätiologie von Schizophrenie und anderen Störungsbildern (2003, S. 348). Diese informellen Klassifikationssysteme seien eher willkürlich verwandt worden, insofern verschleierten die populären und weithin benutzten Begriffe eher die realen Differenzen in theoretischen Annahmen, Orientierungen und Behandlungsmethoden. Erst eine Operationalisierung diagnostischer Begriffe könne hier für mehr Einheitlichkeit und Vergleichbarkeit sorgen (ebd., S. 344).

Zu den bekannteren Beispielen für einen solchen Operationalisierungsversuch gehört das Circumplex-Modell von Olson (vgl. Olson a. Gorall 2003), das Familien mithilfe von Fragebögen entlang den Dimensionen Anpassungsfähigkeit und Kohäsion klassifiziert und zu 16 unterschiedlichen Typen kommt (zur Kritik am Modell sowie am Einsatz solcher Fragebögen, der »mit systemischer Erkenntnistheorie inkompatibel« ist, vgl. von Schlippe u. Schweitzer 1988). Ein weiterer Ansatz ist das *Beavers systems model of family functioning*, das aus der Kombination der Dimensionen Familienkompetenz (Struktur, Informationsverarbeitung und Anpassungsfähigkeit in fünf Abstufungen) und Interaktionsstil (zentrifugal, gemischt, zentripetal) 15 Typen entwickelt (Beavers u. Hampson 2000). Ein drittes Beispiel ist das *McMaster Model* des familiären Funktionsniveaus (Epstein et al. 2003), das im Unterschied zu klinischen Modellen die Beobachtung »normaler« Familien als Ausgangspunkt nimmt und eine Typologie anhand von sechs Komponenten eines gesunden Funktionierens entwirft: Problemlösen, Kommunikation, Rollen, affektive Reaktionsbereitschaft, affektive Beteiligung und Verhaltenskontrolle. Pathologische Entwicklungen ergeben sich für die Autoren aus Defiziten in einem oder mehrerer dieser Bereiche.

Ein besonderer familiendiagnostischer Ansatz entstand in den 1990er-Jahren in der Forschungsarbeit von Elisabeth Fivaz-Depeursinge und Kollegen in Lausanne, die aus der Mikroanalyse von Spielsequenzen des »primären Dreiecks«, bestehend aus Eltern und ihren Kindern im Babyalter, eine Typologie von Familienallianzen (kooperativ, angespannt, kollusiv [offen oder verdeckt] und gestört [chaotisch bzw. starr]) entwickelt haben (Fivaz-Depeursinge u. Corboz-Warnery 2001). Dabei geht es methodisch nicht um die Bewältigung gestellter Aufgaben oder die Befragung der Untersuchungsteilnehmer, sondern um die Einschätzung der Qualität bzw. der Modulation von Übergängen zwischen Spiel- und Kommunikationssequenzen, die weder inhaltlich noch zeitlich, sondern nur in der Reihenfolge der Sequenzen (Elternteil + Kind; anderer Elternteil + Kind; Dreierkommunikation; Elternkommunikation ohne Kind) vorgegeben sind. Untersucht werden also (unter Einsatz hochauflösender Videotechnik mit bis zu 100 Frames/Sekunde) die Koordination und Feinabstimmung der Beteiligten bei der Auflösung einer bestehenden und Einleitung einer neuen Sequenz, welche Aufschluss über die Qualität der Beziehung zwischen den Eltern und Eltern und Kindern erlauben. Die Weichheit, Elastizität und Moduliertheit dieser Übergänge zwischen verschiedenen Sequenzen ist den Autorinnen zufolge ein Maß für die positive Qualität der Beziehungen, je unabgestimmter, ruppiger und abrupter die Übergänge stattfinden, desto höher ist das Stressniveau in den Beziehungen, und desto eher sind angespannte und gestörte Beziehungsmuster zu erwarten.

Davidson, Quinn und Josephons (2003) schlagen vor, die Vielzahl diagnostischer Konzepte entlang den folgenden vier Basisdimensionen zu gliedern: strukturellen Komponenten (Grenzen und Subsysteme, Kohäsion, Anpassungsfähigkeit), historischen Betrachtungen (elterliche Entwicklung, elterliches Funktionsniveau, intergenerationales Funktionsniveau, Vorgeschichte der Ehe), entwicklungspsychologischen Faktoren (individuelle Entwicklung, Lebenszyklus der Familie, Kontextfaktoren) und Prozessdimensionen (Klarheit, Ausdruck von Emotionen, Problemlösen, Kommunikation, Muster). Darüber hinaus bieten sie eine weiterführende, vertiefende Darstellung einiger diagnostischer Modelle.

All diese Beispiele einer »relationalen Diagnostik« konzentrieren sich auf die Identifikation von Interaktionsmustern, anstatt individuelle Symptome oder Verhaltensweisen zum Ausgangspunkt diagnostischer Überlegungen zu machen.[24] Unabhängig vom Formalisierungsgrad relationaler Diagnostik dürfte klar sein, dass die Fokussierung auf Beziehungsmuster ein Kernmerkmal jeder systemischen Vorgehensweise ist, die sich von allen anderen Ansätzen unterscheidet. So konnten McGuirk, Friedlander und Blocher (1987) in einer vergleichenden Untersuchung von systemischen und nichtsystemischen Psychotherapeuten, die anhand von Videoaufnahmen einer Familiensitzung Hypothesen zur Falldynamik entwickeln sollten, mit einer inhaltsanalytischen Vorgehensweise zeigen, dass systemische Therapeu-

24 Die Vorstellung diagnostisch relevanter Konzepte innerhalb dieses Abschnitts ist natürlich keineswegs vollständig. Eine vertiefte Darstellung müsste sicherlich auch die soziologische Familienforschung (etwa von Klaus Schneewind, Kurt Lüscher, Hans Bertram u. a.), bindungstheoretische Konzepte u. v. a. einbeziehen, was hier einer engeren Fokussierung zum Opfer fällt.

ten im Unterschied zu den Nichtsystemikern eine »relevant größere Zahl von unterschiedlichen Subsystemen, mehr Triaden und weniger Monaden identifizierten« (S. 69; Übers.: T. L.).

Seit Beginn der 1990er-Jahre gab es verschiedentlich Bemühungen von Familienforschern und -therapeuten, relationale Diagnostik zum Bestandteil des DSM zu machen. Versuche einer entsprechenden Lobbyarbeit durch eine Gruppe um Florence Kaslow (1993) haben allerdings in den 1990er-Jahren keinen allzu großen Erfolg vorweisen können. 2006 wurde mit einem umfangreichen Sammelband ein erneuter Vorstoß zur Aufnahme relationaler Diagnosen in das DSM-V unternommen (Beach et al. 2006), ebenfalls ohne nennenswertes Ergebnis. Der psychodiagnostische Mainstream ist nach wie vor an individuellen Pathologien ausgerichtet und behandelt Beziehungsmuster und soziale Kontexte als Randphänomene ohne eigenständigen Problemwert, d. h. nur als Faktoren, die eine individuelle Pathologie womöglich verschärfen, bzw. als Bereiche, die durch eine individuelle Pathologie in Mitleidenschaft gezogen werden können.

Ressourcen- und Prozessdiagnostik

Schon früh lässt sich in der Geschichte der systemischen Therapie eine Verschiebung des Aufmerksamkeitsfokus von Problemen auf Lösungen feststellen. Von Bertalanffys Konzept der Äquifinalität, das besagt, dass verschiedene Anfangszustände in offenen Systemen zu gleichen Endzuständen (und gleiche Anfangszustände zu verschiedenen Endzuständen) führen können, legte nahe, sich anstatt auf eine Klassifizierung von spezifischen Problemen und ihren Ursachen auf die Eigendynamik der Interaktionen in solchen Systemen zu konzentrieren (Watzlawick, Beavin u. Jackson 2011). So stellte schon die Palo-Alto-Gruppe die Pragmatik des therapeutischen Veränderungsprozesses in den Mittelpunkt ihres Interesses, auf eine detaillierte Exploration der Problemgeschichte sowie die Klärung möglicher Ursachen wurde, wenn möglich, eher verzichtet. Diese Haltung wurde durch die Gruppe um Steve de Shazer radikalisiert, die das Gespräch über Probleme generell als veränderungshinderlich betrachtete (vgl. Abschn. 1.3.9).

Die Pragmatik der Lösungsorientierung fordert, alles zu berücksichtigen, was als mögliche Ressource für Veränderung infrage kommt, sei es auch scheinbar noch so trivial oder marginal. Bereits Milton Erickson, dessen hypnotherapeutischer Ansatz eine wichtige Rolle bei der Entwicklung der Familientherapie und systemischen Therapie spielte, war ein Meister der Utilisierung (Nutzung) von Ressourcen seiner Patienten (vgl. Abschn. 1.3.10 und 2.3.9).

Klaus Grawe, ein Verhaltenstherapeut, der in den 1990er-Jahren den Versuch der Konzeptualisierung einer integrativen »allgemeinen Psychotherapie« unternahm, die sich auf allgemeine und grundlegende Wirkfaktoren stützte, erklärt die Ressourcenaktivierung zu einem »primären Wirkprinzip der Psychotherapie« (Grawe u. Grawe-Gerber 1999). Er anerkennt zwar die verbesserte Spezifizierung und Differenzierung psychischer Probleme in der formalisierten Standarddiagnostik, sieht ihren großen Nachteil aber in der einseitigen Ausrichtung auf die Probleme der Patienten:

> »Es gibt gute Gründe für die Annahme, dass die Ressourcen der Patienten für die Indikation und Wirkung von Psychotherapien eher eine noch größere Bedeutung haben als die Art ihrer Probleme. Für die Bestimmung dessen, was in einer Psychotherapie verändert werden soll, sind die Probleme des Patienten der natürliche Bezugspunkt. Für die Frage, wie die Probleme am besten verändert werden können, sind die Ressourcen des Patienten aber wahrscheinlich wichtiger als seine Probleme« (ebd., S. 63).

Diese Ansicht wird durch die Forschungen zu Salutogenese (Antonovsky 1997) und Resilienz (z. B. Walsh 2012; Retzlaff 2010) unterstützt, die die Bedeutung von Ressourcen für die Herstellung und Erhaltung von Gesundheit ebenso wie für die Überwindung von Problemen und belastenden Lebensereignissen in den Vordergrund stellen. In der Entwicklung der verschiedenen Psychotherapierichtungen dürfte seit Mitte der 1990er-Jahre kein inhaltlicher Aspekt größere Aufmerksamkeit erhalten haben als die Ressourcenorientierung.

Wenngleich sie im systemischen Kontext in erster Linie als Haltung diskutiert wird, die generell die Erkundung von veränderungsrelevanten Ressourcen an die Stelle einer Diagnostik von Defiziten und Problemen setzt, gibt es doch spezifische und methodisch fundierte Ansätze, die Exploration von Ressourcen als Diagnostikphase in den Therapieprozess zu integrieren. Einer der elaboriertesten Ansätze stammt von Günter Schiepek, der bereits in den 1980er-Jahren Überlegungen hierzu veröffentlichte (1985, 1986) und seine Konzepte kontinuierlich fortentwickelt hat (Schiepek u. Cremers 2003; Schiepek u. Matschi 2013):

In einem Ressourceninterview wird zunächst mit dem Patienten erörtert, was überhaupt mit dem Begriff der Ressource gemeint ist:

> »Einige Beispiele verdeutlichen, dass es sich um sehr Verschiedenartiges handeln kann: eigene Kompetenzen und Fähigkeiten, Bezugspersonen, soziale Bezüge und Zugehörigkeiten, materielle Ressourcen, Ideelles wie Ideen, Visionen, Erinnerungen, Spiritualität und Religiosität usw. Dann wird nach den aktuellen Herausforderungen oder Lebensplänen gefragt, zu deren Meisterung oder Realisierung die Ressourcen eingesetzt werden sollen. Im Anschluss soll der Klient seine Ressourcen benennen und v. a. durch Beispiele konkretisieren und beschreiben. Ziel ist dabei die Induktion eines kognitiv-emotionalen Ressourcenzustandes bzw. einer ›Ressourcen-‹ oder ›Lösungstrance‹« (Schiepek u. Matschi 2013, S. 56).

Die vom Patienten identifizierten Ressourcen werden auf einem Formblatt notiert und auf einer Skala von 0 bis 10 nach den Kriterien »aktuelle Ausprägung«, »maximale bisherige Ausprägung«, »gewünschter Zielzustand« und »Relevanz« eingetragen. Aus den Daten kann dann eine idiografische Systemmodellierung vorgenommen werden, die dabei hilft, problematische ebenso wie lösungsrelevante Muster zu erkennen:

> »Es eröffnen sich erweiterte Problemlöseszenarien und bestimmte Funktionalitäten (z. B. von Problemen oder Symptomen), oder zeitliche Dynamiken (regelmäßiges Auftreten von Problemverhaltensweisen oder Beschwerden) können nachvollzogen werden. Der Prozess der Modellierung selbst stellt für Klienten wie für Therapeuten eine hoch konzentrierte, kreative und produktive Arbeit des Mustererkennens dar« (ebd., S. 59).

Die Einbindung von Ressourcen ist jedoch nur ein Teil einer umfassenden Modellierung und Prozesserfassung verschiedener Systemebenen. Vor allem Günter Schiepek hat mit einem Konzept, das die Daten aus individualisierten Fragebogen, täglichen Selbstreflexionen und Tagebuchaufzeichnungen von Klienten sowie computer- und internetgestützten Evaluationstools zur kontinuierlichen einzelfallbezogenen Auswertung von Therapie- und Beratungsgesprächen verwendet, ein Modell systemischer Prozessdiagnostik entwickelt, das ganz neue Möglichkeiten der Klient-Berater-Kooperation im therapeutischen Prozess eröffnet (s. hierzu ausführlich Kap. 5.3.2):

> »Die qualitative Darstellung von Vernetzungen zwischen den relevanten Elementen eines Systems (Konstrukte oder Variablen wie z. B. Leistung, Motivation, Stress, Aktivierung von Ressourcen) wird idiografisch, also auf den Einzellfall zugeschnitten entwickelt, und zwar unter aktiver Mitarbeit des Klienten, wodurch ein umfassendes und vertieftes Verständnis für intraindividuelle und interpersonelle Problemsysteme entsteht« (Schiepek u. Matschi 2013).

Ein solches Verständnis von Diagnose lässt sich problemlos mit dem aus der Sozialen Arbeit stammenden Konzept des »Fallverstehens« verbinden: Auch

> »hier geht es darum, im Unterschied zur Festlegung von Menschen auf Symptome und die ihnen zugeordneten Diagnosen ein für die Umwelt auffälliges menschliches Handeln prozesshaft und kontextorientiert« (Ritscher 2011, S. 5)

zu beschreiben.

Diagnostik als Interaktionsprozess

Abschließend soll noch auf eine Perspektive eingegangen werden, die ebenfalls mit einer grundsätzlichen Kritik an einer formal und zeitlich von der Therapie abgesetzten Diagnostik einhergeht, ohne jedoch den Begriff der Diagnostik als solchen zu verwerfen. Anstatt eine »kontext- und theoriefreie Diagnose« zu betreiben, die

> »das zentrale therapeutische Moment, Interaktion und Beziehung, ausschließt und damit der Remedizinalisierung nicht nur der Psychiatrie, sondern der gesamten Psychotherapie Tür und Tor öffnet« (Buchholz 1998b, S. 49),

kommt hier dem therapeutischen Prozess selbst ein diagnostischer Charakter zu. Ob man therapeutische Handlungen als »diagnostisch-entdeckend« oder »interventiv-verändernd« beschreibt, erweist sich »als eine vom Beobachter allein aufgrund seiner Kriterien vorgenommene Interpunktion« (Ludewig 1987). In diesem Sinne »wird jede Tätigkeit zur Diagnostik, bei der Therapeuten Unterscheidungen treffen, die einen Unterschied machen« (Wiesner u. Willutzki 1992, S. 346).

Wichtig dabei ist die Überlegung, dass Diagnostik im Unterschied zur Medizin keine Maßnahme darstellt, die als notwendige Voraussetzung einer Therapie zu Beginn der Behandlung vorgenommen wird, sondern sich über den ganzen Zeitrahmen der Therapie erstreckt – und sich vor allem prozessual verändert: Buchholz verweist auf Untersuchungen, die zeigen,

> »dass Psychotherapeuten nur zu Beginn einer Behandlung ›in abstract terms‹ (diagnostisch oder theoretisch) über ihre Patienten denken; ihre mit solchen Begriffen gemachten Voraussagen über Behandlungsverläufe und die Entwicklung der Behandlungsbeziehung treffen wenig zu. Werden sie nach einem Jahr über dieselben Patienten erneut befragt, sprechen sie umgangssprachlicher, ›wärmer‹ über ihre Patienten. Diagnostische Einordnung wäre so gesehen erneut als abhängige Variable einer noch am Anfang befindlichen, ›unentwickelten‹ Beziehung bestätigt« (1998b, S. 52).

Herkömmliche Diagnosen stellen sozusagen ein Stützgerüst dar, mit dem sich Therapeutinnen in die noch labile therapeutische Beziehung begeben, und verlieren im weiteren Verlauf zunehmend an Relevanz für die Beurteilung des Klientensystems. Auch eine weitere Aufgabe von klassischer Diagnostik, nämlich Behandlungschancen zu prognostizieren, muss hier infrage gestellt werden, da die Psychotherapieforschung zeigt, dass »die therapeutische Interaktion […] höheren prädiktiven Wert als diagnostische Klassifikationen« hat (ebd., S. 54).

Die diagnostische Perspektive ist dabei klassifikatorischen Diagnosesystemen entgegengesetzt und erfasst Problemlagen, Beziehungsmuster und Ressourcen auf einer alltagssprachlichen Ebene im je relevanten Beziehungskontext. Dabei werden die Wahrnehmungen und Prädispositionen aller Beteiligten in die gemeinsame Reflexion dessen, »was der Fall ist«, einbezogen, denn »klassifikatorisch zu verfahren ist nur möglich, wenn der Diagnostiker als Interaktionspartner und als Konstrukteur ignoriert wird« (ebd.). Folgerichtig versteht Ritscher unter einem »Diagnosesystem« keine formale Klassifikation von Störungsbildern, sondern ein die Diagnostikerin und den »zu diagnostizierenden Menschen« umfassendes,

> »sie integrierendes System der Beobachtung/Beschreibung/Analyse. Die zirkuläre Beziehung zwischen diesen beiden Teilsystemen des ›Diagnosesystems‹ entscheidet zusammen mit den theoretischen Vorannahmen des/der Professionellen über die beobachteten und beschriebenen Informationen. Aus diesem Grund muss das zu ›diagnostizierende‹ System immer korrigierend in den Prozess der ›Diagnose‹-Stellung einbezogen bleiben, sowohl hinsichtlich der Beschreibung als auch des abschließenden ›diagnostischen‹ Berichtes« (Ritscher 2011, S. 7).

Konsequenzen

Im systemischen Diskurs wie in der systemtherapeutischen Praxis tauchen die verschiedenen dargestellten Überlegungen zur Diagnostik in unterschiedlichen Mischungsgraden auf, wenn nicht Diagnostik aus grundsätzlichen Erwägungen abgelehnt wird. Aber auch dann gilt, dass eigene Erfahrungen in der einen oder anderen Weise kategorisiert und eingeordnet werden, wenngleich nicht in standardisierter Weise.

Welche Folgerungen lassen sich für die Aus- und Weiterbildung ziehen? Der diagnosekritische Diskurs zeigt, dass auch die Entwicklung einer Haltung des Nichtwissens auf dem Erwerb und der Auseinandersetzung mit vorhandenem Wissen aufbaut. Diagnostisches Wissen ist daher auch dort am Platze, wo aus guten Gründen auf seine Formalisierung verzichtet wird. Helmut de Waal, ein in Österreich[25] praktizierender systemischer Therapeut, fordert, dass Ausbildungsteilnehmer (unabhängig von der jeweiligen theoretischen Haltung) die international anerkannten Diagnoseschemata als Grundlage der Abrechnung mit den Krankenkassen und der Kommunikation mit den medizinischen und anderen klinischen Fachgebieten kennenlernen sollten. Zudem soll dieses Diagnosewissen auch für den Fall orientieren, dass eine fachärztliche Unterstützung benötigt wird, und

> »dem einzelnen (angehenden Therapeuten) bei der jeweiligen Festlegung seiner persönlichen Grenzen von therapeutischer Aktivität (also ›was er sich zutraut und auch kann‹)« (de Waal 2001)

helfen.

Als praktische Handreichung für den pragmatischen Umgang mit Diagnosen hat sich folgende »Frageliste zur Hinterfragung von Diagnosen« von Ulrike Borst (2003, S. 215 f.; Hervorh. im Orig.) erwiesen:

- »Was ist das Ziel der Diagnosestellung?
- Welche Bedeutungen hat die Diagnose für die Beteiligten? – Für wen ist die Diagnose wichtig?
- Welche Fragen, glaubt man, beantwortet die Diagnose?
- Welche Informationen glaubt man dadurch zu gewinnen? – Was soll die Diagnose mitteilen und wem?
- Was sollen die einzelnen Symptome mitteilen und wem? – Ist die Diagnose respektvoll?
- Wie kann die Diagnose sinnvoll für alle Involvierten sein?
- Wie kann sie kollaborativ, maßgeschneidert und nützlich sein?
- Welche Entwicklungen behindert die Diagnose?
- Wo hilft die Diagnose bei Entwicklung?
- Was würdest du (die Familie, die Versicherung …) in der Therapieplanung/in der Interaktion anders machen, wenn die Diagnose *nicht* XY lauten würde?
- Unter welchen Umständen würdest du die Diagnose aufgeben bzw. ändern?
- Auf welches Wissen greifst du zurück, ausgehend von deiner Diagnose? (Cave: Wissen über Verläufe kann in *self fulfilling prophecies* münden.)
- Welche Einschränkungen erlebt der Patient in der Lebenspraxis?
- Wie viel davon erklärt die Diagnose?
- Was mutest du dem Patienten alles *nicht* zu aufgrund deiner Diagnose?«

25 In Österreich stellt die systemische Therapie ein anerkanntes und von den Krankenkassen finanziertes Verfahren dar.

Teil 2: Systemische Praxis

Der zweite Teil beschäftigt sich mit den praktischen Aspekten der systemischen Therapie und Beratung. Kapitel 2.1 befasst sich vor allem mit dem Beginn und dem Ende einer systemischen Therapie oder Beratung. Es geht von einigen grundlegenden Erkenntnissen über Bedingungen von Veränderungen in psychischen und sozialen Systemen aus und stellt die Konsequenzen dar, die sich daraus für die Etablierung und aktive Strukturierung einer guten professionellen Arbeitsbeziehung zwischen Therapeutinnen bzw. Beratern und ihren Klienten schon im Erstinterview ergeben. Methodisch werden im Erstinterview eine differenzierte Fragetechnik und andere veränderungsaktivierende Vorgehensweisen eingesetzt, die bereits in der Startphase Wirkungen entfalten. Für einen guten Verlauf ist eine gründliche Auftragsklärung von besonderer Bedeutung, da sie auch einen Kontext markiert, in dem der Prozess zu einem guten Abschluss gebracht werden kann. Allerdings gibt es auch immer wieder Behandlungsabbrüche, die in Abschnitt 2.1.5 eingehender behandelt werden.

Kapitel 2.2 stellt die unterschiedlichen Settings vor, in denen systemische Therapie und Beratung durchgeführt werden. Kapitel 3 präsentiert eine Auswahl der wichtigsten und bekanntesten Methoden, die im systemischen Feld entwickelt wurden bzw. eingesetzt werden. In Kapitel 4 stehen die Kooperation und multiprofessionelle Zusammenarbeit im Vordergrund, die über die jeweiligen Settings der Professionellen hinausweisen. Mit der Helferkonferenz, dem Case Management und der Family Group Conference werden drei Möglichkeiten einer solchen Kooperation dargestellt. Das Kapitel 5 macht deutlich, dass Supervision in ihren unterschiedlichen Formen als Reflexion von Praxis in ihrem jeweiligen Kontext genuiner Bestandteil einer systemischen Perspektive auf Praxis sein muss. *(Tom Levold)*

2.1 Allgemeine Grundlagen systemischer Praxis

Rainer Schwing

Wenn wir systemische Therapie und Beratung als transdisziplinäres und multiprofessionelles Projekt verstehen, gehen wir nicht von *der* systemischen Praxis, sondern von einer Vielzahl unterschiedlicher systemischer Praxisfelder aus. Die jeweiligen Kontexte formen in Abhängigkeit von der beruflichen Heimat und fachlichen Sozialisation der Praktiker ihr konkretes Tun und selegieren nützliche theoretische Konzepte für die Arbeit mit unterschiedlichsten Zielgruppen.

Die Blütezeit der systemischen Theoriebildung in den 1980er- und 1990er-Jahren lässt sich anhand spezifischer Tendenzen beschreiben, die die Entwicklung von der Familientherapie zum systemischen Ansatz charakterisieren. Vier Tendenzen sind besonders relevant.

Entwicklungstendenzen der systemischen Therapie		
Einbezug von Emotionen	→	Fokus auf kognitiver Ebene
handlungsorientierte Interventionen	→	sprachliche Interventionen
direktive, strategische Interventionen; Anleitung	→	Verstörung; autopoietische Neuorganisation
begleitende Unterstützung über längeren Zeitraum	→	Kurzzeittherapie

Tab. 1: Entwicklungstendenzen der systemischen Therapie (Erläuterungen im Text)

Während Virginia Satir (2011) und andere Pioniere noch mit emotionsorientierten Konzepten wie Selbstwert und Empathie gearbeitet haben, verschob sich mit der Entwicklung zur Kybernetik 2. Ordnung der Akzent hin zu einer kognitiv orientierten Methodologie. Die Arbeit mit Emotionen wurde ironisch kommentiert (*Horch, was kommt von drinnen raus ...?!*, Simon u. Weber 1989) und trat in den Hintergrund, damit man »die systemische Gedankenwelt möglichst unverfremdet in die Therapie« (Ludewig 2009, S. 67) umsetzen konnte.

- Parallel dazu wurde im Kontext narrativer und lösungsorientierter Ansätze eine breite Vielfalt von Methoden entwickelt, in denen ausgefeilte sprachbasierte Techniken des Fragens, Kommentierens, Reflektierens etc. eine zentrale Rolle einnehmen.
- Direktive Ansätze (aus strukturellen oder strategischen Ansätzen der Familientherapie) gerieten aus dem Blickfeld. Wenn Systeme als autopoietisch und damit nicht instruierbar konzeptualisiert werden (vgl. Abschn. 1.3.5), verbieten sich anleitende oder edukative Interventionen.
- Die Entwicklung der systemischen Therapie wurde von einer kurzzeittherapeutischen Euphorie begleitet, die den Eindruck erweckte, dass Veränderungen grundsätzlich in nur wenigen Sitzungen zu bewerkstelligen seien. Dementsprechend wurden auf Kongressen und in Zeitschriften Erfolgsgeschichten präsentiert, welche die Diskurse der systemischen Szene prägten. Wer länger brauchte als drei bis fünf Sitzungen, zweifelte an der eigenen Kompetenz oder behielt es für sich.
- Seit Ende des 1. Jahrzehnts des 21. Jahrhunderts kann beobachtet werden, dass sich die geschilderten Entwicklungen teilweise umkehren; Ludewig

(ebd.) spricht gar von einer »emotionalen Wende«. Sie ermöglichte wichtige Erweiterungen der systemischen Theorie und Praxis, denn die ausschließliche Anwendung kognitiver, sprachlicher Interventionen erzeugte eine unnötige Verengung systemischer Handlungsmöglichkeiten, die weder praktisch noch theoretisch begründbar ist (vgl. Abschn. 1.4.1).

Ein praxisorientiertes Modell, das diese Entwicklungen aufgreift, sollte verschiedene Interventionsebenen integrieren und auch Grundlage sein, andere, z. B. neurobiologische Erkenntnisse zu integrieren. Das hier vorgeschlagene Modell koppelt den systemischen Blick auf das *Individuum* (psychisches und körperliches System) und seinen Kontext (soziales System) (vgl. Schwing 2009).

Schauen wir zuerst auf das Individuum und seine Lern-, Entwicklungs- und Veränderungsprozesse. Jeder Lernprozess hinterlässt Spuren: Lernen verändert synaptische Verbindungen, die Reaktionsbereitschaft von Neuronen und ihre Vernetzung in Form von neuronalen Schaltkreisen oder neuronalen Karten. Piaget und Inhelder (2009) nannten die entstehenden inneren Substrate des Lernens *sensomotorische Schemata*, die vom Kind durch Erfahrungen aufgebaut und verändert werden. Durch Assimilation werden neue Erfahrungen in die vorhandenen Schemata integriert. Wenn dies nicht mehr gelingt, weil die Inkonsistenz von Erfahrungen und bestehenden Schemata zu groß wird, werden Letztere verändert, was Piaget als Akkomodation bezeichnet.

In einem Schema der allgemeinen Handlungsregulation könnte das in etwa so dargestellt werden wie in Abbildung 1.

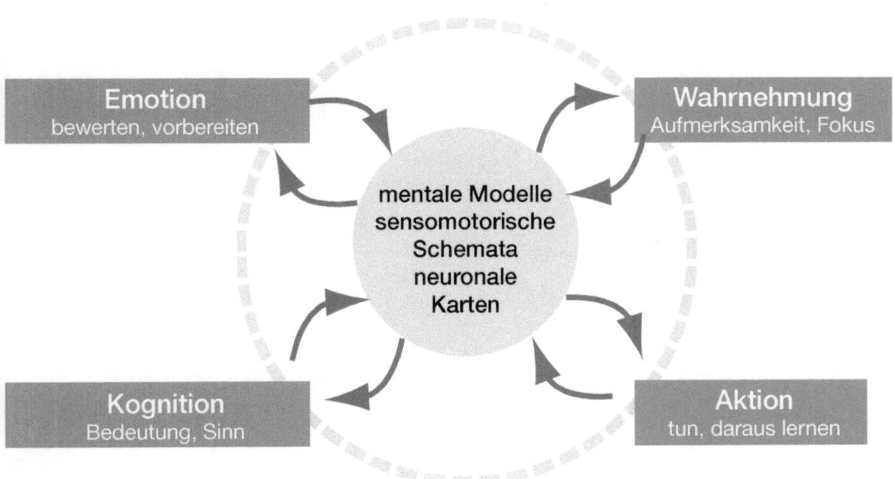

Abb. 1: Lernprozesse beim Menschen/im psychisch-körperlichen System

In diesem Modell sind Prozesse, die im Gehirn hochgradig vernetzt und fast zeitgleich stattfinden, aus pragmatischen Gründen getrennt dargestellt. Wir nehmen etwas wahr, die einströmenden Informationen werden noch vor der kognitiven Einordnung bewertet, Handlung wird vorbereitet (z. B. Aktivierung von Kampf- oder Fluchtaktionen bei einer gefährlich erscheinenden Situation), wir geben dem Wahrgenommenen Bedeutung und Sinn und handeln schließlich. Rückmeldungen aus der Umwelt werden wieder wahrgenommen, bewertet, eingeordnet etc. Als Substrat wiederholter Erfahrungen entstehen mentale Modelle, Schemata, die zirkulär mit den Handlungsfunktionen verbunden sind: Zum einen verändert jede Erfahrung die Schemata, zum anderen beeinflussen diese, was und wie ich wahrnehme (z. B. durch Selektion), welche Bedeutung ich dem gebe und wie ich handle.

Auch *soziale Systeme* verändern ihre Organisationsmuster aufgrund von Erfahrungen ihrer Mitglieder, sie stellen aber auch grundlegende Deutungs- und Bewertungsmuster für die Assimilation individueller Erfahrungen zur Verfügung. In der Ethnografie und Organisationstheorie werden diese Muster zusammenfassend als Kultur beschrieben. Der Begriff, ursprünglich entwickelt für die Beschreibung von Stämmen, Völkern, Gesellschaften, wurde auch auf Organisationen übertragen (z. B. Morgan 2008). Er beschreibt die Summe der geschriebenen und ungeschriebenen Werte und Normen in einem sozialen System, die durch Erfahrungen aufgebaut werden und ihrerseits Wahrnehmung, Bewertung, Deutung, Sinngebung und Handlungspräferenzen im System formen.

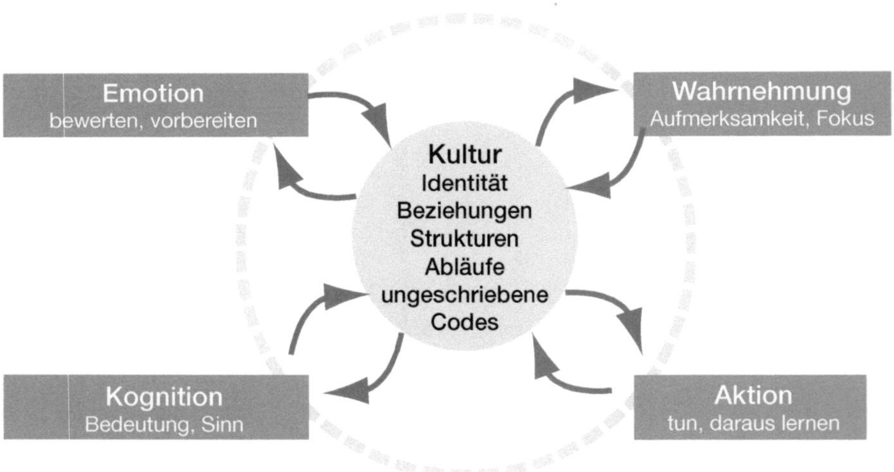

Abb. 2: Lernprozesse in sozialen Systemen/Lernen durch Kulturbildung

Beim Menschen werden die Schemata in neuronalen Karten gebahnt, bei sozialen Systemen wird Kultur durch Interaktionen, Verhaltenserwartungen, Glaubenssysteme konstruiert.

Wir können das psychische und das körperliche System eines Menschen und das soziale System wechselseitig als Umwelten sehen; beide Systeme sind durch strukturelle Kopplung verbunden und beeinflussen sich gegenseitig (vgl. Abschn. 1.3.6).

Gegebenheiten des sozialen Systems werden vom Menschen – nach Maßgabe der bisher gebildeten Schemata, also selektiv – wahrgenommen, erklärt, bewertet und zum Ausgangspunkt von Handlungen genommen. Diese werden wiederum im Kommunikationssystem (nach Maßgabe seiner kulturellen Prägung, also selektiv) wahrgenommen, ihnen wird Sinn und Bedeutung zugeschrieben, sie werden bewertet und mit Handlungen beantwortet. Dies geschieht in einem kontinuierlichen Prozess, solange die beiden Systeme miteinander gekoppelt, also in Kontakt sind. Es findet ein koevolutiver Prozess der Strukturbildung statt, in dem in jedem System Information über das jeweils andere entsteht und die beiden Systeme sich miteinander entwickeln und gegenseitig stabilisieren.

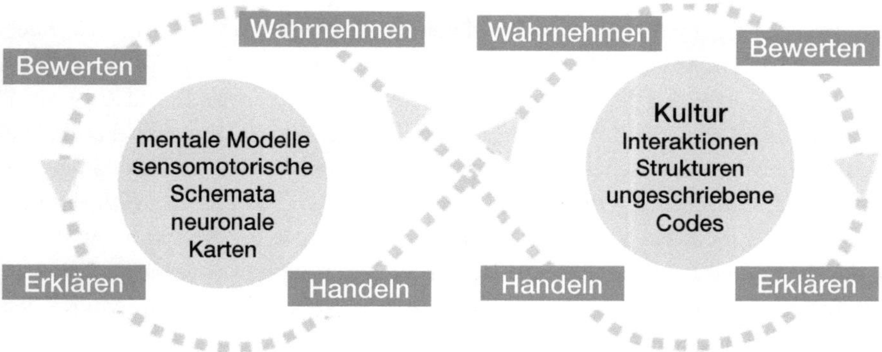

Abb. 3: Kopplung der Lernprozesse in psychisch-körperlichen und sozialen Systemen

Veränderung entsteht, wenn nun in den gekoppelten Systemen verstörende Impulse auftauchen, die zur Neuorganisation auffordern. Therapeutische Arbeit kann an allen Funktionen ansetzen. Beispielsweise kann eine Therapeutin bei der Beschäftigung mit einem dissozialen Jugendlichen daran arbeiten:

- wie er bestimmte provokante Situationen wahrnimmt (Perzeption),
- wie er sein Verhalten erklärt, welchem Sinn er ihm zuschreibt (Kognition),
- wie es ihm mit seinem bisherigen Leben geht und was ihm wichtig ist (Emotion),
- konkrete Verhaltensschritte einzuüben (Aktion).

Analog dazu können sich entsprechende therapeutische Veränderungsimpulse in Richtung der relevanten Umwelten, also Familie, Freundesclique, Schulklasse usw., ebenfalls auf den Jugendlichen auswirken.

Das Modell veranschaulicht, dass systemische Therapie und Beratung sich nicht auf kognitive Interventionen als allein veränderungswirksam beschränken. Jede Art von Intervention, auch eine direktive, etwa edukative Arbeit, kann Verstörung und Entwicklung anstoßen. Diese Erweiterung systemischer Konzepte setzt voraus, dass die Interventionspraxis von einem systemischen Modell der Selbstorganisation ausgeht. Was dies für den Erstkontakt bedeutet, soll im Folgenden entwickelt werden.

2.1.1 Therapeutische Beziehung und Strukturierung des Erstinterviews

Rainer Schwing

Am Anfang werden eine Vertrauensbeziehung aufgebaut und Informationen gesammelt zu dem Zweck, mit den Beteiligten eine Vereinbarung über die Ziele der Arbeit zu treffen. Außer um die diagnostische Funktion eines Erstgesprächs geht es darum, den Kontakt zu den Menschen herzustellen sowie Vertrauen und Zuversicht zu vermitteln. Die Bedeutung von Beziehungsfaktoren ist seit Langem bekannt: Die Qualität der therapeutischen Beziehung erklärt zwischen 30 % und 80 % der Varianz therapeutischer Ergebnisse (z. B. Norcross 2002; Grawe et al. 1999; Hubble, Duncan u. Miller 2001). Voraussetzung für ein Gelingen ist eine »warmherzige, empathische und verlässliche therapeutische Beziehung« (von Sydow 2008). Ihre Entstehung fördert die Betonung der Ressourcen, die Ankopplung an die Motive der Klienten und die Nutzung von Humor (Schwing u. Fryszer 2012). Diese unspezifischen Wirkfaktoren werden durch die Common-Factors-Forschung (Duncan et al. 2010) bestätigt.

In der systemischen Therapie können Diagnose und Intervention nicht als zeitlich oder funktionell getrennte Arbeitsabschnitte gesehen werden (vgl. Kap. 1.6). Jeder Beobachter ist Teil des Systems, jede diagnostische Frage fokussiert die Aufmerksamkeit, erzeugt neue Ideen, bietet Anregungen und verstört bestehende Glaubenssätze. Die Gestaltung des diagnostischen Vorgehens erzeugt eine eigene soziale Realität, sie beeinflusst das Verhalten des Gegenübers. Ein Beispiel: Wenn der Therapeut sehr kühl und distanziert Fragen stellt, kann er bei bestimmten Klienten womöglich Verunsicherung erzeugen. Im schlechtesten Fall wird dieses Verhalten (Unsicherheit, Abwehr o. Ä.) dann in die Diagnose eingebaut und als diagnostische Kategorie dem Klienten attribuiert.

Daher müssen sich Therapeutinnen der Wirkung auf ihr Gegenüber bewusst sein und sie durch ihr Verhalten modulieren können. Sie werden sich selbst als Teil eines Hilfe- und Unterstützungssystems sehen und wissen, dass die Ergebnisse ihrer diagnostischen Erkundung von ihren eigenen Wahrnehmungs- und Verhaltensmustern ebenso geprägt werden wie von denen der Klienten. Vor allem darin unterscheidet sich eine systemische Vorgehensweise von klassischen Diagnose-Interventions-Modellen.

Systemische Therapeuten stellen nicht die umfassende Informationserhebung für eine möglichst objektive Diagnose an den Behandlungsbeginn, auf der dann die weitere Behandlung aufbaut und die einen Anspruch auf Wahrheit und Konstanz erhebt. Dieses Modell war und ist in vielen medizinischen Bereichen nützlich, offenen und selbstorganisierten Systemen wird es aber nicht gerecht, es führt zu Festschreibungen und verstellt den Blick auf Entwicklungs- und Veränderungspotenziale.

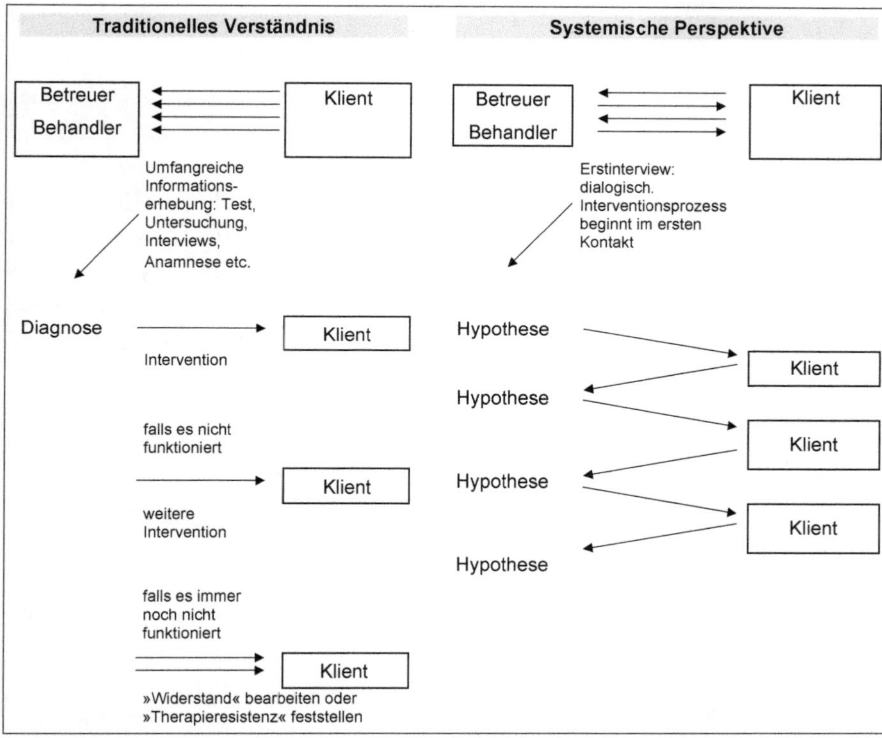

Tab. 2: Medizinisch-psychiatrisches vs. systemisches Verständnis des therapeutischen Prozesses

Eine systemische Therapeutin geht davon aus, dass jede ihrer Kommunikationen – die erste Frage, die Art der Begrüßung usw. – den weiteren Gesprächsverlauf prägt, sie wird daher Wert auf ein Miteinander-warm-Werden legen. Der Klient wird als Kundiger ernst genommen und zur Mitarbeit eingeladen. Informationen, die im Gespräch gewonnen werden, werden in diagnostischen Hypothesen zusammengefasst. Sie werden als Konstruktionen im Arbeitsprozess gesehen und zur Handlungsorientierung genutzt. Sie bleiben offen für Korrekturen, im weiteren Verlauf werden sie falsifiziert, erweitert oder differenziert. Das setzt eine experimentelle Haltung der Therapeutin voraus: Sie lernt aus den Reaktionen der Klientin, welche Hypothesen nützlich und welche Interventionen hilfreich bzw. entwicklungsfördernd sind. Dieses Vorgehen schließt eine apparative Diagnostik oder eine Testdiagnostik bei einer entsprechenden spezifischen Indikation nicht aus.

Vier Arten von diagnostischen Informationen sollten erhoben werden:

(1) anamnestische Daten
(2) Ressourcen- und Problemmuster, Sichtweisen, Erklärungsversuche, Narrative und Selbstbeschreibungen
(3) Zugangsdiagnostik
(4) Entwicklungsdiagnostik.

Die ersten beiden sind klassische Diagnosedimensionen; für die Konzeption eines systemischen Erstgesprächs im oben geschilderten Sinne sind die Punkte drei und vier besonders bedeutsam.

Zugangsdiagnostik verweist auf die Frage der Systemkopplung: Mit welchem Setting, welchen Fragen, welchem Auftreten gelingt es am besten, dass Helfer- und Klientensystem sich gut verbinden, dass der Therapeut die Klienten erreicht, als kompetent angesehen wird, sein Vorgehen als brauchbar und nützlich erlebt wird? Diese häufig mit dem Begriff »Joining« beschriebene Phase einer Therapie und Beratung erfordert vom Therapeuten Achtsamkeit dafür, welche Sprache verstanden wird, welches Verhalten Interesse oder Befremden erzeugt. Eine psychologisch informierte Klientin wird mit Fragen nach emotionalen Reaktionen vertraut sein, autonomiebestrebte Klienten werden sich mit einer wertschätzenden Distanz am wohlsten fühlen, während autoritätsbezogene Klienten vom Therapeuten zumindest zu Beginn Expertenaussagen erwarten. Kinder sprechen eher auf spielerische Herangehensweisen an.

Hilfreiche Beobachtungsdimensionen können die in Tabelle 3 aufgeführten sein (die Adjektive sind als polare Ausprägung eines Kontinuums zu verstehen).

Zeigen sich die Klienten vom …	**… eher als**	**… oder eher als …**
Aufmerksamkeitsstil	fokussiert	diffus
affektiven Verarbeitungsstil	bagatellisierend- untertreibend	dramatisierend- übertreibend
kognitiven Verarbeitungsstil	linear langsam weit	mosaikartig schnell eng
Beziehungsstil	dominant autonomieorientiert	submissiv autoritätsorientiert
Verantwortungsstil *(locus of control)*	eigengesteuert, Verantwortung übernehmen	fremdgesteuert, verlagern V. nach außen
Körperempfinden	entspannt	angespannt
Zeiterleben	vergangenheits-, gegenwarts-, zukunftsorientiert?	

Tab. 3: Dimensionen der Beobachtung des Kommunikationsverhaltens von Klienten

Therapeutische Interventionen sind effektiver, wenn sie in guter Ankopplung und über die passenden Zugangskanäle erfolgen. Diese differenzielle Interventionsgestaltung erfordert eine hohe adaptive Fähigkeit, auf verschiedenen »Klaviaturen spielen zu können«. Daher ist Verhaltensvarianz von Therapeuten ein wichtiges Kompetenzziel in systemischen Therapie-Weiterbildungen.

Entwicklungsdiagnostik ist die Beobachtung von Veränderungsmustern bei den Klienten: Welche therapeutischen Angebote werden aufgenommen, welche erweisen sich eher als irrelevant? Die dafür notwendige Rückmeldung wird in der Regel kommunikativ in der Therapie erfolgen, hinzu tritt die genaue Beobachtung der Musteränderungen im Verlauf der Therapie, u. U. auch mittels Fragebogen oder eines anderen formalisierten Verlaufsmonitorings (vgl. das »synergetische Navigationssystem« von Schiepek 2007; vgl. Abschn. 5.3.2).

Die systemische Veränderungsarbeit kann auf vier Aspekte fokussiert werden, die ich als das »4-M-Modell der systemischen Veränderungsarbeit« bezeichne:

- *Moduswechsel fördern:* Menschen können keine guten Lösungen entwickeln, wenn sie hoch angespannt sind. Lösungsarbeit beruht darauf, dass Klienten von einem Stressmodus in einen rezeptiven Bindungs- oder Explorationsmodus finden, d. h. einen psychophysiologischen Zustand entwickeln, der es ihnen ermöglicht, neue Ideen zu hören und sie zu erkunden.
- *Motive explorieren und daran ankoppeln:* Bei jeder Veränderungsbegleitung ist es förderlich, Neugier zu wecken bzw. »motivationales Priming« anzuregen (Grawe 2004, S. 128 u. 266) mit dem Ziel, die Arbeit an den anstehenden Veränderungen zu energetisieren.
- *Muster unterbrechen:* Alte Muster müssen gestoppt, unterbrochen oder verstört werden, damit sich Neues entwickeln kann.
- *Modellieren neuer Verhaltensmuster und neuer Kontexte:* Muster nur zu unterbrechen und zu verstören reicht dann aus, wenn die Potenziale der Selbstorganisation im System gut ausgeprägt sind, sodass sich spontan neue funktionale Muster bilden, durch Wiederholung eingeübt werden und sich konsolidieren können. Wenn dies nicht der Fall ist, wird systemische Arbeit auch die aktive Modellierung von neuen Mustern beinhalten.

Diese vier Aspekte sind in jeder Veränderungsarbeit immer zu finden. Schon mit der Begrüßung oder den ersten Fragen können Muster unterbrochen werden und relevante Informationen über Motive der Klienten gewonnen werden. Es sind Aspekte zirkulärer, immer wieder zu durchlaufender Prozesse, die einen förderlichen Rahmen für die Selbstheilungskräfte und die Selbstorganisation des Klientensystems herstellen (Schiepek 2007).

Die Anforderung, sich an das Klientensystem anzukoppeln, Klienten »dort abzuholen, wo sie stehen«, bedeutet einen Verzicht auf die Engführung therapeutischer Prozesse durch manualisierte Verfahren. Abläufe, auch eines Erstgesprächs, werden sich je nach Klienten, Kontext, Auftrag oder Setting unterscheiden. Trotzdem ist es nützlich, einen allgemeinen Leitfaden für einen Erstkontakt zu haben:

(1) *Joining und Kontakt herstellen:* Klienten willkommen heißen, für Sicherheit sorgen, eine gemeinsame Wellenlänge finden.
(2) *Anliegen und Erwartungen klären:* Anliegen und Ziele kennenlernen, einen Kontrakt für das erste Gespräch schließen.
(3) *Problem- und Lösungskontexte explorieren:* Wirklichkeitsbeschreibungen und Lösungsmöglichkeiten erkunden, Informationen generieren, Hypothesen entwickeln, ein gemeinsames Bild der Situation entwerfen.
(4) *Ziele definieren und Arbeitskontrakt entwickeln:* Ziele der Klienten werden mit den Möglichkeiten des Therapeuten gekoppelt.
(5) *Einen ersten Lösungsschritt erarbeiten:* Es erzeugt Bewegung und Zuversicht, wenn schon im ersten Gespräch umsetzbare Lösungsideen entstehen.

Joining: Herstellung von Sicherheit und Spannungsregulation

Zu Beginn einer Therapie und Beratung (und im Verlauf immer wieder) wird es darum gehen, äußere und innere Sicherheit als Voraussetzung für Wandel und Veränderung in sich selbst organisierenden Systemen herzustellen.

Wenn das Sicherheitsgefühl bedroht ist, wird ein Überlebensmuster aktiviert: das Gefahrenabwehrsystem (Panksepp 2007; LeDoux 2010, S. 149 ff.), das sich in Stressreaktionen äußert. Das hat zur Folge, dass wir zwar schnell auf vermeintliche oder tatsächliche Gefahren reagieren können. Jedoch gelingt es uns schlecht, nachzudenken, kreative Lösungen zu finden, Neues zu erkunden und zu lernen, denn weite Bereiche des Neokortex sind deaktiviert, unser psychisches System ist auf Flucht, Vermeidung oder Kampf orientiert.

Vor allem die Ergebnisse der Traumaforschung und -therapie haben auf die Bedeutung der äußeren Sicherheit aufmerksam gemacht. Das betrifft in erster Linie Situationen, in denen Gewalt oder Vernachlässigung vorkommen. In diesem Fall muss die Therapeutin in der Anfangsphase das Gefährdungspotenzial einschätzen und Maßnahmen ergreifen, um äußere Sicherheit herzustellen (u. U. räumliche Trennung im Klientensystem, eine engmaschige externe Begleitung vor Ort oder die Entwicklung eines Notfallplans).

Innere Sicherheit erfordert, den Stresslevel erträglich zu halten. Klienten sind aufgeregt, weil sie nicht wissen, was auf sie zukommt. Vielleicht haben sie schlechte Vorerfahrungen mit Therapeuten gemacht, befinden sich in einer eskalierten Konfliktsituation oder befürchten verletzende Angriffe und Vorwürfe. Die Therapeutin wird gut daran tun, das Niveau der Stresserregung einzuschätzen und sich Zeit für den Anfang zu lassen. In den Begriffen des 4-M-Modells geht es darum, Klienten aus dem Stressmodus herauszuführen und in den Explorations- oder rezeptiven Modus einzuladen.

Praktisch bedeutet dies, dass die Therapeutin eine Atmosphäre schafft, die es allen erlaubt, miteinander warm zu werden, damit sich die Klienten auf den Raum, die Therapeutin und die Situation einstellen können. Sie übernimmt die Rolle der Gastgeberin; die schöne Tradition, einen Tee oder ein anderes Getränk anzubieten, kann auch hier entspannend wirken.

Ein wenig Small Talk zu Beginn kann das Gespräch in Gang bringen, allgemeine und ressourcenorientierte Fragen zum Kennenlernen schaffen Kontakt und Sicherheit. Wer in einer neuen Situation etwas gesagt hat, hat es einfacher, weiter ins Gespräch zu kommen. Der Small Talk am Anfang liefert zudem wichtige Informationen über Motive der Klienten, ihre Art, Dinge zu beschreiben, an Situationen heranzugehen und Interaktionen zu gestalten: *Wie war der Weg? War die Einrichtung gut zu finden? Woher kommen Sie gerade? War es stressig, den Termin wahrzunehmen? … das Wetter …?*

Ein ressourcenorientiertes Kennenlernen führt zu einer starken Aufmerksamkeitsrefokussierung. Die Klienten beschreiben sich dann nicht als Problemträger, sondern als Menschen mit Fähigkeiten, denen im Leben einiges gelingt:

> »Jedem Einzelnen, auch den Kindern, kann die Therapeutin Fragen zu positiven Aspekten seines Lebens, seiner Alltagsorganisation, seiner Interessen, seiner Ansichten stellen. Es sollte dabei um Bereiche und Themen gehen, die vorzugsweise Spaß machen.
>
> An die Eltern: Was ist Ihr Beruf? Was macht man da so? Was macht Ihnen daran Spaß? Wie gefällt Ihnen Ihre Wohngegend? Was tun Sie so in Ihrer Freizeit? Welche Hobbys haben die Familienmitglieder? Wie verbringen Sie Ihre Urlaube?
>
> An die Kinder: Was machst du nachmittags am liebsten? Was ist dein Lieblingsfach in der Schule? Machst du Sport? Wo? Wie läuft das? Hast du Freunde? Was ist dein Lieblingsspiel? Wer ist dein bester Freund?« (Schwing u. Fryszer 2012, S. 33 ff.).

Nach unserer Erfahrung ist in konfliktgeladenen Situationen auch eine deutliche und direktive Führung durch die Beraterin hilfreich, da dies Sicherheit vermittelt: Wenn sie klarmacht, dass es schützende Regeln gibt und sie sie auch durchsetzen kann, vermittelt das zum einen Vertrauen, dass es in diesem Setting nicht zu erneuten Übergriffen und Verletzungen kommen wird, und zum anderen Zuversicht, da die Beraterin sich in der Lage zeigt, mit heftigen Konflikten gut umzugehen.

Auch die Einstimmung auf die Wellenlänge der Klienten hilft, Fremdheit ab- und Sicherheit aufzubauen. Der Therapeut achtet auf Sprache, Sprachniveau, Schlüsselworte, Körpersprache, Sitzhaltung. Durch die Anlehnung an den Stil der Klienten (Pacing) wird es besser gelingen, mit der Gesprächsstruktur und den Fragen die Führung (Leading) zu übernehmen (vgl. Abschn. 2.3.9).

Auftragsklärung, Strukturierung, Transparenz

Sicherheit und Beruhigung entstehen auch, wenn zu Beginn der Rahmen der Therapie, das Vorgehen in der anstehenden Sitzung, Erwartungen und Befürchtungen angesprochen werden und ein vorläufiger Kontrakt abgestimmt wird: *Auf welchen Zeitrahmen haben Sie sich eingestellt? Was sind Ihre Erwartungen an unser Treffen heute? Was sollte heute am Ende des Treffens als gutes Ergebnis stehen? Gibt es etwas, das aus Ihrer Sicht auf keinen Fall passieren sollte?*

Transparenz im Vorgehen kann Sicherheit und eine partnerschaftliche, kooperative Beziehung herstellen. Das gehört zur Ethik jeder therapeutischen Bemühung, ist aber selbstverständlicher Kern systemischen Handelns, das darauf abzielt, Klienten dabei zu unterstützen, Selbstwirksamkeit zu stärken und zu erweitern. »Vorhersagbarkeit erhöht die Chance der Kooperation« (Maria Aarts, mündl. Mitteilung 2011). Dies kann bedeuten:

- die eigene Rolle und berufliche Erfahrung sowie den Behandlungskontext darzustellen
- Möglichkeiten und Grenzen der eigenen Kompetenzen aufzuzeigen
- den Ablauf der Sitzung zu skizzieren
- die Gründe für die einzelnen Schritte zu erläutern
- finanzielle und rechtliche Rahmenbedingungen (z.B. Vertraulichkeit) zu benennen.

Nach dem ersten Drittel eines Erstinterviews sollte ein vorläufiger Auftrag umrissen sein. Hier gilt, dass der Berater offen für Auftragsänderungen bleiben sollte. Klienten benennen nicht alle ihre Anliegen zu Beginn, manchmal noch nicht einmal die wichtigsten. Dazu bedarf es Vertrauen und Zeit. Der Therapeut muss mit Vertrauen in den Prozess der gemeinsamen Arbeit einsteigen; erst über das gemeinsame Tun wird Verstehen möglich. Das Gesamt der Aufträge und Anliegen eines Klienten zu Beginn kann mit einem Eisberg verglichen werden, nur ein kleiner Teil befindet sich sichtbar über der Wasseroberfläche. Wenn der Therapeut gute Arbeit leistet und die Spitze des Eisberges auftaut, wird der Rest nach und nach auftauchen. Neue Themen und Fragen ergeben sich im Verlauf der Arbeit. Es ist eher kontraproduktiv, zu versuchen, am Beginn durch umfangreiche Exploration schon alles sichten zu wollen. Das mag zwar die diagnostische Sicherheit zu Beginn etwas reduzieren, aber wie beim Fahrradfahren entsteht Sicherheit in der Bewegung, nicht in der ausgiebigen Betrachtung des Fahrrades – oder, wie Heinz von Foerster es ausdrückte: »Willst du sehen, lerne zu handeln.«

Affektive Rahmung

Viele Erfahrungen belegen, dass Emotionen und Motive, wenn sie in einem therapeutischen Prozess aktiviert werden, einen »stark synchronisationsfördernden Effekt« entfalten (Schiepek 2007). Eric Kandel (2008) formulierte dies in einem Interview:

> »Die Einspeicherung in das Langzeitgedächtnis geschieht dann besonders gut, wenn die Inhalte wichtig sind, wenn sie emotional geladen sind und wenn sie oft wiederholt werden.«

Es ist z. T. bis auf die molekulare Ebene nachweisbar, wie emotionale Erregung Lernprozesse intensiviert:

> »Durch den weitreichenden Einfluss eines emotionalen Arousals werden viel mehr Hirnsysteme gleichzeitig mobilisiert, als wenn man mit einer ruhigen kognitiven Aktivität beschäftigt ist und intensiv über ein Problem grübelt oder im Sessel sitzend [...] seinen Gedanken nachhängt« (LeDoux 2006, S. 422).

Welche Emotionen sind nun für die therapeutische Arbeit besonders relevant, wie sollten sie angeregt und genutzt werden? Für diese Fragen bieten die Forschungen zur *Affective neuroscience* von Jaak Panksepp (2007) wertvolle Hinweise. Sie ermöglichen uns, die Spezifität und Relevanz emotionaler Faktoren in Veränderungsprozessen besser zu verstehen und zu nutzen. Panksepp beschreibt sieben grundlegende emotionale Aktivierungs- und Orientierungssysteme, die der Aktivierung, Bewertung und Handlungsvorbereitung dienen und mit hoher Lernbereitschaft einhergehen.

Vier Systeme sind von besonderer Relevanz für die affektive Rahmung von Erstkontakten: Angst/Gefahrenabwehr, Bindung/fürsorgliche Liebe, Neugier/Erkundung, Freude/Spiel.

Angst/Gefahrenabwehr und Hoffnung als therapeutisches Agens

Das vielleicht am besten erforschte emotionale System ist das Angst-/Gefahrenabwehr- oder Stresssystem (LeDoux 2010, 2006; Panksepp 2007). Gerade bei einer angstinduzierten emotionalen Erregung lernen wir besonders intensiv. Angstinduziertes Vermeidungslernen ist besonders veränderungsstabil, auf der anderen Seite werden erfolgreiche Bewältigungsstrategien unter Stress schnell und stabil abgespeichert. Für den Einstieg in die therapeutische Arbeit bedeutet dies, Menschen so schnell wie möglich durch stabilisierende Bedingungen zu unterstützen, sich selbst zu beruhigen. Dies geschieht am besten mit einer Fokussierung auf bisherige Erfolge. Dazu gehören beispielsweise die Fragen nach Ausnahmen oder das lösungsorientierte Cheerleading, mit dem wir Erfolge stärker ins Bewusstsein rücken und genau untersuchen, um Kompetenzen deutlich zu machen (*»Wie haben Sie das denn genau geschafft?«, »Was haben Sie im Einzelnen getan?«*). Auch die Exploration der Probleme sollte so geschehen, dass Kompetenzerleben und Selbstwirksamkeit beim Klienten zunehmen. Ablauf und Fragen werden so gestaltet, dass der Klient sich orientieren kann, alles gut versteht und gute Antworten geben kann. Letzteres klingt einfach, erfordert aber sehr achtsame Pacing-Fähigkeiten beim Therapeuten. Therapeut und Klient können sich gemeinsam über originelle und kluge Antworten freuen, der Therapeut sollte nicht nur von Frage zu Frage hüpfen, sondern sich Zeit nehmen, die Antworten zu würdigen. Jede Veränderungsarbeit in Therapie und Beratung ist eine Reise in Neuland, Klienten brauchen gute Reisebegleiter, die ihnen

Orientierung geben und ihnen zeigen, dass sie es gut schaffen: »Erfolgreiche Therapeuten fokussieren auf die Stärken ihrer Klienten, und das von der ersten Minute an« (Bohart u. Tallman 2010).

Bindung/fürsorgliche Liebe

Das Neutralitätsgebot in der Psychotherapie wurde von vielen Autoren als Aufforderung verstanden, eine freundlich-reservierte, distanziert-gleichmütige Haltung zu den Klienten einzunehmen. Vor allem die Bindungsforschung und die Neurobiologie haben uns an das erinnert, was Pioniere der humanistischen Psychotherapie wie Carl Rogers oder Virginia Satir für unerlässlich hielten: eine »warmherzige, empathische und verlässliche therapeutische Beziehung« (von Sydow 2008, S. 267) mit dem Ziel, für die Klienten einen maximal veränderungswirksamen Kontext zu generieren (Grawe 2004, S. 128). Ein solches Beziehungserleben kann Stressreaktionen stark vermindern, mit positiven Folgen für Aufnahmefähigkeit, Kreativität und Leistungsfähigkeit (und nicht zuletzt langfristige Gesundheit). Dieser Faktor ist Kernelement der Herstellung stabilisierender Bedingungen im Sinne der Synergetik (vgl. Abschn. 1.3.11) und ermöglicht Musterunterbrechungen und neue Erfahrungen vor allem für Klienten, die in feindseligen, kritischen, herabwürdigenden Kontexten oder in unsicherer Bindung aufgewachsen sind oder sich aktuell in solchen befinden. Therapeutische Erfolge stellen sich leichter ein, wenn Klienten in stressfreier und sicherer Atmosphäre ihre Situation explorieren und Lösungen entwickeln können. Erfolgreiche Lösungsarbeit braucht den Zugang zu inneren Ressourcen und einen breiten (nicht stressbedingt verengten) inneren Suchraum. Auch die Fähigkeit, Neues aufzunehmen, zu erkunden und abzuspeichern, wächst in liebevoller Umgebung.

Neugier/Erkundung

Die Aktivierung des Neugier- und Erkundungssystems steigert Wohlbefinden und erhöht die Lernfähigkeit. Das dopaminerge System wird aktiviert, wenn es Neuem oder Ungewohntem begegnet, vorausgesetzt, es ist nicht bedrohlich. Dopaminausschüttung führt zu einer Erhöhung der körpereigenen Opioide und zur Verstärkung neurotroper Faktoren im Kortex, also zur Steigerung der Neuroplastizität. Verkürzt gesagt: Wenn unsere Neugier geweckt ist, sind wir erstens besser gestimmt und können zweitens das Erlebte besser abspeichern. Dies unterstreicht, wie wichtig Neugier für jegliche Art menschlicher Lern- oder Veränderungsbegleitung ist.

Viele systemische Methoden wirken in hohem Maße verblüffend und aktivieren das Neugiersystem (Schwing u. Fryszer 2012): Normalisierende Kommentare entlasten und bringen ungewohnte Perspektiven ins Spiel. Warnungen vor (zu schnellen) Veränderungen haben einen ähnlichen Effekt, ebenso Symptomverschreibungen oder das Ausschmücken der Vorteile einer bestehenden Situation. Reframing, das Umdeuten einer Störung in eine Ressource oder eine kreative Leistung im Dienste einer Problembewältigung, erzeugt ebenfalls Verblüffung und Neugier.

Ganz ähnlich wirken die in der systemischen Therapie und Beratung häufig angewandten Aktivierungsmethoden, wie die Arbeit mit Skulpturen, Skalierungen im Raum, Timeline, Dramatisierungen etc. (vgl. ausführlich Kap. 2.3). Sie alle unterbrechen vorhandene Denk- und Handlungsmuster und regen Suchprozesse und Neubildung an.

Freude/Spiel

> »Wir haben früher gespielt. Ledig-Rowohlt hatte eine elektrische Eisenbahn im Büro! Wir spielten oft stundenlang damit, und dabei fiel uns etwas ein. So war das, als ich Programmchef im Rowohlt-Verlag war. Das war voller Muße, Spielerei und Heiterkeit. Der Mensch ist nur da ganz Mensch, wo er spielt. Sagt Schiller« (Raddatz 2010).

Der Spieldrang hat sich evolutionär in allen Lebensformen herausgebildet, die in Gemeinschaften leben. Durch das Spiel bildet sich das soziale Gehirn (Panksepp 2007), werden basale soziale Fähigkeiten trainiert, die für das Funktionieren der Gemeinschaft unerlässlich sind: aufeinander eingehen, sich und andere spüren, Energie aktivieren und kanalisieren, Grenzen (eigene und die der anderen) ausloten, miteinander Freude teilen, Neues ausprobieren. Auch bei der Aktivierung dieses emotionalen Systems wird Stress vermindert und werden Konzentration und Kreativität gesteigert (z. B. Isen 2002).

Therapeutische Strategien, die mit Humor, Spaß, Lachen (vgl. Kap. 2.3.10) oder körperlicher Aktivierung verbunden sind, begünstigen Lernen und Umlernen. Eindrucksvoll wird dies im Ansatz von Carole Gammer (2007) umgesetzt, die häufig mit Familien spielt und dabei auch sehr kleine Kinder einbezieht. Sie lässt Problemsituationen in Rollenspielen darstellen, Lösungen ausprobieren, baut dabei auch Übertreibungen, Absurdes, Freches ein und regt so dazu an, über sich selbst lachen zu lernen. Neben der Tatsache, dass Kinder begeistert in Therapien mitmachen, werden auch bei Erwachsenen wieder Spiellust und kreative Lösungsfähigkeiten geweckt, was zu größerer Nachhaltigkeit des Erarbeiteten beiträgt.

Mobilisierung von Veränderung

Interesse an Veränderung entsteht am besten, wenn sich rasche Erfolge einstellen. Das erhöht das Selbstwirksamkeitserleben und motiviert, auch weitere und möglicherweise schwierige Schritte zu gehen. Für Virginia Satir und viele andere frühe Systemiker war dies eine Selbstverständlichkeit. Sie schrieb 1972:

> »Nachdem ich viele Jahre mit Familien gearbeitet habe, […] ist es mir nicht mehr danach zumute, Eltern zu beschuldigen, auch wenn sie noch so dumm und zerstörerisch in ihrem Verhalten sind. Ich suche dagegen jetzt Möglichkeiten, ihr Selbstwertgefühl zu erhöhen. Damit ist ein erster Schritt getan in Richtung auf Besserung für die gesamte Familie« (Satir 2011, S. 36).

Für die therapeutische Arbeit heißt das, gemeinsam mit den Klienten passende Herausforderungen zu suchen:

- die Sinn ergeben, zu ihren Motiven und ihrem Wertsystem passen
- die bewältigbar sind und in kleinen Schritten mit hoher Wahrscheinlichkeit Erfolge ermöglichen.

Dazu gehört die positiv fördernde Begleitung seitens des Beraters bei Auswahl, Dosierung und Training benötigter Fertigkeiten und beim Feiern der Erfolge.

2.1.2 Fragetechnik, Reframing und aktivierende Methoden

Rainer Schwing

Spezifische Fragen sind ein Charakteristikum der systemischen Therapie. Zahlreiche Publikationen erkunden seit Jahrzehnten alle möglichen Facetten einer klugen Interviewtechnik.

Eine für die Praxis und didaktische Zwecke sehr brauchbare Kategorisierung haben von Schlippe und Schweitzer (2007) vorgelegt. Die Autoren betonen, dass Systeme für Veränderungen zwei Arten von Informationen benötigen: »über das, was ist, und über das, was sein könnte«. Entsprechend unterscheiden sie zwischen »Fragen zur Wirklichkeitskonstruktion und Fragen zur Möglichkeitskonstruktion« (ebd., S. 145 ff.). In Anlehnung an diese Kategorisierung werden im Folgenden einige nützliche Klassen von Fragen vorgestellt.

Fragen zum Problemkontext: Die Konstruktion der Wirklichkeit

- Beschreibungen des Problems und seiner Bedeutungen: *Worin besteht das Problem? Wann, wo, in welchen Situationen, bei welchen Personen tritt es auf, wo nicht? Für wen ist es ein Problem, für wen nicht? Was sagen die Einzelnen darüber?*
- Umgang mit dem Problem: *Wie reagieren die anderen darauf? Wer reagiert am stärksten darauf, wer eher nicht? Wie reagiert die Problemträgerin auf die Verhaltensweisen der anderen? Was hat sich in ihren Beziehungen verändert, seit das Problem da ist?*
- Erklärungen: *Wie erklären Sie sich, dass das Problem (überhaupt, dann und dann nicht etc.) auftritt?*
- Bisherige Lösungsversuche: *Was haben Sie schon versucht? Mit welchem Erfolg? Gab es Helferinnen? Was haben die gemeint? Mit welchem Ergebnis wurden diese Versuche abgeschlossen oder abgebrochen?*

Fragen zum Lösungskontext: Die Konstruktion der Möglichkeiten

- Ressourcen, Fähigkeiten Stärken: *Was machen Sie gerne, was macht Ihnen Spaß? Was gelingt Ihnen, schätzen andere an Ihnen? Was sollte in Ihrem Leben bleiben, wie es ist?*
- Ausnahmen vom Problem: *Wann ist das Problem nicht da (oder weniger stark)? Was machen Sie oder andere in diesen Zeiten anders?*
- Lösungsimagination und Zukunftsfragen (z. B. die Wunderfrage), die auch zur Zielexploration und -konkretisierung dienen sowie zur Erkundung dessen, welche Unterstützung es in den Systemen des Klienten für seine Ziele gibt: *Wenn das Problem plötzlich weg wäre, was würden Sie anders machen (konkret nachfragen)? Wie würden andere darauf reagieren? Wer teilt Ihre Ziele, wird Sie dabei unterstützen? Wofür wäre es vielleicht gut, das Problem noch ein Weilchen beizubehalten?*
- Einflussfragen: *Was müssten Sie tun, um Ihr Problem zu verschlimmern, öfter auftreten zu lassen, zu behalten etc.?*

In den meisten Darstellungen zur systemischen Fragetechnik werden Fragen vorrangig in ihrer Funktion zur Informationsgewinnung, zur Generierung neuer Informationen und Sichtweisen und zur Verstörung vorhandener Perspektiven gesehen. Für diese Aspekte sei außer auf von Schlippe und Schweitzer (2007) auf Simon und Rech-Simon (2012) und Kindl-Beilfuß (2013) verwiesen.

Beziehungsgestaltende und emotionale Aspekte einer Fragetechnik werden jedoch selten bis gar nicht untersucht. Da gerade in den ersten Kontakten der Aufbau einer tragfähigen Beziehung im Vordergrund steht, soll hier diese Seite stärker beleuchtet werden. Für den Einsatz von Fragen im Rahmen der Einstiegsphase sind die folgenden vier Aspekte besonders bedeutsam.

Gute Fragen aktivieren die Klienten

Durch wohlwollend gestellte, vorrangig offene Fragen wird schon zu Beginn ein Kernelement systemischer Beziehungsgestaltung geformt: Der Klient wird zur aktiven Erkundung seiner inneren und äußeren Kontexte angeregt. Er erarbeitet selbst Sichtweisen, Perspektiven und Lösungsansätze. Der Therapeut begleitet ihn dabei, regt diese Prozesse an und hält sie durch geschicktes Fragen in Gang. Systemische Therapie in ihrer schönsten Form führt dazu, dass die Klienten selbst auf Lösungen kommen. Das macht die Arbeit leichter und bringt noch einen weiteren Nutzen: Der Klient geht deutlich gestärkt in seinem Selbstwertgefühl aus dem Gespräch.

Gute Fragen unterbrechen gewohnte Muster

Schon die Fragen zu Beginn über gelingende Lebensbereiche und Ressourcen verblüffen Klienten, sie erwarten eher eine detaillierte Befragung zu ihren Problemen. Wenn die Therapeutin ruhig zuhört und die Schilderung unaufgeregt zur Kenntnis nimmt (*»Ja, das höre ich oft von Eltern in ähnlicher Lage«*), wirkt das im Sinne einer Normalisierung. In einem System, in dem kompetitiv um Aufmerksamkeit gerungen wird, wird das Muster unterbrochen, wenn die Therapeutin interessiert und empathisch zu allen Mitgliedern des Systems Kontakt aufnimmt. In ähnlicher Weise signalisieren aktives Zuhören und interessiertes Nachfragen der Therapeutin, dass sie alles Gesagte für wichtig hält. Unterschiede in den Beschreibungen wertschätzend zur Kenntnis zu nehmen verstört die normative Annahme mancher Klientensysteme, dass alle dasselbe denken oder fühlen sollten, und fördert die Bereitschaft, Unterschiede wahrzunehmen und zu akzeptieren. Diese Interventionen sind in Konfliktkonstellationen nützlich, da sie überhitzende Prozesse verlangsamen.

Gute Fragen regen emotionale Prozesse an und gestalten Beziehung

Wenn der Therapeut mit einer authentischen Haltung und wohlwollender Zuwendung fragt und auch bei den Antworten interessiert nachhakt, können Klienten erleben, dass sie gesehen und wichtig genommen werden. Sie erfahren wertschätzende Resonanz auf das, was sie sagen – eine Erfahrung, die viele womöglich in ihrem Leben selten gemacht haben. Die Bindungsforschung hat uns eindrücklich gezeigt, wie basal solche Erfahrungen für psychische wie körperliche Gesundheit sind. Gute Fragen aktivieren das Bindungssystem. Sie bewirken oft Verblüffung und regen zu neuen Sichtweisen an, was sich zu einem lustvollen Spiel mit neuen Möglichkeiten entwickeln kann. Freche Fragen laden zu ungewohnten Perspektiven ein und zu respektloser Distanzierung von bisherigen, manchmal bedrückenden Sichtweisen (Cecchin 1988). Sie aktivieren das Neugier- und Spielsystem und schaffen gute Voraussetzungen für intensive Lernprozesse.

Gute Fragen modellieren neue Muster

Schon die Auswahl der Fragen lenkt die Aufmerksamkeit auf bestimmte Lebens- und Erlebensbereiche. Sie sind damit machtvolle Interventionen und modellieren innere wie äußere Prozesse und Muster. Interessierte und wohlwollende Fragen fördern die Selbsterkundung und Empathie. Sie unterstützen Prozesse der Mentalisierung (vgl. Abschn. 1.3.13) und bauen damit neue Fähigkeiten und Handlungsmuster auf (Bateman u. Fonagy 2012).

Gute Fragen werden meistens beantwortet. Wie aber mit den Antworten umgehen? Schnell zur nächsten Frage zu gehen würde viele Potenziale ungenutzt lassen. Wenn wir Therapie als kompetenzsteigernde Unternehmung betrachten, gebietet es sich geradezu, die Antworten der Klienten wertschätzend zu begrüßen und zu komplimentieren. So können in der Gesprächsführung Selbstwert und Selbstwirksamkeit der Klienten nachhaltig gestärkt werden.

Zu beachten sind auch kritische Aspekte von Fragetechniken:

(1) Fragen können eine Asymmetrie zwischen Klient und Berater erzeugen. Durch Fragen steuern wir sehr stark, ohne unsere Hypothesen deutlich ma-

chen zu müssen. Hinter jeder Frage steckt eine Absicht, eine Hypothese. Der Klient kann nur indirekt erahnen, worauf es hinausläuft. Der Therapeut wirkt undurchsichtig. Deshalb ist es hilfreich, immer wieder eigene Eindrücke, Hypothesen und Rückmeldungen einzustreuen und das eigene Vorgehen zu begründen.

(2) Extensives Fragen kann als Ausfragen erlebt werden, es wirkt dann kühl und distanziert. Wichtig ist deshalb die nonverbale Beziehungsgestaltung (Mimik, Gestik, Zuwendung), die Interesse und Empathie signalisiert. Auch sollte häufig zusammengefasst werden, was der Therapeut verstanden hat. So wird deutlich, dass die Fragen dem besseren Verstehen dienen.

Reframing: Muster unterbrechen durch neue Sichtweisen

»Verändere deine Realität, indem du deine Beschreibung veränderst«

»Ein orientalischer König hatte einen beängstigenden Traum: Er träumte, dass ihm alle Zähne, einer nach dem anderen, ausfielen. Beunruhigt rief er seinen Traumdeuter herbei. Dieser eröffnete dem König sorgenvoll: ›Ich muss dir eine traurige Mitteilung machen. Du wirst deine Angehörigen einen nach dem anderen verlieren, ähnlich wie deine Zähne, die im Traum ausfielen.‹ Dies erzürnte den König, und er ließ den Mann in den Kerker werfen. Ein zweiter Deuter wurde geholt und befragt. Er hörte sich den Traum an und sagte: ›Ich bin glücklich, dir eine freudige Mitteilung machen zu können: Du wirst älter werden als alle deine Angehörigen, du wirst sie alle überleben.‹ Der König war hoch erfreut und belohnte den Mann reichlich« (eine orientalische Geschichte, erzählt von Peseschkian u. Peseschkian 2009, S. 42).

Die gleiche Wahrheit, aus zwei Perspektiven erzählt, erzielt unterschiedliche Wirkungen. Reframings sind Musterunterbrechungen, da sie ganz neue, oft verblüffende Sichtweisen in das System einführen und Neugier und Aufmerksamkeit wecken. Reframing bedeutet, dem Gesagten oder Erlebten eine neue Bedeutung zuzuweisen, es in einen neuen Rahmen (Frame) zu stellen und dadurch dem Klienten neue Sicht- und Handlungsweisen zu erschließen. Ähnliche Begriffe sind »positives Umdeuten« oder »positive Konnotation«. Reframings spielen mit Witz, absurder Übertreibung und Humor, sie laden zur Distanz und spielerischen Haltung ein. Ein weiteres Beispiel:

Klientin: »Ich gebe meinen Kindern immer viel zu schnell nach und kaufe ihnen alles, was sie wollen.« Die Therapeutin antwortet: »Sie lieben Ihre Kinder sehr und möchten ihnen keine Enttäuschung zumuten. Vielleicht gibt es noch andere Möglichkeiten, um Ihren Kindern deutlich zu machen, wie sehr Sie sie lieben.«

Solche Kommentare verblüffen, da sie den Bedeutungsgebungen der Klientin (*»Ich schaffe es nicht, meinen Kindern Grenzen zu setzen, ich bin eine schlechte Mutter«*) eine *ganz andere an die Seite stellen (»Sie lieben ihre Kinder, und deswegen wollen Sie ihnen alles erlauben; Sie können andere Möglichkeiten lernen, Liebe zu zeigen, die sich mit Gren-*

zen vertragen«). Für Systemiker kommt es dabei nicht auf den Wahrheitsgehalt der neuen Bedeutungsgebung an, sondern auf den Nutzen: Wird der Kommentar von den Klienten verstanden, und lädt er sie zu neuen Sichtweisen, zu Veränderungen ein?

Reframings können verschiedene Kontexte heranziehen und nutzen

(1) *Das störende Verhalten wird als Ausdruck guter Absichten dargestellt:* Bedürfnisse, Wünsche und Motive werden in Zusammenhang mit dem störenden oder inakzeptablen Verhalten gebracht: *»Es ist so, als ob Ihre Schmerzen ein Thema auf den Tisch bringen würden, für das es anders noch keine Sprache gibt: Sie signalisieren Überlastung, und das hat Schonung zur Folge. Wenn Sie Kopfschmerzen haben, ist das die einzige Zeit, in der Sie sich selber erlauben, etwas langsamer zu funktionieren, in der Sie von Ihrem Mann und Ihren Kindern Mithilfe einfordern.«*

(2) *Auf den Familienkontext bezogene Umdeutungen:* Das Verhalten ergibt einen Sinn und erfüllt eine Funktion im Familiensystem, indem es z. B. ein bedrohtes Gleichgewicht aufrechterhält oder andere Personen schützt: *»Ich glaube, du spürst, wie belastet deine Mutter ist, und verzichtest auf die Schulanwesenheit, um zu Hause zu sein und in der Familie zu helfen. Du bist sehr feinfühlig und hast große Sorgen um deine Mutter.«*

(3) *Auf Biografie bezogene Umdeutungen:* Auch ein schrilles, unverständliches, sonderbares Verhalten kann in einer bestimmten Lebensphase eine wichtige Funktion gehabt haben. Im jetzigen Kontext wirkt es deplatziert, störend, oder es macht Angst und beschämt. Ein Fallbeispiel einer als psychotisch diagnostizierten Frau im betreuten Wohnen einer sozialpsychiatrischen Einrichtung soll das verdeutlichen. Sie hat in ihrer Krankengeschichte zahllose Psychotherapien versucht und reagiert auf die Gesprächsangebote des Sozialarbeiters abweisend, was ihr sogleich fürchterlich leidtut – sie führt ihr Verhalten auf ihre Krankheit zurück. Der Sozialarbeiter bietet ihr ein Reframing an: *»Wissen Sie, ich bin mir gar nicht sicher, ob das mit Ihrer Krankheit zu tun hat. Ich habe halt das angeboten, was ich immer tue: Gespräche. Aber Sie haben ja so unendlich viele Gespräche mit allen möglichen Therapeuten, Ärzten, Pflegekräften gehabt, und vielleicht haben Sie einfach mal die Nase voll davon; so wahnsinnig viel geholfen haben all diese Gespräche ja auch nicht. Wie wäre es, wir ließen das vorerst mit den Gesprächen, ich schaue, wie ich Ihnen in der Anfangszeit helfen kann mit all dem Alltagskram, und wenn Sie etwas mit mir besprechen wollen, kommen Sie auf mich zu …«*

(4) Welche Fähigkeiten stecken in dem störenden Verhalten, und in welchen Kontexten wären das wertvolle Ressourcen? Verhalten kann in einer Situation extrem störend sein und in einer anderen Situation eine wichtige Ressource. Zu einer Jugendlichen, die ihre Lehrer provoziert und dann harte disziplinarische Strafen auferlegt bekommt: *»Mich fasziniert der Mut, mit dem du*

immer wieder in diese Konflikte reingehst. Du schreckst vor keinem Risiko zurück. Du traust dich Dinge, davor hätten ich und viele andere total Angst. Und du bist schlagfertig und sehr treffsicher mit deinen Bemerkungen. Du kriegst ja immer ganz schnell heraus, wo du dein Gegenüber piksen musst, damit es auf die Barrikaden geht. Nur schade, dass du deine Fähigkeiten so einsetzt, dass sie dich ständig in Schwierigkeiten bringen. Stell dir mal vor: Intelligenz, Spürsinn, Mut, Risikobereitschaft, Schlagfertigkeit, die Fähigkeit, auch einzustecken … meine Güte, mir fallen auf Anhieb 20 Leute ein, denen ich diese Eigenschaften dringend wünschen würde und die zu wenig davon haben …«

Aktivierende Methoden: Neue Muster modellieren

Fragetechniken werden wirksamer, wenn sie mit aktivierenden Methoden unterlegt sind. Jugendliche, unruhige Kinder oder handlungsorientierte Erwachsene, die sich mit zu vielem Reden schwertun, sind empfänglich für solche Arbeitsformen (vgl. auch ausführlich Abschn. 2.3.4–2.3.6):

- Ressourcen und Probleme können auf Kärtchen an eine Pinnwand geheftet werden, das ermöglicht ihre Externalisierung, impliziert Veränderbarkeit und aktiviert die Klienten, bringt sie ins eigene Tun.
- Skalierungsfragen können mit einem ausgelegten Seil oder einer vorgestellten Skala am Teppichrand unterstützt werden. Je nach Einschätzung platziert sich der Klient auf der Bodenskala. Einschätzungen werden mit körperlichem Erleben und Positionierung im Raum verankert.
- Symbolskulpturen, bei denen mit Klötzchen, Playmobil-Figuren, schönen Steinen oder ähnlichem Material Beziehungslandkarten gestellt werden, ermöglichen eine Shared-Attention-Beziehungsstruktur: Statt dem direkten Gegenüber (was für manche Klienten unangenehm und fordernd wirkt) wenden sich Klient und Beraterin einem dritten Element, einem gemeinsamen Fokus, zu.
- Die genannten Probleme können nach Prioritäten, vermuteter Lösbarkeit und Schwere in drei Körbe geordnet werden: schnelle Erfolge, mittelfristig lösbare, chronische und komplexe Probleme. Das kann auch metaphorisch geformt werden: Alltagswäsche, grobe Schmutzwäsche, Feinwäsche.
- Es ist oft anschaulicher als lange Erzählungen, wenn Abläufe, an denen die Klienten arbeiten wollen, in einem kurzen Rollenspiel dargestellt werden. Die verschiedenen Sichtweisen können in der Festlegung der Dramaturgie diskutiert werden. Allein das nimmt dem Ganzen die Schwere, lädt zu Distanzierung ein und aktiviert eine spielerische Haltung und Kreativität. Beides wird später beim Entwickeln von Lösungen sehr nützlich sein. Der Therapeut lässt sich den problematischen Ablauf in kurzen Spielszenen zeigen, gemeinsam werden dann mögliche Lösungen diskutiert und ebenfalls probehalber durch-

gespielt. Das körperlich Erlebte hat größere Chancen zur Umsetzung als nur verbal Erarbeitetes, da es im eigenen Handeln erprobt und mit vielen Sinneseindrücken zusammen abgespeichert wird. Auch sehr kleine Kinder können aktiv einbezogen werden, denen es bei einer 90-minütigen Fragerunde in der Regel langweilig wird, was zu allerlei Störungen ermuntert.

2.1.3 Auftragsklärung

Rainer Schwing

Eine mittlerweile umfangreiche Literatur kreist um das Thema der Auftragsklärung. Von Schlippe (2003b) und andere Autoren haben vorgeschlagen, zwischen Anlass, Anliegen, Auftrag und Kontrakt zu unterscheiden:

- *Anlass* ist ein Ereignis oder eine Kette von Ereignissen, die so viel Druck oder Veränderungswünsche aufgebaut haben, dass die Klienten eine externe Hilfe aufsuchen. Es lohnt, danach zu fragen: *»Was führt Sie her, gab es einen bestimmten Anlass? Warum suchen Sie gerade jetzt eine externe Hilfe?«*
- Der Anlass kann in ein *Anliegen* münden, eine Erwartung, einen Veränderungswunsch: *»Was möchten Sie mit meiner Unterstützung erreichen? Was soll sich verändern? Wie genau wäre es anders, wenn es richtig gut laufen würde?«* Ein Gespräch über die Zielvorstellungen und konkretes Nachfragen, wie genau der gewünschte Zielzustand aussehen könnte, sind schon der Einstieg in die Lösungsarbeit und in zielführende Intervention.
- Das Anliegen wird erst dann zum *Auftrag*, wenn die Klienten zum Berater Vertrauen fassen und ihm eine aktive Rolle zuweisen. Das kann explizit erfolgen oder implizit, wenn die Klienten durch ihre Mitarbeit zeigen, dass sie sich von der Zusammenarbeit eine Linderung ihrer Probleme erwarten. Fragen dazu können sein: *»Was erwarten Sie sich genau von mir, was sollte ich auf keinen Fall tun? Wie könnte eine gute Hilfe aussehen?«*
- Ein *Kontrakt* entsteht, wenn der Auftrag zu den Angeboten passt. Er kann ebenfalls explizit formuliert werden, bis hin zu schriftlichen Vereinbarungen, die von beiden unterzeichnet werden. Auch eine Reihe von vorläufigen, immer wieder angepassten Kurzkontrakten kann die Arbeit rahmen.

Kontrakte sind wichtig, wenn wir Klienten als Experten für ihr Leben ernst nehmen und ein kooperatives Arbeitsbündnis anstreben. Sie sorgen für Transparenz und Sicherheit: Beide Seiten wissen, worauf sie sich einlassen, was sie erwarten können, auch, welches die Grenzen sind; und sie stellen verbindliche Spielregeln auf.

Kontrakte haben eine formale und eine inhaltliche Seite und beinhalten in der Regel vier Aspekte:

- *Inhaltliche Ziele:* Wohin geht die Reise? Welche Themen werden besprochen, welche Ziele angestrebt?
- *Setting:* Wer fährt alles mit, welchen Wagen nehmen wir, wann sind wir zurück? Über welchen Zeitraum werden wir arbeiten, wie oft uns treffen? Wo? Wer sollte alles dabei sein? Welche Regeln gelten bei den Treffen?
- *Aufgabenverteilung:* Wer steuert, wer bremst, wer schaut auf der Karte? Was kann und wird der Berater anbieten? Was wird an Mitwirkung erwartet, welche Aufgaben werden die Beteiligten jeweils übernehmen?
- *Informationsmanagement:* Wem schicken wir wann eine Postkarte? Dieser Punkt ist vor allem bei Kontrollaufträgen der überweisenden Instanzen sehr bedeutsam: Wer wird wem welche Informationen zukommen lassen? Aus welchem Anlass? Wie wird das konkret geschehen? Wer koordiniert das Helfersystem?

Es wird viele Klienten überfordern, zu all diesen Punkten differenzierte Formulierungen zu finden. Auch hier gilt, dass der Weg im Gehen entsteht. Zu große Genauigkeit in der Auftragsformulierung kann dem Aufbau einer guten Beziehung hinderlich sein.

Beraterinnen sollten unterschiedliche Aspekte im Sinne des Joinings berücksichtigen. Für sehr handlungsorientierte Klienten, »Anpacker« und »Macher«, wird es befremdend wirken, wenn wir genaue Differenzierungen erfragen, bei emotional labilen Gegenübern erhöht dieses Vorgehen ebenfalls die Distanz, bei sicherheitsbedürftigen, detailverliebten Klienten kann es andererseits Vertrauen schaffen, da sie die Genauigkeit im Vorgehen als Beleg für Kompetenz und Gründlichkeit der Therapeutin erleben.

Ein Beispiel für differenzielle Auftragsklärung bietet die Unterscheidung von de Shazer (2010) in *Kunden, Klagende* und *Besucher.* Diese Unterscheidung sollte nicht als Kliententypologie verstanden werden, sie ist eine Kategorisierung von Beziehungsarten, die uns Klienten anbieten.

In *Kunden*beziehungen formulieren Klienten Probleme, Veränderungsziele, sie geben dem Berater Aufträge und übernehmen Verantwortung für die Mitarbeit an Lösungen. Manchmal sind jedoch (Teil-)Aufträge verdeckt oder heimlich, oder Klienten erwarten, dass Probleme bearbeitet werden, die nicht offen benannt sind. Es braucht eine gute Vertrauensbasis und eine gewisse freundliche Respektlosigkeit, will man solche wahrgenommenen verdeckten Aufträge ansprechen und dann darüber verhandeln. In etlichen Fällen benötigt dies Zeit, es kann sehr produktiv sein, wenn man zu Beginn die erahnten verdeckten Aufträge bewusst ignoriert, um gute Beziehungsarbeit zu leisten. Häufig kann später eröffnet werden, was zu Beginn zum Abbruch geführt hätte.

In *Klagenden*beziehungen benennen Klienten ebenfalls Probleme, aber sie geben keine Aufträge oder sehen keine Möglichkeit, an einer Veränderung mitzuarbeiten. Oft werden Problemursachen oder Lösungsverantwortung nach außen verlagert und alle Versuche des Therapeuten in Richtung Lösung geblockt (*»Hab ich schon* *versucht, hat nichts gebracht«).* Manche Klienten arbeiten scheinbar gut mit, um immer wieder zu zeigen, dass die Lösungsansätze nicht funktionieren und sich nichts verändert. Das kann Berater dazu einladen, sich noch mehr zu bemühen, was immer mehr Abwehr produziert und Hilflosigkeit und Frustration wachsen lässt. Bei solchen Beziehungsangeboten ist es hilfreich, als Berater aus den angestrengten Lösungsbemühungen auszusteigen, auf die Seite der Nichtveränderung zu gehen und einen »Offenes-Ohr-Kontrakt« anzubieten: *»Sie sehen im Moment noch keine Möglichkeiten, wie Sie ihre Situationen verbessern könnten; nachdem das klar geworden ist: Was könnte Ihnen helfen, all das auszuhalten und einigermaßen gesund zu bleiben?«, »Vielleicht ist es für den Moment das Beste, was ich Ihnen anbieten kann, dass Sie immer mal wieder eine halbe Stunde bei mir Ihr Herz ausschütten können. Und ich höre Ihnen diese Zeit einfach nur zu.«* Eine wichtige kleine Einfügung ist die zeitliche Relativierung (Prior 2012), die immer wieder nahelegt, dass eine Veränderung in Zukunft angestrebt werden könnte.

Mit *Besucher*beziehungen sind Konstellationen gemeint, in denen Klienten mit Druck in eine Beratung überwiesen werden. Es handelt sich um geschickte Klienten. Sie sehen keine eigenen Probleme, benennen daher auch keine Ziele, geschweige denn Aufträge. Allerdings wissen sie auch, dass mangelnde Kooperation zu negativen Konsequenzen führen kann. In solchen Fällen ist es sehr wichtig, im Sinne der oben genannten Transparenz die Zwangssituation zu thematisieren und Verständnis für Ärger und Unwillen zu zeigen. Wem ginge es in einer ähnlichen Situation nicht so? Ein weiterer Schritt wird sein, den Überweisungskontext zu klären, die Motive und Intentionen der überweisenden Instanz und ihre Druckmittel zu erkunden. Ebenso wichtig ist es, ehrlich nach den Motiven und Intentionen der Klienten zu fragen. Nicht selten gelingt es dadurch, Vertrauen aufzubauen und ein graduelles Wachsen der Kooperationsbereitschaft zu erreichen. Wann immer es möglich ist, sollten gemeinsame Kontraktgespräche von überweisender Instanz, Klienten und dem Berater erfolgen. Hier können Rollen, Zuständigkeiten, Informationsflüsse und kooperative Maßnahmen besprochen werden.

Es geht bei solchen Konstellationen immer um Autonomie. Ein Kooperationsangebot könnte lauten: *»Wie können Sie wieder Entscheidungskompetenz und -freiräume erlangen? Was müsste geschehen, könnten Sie tun, damit das Jugendamt (das Gericht, die Schule …) Sie in Ruhe lässt, aufhört, sich bei Ihnen einzumischen? Wie kann ich Sie dabei unterstützen?«*

Lange wurde in systemischen Diskursen für eine strikte Trennung von Therapie und sozialer Kontrolle plädiert. Inzwischen gibt es in der Praxis erfolgreiche systemische Konzepte für die Arbeit mit und in Zwangskontexten, was zu einer Relativierung der Freiwilligkeit als kritischen Erfolgsfaktor für eine Therapie führte (z. B. Levold 1999a; Vetere u. Cooper 2007; Conen u. Cecchin 2011).

2.1.4 Beendigung der Therapie

Rainer Schwing

In der Literatur zur systemischen Therapie (wie zur Psychotherapie überhaupt) findet man vieles über Anfänge, sehr vieles über die Arbeit in der Mittelphase einer Therapie, aber sehr wenig darüber, wie Endphasen gut gestaltet werden können. Das ist bedauerlich, denn die Gestaltung von Abschlussphasen kann entscheidend zum Erfolg oder Misserfolg einer Therapie beitragen. Oft stellen diese Phasen verstärkte Anforderungen an den Therapeuten, da Abschiede für viele Klienten mit schmerzhaften Verlusten assoziiert sind. Nicht selten werden solche Erfahrungen mit all den dazugehörigen Emotionen reaktiviert. Das gilt besonders für Klienten ohne tragfähige soziale Netze, die starke persönliche Bedürfnisse in die Beziehung zum Therapeuten tragen. Neben den gelassenen Abschieden, bei denen sich Therapeutin und Klient über die erreichten Erfolge freuen und zuversichtlich ihrer Wege gehen, gibt es Therapieabschlüsse, in denen eine ganze Reihe von dysfunktionalen Abschiedsmustern auftreten: Klienten entwerten den bisherigen Arbeitsprozess und zeigen aggressives Verhalten, ziehen sich zurück, nehmen den Abschied vorweg und bleiben vor dem vereinbarten Ende weg, neue Symptome und Krisen treten auf, die scheinbar eine Verlängerung nötig machen.

Abschied braucht also »eine gefühlsstabilisierende soziale Architektur« (Geißler 2005). Er bedarf derselben Sorgfalt und Zeit, die für den Einstieg und den Aufbau einer tragfähigen Arbeitsbeziehung benötigt wurden. Daher sollte die Therapeutin nicht erst in der vorletzten Sitzung den Abschied ins Auge fassen oder thematisieren.

»Begin with the end in mind« (»Beginne, vom Ende her zu denken«; Übers.: T. L.): Dieser Vorschlag von Stephen Covey (2004), das Leben von der Perspektive seiner Endlichkeit her zu betrachten, ist auch für Beratungen oder Therapien nützlich. Folgende Perspektiven und Interventionen können zu Beginn und im laufenden Therapieprozess den Abschiedsprozess unterstützen:

- Die Auftragsklärung zu Beginn sollte so gestaltet werden, dass das Bewusstsein einer begrenzten professionellen Beziehung gestärkt wird. Ziele konkret zu definieren und dann mit den Klienten abzuwägen, ab welchem Zielerreichungsgrad die Therapie beendet werden könnte, stärken Selbstverantwortung und Selbststeuerung. *»Wie viel Prozent der Probleme sollten am Ende unserer Zusammenarbeit gelöst sein, wie viel trauen Sie sich dann zu, auch alleine zu lösen? Was müssten Sie alles gelöst, neu aufgebaut, verändert haben, damit wir beide uns mit dem guten Gefühl trennen können, es hat was gebracht?«*
- Die Orientierung auf den Abschluss ist auch während der weiteren Beratung ausgesprochen nützlich. Immer wieder kann zwischenbilanziert werden, was schon erreicht wurde und wie weit weg man sich vom Zielzustand und dem Beenden der Therapie befindet.

- Die guten Traditionen der systemischen Therapie, regressive Abhängigkeiten zu vermeiden, die Ressourcen der Klienten hervorzuheben und die Erfolge den Bemühungen der Klienten zuzuschreiben, sind ebenfalls wichtige Elemente, einen Abschied gut anzubahnen. Denn sie stärken Zuversicht und Hoffnung auf eigene Bewältigungskompetenzen.
- Von Anfang an sollte im Sinne einer langfristigen Stabilisierung am Aufbau und an der Entwicklung eines guten sozialen Netzwerkes gearbeitet werden, besonders bei sozial isolierten Klienten. Aber auch bei allen gilt, dass funktionsfähige Netzwerke zu den bedeutsamsten Faktoren für Gesundheit und gute Lebensbewältigung gehören.

In der Abschlussphase gilt es, einen guten Abschied zu gestalten. Eine brauchbare Faustregel besagt, dass dieser intensive Prozess durchaus schon zu Beginn des letzten Drittels einer Therapie starten kann:

- In einem Rückblick werden Erfolge gefeiert und »Rüttelstrecken« noch einmal in ihrem Lernpotenzial für den weiteren Lebensweg gewürdigt. Sehr gut eignen sich dazu aktivierende Methoden wie die *Timeline* (vgl. Abschn. 2.3.6). Durch das Abschreiten der gemeinsamen Arbeitszeit können wichtige Lernschritte noch einmal erlebt werden, Stationen können durch Symbole oder schlichte Kärtchen räumlich verankert und physisch aufgesucht werden. Der Punkt des Therapieabschlusses kann überschritten werden, Fragen der späteren Lebensbewältigung können aus verschiedenen, räumlich verankerten zeitlichen Bezügen diskutiert werden. Bewältigungsimaginationen können mit konkretem Handeln verknüpft werden *(»Wenn Sie jetzt zurückschauen – und wir stellen uns vor, dass Sie Ihre Ziele weitgehend erreicht haben –, was hat Ihnen geholfen?«).*
- Zum Rückblick gehört auch der offene Blick auf die Dinge, die nicht so gut gelaufen sind. Das beinhaltet Kritik ebenso wie das Eingeständnis, dass das eine oder andere wichtige Thema zu wenig Berücksichtigung fand oder dass einiges noch offen ist. Die Therapeutin sollte dieser Kritik genauso viel Raum geben wie Gefühlen, die typisch für Abschiede sind: Trauer, Wut, Angst vor dem, was kommen mag. Diese Gefühle brauchen gelassene Zuwendung durch die Therapeutin, verbunden mit normalisierenden Kommentaren. Für Klienten kann das Verständnis entlastend sein, dass dies die normale Begleitmusik eines Abschiedes ist.
- Zum Rückblick gehört auch der Ausblick in die Zukunft: Wie wird der Klient weiterhin für Fortschritte und kleine Erfolge sorgen? Wie wird er sich belohnen für das Erreichen kleiner und großer Ziele? Was wird ihm helfen, gelassen zu bleiben, wenn es mal nicht so gut läuft? Letzteres wird leider viel zu oft von Klienten und Therapeuten »Rückfall« genannt, was erstens einen Rückschritt und zweitens einen unkontrollierten Fall impliziert. Das ist keine nützliche

Rahmung und neurobiologisch falsch: Da in Veränderungsprozessen nichts verlernt wird, sondern nur alte Muster überlagert werden, ist es hochwahrscheinlich, dass sie sich gelegentlich wieder zeigen. Durch einen unaufgeregten Umgang damit und offene Kommunikation darüber verlieren solche »Vorfälle« ihren bedrohlichen Charakter. Andere sprachliche Formulierungen wie »Rückgriff auf alte, vertraute Muster« oder »Ehrenrunde im bekannten Parcours« können ebenso entspannend und normalisierend wirken wie eine Erklärung der neurobiologischen Hintergründe.

- Rituale markieren seit Beginn der Menschheitsgeschichte Übergänge in Lebensphasen, die den Abschied vom Vertrauten und den Aufbruch in Neues symbolisieren. Sie können das Ende einer Therapie erleichtern und helfen, den Abschied auch innerlich zu vollziehen. Das kann ganz banal eine gemeinsame Tasse Kaffee sein oder ein kleines Symbol, das als Geschenk mitgegeben wird und Wünsche für den weiteren Weg ausdrücken soll.
- Der Fokus auf dem Aufbau sozialer Netzwerke erscheint umso wichtiger, je engmaschiger und intensiver die Arbeit war. Hier ist daran zu denken, dass ein großer Teil systemischer Beratung nicht nur in klassischen Therapiesettings stattfindet, sondern in Kontexten, in denen eine längerfristige Begleitung die Regel ist, wie in der Jugendhilfe oder in sozialpsychiatrischen Kontexten. Dann nimmt der Berater oft wichtige soziale Funktionen im System ein (Tages- und Aktivitätsstrukturierung, Gesprächspartner, Krisenhelfer, Tröster, wenn was danebenging, Aktivierer, wenn etwas schwerfällt, Mutmacher, wenn etwas ängstigt). Es bedarf sorgfältiger Arbeit, sich aus diesen Rollen zu lösen, zu verabschieden und ein soziales Netzwerk aufzubauen, das diese Funktionen übernehmen kann, wenn die Beratung endet.

2.1.5 Behandlungsabbrüche

Michael Wirsching

Das Risiko eines Behandlungsabbruches ist für die systemische Therapie aus folgenden Gründen bedeutsam:

(1) Die Ziel- bzw. Auftragsklärung wird von Anfang an sehr intensiv betrieben. Dazu gehört auch die Frage, was geschieht, wenn die Ziele in einem bestimmten Zeitraum nicht mehr erreichbar scheinen.
(2) Die systemische Therapie, vor allem mit Paaren und Familien, arbeitet oft mit größeren Sitzungsabständen und einer geringeren Anzahl von Sitzungen. Die Bindung an den Therapeuten ist in diesen Fällen nicht so stark wie in höherfrequenten und länger dauernden Behandlungen.
(3) Die systemische Paar- und Familientherapie arbeitet mit mehreren Beteiligten, die oft sehr unterschiedliche Erwartungen haben und sehr unter-

schiedlich stark an der Therapie interessiert sind. Außerdem sind die Familienangehörigen auch zwischen den Sitzungen intensiv und oft konflikthaft miteinander verbunden. Konflikte zwischen den Beteiligten gehen dann oft zulasten der Therapie (*»Dann kannst du in Zukunft alleine zu deinem Therapeuten gehen!«*).

Was ist ein »guter« Behandlungsabschluss, und was ist ein Behandlungsabbruch?

Zwei Kriterien unterscheiden den Abschluss vom Abbruch:

(1) der Grad der Zielerreichung bzw. Auftragserfüllung
(2) unterschiedliche Ansichten der Beteiligten darüber, ob eine Fortsetzung der Behandlung sinnvoll ist oder nicht.

Ein »guter« Abschluss bedeutet also, dass die beteiligten Therapeuten, Patienten/Klienten, Paare oder Familienmitglieder übereinstimmen, dass die gesteckten Ziele bzw. die Aufträge weitgehend erreicht bzw. eingelöst wurden.

Dem steht der »schlechte« Abschluss gegenüber, bei dem die Beteiligten einseitig und oft kurzfristig (womöglich noch während einer laufenden Sitzung) resignieren (*»Hat alles keinen Zweck mehr«) oder im Konflikt vor Sitzungsende auseinandergehen (»Wenn das so ist, brauchen wir nicht mehr zu kommen«).*

Häufiger als diese beiden Extremformen sind Zwischenformen wie:

- der *lange Abschied*, z. B. in Form eines losen (»bei Bedarf«), aber nie ganz abgerissenen Kontaktes,
- der *vorläufige Abschluss* – »Wir beenden hier die Sitzung, und Sie können sich bei Bedarf jederzeit wieder melden«,
- die *Behandlung im Intervall* – »Wir unterbrechen hier die Behandlung und nehmen den Kontakt wieder auf, wenn … (z. B.) die Tochter ein bestimmtes Gewicht erreicht hat«,
- der *konstruktive Abbruch* – zwar endet die Therapie im Dissens, aber die Therapeuten ermutigen die Klienten, das Paar, die Familie, sich auf ihre eigenen Ressourcen mehr als auf die Therapie zu verlassen, oder die Betroffenen selbst wollen zunächst ihre eigenen Lösungswege erproben; dieser »konstruktive Abbruch« ist vor allem im institutionellen Rahmen häufig, z. B. in der voll- bzw. teilstationären Psychotherapie.

Wie geht der systemische Therapeut mit Behandlungsabbrüchen um?

In der systemischen Therapie ist das Ziel des Therapeuten bekanntlich nicht die »Veränderung« des Patienten (des Paares, der Familie), die »Heilung« einer psychischen Krankheit oder die »Lösung« eines Problems, vielmehr zielt die Behandlung darauf ab, die Voraussetzungen für eine konstruktive, selbstbestimmte Entwicklung zu schaffen, was durchaus die Verbesserung der Konfliktlösungsmöglichkeiten, den besseren Umgang mit psychischen oder körperlichen Symptomen und oft auch die bessere Akzeptanz von belastenden, aber nicht ohne Weiteres veränderbaren Lebensanteilen einschließt.

So verstanden, ist die Mehrzahl der oben genannten Abschlussformen mit einem systemischen Behandlungsprozess vereinbar. Entscheidend ist, dass Therapeut und Patient (Klient, Paar, Familie) übereinstimmen, dass eine konstruktive (nicht destruktive) Entwicklung im Gang ist, und übereinstimmen, mit welchem Ziel, in welchem Umfang und wann systemische Therapie für eine Entwicklung notwendig ist. Mit anderen Worten: Eine inakzeptable Stagnation oder eine destruktive Entgleisung soll etwas weniger wahrscheinlich werden.

Damit lassen sich Abbrüche auf in der Regel vermeidbare Extremsituationen begrenzen, die deutlich von der akzeptablen, oft nur vorübergehenden Beendigung im Dissens unterschieden sind.

Die häufigsten Formen des destruktiven Abbruchs sind die folgenden:

- *Drohender Suizid oder drohende Gewalt:* Der Patient ist nicht mehr für verlässliche Absprachen erreichbar und droht sich oder anderen zur Gefahr zu werden. Dann sind kurz- und mittelfristige schützende Maßnahmen unumgänglich, zu denen der verantwortliche Therapeut auch von Gesetzes wegen verpflichtet ist, z. B. Zwangseinweisung oder Betreuung (vgl. Kap. 5.1).
- *Massive Regelverstöße:* Destruktives Agieren kann vom Patienten (Klienten, Paar, von der Familie) oder vom Therapeuten ausgehen. Wenn der Therapeut bedroht oder erpresst wird, wenn Absprachen bezüglich Substanzmissbrauchs oder anderen gesundheitsschädigenden Verhaltens nicht eingehalten werden, wenn Klienten die Sitzungen nur äußerst unregelmäßig (u. a. ohne Absage) wahrnehmen oder wenn sie zahlungsunwillig sind, wird der Therapeut die Behandlung beenden.

Unethisches oder ungesetzliches Verhalten seitens des Therapeuten (s. Kap. 5.1) wie der Verstoß gegen die Verschwiegenheitspflicht, unfaire, schädliche Angriffe, Grenzverletzungen und Übergriffe bringt die Behandlung zum sofortigen Abbruch; Grenzverletzungen und Übergriffe sind mit einer Fortsetzung der Behandlung nicht zu vereinbaren und müssen disziplinarisch verfolgt werden. In schweren oder Wiederholungsfällen wird der Therapeut seinen Status gänzlich verlieren.

Typische, aber bewältigbare Abschluss-/Abbruchskonflikte – Tipps und Tricks für den Alltag

- *»Mein Mann (mein Sohn, meine Tochter etc.) will nicht mehr zu den gemeinsamen Sitzungen kommen.«* – Die Sitzung sollte trotzdem stattfinden, damit nicht einem

Familienmitglied die Entscheidung über die Fortführung der Therapie überlassen wird. Gewöhnlich wird in der Sitzung darüber hypothetisiert, was der Abwesende zum jeweiligen Gesprächsthema beizusteuern hätte oder welche Veränderung die Abwesenheit für das Gespräch bringt bzw. aus welchen Motiven der Abwesende nicht teilnimmt.

- *»… das höre ich mir nicht mehr länger an!« (Verlässt türenknallend den Raum.)* – Der Therapeut wird sehr schnell entscheiden, ob jemand und, wenn ja, wer sofort oder nach kurzem Abwarten hinterhergeht. Auf jeden Fall sollte die Sitzung fortgesetzt werden.
- *»… wenn das so ist, kann ich ja abtreten.«* – Bei akuter Suizidgefahr folgt der Therapeut sofort dem Patienten, versucht, ihn zu beruhigen. Wenn dies nicht gelingt, darf er ihn nicht allein lassen und muss, wenn keine Absprache möglich ist, die Zwangseinweisung veranlassen.
- *»Bevor ich noch einmal an einem gemeinsamen Gespräch teilnehme, muss ich Sie alleine sprechen.«* – Solche Anliegen werden gewöhnlich telefonisch vorgetragen. Es ist zu klären, was befürchtet wird. Die Schwierigkeit besteht darin, abzuschätzen, ob ein akzeptables Anliegen besteht, ohne dass man bereits in die Erörterung eintritt. Der Therapeut wird auf jeden Fall auf Konfidenzprobleme hinweisen, vor allem darauf, dass die Therapie verunmöglicht werden kann, wenn er zum »Geheimnisträger« wird. Er wird in der Regel vorschlagen, die nächste Sitzung abzuwarten, und für den Fall, dass das Geheimnis tatsächlich dort nicht besprechbar ist, ein Einzelgespräch während des nächsten Sitzungstermins oder gesondert anbieten. In einzelnen Fällen, in denen das anfragende Familienmitglied berechtigte Furcht vor den Reaktionen der anderen (z. B. eines gewalttätigen Ehepartners) haben und womöglich sogar um Leib und Leben fürchten muss, muss der Therapeut dem Begehren nachgeben.
- *»Die Krankenkasse zahlt nicht mehr.«* – Der Therapeut wird versuchen, ein Honorar zu vereinbaren, das der erbrachten Leistung und den finanziellen Möglichkeiten des Klienten angemessen ist.
- *»Es wird alles noch schlimmer …« Alternative: »Es ändert sich nichts … Wir streiten genauso viel wie vorher.«* – Versuch der Klärung und Umdeutung nach dem Motto, was wäre schlimmer: Was würde geschehen, wenn Sie nicht mehr so viel streiten könnten?
- *»Ich (wir) komme(n) einfach nicht mit Ihnen zurecht!«* – Es fehlt das Vertrauen. In diesem Fall hat eine Fortsetzung der Behandlung keinen Sinn. Der Therapeut sollte aber versuchen, dazu beizutragen, dass die Betroffenen an anderem Ort die Behandlung fortsetzen können.

Zusammenfassung

Ein Scheitern der Therapie, ein destruktiver Behandlungsabbruch ist meist bereits in der Anfangsphase der Therapie angelegt. Fast immer sind Verstöße gegen grundlegende Regeln, z. B. der Allparteilichkeit, der Beziehungsgestaltung, des Verständnisses der Psycho- bzw. Familiendynamik, erkennbar. Wenn es in den ersten ein bis zwei, maximal drei Sitzungen nicht gelingt, zu allen Beteiligten eine als hilfreich und vertrauenswürdig empfundene Beziehung herzustellen, ist ein gutes Entwicklungsergebnis nicht zu erwarten. Wichtig ist, die Behandlung dann auf eine Weise zu beenden, dass die Klienten möglichst an anderem Ort bzw. bei einem anderen Therapeuten ihr Anliegen bearbeiten können. Die schlimmste Wirkung eines destruktiven Behandlungsabbruchs ist, dass auf Jahre hinaus kein Neuanfang möglich ist. Dies gilt besonders für destruktive Erfahrungen von Paaren und Familien, die oft nach Jahren noch von negativen Therapieerfahrungen berichten und nur noch schwer zu bewegen sind, einen neuen Versuch zu wagen.

2.2 Settings

2.2.1 Paartherapie

Joachim und Katharina Hinsch

Gesellschaftlicher Kontext

Paarbeziehungen haben sich in den vergangenen Jahrzehnten verändert. Durch die Zunahme von Bildung, Ausbildung und Präsenz am Arbeitsmarkt ist die ökonomische Abhängigkeit der Frauen von Männern deutlich kleiner geworden. Ihr Selbstbestimmungsrecht hinsichtlich Verhütung, Schwangerschaft oder Schwangerschaftsabbruch bringt Männer mit Kinderwunsch in Abhängigkeit von Frauen.

Auch wenn Männer also an Macht verloren haben und der öffentliche Beziehungsdiskurs rationalen Prinzipien partnerschaftlicher Verhandlungen und Entscheidungen folgt, verändert sich die traditionelle Arbeitsteilung von Mann und Frau nur langsam. Immer noch betrachten Männer Hausarbeit als Statusverlust und übernehmen Frauen herkömmliche Familienrollen, auch wenn sich beide mit dem Partnerschaftsdiskurs identifizieren können (Koppetsch u. Burkart 1999).

Dem gegenwärtig dominanten massenmedialen Diskurs zufolge scheint in einer Welt der unbegrenzten Möglichkeiten für das Individuum prinzipiell alles erreichbar zu sein: beruflicher Erfolg, Vermögen, jeder Ort der Welt, jeder Partner. Das führt zu einem Zustand permanenter Sehnsucht und zu Unzufriedenheit und/oder Scham darüber, wenn etwas Gewünschtes nicht erreicht wird. Die Lösung von Problemen wird im Berufswechsel, im Partnerwechsel, in einer Trennung oder in »virtueller« sexueller Befriedigung im Internet gesucht.

Heute sind viele Beziehungsarten ohne Verbindlichkeiten möglich. Seit etwa dem Beginn der 1980er-Jahre hat sich das Beziehungsverhalten junger, vor allem großstädtischer Erwachsener massiv geändert. Allerdings betrifft der Wandel nur die Lebensformen und den Wechsel von Beziehungen, nicht die Beziehungsneigung oder -bereitschaft. Sie bestehen unverändert, von einer Vereinzelung des Individuums kann nicht gesprochen werden. (Für eine gute soziologische Übersicht über die Pluralisierung und Individualisierung der familialen und nichtfamilialen Lebensformen vgl. Peuckert 2008.) Fast alle haben eine oder sehnen sich nach einer Zweierbeziehung, nur dass durch den häufigeren Beziehungswechsel viele Menschen immer wieder allein leben (G. Schmidt 2011a).

Der Wunsch nach einer dauerhaften, womöglich lebenslangen Beziehung, die mit emotionaler Intensität und Intimität einhergeht, ist verbreitet. Häufigere Beziehungswechsel sind demnach weniger eine Folge von Bindungslosigkeit oder Bindungsunfähigkeit, sondern die Konsequenz des hohen Stellenwertes, der dem persönlichen Glück in Beziehungen beigemessen wird. Diese hohen Ansprüche vermindern die Trennungsschwelle und führen dazu, dass heute viele Beziehungen gelöst werden, die früher keinesfalls als zerrüttet gegolten hätten.

Beziehungen bestehen heute meist nur so lange, als sich beide Partner darin wohlfühlen und es ihnen gelingt, eventuell divergierende Beziehungskonzepte zu synchronisieren (vgl. Ruiner 2010). Auch wenn sich die durchschnittliche Dauer von verbindlichen Beziehungen, deren historische Bindung an die Form der Ehe heute weitgehend aufgelöst ist, aus verschiedenen Gründen (Alter bei Eingehen der Beziehung, geringere Lebenserwartung etc.) in vergangenen Jahrhunderten nicht wesentlich von der Dauer heutiger Beziehungen unterschied, sind Beziehungen heutzutage aufgrund ihrer Anlage als »reine Liebesbeziehung« prinzipiell instabil und episodisch.

Paartherapeutische Ansätze

Paartherapie basierte im deutschsprachigen Raum ursprünglich auf einem psychoanalytischen Verständnis (Willi 2012), in dem die Biografie beider Partner eine wichtige Rolle spielt.

Im lösungsorientierten Ansatz wird hingegen der Geschichte des Paares wenig Bedeutung gegeben. Wichtig sind die Lösungsmöglichkeiten, die sich in Lösungsutopien und Ausnahmen vom jeweiligen Problem erschließen.

Andere Autoren beschäftigen sich vor allem mit der Kommunikation in der Paarbeziehung oder mit zentralen Themen von Paaren. Retzer (2011) z. B. betont das Erzeugen und Balancieren von Unterschieden in der Kommunikation des Paares in der Paartherapie.

Welter-Enderlin fokussiert im von ihr und Hildenbrand entwickelten Konzept der »Therapie als Begegnung« darauf, Geschichte(n) zu verstehen und für die Lösung von Problemen zu nutzen (vgl. Welter-Enderlin 2010a). Die Therapeutin soll Ressourcen für Wandel erschließen und darauf achten, welche entwicklungsbehindernden Themen das Paar mitbringt. Damit betont sie die Wichtigkeit der Geschichte von Paar und Individuum. Probleme versteht sie dabei als »Vorboten« anstehender Entwicklungsschritte und nicht als Ergebnis gemachter Fehler. Die therapeutische

Orientierung an den Ressourcen steht aber nicht im Gegensatz zum ebenso wichtigen »Blick in den Abgrund«.

Klagen und Anliegen

Viele suchen eine Paartherapie nicht auf, weil sie selbst ein Problem bei sich sehen, sondern weil sie mit dem Partner unzufrieden sind. Anders als in der Einzel- oder Familientherapie hat auch oft keiner der Partner ein Symptom, das aufgelöst werden könnte. Klagen, Vorwürfe, Beschuldigen, Jammern erscheinen damit als zielstrebige und sinnvolle Strategien zur Veränderung der Partnerin, sie sind laut de Shazer (2010) eine Kooperationsform, in der sich der oder die Klagende nicht als Teil der Lösung sieht: Vielmehr steht *der andere* ja der Lösung im Wege. Wenn man sich in einem Restaurant über das Essen beschwert, sieht man ja auch nicht die Lösung des Problems darin, weniger anspruchsvoll zu werden oder zu akzeptieren, dass zähes Fleisch gut für die Kaumuskulatur ist.

Klagen erhält das innere Gleichgewicht der klagenden Person, trotzdem wirkt es sicherlich destruktiv: Der klagenden Person geht es schlecht. Das Verharren im Klagen und in der Opferrolle und die Konzentration auf das Schwere an der Beziehung zerstören den Blick auf positive Möglichkeiten. Jammern geht nicht nur mit Selbstmitleid einher, sondern auch mit Missmut, Verzweiflung, Elend. Das Klagen macht aus dem Klagenden ein Bild des Jammer(n)s. Der Beklagte hält die Beziehung genau so wenig aus, versucht vielleicht zunächst, es recht zu machen, mauert, zieht sich zurück oder schlägt zurück. Im Klagen liegt aber zugleich auch die Antwort auf die Frage nach der gewünschten Veränderung, wenngleich aggressiv und in entwertender Weise: In der Beschwerde über die Partnerin oder den Partner offenbart sich die Sehnsucht nach einer schöneren Beziehung. »Die ganze Last liegt bei mir, ich muss immer allein an der Beziehung arbeiten!« zeigt die Sehnsucht nach Zusammengehörigkeit und der Möglichkeit, sich an den anderen anlehnen zu können. »Wenn du mich umarmst, willst du nur Sex!« verrät die Sehnsucht nach Nähe und Geborgenheit. Die Klage über herumliegende Unterhosen, die Verzweiflung über das Desinteresse des anderen an Haushalt und Kinderversorgung, der Ärger über das späte Nachhausekommen, die Traurigkeit über den vergessenen Hochzeitstag: Alle diese Erzählungen enthalten Bilder einer guten Beziehung, an denen der Ist-Zustand gemessen wird. Klagen ist der Versuch der sich machtlos Fühlenden,

> »Einfluss auf die Verhaltenswahl des anderen zu nehmen und die Kontingenz seines Handelns zu verringern […] bzw. zumindest den Eindruck vergrößerter Wahlmöglichkeiten zu erwecken und damit die Kontingenz des eigenen Handelns zu erhöhen« (Levold 2001, S. 114).

Gleichzeitig – aber das ist das Problem der Therapeuten, nicht der Klienten – verhindert das Klagen einen therapeutischen Zugang, es bringt ein Anliegen zum Ausdruck, aber keinen Auftrag.

Einzeltherapie in Anwesenheit des Partners

Hinsch und Steiner (1993) formulieren ein Konzept, das der Paartherapie ihre schwer überschaubare Komplexität nehmen soll: Einzeltherapie in Anwesenheit der Partnerin. Jeder Partner wird nach seinem Anliegen, Problem, Ziel und seinen Sichtweisen gefragt, der andere hört dessen Erzählung zu und bringt dann seine eigenen Sichtweisen ein. Dann kann man die zuhörende Person fragen, welche neue Geschichte sich gerade in ihr entwickelt. Das geht so lange gut, als die Therapeutin bei ihren Fragen darauf achtet, dass der Erzähler über sich selbst, seine Ängste, Sehnsüchte, Probleme, Ziele, die Geschichte seiner Sichtweisen erzählt und nicht den Partner und dessen Verhalten und Denken thematisiert bzw. erklärt. Die Erzählungen verorten die Beziehung vor allem in den vorliegenden Problemen. Die Therapeutin soll und kann aber hören, nach welch einer Beziehung sich die Erzählerin sehnt.

Die Erzähler reagieren nicht auf den Partner als unabhängige äußere Gegebenheit, sondern auf ihr Bild von ihm, das sich in ihren Erzählungen widerspiegelt. Paare gehen dabei oft davon aus, dass sie einander gut kennen. Wenn Unterschiede als konflikthaft erlebt werden oder das Interesse daran verloren gegangen ist, kann das Gefühl, vom anderen schon alles zu wissen, entlastend sein. Wenn die Therapeutin jeder Erzählerin viel Platz für ihre Geschichten gibt, entsteht bei vielen Paaren erstmals nach langer Zeit wieder die Möglichkeit, dem anderen aufmerksam zuzuhören, Unterschiede wahrzunehmen und sich nicht ausschließlich auf die Bewahrung des eigenen Standpunktes zu konzentrieren. Sie eröffnet damit den Raum, das Bild vom anderen zu modifizieren.

Getrennte vs. gemeinsame Geschichten

Auch bei der Methode »Einzeltherapie in Anwesenheit des Partners« besteht die Gefahr, dass der Therapeut die Konstruktionen der Partner voneinander und die unterschiedliche Sicht auf die Beziehung verwischt und versucht ist, eine *gemeinsame* Geschichte daraus zu formen. Hinsch und Hinsch (2010) gehen davon aus, dass die Formung einer solchen gemeinsamen Geschichte therapeutische Möglichkeiten verschließen kann. Sie achten daher darauf, das Erzählte von A nicht aus der Perspektive von B zu verfolgen, sondern die Perspektive von B innerlich zur Seite zu stellen und sogar kurzfristig von A zu trennen, um sich ganz auf As Erzählung einstellen zu können. Dass sich dies nicht selbstverständlich ergibt, zeigt folgendes Beispiel: Wenn ein Mann seine Schuldgefühle wegen einer Affäre thematisiert und wie sehr er seine Frau gekränkt habe, besteht die Gefahr, anschließend mit der Frau über ihre Kränkung zu reden und sie nicht nach ihrem eigenen Thema zu fragen. Man spräche sie dann in Vertretung des Mannes an, also ganz auf der Seite seines Schuldbewusstseins und seines guten Willens. Fragt man die Frau jedoch nach ihrem eigenen Thema, so steht vielleicht ihre Wut gegen den Mann im Vordergrund.

Spricht man mit der Frau über ihre Kränkung, schützt die Therapeutin, ohne es zu beabsichtigen, den Mann vor dem Zorn seiner Frau. Die Kränkung ist vielleicht weniger bedrohlich für ihn (und für die Therapeutin) als die Aggression der Frau. Geschichten von A über B werden daher als Geschichten von A über A betrachtet. Die Verwendung dieser Geschichte durch die Therapeutin bei B kann die Geschichte von B ersticken. Aus dieser Perspektive arbeitet die Therapeutin mit zwei Subjekten und nicht mit dem Konstrukt »Paar«. Es lässt sich damit leichter verstehen, dass die Erzählerin immer wieder ihr eigenes Thema weiterführt, selbst wenn sie vom Partner redet.

Geschichten über Verbindendes, gemeinsame Vorhaben, Werte usw. können im weiteren Verlauf von den Partnern selbst erzählt bzw. erzeugt werden. Das ermöglicht eine stärkere Identifikation mit dem Neuen als vom Therapeuten als gemeinsam Herausgehörtes (etwa: »Sie wollen doch beide mehr Nähe«).

Paartherapeutische Themen

In Paartherapien tauchen immer wieder zentrale Themen auf, deren Bewältigung zu den Herausforderungen aller Paarbeziehungen gehören. Das Thema der Sexualität (ausgelebt oder nicht) ist dabei von besonderer Bedeutung und wird in einem eigenen Abschnitt ausführlicher behandelt (1.4.3). Gleiches gilt für das Thema von Macht und Gewalt (Abschn. 1.4.5). Hier soll ausführlicher auf die Dynamik von Streit und Konfliktregulation bei Paaren sowie das Spannungsverhältnis von Liebe, Partnerschaft und Freundschaft eingegangen werden.

Streit und Konfliktlösung

Oft ist es nicht leicht, dem Streiten von Paaren Positives abzugewinnen. Dennoch birgt Streit die Möglichkeit einer »Differenzierung«, die laut Schnarch (1997) Voraussetzung für das Gelingen einer Beziehung ist. Je geringer die Differenzierung, je größer die Abhängigkeit vom Partner hinsichtlich der Regulation der eigenen Angst und Anerkennung, desto schneller gerät die Beziehung in einen Emotionsstau. Beide Partner empfinden dann Zurückweisung. Streit als Differenzierungsleistung zu sehen nimmt ihm die destruktive Qualität und erhöht gleichzeitig die Autonomie der Partner. Auch unter dem Aspekt der Beziehungsgestaltung kann Streiten ergiebig sein. Kuttenreiter und Thomanetz (2010) zufolge können Streit und Gekränktheit oft als Ausdruck des Wunsches nach Anerkennung und Bestätigung der eigenen Identitätskonstruktion durch den Partner verstanden werden.

Streiten betont auf heftige Art und Weise das Aufeinander-bezogen-Sein in kontroversen Themen. Für manche Paare sind das die einzigen Momente intensiver Begegnung. Allerdings sind Streit und Konflikt nicht immer konstruktiv und häufig Grund für eine Paartherapie.

> »Um uns sicher fühlen zu können, brauchen wir Kontakt und Trost; damit wir Selbstvertrauen entwickeln, benötigen wir die empathische Affirmation unserer Mitmenschen. Die meisten Probleme, die bei Paaren auftreten, sind nicht auf Konflikte zwischen ihrem Bedürfnis nach Verbundenheit und ihrem Bedürfnis nach Distanz oder auf Konflikte zwischen ihrem Bedürfnis nach Intimität und ihrem Bedürfnis nach Autonomie zurückzuführen« (Greenberg u. Goldmann 2010, S. 87),

sondern es geht vielmehr um das Gefühl der Bedrohung von Bindung und Identität.

Catherall (2007) zufolge sind die meisten Konflikte in Paarbeziehungen entweder der Verletzung von grundlegenden Sicherheits- und Bindungsbedürfnissen in der Beziehung oder der wechselseitigen Regulierung von Achtung und Respekt geschuldet. Gerade Letztere spielt in der Alltagskommunikation von Paaren eine entscheidende Rolle, da sie für die Erhaltung eines positiven Bildes der Beziehung ebenso wie für die Regulierung der Selbstachtung von zentraler Bedeutung ist. Der Paarforscher John Gottman (vgl. Gottman u. Silver 2005) hat die Kommunikation von Paaren in zahlreichen mikroanalytischen Studien erforscht und folgende Aspekte als besonders problematisch herausgehoben: einen groben Auftakt von Gesprächen (sarkastische Bemerkungen o. Ä.), die vier »apokalyptischen Reiter« (Kritik, Verachtung, Rechtfertigung und »Mauern«), affektive negative Überflutung, körperliche Stresssignale, scheiternde Rettungsversuche und Dominanz von schlechten Erinnerungen an die Beziehungsgeschichte, welche die positiven Erinnerungen überlagern. Dabei ist weniger das Vorliegen von Konflikten für ein Scheitern von Paarbeziehungen verantwortlich als vor allem das Fehlen von Reparaturversuchen nach misslungenen oder konflikthaften Kommunikationen (Gottman et al. 2002). Für eine als angenehm empfundene Beziehung sollten Gottman zufolge positive und negative Kommunikationselemente mindestens ein Verhältnis von 5:1 aufweisen (ebd.). Die Konzentration auf konkrete Kommunikationsmuster in der Paartherapie verfügt über den Vorteil von großer Interaktionsnähe und der Erlernbarkeit von alternativen Handlungsmustern. Gottman bietet daher eine Reihe von Regeln und Vorschlägen an, wie Paare die Haltbarkeit ihrer Beziehung eindeutig beeinflussen können und im Alltag miteinander umgehen sollten.

Dabei ist es zentral, lösbare von unlösbaren Problemen zu unterscheiden, dem Partner Zuwendung, Achtung und Bewunderung entgegenzubringen, seine »Partnerlandkarte« interessiert immer wieder auf den neuesten Stand zu bringen und sich nicht nur vom Partner beeinflussen, sondern ihn das auch spüren zu lassen (Gottman u. Silver 2005). Entscheidend für den Fortbestand der Beziehung ist auf jeden Fall ein respektvoller Umgang mit Unterschieden.

Liebe, Partnerschaft und Freundschaft

Streit und Konflikt betonen das Trennende. Systemische Paartherapie sucht aber über die Bearbeitung des Trennenden hinaus immer nach Ressourcen, die die Verbindung des Paares stärken können. Vieles hält Paare zusammen: die Vermeidung von unerwünschten Folgen des Alleinlebens (von Einsamkeit oder finanziellen Belastungen), gemeinsame Verpflichtungen (in der Elternschaft, Ökonomie oder Pflege und Fürsorge), befriedigende Sexualität, die gemeinsame Geschichte und geteilte Erinnerungen oder das gemeinsame Heim. Wie eingangs erwähnt, steht in der Spätmoderne das Motiv der Liebe zunehmend im Vordergrund.

Die Liebe stellt eine gesteigerte Form des Bezogenseins, des Begehrens, der Sehnsucht nach Geborgenheit und des Einsseins in der Ehe oder Lebensgemeinschaft, in der das alles geschehen soll, dar. Die Ehe ist immer noch eine Institution, die die Machbarkeit dieses Glücks verspricht (Retzer 2011), wenngleich ihre rechtliche Bedeutung zunehmend geringer wird. Sigusch (2005) hingegen kritisiert diese Idee als bürgerlichen Mythos. Er verortet das bürgerliche Individuum samt seiner individuellen Liebe vor allem im großen bürgerlichen Roman und in wissenschaftlichen Traktaten über den Menschen. Die »Individual- und Drangliebe«, so Sigusch, habe sich nie erfüllt, auch wenn sie seit einigen Generationen als Idee, Möglichkeit und Anspruch in der Gesellschaft existiere. »Liebe« zeige sich weniger im Hier und Jetzt, sondern vielmehr in der Vergangenheit (als Erinnerung) oder Zukunft (als Hoffnung).

Die Idee einer Paarbeziehung als Partnerschaft entstand als Kontrapunkt zum dominanten Konzept der romantischen Liebe in den 20er-Jahren des letzten Jahrhunderts und akzentuiert vor allem die Aspekte des gleichberechtigten Aushandelns aller Beziehungsfragen und der gemeinsamen Alltagsbewältigung. Sie steht übrigens auch im Fokus psychologisch-therapeutischer Literatur.

Retzer bezeichnet die Ehe als eine auf Vernunft gründende Lebensform, die wir aus Liebe eingehen:

> »Die moderne Paarbeziehung hat damit einen eingebauten Widerspruch bzw. einen immanenten Konflikt: den zwischen den beiden widersprüchlichen Sozialsystemen der Liebe und der Partnerschaft« (2011, S. 56).

Retzer zufolge ist die Liebesbeziehung nichtintentional (Schicksal), es gibt keinen absichtlichen Eintritt und Austritt, sie ist unbedingt, absolut und ohne Vertrag, daher auch ohne Anspruch auf Vertragstreue. Gaben sind grundsätzlich Geschenke und keine Tauschgegenstände, es handelt sich bei der Liebe um ein exklusives, die ganze Welt ausschließendes System. Die Partnerschaft hingegen ist intentional, d. h., sie beruht auf einem Entschluss, Eintritt und Austritt sind möglich, es gibt einen Vertrag und Anspruch auf Vertragstreue. Die Leistung der Partner beruht auf dem Tausch von Gabe und Gegengabe.

Aus dieser Gegenüberstellung wird sofort klar, welche Probleme entstehen, wenn sich einer der Partner auf die Liebe als Sinngrundlage dieser Beziehung beruft, der andere auf Partnerschaft. Vergessene Abmachungen oder Erledigungen, nicht abgedrehtes Licht, Unordnung in der Wohnung, offene Toilettentüren, zu spätes Nachhausekommen werden oft als Beweis fehlender Liebe angeführt, wo man doch mit Bezug auf Partnerschaft die Dinge weniger dramatisch oder schmerzvoll aushandeln könnte.

Stattdessen soll die Untreue oft mit Wiedergutmachung (Gegengeschäft) ausgeglichen werden (wie viele Rosen?, welche Worte/Informationen?, welche Berührungen wie oft, wie spontan?). Nach Retzer geht es aber hier um Kommunikation im Sinnsystem »Liebe« und nicht um etwas Verhandel- oder Tauschbares (System »Partnerschaft«). Verhandlungen könnten bestenfalls einen Kontext schaffen, in dem Verzeihen möglich wird. Nur das Verzeihen – nicht das Gegengeschäft – entspricht einem Verständnis, das der Liebe entspringt.

Da Liebe in ihrer Absolutheit zu zerbrechlich ist und Partnerschaft alleine weder ausreicht, eine Beziehung in Gang zu bringen, noch sie aufrechtzuerhalten, schlägt Retzer Freundschaft als dritten Weg zwischen Liebe und Partnerschaft vor. Während Liebe ohne Praxis auskomme, ja durch diese gefährdet sei und Partnerschaft nur Praxis im Sinne zu erledigender Arbeit darstelle (2006, S. 141), ist Freundschaft für ihn eine besondere Form der Praxis, nämlich gebende und nehmende, teilhabende und teilnehmende Praxis der Freundschaft, die auf unbedingter Freiwilligkeit beruhe und gleichzeitig eine Form außervertraglicher Solidarität konstituiere.

Freundschaft könne vielleicht auf diese Weise Liebe und Partnerschaft lebbar machen, als »Freundschaftsehe oder Liebesfreundschaft« (ebd., S. 150). Allerdings schlägt er vor, das Substantiv »Freundschaft« durch das Verb »freunden« zu ersetzen, da das Verhalten mehr als das Gefühl betont werden soll.

Therapeutische Haltung

Durch die Auswahl ihrer Fragen nimmt die Therapeutin implizit Stellung zu Inhalten und zum Prozess. Hierbei flexibel zwischen den Sichtweisen zu pendeln, die mehr Autonomie/Distanz oder Bezogenheit/Intimität fokussieren, ist der Vergrößerung des Lösungsraumes förderlich.

Kirschenhofer und Kuttenreiter (2006) betrachten das Verhältnis zwischen den Geschlechtern unter dem Aspekt von Autonomie und Bezogensein: Frauen leben in einem anderen Gesellschaftsgefüge als Männer und reagieren daher auch anders. Männern ist die Idee von Autonomie, auf die sich Paartherapeutinnen gern beziehen, näher als Frauen:

> »So kann sich bei TherapeutInnen der Eindruck festigen, dass der männliche Klient über mehr Autonomiewünsche und Autonomiekompetenz verfügt als die Klientin: Diese Interpretationen erfolgen in einem gesellschaftlichen Kontext, in welchem Autonomie und Abgegrenztheit vielfach als Persönlichkeitsstärke bzw. -reife gesehen werden und Bezogenheit/Beziehungsorientierung als Schwäche im Sinne einer Abhängigkeit, die überwunden werden sollte« (ebd., S. 70).

Nicht nur Therapeutinnen und Therapeuten, sondern auch weibliche und männliche Klienten unterliegen, bewusst oder unbewusst, diesen genderbezogenen Konstruktionen dominanter männlicher Diskurse.

Trotz Konstrukt- und Veränderungsneutralität sollte ein Paartherapeut den Fokus nicht aus dem Auge verlieren, der der Veränderung einen Raum schafft.

Der Wille, der Entschluss und das Bekenntnis zu einer Beziehung folgen anderen Gesetzen als Liebe, Leidenschaft oder das wunderbare Sich-treiben-Lassen. Es geht um eine bewusste Entscheidung für die Beziehung zu einer Person, u. U. auch gegen verschiedene Impulse und Kräfte, die an den Menschen zerren und eher nahelegten, die Beziehung zu beenden. War früher die Heirat ein Symbol für diese Entscheidung, hat die Ehe das Unauflösbare völlig verloren, sodass heute dem spürbaren deutlichen Willen eine stärker bindende Funktion zukommt.

Sich für etwas zu entschließen bedeutet, dass damit verschiedene andere Optionen ausgeschlossen sind. Auch das bewusste Sichverabschieden von diesen Möglichkeiten gehört zu diesem Prozess: Wird es vergessen, werden die nicht mehr zur Verfügung stehenden Optionen – wie z. B. die alleinige Definition einer genau richtig aufgeräumten Wohnung, Sexualität mit anderen als dem eigenen Partner, der eigenen Laune völlig ungehindert freien Lauf zu lassen oder die nicht mehr nur auf die eigenen Bedürfnisse abgestimmte Freizeitplanung – nicht als Konsequenz einer verbindlichen Beziehung erlebt, sondern als Einschränkung, die als ständige Unzufriedenheiten in die Beziehung zurückfließen.

Etwas ähnlich Stabilisierendes wie »Tradition« ist für Paare nicht in Sichtweite. Paartherapeutische Erfahrungen zeigen, dass neben den bereits angesprochenen Problemlösungen vor allem die aus freiem Willen eingegangene Bereitschaft, eine bewusste Entscheidung füreinander zu treffen, als alternative Basis für einen längerfristigen Zusammenhalt infrage kommt. Eine solche Entscheidung hat schon oft die Wende in der Arbeit an der Beziehung eingeleitet. Die Freiheit in der Gestaltung einer Paarbeziehung kann zu einer Überforderung der Partner bzw. Überlastung der Beziehungen insofern führen, als sie mehr an Bedürfnissen in einer Beziehung unterbringen wollen, als die Beziehung auch erfüllen kann. Sie kann aber auch dazu genutzt werden, sich klar für oder gegen eine Beziehung zu entscheiden und im Falle einer positiven Entscheidung all das, das weniger dem eigenen Einfluss unterliegt, mit mehr Ruhe innerhalb der Partnerschaft zu durchleben und gemeinsam zu tragen. Eine Klientin hat das folgendermaßen beschrieben: »Ich habe erst begriffen, wie sehr ich die Beziehung will, als wir kurz vor der Scheidung standen. Eigenartig, durch diese Wende kann ich plötzlich meine Liebe zu ihm wieder spüren.«

2.2.2 Familientherapie

Reinert Hanswille

Die Familientherapie ist eine der Wurzeln der systemischen Therapie. Auch wenn damit heute in erster Linie ein Setting gemeint ist, ist in der Öffentlichkeit die Bezeichnung »Familientherapie« immer noch bekannter als »systemische Therapie«. Sie hat sich als Standardverfahren in zahlreichen Kontexten etabliert, z. B. in Beratungsstellen (für Ehe und Familie, Erziehung etc.), in der Jugendhilfe im Bereich der aufsuchenden Hilfen durch die aufsuchende Familientherapie, in Schulen, freien Praxen, Praxen von Kinder- und Jugendpsychiatern und in Kliniken für Kinder- und Jugendpsychiatrie (vgl. Kap. 4.1).

Geschichte

Die Entwicklung der Familientherapie ist vor allem dadurch gekennzeichnet, dass es nicht einen Gründer gibt wie in anderen Verfahren (S. Freud, F. Perls, C. Rogers, J. L. Moreno, M. Erickson etc.). Vielmehr begannen verschiedene Therapeuten in den 1950er- und 1960er-Jahren, mit Familien therapeutisch zu arbeiten. Teilweise wurden sie von ihren Kollegen kritisiert. In den 1960er- und 1970er-Jahren entstanden familientherapeutische Schulrichtungen: wachstumsorientierte Familientherapie, strukturelle Familientherapie, strategische Familientherapie, psychoanalytische Familientherapie etc. (z. B. Minuchin u. Fishman 1992; Minuchin 1997; Bowen 1992; Haley 1985; Satir 2011; Boszormenyi-Nagy u. Spark 1984; Massing, Reich u. Sperling 2006). Später kamen die konstruktivistische, narrative und lösungsorientierte Familientherapie hinzu (z. B. Boscolo et al. 1997; Ludewig 1997; White u. Epston 2009; de Shazer 1982). Heute sind die Unterschiede weniger wichtig als die Gemeinsamkeiten im Kontext systemischer Therapie.

Viele Konzepte, die die Familientherapie heute prägen, sind gleichzeitig oder nacheinander entstanden und haben sich teilweise abgelöst oder ergänzt. Einige Elemente der frühen Ansätze sind aus systemischer Sicht heute überholt, aber viele Methoden und theoretische Überlegungen haben weiterhin Bedeutung: Systemgrenzen, Hierarchien, Koalitionen, Allianzen, Triangulation, die Bewertung von Symptomen als Systemstabilisatoren, Parentifizierung, transgenerationale Symptomweitergabe, Verdienstkonten etc. sind interessante Konstrukte für die Arbeit mit Familien. Eine provokante oder paradoxe Schlussintervention kann hilfreich dabei sein, festgefahrene Muster in Familien zu destabilisieren. Schließlich sind viele der Methoden, vom Genogramm über Skulpturen, Aufstellungen, Fragetechniken, Hausaufgaben, Metaphernarbeit bis hin zum Reframing etc., nicht an einen theoretischen Rahmen gebunden und gehören auch heute noch zu den Werkzeugen systemischer Therapeuten (vgl. Kap. 2.3; Schwing u. Fryszer 2012).

Die Komplexität von Mehrpersonensystemen: Eine therapeutische Herausforderung

Die besondere Herausforderung für den Familientherapeuten besteht darin, mit mehreren Menschen in einen therapeutischen Prozess zu gehen, dabei die Entwicklungen, Gefühle, Interaktionen aller Familienmitglieder zu überblicken und sich zu ihren Beschreibungen, Wirklichkeitskonstruktionen, Lösungsversuchen und Problemdarstellungen neutral oder allparteilich zu verhalten, ihre individuellen Biografien und die familiäre Systemkonstruktion zu berücksichtigen und wertschätzend aufzunehmen sowie ihre Kommunikations- und Interaktionsmuster zu erkennen und sie anzuregen, neue, hilfreichere Muster zu entwickeln. Die Komplexität wird dadurch erhöht, dass Familientherapeuten entlang ihrer therapeutischen Landkarte davon ausgehen, dass jedes Familienmitglied unterschiedlichste Selbstanteile (Ego-States) besitzt, die wiederum mit den States der anderen Familienmitglieder in Interaktion stehen (vgl. Watkins u. Watkins 2008). In der Familientherapie gilt es, die äußere Familiendynamik und die »inneren Familiendynamiken« der Familienmitglieder im Blick zu behalten und ihnen gegenüber allparteilich zu bleiben (Schwartz 2011). Diese komplexe Verzahnung innerer und äußerer Dynamiken schafft unterschiedliche Wirklichkeiten, die einerseits Probleme konstellieren, aber auch neue Lösungsideen kreieren und Ressourcen eröffnen können.

Familientherapeuten gehen davon aus, dass eine Familie immer mehr Ressourcen zur Verfügung hat als die einzelnen Familienmitglieder jeweils für sich. Die »Systemressourcen« sind es, die es für den selbstorganisierten Entwicklungsprozess der Familie zu nutzen gilt.

Der Prozess der Familientherapie

Familientherapien beginnen nicht erst mit der ersten Sitzung. Vielmehr markiert der Zeitpunkt, zu dem zum ersten Mal ein Familienmitglied den Gedanken entwickelt, eine Familientherapie könnte wichtig und nützlich sein, den Startpunkt einer Familientherapie. Ab diesem Zeitpunkt befindet sich die Familie bereits in einem Veränderungsprozess.

Die Begegnung der Familie mit einer Familientherapeutin kommt meist zustande, indem ein Familienmitglied die Familie telefonisch oder persönlich zur Therapie anmeldet. In vielen Situationen wird eine Therapie auch durch die Schule, die Klassenlehrerin, das Jugendamt, einen Individualtherapeuten, den Kinderarzt etc. angeregt. Eine dritte Gruppe von Familientherapien kommt durch einen sogenannten Zwangskontext zustande, etwa durch eine Auflage seitens des Jugendamts oder Gerichts. Die Art der »Überweisung« der Familie hat natürlich Einfluss auf die Gestaltung und den Prozess der Familientherapie.

Dauer und Sitzungshäufigkeit

Schon früh hat sich in der Familientherapie die Idee durchgesetzt, dass in den therapeutischen Sitzungen neue Muster erprobt, gefühlt und erlebt werden, wichtige Erfahrungen gemacht, Reflexionen angestoßen und Einsichten erarbeitet werden, dass aber die Veränderungsprozesse und das Erleben neuer Muster im Alltag der Klienten, also zwischen den Sitzungen, sich vollziehen. Es war und ist ein Unterscheidungsmerkmal der Familientherapie im Vergleich mit anderen Verfahren, dass dem Zeitraum zwischen den Sitzungen eine besondere Bedeutung für den erfolgreichen Verlauf der Therapie zukommt. Aus diesem Grund sind die Sitzungsabstände in der Regel großzügig bemessen. Hohe Frequenz (viele Sitzungen in kurzen Abständen) sagt nichts über die Qualität einer Therapie aus, auch nicht bei sogenannten schweren Störungen. »Je mehr, desto besser« ist daher kein Erfolgsrezept für die Arbeit mit Familien. Ihr hohes Potenzial, sich selbst zu organisieren und Veränderungen zu entwickeln, auch ohne Anwesenheit des Therapeuten, kann durch längere Abstände (ca. drei bis vier Wochen) zwischen den Sitzungen besser genutzt werden. In Krisenzeiten kann ein kürzerer Abstand sinnvoll sein, eine Faustregel könnte lauten: je höher die Krisenanfälligkeit, umso enger der Abstand zwischen den Sitzungen, je höher die integrative Kapazität der Familie, umso größer der Sitzungsabstand.

Anfangsphase/Joining

Wenn die Selbstheilungskräfte und Ressourcen einer Familie erschöpft und bereits erfolgte Lösungsversuche gescheitert sind, Stress oder Krisen die integrativen Fähigkeiten reduziert haben, dann suchen Familien Unterstützung. Schon unmittelbar nach der Anmeldung und vor dem Erstgespräch sind in vielen Familien erste Veränderungen beobachtbar, die genau erforscht und wertschätzend konnotiert werden sollten.

In dieser Phase werden nicht selten Skepsis und Ambivalenz hinsichtlich einer Therapie deutlich. Diese Erfahrungen sollten später im Therapieprozess aufgegriffen werden, weil sie wichtige Systemressourcen darstellen können. Anreger und Bremser von Veränderungsprozessen sind wichtige und ergänzende Kräfte im Familiensystem.

Die Anfangsphase einer Familientherapie dient dem Aufbau der Beziehung zwischen Therapeut und Familie. Der Therapeut ist in dieser Phase auf mehreren Ebenen gefordert. Er muss sich in der »fremden« Situation zurechtfinden, gleichzeitig beobachten, wie sich die Familie in dieser Anfangsphase verhält: Wie verläuft die Begrüßung, welche Sitzordnung wird gewählt, wer spricht, wie ist der Kontakt zwischen den Familienmitgliedern, wie wird der Therapeut behandelt, wie verhalten sich die Eltern und die Kinder etc.? Dabei sollte mit jedem einzelnen Familienmitglied ein freundlich-positiver Kontakt gestaltet und eine wertschätzende, ressourcenorientierte Haltung gezeigt werden. Alle sollen sich willkommen fühlen.

Dies alles ist Grundlage der Hypothesenbildung, die den Therapieprozess begleitet und unterstützt. Der Therapeut wird die Leistung der Familie und die Bereitschaft aller, an der gemeinsamen Therapie teilzunehmen, anerkennen. Dadurch wird schon zu Beginn dem Thema der Familienressourcen Platz eingeräumt. In dieser Phase ist das »Anmeldeproblem« oder das »Familiensymptom« noch kein Thema.

In der nächsten Phase wird besprochen, wie es dazu kam, dass eine Familientherapie gesucht wurde, der »Überweisungskontext« wird geklärt und wer die ersten Initiativen gestartet hat, welcher Anlass dazu geführt hat, ob es schon andere Lösungsversuche gab, wie die Motivation in der Familie verteilt ist, ob es »implizite« Aufträge gibt, welche Veränderungen in dieser Phase bereits in der Familie erlebt und gemacht wurden etc.

Auftrags- und Zielklärung

Ein wichtiger Abschnitt der ersten Therapiephase ist die Auftragsklärung oder Zielklärung für den Prozess. Bei der Auftragsklärung kommt es in besonderem Maße auf Allparteilichkeit und eine zirkuläre Betrachtungsweise an. Wie ein Problem in einer Familie dargestellt und aufgefasst wird, ist von der jeweiligen Wirklichkeitsbeschreibung des Beobachters abhängig. Selbst vermeintlich objektive Feststellungen über Streitereien, aggressives Verhalten, symptomatisches Verhalten oder traumatisierende Situationen sind immer subjektive Beobachtungen – das Gleiche gilt für die jeweiligen Lösungsideen oder -vorschläge. Allparteilichkeit bedeutet in diesem Kontext, keine Sichtweise als bessere, richtigere oder wahrere Beschreibung zu übernehmen, sondern lediglich als jeweils individuell »wahre« Wahrnehmungen der sozialen Wirklichkeit zu betrachten. Methodisch kann dies mit Fragetechniken, Skalierungen oder Skulpturen erreicht werden. Bei den Beschreibungen der Problemsituationen ist es bedeutsam, die zu erwartende familiäre »Inszenierung« des Familienproblems durch eine gute Gesprächsmoderation zu »regulieren«, damit der Symptomträger nicht durch die Beschreibungen abgestempelt und dysfunktionale Muster in der Sitzung nicht verstärkt werden. Nach Möglichkeit sollten in den Sitzungen neue Muster angeregt und gefestigt werden.

Auftrag und Ziel sollten im Möglichkeitsraum der Familie liegen, d. h. realistisch sein, positiv formuliert werden und in kleine Teilziele zerlegbar sein, die schnell erreichbar sind, damit die Familie ihre Selbstwirksamkeit zeitnah erleben kann und die familiäre Resilienz gestärkt wird.

Dazu ist es hilfreich, die Ressourcen der Familie früh für den Veränderungsprozess und den Auftrag zu nutzen. Bei der Ressourcenorientierung als Grundhaltung der Familientherapie wird davon ausgegangen, dass eine Familie über alle Möglichkeiten verfügt, die zur Lösung der Probleme notwendig sind, die notwendigen Ressourcen aber zum gegenwärtigen Zeitpunkt und unter den jeweiligen Kontextbedingungen nicht nutzbar sind (ausführlich dazu Kap. 2.1).

Systemische Hypothesen

Die Hypothesen sind in der Familientherapie die Wegweiser für den therapeutischen Prozess. Sie sind weder falsch noch wahr, stellen also keine »objektiven« diagnostischen Befunde dar, sondern sind Wirklichkeitskonstrukte, die Ideen für therapeutische Vorgehensweisen geben und jederzeit überprüft bzw. geändert werden können.

Hypothesen sollten möglichst viele Familienmitglieder und ihre Interaktionen in wertschätzender Art einschließen, die Unterschiede zwischen ihnen markieren, ihre Ressourcen und Lösungsversuche einbeziehen und die Kontextbedingungen berücksichtigen. Am Ende der Auftragsphase sollte für alle Familienmitglieder deutlich sein, welche Veränderungen angestrebt werden und wie der Weg aussehen kann.

Diagnostik

Die Diagnostik findet in der Familientherapie nur in Ausnahmefällen mit klassischen Instrumenten wie Fragebogen oder diagnostischen Manualen statt (vgl. Abschn. 1.6). Gleichwohl ist die Exploration von diagnostischen Daten für eine Einschätzung der Geschichte der Familie, der Art und Weise, in der sie die entwicklungsbedingten Aufgaben im Lebens- und Familienzyklus bewältigt hat, und der Fähigkeit zur Meisterung der anstehenden Aufgaben innerhalb und außerhalb der familiären Beziehungen von größter Wichtigkeit (vgl. Cierpka 2008). Dabei können z. B. folgende Fragen von Bedeutung sein:

- Welche entwicklungsbedingten Aufgaben muss die Familie aktuell bewältigen?
- In welcher lebenszyklischen Phase befindet sich die Familie?
- Befindet sich die Familie im Übergang von einer Phase in die andere, und wie wird er gestaltet?
- Wie integriert die Familie die entwicklungsbedingten Ansprüche und Wünsche der Familienmitglieder?
- Welche Regeln hat die Familie? Dienen sie zur Befriedigung der grundlegenden Bedürfnisse?
- Welche Kommunikations-, Interaktions- und Stressverarbeitungsmuster hat die Familie? Werden sie als hilfreich und entwicklungsförderlich erlebt?
- Welche mehrgenerationalen Konflikte und Fragestellungen gibt es in der Familie? Wie sind die Eltern in ihren Herkunftsfamilien gebunden?
- Welche Ressourcen hat die Familie, die sie gegenwärtig nutzt, und welche sind blockiert oder verschüttet?
- Welche »Problembewältigungsgeschichten« und Ressourcen gibt es in der Familie?
- Wie stabil und funktionsfähig sind die Subsysteme in der innerfamiliären Perspektive und in den relevanten Kontexten?
- Wie ist die Symptomorientierung in der Familie? Wie kam es zum Symptom? Wird es ernst genommen?
- Welche Problemlösungsmuster hat die Familie entwickelt?
- In welchen Kontextbedingungen (Arbeit, Schule, Freunde, erweiterte Familie) zeigen die Familie und/oder ihre Mitglieder besondere Ressourcen oder problematische Verhaltensweisen?
- Wie werden die individuellen Entwicklungsprozesse der einzelnen Familienmitglieder gesehen und gefördert?

Settingvarianten – Arbeit mit Subsystemen

Im Laufe des Therapieprozesses kann mit unterschiedlichen Subsystemen gearbeitet werden. Wenn es sinnvoll erscheint, können die Kinder, das Paar als Liebespaar und/oder Elternpaar, Eltern-Kind-Dyaden und systemerweiternde Subsysteme wie z. B. der getrennt lebende Vater mit seiner neuen Partnerin oder die Großeltern oder Einzelkontakte den Therapieverlauf unterstützen. So können Allianzen genutzt, Beziehungen fokussiert oder Konflikte geklärt werden.

Häufig nutzt man die Elternebene oder Paarebene, um Themen und Probleme zu bearbeiten, die die Eltern in ihrer Elternfunktion oder als Liebespaar betreffen. Allerdings wird in der Praxis das Gespräch mit den Erwachsenen auch dann als Setting gewählt, wenn die Therapeuten unsicher sind, ob und wie die Kinder hilfreich in den Veränderungsprozess integriert werden können. Grundsätzlich ergibt sich aus allen Settingvarianten das Problem, wie diese Sitzungen in den Gesamtprozess integriert werden können, ohne dass die Neutralität verloren geht.

Die Schwierigkeiten der mittleren Phase

Im Laufe des Therapieprozesses werden schwierige und problematische Muster deutlicher und neue, funktionalere Muster erarbeitet und erprobt. Die mittlere Phase einer Familientherapie birgt typische Schwierigkeiten:

- Eskalationen und Chaos nehmen zu.
- Geheimnisse werden erkennbar, aber nicht angesprochen.
- Symptome werden stärker, oder es kommen neue hinzu.
- Einzelne Familienmitglieder kommen nicht mehr zu den Sitzungen.
- Der Prozess stagniert.
- Die Komplexität der Aufträge wächst.
- Die Therapie läuft »zu gut«, Veränderungen kommen zu schnell.

Auf der Therapeutenseite:

- Die Position der Allparteilichkeit und Neutralität wird verlassen.
- Der Auftrag und die Ziele der Familie stehen nicht mehr im Mittelpunkt.
- Die Therapeutin fühlt sich durch die Komplexität überfordert.
- Der Therapeut wird verwickelt.
- Persönliche Probleme des Therapeuten werden stark berührt.
- Die Therapeutin wird durch die Emotionalität der Familie überfordert.
- Der Therapeut sieht sich einer Bedrohung durch bestimmte Symptome ausgesetzt (z. B. Suizidalität).

Methoden und Haltungen

Wenngleich die systemische Familientherapie sich in ihrer Praxis weniger durch ihr methodisches Repertoire von anderen Verfahren unterscheidet, sind doch in der Familientherapie viele Methoden und Techniken entwickelt worden, die mittlerweile auch in anderen Psychotherapieverfahren Eingang gefunden haben. Grundlegende Interventionen wie z. B. die Arbeit mit Skulpturen und Aufstellungen, Fragetechniken, Metaphern, Skalierungen, Abschlussinterventionen, Genogrammen, Reflecting Team werden an anderer Stelle ausführlich erläutert (vgl. Kap. 2.3).

Wichtiger als Methoden und Techniken in der systemischen Therapie und Beratung ist die Haltung der Therapeuten. Besonders hervorzuheben sind Neugier und Neutralität, Zirkularität, Ressourcenorientierung, Wertschätzung, Lösungsorientierung, Respekt vor den Bemühungen aller Beteiligten sowie die Orientierung am jeweiligen Kontext. Auch diese Haltungen haben ihre Wurzeln in der Familientherapie und werden in diesem Lehrbuch ausführlich behandelt (vgl. Kap. 2.1 u. 5.1).

Ko-Therapie

Die Arbeit mit zwei Therapeutinnen wird in der Familientherapie gerne genutzt. Die zweite Sicht auf das Geschehen, die Möglichkeiten eines Splittings, bei dem die beteiligten Therapeuten Unterschiede akzentuieren können, der Einsatz von Reflecting Teams (Abschn. 2.3.7) oder geschlechtshomogenen Allianzen, die Modellfunktion als Paar, parallele Arbeit mit Subsystemen etc. sind Vorteile der Ko-Therapie. Hinzu kommt die Möglichkeit zum kollegialen Austausch. Die Ko-Therapie kann sich allerdings nur entfalten, wenn das Therapeutenpaar eine »integrative Diversität« entfalten und positiv werten kann, einen wertschätzenden und respektvollen Umgang pflegt und sich aufeinander verlassen kann, damit beide ihre therapeutische Kreativität und Intuition nutzen können.

Abschlussphase und Verabschiedung

Da die Familientherapie keine Idee von Heilung verfolgt, wird das Ende auch nicht erst dadurch markiert, dass alle Symptome verschwunden sind. Das Ende der Therapie, sei es durch die Therapeutin oder die Familie angestoßen, ist eine Phase, in der deutlich wird, dass das Familiensystem jetzt wieder auf seine Ressourcen und Potenziale zurückgreifen kann und neue, hilfreiche Muster angestoßen worden sind.

Der Abschluss kann therapeutisch sehr unterschiedlich gestaltet werden. Von der Auswertung der einzelnen Therapieschritte über die Entwicklung eines Rituals bis zur Gestaltung einer Zukunftswerkstatt ist alles möglich. Die Familie sollte im Bewusstsein ihrer Ressourcen entlassen werden. Am Ende des Prozesses sollten die einzelnen Familienmitglieder und das gesamte System ihre Ressourcen wieder nutzen können, die Probleme oder Symptome zumindest reduziert sein und die Familie Möglichkeiten und Wege sehen, die Herausforderungen ihrer Zukunft zu meistern. Aber auch »Abbrüche« können das Ende einer Familientherapie bilden. Sie können ein Zeichen für Unzufriedenheit der Klienten sein, für das Bedürfnis nach einer Pause, das Gefühl »Es ist genug« oder aber als Hinweis auf eine Konfliktvermeidung im Hinblick auf anstehende Themen. Womöglich hat die Familie auch selbst schon eine Lösung – ohne Therapeuten – gefunden. In jedem Fall empfiehlt sich eine Nachfrage, damit der Prozess auf gute Weise abgeschlossen werden kann.

Kontraindikationen

Kontraindikationen sind in der Forschung und Praxis nicht bekannt, wenn die Familientherapie nach dem Stand der Kunst durchgeführt wird.

Therapien sind zu beenden, wenn:

- Behandlungsfortschritte nicht mehr zu erwarten sind oder unerwünschte Effekte auftreten
- die Gefahr droht, dass Ergebnisse oder Mitteilungen aus dem Therapieprozess nach den Sitzungen zu Gewalt oder Repression führen (z. B. bei häuslicher Gewalt, sexuellem Kindesmissbrauch)
- bei innerfamiliärer Traumatisierung die Therapie zu Retraumatisierungen führt (Hanswille u. Kissenbeck 2010).

2.2.3 Multifamilientherapie

Eia Asen

Die Entwicklung der Multifamilientherapie

Multifamilientherapie (MFT) entwickelte sich in den USA kurz nach dem Zweiten Weltkrieg. Peter Laqueur wird allgemein als Begründer angesehen. Er bezog in New York die Angehörigen von schizophrenen Patienten direkt in den Behandlungsprozess ein (Laqueur, La Burt u. Morong 1964; Laqueur 1972). Sein Team entdeckte die Nützlichkeit gruppentherapeutischer Wirkfaktoren wie gegenseitiger Unterstützung, konstruktiver Kritik, Rollenspiel und Modelllernen bei der simultanen Arbeit mit mehreren Familien. Laqueurs Arbeit inspirierte andere Teams, und schnell entwickelten sich verschiedene Multifamilientherapieansätze für Patienten mit der Diagnose Schizophrenie und mit anderen Formen von Psychosen (Detre et al. 1961; McFarlane 1982; C. M. Anderson 1983). Bald wurde MFT in den USA und Europa auch bei anderen Störungen und Krankheitsbildern erprobt, z. B. bei schweren depressiven Erkrankungen (C. M. Anderson et al. 1986; Keitner et al. 2002; Fristad, Goldberg-Arnold u. Gavazzi 2003; Lemmens et al. 2007), bipolaren Krankheiten (Brennan 1995; Moltz u. Newmark 2002), Drogen- und Alkoholabhängigkeit (Kaufman u. Kaufman 1983), Borderline-Persönlichkeitsstörungen (Berkowitz u. Gunderson 2002), Bulimie (Wooley u. Lewis 1987), Huntington-Chorea (Murburg, Price u. Jalila 1988) und anderen Formen chronischer organischer Erkrankungen (Gonzalez, Steinglass u. Reiss 1989; Lemmens et al. 2005). Auch in der Arbeit mit

Kindern und Jugendlichen und ihren Familien entwickelten sich erfolgreiche Anwendungsgebiete, im medizinisch-klinischen wie im schulischen Bereich und in der Jugendhilfe. MFT wird erfolgreich eingesetzt bei Kindesmisshandlung und -vernachlässigung (Asen et al. 1989; Asen u. Scholz 2012), Obdachlosigkeit (Fraenkel 2006), Schul- und Lernstörungen (Dawson u. McHugh 1994; Retzlaff et al. 2008), Essstörungen (Dare u. Eisler 2000; Scholz u. Asen 2001; Colahan u. Robinson 2002; Scholz et al. 2003; Asen u. Schmidt 2005; Eisler 2005), chronischen organischen Erkrankungen von Kindern (Steinglass 1998) und bei dem weiten Spektrum emotionaler und Verhaltensstörungen bei Kindern und Jugendlichen (McKay et al. 2002). Andere Multifamilienprojekte gelten Kindern und Jugendlichen mit Krankheitsbildern oder Störungen wie Asperger-Syndrom, ADHS, Psychosen, Turner-Syndrom sowie Familien mit »Schreikindern«.

Das Potenzial der Multifamilientherapie

MFT vereint spezifische Konzepte und Techniken psychodynamisch orientierter Gruppentherapie (Yalom 2010; Coughlin u. Wimberger 1968; Tschuschke 2001) mit solchen der systemischen Familientherapie. Das Potenzial der Gruppenarbeit wird durch allgemeine Wirkfaktoren gestärkt, etwa durch die Erkenntnis, gemeinsam mit anderen Menschen von Leid betroffen zu sein oder Hoffnung auf Veränderung entwickeln zu können. Hier merken Familien schnell, dass sie sich gegenseitig durch Erfahrungsaustausch, gemeinsame Suche nach neuen Lösungen und gegenseitiges Feedback helfen können. Sie sind unmittelbar in den Prozess ihrer eigenen Veränderung eingebunden, sodass die Therapeuten situativ eine »Flugbegleiterrolle« einnehmen und sich an die Peripherie des therapeutischen Geschehens, sozusagen auf einen »Rücksitz«, begeben können (Asen 2006). Die meisten Familien lassen sich schnell von dieser Art der Familienarbeit überzeugen und sind dann die besten »Botschafter« dieses Modells, dessen Potenzial sie anderen, »neuen« – und oft skeptischen – Familien erklären können. Meist fängt eine MFT-Gruppe geschlossen an, bei frei werdenden Plätzen können neue Familien hinzukommen, sodass sich die Gruppenteilnehmer auf den unterschiedlichsten Stufen des therapeutischen Prozesses befinden. Die schon erfahreneren machen den neuen Familien Mut und unterstützen sie bei der Mobilisierung von Selbsthilfekräften und Ressourcen.

Für viele ist es eine neue Erfahrung, mit anderen Familien, die meist ähnliche Schwierigkeiten haben, intensiv zusammen zu sein. Das reduziert das Erleben sozialer Isolation und Stigmatisierung. Familien sind weniger defensiv, da sie »alle im gleichen Boot sitzen«, was zu mehr Offenheit und Selbstreflexion führt und Raum für Veränderungen schafft. Kontakte werden schnell geknüpft, es kommt zu einer »wohlwollenden Neugierde« (Cecchin 1988) und zunehmendem Interesse an den Problemen und Lösungsversuchen anderer Familien. Die Kombination von Reflexionen über andere mit Selbstreflexion hilft bei der Entwicklung neuer Perspektiven. Vor allem können in der Regel gegenseitige – auch kritische – Kommentare in der

Familiengruppe besser angenommen werden, als wenn sie von Therapeuten geäußert werden (Asen 2005).

Das Potenzial der MFT kann stichwortartig zusammengefasst werden:

- Förderung von Solidarität
- Überwindung von Stigmatisierung und schambedingter Isolation
- Anregung multipler Perspektiven
- gemeinsames Lernen
- Nutzung von Spiegelungsphänomenen
- Stärkung der Selbstreflexion
- Nutzung des Gruppendrucks
- gegenseitige Unterstützung
- Entdeckung und Erweiterung von Kompetenzen
- Erlebnisintensivierung
- Vermittlung von Hoffnung
- Erprobung neuer Verhaltensmuster im Schonraum
- Offenheit und Transparenz durch öffentlichen Austausch.

Arbeitskontexte und Therapeutenpositionen

Die optimale Anzahl von Familien in der MFT liegt zwischen sechs und acht. Bei drei oder weniger Familien ist der Gruppenfaktor kaum wirksam. MFT lässt sich stationär, tagesklinisch und ambulant durchführen, wobei Dauer und Frequenz von Sitzungen sehr variabel sind: zwei bis vier Stunden alle zwei Wochen, einen ganzen Tag pro Monat oder vielleicht drei volle Tage am Anfang der Arbeit und dann jeweils ein Halbtag alle drei bis vier Wochen. Bei der tagesklinischen MFT kommen Familien täglich für sechs bis acht Stunden über mehrere Wochen und Monate zusammen. Viele Einrichtungen integrieren MFT stundenweise oder ganztägig in bestehende kindzentrierte tagesklinische oder stationäre Behandlungs- und Betreuungsformen. Diese Settings lassen sich gut mit anderen Therapieangeboten wie systemischer Familientherapie oder Individualtherapie verbinden. Bei ganztägiger MFT-Arbeit gibt es spontan Möglichkeiten, mit einem Familienmitglied allein oder mit Paaren und Einzelfamilien zu sprechen (Asen u. Scholz 2008; Asen et al. 1982).

MFT ist nicht nur eine Herausforderung für Familien, sondern auch für Therapeuten, denn sie erfordert viel Engagement von allen. Die nötige Strukturierung des Arbeitskontextes mit klaren Zeitplänen und häufigen Übergängen von einer Aktivität zur anderen und von einem Kontext zum anderen führt dazu, dass alle Beteiligten innerhalb ganz kurzer Zeiträume immer wieder ihre Rollen und Aufgaben ändern müssen. Diese Bewegung erzeugt einen »Treibhauseffekt«, bei dem es richtig »heiß« werden kann. Diese Intensität trägt dazu bei, dass Familien – und Therapeuten! – neue Sichtweisen betreffend ihre Probleme und Beziehungen entwickeln.

Eine der wichtigsten Aufgaben ist es, Familien in Gespräche miteinander zu verwickeln. Wie ein Katalysator bringt der Therapeut Prozesse und Interaktionen zwischen Familien in Gang, die sonst nicht zustande kommen würden. Er verweilt nicht nur bei einer Familie, sondern ist und bleibt in Bewegung und nimmt sich sofort zurück, wenn interfamiliäre Verbindungen geschaffen sind, um die sich entwickelnden Interaktionen nicht zu stören. Mit nonverbalen Gesten wie z. B. bewusstem Wegschauen oder mit einem Platzwechsel signalisiert der Therapeut dann, dass er sich aus dem heraushält, was zwischen zwei Familien vor sich geht. Deshalb fokussiert er auch nicht auf eine bestimmte Person oder Familie, sondern lässt seine Augen wie einen Scanner unentwegt zwischen den Teilnehmern der Großgruppe wandern. Er demonstriert damit sein Interesse am Gesamtgeschehen und begibt sich in eine Metaposition. Diese Distanz ermöglicht es der Gruppe, sich zu aktivieren und auf sich selbst gestellt zu arbeiten. Der Therapeut agiert dabei »stuhllos«, also laufend, stehend oder kniend, und macht auf diese Weise klar, dass er nur kurz für eine Person oder Familie »da« sein wird und es nicht zu einer formalen »Sitzung« kommt, sondern bei »Laufungen«, »Knieungen« und »Stehungen« bleibt. Der Wechsel der Therapeutenposition zwischen Nähe und Distanz (Stevens, Garriga u. Epstein 1983) gehört zum Markenzeichen eines erfahrenen MFT-Therapeuten. Während zu Beginn der MFT »Hands on« (»Hand anlegen« oder aktiv sein) wichtig ist, ist nach einiger Zeit die therapeutische »Hands-off«-(»Hände-weg«-)Position erfolgversprechender: Die Flexibilität der Therapeuten wird im wechselnden Aktivitätsniveau sowie im Umgang mit Distanz und Nähe sichtbarer. So wird der Gruppe mehr und mehr Verantwortung übergeben.

Techniken, Aktivitäten und Übungen

Die Multifamilientherapie benutzt im Gruppenkontext viele Techniken aus der systemischen Einzel-, Familien- oder Paartherapie, wie z. B. zirkuläre Fragen (Selvini Palazzoli et al. 1981; Tomm 2009), Externalisierung (White u. Epston 2006), Grenzenstärkung und Autonomieförderung (S. Minuchin 1997), reflektierendes Team (Andersen 2011) und Ressourcenorientierung (Schiepek u. Cremers 2003). Bei der MFT leiten Therapeuten Fragen weiter und beziehen andere Familien und Gruppenmitglieder in die Diskussion von Problemen und möglichen Lösungen ein. Das Ritual der *Zeugengruppe* (»outsider witness group«, White 1997) lässt sich auch im Multifamilienkontext gut anwenden, in dem verschiedene Gruppenteilnehmer den Betroffenen deren eigene Gedanken und Gefühle als Feedback spiegeln. Im Rollentausch können Eltern für eine begrenzte Zeit ihre Kinder spielen und Kinder sich in die Rolle ihrer eigenen Eltern begeben. Besonderen Spaß macht Kindern auch die Therapeutenrolle, vor allem wenn sie dazu mit Arztkittel und Stethoskop ausgerüstet werden. Auf spielerische Weise wird so verdeutlicht, was sonst für Kinder nicht verstehbar ist. *Adoptivverfahren* eignen sich besonders gut für den Perspektivenwechsel. Hierbei wird ein Kind für eine bestimmte Zeit – z. B. ein bis zwei Stunden – zu einer anderen Familie »in Pflege« gegeben. Anschließend wird reflektiert, warum man mit seinem eigenen Kind weniger gut umgehen kann als mit dem Kind einer anderen Familie. Umgekehrt beschäftigt Kinder, warum ihre eigenen Eltern nicht so einfühlsam oder »cool« wie die anderen sein können. Im »neutralen« Feld mit anderen Kindern entdecken Eltern oft verschüttete Kompetenzen, die sie zu einem späteren Zeitpunkt auch bei ihren eigenen Kindern nutzen können. Die Arbeit in der Großgruppe unter Einbeziehung aller Teilnehmer kann durch die zeitweilige *Arbeit mit Subgruppen* intensiviert werden. Das kann in unterschiedlichen Konstellationen erfolgen: Parallele Eltern- und Kindergruppen, Subgruppen von zwei bis drei Familien, Väter-, Mütter- oder Geschwistergruppen bei bestimmten Themen können recht wirkungsvoll sein. Subgruppen arbeiten meist intensiver und spezifischer, grade wenn vorher in der Großgruppe die Diskussion nur schleppend verlief. Der anschließende Meinungsaustausch zwischen den Subgruppen im Rahmen der Großgruppe ist dann oft überraschend lebhaft.

Videofeedback lässt sich besonders gut bei der MFT einsetzen, weil selbst kleine Erfolge sichtbar und diskutierbar gemacht werden können. Familien erleben sich im »Playback« und – wenn erwünscht – in Zeitlupe, was Mikroanalysen von Interaktionsmustern erlaubt. So lernen Familien, sich gegenseitig zu »begutachten«, und werden schnell zu Experten.

MFT lebt von Aktivitäten, Übungen und Spielen, deren Ziel es ist, schwierige Thematiken durch Spiel und Experimentieren zugänglich zu machen und alle Familienmitglieder einzuladen, Erfahrungen auszutauschen und neue Ideen zu entwickeln. Hier nur ein paar Beispiele (für eine umfassende Sammlung dieser Übungen und Aktivitäten siehe Asen u. Scholz 2012): Bei der Übung »Königreich« gestalten Familien mithilfe von Pappmaché, Hüten, Kronen und Statussymbolen ein Reich, in dem jeder seine eigene Rolle findet, als Prinz und Prinzessin, Zofe, Diener, Magd, Hofnarr, Ritter, Bauer, Handwerker oder Kaufmann. Die Einigung darüber, wer welche Rolle hat, löst schon einen faszinierenden Prozess des Verhandelns und Ausprobierens aus. Anschließend können Transparenz der Rollenverteilung, faire und unfaire Hierarchien und Rollentausch angesprochen werden – und was wäre, wenn es zu einer »Revolution« käme?!

Bei der »Magischen Fernbedienung« steuern Eltern ihre Kinder – und die Kinder ihre Eltern. Diese Übung verdeutlicht Ausübung und Akzeptanz gegenseitiger Kontrolle. Der Therapeut erklärt, wie die Metapher des Programmwechsels und der Lautstärkeregelung beim Fernseher auf das Familienleben übertragen werden kann. Wie wäre es, wenn man auch menschliche Interaktionen »fernbedienen« könnte? Kinder könnten ihre Eltern dazu kriegen, das zu machen, was sie wollen, und auch umgekehrt würden die Kinder auf Knopfdruck genau das tun, was ihre Eltern wollen. Der Therapeut verteilt dann Fernbedienungen an jede Familie und ermutigt sie, damit spielerisch zu experimentieren. Es ist faszinierend, wie schnell und unproblematisch Eltern im Spiel genau das tun, was ihre Kinder ihnen per Fernsteuerung befehlen – und umgekehrt. Daran anschließend überlegen die Familien, wie sie diese Erfahrungen in ihrem Alltag nutzen können.

Beim »Erinnerungströdelmarkt« präsentieren Familien einander emotional besetzte Objekte aus ihrem Familienleben und werden ermutigt, über die damit verbundenen Erinnerungen zu sprechen.

Bei der Anfertigung von *Familientonskulpturen* gestalten alle Anwesenden eine Tonskulptur der eigenen Familie und positionieren die Mitglieder so zueinander, wie sie, bezogen auf die Problematik, erlebt werden. Alle Skulpturen werden dann der Gruppe in einer improvisierten »Kunstgalerie« vorgestellt. Die Gruppenmitglieder kommentieren, fragen und spekulieren, wie die Skulptur vielleicht vor einem Jahr ausgesehen hätte – oder z. B. in drei Monaten aussehen sollte. Auf diese Weise wird sichtbar, wer Veränderungen verhindert oder fördert, welche Ressourcen in der Familie existieren und wie man sie positiv einsetzen kann.

Wenn sieben oder acht Familien in einer Gruppe sind, besteht die Gefahr von Monotonie und Wiederholungen. Dann empfiehlt sich, beispielhaft mit einer oder zwei Familien zu arbeiten und die Großgruppe intensiv als Resonanzkörper einzubeziehen. Als Variante können Familien in Paaren zusammenarbeiten und sich gegenseitig evaluieren, nachdem sie beobachtet haben, wie der Therapeut Reflexionen und Resonanzen bei den ersten beiden Familien stimuliert hat.

Ausblick

In den letzten Jahren hat MFT zunehmend an Popularität gewonnen. Derzeit liegen zahlreiche Studien vor, die die Wirksamkeit der Multifamilientherapie vor allem im Bereich der Erwachsenenpsychiatrie und -psychotherapie direkt mit anderen Behandlungen und Standardverfahren verglichen haben, davon über 100 randomisiert-kontrollierte Outcome-Studien (RCTs). Bei der Messung von Symptomveränderungen, Kosteneffektivität, Belastungsreduzierung bei Familienangehörigen, Akzeptanz und Einbindung sozialer und ethnischer Randgruppen in Therapien schneidet MFT relativ gut ab, sowohl hinsichtlich der experimentellen Wirksamkeit als auch der Alltagswirksamkeit und der Wirtschaftlichkeit. Oft wird MFT als Zusatzverfahren eingesetzt, z. B. bei der Behandlung von Schizophrenie. Dutzende von Studien (z. B. McFarlane et al. 1995a; McFarlane et al. 1995b; Dyck et al. 2000, 2002; Hazel et al. 2004; Bradley et al. 2006; McDonell et al. 2006) zeigen auf, dass die Rückfallquote bei Patienten mit Schizophrenie gegenüber alleiniger Psychopharmakotherapie um bis zu 50 % gesenkt werden kann, wenn MFT mit medikamentöser Behandlung kombiniert wird.

MFT lässt sich sowohl in medizinisch-klinischen wie auch in Schul- und Jugendhilfekontexten gut durchführen. In ihrem Mittelpunkt stehen immer die Familien selbst, die befähigt werden, ihre eigene Gesundung und Problembewältigung in die Hand zu nehmen, sodass sich die Therapeuten selbst nach und nach zurückziehen können.

2.2.4 Einzeltherapie

Corina Ahlers

Historisch betrachtet, lässt sich die Entwicklung der systemischen Familientherapie als Antithese zum vorherrschenden einzeltherapeutischen Paradigma verstehen. Die Pioniere der Familientherapie erweiterten die therapeutische Dyade, indem sie Angehörige – später auch professionelle Helfer – in den therapeutischen Prozess einbezogen. Die Wirksamkeit langjähriger Einzeltherapien wurde gleichzeitig infrage gestellt. Für puristisch denkende Systemiker war der Rückgriff auf das Einzelsetting zu Beginn verpönt, auch die Kombination von Einzel- und Mehrpersonensetting schien nicht akzeptabel.

Boscolo und Bertrando (1997) sehen in der frühen familientherapeutischen Entwicklung den Versuch der Überwindung psychoanalytischer Defizittheorien: Indem nun vor allem die Sichtweisen des primären Bezugssystems des Klienten in Betracht gezogen werden, verflüssigt sich der pathologisierende Blick auf den Einzelnen, sein »symptomatisches Verhalten« wird als Funktion des Familiensystems verständlich.

Nach der konstruktivistischen Wende der späten 1980er-Jahre und der damit einhergehenden Rehabilitation des »erkennenden Subjektes« erfuhr die Einzeltherapie im systemischen Denken eine neue Blüte. Therapeutin und Klient sind nun beide Beobachter ihrer selbst und des jeweils anderen, Wirklichkeit wird gemeinsam konstruiert und Bedeutung miteinander verhandelt. Die neuen systemischen Ansätze, die sich nicht mehr »systemisch«, sondern »narrativ«, »lösungsorientiert« oder »kooperationsbewusster Systemansatz«[26] nennen, arbeiten gern im Einzelsetting, auch wenn der Fokus weiterhin ressourcenorientiert auf die Person in ihrem kommunikativen sozialen Kontext gerichtet ist. Die systemische Therapeutin sucht das kohärente und kontinuitätsbewusste Selbst in Narrativen der Person, sieht diese allerdings als relationale Identität in ständiger Veränderung durch die Einflüsse anderer bzw. in der Wirkung auf andere (Ahlers 1994).

Der neue Blick auf die Parallelität von internalen Repräsentanzen und interpersonaler Kommunikation gibt allerdings keine Antwort auf die Frage, wann das eine und wann das andere Setting therapeutisch hilfreich ist. Die optimale Auswahl von Personen für eine Sitzung stellt eine wichtige therapeutische Intervention dar (Ahlers 1996), bei der folgende Fragen zu berücksichtigen sind: Wie geht es den einzelnen Beteiligten im therapeutischen Prozess? Wie wirkt sich die Einzeltherapie eines Partners oder beider auf die Paarbeziehung aus? Wie können die Familienmitglieder durch die eigene Einzeltherapie beeinflussen? Was dürfen sie voreinander sagen, und was würden sie den Therapeuten erzählen, wenn sie ohne die jeweils

26 Im Original (H. Anderson 1997) »collaborative«.

anderen hier wären? Mit wem beginnt man ein Gespräch, um Änderungen anzustoßen? Welche Fragen müssen wann mit wem und in welcher Reihenfolge geklärt werden?

Jenkins und Asen (1992) zufolge ist die Frage der Teilnahme einer oder mehrerer Personen am Therapiesystem nicht entscheidend, vielmehr bezieht sich das Etikett »systemisch« auf einen übergeordneten theoretischen Rahmen für die therapeutische Praxis, unabhängig vom jeweiligen Setting. Wesentlich dabei ist die Klarheit darüber, wer der Auftraggeber für Veränderung ist (vgl. Abschn. 2.1.1).

Beziehung und Affekt in der therapeutischen Dyade und im Mehrpersonensystem

Als Therapeutin kann man sich im Einzelsetting ungestört auf die Geschichte eines Menschen konzentrieren, die Beziehung zu ihm ausbauen und eine gewisse affektive Intimität pflegen. Im Vergleich mit einem Mehrpersonensetting erscheint diese Konstellation zunächst einfacher, da die Strukturierung von – womöglich konflikthaften – Mehrpersonengesprächen höhere Anforderungen an die Standfestigkeit, Skills für die Gesprächsführung und die affektive Flexibilität des systemischen Therapeuten stellt. Erst mit zunehmender Erfahrung können systemische Therapeuten auch schwierige Interaktionsmuster in Mehrpersonensystemen (Entwertungen, lautstarke Eskalationen, Manipulationen etc.) regulieren, ohne die Sitzung extrem durchzustrukturieren. Der Habitus eines automatisierten flexiblen Wechsels zwischen Person- und Kommunikationsorientierung ist ein besonderes Merkmal systemischer Praxis, das andere – auf die Arbeit mit Einzelnen fokussierte – Therapieschulen in dieser Form nicht zur Verfügung haben.

Problematisch kann die Arbeit mit Mehrpersonensystemen werden, wenn Einzelne das, was sie »wirklich denken oder fühlen«, in diesem Kontext nicht ausdrücken können. Der erfahrene Therapeut merkt, wenn seine Interventionen nicht bei allen auf fruchtbaren Boden fallen, wenn bei einigen »Boykottstimmung« herrscht oder »die Aufträge« an die Therapie widersprüchlich bleiben. Ein Hinweis darauf könnte sein, dass bei ihm Fragen auftauchen wie: Wer ist gerade mein Auftraggeber oder mein besserer Kooperationspartner? Wer ist mein Gegenspieler? Mit wem kann ich emotional leichter in Beziehung treten und in der Suche nach Veränderung kooperieren? Womöglich kommt die Kommunikation auch durch strukturierende Fragen nicht in Gang, weil die einzelnen Personen in diesem Setting zu wenig Spielraum sehen, ihre eigene Sichtweise zu entfalten oder preiszugeben.

In solchen Situationen kann die Therapeutin sich entscheiden, einen dyadischen Rahmen für das Erfassen der »gefühlten Erkenntnis« bei der Person (Liebel-Fryszer 2010) anzubieten, der mehrere Einzelsitzungen umfassen kann. Womöglich können erst danach im Bezugssystem die erwünschten und notwendigen Veränderungen eintreten (z. B. ein sexuell befriedigender Austausch mit dem Partner oder eine Konfliktklärung mit der Mutter, die sich positiv auf die Erziehung der eigenen Kinder auswirkt).

Der flexible Wechsel zwischen Einzel- und Mehrpersonensetting ist freilich auch im Rahmen einer länger andauernden systemischen Einzeltherapie eine wichtige Option. So kann unter Umständen eine gewünschte Veränderung erst durch das Einbeziehen wichtiger anderer Bezugspersonen in Gang kommen, die die notwendige Unterstützung anbieten oder auch (z.B. bei Suchtproblematiken) einen hilfreichen Druck ausüben können, um den Veränderungsprozess bei der Klientin zu fördern.

Jenkins und Asen (1992) wünschen sich für den systemischen Therapeuten, der mit Einzelnen arbeitet, ausreichende Erfahrung und Kompetenz im Umgang mit Familien und Gruppen, damit die Wahl des einzeltherapeutischen Settings nicht aus Bequemlichkeit erfolgt. Systemische Einzeltherapie sei für die Therapeutin eine Herausforderung, den systemischen Rahmen beizubehalten und sich gleichzeitig auf die affektive Intensität in der therapeutischen Dyade mit einer Person einzulassen. Die Therapeutin müsse die Spannung zwischen dem Individuum und seinem erweiterten sozialen Kontext aufrechterhalten, um nicht mit dem Einzelklienten in ein Klima von Komfort und intimer Gemütlichkeit zu fallen, in dem die Auseinandersetzung mit der Umwelt für die Klienten zugunsten der Erforschung der inneren Welt vernachlässigt werde. Gelingt dies nicht, kann der Therapeut in die Position eines dauerhaften Begleiters geraten und die Therapie ihr Veränderungspotenzial verlieren. Nicht enden wollende Einzeltherapien, in denen es Therapeutinnen und Klientinnen gleichermaßen schwerfällt, ihre ihnen lieb gewordene Beziehung zu beenden, sind ein Beispiel hierfür. Jenkins und Asen beschreiben die Rolle systemischer Therapeuten dagegen als orientierende Interviewer, die bemüht sind, aktiv neue Ideen und Sichtweisen bereitzustellen, anstatt Klienten einzuladen, »alles zu sagen, was ihnen gerade in den Sinn kommt, und dann auf das auftauchende Material einzugehen« (ebd., S. 3). Sie schlagen vor, die Einzelsitzungen so zu leiten, als wären die relevanten Bezugspersonen – als »Geister« (ebd.) – anwesend. Auf diese Weise wird das Potenzial zirkulärer Fragen auch im Einzelsetting genutzt, und die Therapeuten ermöglichen eine kontinuierliche interaktionelle Rahmung der therapeutischen Beziehung in Hinblick auf die Perspektiven wichtiger Bezugspersonen der Klienten. Der Kontakt zu den Einzelklientinnen lässt Intimität und affektive Intensität zu, ohne dass er sich in einer Übertragungsdynamik verlöre. Die »Gegenübertragung« der Therapeutin ist gewissermaßen multiperspektivisch und reflektiert die Positionen unterschiedlicher Akteure in unterschiedlichen sozialen Kontexten in Beziehung zu den Klienten.

Therapeutische Haltung zwischen Dyade und Mehrpersonensystem

In der Zusammenarbeit mit dem Familiensystem ist die therapeutische Haltung der Neutralität essenziell, die durch die konsequente zirkuläre Fragetechnik und den damit verbundenen schnellen Wechsel der therapeutischen Allianzen in der Sitzung hervorgebracht wird (Selvini Palazzoli et al. 1981). Allerdings ist die damit verbundene Technizität der Vorgehensweise oft kritisiert worden. Mittlerweile verweisen viele systemische Therapeutinnen auf die Wichtigkeit von Emotionen in der therapeutischen Haltung. Therapeutische Interventionen sollten mit einer Haltung kombiniert werden, die einen stabilisierenden emotionalen Rahmen für neue Wirklichkeitskonstruktionen zur Verfügung stellt (Welter-Enderlin u. Hildenbrand 1998) und affektive Regulation und Abstimmung zwischen allen am Therapiesystem beteiligten Personen ermöglicht (Levold 1997b). Vor diesem Hintergrund ist der Begriff der Allparteilichkeit dem der Neutralität vorzuziehen.

In der Einzeltherapie stellt sich die Frage der Neutralität oder Allparteilichkeit vermeintlich nicht, da die Loyalität des Therapeuten zur Position der Klientin die Voraussetzung für jede Zusammenarbeit ist. Der Therapeut kann durch den speziellen Hinweis auf virtuelle andere die »heißen Themen« aktualisieren, ohne auf betroffene Anwesende Rücksicht nehmen zu müssen. In vielen methodischen Varianten können (durch eine Aufstellung, zirkuläre Fragen, Teilearbeit etc.) konflikthafte Themen ohne Störung durch aktuelle Interaktionen relevanter Beziehungspersonen bearbeitet werden.

Da jedoch das Beziehungssystem der Klienten durch die systemische Gesprächsführung auch im Einzelsetting präsent gehalten wird, spielen Fragen der Allparteilichkeit auf einer tieferen Ebene auch hier eine Rolle, nicht nur im Hinblick auf die Möglichkeit, jederzeit wieder zu einem Mehrpersonensetting zu wechseln. Z.B. kann es bei Ambivalenzkonflikten des Klienten mit seinem Beziehungssystem für die Therapeutin angebracht sein, sich weder auf die Seite des Systems noch auf die andere Seite zu schlagen, sondern die Autonomiebestrebungen ebenso wie die Loyalitätsgefühle zu würdigen und damit gewissermaßen Parteilichkeit für die Ambivalenz aufzubringen.

Kriterien für die Entscheidung zur Einzeltherapie

Stierlin (2002b) stellt angesichts der Vernetzung von Familienspiel und individueller Motivationsdynamik die Frage, ob, wie und wann Einzeltherapie oder Familientherapie angezeigt ist. Er beschreibt »Knotenpunkte« familiärer Konflikte und Bindungskonstellationen, welche mit »unlösbaren Loyalitäts- und Auftragskonflikten und damit auch unentrinnbaren inneren Zwickmühlen« einhergehen (ebd., S. 453) und Aufschluss über die notwendige Wahl des Settings geben. So kann man in einer Einzeltherapie mit einem Kind, dessen Eltern sich in einem massiven Trennungskonflikt befinden, die Trennung aber vorgeblich wegen ihm nicht vollziehen, nicht mit Fortschritten rechnen, solange die Trennung nicht für alle besprechbar wird. Der aufgestaute Ärger und Hass eines Jugendlichen kann in der Familiensitzung destruktiv ausagiert werden oder wird aus Scham bzw. Rücksichtnahme ganz zurückgehalten. In der therapeutischen Dyade kann man dagegen ungestört auf den Jugendlichen eingehen und ihn auf die nächste Familiensitzung vorbereiten, z.B. mit zirkulären Fragen folgender Art: »*Wie würden deine Eltern reagieren, wenn du das vorbehaltlos so sagen würdest wie jetzt mir? Wie könntest du es so ausdrücken, dass sie es verstehen und dir damit helfen?«*

Entscheidungen für eine Settingveränderung oder -variation sollte die Therapeutin gemeinsam mit der Familie treffen: Oft ist es ratsam, Jugendliche in Einzelsitzungen zu sehen (Boscolo u. Bertrando 1997), entweder in größeren Abständen beim Therapeuten der Familie oder in der Form einer kontinuierlichen Einzeltherapie bei einem Kollegen, der ein gutes Kooperationsverhältnis zum Familientherapeuten hat. Viele Jugendliche wollen im Zuge ihrer Ablösungsbestrebungen nicht mit den Eltern gemeinsam, andere wollen nicht alleine kommen, weil sie sich vor der Zweiersituation in der therapeutischen Dyade fürchten. Im zweiten Fall ist es für die Förderung der Autonomie besonders wichtig, einen eigenen therapeutischen Rahmen für diese Jugendlichen zu organisieren. Einige Jugendliche können das Setting der Familientherapie wiederum gut nutzen, um wichtige Themen mit ihren Eltern zu klären.

Allerdings wird in der Praxis die Wahl des therapeutischen Settings auch durch äußere Vorgaben bestimmt, auf die Therapeuten selten Einfluss haben:

- Klientinnen legen trotz einer erkennbaren Beziehungsproblematik Wert auf eine systemische Einzeltherapie.
- Menschen, die alleine leben und wenige soziale Beziehungen haben, möchten eine Therapie machen.
- Eine Einzeltherapie ergibt sich aus einer aufgelösten Paartherapie, entweder weil einer der Partner sich trennt oder aus der Therapie zurückzieht und der andere bleiben möchte.
- Das Setting wird durch den institutionellen Rahmen einer klinischen Organisation (Klinik, Beratungsstelle etc.) vorgegeben, etwa wenn in einer Einrichtung das einzeltherapeutische Setting aus einer Mischung von psychoanalytischer Tradition und Pragmatik präferiert wird. Einzeltherapie ist im Kontext von Organisationen auf jeden Fall überschaubarer und passt häufig zum impliziten oder expliziten Auftrag der Einrichtungen, die Klienten vor ihren Bezugssystemen (Familie, Partner, Kollegen) zu schützen.

Eine partnerschaftliche Zusammenarbeit zwischen therapeutischen Kolleginnen innerhalb von und zwischen verschiedenen Organisationen ist oft schwierig. Die Kooperation bleibt in der Regel dem Zufall bzw. der Initiative der Beteiligten überlassen. Wie sie gelingt, ist stark personenabhängig. Konkurrenz unterschiedlicher Ansätze und Arbeitsphilosophien und negative wechselseitige Zuschreibungen erschweren die Zusammenarbeit.

Skandinavische Länder sind durch die im Gesundheitssystem verankerte und finanzierte Vernetzung von Professionellen (Seikkula u. Arnkil 2006) hier eine wohltuende Ausnahme. Einzelne Interventionsschritte werden mit den wichtigen Professionellen schon von Anfang an vereinbart. Überlegungen zur optimalen Settinggestaltung sind Teil der Therapie, in die die Station, die Familie, die Nachbarn, der praktische Arzt usw. einbezogen sind.

Kontraindikation zur systemischen Einzeltherapie

Parallele Einzeltherapien von mehreren Familienmitgliedern oder zweier Partner können sich u. U. behindern, anstatt sich zu befruchten, wenn die Therapie vor allem als Möglichkeit genutzt wird, über die anderen zu schimpfen, statt an den eigenen Zielen zu arbeiten. In diesen Fällen sollte auf eine gemeinsame Bearbeitung der Probleme orientiert werden. Kontraindiziert ist Einzeltherapie generell dann, wenn mehr als eine Person in einem Beziehungssystem Probleme oder Symptome aufweist, die von den Beteiligten oder einem Überweiser im Zusammenhang mit der Beziehungssituation gesehen werden. Bei Kindern, die aufgrund ihres symptomatischen Verhaltens von den Eltern »zur Reparatur« in Einzeltherapie gebracht werden, ist ebenfalls die Indikation genauestens zu prüfen, da Eltern sich nicht selten mit zugrunde liegenden Beziehungsproblemen nicht auseinandersetzen wollen und die Einzeltherapie ihres Kindes als Alibi für die eigene Nichtveränderung nutzen.

Ziele der systemischen Einzeltherapie

Nicht nur in der Psychoanalyse, sondern auch in anderen klassischen einzeltherapeutischen Schulen wird das Ziel einer Therapie über die Symptombeseitigung hinaus in der Veränderung der Gesamtpersönlichkeit gesehen. Vorstellungen von Reife und persönlichem Wachstum entspringen dabei häufiger dem Credo therapeutischer Expertise als den Ideen von Klientinnen. Wie in der Familientherapie ist auch in der systemischen Einzeltherapie die Ziel- und Auftragsbestimmung Ergebnis einer partnerschaftlichen Zusammenarbeit zwischen dem Therapeuten und der Klientin – auf der Suche nach einem besseren Handlungsmodell oder einer annehmbareren Geschichte, mit der die Klientin ihr aktuelles Leben weniger leidvoll, zufriedener oder einfach besser gestalten kann. Prinzipiell kann sich erlebte Veränderung auf äußere (Familie, Arbeit etc.) oder auf innere Umstände (Stimmungen, Kognitionen, Glücksvorstellungen oder Sinnerleben) beziehen. Sichtbar werden Ziele für Klientinnen als Veränderung einer Handlung *(»Ich gehe einfach nicht mehr ans Telefon«), eines Verhaltensmusters (»Statt zu rauchen, gehe ich jetzt joggen«) oder einer Bedeutungszuschreibung (»Er ist faul bei der Betreuung der Kinder, aber ich liebe ihn trotzdem«).*

Frequenz, Tempo, Sitzungszahl

Während bei den meisten Psychotherapieschulen wöchentliche Therapietermine die Regel sind, ist das in der systemischen Einzeltherapie nur selten der Fall. Meist sind die Abstände zwischen den Sitzungen ausgedehnt und *mehr oder weniger* regelmäßig. In der Zwischenzeit haben die Klienten beispielsweise Aufgaben zu erledigen, deren Ergebnis in die nächste Sitzung einbezogen wird. Klientinnen beschäftigen sich auf diese Weise auch außerhalb der Sitzungszeit intensiv mit der Therapie – der Fokus wird auf die Veränderung im Alltag gelenkt. Damit wird der Eigensteuerung der Klienten ein besonders hoher Stellenwert eingeräumt. Die Sitzungen dienen der Auswertung von Veränderungen, die bereits stattgefunden haben, und der Anregung zukünftiger Lösungsversuche.

Ausgenommen von dieser Fokussierung sind die u. U. auch höherfrequente Begleitung in Krisensituationen und die Arbeit mit schwer traumatisierten oder psychotischen Klientinnen, bei denen es eher um eine langfristige therapeutische Lebensbegleitung geht.

Boscolo und Bertrando (1997) veranschlagen in ihrem einzeltherapeutischen Modell 20 Sitzungen. Diese Zahl wird mit den Klienten vereinbart. Sie kann gerne unterschritten und nur in begründeten Ausnahmen überschritten werden. Auch hier wird es je nach gewähltem Arbeitsmodell Variationen geben. Solange der Klient eine Veränderung seines Selbst anstrebt und in der therapeutischen Beziehung Übereinkunft darüber besteht, dass die Therapie diesen Veränderungsprozess unterstützt, kann man die Frage der Sitzungszahl als zweitrangig betrachten. Damit jedoch der therapeutische Prozess nicht zu einer angenehmen Gewohnheit für einen oder beide Beteiligten mutiert, sollte die Therapeutin das mögliche Ende der Einzeltherapie permanent im Auge behalten und regelmäßig mit dem Klienten Zwischenbilanzen des bisherigen Verlaufes ziehen.

Angewandte Methoden

Die meisten Methoden, die in größeren Systemen verwendet werden, können auch in der therapeutischen Dyade eingesetzt werden (vgl. Kap. 2.3): zirkuläre, lösungsorientierte und narrative Fragen, das reflektierende Team, Genogrammarbeit, das Familienbrett, die Arbeit mit Bodenankern in Anlehnung an die Aufstellungsarbeit, Verwendung von Metaphern, Geschichten, Lieblingswörtern der Klienten usw. Sie lassen virtuell relevante Personen und interpersonelle Szenen im Therapieraum entstehen, mit denen sich Klienten in einem geschützten Rahmen auseinandersetzen können. Innere Konflikte und Ambivalenzen können durch Externalisierungen oder die Arbeit mit dem »inneren Parlament« in einem interaktionalen Rahmen der Bearbeitung zugeführt werden. Herausgearbeitete eigene Positionen oder signifikante Positionen anderer können vermittels Identifikation seitens des Therapeuten übernommen werden, die dann ihre eigenen Gefühle und Wahrnehmungen mit jenen der Klienten vergleichen können. Bei der Reflexion eigener Sichtweisen ist darauf zu achten, dass sie von den Klienten jederzeit abgelehnt oder korrigiert werden können. Generell dient der Einsatz von systemischen Techniken und Methoden auch in der Einzeltherapie der Anregung neuer Fühl-, Denk- und Handlungsmöglichkeiten bei gleichzeitiger Reflexion der möglichen Wirkung auf das den Klienten umgebende Bezugssystem – in einem geschützten Rahmen.

2.2.5 Gruppentherapie

Bettina Wilms

Theoretische Aspekte

Dass gruppentherapeutische Ansätze in der systemischen Therapie wirkungsvoll und entwicklungsfördernd im Sinne von Veränderungen der Beziehungsmuster von Klienten sein können, zeigt schon lange die Praxis der Familienrekonstruktion in Gruppen (R. A. Kaufmann 1990), die seit Jahren fester Bestandteil vieler familientherapeutischer Ausbildungscurricula ist und auch in der Therapie eingesetzt wird (Bay et al. 2007). Darüber hinaus konnte sich, ungeachtet theoretischer Überlegungen zum Unterschied zwischen »natürlichen« (z. B. Familie) oder »künstlichen« Systemen (Gruppe), vielerorts eine große Vielfalt kreativer und systemisch orientierter gruppentherapeutischer Ansätze in psychotherapeutisch-psychiatrischen Einrichtungen etablieren (s. z. B. Fehlinger 1994; Molter u. Hargens 2006). Einige Ansätze praktizieren gruppentherapeutische Arbeit unter Nutzung einzelner systemischer Techniken (Fischer u. Menn 1994; Georgi, Wedekind u. Levold 1990; Grabau 1987), andere Konzepte arbeiten ausschließlich mit einer systemischen Methodik (Molter u. Osterhold 2009; Angermaier 2010).

In der neueren Literatur finden sich systemische Konzepte für die gruppentherapeutische Arbeit mit Klientengruppen in unterschiedlichen Kontexten. Mit einem von Hesse et al. (2001) entwickelten Konzept entstand ein theoretischer Rahmen, mit dem sich Gruppentherapieprozesse aus systemischer Sicht im Hinblick auf drei Dimensionen (kontextuelle, relationale und zeitliche Aspekte) beschreiben und erklären lassen können.

Wedekind und Georgi (2010) bieten darüber hinaus eine Rahmung, die auch die unterschiedlichen Kontexte von Therapie, Supervision und Weiterbildung berücksichtigen.

Die Vorteile systemischen Arbeitens in der Gruppe

In der Psychotherapie konsequent lösungsorientiert zu arbeiten und sich immer wieder der »Auftragslage« oder den (Therapie-)Zielen von Patienten zu nähern ist bereits im einzeltherapeutischen Setting ein komplexes Unterfangen. Doch wo bleiben in diesem Kontext die »impliziten« Auftraggeber (Arbeitgeber, die Familie, die einweisenden Kollegen etc.), die aus systemischer Sicht immer mit dabei sind?

Bezieht man diese Fragen auf gängige Gruppentherapieangebote, wird schnell deutlich, dass eine Gruppe von sechs Patienten zumindest aus zwölf Personen besteht (wenn von jeweils einem Partner oder einer Partnerin ausgegangen wird), in der Realität aber aus einer viel größeren Anzahl von mittelbar durch das Gruppengeschehen betroffenen Personen. Dies sind Herausforderungen an das gruppentherapeutische Arbeiten, für die die Kompetenzen systemischer Therapeuten in der Arbeit mit komplexen Systemen besonders geeignet sind.

Die systemische Sichtweise bietet sich einerseits als schulenübergreifende Metatheorie an, zum anderen ist sie gerade aufgrund ihrer Kontext- und Ressourcenorientierung hervorragend anschlussfähig bezüglich anderer therapeutischer Konzepte, der Sichtweisen von Patienten, der Überzeugungen von Angehörigen usw. Ein solches Vorgehen ermöglicht die Nutzung unterschiedlicher Ansatzpunkte und eine Verknüpfung unterschiedlicher methodischer Zugänge. Insofern bietet es sich aus pragmatischen Gründen an, zwischen »systemischer Methodik« einerseits und »systemischer Haltung« oder »systemischer Sichtweise« andererseits zu unterscheiden.

Mithilfe der Unterscheidung von »Handwerkszeug« (Methodik) und »Philosophie« (Sichtweise) gelingt die Kooperation mit Kollegen anderer therapeutischer Traditionen vielfach leichter. Gleichzeitig bietet eine schulenübergreifende Methodik in der Arbeit mit Gruppen große Vorteile – vor allen Dingen bei der Behandlung von Patienten mit langjährig bestehenden Beschwerden und womöglich entsprechend festgefahrenen Vorstellungen von akzeptablen Behandlungsverfahren. Zudem wird eine Arbeitsweise nicht schon allein dadurch »systemisch«, dass von Zeit zu Zeit Elemente systemischer Methodik wie z. B. zirkuläres Fragen oder Skulpturarbeit verwandt werden. Im Spannungsfeld zwischen Methode und Sichtweise stellt die Technik des »reflektierenden Teams« (vgl. Kap. 2.3.7; Andersen 2011) eine geeignete Kommunikationsform zur Verfügung, die im Sinne der systemischen Philosophie als Moderationsinstrument eingesetzt werden kann, da sie genügend Raum für unterschiedliche Sichtweisen schafft. Auf dem Weg zu einem fruchtbaren Miteinander therapeutischer Schulen wird dadurch Gemeinsames unterstrichen und doch Unterschiedlichkeit als wichtige Ressource belassen.

Umsetzung in die Praxis

Setting

In der stationären oder teilstationären Therapie findet sich die systemische Gruppentherapie in einer Fülle anderer Therapieangebote wieder, was eine gewisse Sicherheit für weniger erfahrene Therapeuten bieten kann, da Veränderungen und mögliche Folgen von Interventionen – anders als z. B. in einem Setting mit monatlichen Familiengesprächen – sehr zeitnah zu verfolgen sind.

Allerdings ist die bei den meisten Psychotherapeuten beliebte Form der geschlossenen Gruppe durch den relativ hohen Patientendurchlauf im stationären und teilstationären Setting nur in Ausnahmefällen realisierbar. Eine Gruppe mit schnell wechselnden Mitgliedschaften ist mit dem Nachteil verbunden, dass Themen, die viel Vertrauen und Nähe der Gruppenmitglieder benötigen, nicht ohne Weiteres bearbeitet werden können. Dagegen steht der Vorteil, dass die Kombination von »Neulingen« und »alten Hasen« das selbstorganisierte Arbeiten innerhalb der Patientengruppe sehr erleichtert.

Ambulant wirkt die therapeutische Freiheit zunächst weniger eingeschränkt. Allerdings ist zu bedenken, dass bei niederen Frequenzen (Abstände von mehr als 14 Tagen) die Gruppenkohäsion mehr Zeit und methodische Unterstützung benötigt als bei wöchentlichen Treffen, wenn sich die Teilnehmer nicht schon aus anderen Zusammenhängen kennen. Sieht der Therapeut seine Patienten einmal im Monat (für den Fall, dass er sich für einen »klassischen« systemischen Abstand zwischen den Therapiesitzungen entscheidet), steigen außerdem die Anforderungen an das Vertrauen aller in sich selbst organisierende Systeme und damit vielfach die Sorge um nicht oder zu spät entdeckte mögliche Krisen.

Halb offene Gruppen oder sogenannte Slow Open Groups (prinzipiell offene Gruppen, deren Teilnehmerkreis aber über lange Zeit stabil ist, obwohl ein Dazukommen und Sichverabschieden möglich und konzeptuell vorgesehen sind) sind für das ambulante Setting die sich am ehesten anbietenden Arbeitsformen. Allerdings sind hier auch geschlossene Gruppen gut zu ermöglichen.

Über die Größe einer Gruppe sollten auch organisatorische Aspekte entscheiden: Bei der Arbeit mit triadischen Subsystemen von mindestens drei Personen sind Gruppen unter neun Personen als eher ungünstig anzusehen – entsprechend können aber auch Aspekte einer möglichen Reizüberflutung eine kleinere Gruppengröße nahelegen.

Eine wesentliche Problematik der systemischen Therapie im stationären oder teilstationären Setting stellt die hohe Frequenz der einzelnen Therapieeinheiten dar. Die Betrachtung des therapeutischen Prozesses aus der Sicht der Selbstorganisationstheorie lässt ausreichend lange Zeiträume zwischen Therapiesitzungen als sinnvoll erscheinen (G. Lenz, Osterhold u. Ellebracht 2000). Im ambulanten Setting sind daher Intervalle von vier bis sechs Wochen die Regel (von Schlippe u. Schweitzer 2007). Abweichend von der systemischen Praxis in ambulanten Kontexten, erweisen sich im Klinikkontext meist zwei Termine in der Woche für das stationäre und teilstationäre Setting als sinnvoll.

In aller Regel wird der erfahrene Therapeut eine Dauer von 60 bis 75 Minuten als für die Belastbarkeit seiner Patienten angemessen erachten. Für den Fall umfangreicherer Aufstellungsarbeit kann aber auch mit Pausen gearbeitet werden.

Vor- und Nachteile im Rahmen der gesamten Therapieplanung sind abzuwägen. Bei der Konzeption von Gruppentherapieterminen in einer Klinik sollte der Prozess des Wochenablaufes bedacht werden: möglichst keine »verwirrenden« Gruppenangebote in Randzeiten, d. h. freitags und am Ende des Tages. Dies erscheint insbesondere für wenig vorstrukturierte systemische Gruppenangebote im Rahmen einer teilstationären Psychotherapie bedeutsam, da im Sinne einer systemischen Haltung mit Verstörung gearbeitet wird und Patienten mit dieser Verstörung nicht über Nacht und über das Wochenende alleingelassen werden sollten.

Wird eine Kultur von fließenden Übergängen gepflegt, können z. B. für Teilnehmer, die die Gruppe im Übergang auch nach der Entlassung noch besuchen wollen, drei mögliche ambulante Plätze eingerichtet werden, die zeitlich begrenzt in Anspruch genommen werden können. Ähnliches ist auch für »Besuche« von Angehörigen denkbar, allerdings ist hier die Schweigepflichtsproblematik vorab zu klären und meist wohl limitierend. Gruppentherapiekonzepte mit ganzen Familien oder Teilfamilien werden derzeit vor allen Dingen im Bereich der Kinder- und Jugendlichenpsychiatrie bzw. -psychotherapie gepflegt. Die Arbeit mit diesen Systemen in der Therapie Erwachsener findet zurzeit – wenn überhaupt – vor allem im ambulanten Setting statt.

Lassen es die personellen Ressourcen zu, kann in Gruppen gut mit zwei bis drei Therapeuten in reflektierenden Positionen gearbeitet werden. Dies sollte in Anlehnung an die Arbeiten von Andersen (2011) erfolgen, möglicherweise in Kombination mit Aspekten der reflexiven Konsultation (Deissler, Keller u. Schug 1995).

Methodik

Die lösungsorientierte systemische Sichtweise legt den konsequenten Einsatz von Methoden in der Gruppe nahe, die durch Anwendung von Prinzipien wie Hypothetisieren, Zirkularität und Allparteilichkeit zur Entwicklungsförderung der Patienten beitragen können.

Will man einerseits ein flexibel indikatives Vorgehen ermöglichen und andererseits die Orientierung an diagnostischen Labels (»Störungsbildern«) nicht über das Vorhandene hinaus fördern, bieten sich störungsunabhängige Konzepte von Problemkonstellationen an. Dass »es aber auch störungsspezifisch geht«, zeigen z. B. Modelle in der Suchttherapie (Gemeinhardt 2006) und in der Arbeit mit Psychosekranken (Greve, Herder u. Schuchardt-Hain 2004). Grundsätzlich sollte die Indikation für systemisches Arbeiten in Gruppen vor allem am Ziel einer Lösungsmustererweiterung festgemacht werden. Haben die Behandler die Vorstellung, sie wüssten, was für die Betroffenen gut ist, sollte ein prinzipiell zur Verstörung führendes Verfahren nicht zur Anwendung kommen. Verstörungen sollen Prozesse öffnen; wenn man schon weiß, was gut ist, führt das eher zu einer Schließung von Prozessen.

In der konkreten Gestaltung der einzelnen Gruppensitzung bieten sich folgende Vorgehensweisen an, die natürlich an die jeweilige Gegebenheit anzupassen sind.

Das aus anderen sogenannten Gesprächsgruppen bekannte »Blitzlicht« kann zum systemischen »Wetterbericht« werden, der sich in Kurzform dem aktuellen persönlichen »Wetter« (im Sinne einer Metapher für das in Kurzform vorgetragene Befinden jedes Einzelnen), den »Resten« vom letzten Gruppentreffen und den Themen für die aktuelle Zusammenkunft widmet. Eine typische Struktur einer Gruppentherapiestunde kann z. B. so aussehen: Wetterbericht, thematische Arbeit (an einem gemeinsamen Gruppenthema, am Problem eines einzelnen Gruppenmitglieds oder Arbeit in Teilgruppen) und kurze Schlussrunde. Diese Einteilung ist in den meisten Konzepten anderer therapeutischer Schulen vorgesehen. Die Unterschiede zu anderen Verfahren liegen außer in eben der Arbeit mit reflektierenden Positionen in der systemischen Sicht auf Probleme und Lösungen sowie im Einsatz spezifischer Methoden der systemischen Therapie.

Zentral für die systemische Haltung in der Gruppentherapie ist die Förderung einer auf Selbstorganisation und Ressourcennutzung orientierten Organisation der Gruppenarbeit als eines gemeinsamen kokreativen Prozesses mit der Patientengruppe.

Dafür können Genogrammarbeit (vgl. Abschn. 2.3.3) mit gegenseitiger Vorstellung in der Gruppe (bei größeren Gruppen in Subsystemen), die Exploration unterschiedlicher Vernetzungen der Gruppenteilnehmer anhand verschiedener Strukturierungsfragen (Alter, Erfahrung mit der Psychiatrie, Wohnsituation etc.) bis hin zu systemischen Struktur- und Systemaufstellungen (vgl. Kap. 2.3.4) hilfreich sein, um nur einige Methoden zu nennen. Bei allen Vorgehensweisen ist in der Gruppe immer zu bedenken, wie die Arbeit in Subsystemen in das Plenum integriert werden kann: z. B. durch ein reflektierendes Team im Sinne eines Botschaftertreffens aus jeder Teilgruppe oder auch durch klassisches Sharing im Plenum.

Insbesondere bei psychosekranken Teilnehmern schrecken manche Therapeuten vor der Arbeit mit Aufstellungen zurück. Ist die akute Symptomatik jedoch remittiert und können die Patienten die notwendige Aufmerksamkeitsleistung für die Zeit der Therapieeinheit erbringen, leisten Aufstellungen einen guten Beitrag zu einer besseren Distanzierung von bedrängendem Erleben. Sie können auch in Form einer Skulpturarbeit z. B. mit Stühlen oder anderen Hilfsmitteln als Stellvertretern erfolgen und gestalten sich meist sehr hilfreich.

Allerdings ist zu bedenken, dass Aufstellungen immer sehr mächtige Interventionen sind, was noch gesteigert wird, wenn sich der Therapeut entscheidet, eine Veränderung in der Aufstellung eines Patienten vorzunehmen. Mit dem Ziel, die für den Patienten oder die Patientin denkbaren Lösungswege zu erweitern, sollte daher gerade in der stationären oder teilstationären Behandlung, in der viele Menschen sich zu Beginn ihrer Erkrankung als depotenziert und machtlos erleben, gründlich abgewogen werden, ob eine solche Intervention wirklich hilfreich ist. Manchmal erweitern Simultanaufstellungen, die aus den Sichtweisen mehrerer Gruppenmitglieder entstehen, hier die inneren Bilder für den Betroffenen viel nachhaltiger und laden weniger zu Richtig-oder-falsch-Bewertungen ein, die bei einer direkten Intervention durch die Therapeutin leicht vorkommen können.

Auch zur Entwicklung und Anpassung therapeutischer Ziele für Einzelpersonen kann ein systemisches Vorgehen in der Gruppe hilfreich sein: So kann man konkrete Therapieziele des Einzelnen in der Gruppenöffentlichkeit deklarieren, um die Verbindlichkeit des Gruppensettings als Unterstützung zu nutzen, alternativ kann aber auch der Einsatz systemischer Unterschiedsfragen Raum für eine Veränderung von eventuell schwer erreichbaren oder problemverstärkenden Zielen schaffen und helfen, praktikable Modelle für ihre Umsetzung zu entwickeln. Ein wichtiges systemisches Instrument in der inhaltlichen Gestaltung der Gruppenarbeit ist die Etablierung von reflektierenden Positionen innerhalb der Patientengruppe, damit die Arbeit mit bedeutsamen Unterschieden nicht nur in der Therapeutentriade, sondern auch in der Patientengruppe optimal genutzt werden kann.

Besteht bei weniger geübten Therapeuten zu Beginn häufig noch das Bedürfnis, einzelne Anteile der Gruppenstunden vorauszuplanen, entwickelt sich in aller Regel mehr und mehr die Haltung, zunächst zu hören, welche Anliegen die Patienten benennen, und dann mit verschiedenen reflektierenden Positionen eine Strukturierung der gemeinsamen Zeit zu erarbeiten.

Nachfolgend sollen einige Modelle systemischer Gruppentherapie skizziert werden, die sich in der Praxis als effizient erwiesen haben.

Modelle

Der »Prototyp«: Die Multifamiliengruppentherapie (MFGT)

Der Prototyp systemischer Gruppentherapie ist die Arbeit mit mehreren Familien in einer Gruppe, englisch Multiple Family Group Therapy genannt. In den 1970er-Jahren entstanden, gewann die MFGT als Arbeit in Gruppen von meist vier bis sechs Familien in den 1990er-Jahren zunehmend an Bedeutung (vgl. Abschn. 2.2.3). Inzwischen gibt es insbesondere im Bereich der Kinder- und Jugendlichenpsychiatrie und -psychotherapie eine Reihe von Arbeitsgruppen, die sich mit der klinischen Anwendung dieses Konzeptes auch im deutschsprachigen Bereich beschäftigen (Hennecke 2001; Asen u. Scholz 2012).

Der »Härtetest«: Systemische Gruppenkonzepte mit Psychosekranken

Bei der Arbeit mit Psychosekranken kommt der Stabilität von Setting und Ablauf der gruppentherapeutischen Sitzungen eine zentrale Bedeutung zu. Exemplarisch hierfür sei das Konzept einer Slow Open Group einer Solinger Arbeitsgruppe genannt (Greve, Herder u. Schuchardt-Hain 2004), welches eine sehr strukturierte Form mit zwei Therapeuten und einem vorhersehbaren Ablauf hat: Eingangsrunde, Benennen eines Protagonisten für die Stunde, Dialog vor der Gruppe zwischen Protagonist und einem Therapeuten, Sharing-Runde mit allen Patienten und dem Ko-Therapeuten. Die beteiligten Patienten benannten im Rahmen einer qualitativen Evaluation genau diese immer wiederkehrende Struktur als sicherheitsgebend und hilfreich.

Das »Experiment«: Systemische Gruppenkonzepte in einer geschlossenen Gruppe ambulanter Psychotherapiepatienten

Eine typische Herausforderung systemischer Konzepte im ambulanten Setting ist die Frage, ob für einen Gruppenprozess wirklich wöchentliche Termine benötigt werden und wie es gelingen kann, ein eher zufällig anhand eines Themas oder einer

Störung zusammengesetztes System in einen hilfreichen Prozess der Selbstorganisation zu befördern – einschließlich der Frage, wer denn für eine solche Entwicklung zuständig wäre: die Therapeuten, die Klienten- oder Patientengruppe oder das gesamte System aus Therapeuten und Patienten als Träger der »Weisheit der Gruppe« (Bach u. Molter 1979)? Was hierzu im ambulanten Setting möglich sein könnte – obwohl es vielleicht auch schwierig ist –, konnten wir in unserer eigenen Arbeitsgruppe evaluieren:

> »Da sich individuell sehr unterschiedliche Erwartungen an die Gruppentherapie zeigten, sollte vor allem einer ausführlicheren Klärung von Therapieerwartungen/-zielen vor Beginn oder innerhalb der ersten Treffen genügend Raum gegeben werden. Gruppenkohäsion und Aufbau von Vertrautheit könnten durch eine Verkürzung der Abstände der Gruppensitzungen eher erzielt werden. In weiterentwickelten Gruppenangeboten haben wir besonders gute Erfahrungen mit einer Veränderung der Frequenz der Gruppensitzungen im Verlauf gemacht (Beginn mit wöchentlichen Abständen, später 14-tägliche und schließlich monatliche Termine). Die Arbeit in Subsystemen profitiert bei geschlossenen Gruppen, die gemeinsam beginnen, von einer Phase der Eingewöhnung in selbstorganisiertes Arbeiten z. B. in Form konkreter Hausaufgaben und/oder einfacher Regeln für die selbstgeleiteten Gruppen […]. In der Bearbeitung konkreter Inhalte scheint das Konzept erfolgreich zu sein. Hier liegt vielleicht das wesentliche Ergebnis darin, dass Multiprofessionalität und Unterschiedlichkeit der Therapeutentriade auch von den Teilnehmern eher als Ressource und nicht als pathogene Verwirrung wahrgenommen wurden« (Wittmund, Musikowski u. Schötz 2004, S. 66 f.).

Die »schulenübergreifende Herausforderung«: Gruppentherapie bei spezifischen Störungen in der Kombination systemischer mit Konzepten anderer psychotherapeutischer Schulen

Aufbauend auf dem oben genannten Gruppentherapieprojekt, wurde ein Konzept für die gruppentherapeutische Arbeit mit Patienten einer Spezialsprechstunde für Panikerkrankungen und Phobien entwickelt. Neben systemischen Interventionen in Form von Fragetechniken, der Arbeit mit reflektierenden Positionen und Aufstellungen sowie der Anwendung störungsspezifischer Aspekte in der systemischen Therapie (Schweitzer u. von Schlippe 2012, S. 88 ff.) wurden gängige verhaltenstherapeutische Interventionsstrategien bei psychischen Störungen (Hautzinger 2000) eingesetzt (Wilms, Wilms u. Mory 2004). Eine ähnliche Konzeption findet sich im Projekt von Hofecker-Fallahpour et al. (2003) zur Depressionsbehandlung in der frühen Mutterschaft.

»Ganz jung oder ganz alt«: Konzepte in der Kinder- und Jugendlichenpsychotherapie und in der Behandlung von Älteren

Eine systemische Sichtweise liegt immer nahe bei der Behandlung von Menschen, die am Anfang des Lebens stehen und auf eine entwicklungsfördernde Unterstützung angewiesen sind (Caby 2002; Rotthaus 2011). Es hat sich aber gezeigt, dass ressourcenorientierte Therapiestrategien bei der Arbeit mit älteren und alten Menschen nicht weniger wirkungsvoll sind und sich die Nutzung des reflektierenden Teams als effektiv erwiesen hat (Friedrich-Hett 2008).

Über den Therapiekontext hinaus: Gruppenangebote für Angehörige

Schließlich werden systemische Gruppenkonzepte auch auf die Arbeit mit Angehörigen zugeschnitten. Ziel sollte hier sein, bereits bestehende Informationen über die Erkrankung in der Angehörigengruppe zu bündeln, die Unterstützung untereinander zu fördern und soziale Rückzugsprozesse zu verhindern. Gerade ein ressourcenorientiertes Vorgehen mit hohen Anteilen selbstorganisierter Unterstützung innerhalb der Gruppe bietet sich für diese Personengruppe an. Wenngleich die Evaluationsergebnisse eines solchen Modells bezüglich der Wirksamkeit hinter den Erwartungen zurückblieben, so wurde doch eine hohe Zufriedenheit der Gruppenteilnehmer erzielt (Schomerus et al. 2007).

Die exemplarische Darstellung dieser Modelle erhebt selbstverständlich keinen Anspruch auf Vollständigkeit. Vielmehr soll hervorgehoben werden, wie vielfältig systemische Gruppenkonzepte sein können. Das Spektrum reicht von der Mehrfamiliengruppe bis zur Behandlung von Patienten mit Angsterkrankungen und Psychoseerfahrenen in nahezu allen Altersgruppen und ist darüber hinaus erweiterbar.

2.2.6 Ko-Therapie und therapeutisches Team

Michael Wirsching

Ko-Therapie, d. h. die Zusammenarbeit von zwei Therapeutinnen, ist im Einzelsetting ungewöhnlich, in der Gruppentherapie weit verbreitet, und in der Paar- und Familientherapie wird sie oft empfohlen (Brent u. Marine 1982). Ihre Erweiterung findet die Ko-Therapie in der Beobachtergruppe, auch als reflektierendes Team (Cornwell u. Pearson 1981; vgl. hierzu ausführlich Abschn. 2.3.7). Die Arbeit im Team mit einem Klientensystem unter Verwendung eines Einwegspiegels oder der Videoübertragung in einen Nachbarraum, in dem die Teammitglieder das Gespräch verfolgen, ist durch die Arbeit der Mailänder Gruppe um Mara Selvini Palazzoli in den späten 1970er-Jahren systematisiert worden (Selvini Palazzoli et al. 2011; Cornwell u. Pearson 1981) und wird auch heute noch, wenngleich nicht mehr so strikt, in Einrichtungen mit entsprechender Infrastruktur verwendet.

Die Ko-Therapie in der Paar- bzw. Familientherapie erleichtert die Balance von aktiver Teilnahme am System als Interviewer und der Beobachtung des Prozesses. Dies gilt vor allem, wenn die Therapeuten eine Rollenteilung vereinbaren.

In der Rolle des aktiven Interviewers bekommt die Therapeutin schnell Zugang zum emotionalen Binnenklima des Klientensystems und einen Eindruck davon, wie es sich anfühlt, Mitglied dieses Systems zu sein. Damit ist häufig eine gewisse Tendenz verbunden, sich den geltenden Regeln, Ritualen und Interaktionsmustern

(Schemata) des Systems anzupassen (Hannum 1980). Einerseits werden diese damit erfahrbar, andererseits ist damit auch eine Einschränkung verbunden: Durch Spiegelphänomene, die vorwiegend motorisch wirken, können Verhaltensmuster im Therapeuten induziert werden, die in ihrer Unwillkürlichkeit der Bewusstseinskontrolle entzogen sind. Durch Empathie werden kognitive und emotionale Prozesse im Therapeuten in Gang gesetzt, die seine Sicht und sein Fühlen bestimmen. Motorik, Kognition, Emotion interagieren mit den Bewegungen, Sichtweisen und Gefühlen der anderen Systemangehörigen, wodurch charakteristische Muster bzw. Schemata hier und jetzt erlebbar, beobachtbar und modifizierbar werden. In der psychoanalytischen Familientherapie wurde frühzeitig von intrafamilialen Übertragungen bzw. Gegenübertragungen gesprochen, bei Betonung der Aktivierung vorbestehender Interaktionsschemata.

Tritt ein zweiter Therapeut hinzu, der, wie oft empfohlen, gegengeschlechtlich sein soll, erweitert und kompliziert sich das Geschehen. Jedes Hinzutreten eines Therapeuten beeinflusst die Systeminteraktionen. Wenn zwei Therapeuten mit einem Paar oder einer Familie sprechen, werden die Interaktionen angereichert. Dies eröffnet zusätzliche Verstehens- und Handlungsmöglichkeiten, stellt aber auch höhere Anforderungen an die Beteiligten. Interagieren beide Therapeuten gleich aktiv oder gleich neutral mit einem Paar bzw. mit einer Familie, können geschlechts-, alters- und sozialgebundene Muster auf den jeweiligen Therapeuten übertragen werden. Auch wenn die Therapeuten, was nicht selten geschieht, eine Rollenaufteilung in einen aktiven und einen zurückhaltenderen Beobachterteil vornehmen, bleibt der passive Ko-Therapeut nicht unberührt. Ein Interaktionsvakuum wird mit Erwartungen, Fantasien und Zuschreibungen angefüllt, die wieder in typischen Mustern resultieren. Darüber hinaus hat der weniger aktive und weniger verwickelte Ko-Therapeut die Möglichkeit, eine Außen- und Beobachterposition einzunehmen und Muster der familiären und therapeutischen Interaktion besser zu erkennen und zu verstehen.

Vorteile der Ko-Therapie

Die Entscheidung, Ko-Therapie anzubieten, treffen vor allem Therapeuten, die sich gut kennen, gleiche Grundorientierungen vertreten und womöglich in der gleichen Institution arbeiten. Auch in Ausbildungskontexten kann Ko-Therapie nützlich sein, in denen ein Anfänger mit einer erfahrenen Therapeutin zusammenarbeitet (Latham 1982; Russell u. Russell 1979). Eine weitere Variante stellt die Ko-Therapie des Einzeltherapeuten eines Familienmitglieds mit der Paar- und Familientherapeutin dar. Das Einverständnis der Klienten mit der Ko-Therapie kann allerdings nachhaltig erst nach einem gemeinsamen Gespräch gegeben werden.

Die Motivation zur Ko-Therapie beruht auf einem erwarteten »Gewinn«, der den verdoppelten (Zeit-)Aufwand rechtfertigt. Bei sehr großen oder als schwierig erachteten Klientensystemen werden sich Therapeuten zu zweit kompetenter fühlen und können sich besser unterstützen (Russell u. Russell 1979, S. 41). Dies gilt auch für Familien, die sozial oder im Alter weit entfernt von den Therapeuten sind. In der Paartherapie ist es vermutlich zu zweit leichter, Allparteilichkeit oder Neutralität zu wahren, vor allem wenn das Paar sehr kämpferisch zerstritten ist oder auf andere Weise einlädt, Partei zu ergreifen.

Die Vorbesprechung der Therapeuten erleichtert die Hypothesendifferenzierung und Ziel- bzw. Auftragsdiskussion, da ein Dialog der Selbstreflexion überlegen ist. Die Rollenteilung in einen initial aktiveren und einen eher abwartenden, beobachtenden Teil kann dabei helfen, Ruhe in sehr aufwühlende Situationen zu bringen und besser in das System hineinzukommen, sich einzufühlen, vor allem zu Beginn eines neuen Familiengesprächs bzw. eines Therapieprozesses.

Die Metareflexion der Therapeutinnen in Anwesenheit der Familie kann Modellcharakter haben und hilft, auf respektvolle, nicht wertende Weise sonst als kränkend, verunsichernd oder konfrontierend erlebte Themen bearbeitbar zu machen.

Eine Sitzungsunterbrechung mit einer gemeinsamen Reflexion des Prozesses, an der die Klienten nicht direkt beteiligt sind, erlaubt es ebenfalls, unübersichtliche, drohend destruktive oder sogar explosive Situationen wieder bearbeitbar zu machen.

Die Technik der »gespaltenen Botschaft«, bei der jeder der Therapeuten sich bewusst eine andere Tendenz des Interaktionsgeschehens zu eigen macht, stellt eine gute Möglichkeit zur Unterstützung der familiären Selbstreflexion und der Akzeptanz von Unterschieden dar.

Auch eine gemeinsame Abschlussintervention, oft im Anschluss an eine Sitzungsunterbrechung, darf mit hoher Aufmerksamkeit und Akzeptanz rechnen und ist daher impulsgebend.

Zu beachtende Schwierigkeiten

Entscheidend dafür, dass Ko-Therapie gelingen kann, sind die Interaktionen von Therapeut und Ko-Therapeut, deren Bedeutung häufig nicht hinreichend reflektiert wird. Diese Interaktionen können durchaus destruktiv, d. h. entwicklungshinderlich werden, wenn z. B. Konkurrenz, Geschlechterkonflikte (Sonne u. Lincoln 1965) oder hierarchische Machtspiele die Zusammenarbeit auf eine undurchschaute Weise belasten. Ko-Therapie wird zudem immer dann riskant, wenn die Kommunikation der Therapeuten übertragungsbedingt oder aufgrund vorbestehender Konflikte belastet wird. Verbale oder nonverbale Verunsicherungen, gegenseitige Abwertungen, versteckte oder offene Kritik oder Rivalität um die Gunst der Klienten sind nur einige der im therapeutischen Alltag auftretenden destruktiven Phänomene, welche nicht nur die therapeutische Arbeit belasten oder sogar unmöglich machen, sondern zusätzliche negative Folgen für eine ganze Arbeitsgruppe haben können (Russell u. Russell 1979).

Teamarbeit

Paar- und Familientherapie wird sehr oft von Teams angeboten. Die Zusammenarbeit im therapeutischen Team ist vor allem in Beratungsstellen, Kliniken etc. zu finden. Je nach Setting kann sie mittelbare oder unmittelbare therapeutische Wirkung haben. Die einfachste und häufigste Form ist die Fallbesprechung, bei der entweder die gesehenen Fälle kurz referiert werden oder gemeinsame Hypothesen und Strategien für die weitere therapeutische Arbeit entwickelt werden, die dann von den jeweiligen Therapeutinnen umgesetzt werden.

Unmittelbaren Einfluss auf die Behandlung nehmen Teammitglieder in Form von Supervision (live oder losgelöst von der Sitzung), als Beobachtungsgruppe im Nebenraum (Zweikammersystem) mit Unterbrechungen der Sitzung zur Reflexion des Erlebten oder in Form des reflektierenden Teams, welches sich in Anwesenheit der Klienten über die eigenen Wahrnehmungen und Einschätzungen austauscht. Diese letztgenannte Form der Teamarbeit verstärkt die für die Ko-Therapie beschriebenen Wirkungen enorm, kompliziert aber die Situation auch weit über das für die Ko-Therapie Gesagte hinaus. Die Arbeit mit reflektierenden Teams erfordert hohe Professionalität, gute Vertrauensbeziehungen zwischen den Beteiligten und das strikte Einhalten der Regeln (Andersen 1995). Vor allem ist es wichtig, dass ein reflektierendes Team nicht in Interaktion mit den Therapeuten und den Klienten tritt, sondern seine Grenzen wahrt (vgl. hierzu ausführlich Abschn. 2.3.7).

2.3 Methoden

2.3.1 Der Stellenwert von Tools und Methoden

Tom Levold

In einem Lehrbuch der Therapie und Beratung darf die Vermittlung von Methoden nicht fehlen, auch wenn man weder ihren Stellenwert noch den der Theorie für die Wirksamkeit eines Verfahrens überschätzen sollte:

> »Sowohl die Entwicklung der psychotherapeutischen Wirksamkeitsforschung als auch die der systemischen Theorie legen nahe, dass angemessene und wirksame Psychotherapie nicht so sehr auf der Anwendung spezifischer Theorie, Methodik und Technik beruht, sondern weit mehr auf der ›Haltung‹ des Therapeuten und seiner/ihrer Art der Beziehungsgestaltung« (Essen 1997, S. 111).

So beziffert der Psychotherapieforscher Michael Lambert (2005) den Anteil spezifischer Techniken und Methoden an der Wirkung eines psychotherapeutischen

Verfahrens auf 15 %, den gleichen Wert wie für den Placeboeffekt des Einflusses von Erwartungen und Hoffnungen seitens der Klienten.

Dennoch stehen Methoden oft im Vordergrund, da sie in gewisser Weise das »Aushängeschild« von Psychotherapieschulen darstellen. Neben dem Setting sind sie einer breiteren Öffentlichkeit am ehesten bekannt – und werden oft von ihr mit dem Verfahren identifiziert. Ein weiterer Grund für die starke Position von Methoden liegt wohl darin, dass Theorien und Methoden eher *lehrbar* sind als weichere Faktoren wie die therapeutische Persönlichkeit (vgl. Levold 2004) oder die Gestaltung der therapeutischen Beziehung.

In der systemischen Therapie und Beratung spielt – wie auch schon früher in der Familientherapie – der kreative Einsatz von Techniken und Methoden als Interventionen eine enorme Rolle, was sich sicherlich der Herausforderung verdankt, komplexere Settings als das Zweiergespräch meistern zu müssen. Spektakuläre Interventionen wie Aufstellungen, paradoxe Verschreibungen oder Reflecting Teams haben darüber hinaus längst Einzug in andere Felder wie Organisationsberatung, Coaching etc. gehalten. Bei manchen Beiträgen im systemischen Diskurs (etwa dem Intervisionsforum der »Systemischen Mailing-Liste«)[27] kann man gelegentlich sogar den Eindruck gewinnen, als würden systemische Therapie und Beratung mit der Anwendung »systemischer Tools« gleichgesetzt.

Dass die Nachfrage nach anwendbaren praktischen Vorgehensweisen zugenommen hat, kann man daran ablesen, dass der Anteil von methodisch orientierten Büchern an der Gesamtzahl systemischer Veröffentlichungen etwa seit Beginn des 21. Jahrhunderts sichtbar zugenommen hat. Beispielhaft seien hier nur die Werke von von Schlippe und Schweitzer (2009), Bleckwedel (2008), Brüggemann, Ehret-Ivankovic u. Klütmann (2006), Kindl-Beilfuß (2013) und Lindemann und Rosenbohm (2012) genannt, die jeweils mehr oder weniger umfangreiche Darstellungen systemischer Interventionen – z. T. in Kombination mit Kartensets – beinhalten und offensichtlich sehr erfolgreich verkauft werden. Bei einer Verselbstständigung der Präsentation von Methoden sollte aber grundsätzlich die Gefahr der Reduzierung systemischen Handlungsrepertoires auf die Anwendung von Rezeptbüchern bedacht werden (vgl. Tsirigotis 2011b).

Methoden und Techniken in der Familientherapie ebenso wie in der systemischen Therapie und Beratung entwickelten sich von Beginn an in engem Zusammenhang mit den jeweiligen theoretischen Orientierungen, innerhalb derer sie entstanden. So fokussierten behavioral orientierte Familientherapeuten vor allem auf positive Verstärkungstechniken (positive Konnotation, Reframing etc.) gegenüber den Klientensystemen, strukturell orientierte Therapeutinnen auf Versuche, die Grenzen in Familien zu stärken, um Verstrickungen aufzulösen, Therapeuten

27 Die Mailingliste »Systemisches Denken und Handeln« wird von der Systemischen Gesellschaft angeboten und ist ein geschlossenes, d. h. nur registrierten Teilnehmern zugängliches E-Mail-Forum, in dem systemische Praktiker Fälle diskutieren und Ratschläge austauschen (http://www.listserv.dfn.de/archives/system-l.html [6.11.2013]).

mit einem psychodynamischen Hintergrund konzentrierten sich auf mehrgenerationale Verstrickungen und Delegationen mithilfe von Genogrammarbeit (vgl. Abschn. 2.3.3) usw. (eine detaillierte Aufzählung unterschiedlicher Vorgehensweisen, die sich unterschiedlichen theoretischen Orientierungen verdanken, findet sich bei Sholevar a. Schwoeri 2003).

Viele dieser familientherapeutischen Techniken gehören auch heute zum festen Bestandteil des methodischen Repertoires systemischer Therapie und Beratung. Die systemtheoretische, kybernetische und konstruktivistische Epistemologie in ihren unterschiedlichen Spielarten (vgl. Kap. 1.3) hat zudem zur Entwicklung völlig neuer Vorgehensweisen geführt, bei denen z. B. die theoretischen Konzepte der Zirkularität (»Fragetechnik«; vgl. Abschn. 2.1.2), der Selbstorganisation (»Skulpturen und Aufstellungen«; vgl. Abschn. 2.3.4), der Gleichrangigkeit von Beschreibungen (»Reflektierendes Team«; vgl. Abschn. 2.3.7), der Auftragsklärung (2.3.2) u. v. a. unmittelbar zum Ausdruck kommen. Das Kapitel 2.3 bietet einen Überblick über die wichtigsten Methoden der systemischen Therapie und Beratung und über ihre Anwendung.[28]

Voraussetzung für den bewussten Einsatz von Techniken in Therapie und Beratung sollte ein gutes Verständnis des therapeutischen Prozesses und der konkreten Situation sein, in der eine Methode als Intervention geeignet erscheint. Therapeutische und beraterische Expertise zeigen sich nicht allein in der Beherrschung von Methoden im Sinne technischen Könnens, sondern vor allem im Gefühl für ihre situative Notwendigkeit bzw. Angebrachtheit (Indikation), im Sinn für Timing (wann und wie lange), in der angemessenen affektiven Rahmung und in der Einschätzung der Wirkung der Methode auf die therapeutische Beziehung und den Fortgang des Therapieprozesses.

Dies setzt in jedem Fall eine klare Vorstellung vom therapeutischen Fokus voraus. So sollte man für die Arbeit am Genogramm (wenn man nicht aus reinem Forschungsinteresse Genogramme untersuchen möchte) eine Idee haben, warum man zum jetzigen Zeitpunkt hinsichtlich welcher Fragestellung mehrgenerationale Zusammenhänge mit den Klienten bearbeiten will. Gleiches gilt für die Arbeit mit Zeitlinien (vgl. Abschn. 2.3.6), Aufstellungen und allen anderen Vorgehensweisen. Die supervisorische Arbeit mit Anfängern zeigt, dass stattdessen oft Methoden gerade deshalb eingesetzt werden, weil man keine Vorstellung vom eigenen therapeutischen Vorgehen hat. Oft ist das mit der Hoffnung verbunden, dass durch Verwendung einer Technik neue Informationen oder Themen zutage treten, die einen ins Stocken geratenen Prozess wieder in Gang bringen könnten. Zwar hat die Anwendung einer Methode oft durchaus einen beträchtlichen heuristischen Wert, weil sie immer Informationen über das Klientensystem und das therapeutische System liefert, allerdings fehlt es dann an einem klaren Bezugsrahmen, wie und wofür diese Informationen genutzt werden können.

---

28 Die zahlreichen Varianten und Neuentwicklungen, die seit etwa der 1970er-Jahre gegeben hat, können in diesem begrenzten Kontext nicht erschöpfend vorgestellt werden. Die genannten Bücher vermitteln aber einen umfassenden Überblick.

Als Grundregel sollte daher für die Anwendung von Methoden gelten, dass man jederzeit ihre Funktion für den Therapieverlauf begründen können sollte. Wenn das Hauptaugenmerk systemischer Therapeutinnen und Berater auf der systemischen Haltung und der Gestaltung einer positiven und respektvollen Beziehung zu den Klientensystemen liegt, ist die Gefahr einer instrumentellen Verkürzung methodischen Vorgehens im Sinne einer Anwendung von Kochrezepten geringer, denn grundsätzlich gilt: »Die Vorstellung von Psychotherapie als Technik raubt dem Prozess seine Seele« (Bleckwedel 2008, S. 20).

2.3.2 Das Auftragskarussell: Ein Instrument der Klärung eigener Erwartungserwartungen

Arist von Schlippe

Der Begriff »Auftrag« beschreibt im Verständnis der systemischen Therapie und Beratung die Konstellation von Erwartungen, Wünschen und Hoffnungen, in die ein Berater sich begibt, wenn er die Arbeit beginnt. Und auch wenn die Anliegen- und Auftragsklärung ein wichtiger Teil der anfänglichen Gestaltung der jeweiligen Gespräche ist, wird das komplexe Geflecht, das mit dem Begriff »Auftrag« nur unzureichend (und vielleicht auch zu technisch) beschrieben ist, oft erst schrittweise deutlich.

Nur im seltensten Fall gibt es eine einfache Auftragskonstellation, wie etwa in einer im Kontext einer Privatpraxis vereinbarten Einzelpsychotherapie. Doch auch hier kann sich zeigen, dass »unsichtbare Auftraggeber« mit im Raum sitzen, die erst langsam deutlich und bewusst werden. Dies können Elternteile, Ehepartner oder andere Familienangehörige sein. Aber auch die Frage nach dem Zuweisungskontext kann bedeutsam sein: Alle Personen, die eine Vorstellung von dem Geschehen entwickelt haben, sind mögliche indirekte Auftraggeber. Im Coaching ist es beispielsweise unerlässlich, die Rolle von Chefs zu klären, die das Coaching empfohlen oder angeordnet haben und eventuell sogar bezahlen (»Dreieckskontrakte«, vgl. Schmid u. Hipp 2003). Ähnliches gilt, wenn in der Arbeit mit einer Familie Ämter oder andere Einrichtungen involviert sind und ein expliziter oder impliziter »Zwangskontext« entstanden ist, der die Freiwilligkeit des Kontrakts fraglich sein lässt (Conen 2005).

Diese komplexe Konstellation lässt sich beschreiben über sichtbare und »unsichtbare« Auftraggeber, Letztere meist außerhalb des Sprechzimmers, die jeweils offene und verdeckte Aufträge übermitteln können, was explizit ausgesprochene Wünsche und unausgesprochene, meist weniger sozial erwünschte Hoffnungen und Bedürfnisse einschließt. Schließlich können auch »innere Auftraggeber« bedeutsam sein, innere »Anteile« der Person oder »Stimmen«, die der Berater aus seiner persönlichen Geschichte mitbringt.

Dies ist nicht immer zu klären, dennoch ist es hilfreich, sich dessen bewusst zu sein, da eine Stagnation im Beratungsprozess oder gar ein Scheitern oft mit einem der angesprochenen Aspekte zu tun hat. So kann sich herausstellen, dass ein nicht anwesender Partner Erwartungen hat, die einen gewissen Druck ins Gespräch hereintragen (in einem Fall kam eine Klientin in die sechste Sitzung mit den Worten: »Mein Mann hat gesagt: ›Was ist das denn für ein Therapeut, du hast dich ja noch gar nicht verändert!‹«). Oder es wird deutlich, dass hinter dem offenen Auftrag »Wir wollen unsere Kommunikation verbessern!« in der Teamsupervision die Erwartung steckt, dass der Supervisor doch bitte die »Unfähigkeit« von Kollegen X aufdecken und ihm die Kündigung nahelegen solle. Und es kann sein, dass die »innere Feministin« einer Therapeutin es nicht akzeptieren will, dass sich ein Paar auf eine formale und herkömmliche Rollenverteilung einigt.

Das Auftragskarussell (siehe Abschn. »Durchführung …«) bietet eine »Self-Care«-Methode dafür, eine in einem komplexen Auftragsgeflecht verloren gegangene Bewegungsfähigkeit wiederzugewinnen. Es kann entweder allein oder mit einem Begleiter (z. B. im Rahmen einer Intervisionsgruppe) durchgeführt werden. Da es nur die jeweilige Therapeutin einbezieht, ist es kein Instrument, die »reale« Auftragssituation zu analysieren. Vielmehr vermittelt es einen Blick auf die eigenen »Erwartungserwartungen«. Dies sind nach Luhmann (1984) die impliziten Ideen, die eine Person davon entwickelt, welche Erwartungen andere Personen an sie richten. Diese Vermutungen gehen weit über das gesprochene Wort hinaus (gerade verdeckte Aufträge vermitteln sich ja eher nonverbal, atmosphärisch), sie können eine Beraterin mehr oder weniger massiv beeinträchtigen. Denn für das eigene Gefühl der Handlungs- bzw. Bewegungs(un)fähigkeit spielen die »tatsächlichen« Aufträge oft eine weniger große Rolle als das subjektive Erleben dieser Aufträge (und das hat eben mit den eigenen Erwartungserwartungen zu tun). So ist das Auftragskarussell (es könnte eigentlich auch besser »Erwartungskarussell« genannt werden) eine Form, sich »am eigenen Zopf aus dem Sumpf« zu ziehen und die Struktur eigener Erwartungserwartungen zu klären. Daher kann dieses Instrument in allen Kontexten eingesetzt werden, in denen man sich der eigenen Position in einem Geflecht aus Erwartungen bewusst werden möchte.

Zunächst entstand es in der Supervision komplexer familientherapeutischer Auftragslagen. Es lässt sich aber auch gut beim Coaching etwa von Führungspersonen einsetzen. Besonders nützlich ist es bei der Beratung von Nachfolgern von Familienunternehmen, die oft mit Gewinn eine Erwartungskonstellation, die sie seit ihrer Kindheit erfahren haben (»Du kommst später mal in die Firma!«), auf die entstandenen Erwartungserwartungen hin untersuchen.

Durchführung des Auftragskarussells

Die Struktur der Übung erfolgt in einer Reihe von Schritten, man kann sie in unterschiedlichen Intensitätsstufen durchspielen. Direkt nach einer Sitzung kann man die Auftragskonstellation so, wie man sie erlebt, auf einem Bogen Papier skizzieren, indem man sich selbst in die Mitte eines Zirkels zeichnet und alle Personen, die einem als potenziell bedeutsam einfallen, rings um sich herum aufschreibt. Anschließend wird auf einem Pfeil, der in die Mitte (auf die eigene Person) zeigt, der vermutete Auftrag notiert. Man kann sich auch etwas Zeit nehmen und die unten angegebenen Schritte spielerisch im Raum durchlaufen (z. B. mit Platzwechsel). Dies gelingt besonders gut mithilfe eines Gesprächspartners (siehe auch von Schlippe 2006, 2009):

Raum und Zeit bereitstellen: In der Regel braucht man für den Prozess etwa eine bis anderthalb Stunden Zeit. In die Mitte des Raumes wird ein Stuhl gestellt, auf dem die jeweilige Beraterin Platz nimmt. Hier ist das Zentrum des »Auftragskarussells«, die »Auftraggeber« werden kreisförmig um den Platz herum versammelt (Stühle, Kissen oder einfach nur Zettel). Wenn ein Gesprächspartner zur Verfügung steht, kann man an dieser Stelle bereits über das vorherrschende Gefühl sprechen, das mit dieser besonderen Auftragskonstellation einhergeht. Meist sind es körperlich erlebte Empfindungen von Blockierung oder Lähmung (»Druck auf der Brust«, »Faust im Nacken«, »Kloß im Hals«).

Das »äußere Problemsystem« einladen: Nun sollte ohne »Zensur« jede Person notiert werden, die einem in den Sinn kommt, wenn man an die Fallkonstellation denkt. Im Zweifelsfall sollte man eher mehr mögliche Auftraggeber benennen als weniger, eine Reduktion ergibt sich später. Für jeden wird ein Zettel mit dem Namen erstellt, die Zettel werden um den Beraterstuhl in der Mitte herumgelegt.

Das »innere Problemsystem« einladen: Im nächsten Schritt geht es um die inneren Anteile, die in den Fall involviert sind: Welche »inneren Stimmen« beschäftigen mich, wenn ich an den Fall denke? Dies können z. B. innere Antreiber sein, »mein Leistungsdruck«, oder Figuren aus der persönlichen Geschichte, »meine Großmutter«. Es ist auch möglich, symbolisch historische Figuren oder Märchengestalten zu wählen. Manchmal kann die Wahrung der Intimität an dieser Stelle erfordern, dass die Figur schlicht »X« genannt und der Inhalt nicht ausgesprochen wird. Nicht zu vergessen sind gegebenenfalls auch hilfreiche innere Stimmen, etwa der innere »kreative Anteil«, der einem schon in vielen kritischen Situationen zur Seite gestanden hat. Für jede der gefundenen inneren Figuren (meist zwischen zwei bis fünf) wird ein Kärtchen hingelegt.

Das Gefühl der Blockierung: Die eventuell schon eingangs besprochene Empfindung wird noch einmal benannt und anschließend zum Ausgangspunkt des »Karussells«: Die Beraterin schaut sich im Kreis der ausgelegten Kärtchen um und spürt, an welcher Stelle das Gefühl der Blockierung stärker wird. Diese Runde ist insofern wichtig, als sie hilft, Komplexität zu reduzieren: Selten ist es nötig, mit mehr als drei bis vier äußeren und zwei bis drei inneren Auftraggebern einen ausführlichen Klärungsprozess zu durchlaufen. Der Gesprächspartner hilft hier durch unterstützende Interventionen: »Schau dich einmal um und spüre, wo das Gefühl besonders stark wird. Bei wem spürst du den Druck am meisten? Und dann?«

Identifikation und Fokussierung der Aufträge – ein prägnanter Satz: Im nächsten Schritt geht es nun darum, mit diesen wichtigsten Gestalten in Kontakt zu kommen. Hier hat es sich bewährt, die jeweilige Karte des Auftraggebers auf einen Stuhl zu legen, der dem des Beraters gegenübergestellt wird. Der setzt sich nun auf diesen fremden Stuhl und fühlt sich in die Position des Gegenübers ein, »leiht« ihm sozusagen seine Stimme. Die gestalttherapeutische Technik der Identifikation ermöglicht eine unmittelbare Erlebnisnähe, die »über den Kopf« nicht zu leisten ist. Diese Identifikation kann auch neue Hypothesen über verdeckte Aufträge erbringen, die möglicherweise den offenen Aufträgen unterliegen. Der Gesprächspartner hilft, dies jeweils mit einem möglichst prägnanten Satz zu den offenen oder verdeckten Aufträgen abzuschließen: »Sorge dafür, dass mein Vater mich anerkennt!« – »Sprich mich frei von der Schuld am Symptom!« – »Rette mich vor dem Heim!« Wenn man die Runde der wichtigsten Figuren durchlaufen hat, setzt man sich wieder zurück auf den eigenen Platz in der Mitte. Die Erfahrungen dort können unterschiedlich sein. Manchmal gibt es bereits ein Gefühl der Erleichterung und Klarheit: »Das hatte ich so noch nicht gesehen, jetzt verstehe ich besser, warum ich so festhänge!« Oft wird aber der Druck noch größer: »Oje! Das kriege ich nie unter einen Hut!«

Einführung des »demokratischen Grundgefühls«: Das Bündel einengender Erwartungserwartungen kann als unüberwindlich erlebt werden, aber nur, bis man es differenziert anschaut und sich bewusstmacht, dass »seit Abschaffung der Leibeigenschaft und Sklaverei« niemand zu etwas gezwungen werden kann, was er/sie nicht will. Es kann sein, dass man, um den Job zu behalten, etwas tut, was man nicht gern tut, aber die Möglichkeit ist immer gegeben, Nein zu sagen. Es mag einen hohen Preis kosten, aber es geht. Für die eigene Handlungsfähigkeit ist es sehr wichtig, sich zu vergegenwärtigen: Niemand kann mich zwingen, einen Auftrag anzunehmen. In jedem Fall habe ich drei Möglichkeiten: Ich kann annehmen, rundweg ablehnen oder ein modifizierendes Angebot machen.

Differenzierung – Annahme, Modifikation, Ablehnung: Ausgehend vom Stuhl in der Mitte, setzt sich nun die Beraterin jedem der als bedeutsam erfahrenen Auftraggeber gegenüber. Der Helfer kann die Erlebnisqualität erhöhen, indem er den Auftrag des jeweiligen Gegenübers wiederholt und anschließend die Beraterin darin unterstützt, sich neu dazu zu positionieren: Was ist man bereit, von dem Auftrag zu übernehmen, wozu kann man Ja sagen? Was wird ganz und gar zurückgewiesen? Da eine völlige Zurückweisung ein Ende der Kooperation bedeuten würde, wird – sofern möglich – nach einer dritten Möglichkeit gesucht: »Diesen Auftrag akzeptiere ich in der Form nicht. Ich kann aber dieses oder jenes anbieten!« Nachdem sie diese Runde durchlaufen haben, erleben viele Kolleginnen ein Gefühl von Befreiung: Es ist nicht nötig, allen Aufträgen zu entsprechen, man kann ihnen eigene Angebote entgegensetzen, sobald das Auftragsgeflecht deutlich geworden ist.

Sonderfall »innere Auftraggeber«: Mit inneren Auftraggebern umzugehen kann schwieriger sein. Ihre »Aufträge« kann man nicht so leicht rundherum ablehnen, die Kooperation mit sich selbst kann man nicht kündigen. Oft sind es altbekannte

Figuren, die auch nicht bereit sind, sich so einfach abspeisen zu lassen. Der eigene »innere Leistungsdruck«, dessen Auftrag »Du musst hier erfolgreich sein!« einen in der Arbeit stark belastet, ließe einen nicht in Ruhe, wenn man sich einfach von ihm abgrenzen würde, ohne dass er Wertschätzung für das erlebt, was er im Leben der Beraterin bereits Gutes sichergestellt hat. Manchmal kann sich hier eine Arbeit mit inneren Anteilen anschließen, wie sie z. B. bei Schwartz (2011) beschrieben ist. Eine solche Arbeit kann einen wesentlichen Schlüssel darstellen sowohl zum tieferen Verständnis eigener Blockierungen als auch zum Wiedergewinnen der Bewegungsfähigkeit. Ein Unternehmensnachfolger fand in diesem Zusammenhang einmal seinen »inneren Goethe«, einen sehr strengen und harten inneren Auftraggeber, der ihm mit den – hier überhaupt nicht positiv erlebten – Worten »Was du ererbt von deinen Vätern hast, / Erwirb es, um es zu besitzen!« (Faust I) das Leben schwer machte. Er begann auf Vorschlag des Beraters über mehrere Wochen hin einen Briefwechsel mit »Goethe«, dem er natürlich für die Antwortbriefe seine Hand (für die manchmal 15–20 Seiten langen Briefe) »leihen« musste. Zu seiner großen Überraschung verbesserte sich sein Verhältnis zu »Goethe« allein durch diese Form der Selbstauseinandersetzung dramatisch.

Standortbestimmung und Umsetzung in die Praxis: Vielfach genügt die Durchführung des Auftragskarussells dafür, wieder Zugang zur eigenen Handlungsvielfalt zu gewinnen. Die Klarheit über die Situation führt zu verändertem Handeln, und oft »weiß« die Therapeutin nach der Übung sehr klar, was zu tun ist, und kann mit Entschiedenheit Wege benennen, die vorher überhaupt nicht im Blickpunkt der Möglichkeiten lagen.

2.3.3 Genogrammarbeit

Ingrid Kellermann und Bernd Roedel

»Ich schaue in den Spiegel und sehe meine Mutter.«
Barbara Franck (1990)

Die Familie ist der Ort der Übertragung von Erfahrungen, Wissen und Einstellungen der Elterngeneration auf die nachfolgende Generation. Insofern wird die individuelle Entwicklung der Familienmitglieder sowohl von der gegenwärtigen Interaktionsdynamik wie von der Familiengeschichte geprägt. Über die Generationengrenzen hinweg entwickeln Familien typische Muster, wie Körperlichkeit in Beziehungen zum Ausdruck gebracht und wie stark Gefühle gezeigt werden können, wie in Konfliktsituationen zu handeln ist, wie viel Autonomie jedes Familienmitglied haben darf, wie mit unterschiedlichen Bedürfnissen umgegangen wird, wie die Grenzen zwischen den Generationen und zwischen Familie und Außenwelt und den Geschlechtern gezogen werden.

Einer Familie anzugehören bedeutet daher, Teil eines einzigartigen mehrgenerationalen Beziehungszusammenhangs zu sein, der als Kontext für gegenwärtiges und zukünftiges Handeln von Bedeutung ist, auch wenn diese Zusammenhänge nicht bewusst zu sein brauchen. Darüber hinaus stellt die Familie aber auch einen Ort dar, an dem gesellschaftliche Traditionen, Praktiken und Wertvorstellungen weitergegeben werden, was bei allen individuellen Besonderheiten auch eine gewisse Vergleichbarkeit familiärer Dynamiken in übergreifenden sozialen und historischen Kontexten erlaubt.

In therapeutischen Prozessen wird die Frage bedeutsam, welche der in der Familie vorgefundenen Normen, Werte und Verhaltensmuster die Klienten für ihr eigenes Leben übernehmen möchten und welche nicht, welche sie als Ressourcen für ihre eigene Entwicklung nutzen können und welche ihre Entwicklung eher erschweren oder blockieren.

Hierbei kann die Arbeit mit dem Genogramm helfen, mehrgenerationale Zusammenhänge bewusstzumachen.

Definition und Geschichte

Ein Genogramm ist die schematische grafische Darstellung eines Familiensystems über mindestens zwei, besser drei Generationen hinweg und unterscheidet sich von einem Stammbaum insofern, als über die genealogischen Daten hinaus Beziehungsaspekte und andere psychologisch bzw. psychisch und soziologisch bzw. sozial relevante Informationen abgebildet werden.

Stammbäume und Ahnentafeln gibt es in Europa seit dem Mittelalter, im Nationalsozialismus wurden sie missbraucht zum Nachweis der arischen Abstammung. McGoldrick und Gerson zufolge begann die klinische Arbeit mit Genogrammen in den 50er-Jahren des letzten Jahrhunderts durch Murray Bowen, einen Pionier der Familientherapie. Er zeichnete »Familiendiagramme«, die neben einer Übersicht über die Protagonisten auch die wesentlichen Aspekte seiner »Familiensystemtheorie« (z. B. Triangulierungen, Geschwisterpositionen, emotionale Beziehungen usw.) darstellten (McGoldrick u. Gerson 2005, S. 16 ff.). Fast zeitgleich wurden Genogramme zunehmend auch von Klinikern mit anderer theoretischer Ausrichtung eingesetzt (z. B. S. Lieberman 1979; Wachtel 1982). Vor allem in den familientherapeutischen Ansätzen mit einer Mehrgenerationenperspektive (z. B. Boszormenyi-Nagy u. Spark 1984; Stierlin 2001a; S. Lieberman 1979; Massing, Reich u. Sperling 2006) erhielt das Genogramm eine wichtige theoretische und praktische Bedeutung. McGoldrick und Gerson (2005) haben in den 1980er-Jahren die Symbolik und Methodik des Genogramms systematisiert, der Einsatz des Genogramms in der systemtherapeutischen Praxis ist von Roedel (2009) ausführlich behandelt worden. Einen besonderen Ansatz der Genogrammarbeit verfolgt Hildenbrand. Sie besteht für ihn darin,

»Schritt für Schritt Entscheidungsmöglichkeiten der infrage stehenden Akteure zu rekonstruieren und mit ihren tatsächlich getroffenen Entscheidungen zu vergleichen. Auf diese Weise ist es möglich, Muster zu rekonstruieren, welche die Lebenspraxis der Akteure in ihrer spezifischen Logik immer wieder hervorbringen« (2005b, S. 16).

Schreibweisen

Beim Erstellen eines Genogramms werden international weitgehend dieselben Zeichen verwendet. Die wichtigsten sind in Abbildung 4 aufgeführt.

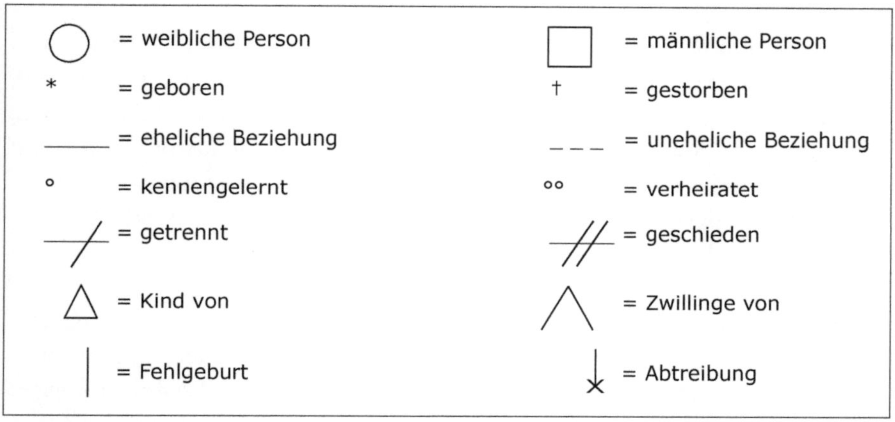

Abb. 4: Symbole in Genogrammen

In die Zeichen für weibliche und männliche Personen schreibt man die Vornamen. Gestorbene Personen werden durchgekreuzt.

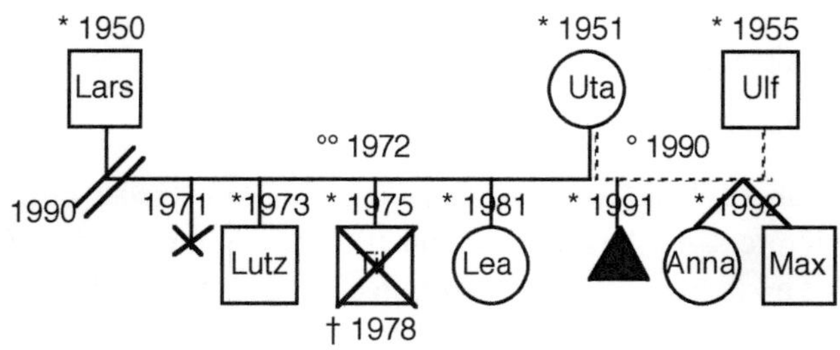

Abb. 5: Beispielgenogramm

Einsatzmöglichkeiten des Genogramms

Das Genogramm kann in einzel-, paar- und familientherapeutischen Settings eingesetzt werden, zudem ist es ein wichtiges Instrument in der Einzel- und Fallsupervision sowie in der Selbsterfahrung von Weiterbildungskandidaten. Darüber hinaus bringt es Übersicht in die Dokumentation von Therapieverläufen.

Einzeltherapie

Die Erstellung eines Genogramms hilft den Therapeuten, die einzelnen Klienten nicht isoliert, sondern als Teil eines gesamten Familiensystems zu begreifen. Die Generation der Klienten ist dabei der aktuelle Fokus, von dem aus die Daten von Eltern und Großeltern und eventuell der Kinder erfragt werden. Klienten ermöglicht die Erarbeitung eines Genogramms oft schnelle und verblüffende Einsichten in familiäre Muster, die für die Entstehung und Bewältigung eines aktuellen Problems relevant sind.

Paartherapie

Wenn es darum geht, bestimmte Verhaltensweisen des jeweils anderen Partners besser zu verstehen, ist die Erstellung der Genogramme beider Partner sinnvoll. Welche Erfahrungen wurden hinsichtlich bestimmter Themen wie Nähe/Distanz, Gebundensein/Autonomie, Konflikte, Umgang mit Gefühlen, Körperlichkeit und Sexualität, Anerkennung/Abwertung etc. in den jeweiligen Ursprungsfamilien gemacht? Im günstigen Fall wird erkennbar, dass Paarkonflikte in diesen Feldern vor dem Hintergrund des familiären »Erbes« verstanden und besser gehandhabt werden können.

Allerdings ist bei Paaren, die miteinander im Clinch liegen, Vorsicht geboten, wenn persönliche Entwertungen die Auseinandersetzung dominieren. Beide könnten die Informationen nutzen, um den anderen zu attackieren *(»Bei den Erfahrungen mit deiner Mutter ist es ja auch kein Wunder, dass du …«)*. Entscheidend ist also die Herstellung eines schützenden Rahmens, der ein Sicheinlassen auf die Genogrammarbeit ermöglicht. Ist die Loyalität zur eigenen Herkunftsfamilie übermäßig groß, werden wichtige Konflikte oder Probleme aus Angst, sich dem Partner gegenüber eine Blöße zu geben oder die eigene Familie der Kritik auszusetzen, nicht benannt. Auch in diesen Fällen ist es wichtig, einen sicheren Rahmen zu gewährleisten, damit mehrgenerationale Aspekte aktueller Probleme bearbeitet werden können.

Familientherapie

Hier setzt man eher selten Genogrammarbeit ein. Kleine Kinder finden das langweilig und uninteressant. Bei Familien mit heranwachsenden oder erwachsenen Kindern kann eine Arbeit am Genogramm jedoch durchaus hilfreich sein. Wenn z. B. die Kinder sich als »Opfer« und ihre Eltern als »Täter« sehen, kann die Arbeit am Genogramm aufzeigen, dass die vermeintlichen »Täter« ebenfalls »Opfer« wiederum ihrer Eltern waren. Hierdurch kann sich das Bild von den Eltern und damit die Beziehung zu ihnen positiv verändern.

Einzelsupervision

In der Einzelsupervision kann ein Bezugnehmen auf die in der Herkunftsfamilie gemachten Erfahrungen des Supervisanden sehr aufschlussreich und nützlich sein. Ist z. B. ein Supervisand mit einer sehr kontrollierenden Mutter aufgewachsen und hat nun einen Konflikt mit einem ebenfalls sehr kontrollierenden Vorgesetzten, kann er sich sehr schnell in einer ihm allzu vertrauten Situation wiederfinden und womöglich familiären Bewältigungsstrategien folgen, die einem professionellen Kontext nicht angemessen sind. Das Wissen über den familiären Hintergrund seiner Reaktionsweisen im aktuellen Konflikt kann bei dessen Auflösung sehr förderlich sein.

Generell ist damit zu rechnen, dass die in der Herkunftsfamilie gesammelten Erfahrungen hinsichtlich Leistung, Anerkennung und Abwertung, Abhängigkeit und Selbstständigkeit, Umgang mit Gefühlen und Konflikten in beruflichen Situationen immer wieder auftauchen und daher von großer Bedeutung sind.

Fallsupervision

In der Fallsupervision sollte die Vorstellung des jeweiligen Falles immer anhand eines Genogramms des Klientensystems erfolgen. Es ermöglicht dem Supervisor eine gute Übersicht und Orientierung und erleichtert die Hypothesenbildung, etwa bezüglich dessen, welche lebenszyklischen Ereignisse, die einer aktuellen Krise vorausgingen, zur Symptombildung beigetragen haben könnten.

Die Arbeit am Genogramm eines fallvorstellenden Supervisanden ist grundsätzlich dabei hilfreich, mögliche Verstrickungen mit dem Klientensystem aufzuklären. In einer Gruppen- oder Teamsupervision ist dies jedoch mit größter Vorsicht zu behandeln, weil der Supervisand sich vor seinen Kollegen entblößt und ausgeliefert fühlen könnte.

Selbsterfahrung

Bei der Weiterbildung in systemischer Therapie und Beratung ist die Auseinandersetzung mit der eigenen Herkunftsfamilie durch Genogrammarbeit, Aufstellungen, Skulpturen und andere Methoden obligatorisch. Es ist wichtig, dass sich jeder Teilnehmer seiner Bindungen und Beziehungen zur Herkunftsfamilie, seiner Aufträge, Vermächtnisse, Rollen und übernommenen Wertvorstellungen bewusst wird.

Dokumentation

Die kontinuierliche Fortschreibung der Genogramme von Klienten, die als Kopfblätter der Therapiedokumentationen genutzt werden können, ist für die Therapeuten oder Berater empfehlenswert, da die wesentlichen Daten des Klientensystems ebenso wie Informationsmängel schnell ersichtlich sind.

Auswertung des Genogramms

Wenn Genogramme die entsprechenden Informationen enthalten, können (mehrgenerationale) Beziehungsmuster unter verschiedenen Aspekten ausgewertet werden. Dazu zählen Anzahl und Stärke der Beziehungen und Bindungen, Grad der Autonomie und Ablösung, Nähe und Distanz, Konfliktfähigkeit, Emotionalität/

Sexualität/Intellektualität; Umgang mit Traditionen und Werten; Geschlechterrollen im Familiensystem; Stärken und Ressourcen; Abgrenzung bzw. Durchlässigkeit gegenüber der Umwelt; Umgang mit Krankheiten und Tod; sozialer und beruflicher Status usw.

Eine besondere Bedeutung für die Bewältigung von Aufgaben und Herausforderungen in der eigenen Familie wie in anderen sozialen Systemen kommt der Position in der Geschwisterkonstellation der Ursprungsfamilie zu (vgl. hierzu ausführlich Kap. 3.9; Toman 2011; Roedel 2009).

Die Familie als Balanceakt

Die Dynamik der Familie zwischen Gleichgewicht und Veränderung lässt sich mit der Metapher eines Mobiles erfassen, die sich auch bei der Analyse eines Genogramms anwenden lässt. Ein Mobile ist im Gleichgewicht, ein Luftzug kann es in Bewegung versetzen. Lässt die Bewegung nach, schwingt das Mobile allmählich wieder in seinen Ausgangszustand zurück.

Wenn man sich ein Familiensystem als Mobile vorstellt, welches bestrebt ist, im Gleichgewicht zu sein, so muss es viel für den Gleichgewichtszustand tun, da die Familienmitglieder sich verändern. Die Mitglieder des Systems müssen Ausgleichsbewegungen machen, um das Gleichgewicht wieder herzustellen.

Normalerweise gelingt das, weil Familiensysteme über ausreichend Ressourcen verfügen. Wenn die Ressourcen zu knapp oder die Belastungen zu groß sind, schafft es das Familienmobile nicht, in ein Gleichgewicht zu kommen. Aus einer funktionalen Sichtweise stellen Symptome gewissermaßen zusätzliche Gewichte zum (vorgeblichen) Austarieren des Gleichgewichts dar, entweder vorübergehend oder – wenn die Störung nicht be- und verarbeitet werden kann – dauerhaft.

Deshalb ist es bei der Genogrammarbeit besonders wichtig, auf bedeutsame lebenszyklische Ereignisse zu fokussieren, will man verstehen, wie das Familiensystem auf sie reagierte. Dabei sind nicht nur innerfamiliäre Erfahrungen von Bedeutung.

Eine Familie ist ein Subsystem viel größerer Systeme. Soziale und kulturelle Veränderungen sind besonders folgenreich. Kinderzahl, Kindersterblichkeit, Scheidungsraten und Scheidungsregeln, Einstellungen zur Homosexualität, Migration und Mobilität sowie Bildungskarrieren sind nur einige Beispiele nachhaltiger Veränderungen, wie sie sich im Genogramm zeigen.

Eine starke Störung des familiären Gleichgewichts liegt z. B. dann vor, wenn ein Elternteil für längere Zeit abwesend ist. Dabei spielen auch übergreifende historische und soziale Entwicklungen eine wichtige Rolle. So war die Abwesenheit der Väter für Kinder, die zwischen 1930 und 1945 geboren wurden und deren Väter in den Zweiten Weltkrieg ziehen mussten (von denen viele spät oder gar nicht mehr heimkehrten), eine zentrale Kindheitserfahrung.

Die starke Zunahme von Scheidungen im letzten Drittel des vergangenen Jahrhunderts hat dazu geführt, dass immer mehr Kinder nicht mehr mit beiden Eltern zusammenleben, sondern mehr oder weniger komplizierte Alltagsarrangements pflegen. Die überwiegende Zahl der »Scheidungskinder« wächst bei alleinerziehenden Müttern auf.

In Familien, in denen die Väter (seltener: auch Mütter) aufgrund ihrer Berufstätigkeit oder aus anderen Gründen nicht präsent sind oder sein können, übernehmen entweder die Mütter die väterliche Rolle gewissermaßen mit, oder es kommt zu »Parentifizierungen«, d.h., ein Kind – meist das älteste gegengeschlechtliche – wächst mehr und mehr in die Rolle des Partnerersatzes hinein, ohne jedoch selbst ein gleichgeschlechtliches Leitbild zu haben.

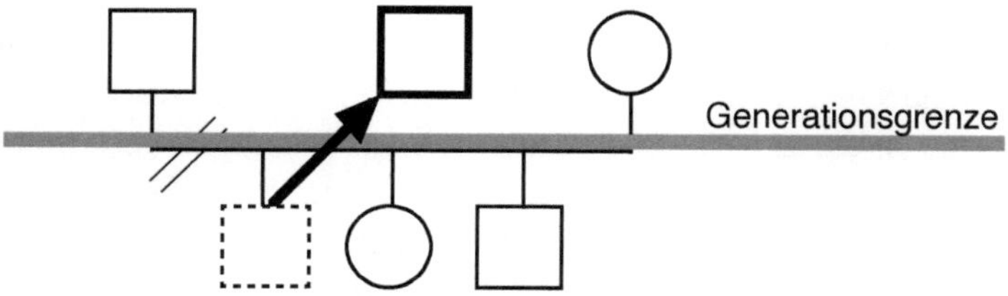

Abb. 6: Generationsgrenze

Eine Position wie in Abbildung 6 kann ein Kind einerseits durchaus sehr stolz machen – wer ist schon mit zwölf Jahren in der Lage, seiner erwachsenen Mutter Trost und Unterstützung zu geben? –, andererseits ist es natürlich heillos überfordert und in Gefahr, durch zu frühe Verantwortungsübernahme die Unbeschwertheit der Kindheit zu verlieren. Zugleich besteht dabei die Gefahr der Verwischung der Generationsgrenzen.

Die Belastungen, denen Klientenfamilien ausgesetzt sind und die sowohl den mehrgenerationalen Mustern dieses speziellen Familiensystems wie übergreifenden sozialen, historischen und kulturellen Bedingungen geschuldet sind, sind in einem Genogramm ebenso zu ersehen wie die idiosynkratischen Bewältigungsstrategien, die in den jeweiligen Generationen gesucht wurden und als Ressourcen nutzbar sind oder aber neue Probleme geschaffen haben. Die Arbeit mit dem Genogramm hilft Therapeuten dabei, die komplexen Kontexte nicht aus dem Auge zu verlieren, die für ein Verständnis der Probleme von Klientensystemen im Hier und Jetzt von Bedeutung sein können.

2.3.4 Arbeit mit Skulpturen und Aufstellungen

Heiko Kleve

Die interaktionelle Perspektive der systemischen Therapie und Beratung lässt sich nicht nur mittels des klassischen Gesprächs realisieren, sondern kann durch den Einbezug des Körpers als Wahrnehmungsorgan für systemische Dynamiken erweitert werden. Eine klassische Methode dafür ist die Skulptur. Eine weitere, in den letzten Jahren besonders intensiv genutzte und beforschte Form ist die Aufstellung.

Skulptur

Die Skulptur, die insbesondere von Virginia Satir (2011) entwickelt wurde, wird dafür verwendet, die Wahrnehmung von Familienbeziehungen durch die Familienmitglieder in ein äußeres Bild zu überführen. Beispielsweise könnte in einer Familientherapiesitzung der Therapeut ein Familienmitglied bitten zu versuchen, sein inneres Bild von den Beziehungen der einzelnen Familienmitglieder zueinander in ein äußeres Bild zu transformieren, also durch eine Art Denkmal der Familie im Raum darzustellen. Das Familienmitglied wird dann eingeladen, alle anderen Mitglieder der Familie zueinander so zu stellen, wie dies seiner ganz persönlichen Wahrnehmung entspricht. Dafür nimmt es die einzelnen Personen nacheinander an den Schultern oder am Arm und führt sie zu einem Familienbild zusammen – so wie es seiner Vorstellung entspricht. Dabei variiert es die Abstände zwischen den Familienmitgliedern, die Winkel der Personen zueinander sowie weitere Variablen wie Körperhaltungen und Gesten.

Sobald das Bild aufgestellt ist, kann mit allen Beteiligten darüber gesprochen werden, wie sie die Familienskulptur bewerten, ob sie sich passend gesehen fühlen oder selbst etwas anders stellen würden. Mithilfe der Skulptur könnte nacheinander jedes Familienmitglied sein Denkmal der Familie bauen. Dies offenbart ganz plastisch und ohne viele Worte sowie recht schnell und eindrücklich die unterschiedlichen Familienwahrnehmungen. Daher ist die Skulptur zunächst als ein diagnostisches Instrument einzuschätzen, das jedoch zugleich intervenierende Wirkungen zeitigen kann. Denn die einzelnen Familienmitglieder können ein körperorientiertes Beobachten 2. Ordnung erleben: Sie beobachten, ja erleben dabei, wie andere sie beobachten.

Die Skulptur lässt sich jedoch nicht nur mit der realen Familie stellen, sondern kann auch in Gruppensitzungen genutzt werden, in denen nur ein Familienmitglied zugegen ist. Dann werden für die Familienmitglieder Personen aus der Gruppe als Stellvertreter bzw. Repräsentanten in die Skulptur gestellt, deren Wahrnehmungen Aufschlüsse über tatsächliche Dynamiken geben können. Ebenso ist das Verfahren in Gruppensupervisionen nutzbar, in denen Therapeuten oder Berater ihre Arbeit mit Familien reflektieren und dafür ebenfalls Skulpturen mit Stellvertretern errichten.

Systemische Aufstellung

Während die Skulptur eine Methode der klassischen Familientherapie ist, stellt die systemische Aufstellung eine jüngere Entwicklung dar, die in der Regel in der beschriebenen Stellvertretervariante verwendet wird. Demnach repräsentieren Personen als Stellvertreter Familienmitglieder oder Elemente anderer systemischer Strukturen. Besonders bekannt geworden ist das systemische Familienstellen durch die Arbeit von Bert Hellinger (vgl. Weber 2010). Hellingers Therapieweise ist jedoch umstritten, da er ein Aufstellen praktiziert, das zentrale Prinzipien des systemischen Arbeitens missachtet, etwa das gründliche Klären der Aufträge oder das wertschätzende und lösungsneutrale Intervenieren (vgl. dazu etwa Weber, Schmidt u. Simon 2005). Daher soll Hellinger hier zwar als Wegbereiter und Promoter der systemischen Aufstellungsarbeit genannt und gewürdigt, aber hinsichtlich der systemischen Fundierung der Methode soll insbesondere auf Matthias Varga von Kibéd und Insa Sparrer (z. B. 2011) verwiesen werden.

Eine systemische Aufstellung läuft ähnlich ab wie eine Skulptur, nur dass lediglich die beiden Variablen (1) des Abstandes der Stellvertreter zueinander und (2) der Standwinkel modelliert werden. Die Reduktion des Aufstellens auf diese beiden Variablen kann als eine besondere Innovation dieses Verfahrens gelten, mit der völlig neuartige Erkenntnisse über systemische Prozesse und die Möglichkeit ihrer räumlichen Darstellung gewonnen werden können (vgl. Schlötter 2005; Rosner 2007). So wird inzwischen davon ausgegangen, dass Aufstellungen durch die Modellierung der Abstände und der Stellungswinkel der Repräsentanten zueinander wirken, weil sie sich auf eine sogenannte transverbale Sprache der körperlichen Räumlichkeit beziehen. Zudem nutzen sie die damit einhergehenden Phänomene der repräsentativen Wahrnehmung und gründen hinsichtlich der Interventionstechniken auf systemischen Metaprinzipien und Grundannahmen.

Transverbale Sprache

Als transverbale Sprache wird ein körperlich-räumlicher Code verstanden, der allen Menschen zugänglich zu sein scheint und mit dem sich Interaktionsbeziehungen zwischen Elementen unterschiedlicher Systeme abbilden lassen. Dieser Code ermöglicht es, die Beziehungen zwischen Systemelementen räumlich darzustellen, und zwar allein dadurch, dass die beiden genannten Variablen (Abstand und Standwinkel) modelliert werden.

In den Übersichten (Abb. 7–9), die von Claude Rosselet und Georg Senoner (2010) in Anlehnung an Varga von Kibéd und Sparrer (2011, S. 171 ff.) zusammengestellt wurden, sind einige typische räumliche Codes aufgeführt, die sich in der systematischen Auswertung von Aufstellungsbildern regelmäßig zeigen.

Blickwinkel	Blickrichtung – Fokussierung	Intensität der Beziehung
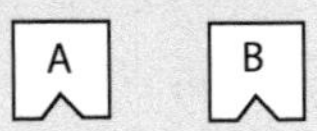	gleiche Ausrichtung, aber keine oder schwache gemeinsame Fokussierung	keine oder schwache Beziehung zwischen den Elementen
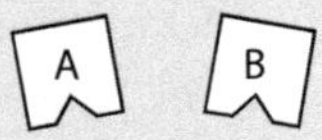	gemeinsame Fokussierung, breites gemeinsames Interessensfeld	Beziehung mit relativ großer Autonomie
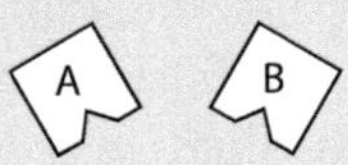	gemeinsame Fokussierung und Konzentration auf ein beschränktes Interessensfeld	intensive Beziehung zwischen den Elementen und geringere Autonomie
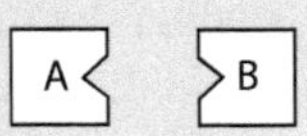	ausschließliche Fokussierung auf das gegenüberstehende Element	starke Interaktion der Elemente, z. B. Konfrontation, Abhängigkeit usw.
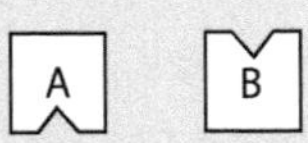	keine gemeinsame Fokussierung	ambivalente oder fehlende Interaktion
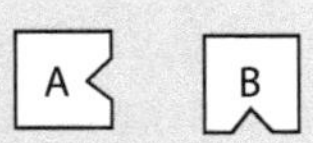	Fixierung von B durch A	kontrollierende Beziehung von A gegenüber B

Abb. 7: Übersicht 1: Bedeutung des Winkels und der Position in der Aufstellung (Quelle: Rosselet u. Senoner 2010, S. 86)

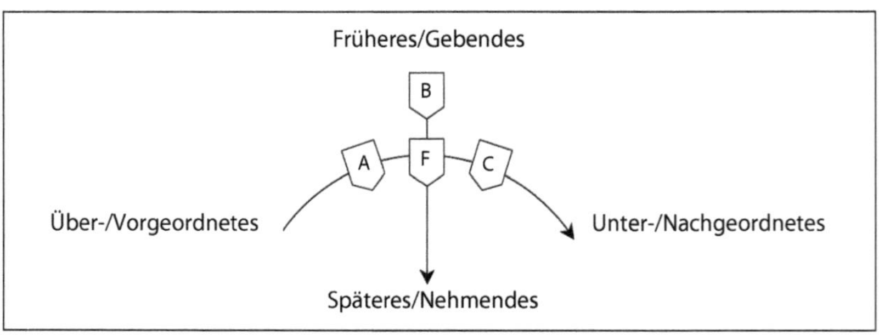

Abb. 8: Übersicht 2: Rang- und Zeitfolge im Raum (F = Fokus) (Quelle: ebd., S. 87)

Stellung relativ zu F	Beziehung von F zu funktionalen Einheiten	Beziehung von F zu Werten und Ressourcen
A steht rechts	A ist eine übergeordnete oder vorgelagerte Funktion	A ist ein Orientierung stiftender Wert oder eine noch zu erschließende Ressource
B steht hinter F	–	B ist ein integrierter Wert oder eine innere Ressource
C steht links	C ist eine untergeordnete oder nachgelagerte Funktion	C ist eine Ressource, die tatsächlich auch in Anspruch genommen wird

Abb. 9: Übersicht 3: Mögliche Lesarten von Positionen (F = Fokus) (Quelle: ebd.)

Repräsentierende Wahrnehmung

Das Konzept der repräsentierenden Wahrnehmung verweist auf ein Phänomen, das regelmäßig bei systemischen Aufstellungen beobachtet wird, aber hinsichtlich seiner Genese noch unzureichend geklärt ist: dass nämlich die Stellvertreter, die Systemelemente in Aufstellungen repräsentieren, Wahrnehmungen äußern, die von den Klienten zumeist als äußerst passend zu ihren eigenen Wahrnehmungen bezüglich der zu bearbeitenden Systemprobleme bewertet werden. Besonders eindrücklich offenbart sich dieses Phänomen vor allem dann, wenn verdeckt oder halb verdeckt aufgestellt wird.

Die verdeckte und halb verdeckte Aufstellungsform haben Matthias Varga von Kibéd und Insa Sparrer entwickelt. Demnach ist es nicht nötig, dass der Klient Einzelheiten seiner Problematik, die er mithilfe der Aufstellung reflektieren oder lösen will, äußert. Es reicht aus, wenn er für sich selbst die Problematik klar bedenkt, die dazugehörenden Systemelemente unterscheidet, sie abstrakt benennt (etwa mit Namen wie A, B, C, D etc.) und sodann kommentarlos und innerlich gesammelt aufstellt. In der verdeckten Aufstellung wissen die Repräsentanten nicht, wen sie repräsentieren und um welche Problematik es geht. Dennoch zeigt sich auch hier regelmäßig die repräsentierende Wahrnehmung.

Bei der Beobachtung dieses erstaunlichen Phänomens könnten wir daher schnell zu dem Schluss kommen, dass die Grundlage dafür nichtbewusste Verbindungen zwischen Menschen sind, dass wir etwa über ein »kollektives Unbewusstes« im Sinne von Carl Gustav Jung verfügen, das uns alle miteinander verknüpft. Dennoch werden in den letzten Jahren andere, eher weniger spektakuläre Erklärungen diskutiert, auf die hier lediglich hingewiesen werden soll.

Eine Erklärung bezieht sich auf die schon erwähnte transverbale Sprache. Demnach könnte die repräsentierende Wahrnehmung dadurch entstehen, dass bestimmte Wahrnehmungen mit bestimmten räumlichen Konstellationen verknüpft sind. So macht es etwa einen Wahrnehmungsunterschied, ob wir ein Systemelement im Rücken erleben, in Konfrontation zu uns oder neben uns (siehe dazu oben die Übersichten 1–3 von Rosselet und Senoner bzw. die Abb. 7–9). Soziale Beziehungen, genauer: innere Bilder dieser Beziehungen oder anderer Sachverhalte verweisen zwar auf unterschiedliche Kontexte, liegen also auf anderen Strukturebenen, können möglicherweise aber alle in derselben Weise mithilfe systemischer Aufstellungen räumlich »codiert« werden.

Eine weitere Erklärung hat der Soziologe Dirk Baecker (2007) in Anlehnung an die Theorie selbstreferenzieller Systeme und die neuere Netzwerktheorie formuliert. Demnach zeigen sich in Aufstellungen Prozesse der gegenseitigen Kontrolle durch wechselseitige Beobachtungen, sodass es zur temporären Konstruktion von Identitäten mit entsprechenden Körperwahrnehmungen komme. In Aufstellungen kontrollieren sich alle Beteiligten permanent dadurch, dass sie jeweils ihre Verhaltensweisen und ihre verbalen Äußerungen beobachten und ihr Verhalten und ihre Äußerungen darauf einstellen. Dadurch komme es zu nicht zufälligen Konstellationen mit entsprechenden Wahrnehmungen, die es zulassen, Aufstellungen als Kopien von Originalsystemen (etwa von Familien oder Teams) zu betrachten.

Und schließlich könnte die Vermutung gewagt werden, dass Aufstellungen ähnlich wirken wie Horoskope (vgl. Kleve 2011a): Wenn wir uns auf sie einlassen, dann können wir sie als sinnvoll und erhellend erleben. Demnach ist es vor allem der Klient selbst, der durch seine psychischen Sinndeutungsprozesse und durch die deutende Kommunikation mit dem Aufstellungsmoderator das erzeugt, was als repräsentierende Wahrnehmung bestaunt wird: das Hineinlesen der erlebten Wirklichkeit in die Aufstellung.

Systemische Metaprinzipien und Grundannahmen

Als besonders brauchbar für die Arbeit mit Aufstellungen haben sich *vier systemische Grundannahmen* und *drei Metaprinzipien* erwiesen, die Varga von Kibéd und Sparrer (2011, S. 182 f.) als kurativ auffassen. Kurativ im Sinne von heilsam sind diese Annahmen und Prinzipien bestenfalls; sie sollten aber keineswegs als deskriptiv (beschreibend) oder präskriptiv (vorschreibend) missverstanden werden.

Die *erste Grundannahme* besagt, dass Systeme ihre Identität entwickeln durch eine klare und eindeutige Regelung der Zugehörigkeit (z. B. über die Verwandtschaft in Familien). Sollte die Systemzugehörigkeit unklar sein, verschwimmen tendenziell die Systemgrenzen, und es kann zu unterschiedlichen Systemproblemen kommen. Die *zweite Grundannahme* bezieht sich auf die zeitliche Reihenfolge in Systemen und zwischen einem neuen System und den verschiedenen Herkunftssystemen der Systemmitglieder. Innerhalb von Systemen ist, insbesondere beim Systemwachstum durch Hinzukommen von neuen Mitgliedern, der zeitliche Vorrang derjenigen zu beachten, die bereits vorher Mitglieder des Systems waren. Zwischen Systemen gilt, dass ein neues System, das sich etabliert und stabilisiert (Systemfortpflanzung), ein Vorrangverhältnis zu den älteren Herkunftssystemen ausbildet, aus dem die Systemmitglieder kommen. Die *dritte Grundannahme* verweist auf die Erfahrung, dass

Systeme besonders elastisch und flexibel auf Umweltveränderungen reagieren (Systemimmunkraft), wenn diejenigen Mitglieder, die individuelle Leistungen für das System zeigen, dafür im System entsprechend wertgeschätzt werden. Und die *vierte Grundannahme* bringt zum Ausdruck, dass es für ein System sinnvoll ist, wenn die individuellen Fähigkeiten der Systemmitglieder in ihrer Unterschiedlichkeit ins System einbezogen und für das System genutzt werden können (Systemindividuation).

Die Beachtung der vier Grundannahmen geht mit dem *ersten Metaprinzip* einher, das als »Anerkennen, was ist!« formuliert wird. Demnach soll es in und durch Aufstellungen möglich werden, dass die Systemzugehörigkeiten, die zeitlichen Reihenfolgen, gezeigte Leistungen (Systemimmunkraft) und eingebrachte Fähigkeiten (Systemindividuation) anerkannt werden. Das *zweite Metaprinzip* deutet die genannten Grundannahmen als hierarchisch, sodass postuliert wird, dass bei Aufstellungen diese Prinzipien entsprechend ihrer Reihenfolge von eins bis vier geprüft werden sollten. Und das *dritte Metaprinzip* beschreibt schließlich, dass Beziehungen und Bindungen zwischen Systemelementen sich über die Prinzipien von Geben und Nehmen vollziehen, etwa als Annehmen und Zurückgeben (Austausch und Rückgabe) oder als Annehmen und Weitergeben.

Interventionstechniken

Die Interventionen des Aufstellungsmoderators basieren auf den genannten Grundannahmen und Metaprinzipien und können äußerst vielfältig sein (vgl. etwa Varga von Kibéd u. Sparrer 2011, S. 198 ff.). Daher lassen sich hier lediglich einige zentrale und häufig wiederkehrende Interventionen nur knapp benennen. So wird etwa die Aufstellung (nach der ersten Grundannahme) vom Aufstellungsmoderator daraufhin betrachtet, ob möglicherweise Systemelemente fehlen, ausgeblendet oder unbeachtet geblieben sind, die aber zum System gehören und daher einbezogen werden sollten. Oft zeigen sich auch Vermischungen unterschiedlicher Elemente miteinander. Erst das Trennen des Vermischten ermöglicht dann das Einbeziehen des Ausgeblendeten, das durch die Vermischung unbeachtet geblieben ist.

Letztlich laufen alle Interventionen des Aufstellungsmoderators auf den Versuch hinaus, Wahrnehmungsveränderungen bei den Repräsentanten zu bewirken, die von ihnen als Verbesserungen empfunden werden. Eine Aufstellung hat spätestens dann ihr Ende erreicht, wenn alle beteiligten Repräsentanten von solchen Wahrnehmungsveränderungen berichten. Demnach liegt den Interventionen das Prinzip der Allparteilichkeit zugrunde.

Die Wahrnehmungsveränderungen gehen in der Regel mit Stellungsveränderungen einher, zeigen sich also dann, wenn Repräsentanten ihre Positionen verändern, oder entstehen nach vom Aufstellungsmoderator vorgeschlagenen verbalen Interaktionsprozessen zwischen Repräsentanten.

Unterschiedliche Aufstellungsformate

Seit Anfang des 21. Jahrhunderts haben sich unterschiedliche Aufstellungsformate etabliert, davon ist die Familienaufstellung sicherlich das bekannteste (als Überblick etwa Weber 2000). Aber auch Team- und Organisationsaufstellungen verbreiten sich immer mehr (als Einführung vgl. ebd.). Besonders vielfältig sind die Ausgestaltungsformen der von Varga von Kibéd und Sparrer (2011) entwickelten Systemischen Strukturaufstellungen, sodass hier beispielhaft zwei klassische Formate dieser Aufstellungsvarianten skizziert werden, die *Problemaufstellung* und die *Tetralemmaaufstellung*.

Bei der *Problemaufstellung* wird zunächst ein ausführliches Interview mit dem Klienten geführt. Davon ausgehend, werden sechs aufzustellende Elemente unterschieden: (1) Fokus: die Perspektive des Klienten auf seine Problematik bzw. der Ausschnitt seiner Persönlichkeit, der bezüglich des zu bearbeitenden Problems relevant ist; (2) Ziel: das, was der Klient erreichen will, bzw. das, was sich statt des Problems ereignen soll; (3) Hindernisse: die vom Klienten wahrgenommenen Schwierigkeiten, Hürden und Stolpersteine, die ihn davon abhalten, sein Ziel zu erreichen; (4) verdeckter Gewinn: das, was der Klient durch das Problem möglicherweise an Vorteilen beobachten kann, bzw. der Preis, den er für die Zielerreichung/Problemlösung zahlen muss; (5) bisher ungenutzte Ressourcen: die Stärken, Fähigkeiten oder Beziehungen, die er für die Zielerreichung noch nutzen und einbringen könnte; und (6) die zukünftige Aufgabe: die Situation nach der Zielerreichung bzw. das, was dann ansteht.

Während die Problemaufstellung für die Reflexion und für Lösungssuche hinsichtlich jedweder Problematik passend erscheint, eignet sich die *Tetralemmaaufstellung* insbesondere für Entscheidungskonflikte oder Ambivalenzen auf der psychischen oder sozialen Strukturebene. Hier werden im Vorinterview insbesondere die beiden Konfliktpositionen geklärt, die (1) als »das Eine« und (2) als »das Andere« bezeichnet werden. In der Aufstellung werden jedoch drei weitere Elemente ergänzt, die Möglichkeiten offerieren, die von Klienten in ambivalenten Konfliktsituationen häufig ausgeblendet werden, nämlich (3) »Beides« – im Sinne von übersehenen Vereinbarkeiten zwischen dem Einen und dem Anderen; (4) »Keines von Beiden« – im Sinne von übersehenen Kontexten, um die es bei der Konfrontation zwischen dem Einen und dem Anderen eigentlich auch noch gehen könnte; und (5) »... all dies nicht – und selbst das nicht« – im Sinne von ganz anderen, von uns möglicherweise nicht beeinflussbaren oder spontan und unerwartet sich zeigenden Möglichkeiten.

2.3.5 Systeme visualisieren: Das Familienbrett und andere kreative Darstellungen

Andrea Caby und Filip Caby

In der Arbeit mit Einzelklienten, Paaren, Familien oder Gruppen hilft das Visualisieren von Personenkonstellationen dabei, Dynamiken von Systemen besser nachzuvollziehen, Perspektiven zu wechseln oder Lösungsansätze zu finden. Je nach Anliegen, individuellen Schwerpunkten und der jeweiligen Gesprächssituation können unterschiedliche Herangehensweisen gewählt werden, die neue Ideen und Impulse im therapeutischen Prozess ermöglichen, sowohl einmalig als Kurzintervention wie auch über mehrere Sitzungen hinweg. Von Vorteil sind dabei die große Benutzerfreundlichkeit, die Freiheit der persönlichen Ausgestaltung und die hohe Flexibilität der eingesetzten Mittel (vgl. ausführlich Caby u. Caby 2011a; Caby u. Caby 2011b).

System- oder Familienbrett – von klassisch bis kreativ

Das »Familienbrett« (Ludewig et al. 1983), auch »Systembrett« oder »Beziehungsbrett« genannt, hilft als ein wichtiges Medium, Beziehungsmuster zu visualisieren und mögliche Lösungsbilder zu entwerfen. Es besteht aus einem quadratischen Brett und rechteckigen (für männliche Personen) oder runden (für weibliche Personen) Holzelementen in mindestens zwei Größen (z. B. für Erwachsene und Kinder), mit deren Hilfe das manchmal komplexe Beziehungsgefüge eines familiären Systems abgebildet werden kann.

Man bittet den Klienten, für jedes Familienmitglied eine passende Figur oder einen passenden Gegenstand auszuwählen und auf dem Brett zu platzieren. Dabei kann der Klient den Figuren eine Stimme geben, sich in verschiedene Personen und Perspektiven hineinversetzen, Nähe und Distanz erleben oder »Lösungsbilder« inszenieren. Andere anwesende Systemmitglieder können direkt oder indirekt (z. B. durch zirkuläre Fragen) eingeladen werden, eigene Ideen zu äußern, die in die Darstellung integriert werden können.

Darüber hinaus können weitere Formen oder Farben zusätzliche Bedeutungen erhalten, z. B. die Ärztin, der Sozialarbeiter oder das »schwarze Schaf« der Familie. Bezüglich der Auswahl der Figuren sind allerdings keine Grenzen gesetzt: Ein ganz junger Patient stellte das Brett mit Autos voll, die einen verblüffenden Bezug zu den dahinter stehenden Personen hatten (mit »passenden« Automarken und jeweils zuordenbaren unterschiedlichen Charaktereigenschaften).

Auf der Metaebene kann nun über die Präsentation des Problemsystems kommuniziert werden. Neben der Möglichkeit, aktuelle Beziehungen und emotionale Befindlichkeiten aus der jeweiligen Sicht der Beteiligten abzubilden, bietet das Systembrett auch die Option, mit hypothetischen Annahmen zu spielen. Wünsche oder alternative Wirklichkeiten können damit figürlich darstellt werden, etwa als Lösungsaufstellungen: *»Wenn diese Figur nicht hier, sondern dort stünde, wie würden Sie reagieren? Was muss in Ihrer Realität passieren, damit es dem möglichst nahekommt?«* Usw.

Die genaue Beobachtung der Auswahl und Platzierung der Figuren ist von entscheidender Bedeutung, liefert sie doch wesentliche Hinweise für Nachfragen oder Kommentierungen. Ein erster Anknüpfungspunkt sind ungewöhnlich erscheinende Aktionen, Unsicherheit oder die Herangehensweise insgesamt – ist sie flüchtig, oder braucht sie viel Zeit, vollzieht sie sich mit großer Präzision, mit viel Ausprobieren und Variationen, oder erscheint sie eher ideenlos?

Auch wenn kein Brett zur Verfügung steht, kann kreativ mit der Grundidee gearbeitet werden. Als Vorlage kann z. B. ein großes Blatt Papier, eine Tischoberfläche oder ein Tablett dienen. Die Figuren können durch alles ersetzt werden, was in der Fantasie der Anwesenden als passend erscheint: Schach- oder Spielzeugfiguren, Natur- oder Glassteine, Muscheln, Stifte oder andere Schreibtischgegenstände, Gummibärchen, Bonbons oder Ähnliches. Nicht nur bei Kindern beliebt ist auch etwa die Verwendung bunter Schokolinsen. (Annika, neun Jahre, wollte sich nicht auf das Brett festlegen lassen: Sie nutzte den ganzen Raum und suchte sich Plüschtiere aus, um ihre Familie darzustellen. Es entstand ein sehr lebendiges Bild, bei dem auch die Eltern gut »mitspielen« konnten.)

Eine schematische Zeichnung oder ein Foto der Szene hilft beim Folgetermin, wieder an die Skulptur anzuknüpfen und sie mit weiteren Fragestellungen zu verbinden.

Während die Holzfiguren oder andere Repräsentanten auch für die Genogrammarbeit eingesetzt werden können (vgl. Abschn. 2.3.3), kann das Brett auch als Bühne für Metaphern genutzt und z. B. mit Ressourcenkarten oder Komplimentensteinen kreativ ergänzt werden.

Lösungen oder Erfolge visualisieren

Lösungsfiguren, Erfolge oder auch das »Problem« lassen sich darüber hinaus in konkreter Form mithilfe von Knetmasse oder anderer im Raum vorhandener Gegenstände aufstellen, die auf kreative Weise integriert werden können. Diese Techniken haben sich insbesondere bei der Arbeit mit Kindern und Jugendlichen bewährt.

Therapieerfolge können stärker verankert werden, wenn man sie über das Gespräch hinaus in besonderer Weise markiert. Furman (2011) lässt Erfolge z. B. in Bild und Schrift dokumentieren; erreichte Ziele werden gemeinsam zelebriert, in Urkunden dargestellt und erhalten auf diese Weise einen besonderen Stellenwert.

Steiner und Berg (2011) laden jüngere Kinder gerne ein, aus bunten Holzbausteinen oder anderen Materialien, die jeweils einen spezifischen Erfolg darstellen sollen, »Erfolgstürme« zu bauen, durch die das Erleben von Selbstwirksamkeit bei den Klienten gestärkt wird.

Im Gespräch mit Kindern oder Jugendlichen, gegebenenfalls auch mit der Familie, wird nach den Fortschritten seit dem letzten Termin gefragt. Der Therapeut erwähnt kurz das letztmalige Anliegen und erkundigt sich nach den ersten Erfolgen. Mit den verschiedensten Dingen, die zur Verfügung stehen, können nun die beschriebenen Fortschritte visualisiert werden. Aus Gummibärchen oder Buntstiften könnte eine bunte Reihe gelegt werden. Kinder oder Jugendliche sind in der Regel sehr angetan von derartigen Versuchen und oft bereit, selbst Vorschläge zu machen, um das Bild zu ergänzen oder sogar zu Ende zu führen.

Ressourcenbrett (auch Ressourcenteppich oder -aufstellung)

In Anlehnung an das Familienbrett kann man auch mit Ressourcen als Figuren »brettspielen«: Ressourcen werden auf große Karten oder buntes Tonpapier geschrieben bzw. gemalt und je nach Größe auf einem Tisch, einem Brett oder im Raum wie ein Teppich ausgelegt. Man kann dann im Raum von Ressource zu Ressource wandern und sie reflektieren: *»Wo nutze ich diese Fähigkeit schon? Wo könnte ich sie noch einsetzen? Was wäre, wenn ich diese Fähigkeit auch noch hätte?«*

Die Ressourcenmannschaft

Für Sportbegeisterte oder Möchtegerntrainer kann man sich auch eine Fußball- oder Handballmannschaft ausdenken, deren Spieler die eigenen vorhandenen oder noch zu entwickelnden Ressourcen sind, die auf Kärtchen notiert werden. Je nach Herausforderung können bestimmte »Spieler« vorgerückt oder ausgetauscht werden gegen Reservespieler, die auf der Ersatzbank sitzen und darauf warten, zum Einsatz zu kommen. Mit dem Klienten wird erörtert, welche besondere Herausforderung er im Moment zu bewältigen hat. Gemeinsam wird darüber nachgedacht, welche Fähigkeiten zur Bewältigung dieser Herausforderung nun besonders gut zum Einsatz kommen könnten. Die Mannschaft kann auch für die nächsten Herausforderungen beibehalten werden. Dann wird überlegt, ob die gleichen Ressourcen vonnöten sind oder ob Ersatzspieler eingewechselt werden sollten.

Skulpturarbeit – Verstehen ohne Worte

Die Methode der Familienskulptur und ihrer Variationen hat sich in zahlreichen Settings bewährt (vgl. Abschn. 2.3.4).

Insbesondere komplexe Systeme oder Familien mit Anliegen, die bisher wenig greifbar waren, erhalten mithilfe dieser Technik die Möglichkeit, ihre aktuelle Situation und die individuellen Ansichten der Mitglieder darzustellen und darüber neue Perspektiven für alle Beteiligten zu eröffnen. Die Anwesenden erhalten die Aufgabe, ihr Beziehungsgeflecht im Raum in Form von Haltung, Gestik und Entfernung darzustellen. Ähnlich wie beim Familien- oder Systembrett kann man alle Gesprächsteilnehmer bitten, diese Skulptur gemeinsam zu erstellen, um Hinweise darauf zu erhalten, wie miteinander kommuniziert wird und sich bestimmte Dynamiken entwickeln. Man kann alternativ auch eine Person bitten, selbst den Bildhauer zu spielen, und dann die anderen einladen, ihre eigene Skulptur zu stellen oder zu imaginieren und die Unterschiede zu reflektieren. Diese Technik kann jederzeit und ohne großen Materialaufwand eingesetzt werden, man benötigt jedoch ausreichend Zeit, um bei Bedarf die entstehenden Themen aufgreifen zu können.

Die Therapeuten können Skulpturen auch nutzen, um einen Aspekt aus dem Gesprächsverlauf zu verdeutlichen: *»Darf ich Ihnen einmal kurz zeigen, wie ich die beschriebene Situation verstehe?«*

Steht eine Skulptur, erhalten die Gesprächsteilnehmer die Gelegenheit, eine Rückmeldung zu geben und gegebenenfalls Änderungswünsche vorzubringen. Kinder nutzen sehr gerne das Angebot, die Familienmitglieder anhand von Tieren, (Hand-)Puppen oder anderen Figuren darzustellen.

Als Therapeut begleitet man diesen Prozess, ohne einzugreifen. Lediglich in der Phase der Lösungssuche können leichte oder weniger leichte Veränderungen vorgenommen werden mit dem Zweck, weitere Lösungsideen beim Patienten zu generieren.

Diese Methode ist besonders interessant für Jugendliche, die sich in einer Konfliktsituation befinden und nicht in der Lage oder bereit sind, darüber mit der Familie oder anderen zu reden.

Ein Stuhl ist mehr als ein Stuhl: Arbeit mit Objekten

Beaulieu (2011) verwendet Stühle im Rahmen ihrer »Impact-Techniken« – darunter werden Interventionen verstanden, die eher überraschen und daher eindrücklicher wirken sollen.

Bei unserer Tätigkeit mit Klienten und ihren Systemen haben wir die nachfolgenden Vorgehensweisen erfolgreich angewandt: Einsatz von Stühlen in schwierigen Entscheidungssituationen, im Interview mit zirkulären Fragen, bei der Timeline-Technik (vgl. Abschn. 2.3.6), bei Familienskulpturen sowie beim Rollentausch von Klienten. Darüber hinaus können Stühle oder andere Gegenstände auch zur bildlichen Darstellung eines Problems (oder einer Lösung) genutzt werden. Grundsätzlich können sie bei vielen ungewohnten Interventionen hilfreich sein. Selbst in der Psychoedukation kann ein Stuhl ein geeignetes Objekt darstellen, Eltern Informationen auf eine ungewöhnliche, aber einprägsame Art zu vermitteln.

Bei schwierigen Entscheidungen oder »So-tun-als-ob-Aufgaben« kann der Einsatz von Stühlen helfen, die Situation zu verdeutlichen. Dabei können zwei oder mehr unterschiedliche Stühle die jeweiligen Möglichkeiten des Klienten darstellen, zwischen denen er sich entscheiden muss. Die Stühle können z. B. als »Ja-Stuhl« oder »Dafür!-Stuhl« bzw. als »Nein-Stuhl« oder »Dagegen!-Stuhl« benannt werden. Der Klient wird eingeladen, abwechselnd auf diesen Stühlen Platz zu nehmen, das jeweilige Erleben zu schildern und miteinander zu vergleichen, um sich in die Folgen seiner Entscheidung besser einfühlen zu können: *»Wie fühlt sich das an, wenn Sie nun auf diesem Stuhl Platz genommen haben?« »Was wäre anders, nachdem eine Entscheidung in diese Richtung getroffen wurde? – Was ist gut daran? Was fehlt vielleicht noch?«*

Der Einsatz von leeren Sitzgelegenheiten beim zirkulären Fragen gehört zum klassischen Repertoire eines Systemtherapeuten. Manchmal ist es besonders effektiv – weil überraschend –, wenn der Therapeut im Gespräch plötzlich aufsteht und die Anwesenden um Erlaubnis bittet, etwas an der Sitzordnung zu verändern. Der Vorschlag, etwas auseinanderzurücken oder einen weiteren Stuhl ganz bewusst hinzuzufügen, sorgt für eine Musterunterbrechung, führt Bewegung und ein Moment der Überraschung in die Situation ein und schafft Raum für Fragen wie: *»Wenn X jetzt auf diesem Stuhl hier neben Ihnen sitzen würde, was würde er/sie denn wohl dazu sagen?«*

Bei der Arbeit mit Lebenslinien – »Timeline« – können Stühle im Unterschied zu anderen Materialien schon wegen ihrer Größe hilfreich sein, indem sie z. B. als Hindernisse eingesetzt werden können, die es zu überwinden gilt. Ein Stuhl kann auch am Anfang oder Ende einer Lebenslinie ganz bewusst platziert werden mit dem Zweck, den Betrachter einzuladen, sich in aller Ruhe hinzusetzen und die Darstellung zu betrachten, etwa im Sinne eines Blicks »Zurück aus der Zukunft«: *»Mal angenommen, Sie würden eines Tages auf Ihr bisheriges Leben zurückschauen, was würde Ihnen in besonderer Weise in Erinnerung geblieben sein?«*

In der Teilearbeit kann man Stühle als Repräsentanten für die verschiedenen »inneren Stimmen« oder »Teile« nutzen. Dazu bittet man den Klienten, die einzelnen Stimmen, die er hinsichtlich seines Problems in sich vernimmt, zu identifizieren und für sie jeweils einen Stuhl auszusuchen und in die Mitte des Raumes zu stellen. Dann wird er gebeten, nacheinander auf diesen Stühlen Platz zu nehmen und mit den damit verbundenen Stimmen zu sprechen. Dabei können die Sitzgelegenheiten gegebenenfalls noch anders platziert oder umgedreht werden, bis diese Situation für den Klienten stimmig erscheint. Alternativ können auch größere Karten mit den Namen der einzelnen Teile verwandt werden, die auf die Sitzfläche gelegt werden. Auf diese Weise wird ein innerer Dialog externalisiert.

Ein Stuhl – oder ein anderes Möbel – kann dann z. B. als »externalisiertes« Problem in die Ecke gestellt, als »unliebsame Erfahrung« in den Keller gebracht oder im Extremfall verheizt werden. Man könnte den Stuhl in Papier einwickeln, einen Sack darüberstülpen oder vieles mehr – der Kreativität der Beteiligten sind keine Grenzen gesetzt. Für manche Klienten wirken viele dieser Ideen schon auf dem Papier oder in der Imagination hinreichend anregend und müssen gar nicht erst in die Realität umgesetzt werden. In einigen Fällen kann das bewusst erlebte Wegstellen des Stuhls aber durchaus eine nachhaltige Wirkung entfalten.

Auch bei der Stärkung der Fähigkeit zur Perspektivenübernahme in Familiensystemen können Stühle eingesetzt werden. Innerhalb eines Gesprächsverlaufes kann man die Klienten einladen, sich in die Rolle eines anderen Teilnehmers hineinzuversetzen und das auch mit einem Tausch der Stühle kombinieren. Die Klienten können dann gebeten werden, die übernommene Perspektive zu reflektieren: »*Wenn Sie nun auf dem Stuhl Ihres Partners sitzen und mal annehmen, an seiner Stelle am Gespräch teilzunehmen – was würden Sie gerne sagen?*«

Die Arbeit mit Stühlen ist nicht nur im therapeutischen Setting, sondern auch im Rahmen eines Einzel- oder Teamcoachings gut einsetzbar. Gemeinsam mit anderen Objekten oder Materialien stellen sie kreative Partner bei der Visualisierung von Systemen dar.

2.3.6 Die Arbeit mit der Zeitlinie (Timeline)

Hans Schindler

Die Idee zur Arbeit mit einer Zeitlinie, die von Klientinnen beschritten wird, stammt ursprünglich von Robert Dilts (Dilts 2006; Dilts, Smith u. Hallborn 2006), einem frühen Vertreter des Neurolinguistischen Programmierens (NLP). Schon bald fand diese Idee Anwendung im Rahmen systemischer Einzeltherapie und ist heute eine weitverbreitete Praxis vor allem in der Arbeit mit einzelnen Klientinnen. Die Arbeit mit der Zeitlinie verbindet in besonders produktiver Weise Ideen des Konstruktivismus mit erlebnis- und entwicklungsorientierten Grundüberlegungen.

Menschliche Realitätskonstruktionen haben eine zeitliche Dimension. Sie beziehen sich auf Gegenwart, Vergangenheit oder Zukunft. Darüber hinaus haben sie eine emotionale Qualität, die in unterschiedlicher Intensität als positiv oder negativ empfunden wird.

Bei der Zeitlinienarbeit handelt es sich nicht um eine Methode im engeren Sinn, sondern um eine flexible, für die jeweilige Situation zu konkretisierende Imaginationsübung über alle Zeitdimensionen, die das emotionale Erleben der Klientinnen meist intensiviert und durch den Prozess des gemeinsamen Handelns auch zu einer Intensivierung der Therapeutinnen-Klientinnen-Beziehung führt und eine gute affektive Rahmung des Veränderungsprozesses begünstigt (Hildenbrand u. Welter-Enderlin 1998).

Welche Anwendungspotenziale stecken in der Zeitlinienarbeit? Sie ermöglicht:

- einen Zugang zur emotionalen Seite von aktuell erlebten, früher erfahrenen und für die Zukunft fantasierten Ereignissen
- das Herausarbeiten und Konkretisieren von Zielen
- die Entwicklung von Teilzielen und nächsten Schritten
- das unmittelbare Erspüren von Ressourcen zur Bewältigung aktueller und zukünftiger Herausforderungen
- Entscheidungen in Situationen mit mehreren möglichen Zukunftsplänen
- eine symbolische Vergangenheitsbewältigung
- die Entwicklung einer emotionalen Landkarte der eigenen Biografie.

Die praktische Durchführung einer Zeitlinienarbeit

Im Folgenden werden die praktischen Überlegungen zur Zeitlinienarbeit vorgestellt (ausführliche Fallvignetten finden sich in Schindler 1995, S. 56 f., 58 f.; 2002, S. 475 ff.; vgl. auch Grabbe 2003).

Die Therapeutin bittet ihre Klientin aufzustehen und schlägt ihr eine Zeitlinienarbeit vor. Meist ist es nicht nötig, dies umfangreich zu erklären und zu begründen. Die Klientin wird dann gebeten, sich für eine Richtung im Raum als Vergangenheit und eine andere Richtung als Zukunft zu entscheiden und damit eine Linie zu definieren. Prinzipiell kann diese Linie auch gekrümmt sein, die Richtungen können mit Symbolen versehen und Seile können ausgelegt werden, das muss aber nicht sein. Je kleiner die Räumlichkeiten, desto kleiner ist die Zeitlinie – die Arbeit ist auch unter beengten Bedingungen möglich.

Die zweite Entscheidung betrifft die Markierung eines Punktes als Gegenwart. Eine dritte Festlegung benennt einen neutralen Punkt im Raum, der als »sicherer Ort« dienen soll. Von dort aus kann die Klientin sich von starken Gefühlen distanzieren und »von außen« auf ihre Zeitlinie blicken.

Gemeinsam stellen sich dann Klientin und Therapeutin nebeneinander auf den Gegenwartspunkt und schauen parallel in Richtung Zukunft. Dieses Nebeneinander- statt Gegenüberstehen erleichtert es den Klientinnen, sich auf ihr inneres Erleben zu konzentrieren. Gleichzeitig soll die körperliche Nähe Sicherheit vermitteln. Die Therapeutin bittet die Klientin zu schildern, wie es ihr hier und jetzt geht. Nachfragen helfen, das Thema, um das es sich bei der Klientin handelt, zu konkretisieren und das Erleben möglichst genau zu beschreiben. Je klarer und eindeutiger ein Thema, die anstehende Entwicklungsherausforderung oder die zu bewältigende Krise formuliert wird, umso sicherer lassen sich relevante Punkte in der Zukunft und der Vergangenheit benennen, die in der weiteren Arbeit bedeutsam werden.

Bei der Beschreibung des emotionalen Erlebens kann es sinnvoll sein nachzufragen, wie und wo sich dieses Gefühl körperlich manifestiert. Gerade solche Nachfragen können dazu beitragen, die Klientinnen noch besser auf den eigenen Erlebnisprozess zu fokussieren.

Dabei sind einige wichtige Durchführungsüberlegungen zu beachten: Die Klientinnen sollen, wenn sie sich auf einzelnen Punkten der Vergangenheit oder Zukunft positionieren, immer die Gegenwartsform gebrauchen. Als Begleiterin kann man das vormachen: *»Wir sind jetzt an der Stelle Ihres Lebens, an der Sie gerade … erleben. Bitte beschreiben Sie, was jetzt gerade passiert und wie sich das anfühlt.«* Wenn die Klientinnen nach drei oder vier Interventionen dieser Art nicht in eine Präsenssprache finden, ist es aber wichtiger, die Kooperationsbereitschaft zu erhalten, als auf einer optimalen Umsetzung der Idee zu bestehen.

Nachdem Ereignisse, Gefühle etc. in der Vergangenheit und der Zukunft »nachgespürt« wurden, endet die Zeitlinienarbeit immer in der Gegenwart, indem man auf den Ausgangspunkt zurückkehrt. Dann wird noch einmal nachgefragt, was sich im Vergleich zum Beginn der Arbeit verändert hat. Ein Beenden der Übung am Punkt einer positiven Zukunftsfantasie birgt die Gefahr, sie nicht an den aktuellen Realitätskontexten abgeglichen zu haben.

Wichtig ist es, alle Schritte, die sowohl in die Vergangenheit als auch die in die Zukunft führen, gemeinsam zu machen. Manchmal ist es auch wichtig, dass die Therapeutin in einer Situation, in der die Klientin ängstlich und zögerlich ist, sie behutsam mit Themen aus der Vergangenheit konfrontiert, mit ihr zu unsicheren Punkten in der Zukunft geht oder die Initiative ergreift und ganz leicht »vorangeht«. In Situationen, in denen man den Mut der Klientin spürt, den nächsten Schritt zu gehen, ist es gut, ihr die Initiative zu überlassen und zu folgen.

Ist das Thema in der Gegenwart herausgearbeitet und das emotionale Erleben besprochen, ist es meist sinnvoll, nach dem nächsten Ziel zu fragen und danach, was momentan fehlt oder hinderlich ist, dieses Ziel zu erreichen. Geht es um eine Entscheidungssituation, so werden die verschiedenen Alternativen mit den vermuteten (positiven und negativen) Konsequenzen beschrieben. Auch hier ist die Konzentration auf den Erlebensaspekt ein wichtiger Teil. Dabei sind neben den verbalen Ausführungen der Klientinnen auch die Körperwahrnehmungen der Therapeutin eine wichtige Ergänzung. Sie erfasst visuell den Körperausdruck der Klientin aus den Augenwinkeln und nimmt die Gefühle wahr, die sich vom Körper der neben ihr stehenden Klientin auf sie übertragen.

Meist ist es nicht sinnvoll, diese Wahrnehmung zu verbalisieren, vor allem, wenn der körperliche Ausdruck nicht in Übereinstimmung mit der verbalen Beschreibung steht. Wird dies doch getan, sollte auf eine wertschätzende Art und Weise geachtet werden. Solche Wahrnehmungen helfen der Therapeutin aber in jedem Falle einzuschätzen, ob schon Schritte in die Zukunft möglich oder noch »Vorarbeiten« notwendig sind.

Die Vergangenheit nutzen

Die oben angesprochenen Vorarbeiten beziehen sich auf Schätze und Belastungen aus der Vergangenheit. Hat es in Bezug auf die Herausforderung, das Thema oder die Krise in der Vergangenheit vergleichbare Situationen gegeben? Gibt es unbewältigte Belastungen aus der Vergangenheit, die die Handlungsmöglichkeit der Klientin aktuell einschränken? Das gemeinsame Zurückgehen zu diesen Punkten setzt das Einverständnis der Klientin voraus und hat weder Regression noch Katharsis zum Ziel.

Gesucht wird nach Bewältigungsressourcen aus der damaligen Zeit, danach, was die Klientin damals gebraucht hätte und von wem sie sich etwas gewünscht hatte. Es kann wichtig sein, einen Zeitpunkt in der Vergangenheit zu suchen, zu dem (noch) alles in Ordnung war. Andere wichtige Punkte, die aufgesucht werden können, sind Episoden und Ereignisse, die als Ausnahmen oder Erfolge erlebt wurden, auch wenn sie nicht unmittelbar thematisch zu den aktuellen Fragen passen. Ganz allgemein sollen »Lösungserfahrungen« aus der Vergangenheit gesucht werden, damit sie in der Gegenwart und Zukunft nutzbar gemacht werden können.

Wenn diese Erfahrungen und die dazugehörenden Gefühle »eingesammelt« wurden, lässt sich erneut gemeinsam aus der Gegenwart in die Zukunft blicken. Man kann dann nach vorn gehen oder stellt fest, dass ein anderer wichtiger Aspekt bisher unberücksichtigt geblieben ist. In diesem Fall ist es sinnvoll, mit diesen Überlegungen erneut in die Vergangenheit zu gehen und eine weitere Schleife zu drehen.

Handelt es sich um ein Entscheidungsproblem in Bezug auf die Zukunft, kann es sinnvoll sein, nach vergleichbaren Erfahrungen in der Vergangenheit zu fragen, entscheidungsleitende Determinanten und Vorannahmen zu thematisieren und ihre Entstehungsorte auf der Zeitlinie aufzusuchen mit dem Ziel, ihre emotionale Bedeutung zu reflektieren und u. U. zu relativieren.

Wenn traumatische Vergangenheitserfahrungen in diesem Prozess eine Rolle spielen, ist eine vorsichtige Annäherung ganz besonders wichtig. Vom eingangs festgelegten sicheren Punkt außerhalb der Zeitlinie aus können Überlegungen entwickelt werden, auf welche Weise man sich diesem Ereignis sinnvoll nähern könnte. So können z.B. am Endpunkt (»… wo es aufgehört hat«) Ressourcen gefunden werden, etwa wenn die Klientin aktiv etwas dazu beigetragen hat, jene Situation zu beenden.

Es ist auch möglich, gemeinsam um das traumatische Ereignis einen »Umweg« zu machen, um zu prüfen, ob sich der Prozess dann anders anfühlt. Auch diese Gefühle können als hilfreiche Ressourcen genutzt werden.

Die Zukunft begehen

Für nun mögliche Schritte in die Zukunft können alternative Vorgehensweisen gewählt werden. In Hinblick auf konkret vorgestellte Ereignisse kann die Imagination einzelner Schritte dorthin angeregt werden *(»Wenn Sie nun in der nächsten Woche Ihre Mutter treffen werden, stellen Sie sich das konkret vor, und machen Sie einen Schritt dorthin«)*. Oder es kann mit einer eher offenen Anleitung eine allgemeine Zukunftsorientierung gefördert werden *(»Zwei Schritte nach vorn und schauen, was dann passiert!«)*. Die Erfahrung, in der Imagination einen Schritt in die Zukunft gemacht zu haben, löst meist positive Gefühle aus. Sollte dem nicht so sein, ist noch etwas aus der Vergangenheit zu klären. Dann heißt es in der Regel, noch einmal gemeinsam zurückzugehen und dies zu recherchieren.

Es kann vorkommen, dass mehrere solcher Zukunft-Vergangenheits-Schleifen notwendig sind. Dies liegt dann nicht an der »Widerständigkeit der Klientin« oder der »Unfähigkeit der Therapeutin«, sondern lässt sich als ein Prozess verstehen, in dem unterschiedliche Biografiekonstruktionen nacheinander re- bzw. umkonstruiert werden müssen. Geduld und Mutmachen zahlen sich am Ende aus.

Zu einem weit in der Zukunft liegenden Punkt zu gehen (etwa dem 60., 70. oder 80. Geburtstag), um von da aus auf die Lebenslinie und die aktuellen Probleme zurückzublicken, schafft oft neue Energie und eine Relativierung des aktuell Erlebten. Auch hier ist es wieder wichtig, die Gefühle und ihre Repräsentation im Körper genau zu erfragen.

Zum Schluss geht es dann zurück in die Gegenwart mit der Frage, ob und wie sich das Problemerleben nun anders als zu Beginn der Zeitlinienarbeit anfühlt.

Haben die Therapeutin und die Klientin wieder Platz genommen, ist es nicht sinnvoll, den Prozess nachzubesprechen. Stattdessen sollte in der folgenden Sitzung über die Nachwirkung der Übung und neu aufgekommene Fragen und Gefühle gesprochen werden. Es kann auch hilfreich sein, bestimmte Punkte nachzuarbeiten. Die Klientinnen haben in der Regel eine genaue Erinnerung daran, welches die Punkte waren, an denen sie dies oder jenes gefühlt haben. Sie berichten oft, dass sie sowohl diese Gefühlsintensität im Erleben als auch den kurzfristigen Wechsel von Gefühlen durch kleine Schritte im Raum in der Zwischenzeit wieder haben abrufen können.

Sollten Klientinnen mit der Zeitlinienarbeit überhaupt nichts anfangen können, ist es wichtig, dass die Therapeutin die Verantwortung für den Prozess übernimmt und einräumt, dass sie die Situation falsch eingeschätzt hat, damit die Klientin möglichst davor bewahrt wird, sich selbst Unfähigkeit oder Versagen vorzuwerfen.

Wofür kann diese Arbeit hilfreich sein?

Durch die Zeitlinienarbeit gelingt es vielen Klientinnen, aus einem emotionalen Erinnerungsknäuel eine differenzierte und kohärente Biografiegeschichte zu entwickeln. Mit anderen Worten formuliert: Sie verstehen sich selbst besser und können daraus entsprechende Konsequenzen ziehen. Es werden sowohl emotionale Bewegungen wie auch Reflexionsprozesse angestoßen.

Die synchrone Bewegung auf der Zeitlinie der Klientin hat eine emotionale Intensivierung der Klientinnen-Therapeutinnen-Beziehung zur Folge. Dies entspricht den Untersuchungsergebnissen von Ramseyer (2010), der in einer Analyse die Auswirkung der gemeinsamen Bewegungen von Klientinnen und Therapeutinnen in Therapien untersucht hat. Er konnte zeigen, dass »Dyaden mit hohen Synchronisationswerten einen besseren Therapieerfolg aufweisen« (ebd., S. 22). Die äußerliche Bewegungssynchronisation geht mit einer emotional-affektiven Synchronisation einher. Schon Levold (1998a) hat auf die positive Bedeutung von Affektabstimmungen im Therapieprozess hingewiesen.

2.3.7 Reflektierendes Team

Filip Caby

Die Methode des reflektierenden Teams wurde vom norwegischen Psychiater und Psychotherapeuten Tom Andersen (1936–2007) entwickelt und 1987 erstmals der

Öffentlichkeit vorgestellt (Andersen 2011). Sie verdankt sich unmittelbar der systemischen Epistemologie sozialkonstruktionistischer Prägung und ist damit ein genuin systemisches Instrument, das schnell im systemischen Feld bekannt wurde. Mittlerweile wird es auch in vielen Anwendungsfeldern eingesetzt, die mit dem ursprünglichen therapeutischen Kontext nicht viel gemein haben, bis hin zur Ausbildung von Managern in Business Schools (vgl. Griffith 1999).

Entstehung

Die Entwicklung der Grundideen des reflektierenden Teams begann bereits 1981 aus einer Unzufriedenheit mit dem Teamansatz der Mailänder Gruppe (Selvini Palazzoli et al. 2011) heraus. Zwar spielten auch hier die Diskussionen im Team eine zentrale Rolle, allerdings waren erstens die Klientenfamilien aus diesen Diskussionen ausgeschlossen, und zweitens lief das Ergebnis immer auf eine Festlegung des Teams auf einen Abschlusskommentar hinaus, der der Familie am Ende mitgeteilt wurde. Andersen (1992) und seine Kollegen suchten nach einer Möglichkeit, die Familien an ihren Diskussionen im Team teilhaben zu lassen, hatten aber Sorge, dass die Familien diese Diskussionen falsch aufnehmen und dadurch entmutigt werden könnten. Es brauchte noch vier Jahre zwischen den ersten Ideen und der ersten spontanen Umsetzung, welche Andersen folgendermaßen beschrieben hat:

> »Einige Jahre zuvor hatten wir einen jungen Familientherapeuten supervidiert, der wiederholt in den Pessimismus der von ihm interviewten Familie hineingezogen wurde. Wir drei Beobachter hinter der Einwegscheibe riefen ihn dreimal heraus, um ihm optimistischere Fragen vorzuschlagen, aber jedes Mal zog ihn die Familie wieder in ihren Pessimismus zurück. Wir wussten, dass in beiden Räumen Mikrofone und Lautsprecher installiert waren und fragten, ob die Familie und der Interviewer uns dreien beim Gespräch zuhören wollten. Beleuchtung und Ton wurden umgeschaltet, und die Familie und der Interviewer sahen und hörten das Team in einer positiveren Weise über die Familie reflektieren. Dann wurden Beleuchtung und Ton zurückgeschaltet, und das Familiengespräch ging in einem optimistischeren Stil weiter. Als wir später diese Innovation diskutierten, war eindrucksvoll, wie allen der Prozess des Reflektierens gefallen hatte. Der Familie gefiel es, dem Interviewer und dem reflektierenden Team gefiel es – und allen, mit denen wir darüber sprachen, gefiel es. So begann das ›reflektierende Team‹« (Andersen 1987, S. 415; Übers.: T. L.).

Das daraus resultierende und seitdem praktizierte Standardsetting sieht eine Interviewsequenz eines Klientensystems mit einem Interviewer vor, die von einer Gruppe von Beobachtern (hinter einer Einwegscheibe oder im Raum) beobachtet wird:

> »Jedes Mitglied des reflektierenden Teams hört der Konversation schweigend zu. Die Mitglieder sprechen nicht miteinander, sondern jeder redet mit sich selbst, indem er sich Fragen stellt. Sie fragen sich, wie die Situation oder das Problem, das das System vorstellt, ergänzend zur vorgetragenen Beschreibung beschrieben werden kann. Wie kann die Lage oder das Problem zusätzlich zu den vorgebrachten Erklärungen erklärt werden?

> Nach einiger Zeit bietet das Team seine Ideen an, wenn das Interviewteam einverstanden ist. Dann reden die Teammitglieder miteinander über ihre Einfälle und Fragen zum dargestellten Problem, während die Mitglieder des Interviewsystems ihnen zuhören. Mit anderen Worten: Jedes Teammitglied liefert seine Version der definierten Probleme« (Andersen 2011, S. 55).

Nach einer Zeit des Zuhörens geht die Initiative wieder auf das Interviewsystem über, welches wiederum die Reflexionen des reflektierenden Teams reflektiert.

Haltung

Was Tom Andersen auszeichnete, war seine stille Begeisterung für Menschen, für ihr Leben und dafür, wie sie versuchen, es zu meistern. Das äußerte sich in der großen Vorsicht, die er sowohl Patienten als auch Kollegen entgegenbrachte. Das wird auch sehr deutlich in seinen Guidelines, die er für den Einsatz des reflektierenden Teams zusammenstellte (Andersen 1995):

(1) Ich kann über alles sprechen, das ich gehört habe.
(2) Ich kann über einiges reden, das ich gesehen habe, aber nicht über alles, weil ich möglicherweise etwas gesehen habe, das die Systemmitglieder nicht zeigen wollten.
(3) Wenn ich kommentiere, dann immer in der Frageform.
(4) Wenn das Team im Raum sitzt, frage ich die Familienmitglieder, ob sie unsere Reflexionen hören wollen. Das ist nicht selbstverständlich.
(5) Dann sage ich Folgendes: »Machen Sie, was Sie wollen: Hören Sie zu oder auch nicht, erholen Sie sich, oder machen Sie etwas anderes (uns unterbrechen, den Raum verlassen …).« Das Team soll auch nicht mit den Therapeuten oder mit den Familienmitgliedern reden oder sie anschauen, nur so können diese tun, was sie wollen.
(6) Jeder sollte die Gelegenheit haben, etwas zum Gesagten zu sagen.
(7) Jeder sollte die Gelegenheit haben, zum Gesagten nichts zu sagen.
(8) Jeder sollte die Gelegenheit haben, das zu sagen, was er sagen will.

Respekt und Vorsicht gibt Andersen – zwar behutsam, aber sehr deutlich – als Haltung vor, mit der das Reflektieren stattzufinden hat. Diese Haltung steht in Übereinstimmung mit den Werten, die dem systemischen ressourcen- und lösungsorientierten Ansatz zugrunde liegen.

Von entscheidender Bedeutung ist die Regel, dass Kommentare grundsätzlich nicht als Aussagen, sondern immer als Fragen formuliert werden. Das Kommentieren in der Frageform erlaubt es, Hypothesen in den Raum zu stellen, die nicht auf Annahme oder Ablehnung hinauslaufen, sondern dazu anregen sollen, Dinge neu zu betrachten und den Fächer der in Erwägung gezogenen Möglichkeiten zu erweitern (vgl. Rhodes et al. 2011).

Wirkung

Herstellung von Kontakt auf Augenhöhe: Für Andersen ist mit der Einführung des reflektierenden Teams eine Veränderung in der Machtbalance des therapeutischen Gesprächs verbunden. Dabei findet eine Verschiebung von Hierarchie – die Therapeuten »regieren« das Gespräch »von oben« – hin zu Heterarchie statt: Die Beteiligten reflektieren gemeinsam. Der Dialog zwischen ihnen findet auf Augenhöhe statt. Das bedeutet auch, dass keine zum Ausdruck gebrachte Sichtweise einen Überlegenheitsstatus in Anspruch nehmen kann. Zweitens finden statt *outer talks* nun *inner talks* statt, bei denen die Therapeuten nicht mehr von »außen« intervenieren. Es wird miteinander über das Gespräch nachgedacht, es werden Inhalte gefiltert und angereichert durch das gezielte Beobachten des Beobachters.

Kontextualisierung: Das Reflektieren erzeugt einen Kontext der Beobachtung, in der alle Beteiligten Beobachter der anderen wie auch ihrer selbst sind. Das Setting des Reflektierens ermöglicht mit der Einbeziehung aller als Beobachter eine neue Qualität des Gespräches. Da die Reflexionen durch die Position des Beobachters bestimmt und als innerer Dialog des Beobachters kommuniziert werden, sind sie zwangsläufig einmalig und nicht wiederholbar. Im günstigen Fall kontrastieren die Reflexionen optimal.

Neufokussierung: Das Reflektieren soll den Fokus der Klienten erweitern. Es ist einerseits eine Einladung, Dinge aus einer anderen Perspektive zu sehen, und andererseits der Versuch, einen Unterschied zu der bisherigen Sichtweise zu erzeugen. Da diese Einladungen in der Möglichkeitsform angeboten und nicht mit einer Bewertung verbunden werden, wird es für die Betroffenen leichter, alternative Sichtweisen zumindest zur Kenntnis zu nehmen. Die Unterschiede machen letztendlich die Veränderung aus: Nach dem Reflektieren können die Dinge nicht mehr sein wie vor dem Reflektieren.

Hyperfokussierung: Andersen macht keine Vorgaben, mit welchem Fokus beobachtet oder reflektiert werden soll. Grundsätzlich kann über alles, das beobachtet wurde, reflektiert werden, den nötigen Respekt vorausgesetzt. Es kann allerdings auch vereinbart werden, auf bestimmte Aspekte der beobachteten Kommunikation zu achten und darüber zu reflektieren. Dann wird der Fokus der Beobachter automatisch darauf fixiert, und alles andere wird herausgefiltert bzw. nicht beachtet.

Erzeugung neuer Realitäten: Das Reflektieren betrifft nicht nur das Beobachtete, sondern bezieht automatisch die bisherigen Kontexte der Beobachter mit ein und löst innerhalb dieser alten Kontexte neue Ideen aus. Die Beobachtung wird vom aktuell stattfindenden Prozess auf den eigenen Kontext ausgedehnt und dieser dadurch zwangsläufig verändert. Das Reflektieren geht damit weit über das bloße Beobachten und über das Kommunizieren über ein gewisses Thema hinaus. Die Möglichkeit des Reflektierens verdichtet das Beobachtete oder das Kommunizierte, erlaubt die Verbindung mit vorhandener Erfahrung und bestehendem Wissen und ermöglicht dadurch den Übergang des Neuen in den eigenen Kontext.

Verschiedene reflektierende Settings

Grundsätzlich gibt es kaum Settings – auch weit über das therapeutische Wirken hinaus –, in denen nicht reflektiert werden kann. Hier seien einige bisherige und künftige Einsatzmöglichkeiten benannt.

Der Klassiker – das Reflecting Team (RT), die Profi-Experten: Dieses bereits eingangs beschriebene Setting stellt Patienten, Lernende und Experten auf eine Ebene. Die Beobachter sind zwar als »Experten« anwesend, die Beobachteten sollen sich aber nicht belehrt fühlen, die neuen Ideen aufzugreifen. Der Tenor liegt aber noch in der Idee »professioneller Hilfe«, es werden Ideen eingebracht, die das »Patientensystem« weiterbringen sollen.

Reflektierende Familien (RF) – die Laienexperten (F. Caby 2008): Beim Setting der »reflektierenden Familie« werden die Familien als die Experten betrachtet, die miteinander über ein Thema kommunizieren. An dem Prozess sind meistens zwei, manchmal auch drei Gruppen von Familien beteiligt. Im ersten Gesprächsabschnitt beobachtet Gruppe 2 die Kommunikation in Gruppe 1 zu einem bestimmten Thema. Im zweiten Abschnitt reflektiert Gruppe 2 lösungs- und ressourcenorientiert das im ersten Abschnitt Beobachtete. Im dritten Abschnitt reflektiert Gruppe 1 die Reflexion von Gruppe 2. Die Aufgabe des Therapeuten in diesem Setting ist es lediglich, das Gespräch im Fluss zu halten und darauf zu achten, dass die Lösungs- und Ressourcenorientierung nicht verloren geht. Die Aufgabe wird aber häufig von den Reflektierenden selbst übernommen. Im Unterschied zum reflektierenden Team sind die Klienten für den Prozess selbst verantwortlich. Dieses Setting kann gut im Rahmen einer Multifamilientherapie oder im Kontext einer Klinik eingesetzt werden, in der ganze Familien aufgenommen werden können oder regelmäßig zu gemeinsamen Sitzungen eingeladen werden (vgl. auch Abschn. 2.2.3).

Die Tagung reflektieren: Bei Tagungen und Kongressen ist es oft wichtig, dass der inhaltliche Gewinn des Tagungsgeschehens für die Teilnehmer deutlich wird. Das reflektierende Setting hat sich auch hier bewährt: Die Teilnehmer werden gebeten, zum Abschluss in einigen wenigen Gruppen miteinander über unterschiedliche Tagungsthemen zu reflektieren. In allen Gruppen finden sich die drei geschilderten Gesprächsabschnitte wieder: Im ersten diskutieren die Teilnehmer die Ergebnisse, im zweiten reflektieren die Beobachter sie, und im dritten konzentrieren alle gemeinsam das Geschehen auf eine zusammenfassende Botschaft, eine »take-home message«.

Es gibt darüber hinaus noch viele *weitere Anlässe*, das reflektierende Setting zu nutzen:

- Bei Fallbesprechungen oder Therapieplanungsgesprächen können sich die Teilnehmer in Beobachter und Beobachtete aufteilen, um die Vielfalt möglicher Beobachtungen zu gewährleisten und der Tendenz einer zu frühen Einigung zu widerstehen.

- In Supervisionsgruppen kann das reflektierende Team ebenfalls neue oder bislang zu kurz gekommene Aspekte beleuchten und einbringen.
- Schulklassen können ein Klassenthema zum Gegenstand einer Reflexion machen, wenn sie Erfahrungen mit dem Setting gewonnen haben. Auch die Reflexion von Unterrichtsinhalten im Verlauf von Lernprozessen kann Gegenstand eines reflektierenden Settings sein (vgl. Griffith 1999).
- Generell kann dieses Setting für Teams in Kliniken, Schulen, Unternehmen und anderen Organisationen eine Hilfe sein, die eigene Praxis zu überdenken und Raum für die Wertschätzung von neuen Ideen geben.
- Befremdlich mag die Reflexion mit dem Einzelklienten wirken. Allerdings ermöglicht es die Technik der »Teilearbeit« (Schwartz 2011), bei der mit unterschiedlichen »Anteilen« der Klienten als Mehrpersonensystem gearbeitet wird, ohne Weiteres, diese Anteile auch als Beobachter und Teilnehmer eines Reflexionssettings anzusprechen. Dieser Ansatz kann auch mit der Externalisierungstechnik (vgl. Abschn. 1.3.10) kombiniert werden.

Wie man sehen kann, hat sich die Methode des reflektierenden Teams im systemischen Feld einen wichtigen Platz – weit über die ursprüngliche therapeutische Arbeit hinaus – erobert. Sie ist äußerst vielseitig einzusetzen und ermöglicht immer wieder erstaunliche Entwicklungen. Darüber hinaus ist sie ein gutes Beispiel dafür, wie die systemische Epistemologie mit einer klinischen Perspektive, die aus der Erkenntnis der Subjekt- und Kontextabhängigkeit der Konstruktion von Problemen, Diagnostik und Behandlung radikal neue Schlüsse zieht, nicht nur bestehende Techniken und Methoden adaptieren, sondern genuin neue Vorgehensweisen generieren kann, ähnlich wie das zirkuläre Fragen. Beide verknüpfen in der Kommunikation unterschiedliche Kontexte, woraus sich wiederum veränderte Kontexte ergeben. Gleichzeitig kann das Reflektieren als perfektes Beispiel für die Haltung gelten, die mit der systemischen Therapie einhergeht. Es bringt die Wertschätzung für Unterschiede zum Ausdruck, die Unterschiede machen.

Woran es allerdings bislang noch fehlt, ist eine ausreichende und systematische Forschung zur Evaluation des reflektierenden Teams in unterschiedlichen Settings.

2.3.8 Videobasierte Beratung und Therapie

Christian Hawellek

Einleitung

In verschiedenen Arbeitsfeldern der psychosozialen Beratung und Therapie werden Videoaufnahmen sowohl explorativ als auch therapeutisch genutzt, wobei beides nicht ohne Weiteres zu trennen ist. Auch wenn die Unterscheidung zwischen Exploration und Intervention in der systemischen Therapie an Bedeutung verloren hat, da Explorationen zugleich auch als Interventionen wirken und umgekehrt (vgl. etwa Prior 2012), sind die Anfänge von Beratungsprozessen eher davon geprägt, sich ein genaueres Bild von den Klienten und dem »Problem« zu verschaffen. Dieses respektvolle Sichkundigmachen geschieht zumeist durch Befragungen seitens des Beraters und durch Schilderungen und Berichte seitens der Klienten. Insbesondere dort, wo verbalen Fragen, Klärungen und Interventionen Grenzen gesetzt sind, beispielsweise in der frühen Erziehungs- und Entwicklungsberatung, werden videogestützte Methoden verwendet.

Zu den bekannteren Methoden gehören das Video Home Training (VHT; Schepers u. König 2000) und die Marte-Meo-Methode (Aarts 2009; Bünder et al. 2009; Hawellek u. von Schlippe 2011; Hawellek 2012). Beide Methoden ähneln einander und entstammen dem holländischen »Orion-Projekt« (Näheres dazu in Bünder, Sirringhaus-Bünder u. Helfer 2009). Die Beziehung dieser beobachtungsgeleiteten Ansätze zur systemischen Therapie und Beratung wurde verschiedentlich thematisiert (Hawellek 2011, 2012; Hawellek u. von Schlippe 2011; Bünder, Sirringhaus-Bünder u. Helfer 2009).

Videobasierte Beratung[29]

Üblicherweise stehen am Beginn eines Beratungs- und Therapieprozesses die Klärung der Anlässe, Anliegen und Aufträge sowie die Erarbeitung eines Kontraktes. Dabei vollziehen sich Problembeschreibungen wie auch die Interventionen in der Form von *Gesprächen*. Ausgangspunkt ist das *erzählte Problem*. In beobachtungsgeleiteten, videobasierten Beratungen wird das Beratungsgespräch erweitert. Neben den Berichten »über« das Problem betritt – bildhaft ausgedrückt – das Problem selber die Szene. Dies geschieht in Form einer Videodokumentation von Alltagssituationen, in denen das Problem aufgetreten ist, auftreten konnte oder zu erwarten war.

In der Beratung wird die Videoaufnahme gemeinsam betrachtet und besprochen. Die präsentierten Bilder und Szenen bilden den gemeinsamen Beobachtungsfokus von Beraterin und Klientin und damit den wesentlichen Bezugspunkt des Beratungsgespräches.

Beobachtungskontext »Alltag«

Erziehungs- und Familienberater kennen Sätze wie diese: *»Hier spielt er ganz ruhig und friedlich, aber Sie müssten einmal sehen, wie es zu Hause zugeht, wenn er sich mit seiner Schwester streitet.«* Manche Klientinnen legen es selber nahe, und vielen Klienten leuchtet es unmittelbar ein, dass es Sinn hat, »sich selbst ein Bild zu machen«, bevor man »nur« über das Problem spricht. Sie fühlen sich ernst genommen, wenn sie er-

29 Aus Gründen der schreibökonomischen Vereinfachung werden »Therapien« nicht gesondert erwähnt. Sie sind aber jeweils mitgemeint und werden in diesem Zusammenhang als Sonderformen von Beratung verstanden.

leben, dass sich der Berater darum bemüht, »den Sitz des Problems im Alltagsleben der Klienten« zu sehen, mitzuerleben und damit besser zu verstehen.

Handlungskontext »Alltag«

Hinzu kommt, dass das Alltagsleben auch der Ort ist, an dem die Klientinnen selber Veränderungen aktiv vornehmen können. Diese Veränderungsgelegenheiten vor Augen zu führen und den Klienten veränderte Handlungsoptionen aufzuzeigen ist ein wesentliches Ziel des videobasierten Arbeitens. Ein nächster Schritt besteht darin, die Wirkungen der veränderten Handlungs- und Verhaltensweisen in einem Folgevideo auszuwerten. Das Folgevideo spricht für sich, und die Klientinnen bekommen die Gelegenheit, sich als selbstwirksam zu erleben und am eigenen Modell zu lernen.

Die Berater-Klient-Beziehung

Ein beobachtungsgeleitetes Setting enthält eine zweifache implizite Mitteilung über die Berater-Klient-Beziehung. Zum einen wird das Unkundigsein der Beraterin hinsichtlich der konkreten Lebenswelt und der Lebenserfahrungen der betroffenen Klienten deutlich, verbunden mit dem Anliegen des Beraters, mehr davon erleben und verstehen zu können. Zum anderen betont ein beobachtungsgeleitetes Setting die Notwendigkeit der Kooperation zwischen Klientinnen und Beraterinnen: Der Berater ist auf die Unterstützung und Öffnung des Klienten angewiesen, wie der Klient auf die Wertschätzung und Kompetenz des Beraters.

Die Aufgaben der Beraterin

Bei der videobasierten Beratung werden Alltagssituationen, die im Zusammenhang mit dem »Problem« und dem Anliegen der Klienten – also der Problemlösung – stehen, ausfindig gemacht. Diese Situationen werden gefilmt und in der Beratung gemeinsam angeschaut und besprochen. Die Filme werden – je nach Arbeitskontext – von den Klienten oder im Rahmen eines kurzen Hausbesuches vom Berater aufgenommen.

Fallbeispiele

> Wenn etwa ein Elternteil im Rahmen einer Familienberatung beklagt, dass ein Kind »nicht hört«, hat es Sinn, eine Alltagssituation zu filmen, in der die Eltern etwas vom Kind möchten.
>
> Wenn ein Elternteil sein Kind besser verstehen will, bietet es sich an, eine Spielsituation zu filmen, bei der die Eltern die Gelegenheit haben, den kindlichen Initiativen zu folgen und auf diese Weise zu erfahren, womit sich ihr Kind beschäftigt und was es bewegt.

Berater, die videobasiert arbeiten, sollten in der Lage sein, passende Beobachtungssituationen auszuwählen, in denen deutlich werden kann, welche elterlichen Haltungen und Verhaltensweisen dazu beitragen, das Problem konstruktiv zu bewältigen bzw. eine konstruktive Beziehung zum Kind aufzubauen.

Leitperspektiven

Je nachdem, ob es sich eher um komplementäre oder um symmetrische Beziehungsformen handelt (Bateson 2006), verhelfen unterschiedliche Leitperspektiven dazu, die Klientinnen über positive, zielführende Interaktionsmomente und -gelegenheiten zu informieren (Hawellek 2011, 2012). Diese Beziehungsformen unterscheiden sich unter anderem durch einen unterschiedlichen Grad der Verantwortlichkeit für das Beziehungsgeschehen (Jonas 2003). So werden beispielsweise Eltern in ihrer Verantwortung für die gezielte Förderung und Unterstützung von Entwicklungs- und Lernprozessen ihrer Kinder angesprochen, während die Partner in gleichrangigen (Paar-)Beziehungen als gleichermaßen verantwortlich betrachtet und angesprochen werden.

Zwischen den Polen der Komplementarität und Symmetrie in Beziehungen lassen sich verschiedene Mischformen ausmachen, z. B. in Fällen von Coaching bei bestimmten Aufgabenstellungen oder in der Kommunikation mit partiell gehandicapten Personen, z. B. mit betagten Menschen.

Videointeraktionsanalysen

Die Auswahl der Interaktionen für die Videoberatung wird von den Beratern ohne die Klienten vorgenommen. Das Auswahlkriterium ist die Eignung einer Sequenz zur Demonstration positiver, gelingender Interaktionen, die als Ressource wahrgenommen werden können. Videointeraktionsanalysen ermöglichen eine entschleunigte Darstellung der alltäglichen Interaktionen. Dabei wird es möglich, die Bedeutungen automatisierter und schneller Ereignisse, die sonst nicht oder kaum wahrnehmbar sind, zu erschließen. So wird im Falle einer Erziehungs- und Entwicklungsberatung nach Situationen gesucht, in denen die Eltern – bezogen auf Ihren Beratungsauftrag – unterstützend bzw. förderlich mit dem Kind interagieren bzw. kommunizieren.

Das Video im Gespräch

In einer videobasierten Beratung werden die aufgezeichneten Situationen mithilfe von Videointeraktionsanalysen Moment für Moment gezeigt. Die sequenzielle Präsentation passender positiver Bilder unter einer dem Auftrag entsprechenden Leitperspektive hilft den Klienten, einen Kontext für positive Handlungsoptionen zu erschließen. Die Demonstration unterstützender Handlungsschritte ermöglicht es den Klienten, sich in einer aktiven, handelnden Rolle zu erleben. Dies geschieht im Rahmen einer Erziehungsberatung etwa dann, wenn die Eltern bei der Identifizierung von Szenen unterstützt werden, in denen sie ihrem Kind helfen, einen fälligen Entwicklungsschritt zu tun.

Die Erfahrung als (Mit-)Gestalterinnen von Situationen ermutigt zur Eigeninitiative. Die Berater verwenden dabei eine entwicklungsorientierte Sprache (Hawellek u.

von Schlippe 2008), die an die Ressourcen der Klientinnen anknüpft und konkrete Handlungs- und Bewältigungsmöglichkeiten benennt. Die Kommentare der Berater beziehen sich auf das, was gemeinsam beobachtet wird. Sie sind spezifisch und konkret auf das Geschehen bezogen und bleiben beschreibend und neutral (Hawellek 2012).

Folgevideos

In Folgevideos lassen sich dann die Wirkungen der gemeinsamen Arbeit beobachten. Sie sprechen in aller Regel für sich. Die Klienten werden dabei unterstützt, die positiven Veränderungen in den Blick zu nehmen. Wenn dies gelingt, ist das eine sehr deutliche Bestätigung für die Klienten.

Fallbeispiel[30]

Lena wird im Alter von knapp fünf Jahren in einer Erziehungsberatungsstelle vorgestellt. Ihre Mutter ist alleinerziehend und arbeitet als Chefsekretärin in einem größeren Betrieb. Zu ihrem Vater hatte Lena nur als Baby Kontakt, er hatte von sich aus im Rahmen eines »Rosenkrieges«, wie es die Mutter beschreibt, den Kontakt zu ihr und damit auch zu Lena abgebrochen. Einen Großteil der Betreuung des Mädchens gewährleisten die Großeltern mütterlicherseits, da die Mutter beruflich häufig eingespannt ist. Sie berichtet von einer guten kognitiven Entwicklung ihrer Tochter, sie sei sehr aufnahmefähig, habe ein ausgezeichnetes Gedächtnis und sei ausgesprochen wissbegierig.

Im Kindergarten gebe es allerdings einige Probleme mit den anderen Kindern, und auch die Erzieherinnen wüssten keinen rechten Rat. In den Beschreibungen der Erzieherinnen erkenne die Mutter ihre Tochter nicht wieder. Trotz der anhaltenden Schwierigkeiten gehe Lena noch gerne zum Kindergarten. Die Mutter spiele mit dem Gedanken, Lena aus dem Kindergarten abzumelden, und frage sich, ob sie möglicherweise unterfordert sei.

Im Rahmen der Erziehungsberatungsstelle wird zunächst eine erste Einschätzung von Lenas Situation mithilfe einer Anamneseerhebung, eines ausführlichen Explorationsgespräches sowie einiger orientierender Tests vorgenommen. Hier zeigt sich Lena als gut begabtes Kind mit dem Verdacht auf eine auditive Problematik, für deren Abklärung eine pädaudiologische Diagnostik vorgeschlagen wird. Nach diesen klärenden Kontakten entspannt sich die Situation im Kindergarten zunächst.

Sechs Monate später meldet sich die Mutter erneut und bittet dringend um einen Termin; die Situation im Kindergarten habe sich krisenhaft zugespitzt. Es findet ein gemeinsames Gespräch mit der Mutter und Lenas beiden Gruppenerzieherinnen statt. Sie berichten, dass Lena sehr dominant auftrete und andere

30 Das Beispiel ist einem Artikel des Verfassers (Hawellek 2009) entnommen.

Kinder auch schlage. Die kleinen Kinder hätten Angst vor ihr. Der Kindergarten wolle kein Kind ausschließen, von daher suchten auch sie eine Unterstützung.

In dieser Situation wird eine videobasierte Beratung vorgeschlagen. Danach erfolgt eine erste *Videobeobachtung* einer Bastelsituation im Kindergarten.

In der *Videointeraktionsanalyse* wird deutlich, dass Lena in der Lage ist, die Aufgabenstellung schnell zu erfassen und flott in passende Handlungspläne umzusetzen. Sie kann eigene Ideen vehement vertreten, schenkt aber den Initiativen der anderen Kinder eher wenig Beachtung. Auf diese Weise erhält sie nicht die sozialen Informationen, die sie benötigt, um gut mit den anderen Kindern zusammenzuspielen.

Die *Videoberatung* erfolgt einige Tage später mit der Mutter und den beiden Gruppenerzieherinnen. Im Fokus steht die mögliche Unterstützung für Lena, sozial aufmerksamer zu werden und die Initiativen anderer besser wahrzunehmen. Ein erster Schritt auf diesem Wege für die Erwachsenen könnte sein, zu beachten, wann Lena aufschaut, und ihr dann mit einem »guten Gesicht« eine kurze Bestätigung zu geben. Ferner könnte es für sie hilfreich sein, wenn die Erzieherinnen sowohl ihre eigenen Initiativen wie auch die der andern Spielpartner Lena gegenüber sehr deutlich und klar benennen würden. Anhand der Videoclips werden Gelegenheiten und Beispiele für dieses unterstützende Verhalten verdeutlicht. Sowohl die Mutter wie auch die Erzieherinnen konzentrieren sich in der kommenden Zeit auf das herausgearbeitete entwicklungsunterstützende Verhalten. Die Erzieherinnen wie Mutter bitten um einige »Übungszeit«, um die neuen Verhaltensweisen einzuüben und zu festigen. Aus diesem Grunde erfolgt eine nächste Videobeobachtung sechs Wochen später, ebenfalls in einer angeleiteten Bastelsituation.

In der *Videointeraktionsanalyse* sind bedeutende positive Veränderungen in Lenas Sozialkontakt zu beobachten. Sie schaut ihre Spielpartnerinnen an, kann deren Spielideen aufnehmen und zu einer guten Weiterentwicklung des Spielgeschehens beitragen. In der anschließenden *Videoberatung* erfahren die beteiligten Erwachsenen mithilfe der Clips, aber auch unter dem Eindruck der inzwischen gesammelten Erfahrungen eine ausdrückliche Bestätigung und ein Erfolgserlebnis. Sie können nicht nur die Früchte ihrer Bemühungen ernten und miteinander teilen, sondern auch in den Videoclips erkennen, wie sie es zustande brachten, mittels positiver Anleitungen den Kindern Lösungsformen für Konflikte zu vermitteln, die sie anschließend auch alleine umsetzen konnten. Das motiviert alle Beteiligten, die eingeschlagene Richtung weiterzuverfolgen.

Im Follow-up-Gespräch drei Monate später bestätigen die Erzieherinnen und die Mutter eine stabile positive Entwicklung in Lenas Sozialverhalten. Es wird klar, dass alle Beteiligten Lenas baldiger Einschulung mit Optimismus entgegen sehen. Die Erzieherinnen betonen den Fortbildungseffekt, den die Videoanalysen für sie gehabt haben. Alle sind sich darin einig, dass »es Freude macht zu sehen, was sich da entwickelt hat«.

2.3.9 Hypnosystemische und hypnotherapeutische Techniken

Gunther Schmidt

Die Bandbreite und Menge möglicher hypnosystemischer und hypnotherapeutischer Interventionen ist sehr umfangreich, ihre konzeptuellen Grundlagen werden in Abschnitt 1.3.10 beschrieben.

Die verbreitete Vorstellung, dass es bei Hypnotherapie und hypnosystemischen Interventionen immer um »Tranceinduktionen« gehe, wobei »Trance« fast immer als ein passiv-rezeptiver Prozess verstanden wird, bei dem jemand fast willenlos irgendwelchen »Suggestionen« von Experten folgen würde, ist nicht nur längst überholt, sondern, hypnosystemisch gesehen, auch kontraproduktiv aufgrund der damit verbundenen problematischen Rollenverteilung zwischen Klient und Therapeut. Für die Transformation von Problemtranceprozessen können dagegen Interventionen nützlich sein, die genau in die Gegenrichtung von Tranceinduktionen wirken, nämlich als *Exduktionen* aus der Problemtrance.

Mit dem Ziel, die komplexen, unbewusst und unwillkürlich gebildeten Erlebnisnetzwerke systematisch zu beeinflussen, werden möglichst alle Sinneskanäle angesprochen. In diese Netzwerke werden integriert:

- was jeweils (immer selektiv) in den Fokus der Aufmerksamkeit gerückt wird (Themen, Objekte etc.)
- wie (unbewusst) Nähe/Distanz zum Wahrgenommenen gestaltet wird
- wo im inneren, unbewussten Erlebnisraum das Wahrgenommene platziert wird und wie dies körperliche Reaktionen beeinflusst
- an welchem Ort, zu welcher Zeit, mit welchen Beteiligten dies assoziiert ist
- wie das Wahrgenommene beschrieben und benannt wird
- Erklärungen dafür (z. B. als Krankheit, Defizit oder Kompetenz)
- Bewertungen (z. B. positiv oder negativ, gut oder böse, sinnvoll oder sinnlos)
- Schlussfolgerungen z. B. für den eigenen Wert, Handlungsmöglichkeiten, zu Erwartendes
- innere Dialoge und das Agieren diverser »Seiten« in einer Person (z. B. innere Kämpfe, Selbstabwertungen)
- Erinnerungsbilder und Zukunftserwartungsbilder
- damit verbundene Emotionen
- assoziierte Körperreaktionen (Atmung, Muskeltätigkeit, Mimik, Gestik, Körperkoordination, Blutdruck etc.)
- unbewusstes Erleben von Alter, Kraft, Größe, von Raum und schützenden Grenzen um die Person
- Ziele und Zielerleben (z. B. als machbar oder nicht erreichbar, als erdrückend, abschreckend oder als attraktiv, ermutigend etc.)
- praktizierte Lösungsversuche und ihre Auswirkungen

- Kommunikation und interaktionelle Wechselwirkungen mit anderen
- Wahrnehmung vom und Reaktion auf den Kontext des Erlebens etc. (G. Schmidt 2011c, 2012).

Utilisation, Pacing, Transparenz

Der von M. H. Erickson geprägte Begriff der Utilisation bezeichnet die Nutzung aller hier beschriebenen Phänomene zur Erreichung der angestrebten Ziele. Aus dieser Sicht gibt es keine »Probleme« an sich, denn auftauchende Phänomene können entweder als Problem, als neutral oder als möglicher Bestandteil einer Lösung betrachtet werden.

Man versucht also nicht, unangenehme Reaktionen zu vermeiden oder dagegen anzukämpfen, was typischerweise die Probleme nur verstärkt, vielmehr kann die Problemreaktion (z. B. eine Angstattacke) als Auslösereiz genutzt (utilisiert) werden, etwa als »Erinnerungshelfer« oder »Lösungswecker«. Auch abwertende oder sonst belastend wirkende Verhaltensweisen anderer können utilisiert werden, indem sie mit hilfreichen Vorstellungen imaginativ vernetzt werden. So kann jemand aus einem Erleben als Opfer wieder zu einem Erleben von Eigenkompetenz und Selbstwirksamkeit finden.

Die Utilisierung von Problemerleben muss aber immer mit einer Würdigung bisherigen Leids und der Anerkennung nicht direkt erreichbarer Ziele (z. B. des Wunschs, dass andere sich ändern sollten) als Ausdruck berechtigter Bedürfnisse einhergehen, darf also nicht suggerieren, das Leidvolle sei gar nicht so schlimm.

Auch der Zuweisungskontext sollte in einer Weise utilisiert werden, dass die Bemühungen der Klienten gewürdigt werden, ihre (unter den gegebenen Kontextbedingungen, z. B. auch bei unfreiwilligen oder nicht selbst veranlassten Kontakten) autonomen, für sie stimmigen Ziele anstreben zu können.

Für eine tragfähige Kooperation sollte zunächst die bisherige Sicht der Klienten achtungsvoll angenommen werden, auch wenn sie der üblichen Konsensusrealität nicht entspricht. Von Erickson als »establishing of a yes-set« bezeichnet, wird dies heute meist Pacing genannt und erfordert, sich so detailliert wie möglich einzustimmen auf das Gegenüber, sodass es zu den therapeutischen Angeboten Ja sagen kann. Pacing wird oft als Technik missverstanden, kann aber nur als kongruente Haltung konstruktiv wirksam werden.

Passgenaues Pacing findet nicht nur auf verbaler Ebene statt, sondern kann auch die Rhythmik des Sprechens und der Atmung der Klienten aufgreifen, die Körperhaltung spiegeln und generell alle Interventionen auf die von den Klienten bevorzugten Sinneskanäle abstimmen. Dabei wird größter Wert darauf gelegt, dass alle Interventionen die Autonomie und Selbststeuerungskompetenz der Klienten stärken und völlige Transparenz für ihr bewusstes Erleben gewährleistet ist. Sie werden eingeladen, alle Interventionen achtsam und kritisch auf intuitive und kognitive Reaktionen zu prüfen und nur dann zu übernehmen, wenn sie als stimmig erlebt werden (Utilisation von »somatischen Markern« im Sinne von Damasio 2010). Reaktionen von Bedenken, Widerstand, Erleben von Unstimmigkeit können dann als Zeichen intuitiver Kompetenz und als Chance für verbesserte Kooperation behandelt werden.

Hypnosystemische Interventionen beziehen neben der individuellen Dynamik immer auch die relevanten Kontextbedingungen ein, in denen sich Problem- und Lösungserleben entwickeln. Darüber hinaus beziehen sie auch ein, wie in sozialen Systemen Prozesse willentlicher und unwillkürlich-unbewusster Aufmerksamkeitsfokussierung das Erleben der Beteiligten und die unbewusst steuernden Regulierungsprozesse zwischen ihnen gestalten.

Beispiele von Interventionstechniken

»Ritualisierte« Tranceinduktionen

Unter »Trance« werden alle Erlebnisprozesse verstanden, bei denen unwillkürliches Erleben vorherrscht. Alle »Trancephänomene« (wie z. B. Dissoziation, Altersregression, Zeitverzerrung etc.) findet man auch im Alltag, in der Trancearbeit werden sie aber systematisch und konzentriert in den Fokus gerückt und für annähernd fast jedes Anliegen und jeden Zielbereich genutzt (Revenstorf u. Peter 2009; Kossak 2008; Jovanović 1988; Hammond 1990).

Vor der Entscheidung für eine Trancearbeit sollte mit den Klienten systematisch das gewünschte Zielerleben durch fokussierende Gesprächsführung herausgearbeitet werden.

Aus Respekt vor der Eigenkompetenz der Klienten werden alle Angebote eher fragend, als hypothetische Ideen bzw. *Einladungen* vorgetragen. Die Rollenverteilung beachtet, dass der Therapeut in einer untergeordneten »Dienstleister«-Position ist. Er kann dabei als »Realitätenkellner«, der diverse »Realitätenmenüs« präsentiert, durchaus viele Vorschläge für veränderte Bewertungen, Verhalten etc. anbieten, die Entscheidung liegt aber ausschließlich beim Klienten selbst (G. Schmidt 2011b).

Bei der Arbeit mit Trance werden *Tranceinduktionen* und *Tranceutilisation* unterschieden. Bei der Tranceinduktion wird das gerade ablaufende Erleben mit wertschätzendem Pacing begleitet (auch dann, wenn es dem angestrebten Erleben nicht entspricht), und gleichzeitig wird zu Imaginationen des Gewünschten eingeladen. Typische Sprachmuster dabei bieten immer ein Sowohl-als-auch an, z. B.: »*Während Ihr bewusstes Denken sich noch mit E-Mails oder unerledigten Aufgaben beschäftigt, kann Ihr Unbewusstes ganz wie von allein, ganz unwillkürlich vielleicht schon angenehme Empfindungen, wohltuende Erinnerungen an Hilfreiches in Ihnen aufsteigen lassen, und alles, womit sich im Moment noch Ihr Bewusstes beschäftigt, kann dies wie eine Begleitmusik unterstützen, einfach gerade so …*« Bei der Tranceutilisation werden alle verbalen und nonverbalen Beiträge der Klienten wertschätzend aufgegriffen und als wichtige Zeichen für ihre Möglichkeit behandelt, weiter stimmig in diesem Prozess zu bleiben.

Tranceprozesse können auch in der Arbeit mit Mehrpersonensystemen sehr gut angewendet werden, auch hier gilt das Prinzip der Transparenz und Zustimmung aller Beteiligten.

Varianten fokussierender Gesprächsgestaltung

Wie die Priming-Forschung zeigt, können auch bei üblichem Wachbewusstsein und »normaler« Kommunikation kraftvoll unwillkürliche Prozesse aktiviert werden (z. B. Bargh, Chen u. Burrows 1996; Bargh et al. 2001). Eine besonders nützliche Strategie von Priming-Konversation (vgl. Abschn. 1.3.11) stellen die *Einstreutechniken* dar. Dabei werden Ideen, Perspektiven, Verhaltensvorschläge und sonstige »Interventionsbotschaften« in die »Gesprächstexte« beiläufig so eingestreut, dass sie zu einem wirksamen Priming beitragen, etwa durch gezielte Veränderung der Stimmlage, Körperhaltung, Mimik, Gestik usw., die sie vom üblichen Text nonverbal abheben. Diese Technik nutzt nur Prozesse, die in jedem Erleben und jeder Kommunikation auftreten. Wenn sich bei jemandem die Stimmung verändert oder wenn jemand etwas als wichtige Kommunikation markieren will, ist auch dies mit meist unwillkürlichen Nuancierungen in Körperkoordination, Stimmlage, Mimik, Gestik usw. verbunden. Einstreutechniken können besonders gut als hypothetische oder zirkuläre Fragen genutzt werden, die eine optimale Kombination indirekter, unverbindlicher Angebote und direkt orientierender Sprachmuster darstellen. Auch hier sollte man den Klienten nicht nur das Prinzip der Einstreutechnik erklären, sondern auch explizit erläutern, welche nützlichen »Botschaften« denn jeweils in die Kommunikation eingestreut werden sollten.

Problemerleben beinhaltet implizites Wissen über das angestrebte Zielerleben. Zielentwicklung kann daher als detaillierte Zielimagination aufgebaut werden. Dieses Vorgehen wurde von Milton Erickson (1998) als »Pseudoorientierung in der Zeit« oder »imaginative Altersprogression« (in die gewünschte Zukunft) entwickelt. Auch die »Wunderfrage« von de Shazer (2009, 2010) ist direkt aus dieser Technik abgeleitet. Die erfragte »Zukunft« wird in das Erleben in der Gegenwart hereingeholt durch Fragen wie: »*Nehmen wir an, Sie sind gerade schon am Zeitpunkt X, an dem Ihr Problem in gewünschter Weise gelöst ist, woran werden Sie es merken? Was spüren Sie dann? Welche Körperhaltung ist damit verbunden? Welche Atmung? Welches Verhalten? Und woran werden das andere merken? Und welche von ihren Reaktionen würden bei Ihnen das gewünschte Erleben noch unterstützen?*«

Sind die »gewünschte Zukunft« und die angestrebten Entwicklungen konkretisiert, kann auf diejenigen Muster im bisherigen Leben der Beteiligten fokussiert werden, die ihnen ganz oder teilweise entsprechen und als Ressourcen genutzt werden können.

Dissoziations-/Assoziationsstrategien

Im lösungsorientierten Ansatz nach de Shazer wird oft argumentiert, dass man weitestgehend vermeiden sollte, über »Probleme« zu reden. Begründet wird das mit der populären Behauptung: »Problem talk creates problems, solution talk creates solutions« (»Problemgespräche erzeugen Probleme, Lösungsgespräche Lösungen«; Übers: T. L.; vgl. auch Szabó u. Berg 2009).

Ein hypnosystemisches Verständnis versucht dagegen, Klienten dabei zu unterstützen, aus einer geschützten Beobachterposition heraus ihre angesprochenen Themen, Erlebnisse und Probleme betrachten, ohne wieder in eine Problemtrance zu geraten. Dabei wird Belastendes dissoziiert (auf inneren Abstand gebracht), hilfreiche Ressourcenmuster werden assoziiert (man versetzt sich auf allen möglichen Sinnesebenen in sie hinein). Dies gilt sogar für den Umgang mit traumatischen Erfahrungen aus der Vergangenheit. Da jeder Mensch über viele Erlebnisnetzwerke oder Ich-Zustände (Ego-States) verfügt, muss Kontakt zu den hilfreicheren Ich-Zuständen geschaffen werden. Typische Schritte dabei sind:

(1) Die Klienten werden zunächst und kontinuierlich sehr empathisch in ihrem Leid und ihrer erlebten Ohnmacht gewürdigt und begleitet (Pacing).

(2) Ihnen wird das Vorgehen erläutert (»Produktinformation«) mit der Bitte, achtsam und kritisch die jeweiligen Auswirkungen von Angeboten zu prüfen und rückzumelden, auch eventuellen Korrekturbedarf etc.

(3) Diverse Imaginationsvorschläge gehen in die Richtung, sich das Bedrängende aus einem schützenden Abstand vorzustellen. Dafür kann man es z. B. personifizieren, ihm Kontur, Farbe, Größe und weitere sinnliche Qualitäten geben. Räumlich sollte es in der Vorstellung an einem Ort platziert werden, auf den die eigene Körperrückmeldung (die somatischen Marker) mit Stimmigkeit und Kompetenzerleben reagiert.

(4) Nun werden die Klienten eingeladen, sich einen Entfaltungsraum vorzustellen, der von einer schützenden Abgrenzung umhüllt ist; sie kann nach Bildern bzw. Metaphern ihrer Wahl gestaltet werden, die imaginativ sowohl Schutz als auch Kontaktmöglichkeiten berücksichtigen. Dabei können alle nützlichen Ressourcen einbezogen werden (Vorstellung innerer Helfer etc.), vor allem solche, die eigenständige Handlungs- und Steuerungsfähigkeiten ermöglichen, welche mit der Schutzerfahrung verbunden wirksam werden. Die schützende Grenze kann sinnlich, z. B. mit rituellen Handbewegungen, verankert werden.

(5) Das bisherige Problemerleben wird nun an Plätzen außerhalb des geschützten »Entfaltungsraums« imaginiert. Daraufhin können – unterstützt durch dazu passende Körperbewegungen (Körpersymbolik) – hilfreiche Strategien für den erfolgreichen Umgang mit dem Problem modelliert werden.

Daran kann sich eine wirksame *Problemlösungsgymnastik* mit der Empfehlung anschließen, (1) typische »Auslösereize« für Problemmuster in Alltagskontexten intensiv zu imaginieren – z. B. abwertende Bemerkungen, die bisher verletzend wirkten, (2) die körperlichen Elemente der damit vernetzten eigenen Problemreaktionen willentlich (eventuell etwas übertrieben) zu ritualisieren, dies aber sofort mit (3) der körperlichen Ausdrucksform der angestrebten Kompetenzreaktionen zu verbinden.

Innere Teilsysteme und das »innere Parlament«

Erlebte Probleme können als Ausdruck eines Prozesses der »Spaltung« zwischen verschiedenen inneren Erlebnismustern verstanden werden, bei denen sich das gerade dominierende bewusste »Ich« mit Zielen und Wünschen identifiziert, auf unwillkürlicher Erlebnisebene sich aber ein anderes, ungewünschtes Muster durchsetzt. Meist mündet dies in Konfliktinteraktionen zwischen diesen Seiten, etwa von bewusstem »Ich« und unwillkürlichem »Es«. Die Externalisierung dieser Muster in die relevanten Beziehungssysteme (z. B. Familie, Arbeitsplatz etc.) führt dazu, dass sie sich arbeitsteilig auch zwischen den Individuen im System wiederholen (z. B. in Abwertungs-, Kampf- oder Fluchthandlungen) und auf die inneren Systeme restabilisierend zurückwirken. Hypnosystemisch können diese Prozesse der inneren Systemdynamik der Beteiligten so beschrieben werden, dass wir alle »multiple Persönlichkeiten« sind (vgl. Abschn. 1.3.10).

Zieldienliche Unterschiedsbildungen sollten bewirken, dass man sich von den beteiligten »Anteilen« wirksam dissoziieren und sich gleichzeitig mit einer sicheren Metaposition assoziieren kann, die Überblick, Steuerungs- und Wahlfähigkeit gewährleistet. Als besonders wirksam erweist sich z. B. folgendes Vorgehen:

- Aufbau eines von den einzelnen »Seiten« relativ unabhängigen »Steuerungs-Ich« und einer dafür hilfreichen, sicheren Metabeobachterposition
- Übersetzung der bisher abgewerteten Impulse z. B. zu Suchtverhalten, Ängsten etc. als »Seiten« mit wertvollen Informationen über Bedürfnisse, die als »imaginative Beziehungspartner« personifiziert werden können, mit denen man konferieren kann
- sich sowohl den sich als bedürftig zeigenden »Seiten« als auch denen, die sich bisher vielleicht als deren Unterdrücker gezeigt haben, achtungsvoll zuwenden
- Aufbau der optimalen Organisation des »inneren Parlaments«, der »inneren Familie«, des »inneren Teams« mit kompetenter »Führungskraft«, »Präsident« etc.
- Ablösung von destruktiven Lösungsversuchen (Kampf gegen die Impulse, Unterdrückung etc.) durch konstruktive, utilisierende Kooperations- und Lösungsversuche
- Fokussierung auf die und Aktivierung der zieldienlichen Kompetenzen, die bisher mehr unbewusst »geschlummert« haben und sich nur in »Ausnahmen vom Problem« zeigten.

Metaphern/Symbole/Stellvertretertechniken

Die Arbeit mit Bildern, Symbolen und Metaphern stellt traditionell eine besonders häufig genutzte Interventionsform hypnosystemischer und hypnotherapeutischer Arbeit dar (Hammond 1990; Rosen 2009; Zeig 2011; Lankton u. Lankton 2008; G. Schmidt 2011c; Trenkle 2011).

Beschreibt z. B. eine Klientin mit massiver Migräne ihr Erleben, »als ob eine Schraubzwinge an den Schläfen immer fester zugeschraubt würde, bis der Kopf fast platzt«, kann man gemeinsam mit ihr hilfreiche Veränderungen in die Problembilder einfügen. Fokussiert man auf die damit einhergehenden Körperreaktionen, erleben die Klienten schnell Besserungen, da der Organismus unwillkürlich auf die jeweiligen Bilder reagiert.

Aus solchen Metaphern können dann Transferhilfen für den Alltag generiert werden, die die Aufmerksamkeit der Anwenderinnen auf die im Bild entwickelten hilfreichen Prozesse lenken und damit das gewünschte Erleben aktivieren. So kann man z. B. der Klientin mit der schweren Migräne vorschlagen, sich eine Spielzeugschraubzwinge zu besorgen, im Alltag diese Schraubzwinge immer wieder auf- und zuzuschrauben und dabei zu überlegen, welche ihrer Alltagshaltungen und Verhaltensweisen eher dem Zu- oder dem Aufschrauben entsprechen etc.

Für die Aktivierung von Erlebnisprozessen, die den Klienten noch zu unvertraut bzw. kulturfremd erscheinen, bewähren sich Angebote, in denen durch Anekdoten, Metaphern oder Imaginationen die angestrebten Erlebnisprozesse stellvertretend bei anderen Personen oder Wesen »angesiedelt« werden, sodass die Klienten aus geschützter Beobachterdistanz daran teilhaben können (Modeling).

Beziehungskontext und Loyalitätskonflikte

Geht man davon aus, dass die notwendigen Kompetenzen in ihrer Grundform schon im bisherigen Erlebnisrepertoire der Betroffenen gespeichert waren, stellt sich die Frage, warum diese Ressourcen bisher nicht ausreichend genutzt wurden. Neben der Erklärung, dass die »alten« Problemmuster so stark automatisiert im Unwillkürlichen verankert sind, dass sie die Kompetenzmuster dominieren, kann das »Nichtnutzen vorhandener Kompetenzen« auch als Ausdruck unbewusster, tiefgehender Loyalitätskonflikte beschrieben werden (G. Schmidt 2012). Veränderungen haben oft gravierende direkte Auswirkungen auf die Gestaltung der Beziehung mit anderen.

Kompetenzen, die eigentlich den bewusst definierten Zielen dienlich wären, erzeugen dann Dilemmata, wenn etwa ein Schritt in Richtung Autonomie mit Befürchtungen in Bezug auf Veränderungen im Bezugssystem einhergeht. Mit gezielten, vergleichenden Fragen danach, wie sich das Leben von Problemmustern und von Lösungsmustern in Beziehungen jeweils auswirken, können solche Dilemmata herausgearbeitet werden. Zeigen sich solche Zwickmühlen, sollte ein neuer Auftrag für eine stimmige Balance zwischen den als Polaritäten erlebten Prozessen ausgehandelt werden. Was sonst als zu verurteilende »Rückfälle« angesehen würde, kann nun als achtenswerte »Ehrenrunden« im Dienste der Loyalitäten und damit als Kompetenz gewürdigt werden.

Fokussierende Transferinterventionen

Aufgrund der intensiven Vernetzung aller Problemphänomene mit den Kontextfaktoren des Alltags, die als unbewusste Erinnerungsreize wirken, garantieren die beispielhaft beschriebenen Interventionen keineswegs an sich schon einen Transfer in den Alltag, selbst wenn sie in einer Sitzung sehr wirksam zu einer gewünschten Kompetenzaktivierung geführt hatten. Deshalb sollte immer am Ende von Sitzungen auf die Vernetzung der hilfreichen Muster im alltäglichen Kontext geachtet werden, durchaus auch im Sinne von Übungen für den Alltag. Allerdings sollten diese dann nicht als »Aufgaben« oder gar »Hausaufgaben«, sondern als »Forschungsexperimente« bezeichnet werden, damit nicht negative schulische Erfahrungen reaktiviert werden.

2.3.10 Humor in der (hypno)systemischen Therapie

Peter Hain

Kennen Sie den Unterschied zwischen Humor und Therapie? Humor hilft immer! Schon zu Zeiten Äskulaps wurde Gesundheit als ausgeglichener (Gefühls-)Zustand mit einem fließenden Gleichgewicht der Körpersäfte (lat. *humores*) beschrieben. Bereits hier finden wir ein grundlegendes (hypno)systemisches Prinzip, die ressourcenorientierte Integration.

Aus psychotherapeutischer Perspektive wurde der Humor bereits in den 1920er-Jahren von Freud (1999, S. 385) als die »siegreich behauptete Unverletzlichkeit des Ich« diskutiert und von A. Adler (1927, 2008) als eine die Therapie fördernde Grundhaltung gewürdigt (vgl. auch Bernhardt 1985). Frankl (1994), der eigentliche Pionier des therapeutischen Humors, maß dessen Anwendung deshalb so große Bedeutung bei, weil sich der relevante Einstellungswandel, auf den die von ihm entwickelte paradoxe Intention abzielt, gerade in der Humorreaktion anbahnt: »Nichts lässt den Patienten von sich selbst so sehr distanzieren wie der Humor« (ebd., S. 164).

In den 1960er-Jahren rückte Farrelly (Farrelly u. Brandsma 2009) den Humor ins Zentrum der provokativen Therapie und zeigte, wie viel mehr an therapeutischer Herausforderung für Klienten möglich sein kann, wenn es humorvoll geschieht.

Etwa seit Beginn der 1990er-Jahre haben sich die Veröffentlichungen zur wissenschaftlichen Erforschung und zur therapeutischen Anwendung von Lachen und Humor vervielfacht: Es finden sich Arbeiten, die u. a. beschreiben, dass Humor das Immunsystem beeinflusst, dass Lachen Schmerz reduziert, Stressabbau und Stressresistenz, Durchblutung und Verdauung fördert oder helfen kann, den Blutdruck zu senken (vgl. Berk et al. 1989; Berk u. Tan 1996; McGhee 1991, 1999) und Atemwegserkrankungen zu heilen. Die psychischen Grundlagen des Humors werden in zahlreichen Arbeiten dargestellt (vgl. Ruch 2004, 2007; Peterson u. Seligman 2004; Bernhardt 1985; Titze u. Eschenröder 2011). Aus systemischer Sicht beschreibt Heekerens (1992) den Stand der empirischen Arbeiten und das konstruktivistische Potenzial des Humors.

Humor ist ein Wirkfaktor in der Psychotherapie, der schulenübergreifend bedeutsam ist für die Gestaltung und Festigung der therapeutischen Beziehung, für gezielte therapeutische Interventionen und Strategien und als individuell entwickelbare Coping-Strategie und Burn-out-Prophylaxe (Hain 2001).

Anwendung

Therapeutisch wirksamer Humor ist weniger eine »nette« Eigenschaft oder lustiglistige Intervention, sondern vielmehr eine kreative Haltung und Möglichkeit, gemeinsam mit Klienten das emotionale und kognitive Potenzial des Humors zu entwickeln und so in kurzer Zeit Zugang zu Ressourcen und neuen Perspektiven zu finden:

Fallbeispiel

Ein 22-jähriger, differenziert und sehr sensibel wirkender junger Mann erscheint zu einem Erstgespräch. Seine zwei übereinander getragenen, mit Nieten besetzten, schweren Lederjacken und die Cowboystiefel stehen in starkem Gegensatz zu seinem feingliedrigen Körperbau und den etwas feminin wirkenden langen, blonden Haaren. Er macht keinen Hehl daraus, dass er von seiner Familie geschickt wurde und diese Stunde nur absitzen wolle, um seinen guten Willen unter Beweis zu stellen. Nachdem er mir seine derzeitige, im Moment für ihn insgesamt eher verzweifelte Situation – Trennung von seiner Freundin und Abbruch seines Studiums –, aber auch seine großen Pläne, die er mit seiner Band verfolge, geschildert hat, berichtet er über die akute Platzangst, die es ihm äußerst schwer mache, überhaupt noch seine Wohnung zu verlassen, geschweige denn einzukaufen oder auszugehen. Aus diesem Grund plane er auch, seine Wohnung aufzugeben und vorübergehend wieder bei seinen Eltern einzuziehen. Auf meine Frage, wie er denn gerne sein möchte, beschreibt er mir seine Wunschvorstellungen von totaler Unabhängigkeit und Überlegenheit. Inspiriert von seiner Kleidung, erwähne ich John Wayne. »Nein, Clint Eastwood!«, verbessert er mich spontan, er meint die alten Western: ein Colt, ein Zigarillo und ein scharfer Blick. Später befrage ich ihn näher zu konkreten Angstsituationen und schlimmsten Befürchtungen. Er schildert mir seine Beklemmungen und Ängste, v. a. die Vorstellung, im Gemischtwarenladen, den er regelmäßig aufsuche, von Übelkeit befallen zu werden und schlimmstenfalls vor der Kasse erbrechen zu müssen. Ich frage ihn, ob er sich schon einmal, vielleicht auch in der Öffentlichkeit, habe übergeben müssen. Als er dies (fast empört) verneint, male ich ihm solche Szenen aus, z. B. wie es platscht, trieft und riecht, wenn er nicht nur den Steinboden, sondern vielleicht auch Regale oder den Nacken des Vordermannes anpeilen würde. Seine Fantasien folgen meinen Beschreibungen, und er signalisiert nonverbal sowohl Abneigung als auch Neugierde. »Es gäbe da eine Möglichkeit«, beginne ich mich vorsichtig vorzutasten, während ich mir verschiedene Filmszenen mit Clint Eastwood in Erinnerung rufe. »Stellen Sie sich vor, Sie hätten an vier aufeinanderfolgenden Tagen denselben Laden von oben bis unten vollgekotzt«, führe ich weiter aus und beobachte seine ambivalenten Reaktionen, »und nun kommen Sie wieder durch die Türe … Sie benötigen keinen Colt, alle Menschen halten den Atem an in Erinnerung an das letzte Mal … jeder drückt sich eng an die Wand … keiner dreht Ihnen den Rücken zu, und an der Kasse lässt man Sie ehrfürchtig vor: ›Bitte nach Ihnen!‹, vielleicht will man nicht einmal Geld von Ihnen …!« Er folgt wie gebannt meinen zum Teil theatralisch ausgemalten Schilderungen und beginnt, mehr und mehr (schmunzelnd) Gefallen daran zu finden. Schließlich erlaubt er sich, herzhaft zu lachen, und wir schmücken diese Episode gemeinsam weiter aus. Während das offene Tragen von Colts in Zürich verboten ist, ist es strafrechtlich nicht untersagt, einen Gemischtwarenladen mehrmals vollzukotzen. Am Ende dieser ersten Stunde fragt er, ob er nochmals kommen dürfe, und fährt schelmisch schmunzelnd fort: »Ich weiß nicht, wer hier mehr spinnt, Sie oder ich?« »Das weiß ich auch nicht«, entgegne ich ihm, »aber ich bekomme Geld dafür!«

Nach dieser ersten Sitzung kann sich der Klient außerhalb seiner Wohnung wieder freier bewegen, einkaufen gehen oder Restaurants besuchen. Die humorvollen Vorstellungen begleiten ihn und verhindern weitere panische Reaktionen. Schließlich ist es ein völlig anderes Einkaufsgefühl, die Bilder innerlich vor Augen: Ich könnte … und die anderen wissen gar nicht, in welcher Gefahr sie schweben. Die Therapie ist damit nicht etwa beendet, aber nun kann sie beginnen. Wir haben »einen Fuß in der Türe«!

Hier hat sich bereits in der ersten Sitzung eine Vorgehensweise bewährt, die andernorts als »Inframing« (Hain 2009b) beschrieben wurde. Sie wirkt gleichermaßen befreiend wie stärkend: Nach dem »Einsteigen« in die für den Klienten innerhalb seines Glaubens- und Sozialsystems so bedrohlichen Situationen und Vorstellungen erlaubt sich der Therapeut, mittels eigener Assoziationen und Fantasien die inneren angstvollen und mit Scham besetzten Bilder des Klienten konsequent weiter auszugestalten und die dabei entwickelten »neuen Perspektiven« als Ressourcen für Veränderungen zu nutzen. Ziel ist es, die emotionalen und kognitiven Grenzen wohlwollend humorvoll zu überschreiten, damit der Klient seinerseits seine Angst und Scham überschreiten kann und – vielleicht zuerst heimlich – Freude und Zuversicht empfindet. Gleichzeitig integrieren die in diesem Fallbeispiel angebotenen »Möglichkeiten« die selbst genannten Ziele (Überlegenheit und totale Unabhängigkeit) mit den schlimmsten Befürchtungen (Scham und Demütigung) und eröffnen einen würdevollen Ausstieg. Die abschließende schelmische und durchaus herausfordernde Bemerkung »Ich weiß nicht, wer hier mehr spinnt, Sie oder ich?« verdeutlicht auf eindrucksvolle Weise, dass hier ein innerer Veränderungsprozess begonnen hat.

Definition

Für ein humorvolles therapeutisches Arbeiten ist es sinnvoll, den »therapeutischen« Humor zu definieren, verletzende Ironie, Sarkasmus und Zynismus auszugrenzen und die heilsame Wirkung des Humors aus hypnosystemischer Sicht zu beschreiben: Humor ist eine liebevoll empathische und distanzierende Haltung zu sich selbst wie auch zu Sorgen und Problemen sowie eine indirekte Suggestion (d. h. ein unmittelbares Erleben):

- für Optimismus und Hoffnung
- für Zutrauen und Zuversicht
- für Wertschätzung und Selbstvertrauen.

Grundhaltung und Beziehung

Die von Rogers (2012) postulierten Therapeutenvariablen Empathie, Echtheit und Wertschätzung sind für die therapeutische Arbeit mit Humor geradezu unabdingbar. Nur eine wohlwollend gewährende und auf Kooperation basierende Grundhaltung, wie sie von Gilligan (2008) für die hypnotherapeutische und von Mücke (2009) für die systemische Arbeit beschrieben wurde, erlaubt es, im gemeinsamen Prozess konstruktiv humorvolle Bilder und Fantasien zu entwickeln. Entscheidend ist schließlich die konstruktive Qualität des Humors, denn viele Klientinnen sind durchaus selbst in der Lage, sich auf witzige Art abzuwerten oder zu verletzen.

Humor wirkt systemisch, hypnotisch …

Aus therapeutischer Sicht wirkt Humor vielleicht nicht immer, aber immer systemisch und hypnotisch (vgl. Hain 2011b, 2011a). Gemeinsam entwickelte humorvolle Bilder wirken als Bedeutungs- und als Kontext-Reframing (Gerl 2009) und entfalten – meist eine leichte Trance induzierend – sowohl eine hypnotische wie auch eine systemische Wirkung. Die hypnotische Wirkung (Hain 2009a) lässt sich als indirekte Suggestion und implizite Botschaft für Veränderungsoptimismus, Stärke (im Sinne von Zumutung) und Zuversicht beschreiben, die im humorvollen Kontext unmittelbar erlebt werden und die alten bewussten Kontrollmechanismen außer Kraft setzen können. Dabei führt der Prozess des Reframings meist über mehrere Stationen, die mitunter Konfusion und Verwirrung erzeugen (Revenstorf u. Freund 2009) und oft mit einer Übertreibung des Problems beginnen. Im Fallbeispiel schildert der Klient, wie es ihm beim Einkaufen mulmig wird und er dann unverrichteter Dinge umkehren muss. Das Ausloten der schlimmsten Fantasie, in diesem Fall, kotzen zu müssen, mündet zunächst in die scheinbar entgegengesetzte Richtung, auf die er innerlich nicht vorbereitet war. Im nächsten Schritt wird das Kotzen als mögliches und mächtiges Verhalten umgedeutet, das schließlich bei der fünften Wiederholung sogar zu der von ihm gewünschten ehrfurchterzeugenden Haltung wie bei Clint Eastwood führt. Die humorvollen Bilder induzieren und definieren darüber hinaus in einem bis dahin entwertenden und vom Klienten als beschämend erlebten Problemkontext eine positiv wohlwollende Haltung zu sich und den eigenen Problemen. Ihre systemische Wirkung entfalten sie durch die gleichzeitig impliziten Umdeutungen von Beziehungsmustern und Kontexten (z. B. »... alle Menschen halten den Atem an ...«) wie auch durch eine neue Bewertung der Verhaltensmuster und Absichten aller Beteiligten.

2.3.11 Rituale

Jochen Schweitzer, Jan Weinhold und Arist von Schlippe

Der Begriff »Ritual« lässt sich aufgrund seiner multidisziplinären Verwendung kaum umfassend und eindeutig definieren (vgl. Kreinath, Snoek u. Stausberg 2008; Belliger u. Krieger 1998). Einige Autoren gehen davon aus, dass mit dem Begriff »Ritual« ein eigener Handlungstyp festgeschrieben wird. Dies bildet aber kaum die Realität ritueller Praktiken ab, weil viele Handlungen zu Ritualen werden können. Stattdessen wird dann eher von mehr oder weniger ritualisierten Handlungen gesprochen (z. B. Bell 2009).

Rituale sind zunächst *Handlungen*, die häufig etwas symbolhaft ausdrücken sollen, kollektiv und teilweise öffentlich durchgeführt werden und die einen vorgeschriebenen Ablauf aufweisen. Sie sollen einen über die konkrete Handlung hinausweisenden »Sinn« oder eine Bedeutung repräsentieren. Rituale werden in sozialen Systemen gemeinsam vorbereitet und ausgeführt und verbinden dadurch die daran beteiligten Menschen.

Rituale repräsentieren jedoch nicht nur, sondern erschaffen auch bestimmte Realitäten. Dieser performative Aspekt zeigt sich besonders in Heilritualen, in denen versucht wird, eine Veränderung z. B. von Symptomen oder Bedeutungen zu erzielen. Rituale haben somit zwei Aspekte: auf der einen Seite eine repräsentative, symbolische und affirmative Funktion für bestehende Ordnungen und Realitäten, auf der anderen Seite auch performative und transformative Momente der Veränderung von Ordnungen und Realitäten (Wulf u. Zirfas 2004). Beide Aspekte können in der systemischen Therapie und Beratung bedeutsam werden.

Rituale gehören in die Traditionen aller Kulturen, sie stellen vielleicht die älteste Form der Psychotherapie dar (Gilligan 1995). Sie können als machtvolle Form vorwiegend nonverbaler und analoger Kommunikation verstanden werden. Während in verbal orientierten Beratungsprozessen vor allem *über* die Kommunikation im System mit dem Ziel einer Veränderung gesprochen wird, erfolgt durch Rituale eine analoge Form der Realitätskonstruktion: In Ritualen wird mit Handlungen und Sprechakten dargestellt, wie etwas ist oder sein soll.

Merkmale von Ritualen

Einige häufig anzutreffende Merkmale von Ritualen sind (vgl. Michaels 1999; Rappaport 2010):

- *Die Wiederholung:* Häufig werden Rituale repetitiv und in einem festen Rhythmus ausgeführt, z. B. durch das Aufsagen von Mantras, monatliche Meetings in der Firma oder jahreszyklische Rituale wie Geburtstag und Weihnachten. Dadurch werden Rituale erkannt bzw. wiedererkannt.
- *Die Performanz:* Es wird nicht nur gesprochen, sondern konkret etwas körperlich getan und aufgeführt.
- *Das Vorgeschriebene, Besondere, Stilisierte:* Alle Teilnehmenden verhalten sich während Ritualen anders als im Alltag. Häufig finden Rituale auch an bestimmten Orten, zu bestimmten Zeiten, mit einer nicht alltäglichen Kleidung und unter Verwendung entsprechender Symbole und Accessoires statt.
- *Die Rahmung:* Anfang und Ende von Ritualen sind relativ klar definiert. Dadurch werden sie als besondere Handlungen markiert, die aus dem Alltag herausgehoben sind (Jungaberle u. Weinhold 2006).
- *Die Sinnhaftigkeit:* Ritualisierte Handlungen werden nicht »einfach so« vollzogen, sondern sollen etwas ausdrücken, was im sozialen System wertvoll, wichtig oder (bei religiösen Ritualen) heilig ist. Dazu werden symbolische Elemente genutzt.
- *Das Kollektive:* Von vielen Systemmitgliedern zeitgleich ausgeführt, kann das Ritual zu einem Mittel sozialer Kohäsion werden. Es zeigt aber auch die Struktur eines Systems an, z. B. wer dazugehört, wer nicht dazugehört und welche hierarchischen Beziehungen bestehen.

Funktionen und Typen von Ritualen

Die repräsentative Funktion von Ritualen liegt in der Aufrechterhaltung von Ordnung und Struktur, also in der Bestätigung dessen, was ist (vgl. auch Kruse u. Dreesen 1995). Veränderungen von Ritualen (Unerwartetes, Neues, kleine Abweichungen) symbolisieren aber auch, was sich in einem sozialen System ab jetzt verändern soll. So kann man bei Ritualen den Zeitpunkt variieren, an dem sie stattfinden, den Ort, die Teilnehmer und Zuschauer, schließlich die Handlung selbst.

Rituale können wichtige Botschaften auf erlebnisintensive und anschauliche Weise vermitteln. Sie können verdeutlichen, wer zu einer Familie, einem Verein, einer Firma dazugehört (Zugehörigkeit). Sie können die neuen Mitglieder begrüßen (Taufe), die gehenden verabschieden (Beerdigung) und der Vergewisserung dessen dienen, welche Mitglieder noch leben (Leichenschmaus nach der Beerdigung). Sie können zum Symbol der Struktur sozialer Systeme werden (Wer sitzt wo? Wer darf zuerst bei einer Feier sprechen? Wer erhält eine öffentliche Beförderung oder Abmahnung, wer nicht?). Rituale können wieder Ordnung in Dinge bringen, die in Unordnung geraten sind. Dazu gehören Trauerrituale, die den Überlebenden den kollektiven Ausdruck ihres Schmerzes erlauben und sie vor der allergrößten Einsamkeit zu bewahren suchen. Übergangsrituale können verdeutlichen, dass bestimmte Mitglieder, etwa Jugendliche in Initiationsriten der Geschlechtsreife, »nicht mehr dieselben sind« wie zuvor, sondern eine Statusveränderung absolvieren. Dazu gehören Feiern (bzw. Rituale) zur Markierung des Eintritts in einen neuen Lebensabschnitt (Taufe, Kommunion/Konfirmation, Ausbildungsabschlüsse, Beförderungen, Berentung) oder zur Veränderung des Personenstandes (Verlobungen, Hochzeiten, Scheidungen). Rituale können ein sicheres Prozedere anbieten, bei dem Meinungen geäußert und Konflikte ausgetragen werden können, ohne dass der Bestand des Systems bedroht wird. Beispiele in der Politik sind Parlamentssitzungen, Enquetekommissionen und Tarifrunden, im psychosozialen Bereich Familientherapien oder Teamsupervisionen. Rituale bringen das Erreichen wichtiger Ziele mit einer Feier als Lohn für die geleistete Anstrengung zum Ausdruck. Klassische Beispiele hierfür sind in der Landwirtschaft die Erntedank-, Wein- und Schlachtfeste oder in börsennotierten Firmen die Vorstellung von Quartalsberichten oder neuen Produkten.

Rituale in der systemischen Therapie und Beratung

Rituale können in der systemischen Therapie und Beratung in verschiedener Weise genutzt werden.

(a) *Die Analyse von Ritualen* kann sowohl Beratern als auch dem Klientensystem helfen, sich das Selbstverständnis des Systems zu verdeutlichen, möglicherweise um danach zu entscheiden, ob bisherige Rituale noch als passend empfunden werden oder ob mit ihrer Veränderung ein neues Selbstverständnis gezeigt werden soll. In Therapie und Beratung kann man zunächst die Rituale eines sozialen Systems erkunden und dann fragen, wie zufrieden die Mitglieder des Systems mit ihren Ritualen sind. Interessant ist einerseits, wie Familien oder Organisationen sich an den großen bzw. alltagstranszendierenden Ritualen der sie umgebenden Gesellschaft beteiligen: am Weihnachts- oder Osterfest, am Tag der Arbeit oder am Tag der Deutschen Einheit.

Noch interessanter sind die rituellen Aspekte einfacher Alltagspraktiken, sogenannte alltagsakzessorische Rituale. Wenn in Familien Eltern jeden Morgen ihren Schulkindern ein Frühstücksbrot schmieren, wenn Familien jeden Sonntagabend im Fernsehen den »Tatort«-Krimi schauen, wenn ein Paar sich regelmäßig über die Qualität seiner sexuellen Beziehung oder alternativ darüber streitet, wer den Abwasch wieder nicht erledigt hat – auch in solchen alltäglichen Beziehungsabläufen vergewissern sich die Beteiligten immer wieder dessen, wie sie als soziales System sind, nicht sind, sein möchten und nicht sein möchten. Bewusst wird ihnen dies häufig erst in der Krise: wenn Familienmitglieder die Teilnahme am Frühstück verweigern, wenn das gemeinsame Fernsehen aufgekündigt wird oder wenn der Streit über die Sexualität so heftig wird, dass einer oder beide ganz damit aufhören wollen.

Der Sammelband von Imber-Black (2006) bietet Anregungen für die Planung therapeutisch günstiger Familienrituale bei unterschiedlichsten Themen- und Settingkonstellationen, z. B. in der Paar- und Kindertherapie, bei Alkoholismus, chronischer Schizophrenie, bei der Arbeit mit unterdrückten Frauen oder bei der Bewältigung politischer Traumata. Für die Organisationsberatung konnte aufgezeigt werden, wie ritualisierte Abläufe in Organisationen, z. B. Chefarztvisiten, Abteilungskonferenzen, Besprechung von Leistungsergebnissen, Begrüßung und Verabschiedung von Mitarbeitern, Dienstjubiläen oder Betriebsausflüge, die jeweilige Organisationskultur abbilden, beeinflussen und verändern (Islam u. Zyphur 2009; Levold 2002; Nicolai et al. 2001; Rüegg-Stürm u. Gritsch 2001). Interessant in Beratungsprozessen ist auch die Abwesenheit oder Auflösung von Ritualen in unserer Kultur: Anlässe, für die es keine Rituale (mehr) gibt oder erst noch entwickelt werden müssen. So existieren beispielsweise für Scheidung, homosexuelle Trauung, Menarche und erste Pollution in unserer Kultur tatsächlich fast keine Rituale, obwohl es sich um stark emotional besetzte Ereignisse handelt.

Folgender Gesprächsleitfaden für ein »Ritualinterview« kann anregen, über die Passung von Selbstverständnis und Ritual so zu sprechen, dass ein bewusstes Entscheiden für oder gegen ein Ritual möglich wird:

(1) Welches »Sinnverständnis« des sozialen Systems wird in diesem Ritual zum Ausdruck gebraucht? (Wer sind wir? Wer gehört zu uns und wer nicht? Wozu sind wir da? Was ist uns sehr wertvoll oder gar »heilig«?)
(2) Passt dieser Sinnausdruck noch? Hat er sich überlebt? (Wollen wir dies über uns zum Ausdruck bringen? Wem gefällt dieses Ritual noch, wem nicht mehr?)
(3) Welche alternativen Sinndarstellungen wären heute stattdessen gewünscht und passend?
(4) Welches wären die kleinstmöglichen Veränderungen, durch die das Ritual den aktuellen Anforderungen gerecht werden könnte? (Detailliert ausmalen!)

(5) Mit welchen Widerständen und ungewollten Nebenwirkungen muss bei einer solchen Ritualveränderung gerechnet werden?
(6) Wie könnte ein konkreter Plan für eine angemessene Ritualveränderung aussehen (wer mit wem, wann, wo, wie?)

Je nach deutlich werdendem »Bedarf« des Klientensystems an Infragestellung bestehender und Anregung zu neuen Ritualen kann dann das Experimentieren mit verschiedenen Ritualformen empfohlen werden.

(b) *Der therapeutische Prozess* selbst kann als Übergangsritual beschrieben werden (Turner 2005; van Gennep 1986), welches eine alte Struktur durch eine Schwellenphase in eine neue Struktur überführt und damit Klienten in einem definierten Rahmen einen Statusübergang vom Problemzustand zum Nichtproblemzustand ermöglicht: »Therapiezeit ist auf jeden Fall eine separate Zeit, die die daran Beteiligten [...] sehr stark als eine Art heilige Zeit erfahren« (Boscolo u. Bertrando 1994, S. 282). Für die stationäre systemische Therapie wurde diese Art von Ritualen beispielsweise von Durrant (2004), für die ambulante systemische Therapie von Retzer (2002) und für Systemaufstellungen von Sax, Weinhold und Schweitzer (2010) praktiziert.

(c) *Ritualisierte Schlussinterventionen* als dramatische Form dafür, »festgefrorene« pathologische Beziehungsmuster wieder zu »enteisen«, haben besonders Haley mit seinen »Ordeals« (1994) sowie die Gruppe um Selvini Palazzoli mit ihren paradoxen Verschreibungen (Selvini Palazzoli et al. 2011) bekannt gemacht.

Entgegen der Annahme, dass unsere Kultur »unterritualisiert« sei, zeigt sich, dass Rituale eine zentrale Bedeutung für soziale Systeme haben können. In Familien und Organisationen findet sich bei genauer Betrachtung eine Vielfalt von mehr oder weniger ritualisierten Handlungen, deren Analyse Aufschluss über Glaubenssätze und ihre Affirmation oder Veränderung geben kann. Durch Rituale als Interventionen kann in der Beratungspraxis versucht werden, positiv bewertete Unterschiede zu bilden.[31] Anders als verbale und metakommunikative Botschaften können Rituale einen bestimmten – entweder alten und tradierten oder neuen und veränderten – Sinn in sozialen Systemen besonders anschaulich und erlebnisintensiv verdeutlichen und verkörpern.

31 Bei von Schlippe und Schweitzer (2012) finden sich weitere praktische Beispiele für die beraterische und therapeutische Arbeit mit Ritualen.

2.3.12 Systemische Therapie mit Kindern und Jugendlichen

Rüdiger Retzlaff

Kinder im Kontext

Die systemische Therapie ist aus der Arbeit mit Kindern und Jugendlichen heraus entstanden, bei denen die Einbeziehung der Angehörigen zu deutlichen Behandlungsfortschritten führte (Hoffman 2002a; von Schlippe u. Schweitzer 2007). Im Bereich der Kinder- und Jugendpsychotherapie zählt sie heute zu den am weitesten verbreiteten, empirisch gut bestätigten Verfahren (von Sydow et al. 2007). Probleme von Kindern können am besten im Kontext ihrer Familie verstanden werden. Aus einer multisystemischen Perspektive heraus sind dabei Faktoren wie die soziale Lebenswelt, biologische Gegebenheiten, individuelle Unterschiedlichkeiten und beobachtbare Interaktionsprozesse ebenso relevant wie Bedeutungsgebungsprozesse und die Geschichte(n) der Familie.

Will man erfolgreich mit Kindern arbeiten, ist es erforderlich, sich auf ihre Welt, ihre Sprache und ihre Ausdrucksformen einzustellen. Therapeuten müssen spielerisch vorgehen und kreative Techniken nutzen, die kindlichen Ausdrucksformen entsprechen, sollten aber auch kompetent im Umgang mit Erwachsenen sein. Das Setting der Therapie muss im Sinne einer Kundenorientierung auf die besonderen Belange von Kindern und Jugendlichen abgestimmt werden (Pleyer 2005). Zu einer kindgerechten Ausstattung des Therapiezimmers gehören Malutensilien, Handpuppen und Minifiguren, Steckspiele, Kinderbücher, verschiedene Symbolobjekte wie Steine, Schatzkisten, magische Decken und Zauberstäbe und dergleichen mehr.

Werden Kinder als Indexpatienten angemeldet, ist es empfehlenswert, in flexiblen Settings zu arbeiten (Rotthaus 2005). In einem ersten Gespräch mit der Familie kann ausgehandelt werden, wer an weiteren Sitzungen teilnehmen soll. Bei einer langen medizinischen Vorgeschichte oder bei explizitem Wunsch eines Elternteils können einige Gespräche allein mit den Eltern geführt werden. Möglich sind Sitzungen mit Eltern, dem Indexpatienten allein, mit seinen Geschwistern oder in anderen Konstellationen.

Die Zeitstruktur sollte auf kindliche Bedürfnisse abgestimmt werden. Sitzungen mit kleinen Kindern sind deutlich kürzer. Bei jüngeren Kindern und bei massiven Verhaltensproblemen sind insbesondere in der Anfangsphase häufigere Sitzungen im Wochenabstand sinnvoll, weil zwischen den Gesprächen sonst zu viel anderes geschieht. Bei Fortschritten können die Abstände vergrößert werden. Systemische Behandlungen sind meist kurzzeitorientiert und dauern in der Regel zwischen fünf und 15 Sitzungen. Wenn Kinder sehr krank sind oder bei ihren Eltern erhebliche Beeinträchtigungen bestehen, können Behandlungen auch länger dauern (Retzlaff 2012).

Besondere Settings wie die aufsuchende Familientherapie (Abschn. 4.1.4), systemische Gruppentherapie für Kinder und Jugendliche (Abschn. 2.2.5), videounterstützte systemische Elternarbeit (Abschn. 2.3.8) und Multifamiliengruppen (Abschn. 2.2.3) werden eigens vorgestellt.

Typischer Ablauf: Nach einer Phase des Kennenlernens und Beziehungsaufbaus – auch als Joining bezeichnet – wird von den Eltern und Kindern eine Beschreibung der Probleme und der Behandlungsziele erfragt. Das präsentierte Problem und die Therapieziele können gemalt oder anderweitig gestaltet werden. Zeitlinien, Skulpturen und Choreografien eignen sich ebenfalls zur Klärung und Präzisierung von Therapiezielen. Die Familie kann gebeten werden, im Sinne eines paradoxen Rollenspiels eine – gegebenenfalls leicht verfremdete – Problemszene oder ein Lösungsszenario zu spielen, »wenn alles gut wäre«.

Mit der Familie werden konkrete Therapieziele vereinbart. Üblicherweise werden kleine, greifbare Schritte ausgehandelt und eine überschaubare Zahl von Sitzungen verabredet, mit der Option auf weitergehende Behandlungsabschnitte. Gegebenenfalls können weitere Personen aus dem Umfeld in den Prozess der Therapie einbezogen werden. Kinder und Eltern partizipieren aktiv an der Therapieplanung.

Grundprinzipien der Behandlung: Eine zentrale Aufgabe für den Therapeuten besteht darin, Kindern und ihren Eltern zu helfen, ihre Problemtrance zu überwinden, problemfreie Bereiche zu erkunden und Hoffnung zu induzieren. Kind und Familie werden mithilfe von verschiedenen Techniken zu einem Perspektivwechsel angeregt, der die Familie an ihre Kompetenzen erinnert und die Familiengeschichten im Umgang mit widrigen Lebensumständen würdigt, Möglichkeiten des »Andersseins« einführt und ein Leben jenseits der Belastung durch Probleme vorstellbar macht.

Veränderungen sind leichter möglich, wenn die Lebensgeschichte und der soziale Kontext des Kindes und seiner Familie gewürdigt werden. Symptome sind mehr als dysfunktionales Verhalten, sie können als metaphorischer Ausdruck eines Beziehungsgeschehens verstanden werden. Systemische Therapie will helfen, den Beziehungskontext Kind/Familie/soziale Umwelt so zu gestalten, dass Symptome überflüssig werden. Probleme werden als Herausforderung angesehen; der Therapeut lädt Kinder und Eltern ein, ein Team zu bilden, das bei der Lösung der Probleme zusammenarbeitet und von ihm dabei unterstützt wird. Diese symptomzentrierte Vorgehensweise regt gleichzeitig eine Veränderung der familiären Organisation an.

Zu Beginn einer Therapie ist einer der ersten Schritte die Klärung des Auftrags der Eltern, Kinder oder Überweiser. In der Regel sind Kinder keine eigentlichen »Kunden« für eine Psychotherapie, sondern kommen auf Veranlassung Dritter. Sie formulieren ihre Anliegen eher, wenn der Therapeut seine Fragen kindgerecht stellt. Es geht dabei mehr um eine Konsultation und Hilfe zur Selbsthilfe als um eine Behandlung des Kindes.

Die therapeutische Haltung ist geprägt von einem optimistischen, lösungs- und ressourcenorientierten Menschenbild. Die Position ist allparteilich, berechtigte

Wünsche von Kindern werden ebenso unterstützt wie Anliegen der Eltern. Auf der Grundlage einer entwicklungspsychologischen und lebenszyklusorientierten Perspektive werden Beschwerden und familiäre Konflikte normalisiert und das Aushandeln konstruktiver Lösungen für Konfliktthemen gefördert. Im Sinne einer Netzwerkorientierung wird soziale Unterstützung mobilisiert.

Techniken der systemischen Therapie mit Kindern

Das therapeutische Vorgehen ist generell aktiv, Kind und Familie erhalten Vorschläge für Aufgaben und Experimente, Beobachtungsaufgaben oder vielleicht Anregungen, gemeinsam ein Ritual durchzuführen (Retzlaff 2002). Zur breiten Palette an Techniken zählen sprachliche wie analoge Interventionsformen.

Mit Aufgaben und Verschreibungen wird die Familie eingeladen, aktive Experimente zu unternehmen, eingefahrene Strukturen, Rollenverteilungen und Interaktionsmuster zu verändern und von einer hilflosen zu einer proaktiven Position zu finden (Haley 1985).

Neben der Arbeit an Grenzen, Techniken zur Förderung von emotionaler Nähe, Veränderung redundanter Interaktionsmuster und Koalitionen und dem Aushandeln von Konflikten zählen Enactments (szenische Darstellungen) oder Problem- und Lösungsinszenierungen zu den nützlichsten strukturellen Techniken (Minuchin u. Fishman 1992).

Paradoxe Interventionen wirken im Sinne einer Musterunterbrechung, die den Kindern und ihren Angehörigen auf eine spielerische Weise ermöglichen sollen, Alternativen zu eingefahrenen, untauglichen Lösungsversuchen zu erproben. Variationen sind paradoxe Beobachtungsaufgaben, Symptomverschreibungen, paradoxe Wetten, paradoxe Musterumkehrungen, So-tun-als-ob-Rituale, paradoxe Bewährungsproben oder die Verschreibung und Vorhersage von Rückfällen (Madanes 1998). Reframings stellen das Verhalten des Kindes in einen anderen Bezugsrahmen und ermöglichen so andere Herangehensweisen und andere Lösungen für Probleme.

Aus der lösungsorientierten Therapie stammt eine Reihe von Standardinterventionen – die Beachtung von Ausnahmen vom Problemverhalten; die Fokussierung auf Lösungen und das, was schon gut funktioniert; Wunderfragen; Vorhersagen, ob ein Symptom auftreten wird oder nicht; die Anregung, untaugliche Lösungsversuche durch irgendetwas anderes zu ersetzen; und Skalierungen von Problemen und Lösungen (Steiner u. Berg 2011; Vogt-Hillmann u. Burr 2002).

Malen und kreative Gestaltungstechniken haben diagnostische und therapeutische Funktionen und erleichtern zugleich den Zugang zum Kind. Die Bilder und Zeichnungen von Kindern sind ein Vehikel zur Darstellung ihrer Erfahrungen, Emotionen und Erlebnisse (Retzlaff 2005). Durch den Ausdruck mit gestalterischen Mitteln wird eine andere, analoge und emotional angereicherte Ebene der Kommunikation eröffnet. Ein wesentlicher Aspekt beim Einsatz von kreativen Techniken ist ihre ausgeprägte beziehungsgestaltende Wirkung im therapeutischen Prozess – sie tragen zu einer Leichtigkeit der therapeutischen Vorgehensweise bei.

Rituale zählen nach Selvini Palazzoli et al. (1974) zu den effektivsten Interventionsformen zur Veränderung von Familienmustern. Sie eignen sich auch für die Arbeit mit jüngeren Kindern. Neben den eigentlichen Abschiedsritualen, Heilungsritualen etc. können bei der Arbeit mit Kindern auch ritualisierte Verschreibungen erarbeitet werden, die ebenfalls auf Symbole und Symbolhandlungen zurückgreifen, jedoch stärker auf das alltägliche Verhalten abzielen und leichter durchführbar sind.

Für die Arbeit mit kleinen und großen Kindern besonders geeignet sind Aktionstechniken wie Familienskulpturen (Abschn. 2.3.4 u. 2.3.5), Choreografien (ebd.) und Zeitlinienarbeit (Abschn. 2.3.6).

Einen festen Platz in der therapeutischen Arbeit mit Kindern haben Rollenspieltechniken, die mit realen Personen, aber auch Minifiguren oder Handpuppen durchgeführt werden können. Viele Grundprinzipien der systemischen Familientherapie sind in diese Schlüsseltechnik integriert. Die wechselseitige Bedingtheit von Rollen und die Komplementarität von Verhaltensmustern von Menschen werden verdeutlicht. Neben dem Durchspielen von Konfliktsituationen und der Generierung von Lösungsideen ermöglichen Rollenspiele einen Perspektivenwechsel. Das Vorgehen umfasst zwei grundsätzliche Schritte: die Darstellung einer Szene des Familienlebens und die Entwicklung einer etwas besseren Lösung.

Handpuppen sind ein nützliches Hilfsmittel für Familiengespräche mit Kindern zwischen vier und zwölf Jahren: Jüngere Kinder artikulieren sich besser über eine Puppe. Handpuppen können als Sprachrohr des Therapeuten fungieren und ermöglichen den Einsatz von systemischen Techniken, humorvollen Dialogen, Split-Team-Interventionen und zirkulären Fragetechniken. Wie viele andere kreative Techniken erzeugen sie eine Als-ob-Wirklichkeit und erlauben es, Probleme und Lösungen auf spielerische Weise darzustellen.

Minifiguren sind ein geeignetes Medium dafür, auf einfache Weise Zugang zu Kindern zu finden. Das Spielgeschehen vermittelt ein Bild von der Lebenswelt des Kindes. In Spielszenen werden Themen und Konflikte gezeigt, die sprachlich nicht leicht ausgedrückt werden können. Das betreffende Kind erschafft ein Miniaturmodell seiner Lebenswelt und nimmt eine Beobachterperspektive ein: Probleme werden externalisiert, aus »olympischer« Perspektive angeschaut, was das Finden von Lösungen erleichtert.

Narrative Techniken, Geschichten und Metaphern haben sich als nützliche Interventionsformen bewährt (Freeman, Epston u. Lobovits 2000). Sie sprechen die Imagination der Kinder an, verwenden meist eine bildhafte Sprache und vermitteln die therapeutische Botschaft in einer kindgemäßen Weise. Hat man Handpuppen oder Stofftiere zur Verfügung, können diese die Geschichten erzählen, oder man kann Kinderbücher auswählen, in denen die Problematik des Kindes oder der Familie angesprochen wird. Zu den narrativen Techniken gehören auch Symptomexternalisierungen (White u. Epston 2006a); sie führen dazu, dass problematische innere Prozesse verdinglicht und damit besser begreifbar und handhabbar werden.

Häufig werden systemische Techniken mit Entspannungsverfahren, Imagination, Hypnotherapie, Techniken der Traumatherapie und anderen Therapieverfahren kombiniert. Kinder mit speziellen Bedürfnissen benötigen neben verbal orientierten Therapieverfahren ergänzende Angebote wie Ergotherapie, Logopädie oder andere Übungsbehandlungen. Eine der wichtigsten systemischen Interventionen ist die Unterstützung der Familie bei der Orientierung im mitunter sehr komplexen Netz von Hilfsangeboten (Retzlaff 2010).

Fazit: In der systemischen Therapie wurde ein reichhaltiges Repertoire an praktischen Empfehlungen, kreativen Techniken und Interventionsstrategien für die Arbeit mit Kindern und Jugendlichen entwickelt. Strategien für die systemische Arbeit mit Kindern sind oft handlungs- und erlebniszentriert, viele Techniken und Maximen eignen sich aber auch für die Arbeit mit Erwachsenen (Keith u. Whitaker 1981): die Einladung zu einem Perspektivenwechsel, die Externalisierung von Symptomen etwa mit gestalterischen Mitteln, das Ausprobieren von Lösungsszenarien oder die Aktivierung der Angehörigen als soziales Unterstützungssystem. Für systemische Therapeuten und Berater bietet die Arbeit mit Kindern eine Chance, neben sprachlichen Interventionen auch Spiel, Fantasie und Kreativität in den eigenen Arbeitsstil zu integrieren und eine reichere Palette an therapeutischen Optionen zu nutzen.

2.4 Zusammenarbeit im Hilfesystem

2.4.1 Kooperation und multiprofessionelle Zusammenarbeit im Hilfesystem: Chancen und Hindernisse

Tom Levold

Ein zentrales Unterscheidungsmerkmal systemischer Therapie und Beratung ist die Einbeziehung der personalen, sozialen, weltanschaulichen, institutionellen und anderen Kontexte, die für ein Verständnis und die Bearbeitung eines Problems relevant sind. Psychotherapie, Beratung, soziale Arbeit, ärztliche Versorgung und viele andere Angebote, die sich im Zuge der Herausdifferenzierung gesellschaftlicher Hilfesysteme entwickelt haben, gehören selbstverständlich ebenfalls zu diesen Kontexten. Als Teile von Problemsystemen (vgl. Abschn. 1.3.7) sind sie zwangsläufig an der Erkennung, Codierung und Veränderung von Problemen beteiligt. Durch die Vorstellung, dass Therapien und Beratungen eine Angelegenheit der freien Vereinbarung von Therapeutinnen, Beratern und ihren Klientinnen sei, wird die soziale Formatierung solcher Prozesse verschleiert, die von einer Vielfalt juristischer, ökonomischer und organisationaler Regelungen und Strukturen bestimmt wird. Teil 4 gibt einen breiten Überblick über die unterschiedlichen klinischen und nichtklinischen Kontexte mit ihren Rahmenbedingungen für die jeweilige therapeutische und beraterische Tätigkeit und zeigt, dass systemische Konzepte in besonderer Weise geeignet sind, diese Rahmenbedingungen zu reflektieren und in der Gestaltung von Hilfeprozessen zu berücksichtigen.

Der systemische Ansatz legt aus diesen Gründen nahe, im Rahmen der Auftragsklärung ausführlich zu explorieren, welche Erfahrungen mit anderen Hilfsangeboten und institutionellen Kontexten gemacht worden sind, ob parallele Hilfeprozesse (und welche) in Gang sind, welche Einschätzungen und Erwartungen seitens anderer Helfer bestehen, welche Ziele dabei jeweils verfolgt werden usw. Im Idealfall führt eine solche Abklärung zur Abstimmung verschiedener Hilfsangebote, zur Vermeidung inkompatibler oder widersprüchlicher Strategien und zu einer besseren Orientierung an den Ressourcen aller Beteiligten.

Was für den Bereich der psychotherapeutischen Privatpraxis nicht ohne Weiteres offensichtlich sein mag, liegt im Bereich der Jugendhilfe und der Sozialen Arbeit in der Regel auf der Hand. Hier werden Probleme, auf die diese gesellschaftlichen Hilfeprogramme reagieren, eher in der sozialen als in der intrapsychischen Sphäre verortet, d. h., sie zeigen sich im Kindergarten, in der Schule, im Gemeinwesen usw. als Anpassungsprobleme, soziale Konflikte, Nichterfüllung gesellschaftlicher Normen und Erwartungen etc. Bei vielen Klientensystemen tritt eine Mehrzahl solcher Probleme auf. Hier ist dann oft die Rede von »Multiproblemfamilien« (vgl. Minuchin, Colapinto u. Minuchin 2000), wenngleich genauso gut von »Multi-Institutionen-Familien« (Asen 2005) gesprochen werden kann. Evan Imber-Black (2006) hat die Beziehungsdynamik von Familien und größeren Systemen »im Gestrüpp der Institutionen« ausgezeichnet dargestellt. Allein diese Dynamik macht die intensive Kommunikation und Zusammenarbeit aller Beteiligten aus einer systemischen Perspektive unabdingbar. In der Praxis ist aber eine Zusammenarbeit der verschiedenen Hilfeanbieter, die über die im Kinder- und Jugendhilfegesetz geforderten Regelungen hinausgeht, keineswegs eine Selbstverständlichkeit, sondern in hohem Maße abhängig von einem Verständnis für die systemischen Zusammenhänge aufseiten der beteiligten Akteure. Das gilt umso mehr in Hinblick auf die Einbeziehung der Klientensysteme in die multiprofessionelle Zusammenarbeit.

Da es in diesen Zusammenhängen praktisch immer um die Durchsetzung von gesellschaftlichen Geltungsansprüchen geht, sind Angebote sozialer Hilfen in der Regel in einen impliziten Zwangs- bzw. Kontrollkontext eingebettet, der durch das Wächteramt Sozialer Arbeit (etwa zum Schutz von Kindern) legitimiert wird. In Kinderschutzfällen (vgl. Kap. 3.12) wird dieser Zwangskontext manifest (vgl. Levold 1999a). Generell ist ein

> »Wesensmerkmal der klassischen Helfer-Klient-Beziehung ihre strukturelle Asymmetrie in Bezug auf die Autonomie der Beteiligten. Auf der einen Seite dieser Asymmetrie steht ein Hilfebedarf, der als Mangel bestimmt ist. Dieser Mangel an Gesundheit, Kompetenz, Eigenverantwortung, Fähigkeit, für die eigenen Kinder und den eigenen Lebenserhalt zu

> sorgen, usw., lässt sich letztlich als ein Mangel an Ressourcen beschreiben. Auf der anderen Seite besteht im Hilfeangebot ein Überschuss an Autonomie, d.h., die Helfer stellen die Ressourcen zur Verfügung, welche die Klienten scheinbar oder offensichtlich nicht haben bzw. auf welche sie nicht zurückgreifen. Gleichwohl liegt das Ziel des Hilfeprozesses in der Heilung oder in der Lösung von Problemen, was nichts anderes als die Rückgewinnung der Autonomie der Klienten bedeutet« (Levold 1995, S. 63).

Daraus ergibt sich aus systemischem Blickwinkel die Forderung, die Klienten von Anfang an bei der Planung und Gestaltung von Hilfeprozessen seitens der Professionellen einzubeziehen. Mit dem Inkrafttreten des neuen Kinder- und Jugendhilfegesetzes 1991 ist ein paradigmatischer Wechsel von der Kontroll- und Eingriffsorientierung hin zu einem Leistungsgesetz erfolgt, der sich auch darin zeigt, dass jeder gewährten Hilfe die Erarbeitung eines Hilfeplans vorauszugehen hat, an der die betroffenen Klienten ebenso wie relevante Fachkräfte anderer Institutionen zu beteiligen sind. Wie transparent und partizipativ diese Regelungen in der Praxis tatsächlich ausgeführt werden, ist jedoch eine andere Frage.

Viele Professionelle scheuen die Einbeziehung von Klienten in die Indikationsstellung, Planung und Evaluation von Hilfeprozessen über die Erfüllung der gebotenen Form hinaus aus der Angst heraus, dass unterschiedliche Einstellungen zwischen den Helfern zutage treten und einer »Spaltung« seitens der Klienten Vorschub leisten könnten. Damit verbunden ist die Idee, Helfer müssten den Klienten gegenüber mit einer einheitlichen Meinung auftreten. Eine andere Sorge besteht darin, die eigene, »wirkliche« Meinung dann nicht mehr offen vertreten zu können. Aus systemischer Perspektive besteht hier die spannende Herausforderung darin, Unterschiede in der professionellen Wahrnehmung und Einschätzungen von Problemsituationen und Hilfeverläufen als Ressourcen zu betrachten, die das Bild erweitern können, ohne die Handlungsfähigkeit von Verantwortungsträgern zu schmälern.

Bei seiner eigenen langjährigen Tätigkeit in der Kinderschutzarbeit hat der Autor nur dann auf die Einbeziehung von Klienten in Helfergespräche verzichtet, wenn die Gefahr einer dramatischen Eskalation im Gespräch selbst oder als unmittelbare Gesprächsfolge bestand, was äußerst selten der Fall war. Auch bei seiner Tätigkeit als Supervisor in der Psychiatrie hat er mit der Einbeziehung von durchaus schwierigen Patienten in die Supervision, bei der die beteiligten Berufsgruppen neben den erwähnten oft auch Bedenken haben, dass sie eine unzumutbare Belastung für die Patienten darstellen könnte, ausgesprochen gute Erfahrungen gemacht. Klienten wissen die gemeinsamen Bemühungen vieler Professioneller um eine gute Hilfe zu schätzen und sehen sich als gleichberechtigte Akteure anerkannt: ein elementarer Aspekt des systemischen Ansatzes (vgl. auch Seikkula u. Arnkil 2006).

Neben den persönlichen Befürchtungen, als professionelle Akteure durch die Diskussion unterschiedlicher Einschätzungen und Erwartungen im multiprofessionellen Dialog in Schwierigkeiten zu geraten, spielt dabei sicherlich eine Rolle, dass bei aller Kooperationssemantik Transdisziplinarität und Multiprofessionalität (vgl.

Abschn. 1.1.1) nicht gerade kennzeichnend für das Hilfesystem sind. Beim Studium der Medizin, der Klinischen Psychologie und Sozialen Arbeit ebenso wie in den psychotherapeutischen und anderen psychosozialen Ausbildungsgängen werden zwar unterschiedliche Theorien über den jeweiligen Gegenstand des beruflichen Handelns gelehrt, es mangelt aber grundsätzlich an der Vermittlung von Kenntnissen über die jeweiligen alternativen professionellen Zugänge zu den Problemen im eigenen Handlungsfeld. Noch bedeutsamer ist, dass der Erwerb von Kompetenzen für die fallbezogene Kommunikation mit Angehörigen anderer Berufsgruppen in den Ausbildungen keine Rolle spielt.

Allerdings lässt sich die Kooperation im Hilfesystem nicht allein auf die Schwierigkeiten der beteiligten Akteure als Teilnehmer an einem konkreten Problemsystem reduzieren. Immerhin sind professionsgebundene Institutionen (Klinik, Jugendamt, Schule etc.) und ihre Organisationen geschlossene soziale Systeme, deren Einheit dadurch hergestellt wird, dass die Grenze zur jeweiligen Umwelt durch Befolgung festgelegter Regeln und Durchführung bestimmter Operationen aufrechterhalten wird, welche das System von der Umwelt unterscheiden. Diese Selbstbezüglichkeit »definiert somit auch, was für das System überhaupt ein Problem sein kann und welche Problembewältigungen möglich sind« (Steiner et al. 1988, S. 148).

Vertreter einer Institution sind daher nicht frei, in der Interaktion mit anderen ohne Weiteres zu neuen Definitionen des Problems zu gelangen, es sei denn, dass die typische Operationsweise ihrer Institution dadurch nicht infrage gestellt wird. Deren Ziel ist nämlich, soziologisch gesprochen, nicht in erster Linie die Lösung der zugewiesenen Probleme auf Klientenebene, sondern eine Problembewältigung mithilfe systemeigener Prozeduren (etwa Verfertigung von Akten und Entscheidungen im Amt, Diagnosen und Behandlungsprogrammen in der Klinik etc.). Dabei geht es nicht nur um den Beweis der eigenen Zuständigkeit (der für den ökonomischen Erhalt der Organisation nötig ist), sondern auch um die Abwehr von Problemen, die mit dem institutionseigenen Repertoire nicht »abgearbeitet« werden oder im Budget der Institution nicht abgebildet werden können und bei denen man sich dann für nicht zuständig erklärt.[32] Andere Institutionen, Organisationen und Professionelle sind aus dieser Perspektive ebenso Umwelt des Systems wie die Klienten, die gesellschaftliche Öffentlichkeit, die Politik und die wirtschaftlichen Träger der Institutionen selbst (vgl. Levold 1995).

In den weiteren Abschnitten dieses Kapitels werden drei Vorgehensweisen bzw. Ansätze vorgestellt, die auf eine verbesserte Kooperation im Hilfesystem und die Stärkung der Autonomie der betroffenen Klienten abzielen: die Methode der Helferkonferenz (Abschn. 2.4.2), das Case Management als Weiterentwicklung der klassischen Einzelfallhilfe (Abschn. 2.4.3) und die Family Group Conference

32 So findet man beispielsweise in der Kinder- und Jugendpsychiatrie immer wieder Fälle, die typischerweise zwischen dem medizinischen System und dem System der Jugendhilfe »pendeln«, da jeweils die eigene Zuständigkeit abgelehnt und die der anderen Seite betont wird – eine Dynamik, bei der die Frage der Kostenübernahme nicht unwichtig ist.

(Abschn. 2.4.4) als ein neuartiges Verfahren der Beteiligung der Betroffenen und ihrer Unterstützersysteme, das zwar nicht innerhalb des systemischen Ansatzes entwickelt worden ist, aber seine ressourcen- und autonomieorientierte Haltung auf beeindruckende Weise in eine funktionierende Praxis umsetzt.

2.4.2 Helferkonferenzen

Tom Levold

In Helferkonferenzen treffen alle, die einem bestimmten Klientensystem ein professionelles Therapie-, Beratungs- oder Hilfeangebot machen, mit oder ohne die Klienten zusammen, um sich abzustimmen, die Entwicklung des Hilfeprozesses zu evaluieren und weitere Perspektiven zu klären. Sie entstanden in Deutschland im Zusammenhang mit der Überwindung des repressiven Fürsorgesystems der Nachkriegsjahre und der Etablierung alternativer Hilfekonzepte (vgl. Kensy u. Brunner 1983), die dann Eingang in das öffentliche Jugendhilfesystem fanden.

In der sozialen Arbeit sind Helferkonferenzen verbreiteter als in klinischen Zusammenhängen, in denen der multiprofessionelle Austausch eher in Supervisionen multiprofessioneller Teams oder in Liaison- bzw. Konsildiensten stattfindet (vgl. Abschn. 4.1.8).

Ob die Kommunikation zwischen unterschiedlichen Helfern, die in der Regel Vertreter von konkurrierenden Institutionen und Organisationen sind, gelingt oder nicht, hängt von verschiedenen Variablen ab. Auf der Organisationsebene spielen die Ideologie des Trägers, ein eventueller ökonomischer, politischer oder ideologischer Außendruck ebenso eine Rolle wie personale und fachliche Ressourcen der Einrichtungen, ihre Arbeitsphilosophie und Bewertung von Problemen und nicht zuletzt innerbetriebliche Aspekte (Hierarchie bzw. Freiheitsgrade in der Außenvertretung).

Auch die Helfer selbst unterscheiden sich in Bezug auf Problemverständnis, Verursachungstheorien, Aufträge und Arbeitsphilosophien. Schwierigkeiten in der Zusammenarbeit erfolgen auch aus unklaren Zuständigkeiten, fehlenden Regeln und Prozeduren für die Kooperation im Hilfesystem, Induktion von Konflikten im Klientensystem, einer fehlenden gemeinsamen Sprache usw.

Im Kinder- und Jugendhilfegesetz von 1991 sind »Hilfeplangespräche« vorgeschrieben, bei denen auch die Beteiligung der Inanspruchnehmer von Hilfen vorgesehen ist. Solche Gespräche finden unter der Leitung der für die Bewilligung einer Hilfemaßnahme zuständigen Fachkraft in größeren Abständen, in der Regel alle sechs Monate, statt und dienen der Auswertung der bisherigen Maßnahme und der Begründung ihrer Fortführung oder Beendigung. Sie sind kein Ersatz für Helferkonferenzen, bei denen sich alle Teilnehmer eines Problemsystems jederzeit austauschen und koordinieren können. Da aber hierfür keine gesetzlichen oder anderen offiziellen Vorgaben existieren, liegt die Organisation und Gestaltung einer Helferkonferenz in der Regel in der Initiative einzelner Helfer, die eine Vernetzung im Hilfesystem anstreben.

Dabei zeigt sich, dass die Durchführung von Helferkonferenzen zwar mit einem besonderen organisatorischen Aufwand verbunden ist, aber nicht nur zu einer erhöhten Effizienz der unterschiedlichen Hilfen führt, sondern auch zu einer Verbesserung der fallunabhängigen multiprofessionellen Kooperation. Bei der Durchführung sind folgende Gesichtspunkte zu beachten:

(1) Zunächst sollte eine Definition des Problemsystems vorgenommen werden, die eine Einschätzung der Handlungsspielräume und -optionen aller Beteiligten ermöglicht: Welche Institutionen bzw. Helfer sind an der Definition, Aufrechterhaltung und Lösung des Problems beteiligt? Wer davon ist für den Hilfeverlauf (am wenigsten) wichtig? Welche Institutionen bzw. Helfer werden vom Klientensystem akzeptiert, welche eher abgelehnt? Welchen Rang nehmen die Beteiligten in ihrer institutionellen und der interinstitutionellen Hierarchie ein? Welche offiziellen und inoffiziellen Aufträge verfolgen die beteiligten Helfer? Welcher Arbeitsphilosophie folgen sie? Gibt es Konflikte zwischen Institutionen bzw. Helfern oder bestimmte Interessen, die berücksichtigt werden müssen?

(2) Nach dieser ersten Analyse müssen Strukturfragen der Helferkonferenz geklärt werden: Wo findet die Helferkonferenz statt? Wer nimmt (nicht) daran teil? Wie ist das Klientensystem vertreten? Wer lädt zu der Konferenz ein, und wer übernimmt die Leitung?

Während in den 1980er-Jahren eine gewisse systemische Euphorie dazu führte, dass Helferkonferenzen gelegentlich mit sehr vielen Beteiligten durchgeführt wurden,[33] macht Schweitzer (1989) darauf aufmerksam, dass ein Mehr nicht immer besser ist, und empfiehlt daher, die Zahl der Helfer überschaubar zu halten. Ebenfalls von Bedeutung ist, dass im Unterschied zu einem Hilfeplangespräch die Initiatorin einer Helferkonferenz nicht zwangsläufig auch die Leitung der Konferenz übernimmt. Gerade aufgrund der kompetitiven Struktur im Hilfesystem tut man gut daran, keine dominante Position in Anspruch zu nehmen, sondern davon auszugehen, dass die anderen Helfer (ebenfalls) guten Willens sind und das Bestmögliche getan haben und dass die aktuell tätigen Professionellen die bestmöglichen Helfer sind (ebd.):

> »Übernimmt einer der selbst mit der Familie arbeitenden Helfer die Rolle des Moderators und Interviewers, der die Aufträge, Sichtweisen und Zielvorstellungen der anderen Helfer erfragt, gerät er in Gefahr, sich über die anderen ›Experten‹ zu stellen und als anmaßend zu gelten. Um diese heikle ›Machtfrage‹ zu umgehen, kann es sinnvoll sein, externe GesprächsleiterInnen einzuladen« (Brandl-Nebehay u. Russinger 1995, S. 102).

33 So hat der Autor selbst öfter an Konferenzen mit weit über 20 Beteiligten teilgenommen, die sich gegenseitig kaum kannten, was eine erfolgreiche Kooperation nicht gerade erleichtert hat.

(3) Die konkrete Vorbereitung der Konferenz beginnt mit einer telefonischen Einladung der Helfer sowie der Darlegung der eigenen Absicht und Position. Bereits hier sollte auf die Einnahme einer komplementären Haltung und die positive Konnotation der Gesprächspartner geachtet werden. Zu respektierende hierarchische Vorgaben sollten erfragt und durchführbare (!) Zielvorstellungen für das Gespräch erarbeitet werden.

(4) Zu Beginn einer Helferkonferenz sollte die Gesprächsleitung eine klare Deklaration des Kontextes vornehmen, den Ort des Treffens vorstellen und Klarheit über die zur Verfügung stehende Zeit schaffen. Alle Beteiligten sollten voneinander Namen und Funktion wissen. Die Leitung sollte ihre Funktion erklären, den Fokus des Gesprächs definieren und damit verbundene mögliche Zielvorstellungen benennen, über die dann Übereinkunft hergestellt werden sollte. Sinnvoll ist es, sich die Erlaubnis der Konferenz zu holen, den Sitzungsverlauf so zu steuern, dass der Fokus nicht verloren geht. Die Beteiligung und die Beiträge aller sollten unabhängig von möglichen Unterschieden oder konflikthaften Positionen positiv konnotiert werden. Auf die Nutzung einer Sprache, die auch von den Teilnehmern des Klientensystems verstanden werden kann, ist besonders zu achten.

Die Diskussion gewinnt, wenn der Fokus möglichst eng an den festgelegten Themen und Zielen gehalten wird und darüber hinausgehende inhaltliche Fragen nur in Bezug auf konkrete Veränderungswünsche der Teilnehmer diskutiert werden, damit die Konferenz nicht thematisch entgleist und unüberschaubar wird.

Bei Vereinbarungen über den weiteren Hilfeprozess sollten konkrete Zuständigkeiten und Verantwortungsübernahmen geklärt und protokollarisch festgehalten werden. Die Konferenz endet mit der Festlegung eines genauen Zeitplans für die weiteren Hilfen und der Terminierung einer möglichen weiteren Helferkonferenz. Konferenzen, die anlassunabhängig durchgeführt werden, bieten eine ausgezeichnete Gelegenheit, Kommunikation vom Problemdruck abzukoppeln, mögliche positive Entwicklungen im Problemsystem zur Kenntnis zu nehmen und »Erfolge zu feiern«.

2.4.3 Case Management

Heiko Kleve

Case Management ist ein Konzept, das als eine Weiterentwicklung der klassischen sozialarbeiterischen Einzelfallhilfe (Casework) verstanden werden kann (siehe grundsätzlich Wendt 2008; Neuffer 2009) und inzwischen – ausgehend von der Sozialen Arbeit – in unterschiedlichen Arbeitsfeldern, z. B. dem Gesundheitswesen, der Pflege, der Arbeitslosenförderung und dem Versicherungswesen, Anwendung findet (vgl. M. Müller 2006). Im Gegensatz zur Case-Work, die fast ausschließlich den Fall fokussiert, erfordert Case Management die Erweiterung des Blicks und des

Handelns in Richtung auf das Hilfesystem. Insbesondere bei Fällen mit einer hohen Komplexität gilt dieses Verfahren als passend.

Komplexität meint in diesem Zusammenhang zweierlei, *zum einen* eine Mehrzahl von Problemen, die im Fall zu bearbeiten sind, und *zum anderen* eine Mehrzahl von helfenden Institutionen, die sich in unterschiedlicher Weise auf diese Probleme beziehen. In solchen komplexen Situationen werden die Koordination, die Aufteilung von Verantwortungen, die gegenseitige Vernetzung und Abstimmung der Fallarbeit im Kontext des Hilfesystems zum Thema. Genau auf dieses Thema bezieht sich Case Management und versucht, die passende Antwort auf die Frage zu sein, wie bei einer Mehrzahl von Problemen und von sich darauf beziehenden helfenden Akteuren eine effektive (zielwirksame) und effiziente (wirtschaftliche/kostengünstige) Fall- und Hilfesystemkoordination realisiert werden kann. Case Management versucht, bei einer hohen Diversität von fallorientierten Hilfen eine Art Brückenfunktion zu übernehmen, um so zu einer integrierten und konsistenten Unterstützung zu gelangen (vgl. M. Müller u. Ehlers 2008).

Aus systemischer Perspektive kann Case Management in dreierlei Weise verstanden werden: als Verfahren, als Methodenpool und als Haltung (vgl. ausführlich Kleve 2009).

Case Management als Verfahren

In der modernen, nach funktionalen Kriterien differenzierten Gesellschaft legitimieren Organisationen ihre Ergebnisse durch Verfahren (vgl. Luhmann 2008a). So scheint sich in der Arbeit mit komplexen Fällen im Sozial-, Gesundheits- und Versicherungswesen das Verfahren des Case Managements mehr und mehr durchzusetzen und als Standard zu etablieren (vgl. Löcherbach et al. 2009). Demnach ist es bei derartigen Fällen nicht ausreichend, dass unterschiedliche Akteure arbeitsteilig ihre jeweiligen Aufgaben ausführen. Denn die arbeitsteilige Differenzierung wird zum Koordinationsproblem, wenn alle beteiligten Akteure gemäß ihren jeweiligen Logiken und Rationalitäten agieren, aber keine Gesamtperspektive im Blick haben. Gerade bei einem hochgradig diversifizierten Leistungs- und Hilfesystem mit Spezialanbietern versteht sich die gegenseitige Vernetzung und Abstimmung nicht von selbst, sondern muss eigens hergestellt werden – genau diese Aufgabe übernimmt das Case Management-Verfahren.

Obwohl keineswegs von einem klar definierten und gemeinhin anerkannten Praxisverständnis des Case Managements gesprochen werden kann, lässt sich das Verfahren jedoch auf ein Ablaufschema beziehen, das in Theorie und Praxis weitgehend anerkannt ist. Demnach differenziert sich die Fall- und Hilfesystemkoordination in fünf Phasen (vgl. Ehlers 2011, S. 31):

(1) Klärungsphase
(2) Falleinschätzung

(3) Hilfeplanung
(4) Umsetzung des Hilfeplans und Überprüfung
(5) Evaluation und Rechenschaftslegung.

Diese Phasen können methodisch in unterschiedlicher Weise (etwa systemisch) ausgestaltet werden.

Der Grad der Implementierung von Case Management zeigt sich in der Praxis recht unterschiedlich – selbst dort, wo das Verfahren scheinbar genutzt wird und als eingeführt gilt. Bei Peter Löcherbach (2003) sind vier unterschiedliche Implementierungsstufen des Case Managements zusammengefasst:

(1) *Case Management als Eyecatcher:* Case Management ist zwar nicht implementiert, ziert aber dennoch, sozusagen als modischer Begriff, Konzepte und Visitenkarten.
(2) *Case Management als Ergänzung:* Case Management wird (z. B. hinsichtlich einzelner Phasen der Fallarbeit) als ergänzendes Konzept neben der in der Organisation etablierten Fall- und Koordinationsarbeit genutzt.
(3) *Case Management als Fallmanagement:* Organisationen verwenden das Verfahren als Konzept der Fallarbeit, haben mithin das vollständige Phasenmodell etabliert, sind aber hinsichtlich der Hilfesystemkoordination noch zurückhaltend.
(4) *Case Management als Fall- und Systemmanagement:* Organisationen haben das Verfahren voll implementiert, also sowohl auf der Fall- als auch auf der Hilfesystemebene. Eine solche Implementierung setzt nicht nur einen Organisationsentwicklungsprozess voraus, der die gesamte fallorientierte Arbeit mit den Klienten, Kunden oder Patienten und den anderen beteiligten Akteuren entsprechend strukturiert, sondern ebenso interorganisatorische Abstimmungsprozesse. In diesen wird darüber verhandelt und entschieden, wer im Ganzen der interorganisatorischen fallbezogenen Arbeit welche Verantwortungen übernimmt.

Case Management als Methodenpool

Die fünf genannten Phasen des Case Managements können in unterschiedlicher Weise methodisch ausgestaltet werden. Diesbezüglich hat sich etwa in der Arbeit mit Kindern, Jugendlichen und ihren Familien, also im Arbeitsfeld, das gemeinhin als Jugendhilfe bezeichnet wird, ein systemisches Case Management entwickelt (vgl. Kleve et al. 2011), das die vielfältigen Innovationen der systemisch-konstruktivistischen Arbeit insbesondere für die Phasen der Falleinschätzung und Hilfeplanung zu nutzen und zu integrieren versucht. Den Kern dieses Ansatzes bilden sechs Phasen, die sich auf die oben beschriebenen Phasen des Ablaufmodells des Case-Management-Verfahrens beziehen lassen und mit zahlreichen systemischen Tools und Techniken ausgestaltet werden können (siehe Tab. 4).

Sechs Schritte des systemischen Case Managements	Klassische Case-Management-Phasen	Systemische Tools und Techniken
1. Kontextualisierung	Klärungsphase und Falleinschätzung	z. B. Netzwerkkarten, Genogramme, systemische Strukturaufstellungen, Auftragskarussell
2. Problem- und Ressourcenanalyse	Falleinschätzung	z. B. Hilfekonferenzen, offenes und zirkuläres sowie ressourcenorientiertes Fragen, Fragen nach Ausnahmen, Reframing, Ressourcenkarten
3. Hypothesenbildung	Falleinschätzung	z. B. systemisch-konstruktivistisches Hypothetisieren, Reflecting Team
4. Zielplanung	Hilfeplanung	z. B. Techniken der vollendeten Zukunft (etwa »Wunderfrage«), hypothetisches Fragen, Familienrat
5. Handlungsplanung	Hilfeplanung	z. B. Skalierung, Fragen nach Ausnahmen, Familienrat
6. Evaluation	Evaluation und Rechenschaftslegung	z. B. Skalierung, zirkuläres Fragen

Tab. 4: Sechs Schritte des systemischen Case Managements

Hinsichtlich der Umsetzung des Hilfeplans und der Überprüfung des Prozesses sind kontinuierliche Beziehungen und Abstimmungsprozesse zwischen den beteiligten Akteuren zu sichern. Hierbei sind methodische Fähigkeiten der konstruktiven Beziehungsgestaltung und häufig auch der Vermittlung bis hin zur Mediation erforderlich.

Case Management als Haltung

Case Management impliziert, wie das systemisch-konstruktivistische Arbeiten generell, ein *ressourcen- und lösungsorientiertes Vorgehen.* Dies setzt freilich dazu passende kognitive und emotionale Einstellungen, mithin entsprechende Haltungen der Professionellen voraus, die im Case Management im ersten Jahrzehnt dieses Jahrhunderts insbesondere durch die Entwicklungen der systemisch-lösungsorientierten Schule von Milwaukee (speziell durch Steve de Shazer und Insoo Kim Berg) begründet wurden (vgl. etwa Ehlers 2011, S. 21). Dabei geht es vor allem um die Frage, wie die Aufmerksamkeit im Hilfeprozess fokussiert wird, nämlich statt auf Probleme und Defizite in der Gegenwart, Vergangenheit und Zukunft eher auf Lösungen und Ressourcen in der Gegenwart, Vergangenheit und Zukunft.

Weiterhin erfordert Case Management eine *lebenswelt- und sozialraumorientierte Haltung.* Demnach wird versucht, die Menschen in ihren privaten und regionalen Bezügen zu unterstützen, ihre Selbsthilfepotenziale zu sehen und zu fördern, bevor professionelle Hilfen und Leistungen kompensierend eingesetzt werden. Somit reflektiert Case Management das zentrale Hilfeparadoxon, das darin besteht, dass professionelles Helfen mit dem Risiko einhergeht, dass die Hilfsbedürftigen durch die Hilfe von ihr abhängig werden, dass mithin die Selbsthilfepotenziale eher erodieren als aktiviert und genutzt werden (vgl. Kleve et al. 2011, S. 49). Dieser Gefahr für die Klienten, Kunden oder Patienten versucht ein reflektiertes Case Management entgegenzuwirken.

Schließlich setzt sich ein systemisches Case Management mit seinem Postulat einer »postheroischen« Haltung (vgl. Baecker 1994) von klassischen Konzepten in diesem Kontext ab. Mit postheroischer Haltung ist zweierlei gemeint, *zum einen* die Reflexion der komplexen und nichttrivialen Situation, unter welcher Case Management stattfindet, und *zum anderen* die Abstinenz von üblichen Steuerungsintentionen, die dazu führen, dass sich auf biologische, psychische und soziale Systeme so bezogen wird wie etwa auf (triviale) Maschinen. Im Gegensatz dazu beachten Case Managerinnen und Case Manager, die von der systemischen Autopoiesis ausgehen, dass sie zwar vielfältige Möglichkeiten haben, komplexe Prozesse anzuregen, dass aber, wie diese Anregungen letztlich aufgenommen werden, nicht in ihrem Einflussbereich liegt. Daher kann Case Management schließlich als eine praktische Form der ironischen Haltung verstanden werden, die Richard Rorty (2009) und im Anschluss daran Helmut Willke (1996) als unermüdlichen Versuch beschreiben, Abstimmungs- und Verständigungsprozesse zu initiieren bei dem gleichzeitigen Wissen, dass sie niemals gänzlich und vollständig gelingen, sondern wahrscheinlich provisorisch und vorläufig bleiben werden.

2.4.4 Familienrat/Family Group Conference

Frank Früchtel und Wolfgang Budde

Der Familienrat (auch Verwandtschaftsrat oder Familiengruppenkonferenz) ist ein in Neuseeland entwickeltes Hilfeplanverfahren (engl. Family Group Conference). Es wurde als Antwort auf die Kritik an Hilfeplanprozessen entwickelt, in denen die Beteiligung von Eltern und Kindern auf die Wahl von Standardhilfeangeboten reduziert und alle weiteren Bezugspersonen von Kindern (Großeltern, Onkel und Tanten, Freunde, Nachbarn etc.) überhaupt nicht beteiligt wurden. Daraus resultierten Akzeptanzprobleme und die Überformung lebensweltlicher Unterstützungskulturen durch professionelle Hilfelogiken (vgl. Budde u. Früchtel 2009).

Leben, das haben Maturana und Varela (1982) gezeigt, entsteht, indem sich ein Netzwerk interagierender Komponenten von seiner Umwelt abgrenzt und dann auf Umwelteinflüsse entsprechend seiner eigenen Struktur reagiert. Entwicklungsprozesse des Systems bestehen im Nutzen, Ausgleichen und Abwehren von Umwelteinflüssen. Gelingt es dem System nicht mehr, die Grenze gegenüber der Umwelt aufrechtzuerhalten, dann verändert es sich grundsätzlich, seine Komponenten dissoziieren sich voneinander – bis hin zur Auflösung (vgl. Simon 1995, S. 53). Familiengruppen als Kommunikationssysteme entstehen, indem deutlich wird, wer dazugehört und wer nicht: Ein Kernbereich ist beschreibbar, z. B. Eltern, Kinder und vielleicht die Großeltern. Darum herum liegt ein erweiterter Kreis aus Verwandten, Freunden und eventuell auch Nachbarn. Störungen aus der Umwelt (die man natürlich auch als Anregungen verstehen kann) verursachen Anpassungsleistungen oder Abwehrreaktionen. Werden sie zu massiv durch ein durchsetzungsfähiges System ausgeübt, wird die interne Struktur der Familiengruppe verändert. Wenn Kinder fremduntergebracht werden, alte Menschen ins Pflegeheim kommen, ein Partner seine Gefängnisstrafe absitzt, verändern sich Beziehungen und die Funktionalität der Familiengruppe mitunter gravierend. Der Familienrat regt für die Hilfeplanung erstens die Mobilisierung eines *Familiennetzwerks* an, organisiert zweitens eine gezielte Störung des Netzwerks und erzwingt drittens die Abgrenzung der administrativ-professionellen Umwelt von diesem Familiennetzwerk, um seine Integrität zu schützen bzw. zu steigern und seiner eigenwilligen Eigentätigkeit Raum zu geben.

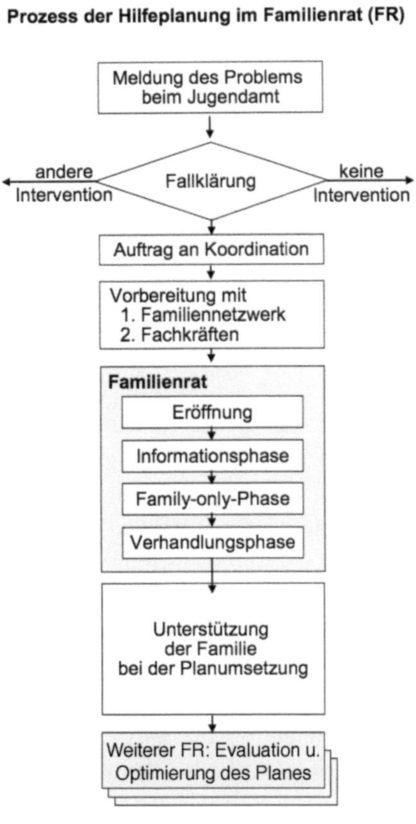

Abb. 10: Phasenmodell des Familienrats (FR)

Entsteht aus der Perspektive des Hilfesystems, etwa des Jugendamtes, ein Interventionsbedarf, so beauftragt es eine *unabhängige Koordination*, deren Aufgabe gewissermaßen die Verhinderung der direkten Intervention des Amtes ist. Unabhängig wird die Koordinatorin dadurch, dass sie nicht an der Fallbearbeitung beteiligt ist und eventuell als Bürgerkoordinatorin überhaupt nicht dem professionellen System zuzuordnen ist (Eigenkracht 2012; Plewa u. Teichert 2011).

Der Koordinator nimmt Kontakt mit der Kernfamilie auf und informiert sie über die Interventionsabsicht des Amtes und die dafür ausschlaggebenden Beobachtungen, grenzt sich aber gleichzeitig vom Amt ab, indem er anbietet, eine *interne* Beratung der Familie zu organisieren, um die *externe* Intervention abzuwehren. Er betont dadurch die Differenz von Hilfesystem und Familiensystem. Der Koordinator unterstützt die Familie darin, dem Hilfesystem Widerstand in Form eines eigenen Hilfeplans entgegenzusetzen, um die innere Struktur, die Relationen zwischen den Akteuren des Familiennetzwerkes, für den anstehenden weiteren Prozess zu stärken. Gelingt dies nicht, so besteht die Gefahr, dass durch die Intervention von außen das Lösungspotenzial des Netzwerks beschränkt wird.

Die Abwehr- und Anpassungsmöglichkeiten des Familiennetzwerkes bezüglich der beabsichtigten Intervention des Hilfesystems werden erhöht, indem der Koordinator die Kernfamilie dazu einlädt, aus ihrem Kreis so viele Verbündete wie möglich zu mobilisieren und das Treffen so zu gestalten, dass möglichst großer Handlungsspielraum für die Familie entsteht. Das betrifft die Frage des Ortes, der Zeit und der Kultur der Beratung (z. B. der Landessprache, des Zurschaustellens eigener Rituale, der Bewirtung etc.). Die Hauptarbeit der Koordination besteht im Herausfinden des Netzwerks der Eltern und im Markieren bzw. Verstärken der Zugehörigkeit aller Netzwerkpersonen zum Familiensystem. Hier arbeitet die Koordination gegen den Trend individualisierender Zuständigkeitsdefinitionen durch Betonung traditionell kollektiver Verantwortung, etwa indem mit Tanten, Freunden und Nachbarn über ihr besonderes Wissen, ihre dauerhafte Präsenz im Leben des Kindes oder ihre traditionale Bedeutung für das Kind gesprochen wird. Mit Eltern, die zur Verhandlung im kleinen Kreis neigen, sind einerseits die Vorteile der Kreiserweiterung (»Man braucht ein ganzes Dorf, um ein Kind zu erziehen«) und die Grenzen der Expertenhilfe (»Haben Sie die Fachleute bisher wirklich weitergebracht?«) zu besprechen. Andererseits müssen aber auch Befürchtungen kreativ bearbeitet werden, die im Zusammenhang mit der personellen Zusammensetzung des Familienrates entstehen, etwa im Sinne von: *»Den will ich auf keinen Fall dabeihaben!« – »Ist er denn irgendwie wichtig?« – »Ja schon, aber mit ihm will ich mich nicht treffen!« – »Wie wären zwei verschiedene Familienräte, einmal mit Ihnen, einmal mit ihm? Könnte man ihn nur per Telefon für eine gewisse Zeit zuschalten? Könnte jemand als sein Stellvertreter kommen? Könnte jemand kommen, der den negativen Einfluss ausgleicht?«*

Mit der zuständigen Jugendamtskraft stimmt die Koordination ab, wie im Familienrat die »Sorge des Amtes«, z. B. die Unterernährung eines Kindes, unmissverständlich in Bezug auf die Dinge, die sich ändern müssen, formuliert werden kann, ohne dass gesagt werden darf, wie das zu bewerkstelligen ist. Damit entstehen einerseits eine harte, für die Familiengruppe nicht ignorierbare und verhandelbare Realität, andererseits gleichzeitig aber auch Spielraum. So wird z.B. nicht mehr automatisch davon ausgegangen, dass sich Elternverhalten ändern muss, denn es könnte auch jemand anderes einspringen; es wird nicht mehr automatisch vom Lösungswissen der Experten ausgegangen, sondern es werden ihr Nichtwissen und die Lösungskompetenz des jeweiligen Familiennetzwerks markiert. Weiterhin stimmt die Koordination ab, welche weiteren Fachkräfte als »Informanten« anwesend sein müssen, um dem familiären Netzwerk Spezialwissen zur Verfügung zu stellen, das berücksichtigt werden sollte.

Der eigentliche Familienrat beginnt mit einer Vorstellungsrunde der Anwesenden in ihrer Beziehung zum Kind. Dann wiederholt die Koordination die bereits in der Vorbereitung mit allen besprochenen Regeln und den Ablauf und fordert die Fachkräfte auf, über ihren fallbezogenen Kenntnisstand und ihr Expertenwissen zur vorliegenden Problemkategorie zu berichten – wie gesagt, ohne Suggestion eines bestimmten Lösungsweges.

Wichtigster Teil der *Informationsphase* ist die Sorgeformulierung des Jugendamtes, die folgende Funktionen erfüllt:

(1) *Komplimentierung:* Dank an den großen Kreis für das Erscheinen und die darin zum Ausdruck kommende Stärke der Familiengruppe.
(2) *Transparenz* bezüglich dessen schaffen, wie das Amt informiert wurde, was es getan hat und tun wird.
(3) *Präzisierung durch ein einfaches Statement, das nicht länger als drei Minuten dauert und beweisbare Fakten benennt:* Das ist das Problem, und darum verlangt es unbedingt eine Bearbeitung!
(4) *Sich selbst erfüllende Prophezeiung:* Mut und Hoffnung entstehen durch die glaubhaft (d.h. faktengeladen) vorgetragene Überzeugung der Fachkraft, dass die Familiengruppe einen guten Plan machen wird.

Die Informationsphase endet mit einer Auftragsformulierung: »*Machen Sie einen Plan, wie …!*« Danach verlassen alle Fachkräfte und die Koordination den Raum für die *Family-only-Phase*. Dieser konsequente Rückzug stützt Grenzen der Familiengruppe gegenüber dem Hilfesystem und soll die Überzeugung auf der Seite des Familiennetzwerkes stärken, dass die Familie das Entscheidende ohne Einmischung von außen macht und dass das Netzwerk das Nötige kann, weil es das Nötige tut. Nach der exklusiven Familienzeit, deren Dauer keiner Vorgabe unterliegt, präsentiert die Familie in der *Verhandlungsphase* ihren Plan, der jetzt von der Fachkraft des Jugendamtes daraufhin geprüft wird, ob er ihre vorher formulierte Sorge auflöst. Wenn Teile des Plans noch nicht ausreichend sicher erscheinen, formuliert sie eine »Restsorge« als Auftrag für eine zweite exklusive Familienzeit. Die Anwesenheit einer großen Gruppe schafft dabei eine Öffentlichkeit, die den Begründungsbedarf fachlicher Positionen steigert und fachliche Eigenwilligkeit reduziert. Das erhöht die Durchsetzungsfähigkeit des Familienplanes. Der dann verschriftlichte und von allen unterschriebene Plan benennt genaue Zuständigkeiten (Wer tut was wie lange?), Überprüfungsvereinbarungen (Wer beobachtet die Umsetzung?) und den Termin für den Folgerat.

Durch den Familienrat werden Problemursachen und Lösungspotenziale nicht individuellen Symptomträgern, sondern Familien, Verwandtschaften, Netzwerken und Bürgern des Umfeldes, d. h. einem weiten Kreis von Betroffenen, zugeschrieben. Familiensystem und Hilfesystem sind zwar verfahrensmäßig aneinandergekoppelt, bleiben aber funktional streng getrennt voneinander. Der Anstoß von außen besteht in der vorgegebenen Sorge des Jugendamtes und zum Teil auch in der Erweiterung des Kreises, die angemessen ungewöhnlich sein muss (Andersen 2011). Herauszufinden, wer zur Familiengruppe, wer zu den Fachkräften und wer zu den Entscheidern am Schluss gehören muss, ist methodische Konstruktionsleistung der Koordination, die Hilfeplanung betreibt, ohne sich vorher die Mittel auszudenken, mit denen man etwas bewirken will, und stattdessen eine Technik der Provokation von Gelegenheiten einsetzt, die sich ergeben oder nicht ergeben und dann ausgenutzt werden können (vgl. Luhmann u. Schorr 2005, S. 129).

Der Familienrat wird in der Erziehungshilfe, Jugendgerichtshilfe, Gesundheitshilfe, Behindertenhilfe, Sozialpsychiatrie, Altenhilfe und in Schulen eingesetzt (zur weiteren Lektüre seien empfohlen: American Humane Association u. the FGDM Guidelines Committee 2010; Ashley u. Dixon 2007; Früchtel u. Hampe-Grosser 2010; Früchtel, Budde u. Cyprian 2012; Hamilton 2007; Hansbauer et al. 2009). Gesetzlich oder durch Verwaltungsvorschriften verankert ist er in Neuseeland, Irland, Kanada, Australien, Großbritannien, Dänemark, Norwegen und in den Niederlanden.

2.5 Supervision und Fallreflexion

Dörte Foertsch

Systemische Supervision ist Beratung im beruflichen Kontext. Die eigene Herkunft und Biografie, vertraute Beziehungsmuster und Glaubenssätze, Landkarten und Philosophien bestimmen neben der professionellen Umsetzung gelernter Konzepte den Umgang mit Kunden und Klienten im psychosozialen Feld. Hinzu kommen die Position und Rolle innerhalb einer Institution sowie gesellschaftliche, soziale und politische Rahmenbedingungen.

Verschiedene Supervisionsformen eignen sich für Teams, Einzelpersonen, Führungskräfte und Organisationen im Gesundheitswesen, in der gesamten sozialen, sozialpädagogischen und therapeutischen Arbeit, in der Psychiatrie, aber auch in der Wirtschaft, im Bereich Kultur, Schule usw. Im Rahmen von Weiterbildungen in systemischer Therapie und Beratung ist Supervision ein wesentlicher Bestandteil der Selbsterfahrung und Reflexion. Auch gibt es Formen kollegialen Austausches in Form von Intervision und gemeinsamen Fallreflexionen.

Supervision in Form von Team- oder Fallreflexion ist wesentlicher Bestandteil systemischen Arbeitens. Die von der Kybernetik 2. Ordnung und den konstruktivistischen Theorien postulierte Subjektivität der Beobachtungen und Erkenntnisse, Bewertungen und Schlussfolgerungen von Beobachtern (vgl. Kap. 1.3) gilt natürlich ebenso für Berater, Therapeutinnen, Supervisoren usw., die keine mit Wahrheitsansprüchen ausgestatteten Erkenntnismöglichkeiten mehr in Anspruch nehmen können.

Supervision setzt traditionell an den Grenzstellen von therapeutischen, pädagogischen und sozialen Organisationen an, an denen professionelle Helfer Dienstleistungen für die Klienten dieser Organisationen erbringen (Kühl 2008). Sie kann daher als parallel verlaufende Beratung der professionellen Interaktion mit Klienten/Kunden/Patienten etc. verstanden werden – mit dem Ziel, in fortlaufenden Prozessen das eigene Handeln, die dabei entstehenden Gefühle und die daraus sich ergebenden Bewertungen selbstreflexiv zu erfassen.

Professionelle und ihre Kunden/Klienten bringen im beraterischen bzw. therapeutischen Dialog gemeinsame Wirklichkeitskonstruktionen hervor. Ein wesentlicher Bestandteil von Supervision ist daher die Analyse der Kommunikation zwischen Beraterinnen und Klienten sowie im Hilfesystem selber und die Reflexion der sich daraus entwickelnden Interventionen.

Die unterschiedlichen Wirklichkeitskonstruktionen und damit verbundenen Bedeutungsgebungen und oftmals unhinterfragten Interpretationen können in vielen der genannten Arbeitsbereiche zu Missverständnissen oder Konflikten führen. Allein die Frage, was als Problem und mögliches Ziel einer Beratung angesehen wird, kann sehr unterschiedlich und widersprüchlich verstanden bzw. beantwortet werden. Das gilt einerseits für die Kommunikation zwischen Beraterinnen und Klientinnen, welche häufig hierarchisch als Einwirkung von Expertinnen auf zu Beratende wahrgenommen wird, andererseits auch für die Kommunikation zwischen den Professionellen und innerhalb ihrer Organisationskontexte: Auch die kollegialen Sprachspiele, die sich um den Umgang mit Regeln, Absprachen, um die Strukturen in Teams und Organisationen, um Leitung, Koordination und Konzepte drehen, unterliegen subjektiven Interpretationen und sind daher potenziell konflikthaft und reflexionsbedürftig.

Supervision als professionelles Handeln folgt selbstverständlich den gleichen Kriterien und erfordert daher – als Supervision der Supervisoren – die Anwendung ihrer professionellen Beobachtungsperspektive auf sich selbst.

Darüber hinaus bezieht sich systemische Supervision immer auch auf die Kontexte, in denen die reflektierte Praxis stattfindet. Dabei werden sowohl die Interaktion zwischen den organisationalen Kontexten und ihrer Klientel einbezogen (es macht eben einen Unterschied, ob eine Schwangerschaftsberatung in einer Beratungsstelle des Sozialdienstes Katholischer Frauen oder bei Pro Familia angeboten wird) als auch strukturelle, hierarchische und fachliche Dimensionen der Kooperation innerhalb der jeweiligen Einrichtungen.

In einer Zeit, in der sowohl im Gesundheitswesen als auch in der psychosozialen und therapeutischen Arbeit ökonomische Effektivität immer wichtiger wird und die verfügbare Besprechungszeit verknappt, erhält Supervision eine immer größere Bedeutung für die Sicherstellung eines fachlichen Austausches. Bei verkürzter Zeit für Besprechungen, personeller Knappheit, höheren Fallzahlen, zusätzlichen Dokumentationsanforderungen und zu wenig Zeit für Begegnung und Reflexion rückt allerdings nicht selten der Überlastungsaspekt in den Vordergrund der Supervision.

Supervision soll dabei helfen, die Spiegelungs- bzw. Übertragungsphänomene, die sich in Beratungs- und Therapieprozessen entfalten, sowie auftauchende Widerstände und Störungen in der Kommunikation zu verstehen und es den Supervisanden zu ermöglichen, diese Beobachtungen 2. Ordnung als hilfreiche Rückmeldungen in ihre Beratungen/Therapien zu reintegrieren. Dabei ist es wichtig, Widerstände der Klienten nicht persönlich zu nehmen und eigene Gefühle, die den Prozess behindern könnten, wie Ablehnung, fehlende Empathie, Nichtverstehen, in konstruktive Ideen und Interventionen zu übersetzen. Über Klienten und sich selbst zu sprechen erfordert Vertrauen in die Supervisorinnen, die (bei einer Supervisionsgruppe) beteiligten Kollegen und einen verantwortlichen Umgang mit der Schweigepflicht.

Über den Fallbezug hinaus kann Supervision auch im Sinne von Selbsterfahrung hilfreich sein, eigene persönliche oder sich aus dem Arbeitskontext ergebende noch nicht erkannte Fähigkeiten, aber auch Begrenzungen auszuloten und zu respektieren. Darüber hinaus kann systemische Supervision durchaus auch auf Fortbildungsbedarfe eingehen, vor allem dann, wenn systemische Perspektiven und Haltungen in Organisationen und Institutionen sich noch nicht etablieren konnten, systemische Sichtweisen aber nützlich erscheinen und erwünscht sind.

Supervision sollte Möglichkeiten schaffen, Ärger, Unlust und eigene Befindlichkeiten zum Ausdruck zu bringen, auch wenn dies zunächst in einer unreflektierten Form geschieht. An- und Aussprechen von Frust und Unlust allein können mitunter Distanz und damit einen freieren Zugang zu Klienten herstellen.

Es versteht sich, dass eine solche Perspektive auf die Herstellung einer vertrauensvollen Beziehung aller an der Supervision Beteiligten angewiesen ist. Das beschriebene und beobachtete Verhalten der Supervisanden wie ihrer Klienten (in der Supervision wird die Beratungsarbeit der Supervisanden mit ihren Klienten supervidiert) wird daher nicht als objektive Informationen über ihre Eigenschaften, Kompetenzen etc. aufgefasst, sondern in den jeweiligen institutionellen und sozialen Kontext eingebunden, in dem sich die Falldynamik entfaltet. Generalisierte Aussagen können zu Missverständnissen und Tabuisierung bestimmter Gefühle wie Hilf- und Ratlosigkeit, erlebten Ärgers über Klienten und Kollegen, des Sprechens über gemachte »Fehler« etc. führen. Die systemische Haltung einer grundsätzlichen Wertschätzung der besonderen persönlichen Anforderungen im Umgang mit schwierigen Menschen ist dabei grundlegend, eine Haltung, die von Professionellen in Organisationen des Gesundheits- und psychosozialen Bereiches angesichts des enormen ökonomischen Außendrucks und entsprechender Effizienzanforderungen im Binnenverhältnis nicht selten vermisst wird.

Supervision soll dazu dienen, die Arbeitsfähigkeit von Menschen besonders im psychosozialen Berufsfeld zu erhalten und zu erweitern. Im gelingenden Fall kann sie zur Wiederherstellung einer konstruktiven Atmosphäre im Team, Kreativität und guter Stimmung beitragen. Leider wird Supervision manchmal erst in Situationen in Anspruch genommen, wenn die Arbeitsatmosphäre von organisationalen Konflikten, z.B. zwischen der Leitungsebene und angestellten Mitarbeiterinnen, beherrscht wird. Hinter dem vordergründigen Wunsch nach Reflexion der beruflichen Arbeit lassen sich dann u. U. verdeckte Aufträge für die Supervision identifizieren, etwa zur Bereinigung anderer institutionell bedingter Konflikte. Über die oben genannten Tabus und Schwierigkeiten zu sprechen wird dann fast unmöglich, besonders dann, wenn die Supervision von »oben verordnet« ist oder so erlebt wird.

Im Bereich sozialpädagogischer und sozialer Arbeit, in der Kinder- und Jugendhilfe, Familienhilfe, im Gesundheitswesen, in der stationären und ambulanten Psychiatrie ist Supervision als Element professioneller und guter Arbeit bereits etabliert und fester Bestandteil der Qualitätssicherung. Dennoch werden in wirtschaftlich schwierigen Zeiten Supervisionsbudgets schnell gekürzt oder ganz gestrichen.

Supervision hat sich seit den 1970er-Jahren in Deutschland als eigenständiges Beratungsangebot entwickelt. Dies ging gleichzeitig mit einem erheblichen Boom an Weiterbildungsangeboten und Institutsgründungen einher, verknüpft mit Bemühungen, Supervision als eigenständigen Berufsstand zu etablieren. Eine solche berufsständische Strategie verfolgte vor allem die Deutsche Gesellschaft für Supervision. Die systemischen Fachverbände (SG und DGSF) haben dagegen als Fachverbände von Anfang an Supervision nicht als Profession, sondern als professionelles Praxisfeld auf systemischer Grundlage mit eigenen Weiterbildungsstandards und Qualitätskriterien konzipiert. Die damit verbundenen Auseinandersetzungen spielen allerdings derzeit kaum noch eine Rolle, da die Idee der Supervision als eigenständiges Berufsbild heute keine wirkliche Chance mehr zu haben scheint (vgl. Levold 2011c). Dazu trägt sicherlich auch die aktuelle Marktsituation bei, in der bei zunehmendem Kostendruck auf der Nachfrageseite immer mehr Supervisoren auf den Markt drängen und gleichzeitig andere Beratungsformate wie Coaching, Organisationsberatung, Team- und Organisationsentwicklung als Konkurrenten auftreten.

Inhalte systemischer Supervision

Ein systemisches Fall- und Praxisverständnis schließt notwendigerweise ein, den organisationalen und beruflichen Kontext der Supervisandin, ihre soziale Stellung und die Anerkennung ihrer beruflichen Rolle, damit einhergehende Erwartungen und Vorurteile, ihre Arbeits- und persönlichen Bedingungen des Handelns in ihren Möglichkeiten und Begrenzungen zu reflektieren. Auf diese Weise kann gleichermaßen die Arbeit von Lehrern an einer öffentlichen Schule, von Ärztinnen in eigener Praxis, Sozialpädagoginnen auf einem Abenteuerspielplatz oder Polizisten im sozialen Brennpunkt Gegenstand systemischer Supervision sein. Die Zugehörigkeit zu biologischem Geschlecht, zu sozialen, kulturellen, religiösen und politischen Kontexten usw. hat Einfluss auf arbeitsbedingte Beziehungen, die immer auch von den Personen geprägt bleiben: Das »Persönliche« ist im Kontext professioneller Beziehungsarbeit immer auch Arbeitsmittel, das allerdings in Ausmaß und Wirkung reflektiert werden muss. Die persönliche Lebenssituation wirkt sich darauf aus, ob es gelingt, den nötigen professionellen Abstand in der Arbeit einzuhalten oder ganz einfach arbeitsfähig zu bleiben.

Die eigene Biografie und Herkunft, Beziehungsmuster und Erfahrungen, Landkarten und Glaubenssätze geben Aufschluss über Hindernisse in der Begegnung mit Klientinnen und Kollegen und beeinflussen die interpersonelle Dynamik in Teams und Beratungsprozessen. Gerade belastende Erfahrungen oder Themen, die aktuell oder in der Vergangenheit unbearbeitet geblieben sind, können sich in Arbeitsproblemen, Konflikten oder dauerhaften Stresszuständen niederschlagen, die unter dem Label »Burn-out« firmieren.

Aktuelle politische, gesellschaftliche und soziale Ereignisse werden häufig aus Supervisionen ausgeklammert, können aber durchaus relevant für die eigene berufliche Situation des Supervisors und der Supervisandin als auch für die Lebenssituation der Klienten sein.

Aufgrund der Konfliktdynamik in Teams oder innerhalb von Organisationen können Mitarbeiterinnen in schwierige Situationen geraten: als Außenseiter, »schwarze Schafe« oder Opfer von Mobbing (vgl. Kap. 3.17). In Supervisionen kann dann die Frage des Vorteils und Nutzens für alle am System beteiligten Personen gestellt werden, die zur Aufrechterhaltung einer Spaltungsdynamik beitragen.

Supervision dient auch dem Austausch von Wissen und Verstehen bezüglich der Herkunft und der sozialen, kulturellen und politischen Hintergründe von Klienten (Pirmoradi 2012, S. 229 ff.). Der Sinn einer interkulturellen Perspektive in der Supervision

> »ergibt sich aus dem Umstand, dass sich die Wahrscheinlichkeit der Fehldiagnosen und -interpretationen und der entsprechenden Fehlinterventionen in einer interkulturellen Psychotherapie um ein Vielfaches potenziert, weil sowohl die hilfesuchenden als auch hilfegebenden Systeme aufgrund ihrer Zugehörigkeit zu unterschiedlichen kulturellen

Referenzsystemen oft diverse Vorstellungen von der Ätiologie und der Therapie der Probleme in die therapeutische Situation transportieren« (ebd., S. 229).

Settings

Teamsupervision in stationären Einrichtungen der Gesundheitsversorgung, der Kinder-, Jugend- und Familienhilfe ermöglicht es multiprofessionellen Teams mit unterschiedlichen Arbeitsaufträgen und Arbeitszeiten, ihre Kooperation und Koordination im Hinblick auf ihre Arbeit mit einer spezifischen Klientengruppe zu reflektieren. Dabei hat sich eine Balance der Fokussierung einerseits auf Fall- und andererseits auf Teamsupervision bewährt, da sich aus systemischer Perspektive Teamdynamik und Fallkonstellation wechselseitig beeinflussen.

Da die Supervision im Einzelsetting viel persönlicher auf die »Innenansichten« der Supervisanden eingehen kann, ist der Spielraum für selbstreflexive Anteile hier entsprechend größer.

Geht es um die Arbeit von Teams, stellt sich die Frage, inwieweit Personen mit Leitungs- oder Koordinationsaufgaben daran teilnehmen sollen. Supervisionskonzepte, die sich in humanistischer Tradition eher »aufseiten des Teams« – im Zweifelsfall auch gegen die Organisation – sehen, lehnen ein solches Setting ab. Nimmt man allerdings die Kontext- und Organisationsgebundenheit professionellen Handelns ernst, so gibt es aus systemischer Perspektive plausible Gründe für einen solchen Einbezug.

Was in einem Setting aus guten Gründen gesagt werden kann bzw. zurückgehalten und beschwiegen wird, ist natürlich in hohem Maße davon abhängig, wer teilnimmt und sich aus welcher Position heraus äußert. Auf die Supervisorin kommt es jeweils zu, respektvoll mit diesen (Nicht-)Positionierungen umzugehen, um die Kommunikation für die weitere Arbeit in der Organisation anschlussfähig zu halten.

Insbesondere darf die Supervision nicht von Leitungskräften als Bühne zur Ausübung von Leitungstätigkeiten oder zur verdeckten Kontrolle benutzt werden. Umgekehrt ist es auch für alle Beteiligten frustrierend, wenn die Supervision als Forum für ständige Klagen über abwesende Führungskräfte genutzt wird, ohne dass dies zu einer wirklichen Klärung führt. Wenn aber die Arbeitsteilung zwischen verschiedenen Hierarchieebenen reflektiert werden kann, kann dies die Kommunikation innerhalb der Organisation durchaus verbessern.

Supervision ohne Vorgesetzte kann einen Raum schaffen, in dem freier und ohne persönliche Konsequenzen Dinge angesprochen werden können. Überwiegt die Unzufriedenheit mit den »Chefs«, kann man ihre Einbeziehung erwägen oder aber die Frage stellen, inwiefern das Klagen auch von internen Teamschwierigkeiten ablenken soll.

Zu den Supervisionssettings lassen sich ebenfalls unterschiedliche Formen kollegialer Beratung rechnen, die auch als Intervision bekannt sind. Hierbei unterstützen sich Professionelle gegenseitig ohne eine externe Leitung in der Reflexion ihrer Praxis.

Eine besondere Form der Supervision ist im Kontext von Weiterbildung in systemischer Therapie entstanden, nämlich die Livesupervision. Sie hat ihre Wurzeln im therapeutischen Setting der Mailänder Schule (Boscolo et al. 1997). Im sogenannten Zweikammersystem arbeiten Therapeuten im Therapieraum mit Klienten, während in einem über eine Einwegscheibe oder Videoübertragung verbundenen anderen Raum Kollegen und Lehrtherapeuten als Beobachter des therapeutischen Geschehens beteiligt sind. Diese auch technisch aufwendige Teamarbeit ermöglicht es, verschiedene Perspektiven eines Therapieprozesses den Klienten und Kolleginnen unmittelbar zugänglich zu machen, Innen- und Außenperspektiven zu vermitteln und Techniken des reflektierenden Teams (Andersen 2011) zu nutzen (vgl. auch Abschn. 2.3.7).

Während in einer Fallsupervision die Beraterin oder Therapeutin einen für sie bedeutsamen und subjektiven Ausschnitt aus ihrer Praxis darstellt und der Supervisor ihre Erzählung als Material behandelt, wird in der Livesupervision Interaktion zwischen Therapeuten und Klienten unmittelbar der Beobachtung durch die Supervisorin zugänglich. Aus dieser Beobachterrolle können die Lehrtherapeutin, der Supervisor und eventuell ein Kollegenteam nicht nur gezielte Rückmeldungen geben, sondern auch im Sinne eines Learning by Doing im Therapieprozess selbst (z. B. über ein Headset) Anregungen für Interventionen oder Gesprächssteuerung geben. Ein solches Setting verknüpft Livesupervision und Lehrsupervision auf kreative Weise.

Teil 3: Arbeit mit speziellen Problemkonstellationen

Der systemische Ansatz zeichnet sich von Beginn an durch eine kritische bis ablehnende Haltung gegenüber der Verwendung diagnostischer Klassifikationssysteme wie ICD oder DSM aus, auch wenn im Zuge der Bemühungen um die Anerkennung der systemischen Therapie als Richtlinienverfahren zunehmend pragmatische Aufweichungen dieser Haltung zu erkennen sind (vgl. Kap. 1.6). Im Zentrum der Kritik stehen Definitionen von Krankheits- und Störungsbildern, die aus konstruktivistischer Perspektive kulturell und professionell geprägte Beobachterkategorien darstellen, die keine Auskunft über eine beobachtungsunabhängige Realität zu geben vermögen, aber selbst eine spezifische Wirklichkeit hervorbringen, die allerdings in ihrer Konstrukthaftigkeit nicht reflektiert wird. Diese Konstrukthaftigkeit ist insofern problematisch, als ihre historischen und konzeptuellen Wurzeln eine »Medikalisierung« psychischer und sozialer Probleme fördern oder zumindest nahelegen (vgl. Abschn. 1.1.2; dort findet sich auch im ersten Absatz die Definition von »Medikalisierung«).

Auch ohne die Orientierung an Diagnoseschlüsseln des ICD oder des DSM hat die systemische Praxis aber in den verschiedensten klinischen und nichtklinischen Kontexten ein großes Repertoire von spezifischem Problem- und Lösungswissen generiert.

In Anlehnung an den von Ludwig Reiter geprägten Begriff der »klinischen Konstellation«, der als ideografisches Konzept Überlegungen zur Entstehungsgeschichte eines Problems, seiner Funktion und zum optimalen Behandlungsarrangement im jeweiligen Einzelfall umfasst, sollen in diesem Teil typische *Problemkonstellationen* vorgestellt werden, mit denen systemische Therapeutinnen und Berater in ihren jeweiligen Praxiskontexten (vgl. Teil 4) konfrontiert werden. Je nach Konfiguration des Klientensystems, des Behandlungssettings, des institutionellen und organisatorischen Kontextes und je nach den kontextspezifischen Problembeschreibungen und Diskursen ergeben sich typische Auftragslagen und Anforderungen an Wissen und Fähigkeiten von Professionellen, die für die wichtigsten therapeutischen und beraterischen Handlungsfelder skizziert werden. Leitmotiv ist also nicht eine Klassifikation von behandlungsbedürftigen Störungen, sondern die Fokussierung auf Problemlagen, mit denen systemisch arbeitende Professionelle in diesen Handlungsfeldern rechnen müssen. *(Tom Levold)*

3.1 Entwicklungsprobleme von Säuglingen und Kleinkindern

Andreas Eickhorst

Einleitung

Entwicklungsprobleme in der frühen Kindheit haben sich als eigenes Feld in Therapie und Beratung etabliert. Inzwischen gibt es eine gute Bandbreite von Angeboten für Mütter und Väter (und weitere Familienmitglieder), die in der familiären Interaktion mit ihren Säuglingen Schwierigkeiten haben oder auf Unsicherheiten stoßen, wobei primär die Zeitspanne der ersten drei Lebensjahre ab der Geburt des Kindes im Mittelpunkt steht. Spezifische Angebote gibt es vor allem an Beratungsstellen oder Klinikambulanzen.[34] In der Regel wird mindestens die Kernfamilie eingeladen, auf jeden Fall immer mit dem Vater (allerdings sind in 65 % der Anmeldungen die Mütter die Anmelderinnen, die Väter in 8 %; Bundeskonferenz für Erziehungsberatung 2003); auch der Säugling wird in der Regel mitgebracht.

Die häufigsten Belastungen für das frühe Eltern-Kind-System sind Schwierigkeiten mit dem Schlaf-wach-Rhythmus, ein als übermäßig empfundenes Schreien des Säuglings, problematische Füttersituationen, Trotzverhalten des Kindes, Bindungsprobleme sowie eine generelle Verunsicherung der Eltern (Schweitzer u. von Schlippe 2012)[35]. Viele dieser Punkte fallen unter den Begriff »Regulationsstörungen«, wobei die Bezeichnung »interaktionelle Regulationsstörungen« treffender wäre. Denn unter der hier eingenommenen Sichtweise werden diese Phänomene nicht als aus der inneren Regulation des Kindes oder aus dem Verhalten der Eltern heraus »verursacht« angesehen, sondern in den erweiterten Fokus der Kommunikationen, Beziehungen und Interaktionen von Eltern, Kindern und weiteren bedeutsamen Personen gestellt, die bis zu diesem Zeitpunkt stattgefunden haben. Dabei wird von wechselseitigen Abhängigkeiten und Beeinflussungen dieser Personen einschließlich des Kindes ausgegangen. Somit setzt die Beratung häufig weniger an den direkten Symptomen an, sondern an dem grundlegenden Kontext der Eltern-Kind-Beziehung. Dabei ist oft eine Kombination lösungsorientierter und struktureller Angebote sinnvoll. Zudem wird in vielen Einrichtungen (zumindest unter anderem) eine systemisch-entwicklungspsychologische Sichtweise vertreten (vgl. Borke u. Eickhorst 2008), wobei auch verhaltenstherapeutische und psychodynamische Elemente häufig in Kombination damit zu finden sind (vertiefend in Cierpka 2012). Die verbreitete Präsenz systemischer Elemente hat zwei Ursachen: Zum einen herrscht

34 Bekannte und bereits länger bestehende Beispiele unter vielen sind die Münchner Sprechstunde für Schreibabys, die Osnabrücker Babysprechstunde (Borke 2008) oder die Heidelberger Interdisziplinäre Eltern-Säuglings-Sprechstunde.

35 Erfreulicherweise liegt mit dem Manual *Zero to three* (ZERO TO THREE – National Center for Infants – Toddlers – and Families 1999) seit einigen Jahren ein gut anwendbares Diagnosesystem speziell für den Bereich der frühen Kindheit vor.

bei Eltern in dieser frühen Zeit ein großer Druck, die Schwierigkeiten kurzfristig zu lindern, da das Leiden oft groß ist und mit viel Schreien und psychischem Unwohlsein des Babys sowie Belastung und Schlaflosigkeit der Eltern einhergeht. Hier bieten sich insbesondere die Kurzzeit- und lösungsorientierten Komponenten des systemischen Ansatzes sehr an, damit man mit machbaren Veränderungen beginnen kann. Zum anderen sind die Anliegen sehr stark systemabhängig, denn man hat es weniger mit einem innerpsychischen Geschehen als mit Schwierigkeiten zu tun, die sich erst oder vor allem in der Interaktion der Familie bzw. der (Nicht-)Passung zwischen den Kommunikationsbeiträgen der Eltern und denen der Kinder zeigen (vertiefend in Ziegenhain et al. 2006; Borke u. Eickhorst 2008).

Die Prinzipien der Arbeit

Die Prinzipien der systemtheoretischen Sichtweise (z. B. Kriz 1999) liegen auch einer systemisch-entwicklungspsychologischen Beratungsarbeit zugrunde. Zum Verständnis vieler Prozesse des Eltern-Kind-Systems greift ein klassisches Ursache-Wirkungs-Modell zu kurz. Die Grundidee des linear-kausalen Ursache-Wirkungs-Prinzips, dass mehr Intervention auch mehr von der gewünschten Wirkung hervorruft, gilt für dynamische Entwicklungsverläufe, vor allem für zwischenmenschliche Beziehungen, nicht. Es kann vorkommen, dass trotz vieler Interventionen lange nichts Erkennbares geschieht und dann durch einen minimalen weiteren Impuls ganz plötzlich eine deutlich wahrnehmbare Veränderung einsetzt. Ein Kleinkind wird viele Male aufs Töpfchen gesetzt, ohne dass sich der gewünschte Erfolg einstellt. Doch plötzlich »klappt« es. Umgekehrt können auch dysfunktionale Verhaltens- bzw. Interaktionsformen aus zunächst nur kleinen Abweichungen entstanden sein (Kriz 2008).

In der Sprache der Systemtheorie hat ein Phasenübergang stattgefunden. Dieser Übergang kann als ein Entwicklungsschritt angesehen werden, bei welchem alte Muster und Regeln aufgegeben werden, damit neue und adaptivere erreicht werden können. Solche Prozesse sind allerdings bei Eltern, die in die Beratung kommen, mitunter sehr geschwächt. Sie sind oft durch die problematische Entwicklung der Interaktion so verunsichert, dass sie nicht noch mehr Instabilität ertragen können. So halten sie dann häufig an der einmal erreichten stabilisierten dysfunktionalen »Lösung« fest, weil andere Möglichkeiten als noch schwieriger und leidvoller erscheinen. Die aus therapeutischer Sicht sicherlich erstrebenswerte Destabilisierung dieser Verhaltensmuster kann daher nur in einem sicheren Rahmen gelingen, welcher vom Beratersystem angeboten werden sollte. Dabei soll erreicht werden, dass die Eltern sich selber als Experten für ihre Situation erfahren, welche die potenziellen Lösungswege bereits zur Verfügung haben (ebd.).

Überblick über die Methoden

Neben dem bewährten Repertoire systemischer Methoden bieten sich systemische Fragen, Videofeedback, die Arbeit mit Genogrammen (vgl. Abschn. 2.3.3) und eventuell der Einsatz eines reflektierenden Teams besonders an (vgl. Abschn. 2.3.7; Wiefel u. Lehmkuhl 2006). Natürlich muss eine körperliche Krankheit des Kindes ausgeschlossen sein. Generell empfiehlt sich daher immer eine organische Abklärung parallel oder vor einer intensiven Beratungsarbeit, insbesondere hinsichtlich körperlicher Phänomene wie Allergien, orthopädischer Syndrome (z. B. Schiefhalssyndrom, KISS) oder einer Reflux-Problematik mit Erbrechen.[36]

Im Besonderen hat sich gerade die Arbeit mit Videofeedback als eine sehr gute Methode in der Eltern-Säuglings-Beratung etabliert. Hierbei werden in der Beratungsstelle oder von den Eltern selbst zu Hause erstellte Videoaufnahmen von der Interaktion mit den Eltern angesehen und in wertschätzender und ressourcenorientierter Weise mit ihnen besprochen. Die Nennung und Verdeutlichung gelungener Sequenzen hat sich dabei als hilfreich erwiesen, damit die Eltern dieses Verhalten dann mit Unterstützung der Berater auch auf andere Situationen übertragen können (vgl. ausführlich Abschn. 2.3.8; Ziegenhain et al. 2006). Eine oft angewandte Form des Videofeedbacks ist die *Marte-Meo-Methode*, bei der die Beraterin quasi für das Kind spricht; also mit den potenziellen Worten des Kindes seine jeweils vermuteten Bedürfnisse und Wünsche äußert (Aarts 2006).

Neben diesen Methoden helfen häufig ganz konkrete und verhaltensnahe Interventionen, etwa die Erarbeitung einer veränderten Tagesstruktur (Schlaf-wach-Phasen, Rituale vor dem Schlafengehen etc.) oder Absprachen zum Umgang mit dem nächtlichen Aufwachen (wo schläft das Baby ein; Einschlafrituale etc.). Auch die Diagnostik ist oft sehr konkret und umfasst z. B. das Erstellen von Schlaf-, Schrei- oder Tagesprotokollen zur häuslichen Situation. Neben dem informativen Aspekt haben Protokolle oftmals schon eine Interventionswirkung für die Familie, wenn Muster erkannt werden oder auch die geschätzten Häufigkeiten (etwa des Schreiens) durch »objektive« Werte korrigiert werden.

Im Folgenden sollen nun anhand zweier exemplarischer Beispiele aus den Bereichen Diagnostik und Intervention typische Herangehensweisen einer Eltern-Säuglings-Beratung deutlich gemacht werden.

Beispiel I: Diagnostik – Primäre Triade und Lausanner Trilogspiel

Die Beobachtungseinheit der primären Triade ist in diesem frühen Feld der Interaktion sehr wesentlich. Denn von Vater, Mutter und Kind werden die Grundlagen

36 Es soll am Rande erwähnt werden, dass alleinige organische Ursachen viel seltener als allgemein angenommen sind. So liegt etwa bei den im Volksmund gern als Ursache frühkindlichen Schreiens genannten »Dreimonatskoliken« gerade einmal in maximal 10% der Fälle wirklich eine organische Verursachung vor (Borke 2011).

für Struktur und Dynamik der Kernfamilie geschaffen.[37] Bei ihrer Betrachtung werden funktionale und dysfunktionale Dynamiken im Eltern-Kind-System sichtbar. In einem funktionalen triadischen System beziehen sich die Partner in positiven und negativen Stimmungen aufeinander und schließen sich nicht selbst oder gegenseitig aus. Gelingt dies nicht, können Konflikte der Eltern über das Kind umgelenkt oder auch Koalitionen gebildet werden. Will man diese Mechanismen wahrnehmen, rückmelden und angemessene Interventionen planen, bietet sich das standardisierte Videoverfahren »Lausanner Trilogspiel« (LTP; Fivaz-Depeursinge u. Corboz-Warnery 2001) an. Da bisher in der Psychologie überwiegend dyadische Mutter- oder Vater-Kind-Interaktionen standardisiert ausgewertet wurden, stellt dieser Ansatz einen großen Schritt nach vorne dar.

Er beinhaltet eine standardisierte Situation, in der beide Eltern und der Säugling (ab dem dritten Lebensmonat) in einem Dreieck sitzen und die Aufgabe bekommen, sich miteinander zu beschäftigen. Zunächst beginnt ein Elternteil, mit dem Kind zu spielen, während der andere Elternteil »einfach nur anwesend« ist. In der zweiten Phase wechseln die Eltern die Rollen, in der dritten spielen alle drei gleichzeitig zusammen, und in der vierten Phase unterhalten sich die Eltern miteinander, während das Kind zuschaut. Die Gesamtdauer soll acht bis zwölf Minuten betragen, wobei die Eltern die Phasenwechsel jeweils selbst einleiten und entscheiden, wann das Spiel zu Ende ist.

In den ersten beiden Phasen (Elternteil mit Kind) können Konflikte sichtbar werden, wenn sich etwa der Dritte in das Spiel der anderen beiden einmischt oder es stört. Für eine gelingende dritte Phase (beide Eltern mit Kind) ist es notwendig, dass alle Mitglieder der Triade gleichermaßen an der Interaktion teilhaben. In der vierten Phase wird für kurze Zeit die Paar- neben der Elternebene sichtbar. Im Anschluss erhalten die Eltern eine ausführliche Rückmeldung, deren Ergebnis in den Prozess der Beratung einfließt (Borchardt et al. 2010). Was diese Betrachtungsart für den Kontext einer systemischen Eltern-Säuglings-Beratung so wertvoll macht, ist das Wechseln von der dyadischen auf die nächste Systemebene, wodurch sonst möglicherweise unentdeckte übergreifende Zusammenhänge und Dynamiken sichtbar werden. Natürlich können in der Beratungspraxis auch unabhängig vom standardisierten LTP spontan einzelne triadische Elemente durchgeführt und nutzbar gemacht werden, etwa eine Spielaufgabe zu dritt oder eine Vater-Kind-Interaktion, zu der die Mutter nach einer Zeit hinzukommt, und Vergleichbares.

Beispiel II: Intervention – Fütterproblematik und Babypicknick

Zunächst sollte jede Intervention gleichermaßen auf Kind, Eltern und die Familie hin abgewogen werden. Eine einseitige Konzentration auf einen Bereich kann zwar

37 Der Vollständigkeit halber soll hier erwähnt werden, dass dies vor allem auf Familien der westlichen Welt zutrifft. In weiten Teilen der Welt finden sich Familienkonstellationen, in denen es auch andere Personen sein können, die in den ersten Jahren die größte Wichtigkeit und Erfahrungswirklichkeit für den Säugling entfalten.

zu einer Verbesserung in diesem führen, ohne dass es aber zur Verbesserung des Gewünschten (z. B. des Schlafverhaltens) kommt. Des Weiteren sollte überlegt werden, ob die Intervention zu einem verbesserten Verständnis zwischen den Familienmitgliedern führt oder es eher stört. Nur wenn eine Verbesserung erreicht werden kann, sollte die Intervention durchgeführt werden (vgl. Wilken, Jotzo u. Dunitz-Scheer 2008).

Die folgende Methode bezieht sich auf eine Fütterproblematik im Kleinkindbereich, d.h., das Kind hat – vielleicht schon länger – Schwierigkeiten mit dem Gestillt- bzw. Gefüttertwerden bzw. damit, sich selber Nahrung zuzuführen. Vielleicht gab es eine Reflux- oder ähnliche Problematik, oder vielleicht haben sich die Schwierigkeiten auch aus der Interaktion in den Füttersituationen ergeben.

Mit dem »Babypicknick« (Dunitz-Scheer et al. 2004) wird eine Intervention vorgestellt, die dem Kind Handlungsoptionen bietet, sein Verhalten nicht pathologisiert und auch sein Umfeld (Eltern, Therapeutinnen, Nahrung ...) einbezieht. Das Babypicknick ist ein Arrangement, bei dem in einem großen Raum mit mehreren Kindern und ihren Eltern und Therapeuten ausreichend und genügend interessante Nahrung zur Verfügung steht. Dabei darf das Kind mit dem Essen machen, was es will und wann es das will; alle Initiative geht von ihm aus. Das *Babypicknick* benötigt mehrere Kinder, da sie ein gemeinsames Spiel initiieren und eine gruppendynamische Atmosphäre schaffen, in der korrektive Erfahrungen möglich sind. Wichtig ist dabei, dass die gängigen Konventionen gemeinsamer Essenssituationen aufgehoben werden. Jede positive Erfahrung mit dem Thema »Essen« sollte gefördert werden. Deshalb kann das Kind sich matschend, schmierend und spielend mit dem Essen vertraut machen. Auch das Füttern von Eltern oder Therapeuten ist erlaubt; die Initiative liegt, wie gesagt, beim Kind. Der lustvolle Kontakt mit der Nahrung sowie der Abbau von Druck dienen dabei als notwendige Bedingungen, um die vom Kind natürlicherseits ausgehende Abwehr zu überwinden. Natürlich ist auch Nichtessen erlaubt: Weder muss das Kind essen, noch müssen die Eltern füttern (nach Wilken, Jotzo u. Dunitz-Scheer 2008). Auf diese Weise kann das spannungsgeladene Thema »Füttern« spielerisch in eine experimentelle und gelockerte soziale Situation überführt werden.

3.2 Entwicklungsprobleme im Kindesalter

Wiltrud Brächter

Im Anschluss an das Säuglings- und Kleinkindalter setzt sich der dynamische Entwicklungsprozess von Kindern fort. Sie vergrößern ihren Bewegungsradius, erkunden spielerisch die Welt, erlangen Möglichkeiten zur Selbstregulation und zur Kontrolle von Körperfunktionen. Der Spracherwerb führt zu erweiterten Formen der Kommunikation und des Selbstbezugs; das autobiografische Gedächtnis entsteht.

Kinder lernen, sich in andere Menschen hineinzuversetzen, mitzufühlen, ihr Verhalten auf komplexere Art zu steuern und Entscheidungen abzuwägen. Im Kindergartenalter, spätestens mit der Einschulung werden wichtige Schritte der Ablösung von den Eltern bewältigt. Kinder beginnen, sich in Gruppen von Gleichaltrigen zu orientieren, Freundschaften zu schließen, ihre bisher erworbenen Sichtweisen bezüglich der Welt mit anderen abzugleichen und sich gegenüber verschiedenen sozialen Systemen zu positionieren. Parallel zum Erwerb von Kulturtechniken lernen sie den Umgang mit einem Schulsystem, das Leistungen normiert und bewertet; sie werden sich eigener Grenzen und Ressourcen wie auch der gesellschaftlichen Stellung ihrer Eltern bewusst. Die Ausbildung einer Geschlechtsrollenidentität, die Auseinandersetzung mit Krankheit und Endlichkeit des Lebens sind weitere Entwicklungsthemen vor der Pubertät, die hier nur beispielhaft genannt werden können.

Entwicklungsprozesse vollziehen sich nicht losgelöst von der Umgebung des Kindes, sondern finden in der Interaktion Kind/Umwelt statt. Systemische Entwicklungspsychologie versteht Entwicklung als »permanente Anpassung des Individuums (Systems) an seinen Kontext« (Ott-Hackmann u. Käsgen 2009, S. 18), als »dauernde Rekursivität […] zwischen biologischen, psychischen und sozialen Systemen« (ebd., S. 19). Das Kind ist Akteur der eigenen Entwicklung; es entwickelt sich selbst, ist dabei jedoch auf Versorgungs- und Kommunikationsangebote einer förderlichen Umwelt angewiesen. Hierzu gehören sowohl einfühlendes elterliches Bindungsverhalten als auch die Fähigkeit, dem Kind altersadäquate Verselbstständigungsschritte zu ermöglichen.

Während die Entwicklungspsychologie Interaktion als Grundbedingung von Entwicklung voraussetzt, schreibt das medizinisch-therapeutische System Kindern Blockierungen des Entwicklungsprozesses als *individuelle* »Störung« zu: als Essstörung, Enuresis, Angst- und Lernstörung etc. Gleichzeitig ist die Sicht vieler Eltern von der Idee einer direkten Beeinflussbarkeit von Kindern durch Erziehung geprägt (Rotthaus 2010): Eltern geben sich die Schuld an Problemen ihres Kindes, während ungünstige Faktoren größerer umgebender Systeme ausgeblendet werden. Es entstehen Ärger über das Kind und Scham über eigenes Elternversagen.

Kindertherapie ist vor diesem Hintergrund zunächst mit Anliegen konfrontiert, die eine Beseitigung von Symptomen zum Inhalt haben. Die Wahrnehmung richtet sich auf Probleme und Auffälligkeiten; Stärken des Kindes werden nicht mehr gesehen. Wie kann systemische Kindertherapie solchen »Reparaturaufträgen« begegnen?

Im Unterschied zu Therapieverfahren, die ihren Behandlungsauftrag aus psychischen Störungen herleiten, legt ein systemischer Ansatz Wert auf eine individuelle Auftragsklärung. Das therapeutische Vorgehen orientiert sich nicht daran, was laut Diagnosestellung »behandlungsbedürftig« ist, sondern an dem, was Klienten selbst durch eine Therapie verändern möchten. Werden Kinder als Indexpatienten vorgestellt, sieht sich eine systemisch orientierte Auftragsklärung an dieser Stelle besonderen Schwierigkeiten gegenüber: Kinder sind keine »Kunden« im Sinne de Shazers;

Veränderungsanliegen werden in der Regel von den Eltern formuliert (Rotthaus 2003). Rein symptomorientierte Aufträge können aus systemischem Verständnis in dieser Form nicht angenommen werden:

> »Wenn das übergeordnete Therapieziel, das Metaziel, die Selbstregulation und Therapie des Kindes ist, muss das Ziel die Kontrolle des Symptoms durch das Kind sein« (Mrochen 2005, S. 99).

Defizitorientierten Therapieaufträgen begegnet systemische Kindertherapie mit der Anregung zur Perspektivenerweiterung. Im familientherapeutischen Setting wird das Kind aus dem Problemfokus herausgenommen; der Blick richtet sich auf das Interaktionsgefüge, in dem Entwicklungsblockaden entstanden sind und aufrechterhalten werden. Im ersten Jahrzehnt des 21. Jahrhunderts gestaltete sich das therapeutische Vorgehen dabei zunehmend kindorientierter; heute gibt es eine Fülle von Methoden, mit denen das Problemsystem auf spielerische Art erkundet und Anstöße zu einer Veränderung gegeben werden können (Retzlaff 2012).

Kindern einen Raum zur eigenen Entwicklung zur Verfügung zu stellen schließt ein, sich mit elterlichen Erwartungen und Delegationen auseinanderzusetzen. Häufig bestehen Diskrepanzen zwischen Zielvorstellungen von Eltern und Neigungen des Kindes in Bezug auf Schulausbildung und Berufswahl, die in Zeiten wirtschaftlicher Unsicherheit eine besondere Brisanz erhalten. Gehen die elterlichen Erwartungen über die Leistungsgrenze des Kindes hinaus, entstehen Kreisläufe aus Druck, Selbstabwertung und Verweigerung, die seine Möglichkeiten zusätzlich einschränken. Systemische Therapie kann dazu beitragen, solche ungünstigen Interaktionsmuster zu reflektieren und aufzulösen, siehe das folgende Fallbeispiel.

Fallbeispiel

Frau N. ist von ihrer Tochter sehr enttäuscht, die in der 6. Klasse des Gymnasiums nur mäßige Leistungen erzielt. Coras Stärken liegen dort, wo Fantasie und Kreativität gefragt sind: im musischen Bereich und beim Verfassen freier Texte. Frau N. schreibt Coras Leistungsstand ihrem Desinteresse zu; in ihren Versuchen, sie beim Lernen zu unterstützen, fühlt sie sich von ihr persönlich abgelehnt.

In Sandbildskulpturen formen beide ihr Bild der Familiensituation. Die Mutter platziert Cora als Elfe in eine »Traumwelt« aus blühenden Pflanzen; hinter einem Wassergraben ist sie für die Figur der Mutter, die ihre Arme nach ihr ausstreckt, nicht zu erreichen.

Coras Bild zeigt eine entgegengesetzte Wahrnehmung: Sie wählt für sich einen Adler, in dessen Welt es »kahl und leer« ist. Grün könne es dort nur werden, wenn mehr Kontakt zu Mutter und Bruder entstünde. Zugang zu Cora hat allein der Vater, der – als Rhinozeros mit Bauhelm auf dem Kopf – nur in seiner beruflichen Rolle repräsentiert ist. Der Weg zur Mutter ist durch Stoppschilder blockiert.

Frau N. ist sehr davon beeindruckt, wie wichtig sie ihrer Tochter zu sein scheint. Ihr wird deutlich, dass eine Annäherung nicht geschehen kann, indem sie Cora auf ihre Seite des Grabens zu ziehen versucht, sondern es darum geht, vorsichtige Brücken zueinander zu bauen. Das »Elfenland«, zunächst als Traumwelt negativ konnotiert, gewinnt eine neue Bedeutung als Symbol für die Ressourcen, die Cora auf ihrem Lebensweg zur Verfügung stehen. Das Gespräch endet mit einer Reflexion, wie im Leben der Mutter mehr eigenes Grün entstehen könnte. Sie nimmt sich vor, das Stoppschild vor Coras Bereich ernst zu nehmen und ihr mehr Eigenverantwortung für die Schule einzuräumen.[38]

Ein erster Schritt zur Veränderung ist häufig die Auflösung des Tunnelblicks, der Schwächen und Defizite eines Kindes in den Vordergrund stellt. Im Gespräch mit den Eltern kann sich dieser Blick wieder weiten. Perspektivenerweiterung bezieht sich dabei sowohl auf Ressourcen des Kindes als auch auf den Kontext, in dem ein Kind mit seinen Besonderheiten an Grenzen stößt: So lernen beispielsweise »ADHS-Kinder«, die zur Aufmerksamkeitslenkung auf starke Eigenmotivation angewiesen sind, schlechter in einer Schule, die eigenen Lerninteressen nur wenig Raum bietet (Bonney 2013). Passungsprobleme dieser Art in der Therapie zu benennen kann Kinder entlasten und aus Schuldzuschreibungen befreien.

Viele Eltern erleben die systemische Sichtweise, dass Kinder nicht gezielt »instruierbar« sind, als erleichternd. Der Abschied von Selbstvorwürfen eröffnet einen Raum dafür, wie man als Familie zusammenleben und den Alltag gestalten möchte. Statt sich mit nicht Gelungenem aus der Vergangenheit zu beschäftigen, kann eine hypnosystemische Perspektive den Blick auf Gewünschtes richten. Hier liegt es nahe, an Vorstellungsbilder vom Zusammenleben mit Kindern anzuknüpfen, wie sie zu Beginn der Elternschaft ausgemalt wurden, sich an gute gemeinsame Erlebnisse zu erinnern und sich ihnen anzunähern. Die Frage, wie sich ein Symptom vor die Liebe zum Kind schieben konnte, hat schon in manchen Fällen eine weitere Therapie überflüssig gemacht.

Für Kinder bedeutet das Heraustreten aus defizitären Beschreibungen, im Spiel eine neue Sicht auf sich selbst entwickeln zu können. Ein Raum freien Spiels, zunehmend Bestandteil systemischer Kindertherapien, schafft Abstand zu »dominanten Geschichten« (White 2007), wie sie im Herkunftssystem über ein Kind kursieren. Im Spiel kann es zeigen, wie es sein Problem selbst erlebt; es ist aus der Problemsicht der Eltern herausgenommen. Im Unterschied zu einer nondirektiven Spielbegleitung regt systemische Spieltherapie aktiv dazu an, sich neue Perspektiven zu erschließen und Lösungsalternativen zu erproben (Brächter 2010). Spielverläufe in der Kindertherapie haben oft den Charakter einer Uraufführung, bei der neue Handlungsmög-

38 Die (anonymisierten) Fallbeispiele entstammen der Praxis der Autorin und finden sich in ausführlicherer Form in Brächter (2010, 2014).

lichkeiten erkundet werden; Figuren agieren in einer Weise, die das Kind von sich noch nicht kennt. Problembilder werden in Bewegung gebracht, noch unvertraute Ego-States können Raum gewinnen. Im systemischen Ansatz bleiben solche neu gewonnenen Möglichkeiten nicht im geschlossenen Raum der Kindertherapie, sondern werden der Beziehungsgestaltung in der Familie zugänglich gemacht.

Fallbeispiel

In einer dramatischen Szene lässt Jannik ein Rhinozeros gegen einen Wal kämpfen. Es will seinen Freund schützen, einen Seeigel, dessen Platz im Meer durch den Wal bedroht ist. Der Wal fühlt sich von den Seeigeln gestört und möchte sie vertreiben.

Seeigel und Wal können sich nicht verständigen: Der Seeigel ist stumm, dem Wal gegenüber erscheint er klein und machtlos. Mit dem Rhinozeros als Übersetzer spricht Jannik aus, was die Seeigel dem Wal gern gesagt hätten: Sie haben das gleiche Recht, dort zu leben, wie er; der Platz reicht für alle.

Im Familiengespräch benennt Jannik kurz darauf Punkte, in denen er sich von seinen Eltern übergangen fühlt; gemeinsam können anerkennungswürdige Bedürfnisse ausgehandelt werden.

Auffälligkeiten und Entwicklungsblockaden bilden nicht selten einen Weg, über den ein Kind auf Veränderungsbedarf in der Familie hinweist. Das Spiel kann Problembereiche berühren, die vom Kind allein nicht lösbar sind; es kann Themen öffnen, die der familiären Kommunikation bisher nicht zugänglich waren. Eine systemische Herangehensweise mit einer Haltung von Allparteilichkeit und flexiblem Setting bietet die Möglichkeit, Anliegen der Kinder aufzugreifen und Entwicklungsprozesse in Familien anzuregen.

Fallbeispiel

Jakob stellt in einem Sandbild dar, wie sich Vögel um ihren Nachwuchs kümmern: Die Mutter brütet, der Vater sucht Futter. Besorgt schildert er, dass die Küken im Ei sterben müssten, wenn ein Elternteil ausfiele. Die Therapeutin erfährt von Jakobs Angst um den Vater, der heimlich trinkt. Er befürchtet eine Trennung der Eltern, falls seine Mutter von seinen Sorgen erfahren würde.

Jakob wurde wegen Konzentrationsproblemen zur Therapie angemeldet; sein Sandbild erlaubt es, seine eigenen Anliegen zum Ausgangspunkt zu nehmen. Im Gespräch werden mögliche Trennungsfolgen reflektiert, die für ihn, anders als für die Küken, nicht lebensbedrohlich wären. Die Therapeutin erhält den Auftrag, mit den Eltern zu reden; Jakob legt die Rolle des Geheimnisträgers ab. Ein von ihm selbst gezeichneter Cartoon zeigt ihn unter einem gelben Halbkreis aus Freude, während sich die Eltern um die Flasche streiten. Sein Herz, von einer Sorgenpresse zusammengedrückt, wird frei.

Innere Fragen, mit denen Kinder befasst sind, lassen sich an ihrem symptomatischen Verhalten nicht ablesen. Schulangst kann mit dem Wunsch einhergehen, die eigene Mutter nicht allein zu lassen, Unkonzentriertheit mit der Sorge um einen süchtig trinkenden Vater, Mutismus mit der Unmöglichkeit, über Gewalt in der Ehe der Eltern zu sprechen. Welchen Raum haben solche Sorgen in einem manualisierten Verfahren? Ein therapeutisches Vorgehen, das einseitig auf Symptombehandlung abzielt, nimmt Kindern die Möglichkeit, ihre Anliegen auszudrücken. Versteht man Symptome dagegen als Interaktionsangebote an den Kontext, geht es darum, zu entschlüsseln, welche Rolle ein Symptom im Bezugssystem des Kindes einnimmt und welche Beziehungsbedürfnisse es zum Ausdruck bringt. Kindern hierfür eine Mitteilungsmöglichkeit zur Verfügung zu stellen unterscheidet systemische Spieltherapie grundlegend von rein störungsspezifischen Konzepten.

In Familien, die ein Kind zur Therapie vorstellen, ist die Kommunikation häufig in eine Schieflage geraten. Sie verläuft überwiegend von den Eltern zum Kind, dessen Verhalten ihnen nicht mehr nachvollziehbar erscheint; je stärker seine Verhaltensbeiträge der Kritik ausgesetzt sind, desto stärker zieht sich das Kind zurück. In dieser Situation erscheint es als unzureichend, Spieltherapie hinter »verschlossenen Türen« stattfinden zu lassen, während Möglichkeiten zu einer veränderten Kommunikation in der Familie ungenutzt bleiben. Systemische Therapie verfolgt daher oft den »Weg gemeinsamen Spielens« von Eltern und Kindern (Pleyer 2005). Eltern werden an das Spiel des Kindes herangeführt (Gammer 2007), im gemeinsamen Handeln entstehen Erfahrungen, die für eine Reflexion genutzt werden können (Reiners 2006). Auf der Ebene des Symbolspiels können Eltern ihr Kind bei Entwicklungsschritten begleiten.

Fallbeispiel

Jürgen, mit vier Jahren noch sehr trennungsängstlich, gestaltet mit seinen Eltern eine Szene, in der junge Schafe vor der Durchquerung eines Tunnels stehen. Dabei wagt er zunächst nicht, selbst Gegenstände auszuwählen und in den Sand zu stellen; um die Landschaft zu formen, nutzt er die Hand seiner Mutter als »Baggerschaufel«.

Mit großer Einfühlung gelingt es dem Vater, Jürgen zur selbsttätigen Fortsetzung der Geschichte anzuregen. Mit seiner eigenen Figur geht er Jürgens Schaf voraus; anschließend schiebt er auch dieses in den Tunnel hinein. Mit der auffordernden Frage »Kommst du schon dran?« motiviert er den Sohn, sein Lämmchen selbst aus dem Tunnel zu ziehen. Auf dem Abschlussbild stehen die Schafe vor ihren unterwegs gefundenen Schätzen, die Menschen ruhen sich aus. Jürgen nennt sein Sandbild: »Die mutigen Schafe«.

Unter der Leitlinie Transparenz (Schmitt u. Weckenmann 2009; Weckenmann u. Schmitt 2009) trägt auch das Wechselspiel von Kindertherapie und Elterngesprächen dazu bei, dass Eltern sich wieder auf neue Art auf ihr Kind beziehen können. Spieltherapie stellt Bildebenen zur Verfügung, auf denen der »gefühlte Teil« von Geschichten erzählt werden kann (Stern 1998a). Bei den Eltern entsteht ein Suchprozess bezüglich dessen, worum es bei den Gestaltungen des Kindes gehen könnte; das Settingarrangement bewirkt eine Zäsur in eingefahrenen Auseinandersetzungen. Oft werden Themen berührt, die ein Kind ohne Zugang über die Bildebene kaum hätte einbringen können: Fragen der Bindungsgestaltung, Passungsprobleme, scham- und schuldbehaftete Themen, die sich einer verbal orientierten Auftragsklärung entziehen.

Fallbeispiel

Ein Frosch beobachtet auf seinem Seerosenblatt, wie am Ufer ein Felsbrocken in Bewegung gerät und kleine Tiere zu überrollen droht. Gemeinsam stemmen sie sich gegen den Stein und halten ihn auf. Der Stein war ins Rollen gekommen, weil er verzaubert worden war; der Frosch springt auf ihn und saugt die Zauberkraft aus ihm heraus. Jetzt verfügt er selbst über Zauberkraft.

Der Vater des Jungen, der diese Szene gestaltet hat, bezieht das Bild des rollenden Steines auf sich. Während Joscha viele Unsicherheiten zeigt und stottert, ist sein Vater schnell und spricht mit lauter Stimme. Im Elterngespräch nimmt er sich vor, sich bewusster auf das Tempo des Sohnes einzustellen.

Das nächste Sandbild zeigt, dass seine Bemühungen bei Joscha angekommen sind: Eine Maus sitzt in einer Felshöhle, sie lebt in der Wüste unter dem Sand. Ihre Eltern sind Vögel. Da es ihnen wichtig ist, zu ihrer Maus zu kommen, begeben sie sich auf deren Ebene: Sie graben einen Tunnel und kommen bei ihrem Kind an.

Systemische Kindertherapie kann viel dazu beitragen, Misshandlungen zu unterbrechen oder ihnen vorzubeugen. Kindern psychisch kranker Eltern bietet sie die Möglichkeit, mit tabuisierten Emotionen Unterstützung zu finden. Auch wenn ihr Lebenskontext nicht veränderbar ist, kann sie Kindern dabei helfen, sich in ihrem Herkunftssystem neu zu orientieren und ein neues Selbstbild zu gewinnen. Schwierige Lebensgeschichten lassen sich neu erzählen, sodass Stärke und Kompetenz erkennbar werden. Spiel als Sprache des Kindes trägt auch in solchen Fällen dazu bei, »ernsten Problemen spielerisch [zu] begegnen« (Freeman, Epston u. Lobovits 2000).

3.3 Entwicklungsprobleme in der Jugend

Jürg Liechti

Entwicklungsprobleme in der Jugend entstehen aus dem Zusammenspiel genetisch bedingter und erworbener Eigenschaften und können in der Sprache individueller

Diagnostik ausgedrückt werden. Diese Sicht führt zu klinischen Erkenntnissen und Hilfen, die aus der Psychiatrie und Psychotherapie nicht mehr wegzudenken sind (»störungsspezifische Therapien«, »Pharmakotherapie«, »Testpsychologie«, »klinische Forschung« etc.). Ungeachtet dessen birgt die diagnostische Vermessung individueller Hirnleistungen auch Risiken, wo immer es ohne Bezug zu Wachstum und Entwicklung jugendlicher Menschen in familiären und außerfamiliären Umwelten geschieht (Labeling, Pathologisierung, Kategorisierungen, Defizitorientierung etc.). Im Kindes- und Jugendalter wiegen diese Risiken besonders schwer, weil sie zum einen Auswirkungen auf die gesamte Lebensspanne eines Menschen haben und zum anderen den professionellen Blick für die ökosystemischen Ressourcen einengen können.

Vor diesem Hintergrund ist die Abklärung einer allfälligen »Hirnstörung« bei psychischen Problemen im Jugendalter zwar notwendig, aber nicht hinreichend. In der systemischen (Familien-)Therapie wird die Bewältigungsleistung ins Zentrum gestellt, die Jugendliche und ihre Bezugspersonen gemeinsam erbringen, um leidvollen Umständen physisch, psychisch, motivational und kommunikativ zu begegnen. Um herauszufinden, was dabei schiefläuft (bzw. was das Leid aufrechterhält), verbünden sich systemisch Arbeitende mit den Hilfesuchenden und den in das Problem verwickelten Bezugspersonen (Problemsystem). Sie richten ihr Interesse auf die (kommunikativen) Problemmuster und prekären Gleichgewichte als Ansatzpunkte möglicher Veränderung. Das Ziel ist es, mittels systembezogener Interventionen stagnierende Entwicklungsprozesse wieder in Gang zu bringen und die Selbstheilungssysteme zu aktivieren (Therapiesystem).

Entwicklungs-, bindungsbasierte und Systemsicht

Aus entwicklungspsycho(patho)logischer Perspektive wird die von Symptomen belastete Entwicklung bei einem Jugendlichen als eine Abweichung von einem normalen Entwicklungspfad betrachtet. Insofern liegt das Problem nicht in irgendwie »gestörten« Jugendlichen oder Eltern, sondern in den Systemprozessen, die »aus dem Ruder laufen«. Dabei wird angenommen, dass 1) eine normale oder adaptive Entwicklung und 2) eine maladaptive Entwicklung – z. B. eine Angst-, depressive, anorektische, dissoziale Störung – sowie 3) die durch Hilfe initiierten Therapieprozesse von denselben neurobiologischen, psychologischen, Entwicklungs-, Beziehungs- und Systemprinzipien geleitet werden (Bronfenbrenner 1981).

Fallbeispiel

Die Mutter und der Stiefvater erscheinen mit dem 15-jährigen Rick zur Beratung, weil er die Schule schwänzt, kifft und sich mit älteren Jugendlichen nächtelang herumtreibt. Die Eltern erleben ihr erzieherisches Bemühen als völlig wirkungslos. Umso heftiger hat sich ein Konflikt zwischen Mutter und Stiefvater gebildet.

Der Stiefvater wirft der Mutter vor, sie sabotiere seine disziplinarischen Maßnahmen, indem sie nicht eindeutig Stellung beziehe, während die Mutter sich bitter darüber beklagt, der Stiefvater habe Rick ohnehin nie akzeptiert und wolle ihn ins Heim befördern. Hypothesen: 1) Der Stiefvater handelt ohne Auftrag von Mutter, Rick und dessen leiblichem Vater (der in einem andern Dorf lebt); 2) die Mutter befindet sich in einem Loyalitätskonflikt zwischen ihrem Sohn und ihrem Ehemann (Stiefvater); 3) Rick »macht das Beste daraus«. Lösung: Im Auftrag von Rick und mit Erlaubnis der Mutter und des Stiefvaters wird der leibliche Vater in die Beratung einbezogen. Alle disziplinarischen Maßnahmen werden den leiblichen Eltern übertragen (ebenso erstaunlich wie typisch: Genau dies entspricht explizit Ricks Wunsch). Der Stiefvater übernimmt dabei eine Rolle des »stiefväterlichen Mentors«.

Die Bindungstheorie geht davon aus, dass bei Kummer, Angst oder Neugierde die genetisch vorgebahnten Bindungs-, Fürsorge- und Autonomieverhaltenssysteme aktiviert werden (Grossmann u. Grossmann 2012). Eine bindungsbasierte Hypothese besagt, dass unter den Bedingungen einer psychischen Störung bei der Anwendung der normalen Schutzverhaltensstrategien etwas schiefläuft. Die problematischen Verhaltensweisen (z. B. Hungern, Sichverletzen, Bully- oder dissoziales Verhalten) werden in der Perspektive des Jugendlichen als »autonome« Lösungsversuche ausgelegt (z. B. Stress- und Leidvermeidung), während sie in der Perspektive des Umfeldes – beispielsweise der Eltern – stattdessen als Hilfeappell erscheinen. Somit ziehen sich Jugendliche umso mehr zurück, je mehr sich die Eltern Sorgen machen (sie zeigen Reaktanz, weil sie sich in ihrer Autonomie bedroht fühlen). Symptomatisches Verhalten erhält damit eine Funktion in einem sich selbst stabilisierenden Konfliktsystem, und infolgedessen finden die an sich normalen adaptiven Muster der Reaktion auf ein krankes Familienmitglied »kein Ende« (Marvin 2003). Fachleute treffen in der Sprechstunde mithin auf Eltern und Jugendliche, die um Fragen ringen wie: »Wer hat nun recht? Wer hat das Problem? Wer ist krank?« Dabei bilden sich in der Familie Rollen und (Beziehungs-)Muster aus, die den Menschen nicht bewusst und einer spontanen Klärung unzugänglich sind (z. B. Parentifizierung, Sündenbockrolle, »pathologische« Dreiecksprozesse, Doublebind-Situationen, zirkuläre Verstärkung zwischen elterlicher Wirkungslosigkeit und jugendlichen Privilegien).

Eine bindungsbasierte Sicht erlaubt es, das Verhalten von Jugendlichen und ihren Eltern in Bezug auf eine leidvolle Situation je als »normal« aufzufassen und das Problem zu externalisieren (*»Das Problem ist nicht die Tochter, nicht der Sohn oder die Mutter etc., das Problem ist das Problem«*).

Fallbeispiel

Die 16-jährige Delia, die an Diabetes Typ I sowie an einer bulimischen Magersucht leidet, musste mehrmals in einem diabetischen Koma als Notfall stationär aufgenommen werden, nachdem sie zu wenig Insulin gespritzt hatte (Kontrolle der Gewichtsängste durch sogenanntes Insulin-Purging). Die Eltern beschwerten sich in der Erstsitzung darüber, dass sie bisher von den Professionals stets einer »überbesorgten Haltung« bezichtigt wurden, da sie darauf bestanden, bei ihrer Tochter den Zuckerspiegel zu überwachen. Im Rahmen der systemischen Beratung hat Delia indessen berichtet, dass es nicht die Eltern seien, die den Teufelskreis anheizten (wie das die Diabetes-Experten behaupteten, die auf die »Autonomie« der Tochter setzten), sondern die Angst vor einer Gewichtszunahme. Was die Funktion der Eltern betrifft, sagte Delia: »Ich hasse es, wenn sie mich kontrollieren, aber ich weiß, dass ich verloren bin, wenn sie es nicht tun. Am schlimmsten ist es aber, wenn sie unsicher sind.«

Insofern lag es auf der Hand, bei Delia einen Auftrag einzuholen, die Eltern darin zu unterstützen, bezüglich der Gewichtsängste mehr Sicherheit zu bieten.

Klinische (Einstiegs-)Konstellationen

Anders als bei Kindern, die in vertrauensvoller Begleitung ihrer Eltern in die psychotherapeutische Erstsitzung kommen (Auftraggeber sind die Eltern), und anders als bei Erwachsenen, die bei psychischer Beeinträchtigung aufgrund eines Leidensdrucks oder eines Störungsbewusstseins selbst einen Hilfeauftrag erteilen, tun sich Jugendliche mitunter schwer, Hilfe zu holen. Fragt man einen Jugendlichen, der wegen einer psychischen Störung zur Therapie zugewiesen wird, wer eigentlich das Problem hat, dann kriegt man häufig folgende Antwort: »Ich habe kein Problem!«

Während Jugendliche mit einem externalisierenden Bewältigungsstil (sie zeigen sich im Verhalten dünnhäutig, impulsiv, dissozial und aggressiv) einer professionellen Hilfe gegenüber tendenziell ablehnend eingestellt sind, kommen Jugendliche mit einem internalisierenden Bewältigungsstil (sie verhalten sich zurückgezogen, ängstlich, depressiv und sind mit allerlei körperlichen Beschwerden behaftet) durchaus »von sich aus« zu einer Erstsitzung; doch das heißt noch lange nicht, dass sie Hilfe für sich beanspruchen (Jugendliche mit einem gemischten Bewältigungsstil stehen dazwischen – sie zeigen zwanghafte, bizarr-verschrobene, unkonzentriert-tapsige und von Erwachsenen stark abhängige Verhaltensweisen).

Häufig kommt nicht die jugendliche Person selbst in die Erstsitzung, sondern es melden sich eine (z. B. alleinerziehende) Mutter, ein Vater oder Eltern, und sie erzählen, dass eine Tochter (ein Sohn) offensichtlich ein besorgniserregendes Verhalten an den Tag legt, sich aber weigert, therapeutische Hilfe anzunehmen. Oder Eltern haben es geschafft, den Jugendlichen in die Sprechstunde mitzunehmen, und erwarten nun, dass die Therapeutin »zur Reparatur« schreitet. Mitunter werden Jugendliche von ihren Eltern, der Hausärztin, dem Jugendgericht etc. in die Therapie geschickt. Für die systemische Therapie hat in allen diesen Fällen die direkte oder indirekte Beziehungsgestaltung mit dem Jugendlichen den Primat. Die verschiedenen Konstellationen können auch als »motivationale Stadien« betrachtet werden – von der elterlichen Aussage »Unser Sohn sagt, er werde nicht mitkommen« bis zum jugendlichen Kooperationsangebot »Dann komm ich halt, sag aber nichts« (Liechti 2010).

Was »Einzelsitzungen« mit Jugendlichen betrifft, so beziehen sich systemische Modelle sowohl auf eine interpersonelle wie auch eine personelle Perspektive, sie schließen Letztere nicht aus. Allerdings darf die Perspektive auf das Individuum als System nicht mit einer individualpsychotherapeutischen Perspektive verwechselt werden. Im systemischen Ansatz bedeutet es keinen Gegensatz, wenn sowohl die Individualperspektive wie auch die Familienperspektive genutzt werden. Im Gegenteil, der flexible Umgang mit Perspektiven ist fester Bestandteil der systemischen Praxis.

Weil Jugendliche oft eine Vorgeschichte haben, in der sie von der Familie (mitunter von den Professionellen) als »das Problem« definiert wurden, wird mit Vorteil der Jugendliche als eine Art »Konsiliarius« empfangen (vgl. das Verlaufsmodell des »konsultativen Einbezugs Jugendlicher«; ebd., S. 82 ff.). Dieses Modell geht von den Prämissen aus, dass im Jugendalter familienkontextuelle Faktoren eine zentrale Rolle für die Therapiemotivation spielen, dass Eltern und Jugendliche aktiv an einer sozialen Entwicklung im Rahmen intimer Familiensysteme teilnehmen, dass Eltern nicht »kalt, beschädigend oder gleichgültig« sind, sondern je nachdem überfordert, hilflos, verzweifelt, aber auch »von Natur aus« die wichtigsten Ressourcen bei Kummer und Schmerz, dass Jugendliche ihren Eltern gegenüber grundsätzlich loyal sind, ohne dies aber zeigen zu wollen (können). Im Zentrum der Therapiearbeit stehen kognitive und affektive Rahmungsprozesse aufseiten der Eltern (zur Stärkung der »elterlichen Allianz«) und Jugendlichen (zur Stärkung des jugendlichen Selbstwertes und der Eigenverantwortung).

Systemorientierte Gespräche stellen wechselseitig anschlussfähige Verstehenskontexte her, wobei die Jugendlichen stets als Experten ihrer Situation verstanden und explizit als Auftraggeber angesprochen werden.

Jugendlichen eine Stimme geben

Die »physiologischen« Ambivalenzen des Jugendalters, die vom Ringen um eine eigene Identität angesichts einer widersprüchlichen Welt geprägt sind, machen Jugendliche – und ganz besonders solche mit nicht geradliniger Entwicklung – hellhörig für die Beachtung und Anerkennung als ganze Menschen. Beachtung ist ein Bestandteil jugendlicher Existenz: »Ich werde beachtet, also bin ich« (Tarr Krüger 2001).

Vielen erwachsenen Konzepten gegenüber, die beispielsweise kompetente Objektbeziehungen einschließlich des damit verbundenen Perspektivenwechsels voraussetzen, sind Jugendliche noch »erfahrungsblind«. Wegen der noch hohen Anfälligkeit gegenüber Stress und der damit einhergehenden unberechenbaren Plastizität und Krisenhaftigkeit hat Anna Freud die Entwicklungsphase der Jugend als eine »zweite Ausgabe der Kindheit« bezeichnet. Jugendliche sind nicht »kleine Erwachsene«, sie sind aber auch keine Kinder mehr. Sie haben eine eigene Stimme.

Verhaltensauffällige Jugendliche sollten daher als Experten der eigenen Lebenssituation verstanden und angesprochen werden. Ihnen zuzuhören und ihnen eine Stimme zu geben, ehe diagnostiziert wird, ist eine Voraussetzung für die erfolgreiche Beziehungsgestaltung. Um einem Jugendlichen einen weiterführenden Therapiekontext anzubieten, der ihm Kooperation »ohne Gesichtsverlust« ermöglicht, sollte er erst einmal als ein willkommener Besucher betrachtet und akzeptiert werden; sitzt er doch (letztlich immer) am längeren Hebel. Er hat nicht nur sein Leben vor sich, er hat es auch in seiner Hand (Abschiedsbriefe von Jugendlichen zeugen davon). In der Therapie sucht er nicht nur Schutz und Trost, sondern vor allem auch Anerkennung, Beachtung und Kontrolle (Professionelle sind mitunter ganz schön gefordert, sich im Umgang mit Jugendlichen nicht provozieren zu lassen und durch ein ebenso liebevolles wie geschicktes Verhalten Reaktanz abzubauen).

Hilflose und überforderte Eltern

In der systemischen Praxis begegnet man meistens Jugendlichen und ihren Eltern, für die die Primärfamilie nach wie vor den wichtigsten »Erlebens- und Tatort« von Vertrauen, Bindung, Hoffnung und Zuversicht darstellt. Hier sind die Generationen indes auch mit den Schismen der Wertesysteme konfrontiert (z. B. alte versus neue Werte, Egoismus versus Altruismus, Konkurrenz versus Solidarität, Ehrlichkeit versus soziale Lüge). Wie sollen Eltern Jugendliche in Wertfragen anleiten vor dem Hintergrund einer zunehmenden Diskrepanz zwischen z. B. technischem Informationsvorsprung der Jugendlichen und einer traditionellen elterlichen Sanktionsgewalt (z. B. müssen Eltern ihre Kinder vor dem schädigenden Gebrauch von Informationsmedien schützen, während die Schule Medienkompetenz belohnt)?

Wenn sich Professionelle mit dem Jugendlichen als Opfer identifizieren und die Eltern als Täter sehen, dann wird eine Kooperation mit den Eltern kaum möglich sein (zudem werden Jugendliche in einen Loyalitätskonflikt manövriert). Beklagen sich Eltern über einen »schwierigen« Jugendlichen, so sind sie doppelt belastet; zum einen durch die Auswirkungen einer allfälligen Störung, zum anderen deshalb, weil sie nicht helfen können und sich als gescheiterte Eltern erleben. Mithin stehen sie auch einer Hilfe ambivalent gegenüber. Denn »zum einen plagt sie das Gefühl des Versagens, zum andern sind sie davon überzeugt, alles für ihr Kind getan zu haben« (Pleyer 2003). Therapeutisch ist es nützlich, passende Erklärungsmodelle anzubieten (z. B. das Vulnerabilität-Stress-Modell), die das Scheitern nachvollziehbar machen und es aus dem elterlichen Einflussbereich externalisieren, zugleich aber auch konkrete Handlungsalternativen einzuführen, die das beschädigte Selbstbewusstsein wiederherstellen. In den meisten Fällen erweisen sich Eltern als dankbar für die Hilfe, und wenn sie die Kooperation verweigern, liegt es vielleicht daran, dass sie aufgegeben haben, weil sie nicht mehr können, weil sie sich selbst schützen, weil sie nicht mehr an eigene Lösungen glauben oder die Probleme in die Hände der Fachleute abgeben.

Systemische Sprach- und Feldkompetenz

Systemische Therapeuten vermeiden Parteinahmen für Jugendliche oder Eltern und fokussieren stattdessen das Veränderungs- und Wachstumspotenzial, das in den Ambivalenzen schlummert. Insofern legen sie großen Wert auf einen sorgfältigen Gebrauch der Sprache und von Sprachtechniken, die es ihnen erlauben, »dazwischen« zu gehen (*to go between*).

Wichtig ist dabei die Unterscheidung zwischen Beschriebenem und Beschreibung – z. B. der psychischen Störung eines Jugendlichen, wie er sie erlebt, und der Art und Weise, wie Eltern (oder Fachleute) darüber reden. Von ihrem Ansatz her verlangt eine anschlussfähige Sprache nicht den Verzicht auf eine Außen- oder irgendeine andere Perspektive, sondern vielmehr ihre Relativierung bzw. ein »Switchen« zwischen den »Sprachspielen« (Liechti u. Liechti-Darbellay 2011). Systemische Technik »verflüssigt« festgefahrene Denkmuster (z. B. Vermischung von Merkmalen und Beziehungen) und zielt darauf ab, die Prozesshaftigkeit des Geschehens abzubilden.

Die Erklärungs- und Veränderungsmodelle (Zusammenhangshypothesen) bleiben dabei nicht im Stadium von Zuschreibungen, Spekulationen oder Fantasien stecken, sondern werden im Therapiesystem, dessen Setting sich nach den Anforderungen des aktuellen Prozesses richtet, »live« und sozusagen »experimentell« verifiziert oder falsifiziert (Feld- bzw. Systemkompetenz).

3.4 Systemisches Elterncoaching: Elterliche Präsenz und gewaltloser Widerstand

Arist von Schlippe

Der Begriff »Coaching« bezeichnet üblicherweise eine begrenzte und partnerschaftliche Unterstützung, die sich auf die Verbindung von Berufsrolle und Person richtet. Im »Elterncoaching« geht es also um die Elternrolle (Tsirigotis, von Schlippe u. Schweitzer 2006). Den Begriff des systemischen Elterncoachings hat man eingeführt, um vor allem zwei Ansätze zu charakterisieren, die mit den Prämissen systemischer Praxis gut vereinbar sind, auch wenn sie sich vom Vorgehen her deutlich von systemischer Therapie oder Beratung unterscheiden. Zum einen sind dies Ansätze in der Beratung von Eltern mit sehr kleinen Kindern, bei der die Prozesse zwischen Eltern und Säugling beobachtet und analysiert werden (meist über Video) und bei der anschließend mit den Eltern gemeinsam nach Möglichkeiten der Veränderung gesucht wird. Zu nennen sind hier verschiedene Formen von systemischer Entwicklungsberatung (z. B. Borke u. Eickhorst 2008; vgl. Kap. 3.1) oder die Videointeraktionsanalyse von Maria Aarts (Bünder, Sirringhaus-Bünder u. Helfer 2009; Hawellek u. von Schlippe 2011; vgl. Abschn. 2.3.8). Zum anderen geht es um das Konzept der »elterlichen Präsenz« und des gewaltlosen Widerstands (im Folgenden: »GLW«) nach Haim Omer (Omer u. von Schlippe 2010a, 2010b; von Schlippe u. Grabbe 2010), das im Mittelpunkt dieses Textes steht.

Beide Ansätze sind sehr unterschiedlich, doch gibt es ein Muster, das beide verbindet: Sie fokussieren in der Arbeit auf Beziehung, Beziehungsaufnahme und Beziehungsfähigkeit. Sie gehen nicht von einer kritischen Diagnose des kindlichen Verhaltens oder Zustands aus, um von dort aus das Verhalten zu ändern, sondern sie konzentrieren sich auf Wiedergewinnung der Handlungsmöglichkeiten der Eltern. Sie stellen der Ratlosigkeit der Eltern keine erzieherischen Prinzipien gegenüber – sei es etwa »Konsequenz«, »Disziplin« oder die Orientierung an Belohnung und Bestrafung. Stattdessen werden die Eltern unterstützt, ihr eigenes Verhalten auf eine Weise zu verändern, die zu ihren Werten passt und es möglich macht, in eine gute Beziehung zum Kind zu kommen und eventuell unterbrochene Verbindungen wieder aufzunehmen, sodass wieder »gute gemeinsame Momente« möglich werden. Es geht also eher um die Wiederherstellung eines Rahmens für die Verbesserung der Eltern-Kind-Beziehung als um pädagogische Maßnahmen zur besseren Verhaltenskontrolle.

Während Coaching im Säuglingsalter sich meist auf Schlaf- und Fütterstörungen bezieht, wurde der Ansatz des GLW ursprünglich mit dem Ziel entwickelt, die schwierigsten Phänomene zu behandeln, mit denen sich Eltern und Erzieherinnen im Zusammenleben bzw. bei der Arbeit mit Kindern und Jugendlichen konfrontiert sehen: Gewalttätigkeit (vgl. Borst u. Lanfranchi 2011) und massiver Rückzug. Ein hoch aggressives Kind oder ein hoch aggressiver Jugendlicher werden als bedrohlich erlebt und zugleich als unerträgliche Provokation, der man nichts entgegensetzen kann, wenn man nicht in gewaltsame Auseinandersetzungen verwickelt werden will. Ein Kind, das die Schule verweigert, sich aus dem sozialen Leben zurückzieht, sich im Zimmer verbarrikadiert und jede Interaktion verweigert, alarmiert die Erwachsenen und konfrontiert sie mit ihrer Ohnmacht.

Elterliche Hilflosigkeit wurde erst anfangs des 21. Jahrhunderts Gegenstand professioneller Überlegungen, galten die Kinder doch lange als Opfer – wenn schon nicht mehr nur ihrer Mütter, so doch der Umstände, ungelöster elterlicher Konflikte usw. Auch in der systemischen Therapie war es lange unvorstellbar, Eltern als Opfer ihrer Kinder in den Blick zu nehmen und sie allein zu beraten. Die Erkenntnis, dass

Eltern hilflos sein könnten und dass dies gar traumatische Qualitäten haben könnte (Pleyer 2003), bringt eine neue Facette in die Diskussion. Heute wissen wir: Es gibt Eltern, die von ihren Kindern geschlagen, bedroht, erpresst werden usw., sodass sie zu *Battered parents* geworden sind (Steinmetz 1978) oder gar als »Opfer von Missbrauch« bezeichnet werden (Cottrell 2001).

Vielleicht ist die Verunsicherung von Eltern auch Folge einer durchaus positiven Sensibilisierung für die kindliche Entwicklung und die Konsequenzen »schwarzer Pädagogik«. Doch der Umbruch im Verständnis von Autorität zeigt auch Schattenseiten: eine gewisse Orientierungslosigkeit der Eltern, die sich in der Resonanz auf TV-Sendungen wie »Super-Nanny« zeigt und Forderungen nach einer Rückkehr zur Disziplin nach sich zieht (z. B. Bueb 2007). Verunsicherte Eltern haben es schwer, in kritischen Momenten die beiden großen »Fallen der Eskalation« zu vermeiden: symmetrische Eskalation oder sich steigernde komplementäre Nachgiebigkeit. Beide Formen sind potenziell zerstörerisch für die Beziehung. Doch wie kann man sich anders verhalten, vor allem wenn vonseiten des sozialen Umfeldes – oft genug gleichzeitig – Ratschläge kommen wie »Das dürft ihr euch nicht gefallen lassen, da müsst ihr hart durchgreifen!« oder: »Das arme Kind, ihr habt es bislang zu sehr eingeengt, es wehrt sich einfach gegen so viel Kontrolle!«?

Der israelische Psychologe Haim Omer entwickelte Ende der 1990er-Jahre ein Konzept, wie Eltern aus den Teufelskreisen der sich steigernden Aggression oder der zunehmenden Nachgiebigkeit aussteigen können, ohne zugleich dabei die Beziehung zu gefährden: Er führte Ideen, die in der politischen Auseinandersetzung entwickelt wurden (z. B. von Gandhi und Martin Luther King), in die Beratungsarbeit ein. Im Zentrum des Konzeptes, das von Omer gemeinsam mit Arist von Schlippe in Deutschland vorgestellt wurde (Omer u. von Schlippe 2010b, a), steht der Begriff der »elterlichen Präsenz«. Die Beratungsarbeit setzt weniger an der Frage an, mit welchen Mitteln man die Auffälligkeiten des Kindes effektiv beseitigen könnte, sondern konzentriert sich explizit darauf, wie Eltern ihre Selbstachtung zurückgewinnen, sich ihren eigenen Werten entsprechend verhalten und ihre »Anwesenheit« im Leben des Kindes (altersentsprechend) gewährleisten können. Dies ist mit dem Bild einer »neuen Autorität« verbunden, die nicht mit Schwäche gleichzusetzen ist. Es geht darum, eine Form von Stärke zu finden, die weniger durch Dominanz als vielmehr durch Beharren gekennzeichnet ist: eher die Stärke des Ankers als die der »Faust« (Omer u. von Schlippe 2009, 2010a).

Aus dem Ansatz des GLW sind zahlreiche Interventionsformen entstanden. Ihnen gemeinsam ist der Versuch, die eigene Präsenz gewaltlos wiederzugewinnen (s. u.; auch Ollefs u. von Schlippe 2007; von Schlippe u. Grabbe 2010). Indem destruktive Machtkämpfe vermieden werden, steigt die Wahrscheinlichkeit, dass eine beschädigte Bindungsbeziehung wieder repariert werden kann – während die Konzentration auf Durchsetzung und Verhaltenskontrolle die Beziehung meist noch verschlechtert. Bei jeder Widerstandsmaßnahme betonen die Eltern, dass sie ein Interesse an einer guten Beziehung haben und dass sie zugleich verpflichtet sind, alles zu tun, was in ihrer (!) Macht steht, um sich dem kritischen Verhalten des Kindes entgegenzustellen. Hierzu lernen die Eltern, wie sie aus Eskalationszirkeln aussteigen können (z. B. indem sie das »Predigen« einstellen und stattdessen schweigen, nachdem sie ausgedrückt haben, was ihnen missfällt: »Schmiede das Eisen, wenn es kalt ist!«). Sehr wichtig ist dabei, dass parallel Gesten der Wertschätzung dem Kind gegenüber ausgedrückt werden, und zwar unabhängig von seinem Verhalten. Gleichwohl ist die Widerstandsarbeit kein »Spaziergang«. Nach einer sorgfältig formulierten und meist schriftlich gegebenen Ankündigung gewaltloser Maßnahmen sind verschiedene Schritte des gewaltlosen Widerstands möglich:

- Beim Sit-in setzen sich die Eltern für eine von ihnen vorher festgelegte Zeit (meist 30–45 Minuten) in das Zimmer des Kindes, drücken ihre Unzufriedenheit und ihre Entschiedenheit aus, nicht so weiterzumachen wie bisher. Sie teilen gleichzeitig mit, dass sie keine Lösung wissen und auf Vorschläge warten. Anschließend schweigen sie, bis sie das Zimmer verlassen. Wenn das Kind Vorschläge macht, geben die Eltern ihnen »eine Chance«, auch wenn es nur kleine Schritte sind (die dem Kind u. U. helfen, das Gesicht zu wahren). Wenn keine Vorschläge kommen, gehen die Eltern mit den Worten aus dem Raum: »Wir haben noch keine Lösung gefunden!«, ohne Drohung. Sie setzen gegebenenfalls das Sit-in zu einem späteren Zeitpunkt fort. Oft verändert sich das Verhalten des Kindes auch dann, wenn kein Vorschlag gemacht wurde, doch, wie gesagt, das ist nicht das primäre Ziel: Vor allem geht es darum, dass die Eltern ihre Entschiedenheit und ihre Präsenz dokumentieren.
- Die Einbeziehung von Unterstützern hat in dem Ansatz einen großen Stellenwert. Widerstand braucht Öffentlichkeit, Gewalt wächst im Verborgenen. Nach außen zu gehen ist daher ein wichtiger Widerstandsschritt. So wird mit den Eltern darüber gesprochen, welche Personen sie dabei unterstützen können, ihre Präsenz wiederzugewinnen. Diese Personen werden dann so angesprochen, dass sie eine Haltung der Gewaltlosigkeit als Unterstützer (nicht als Hilfserzieher) verwirklichen. Sie tun dies, indem sie dem Kind ihre Wertschätzung vermitteln, ihm zugleich aber deutlich machen, dass sie im Kampf gegen die Gewalt auf der Seite der Eltern seien und sich freuen würden, wenn das Kind ebenfalls bereit wäre, sich dem Kampf anzuschließen. Dies kann durch persönliche oder telefonische Ansprache, E-Mails oder Briefe geschehen. Manchmal werden Unterstützer auch als Zeugen zu einem Sit-in eingeladen, wenn etwa die Eltern Angst vor einer Eskalation haben.
- Eine weiter gehende Methode ist die »Telefonrunde«. Wenn Eltern große Sorge um ihr Kind haben, das z. B. nächtelang ohne Nachricht wegbleibt, wenn die Sorge wegen Drogenkonsum, Prostitution oder Kriminalität im Raum steht, kann es geboten sein, systematisch die Kontaktpersonen des Kindes (z. B. die Eltern seiner Freunde, aber auch Mitarbeiter in Freizeiteinrichtungen) anzurufen und zu fragen, ob man sich, wenn man wieder einmal in großer Sorge

sei, an die Angerufenen wenden könne. Auf diese Weise wird die symbolische »Anwesenheit« der Eltern im Leben des Kindes dokumentiert.

- »Nachgehen und Aufsuchen« ist ein weiterer Schritt, der bei erheblicher Verwahrlosungsgefährdung angezeigt sein kann, er wird seltener eingesetzt: Hierbei gehen die Eltern bzw. die Unterstützer persönlich an Orte, an denen das Kind häufiger ist, und fragen nach bzw. bitten darum, dem Kind auszurichten, dass man sich Sorgen mache. Wichtig ist, hier nie zu eskalieren (etwa das Kind aus der Disco zu zerren): Es geht nicht um »gewinnen«, vielmehr genügt es, Anwesenheit zu zeigen. Gerade bei möglichen kriminellen Verwicklungen genügt die Aussicht, dass jemand vorbeikommen könnte, um »nach dem Kind zu sehen«, um dessen Anwesenheit etwa für einen Dealer ungemütlich zu machen.

Das Konzept der Beratung von Eltern im Rahmen der Logik des GLW verfügt noch nicht über breite empirische Nachweise, doch gibt es eine Reihe von Studien, die zeigen, dass das Vorgehen zum einen bei Beraterinnen und Beratern in Deutschland gut aufgenommen wird (Süllow 2007) und dass sich zum anderen auch kindliche Auffälligkeiten vermindern (Weinblatt u. Omer 2008); insbesondere aber sinken Hilflosigkeit und Depression der Eltern, die oft schon klinisch auffällig waren (Ollefs et al. 2009). In jüngster Zeit wurde versucht, in anderen Bereichen mit GLW zu arbeiten, etwa zwischen Schule und Elternhaus (z. B. Lemme, Tillner u. Eberding 2009). Kritisch wird gefragt, ob die Instrumente des GLW nicht auch dazu verführen könnten, sich ihrer »technisch« zu bedienen, ohne eine Veränderung der Haltung zu verwirklichen. Zudem könnten sie, wenn sie in einer eskalativen Logik eingesetzt werden, paradoxerweise dazu genutzt werden, die Kontrolle noch zu verfeinern, wenn man glaubt, nun ein Werkzeug für eine besonders effektive Verhaltenssteuerung des Kindes zur Hand zu haben (so z. B. Loth 2006).

Abschließend einige Interventionen des gewaltlosen Widerstands im Überblick (ausführlich in Schlippe u. Schweitzer 2012):

(1) *Konsequente Deeskalation:* Eine der unverzichtbaren und ersten Handlungen ist es, die Dynamik der Eskalation zu erkennen und aktiv zu unterbrechen. Ohne diese Deeskalation sollte keiner der folgenden Schritte unternommen werden:
  - Jede Art von »Predigen«, Drohen, Schreien und Debattieren einstellen.
  - Sich nicht hineinziehen lassen: eine Art »inneres Mantra«, mit dem die Eltern sich selbst instruieren, in der Situation deeskalativ zu bleiben und auf gewohnte Auslöser der Eskalation (z.B. Beschimpfung durch das Kind) nicht zu reagieren, stattdessen zu schweigen und zu beobachten, was geschieht (»Schweigen ist keine Kapitulation!«).
  - Die eigenen »Knöpfe« kennen: Die Eltern lernen, sensibel zu werden für die Momente, in denen sie dazu tendieren, ihrerseits zu eskalieren, weil be-

stimmte Themen »automatische« Reaktionen nach sich ziehen. Sie werden aufgefordert zu beobachten, was geschieht, wenn sie auf diese »Knöpfe« nicht mehr reagieren.
- Prinzip der verzögerten Reaktion: Statt dass man wie eventuell früher den Raum mit einer Beschimpfung *(»Du machst ja doch, was du willst!«)* verlässt und damit die eigene Präsenz aufgibt, wird die eigene Position mit der Aussage markiert: »Ich bin damit nicht einverstanden. Ich komme später darauf zurück!«, ohne dass dies mit einer Drohung verbunden wird.

(2) *Die Ankündigung:* eine schriftliche Selbstverpflichtung, sich allem destruktiven Verhalten entgegenzustellen, ohne selbst mit Worten oder Handlungen gewalttätig zu werden. Dieses Schreiben enthält keine Drohungen, sondern vermittelt das Interesse der Eltern, die Situation zu verbessern. Es wird dem Kind vorgelesen und übergeben.

(3) *Das Sit-in:* Die Eltern suchen das Zimmer des Kindes auf und teilen ihm mit, welche Probleme sie nicht mehr hinnehmen wollen. Sie warten schweigend auf Vorschläge des Kindes und verlassen den Raum, sobald ein Vorschlag kommt.

(4) *Das »Siegel der Geheimhaltung« brechen:* Die Eltern suchen in ihrem Bekannten- oder Verwandtenkreis nach Unterstützern bzw. Vermittlern, die ihr Vorhaben wohlwollend sehen und dem Kind zugleich Botschaften vermitteln, die freundlich ihm gegenüber und unterstützend gegenüber den Eltern sind.

(5) *Die Telefonrunde:* Die Eltern versuchen, so viele Personen wie möglich aus dem Umfeld des Kindes anzusprechen und ihnen ihre Sorgen zu übermitteln, verbunden mit der Frage, ob sie bei ihnen anrufen können, wenn sie z. B. über Nacht nicht wissen, wo sich das Kind aufhält.

(6) *Nachgehen und Aufsuchen:* Bei massiveren Problemen (Verwahrlosungsgefährdung, Drogenmissbrauch o. Ä.) suchen die Eltern und/oder Unterstützer die Orte auf, an denen sich das Kind aufhalten könnte, und hinterlassen Zeichen ihrer Anwesenheit (z. B. eine Nachricht).

(7) *»Befehle« verweigern bzw. verlängerter Sitzstreik:* Eltern überdenken alle »selbstverständlichen« Dienste für das Kind und entscheiden gegebenenfalls, sie für eine Zeit auszusetzen. Dies ist als »Demonstration« gedacht, nicht als Strafe (also verbunden mit der Aussage: »Mir ist bewusst geworden, dass ich mich nicht mehr gut fühle damit, das zu tun!«).

(8) *Gesten der Wertschätzung:* Unverzichtbarer Bestandteil jeder Widerstandshandlung sind neben Deeskalationen kleine freundliche Gesten, die unabhängig vom Verhalten des Kindes gezeigt werden und die ein Interesse signalisieren, wieder eine konstruktive Beziehung aufzunehmen.

3.5 Schwangerschaftskonfliktberatung

Tom Levold

Die Zahl der Schwangerschaftsabbrüche in Deutschland hat sich in den letzten Jahren zwischen 134 964 (2001) und 99 715 (2014) bewegt.[39] Im gleichen Zeitraum gab es zwischen 734 475 (2001) und 662 685 Lebendgeburten (2010). Beide Zahlen haben in diesem Zeitraum mehr oder weniger kontinuierlich abgenommen. Zwischen 16 % (2001) und 14 % (2011) aller Schwangerschaften (Spontanaborte nicht mitgerechnet) werden also abgebrochen. Diese Zahlen machen deutlich, dass Schwangerschaftskonflikte im Leben von Paaren und Familien von beträchtlicher Bedeutung sind.

Auch wenn das Thema historisch vor allem durch die politische und feministische Auseinandersetzung um den § 218 (des deutschen Strafgesetzbuchs) geprägt war, hat sich seit der Novellierung des 1995 in Kraft getretenen § 219 zur »Beratung der Schwangeren in einer Not- und Konfliktlage« eine Professionalisierung der Schwangerschaftskonfliktberatung entwickelt. Dennoch gibt es im therapeutisch-beraterischen Diskurs erstaunlicherweise kaum Literatur zum Thema. Das gilt auch für die systemische Beratung, obwohl mittlerweile viele Beraterinnen in diesem Feld über systemische Weiterbildungen verfügen. Eine mögliche Erklärung dafür könnte darin liegen, dass Schwangerschaftskonfliktberatung aufgrund des gesetzlichen Zwangskontextes im Feld professioneller Beratung eher geringe Wertschätzung genießt. Die Zwangsberatung kann nicht nur für die Klientinnen eine Schamquelle darstellen, sondern auch für die professionellen Beraterinnen – ebenso wie auch eine ungewünschte Schwangerschaft in einer Zeit schambesetzt sein kann, in der sie nichts Schicksalhaftes mehr an sich hat, also eigentlich vermeidbar wäre.

Der systemische Ansatz bietet allerdings gerade bei der Berücksichtigung und Reflexion dieser Zusammenhänge eine besondere Stärke. Im Folgenden sollen einige Aspekte beleuchtet werden, die die Beratungssituation im Schwangerschaftskonflikt charakterisieren und mit denen sich systemische Beraterinnen auseinanderzusetzen haben (vgl. auch Levold 1998b, 2003a).

Zwangskontext

Jede Frau, die einen Schwangerschaftsabbruch vornehmen lassen möchte, ist zu einer Konfliktberatung in einer der dafür vorgesehenen und finanzierten Beratungsstellen verpflichtet. Laut der Entscheidung des Zweiten Senats des Bundesverfassungsgerichtes, die zur Novellierung des § 219 geführt hatte, muss die Beratung zielorientiert sein, d. h. die Erhaltung der Schwangerschaft unabhängig von den

39 Alle Zahlen aus: http://de.wikipedia.org/wiki/Schwangerschaftsabbruch#Statistik [11.12.2015].

vorgängigen Motiven der zu Beratenden zum Ziel haben, gleichzeitig aber insofern ergebnisoffen sein, als die Schwangere alleine eine autonome Entscheidung im Konflikt zu treffen hat.

Der Auftrag für die Beraterinnen ergibt sich daher nicht aus einem (vorhandenen oder nicht vorhandenen) Anliegen im Beratungsprozess alleine, sondern ist immer Ergebnis einer mindestens triadischen Konstellation, an der unterschiedliche staatliche und gesellschaftliche Akteure direkt oder indirekt beteiligt sind. Insofern spielen größere soziale Systeme sowie die relevanten sozialen Diskurse (Bevölkerungspolitik, Religion, Persönlichkeitsrechte, Medizin usw.) als Hintergrund jeder Entscheidung eine gewichtige Rolle.

Gründe und Wertvorstellungen

Die Gründe für die Erwägung eines Schwangerschaftsabbruchs sind zahlreich. Beispielhaft seien starke Belastungen durch eine schwierige soziale Lage genannt (etwa Arbeitslosigkeit, Schulden, schlechte Wohnverhältnisse usw.), das Vorhandensein bereits mehrerer Kinder, deren Versorgung nicht eingeschränkt werden soll, negative Erfahrungen mit früheren Schwangerschaften, Angst vor einer Behinderung des Kindes bzw. den daraus resultierenden Belastungen, bewusste Ablehnung von Mutterschaft, Verfolgung einer Lebensplanung, die mit einem Kind nicht durchzuhalten wäre, negative eigene Kindheitserfahrungen als »unerwünschtes Kind«, Ablehnung der Schwangerschaft durch den Partner oder die Eltern, familiäre Aufträge, Delegationen oder Familienmythen (»Verdirb dir dein Leben nicht mit Kindern«, »Lass deine Karriere nicht stören«, »Jedes dritte Kind kommt behindert zur Welt«) usw. (vgl. Wessel 1984; Menne u. Moersch 1980).

Wertvorstellungen, die in diese Gründe einfließen und den sozialen Diskursen zugrunde liegen, unterscheiden sich je nach den kulturellen und sozialen Kontexten der gesellschaftlichen Akteure. Die sozialen Konstruktionen von Leben, Schwangerschaft, Personalität etc. unterliegen dabei einem kontinuierlichen historischen Wandel. Man kann sie auch als Ausdruck von Auseinandersetzungen um den «Problembesitz« am Schwangerschaftsabbruch verstehen. Dabei ist die Frage zentral, ab wann der Embryo als Mensch angesehen werden kann. Schon der Versuch, das »Ungeborene« positiv zu formulieren (etwa als »Embryo«, »Leibesfrucht« oder »Person«), macht deutlich, dass eine Begriffsbestimmung nicht außerhalb der entsprechenden sozialen Konstruktionen denkbar ist. Das Judentum und der Islam betrachten beispielsweise in Anlehnung an Aristoteles den Embryo erst ab seinem 40. Tag als Mensch, also etwa zum Zeitpunkt seiner ersten Bewegung im Mutterleib. In der katholischen Kirche erklärte Papst Sixtus V. 1588 die Leibesfrucht für von Anfang an beseelt und die Empfängnisverhütung und Abtreibung zu Todsünden, womit er sich jedoch nicht dauerhaft durchsetzen konnte. Erst 1869 knüpfte Papst Pius IX. wieder an die Beseeltheitstheorie an. Bis heute ist die personale Identität des Embryos katholisches Dogma. Aus dieser Perspektive wird der Schwangerschaftsabbruch von der Kirche und zahlreichen »Pro-Life«-Aktivisten als Tötung oder gar Mord betrachtet. Die entgegengesetzte Position sieht wiederum den Embryo im Frühstadium nur als Zellhaufen bzw. als bloßes Potenzial:

> »Beim Abbruch einer Schwangerschaft wird ein Prozess beendet, abgebrochen, aus dem ein Kind hätte entstehen können. Wörter wie Scheitern oder Trennung könnten angemessen sein, um zu beschreiben, was hier passiert. Aber es ist keine Tötung eines lebendigen Menschen« (Lukoschat 1991).

In der Bundesrepublik Deutschland ist die Konstruktion des ungeborenen Lebens als personale Einheit gesetzlich festgeschrieben.

Im Beratungsprozess tauchen die verschiedenen Konstruktionen als unterschiedliche Werte sowohl bei Klientinnen als auch bei Beraterinnen auf und können zu Wertekonflikten führen. Die starke moralische Aufladung des Themas führt zu einer binären Codierung nach Gut und Böse und erzeugt wie alle moralischen Fragen einen gewissen Positionierungszwang, der aufseiten der Beraterinnen durch Supervision und Selbsterfahrung reflektiert werden sollte.

Die ethischen Dilemmata im Schwangerschaftskonflikt liegen aber in der Regel nicht in der Entscheidung für oder gegen eine moralisch verwerfliche Handlung, sondern in der Schwierigkeit, zeitgleich unterschiedliche, jeweils für sich akzeptable, aber einander widersprechende Werte zu verfolgen. So kann der Wunsch, mit Kindern zu leben, mit der Vorstellung konfligieren, dem Kind keine angemessenen Entwicklungsmöglichkeiten zur Verfügung stellen zu können; der Wunsch, ein eigenständiges Leben ohne Kinder zu führen, mit der Vorstellung, eine Sünde gegen das Leben zu begehen. In jedem Fall ist eine Konfliktentscheidung dann mit der Verletzung eigener Wertvorstellungen verbunden.

Die Entscheidungssituation

Eine wichtige Besonderheit bei der Schwangerschaftsberatung liegt darin, dass der *Inhalt* der Beratung, nämlich eine Entscheidung für oder gegen den Abbruch einer Schwangerschaft, bereits festliegt, also nicht mehr zwischen Klientin und Beraterin ausgehandelt werden kann bzw. muss. Darüber hinaus dreht es sich in der Regel um ein einmaliges Gespräch, das allenfalls noch in Einzelfällen in einem eng bemessenen Zeitraum eine Fortsetzung finden kann. Inhaltlich und zeitlich sind der Beratung also im Unterschied zu den meisten anderen Beratungskontexten deutliche Grenzen gesetzt. Zudem gibt es im Hinblick auf die zu treffende Entscheidung nur zwei Möglichkeiten. Weder Kompromisse noch Sowohl-als-auch-Lösungen sind denkbar, auch eine Nichtentscheidung hat Konsequenzen innerhalb des vorgegebenen Rahmens.

Die Kommunikation im Beratungsprozess ist also zwangsläufig hochselektiv und stellt gewissermaßen nur eine Momentaufnahme in einem komplexen Prozess dar, der als solcher nur begrenzt Eingang in das Beratungsgespräch erhalten kann.

Es gibt eine lange Tradition der Rationalisierung von Entscheidungen, die auch für die Entwicklung von Entscheidungsberatung maßgeblich war. Dieser Tradition liegt die Idee einer *rational choice* zugrunde, die davon ausgeht, dass eine sachlich richtige Entscheidung möglich ist, wenn alle Argumente für und wider hinreichend in den Entscheidungsprozess einbezogen worden sind. Die Aufgabe von Beratung aus dieser Perspektive ist es, inhaltliche Aspekte in diesen Prozess einzubringen.

Jüngere entscheidungstheoretische Erkenntnisse machen jedoch deutlich, dass die Komplexität lebensweltlichen Entscheidungsverhaltens und die Bedeutung von Affekten für das Zustandekommen von Entscheidungen in solchen Ansätzen vollständig vernachlässigt werden (Beach 1997; Mellers, Schwartz u. Cooke 1998). Empirisch lässt sich zeigen, dass die Rationalität von Entscheidungen oft erst im Nachhinein zu ihrer Rechtfertigung konstruiert wird. Dies gilt selbst für organisationsbezogene und wirtschaftliche Entscheidungen, umso mehr aber für solche, die sich unmittelbar auf die eigene Lebens- und Familiensituation auswirken.

Aus der Perspektive eines rationalen Entscheidungsansatzes geht es um die Identifizierung einer richtigen oder zumindest »besseren« Entscheidung. Nur eine solche Entscheidung kann dann auch emotional positiv besetzt werden. Im Schwangerschaftskonflikt besteht aber häufig nicht nur Ungewissheit darüber, welche Entscheidung langfristig die bessere sein wird, sondern die Tatsache der Entscheidung für oder gegen einen Abbruch hat selbst eine rückbezügliche Auswirkung auf die zukünftige Bewertung der Situation. Eine wichtige Aufgabe der Schwangerschaftskonfliktberatung besteht daher vor allem darin, unabhängig vom Inhalt der Entscheidung die Entscheidungsfähigkeit der Klientin zu stärken bzw. sie dabei zu unterstützen, sich selbst als Subjekt der Entscheidung positiv zu besetzen.

Hilfreich kann dabei die Exploration der bisherigen »Entscheidungsbiografie« sein, d. h. der Erfahrungen der Klientin mit existenziellen Entscheidungen.

Hier zeigt sich, dass je nach den Kategorien, mit denen die zur Verfügung stehenden Optionen für eine Handlungsbewertung konstruiert werden (z. B. Gewinn- oder Verlusterwartungen, Glück oder Unglück, ethische Integrität oder Schuld), unterschiedliche Entscheidungen ihre jeweils eigene Vernunft aufweisen. Bei existenziellen Entscheidungen geht das häufig mit emotionalen Pattsituationen einher, die Ausdruck einer zugrunde liegenden Ambivalenz sind. Hinzu kommt, dass sich die affektive Bewertung der eigenen Entscheidung im zeitlichen Verlauf verändert, was für die Reflexion von Entscheidungen berücksichtigt werden muss. Mellers, Schwartz und Cooke (1998) sprechen hier von »pre-decision-« und »post-decision-affect«. In der Entscheidungssituation ist daher die Einschätzung der eigenen zukünftigen emotionalen Einstellung zur eigenen Entscheidung von besonderer Bedeutung.

Subjekt der Entscheidung

Auch wenn der Gesetzgeber der betroffenen Frau als autonomem Subjekt die alleinige Entscheidung auferlegt, ist aus systemischer Perspektive die Einbeziehung des Kontextes von großer Bedeutung. Die Sichtweisen, Wünsche und Interessen von Partnern, den Ursprungsfamilien, Freunden und anderen relevanten Bezugssystemen spielen bei der Entscheidung für Handlungsoptionen eine große Rolle, unabhängig davon, ob sie explizit artikuliert werden oder nur implizit als zu berücksichtigender Rahmen Einfluss ausüben. Dabei geht es nicht ausschließlich um reale Personen im Lebensumfeld der Klientin, auch der »innere Chor« von Stimmen aus der Biografie der Klientin kann als »Ratgeber«, »Antreiber«, »Gebieter« o. Ä. Teil ihres relevanten Bezugssystems sein.

Eine besondere Rolle spielt die (reale oder hypothetische) Einbeziehung des Partners, da in vielen Fällen eine unerwünschte Schwangerschaft die Klärung einer Paarbeziehung im Hinblick auf Fortsetzung, Veränderung oder Trennung der Beziehung forciert (Wessel 1984). Hier ist zu klären, ob eine von beiden getragene Entscheidung zustande kommen kann oder womöglich ein Paarkonflikt vorliegt, der in der Konfliktberatung zur Sprache gebracht werden sollte. Dabei ist auch zu klären, ob sich die Klientin durch den Partner unter Druck gesetzt fühlt bzw. bei der Bestimmung und Durchsetzung einer eigenen Position auch gegen den Druck des Partners unterstützt werden muss.

Der Beratungsprozess

Der vorgeschriebene gesetzliche Rahmen und der daraus resultierende Zwangscharakter der Konfliktberatung stehen zunächst im Widerspruch zu einer systemischen Haltung, die Autonomie und Selbstorganisation des zu beratenden Systems in den Mittelpunkt stellt. Der Umgang mit Zwangskontexten stellt für Systemiker aber – wie auch in anderen Feldern, etwa des Kinderschutzes (vgl. Kap. 3.12) oder der Forensik (vgl. Kap. 3.19) – eine zu bewältigende Herausforderung dar.

Für das Beratungsergebnis gilt der Vorrang der gesetzlich postulierten Selbstverantwortung vor der Frage der Richtigkeit der Entscheidung. Auch wenn die Berater verpflichtet sind, Gründe im Konflikt infrage zu stellen, endet die staatliche Kontrolle, die das Gespräch zur Pflicht macht, im Beratungsgespräch selbst (Mackscheidt 1993). Hierfür existieren keine konkreten Vorschriften oder Ausführungsbestimmungen. Das Beratungsgespräch ist in seinem Ablauf davon abhängig, ob es gelingt, die Beratung als Begegnung zwischen Klientin und Beraterin zu gestalten. Dabei gibt es keinen Zwang zur Mitwirkung, auch das Schweigen der Klientin ist unbedingt zu akzeptieren (ebd.). Die Verantwortung der Beraterin liegt also nur in der Gestaltung des Gesprächs, nicht der Entscheidung. Hier ist die Unterscheidung einer professionellen Beratungshaltung von der eigenen politischen Position zum § 219 von Bedeutung.

Die Beratung ist durch ein äußerst kleines Zeitfenster bei gleichzeitig hohem Entscheidungsdruck charakterisiert. Nur in wenigen Fällen ist ein weiteres Gespräch möglich oder erwünscht. Damit dennoch eine inhaltliche Schließung erreicht werden kann, stellen sich hohe Fokussierungsanforderungen an die Gesprächsführung. Dabei sollte eine Identifikation mit der Klientin bzw. ihrer Voreinstellung zur Entscheidung vermieden werden. Mithilfe systemischer Fragetechniken (zirkulärer Fragen, Skalierungsfragen, Zukunftsfragen etc.) kann behutsam Interesse für die Konfliktsituation auch in solchen Fällen zum Ausdruck gebracht werden, in denen zunächst Abwehr oder Rückzug auf eine bereits erfolgte Festlegung dominieren. In jedem Fall erscheint es wichtig, Loyalitäten gegenüber anderen Personen aus dem persönlichen Nahraum oder gegenüber anderen Verpflichtungszusammenhängen zu explorieren. Eine parteiliche Haltung sollte gegebenenfalls der Ambivalenz der Klientin gelten und nicht einer von ihr gewählten Position. Zu fragen wäre dabei etwa, ob es eine innere Stimme für die jeweils ausgeblendete Seite der Entscheidung gibt, die in den inneren Dialog oder das Gespräch mit anderen einbezogen werden müsste. Erfahrungen zeigen, dass Entscheidungen im Nachhinein besser in das eigene Leben integriert werden können, wenn auch die »andere Seite der Unterscheidung«, die damit vorgenommen wurde, hinreichend gewürdigt werden konnte – auch wenn die Entscheidung als schmerzhaft erlebt worden ist.

Je nach Lage des Konfliktes, Wünschen der Klientin oder äußeren Lebensbedingungen (z. B. bei noch nicht volljährigen Klientinnen) sollte die Möglichkeit von Settingvariationen erörtert und angeboten werden. Dabei hat jedoch die gesetzliche Vorgabe einer individuell zu treffenden und zu verantwortenden autonomen Entscheidung immer Vorrang.

Abschließend sei angemerkt, dass es sich in Fällen subjektiv empfundener Schwangerschaftskonflikte immer um eine Grenzerfahrung handelt, die aufseiten der Betroffenen häufig mit Scham- und Schuldgefühlen einhergeht. Die Übernahme von Verantwortung hat dabei zwangsläufig eine existenzielle Dimension, die sich im weiteren Lebenslauf immer wieder als Thema bemerkbar machen kann. Nicht selten ist die Bearbeitung früherer Entscheidungen für oder gegen ein Kind in der Schwangerschaft und der damit verbundenen »Post-Decision«-Affekte Gegenstand von Therapien auch noch lange nach der eigentlichen Entscheidung. Eine systemisch-konstruktivistische Haltung, die den individuellen Konstruktionen im Konflikt einen Raum verschafft und ressourcenorientiert das Finden als passend empfundener Lösungen unterstützt, sollte nie das Gewicht dieser Entscheidung aus dem Auge verlieren.

3.6 Trennung und Scheidung

Corina Ahlers

Auch in den brüchigen Beziehungen der Postmoderne sind Treue und Verbindlichkeit bleibende Werte. Ein kontinuitätsbewusster, auf die Familie orientierter Lebensstil wird jedoch durch die Intensität und den beschleunigten Wandel erschwert, denen heutzutage Arbeit, Wohnen und Leben von Paaren ausgesetzt sind. Gefordert ist daher eine Kompetenz zur Bewältigung schwieriger Lebensereignisse (Ahlers 1998). Beziehungskrisen entstehen aber nicht nur aus dem damit verbundenen Stress, sondern sind häufig auch ein Ergebnis einer emotionalen Überfrachtung, die ein typisches Merkmal spätmoderner Paarbeziehungen ist. Die Beziehungen scheitern nicht selten am überhöhten Anspruch, der sich als nicht einlösbar erweist: Sie sollen helfen, die Wunden des Alltags zu lecken, Arbeitsbelastungen aufzufangen und Arbeitskraft wiederherzustellen, gleichzeitig romantischen Liebesvorstellungen entsprechen und nebenbei engagierte Elternschaft garantieren.

Die Bearbeitung von Trennungen ist vor diesem Hintergrund ein häufiges Anliegen bei Psychotherapieanfragen. Partnerwahl, Muster der Herkunftsfamilie oder Persönlichkeitsmerkmale mögen günstige Erklärungen zur Verarbeitung von Trennungen sein, sie führen jedoch zu defizitären Beschreibungen, welche die Schuldzuweisungen bei den Akteuren im Trennungsprozess verstärken. Systemische Therapie ist dagegen durch ihren Fokus auf dem Kontext des Problems und seiner Lösung gut geeignet, mit Trennungskonstellationen umzugehen.

Trennung und ihre Folgen

Die Variationen von Trennungen sind vielfältig. Partner »entlieben« sich, oder einer steigt aus der Beziehung aus. Danach verliert man sich aus den Augen, manche bleiben befreundet. Sind Kinder zu versorgen, stellt sich die Frage geteilter Elternschaft. Bei einer Scheidung sind juristische Aspekte (Vermögensteilung, Unterhalt, Besuchsregelung) zu beachten.[40]

Wenn Geben-und-Nehmen in der Elternschaft funktioniert, spielen Wohnort, Besuchszeit und etwaige Unterschiede zwischen den getrennten Haushalten keine große Rolle. Für Kinder und Jugendliche ist wichtig, dass es den Eltern nach einiger Zeit wieder gut geht, sodass Besuche nicht durch Loyalitätskonflikte geprägt werden. Insofern führt erst die Trennungsbewältigung bei den Erwachsenen dazu, dass getrennte Elternschaft für Kinder annehmbar wird.

Selten hängen Kinder weiter an der Erstfamilie, wenn die Trennung ihrer Eltern überwunden wurde. Eltern, die ihre Kinder nach einer Trennung aufgeben bzw.

40 Auf Mediation, gutachterliche Tätigkeit und Scheidungsberatung wird in diesem Kapitel nicht eingegangen.

emotional vergessen oder mit einem Stiefkind vertauschen, nehmen dafür Schuldgefühle in Kauf. Ihre verlassenen Kinder müssen den Verlust und die Sehnsucht nach dem verlorenen Elternteil verarbeiten, ein Trauma, das trotz Therapie bis ins Erwachsenenalter wirken kann.

Trennung der Partner

Im therapeutischen Prozess hat die Empathie für die individuelle Krisensituation und die Abwägung besonderer Bedürfnisse hinsichtlich Lebensstil, sozialer Netzwerke etc. vor dem methodischen Vorgehen Vorrang. Das therapeutische Setting (alleine, zu zweit, mit oder ohne Kind) und die entsprechende therapeutische Haltung hängen u. a. von den folgenden Variablen ab:

- Wie lange ist es her, dass die Trennung ausgesprochen wurde? Wer möchte sich trennen? Wer war der Erste, der es gesagt hat? Sind die Partner ambivalent oder klar in Bezug auf den Trennungsgedanken? Gibt es schon Zukunftsvisionen für die Zeit nach der Trennung, oder geht es um eine Probetrennung, weil man so nicht zusammenleben will?
- Wer möchte Therapie machen, und wer kommt mit?
- Gibt oder gab es Außenbeziehungen oder andere Loyalitätsbrüche (z. B. finanziellen Betrug), Sucht, Gewalt in der Beziehung?
- Wie lange dauerte diese Beziehung? War es die erste große Beziehung, bzw. wie waren die vorangegangenen Beziehungen beider? Wie gut ist die Ablösung von den eigenen Eltern gelungen?
- Gibt es Kinder? Wie viele, in welchem Alter, aus welchen Beziehungen? Bei wem leben die Kinder wie lang? Ist ein Elternteil verschwunden, bzw. gibt es keinen oder sehr unregelmäßigen Kontakt zum Kind?
- Wie ist der durch die Trennung verursachte ökonomische Rahmen beider Partner? War Fairness ein Thema? Wurden schon Professionelle einbezogen und, wenn ja, wie viele und welche?

Die aufgezählten Faktoren geben uns Aufschluss darüber, was in Therapie besprechbar ist und was im Moment besser unausgesprochen bleibt; welche Bereitschaft, therapeutische Hilfe anzunehmen, einzelne Mitglieder haben; wie intensiv dem jeweils anderen zugehört werden kann und ob es möglich ist, die Vergangenheit hinter sich zu lassen und neue Lebensziele anzustreben.

Dabei können Setting, Stimmung und Ziel der Gespräche wechseln: Krisenbegleitung vollzieht sich zwischen Trauer und Euphorie, zwischen Erziehungsberatung und Vorbereitung auf neue Partner.

Trennung und die Kinder

Kinder scheinen in der Literatur die Hauptbetroffenen von Scheidung zu sein (Hetherington u. Kelly 2003; Wallerstein, Lewis u. Blakeslee 2002). Kinder erleben die Trennung je nach Alter unterschiedlich: Je kleiner, je stärker an die Mutter gebunden und je geringer die Fähigkeit, längere Zeitabschnitte zu überschauen, desto mehr brauchen sie häufige Kontakte zum Vater. Die Bedeutung der Trennung hängt für Kinder von mehreren Faktoren ab: Wen von den Eltern sahen und sehen sie mehr? Wer wird in der Beziehung als schwächer erlebt, wer wird mehr gebraucht, bzw. wer braucht sie mehr?

Ändern sich die Lebensumstände nach der Trennung? Werden die Kinder Wohnung und Stadt verlassen müssen? Wie schaut die zweite Bleibe aus? Gibt es andere Kinder bei hinzukommenden Lebenspartnern, die man mag?

Kinder stellen sich unweigerlich die Frage, inwieweit sie schuld an der Trennung der Eltern sind. Erklärungen der Eltern bzw. die Reaktionen der unmittelbaren Umwelt auf die Trennung der Eltern (Großeltern, Schule, Peers) erleichtern oder erschweren den Übergang in die neue Lebenssituation. Die Identifikation mit Peers in ähnlicher Lage fördert die Akzeptanz der Situation mehr als das holprige Gespräch mit emotionalisierten Eltern.

Auch wenn Eltern in der Lage sind, ihren Kindern zu vermitteln: »Wir sind für euch da, auch wenn wir beide nicht miteinander können«, bleibt dieser Satz eine leere Hülse, solange beide oder ein Elternteil die Trennung noch nicht überwunden haben oder hat. Die Therapie von Kindern in der ersten Trennungsphase kann daher ein Auffanglager bereitstellen, in dem sie ohne Rücksicht auf die Eltern spielerisch mit dem Verlust und neuen Alternativen umzugehen lernen. Mittlerweile werden verschiedene Gruppenansätze für Kinder nach der Trennung angeboten, die Eltern teilweise miteinbeziehen (Werneck u. Werneck-Rohrer 2011). Diese Angebote funktionieren, wenn die getrennten Eltern kooperieren können. Weitaus schwieriger ist die therapeutische Begleitung, wenn der Streit nach der Trennung weitergeht oder wenn ein Elternteil den Kontakt abbricht.

Manche Eltern schämen sich, den Kindern zu sagen, dass es kein Zurück gibt. Kinder erfahren dann ihr aktuelles Leben als Übergangssituation in der Hoffnung, dass sich die Eltern wieder finden. Das sehnsüchtige Beharren zeigt sich häufig als Symptom bzw. Anlass für eine Therapie, zu der die Expartner mit ihrem Kind erscheinen. Der gemeinsame Exfamilienauftritt spiegelt ein inexistentes Bindungsgefüge wider, welches uneinlösbare Sehnsüchte fördert und retraumatisierend wirken kann. Es ist deshalb weise, das Kind auch jeweils mit einem Elternteil alleine einzuladen.

Wenn der Verlust des anderen Elternteils dauerhaft ist, kann ein getrenntes Setting für Kind und Mutter bzw. Kind und Vater individuelle Trauerarbeit ermöglichen.

Kinder können erstaunlich gut mit der Trennung der Haushalte bzw. von Mutterzeit und Vaterzeit umgehen, wenn man ihre Bedürfnisse nicht übergeht. Allerdings sollten Kinder nicht eigenständig ihre Besuche regeln, da dies eine Überforderung darstellt. Elterliche Konflikte oder Konkurrenzen führen häufig zu einer Triangulierung der Kinder: Sie werden nach dem Zurückkommen zum Leben des Expartners ausgehorcht – mit der Begründung, man wolle eine qualitativ hochwertige Zeit beim anderen Elternteil sichern. Die Kinder dürfen ihre Geschenke oder Kleider nicht in den Lebensraum des Expartners mitnehmen, ihnen gegenüber werden Bemerkungen über den Streit über Alimente oder andere Zahlungen gemacht etc.

Es ist für alle Akteure stabilisierend, feste Zeiten und Übergangsregeln für die Besuche zu planen. Erst wenn neue Rituale in einem spezifisch unterscheidbaren Lebensstil beider Expartner zum gelebten Alltag werden, wird Trennung gelebt und Vergangenheit positiv integriert:

»Jetzt dürfen wir bei ihm vor dem Fernseher Chips essen, bei Mama nach wie vor nicht, das passt schon!« »Ich darf ein Foto von meinem Papa in meinem Kinderzimmer aufhängen!«

Eine funktionierende Besuchsregelung nach der Trennung kann, muss aber nicht bedeuten, dass die Eltern viel miteinander reden. Die Gefahr zur Verstrickung in die alte Paargeschichte ist groß. Die angemessene Distanz der Expartner ist sinnvoll, besonders dann, wenn neue Familien entstehen.

Trennung und die Jugendlichen

Je älter das Kind wird, desto mehr orientiert es sich an Peers und weniger an seinen Eltern. Die Trennung kann für Jugendliche weniger gravierend sein, wenn für ihre Bedürfnisse gut gesorgt wird und die getrennten Haushalte klar abgegrenzt sind. Sie kann allerdings für Jugendliche auch besonders schwierig sein, wenn sie sich zu stark mit einem Elternteil identifizieren oder von den Eltern zur Aufrechterhaltung der Paarbindung benutzt werden. Diese Jugendlichen können Symptome entwickeln, um die Eltern zusammenzuhalten oder sie wieder zusammenzubringen. Zum Beispiel identifiziert sich das 15-jährige Mädchen mit der verlassenen Mutter, bricht dafür mit dem Vater und entwickelt ein schweres Symptom, etwa eine Magersucht. In diesem Alter erahnt man bereits die Gefühle der Eltern, empfindet Empathie und fühlt sich in besonderem Maße verantwortlich.

Oft sind Jugendliche mit ihren Eltern wegen nicht eingehaltener Regeln im Clinch (übertriebenes Ausgehen, Unordnung). Die Trennung kann zur Eskalation solcher Konflikte führen. Die Ablösung kann leichter, allerdings auf längere Sicht durch subtile Bindungen an Elternteile, Halbgeschwister oder biologische Geschwister auch schwerer werden, weil sich die Jugendlichen für diese verantwortlich fühlen.

Der therapeutische Rahmen sollte Autonomie befördern und die Jugendlichen aus einem Zuviel an Verantwortung entlassen.

Nicht selten kommt es zu einem Wunsch des Jugendlichen, jetzt zu dem Elternteil zu ziehen, bei dem man vorher gar nicht, nur am Wochenende oder nur gelegentlich war. Das kann ein Ausdruck von dazugewonnener Selbstständigkeit sein – »Ich brauche die Umsorgung nicht mehr« –, ein spontaner Ausbruch aus der elterlichen Autorität – »Meine Mutter (Mein Vater) geht mir schwer auf den Geist« –, oder es geht um den Versuch, etwas an Identifikation mit den Elternteilen nachzuholen, die sie weniger erlebt haben. Es ist ratsam, mit Jugendlichen über Konsequenzen und Machbarkeit einer solchen Entscheidung zu reden und das zukünftige Besuchsarrangement mit ihnen zu klären. Dementsprechend haben getrennte Eltern ihre Funktion und ihre Erziehungsaufträge abzusprechen. Es geht dabei oft um die Auflösung von Polarisierungen, zu denen Jugendliche durch ihr Verhalten einladen. Das Setting eines therapeutischen Gesprächs (zu dritt, zu zweit, alleine) ist situationsspezifisch nach den folgenden Gesichtspunkten zu gestalten: Können die Eltern nicht miteinander reden, ist es besser, sie jeweils getrennt mit dem Jugendlichen zu sehen, neben Einzelgesprächen mit dem Jugendlichen. Sollte der Jugendliche – altersentsprechend – nicht bereit sein, zur Therapie mitzukommen, dann lassen sich in seiner Abwesenheit mit einem oder beiden Elternteilen strategische Schritte zur Veränderung des Problems erarbeiten.

Trennungsbewältigung in der Therapie

Für die systemische Therapeutin sind in Trennungssituationen die Trennungsbewältigung und die Orientierung auf das zukünftige Leben ein wichtiges Ziel, auch wenn die Betroffenen beharrlich an der Opferrolle festhalten. Sie erlaubt es insbesondere den ungewollt Verlassenen, ihren Kummer als Anklage zu fixieren: »Mir darf es nicht gut gehen, denn dann würde ich den anderen von seiner Schuld befreien!« Derartige Rachegefühle sind normal, wenn sie nicht über Jahre anhalten und die Kinder miteinbeziehen. Diskursiv gehörten die Bitterkeit und Unversöhnlichkeit den Frauen und den Müttern, während den Männern nach der Trennung der »Kindertausch« im Zuge einer neuen Familiengründung oder der »Wochenendvater« nachgesagt wird. Es ist wichtig, sich in der Therapie gleich von diesen Vorurteilen zu befreien, um so wenig normativ wie möglich mit der neuen Lebenssituation in Resonanz zu treten: Kinder können mit der Situation zweier Wohnsitze zurechtkommen, und gekränkte Partner können sich nach der Bewältigung der Trennung ändern. Trennungsbewältigung braucht Zeit: Jeder Partner hat sein eigenes Timing. Therapie kann helfen, dass jener, der in der Bewältigung schneller ist, dem anderen hilft, indem er großzügig bleibt, die eigenen Schuldgefühle bei sich lässt und den Ausnahmezustand des anderen akzeptiert. Ein überwundenes Trennungstrauma kann bei Kooperation der Eltern zur Optimierung der mit den Kindern verbrachten Zeit führen, dazwischen können sich die Eltern entspannen.

In der Einzelarbeit kann die biografische Rückblende zur Deutung der Trennung als Ausstieg aus Wiederholungsmustern der Herkunftsfamilie führen: Die verlassene Paarbeziehung ermöglicht den Übergang in eine neue Identität und ein neues Leben. So trägt Therapie dazu bei, die *Trennungskompetenz* von Menschen zu fördern.

Fallbeispiel: Eine gelingende Lösung

Eine Frau Ende 20 mit zwei kleinen Töchtern ist von ihrem Mann gerade verlassen worden. Er hat sich in eine Kollegin verliebt. Unter extremem Leidensdruck erzählt sie, dass sie diese Krise nutzen möchte, um in ihrem Leben vieles neu zu gestalten. Ihren geringen Selbstwert bezieht sie nicht auf die Trennung, sondern auf ihre Herkunftsfamilie. Diese kommt ihr allerdings unerwartet zur Hilfe: Die pensionierte Mutter unterstützt sie bei den Kindern, zwei jüngere Schwestern buhlen um deren Gunst als Tanten. Neue geschwisterliche Bindung entsteht. Selbst der Vater macht hilfreiche Angebote. Die Klientin fühlt sich aufgefangen und gestärkt. Sie traut sich, ihre Trennung anders zu konstruieren: Sie wünscht sich ihren Mann zurück, aber sie bekommt gleichzeitig eine Ahnung davon, dass sie ihn vielleicht auch nicht mehr will! In der Therapie geht es darum, was sie in ihrer Ehe vermisst hat: Sie schwankt zwischen Zukunftsvisionen und Rückblenden. Die Töchter bedrückt die Abwesenheit des Vaters nicht. Durch geschicktes Intervenieren schafft es die erweiterte Familie, eskalierende juristische Auseinandersetzungen für das junge Paar zu vermeiden, die Scheidung erfolgt einvernehmlich. Zwei Monate später hat die Mutter einen Freund. Er ist vorerst ein guter Kamerad, der viel Freizeit mit ihr verbringt und ihren Selbstwert hebt. Im Vergleich mit ihrem Ehemann bemerkt sie, dass der neue Mann vieles tut, was sie sich von ihrem Mann gewünscht hat. Sie beginnt, eine neue Identität zu leben. Dazwischen gibt es immer wieder Einbrüche, in denen sie um die alte Beziehung trauert oder Rachepläne für die frische Liebe ihres Exmannes schmiedet. In der Therapie ist es erlaubt, diese Gefühle auszudrücken, der Fokus liegt jedoch auf der Stärkung der neuen Identität, die mit der »falschen Selbstüberzeugung« aus den Jahren der zerrütteten Ehe kontrastiert wird. Sie setzt sich mit den »Ent-Täuschungen« über das erhoffte Familienglück auseinander, und sie beginnt zu ahnen, dass der Prozess der Bewältigung längere Zeit in Anspruch nehmen wird. Gleichzeitig schafft sie ihr Leben im Hier und Jetzt. Trotz der Enttäuschungen über die geringe Einsatzbereitschaft des Kindesvaters kann sie den Alltag mit ihren Töchtern und einem sporadischen neuen Mann gut organisieren. Die Therapie bleibt für sie ein sicherer Ort, an dem sie sich aussprechen kann und ein Coaching für ihre aktuellen Probleme erhält.

3.7 Fortsetzungsfamilien: Alleinerziehende, Stieffamilien, Patchworkfamilien

Corina Ahlers

Die Trennung von Familien stellt die Expartner vor die Alternative, alleine zu bleiben oder sich neu zu binden. In jedem Fall entstehen, wenn der Kontakt zu den

Kindern nicht von einer Seite abgebrochen wird, mehr oder weniger komplexe Personenkonstellationen, die kontinuierlich, in regelmäßigen Abständen oder nur gelegentlich miteinander Zeit verbringen. Alltag, Freizeit und ritualisierte Feste wie Weihnachten und Geburtstage schaffen einen Rahmen für die differenzierte Konstruktion bedeutungsvoller Beziehungen. Die Herstellung von Konsens in diesen Personenkonstellationen ist prinzipiell umso schwerer, je mehr Akteure daran beteiligt sind. Deshalb sind Spannungen und Unwägbarkeiten grundsätzlich erwartbar. Im gelebten Alltag sind sie miteinander jedoch oft leichter zu beheben, als die schwierigen Umstände vermuten lassen. Die einzeln und gemeinsam verbrachte Zeit mit den eigenen bzw. den fremden Kindern erfordert gute Planung und Flexibilität bei der Umsetzung. Durch die gelebte positive Erfahrung kann die »zweite oder dritte Liebe« bzw. die »Entscheidung, alleine zu bleiben«, zu einem gelingenden Familienprojekt werden.

Schwierig wird es, wenn das getrennte Paar streitet oder wenn ein Expartner die Trennung nicht bewältigt (vgl. Kap. 3.6); wenn hinzukommende Partner nicht integriert werden bzw. sich mit der geteilten Paar- versus Elternzeit oder den Kindern schwertun; wenn Kinder durch die getrennte Elternschaft zu wenig Grenzen erfahren und zu wenig Erziehungsarbeit genießen; wenn ein Elternteil den anderen während dessen Kinderzeit kontrollieren möchte; wenn die Lebensstile der neuen Familien zu stark auseinanderklaffen und die Gegensätze vom Kind nicht integriert werden können; wenn Kinder die neuen Partner eines Elternteils nicht akzeptieren; wenn Eltern ihre biologischen Kinder benutzen, um den hinzukommenden Partner auf Distanz zu halten; oder wenn Alleinerziehende sich überfordert fühlen.

Problemlagen ergeben sich aus den unterschiedlichen Perspektiven und den damit verbundenen kommunikativen Komplikationen: Das Kind freut sich auf den selten besuchten Vater, die Lebensgefährtin ist eifersüchtig; der Exmann, der sich nie um das Kind gekümmert hat, gerät plötzlich mit dem neuen Lebenspartner seiner Exfrau in Konkurrenz um seinen Sohn.

Der Fokus systemischer Therapie und Beratung richtet sich immer auch auf den erweiterten Kontext, damit therapeutische Interventionen im optimalen Setting und adäquater Dosierung geplant werden können.

Alleinerziehende

Alleinerziehende sind häufiger Frauen. Sie sind im Durchschnitt finanziell benachteiligter als Männer, da sie seltener wieder heiraten und im Berufsleben die Kinderbetreuung einplanen müssen. Männer vernachlässigen nach einer Trennung oft die Erstfamilie, wenn sie Verantwortung – u. a. für Stiefkinder – in einer neuen Beziehung übernehmen (Furstenberg u. Cherlin 1991). Stigmatisierungsklischees sehen im mütterlichen Alleinerzieherhaushalt Söhne als Partnerersatz der Mutter oder Jugendliche, die sich von der verlassenen Mutter schwer ablösen können. Dem alleinerziehenden Vater wird von seiner Umgebung eher verziehen. Unabhängig vom

Geschlecht des verbleibenden Elternteils wird dieser Familienform weniger Potenzial zugeschrieben als der Kernfamilie, der Stieffamilie und der Patchworkfamilie. Dabei kann die verkleinerte Personenkonstellation des Alleinerzieherhaushaltes ein Beispiel für eine womöglich geringere Konfliktmasse im Alltag sein. Sie kann allerdings auch problemverschärfend wirken, wenn kein Ausweg aus symmetrischen Eskalationen über Dritte besteht. In jedem Fall ist es für die Problembewältigung bei den Betroffenen wichtig, aus dem Erleben, man sei eine mangelhafte, halbe oder schwierige Familie, auszusteigen. Das Konstrukt der verbitterten Ehefrau und defizitären Mutter oder des vernachlässigenden Vaters ist therapeutisch nicht hilfreich. Stattdessen kann nach besonderen Ressourcen in dieser speziellen Familienkonstellation gesucht werden: eine starke Intimität und Bezogenheit zwischen Müttern bzw. Vätern und ihren Kindern, die Mutter, die ihren Lebenssinn derzeit daraus bezieht, ihre Kinder zu stärken und vorwärtszubringen, oder der alleinerziehende Vater, der mehr Zeit mit seinen Kindern verbringt als jeder andere Vater. Kinder aus Alleinerzieherhaushalten werden in der Tat in der Literatur als selbstständiger, sozial kompetenter und in der Haushaltsführung als wendiger beschrieben (ebd.). Die therapeutische Sitzung fokussiert auf: *»Wie habt ihr das miteinander geschafft in den vielen Jahren? Was hat euch gutgetan? Was braucht ihr jetzt, damit jeder Selbstständigkeit dazugewinnt?«*

Alleinerziehende nehmen mangels eines Gesprächspartners, mit dem regelmäßig die Entwicklung der Kinder erörtert werden kann, häufig Erziehungsberatung in Anspruch. Auch in therapeutischen Kontexten sind entwicklungsbegleitende Erziehungsfragen häufiges Thema. Anders als bei einer kurzzeittherapeutischen Lösungsorientierung können Therapeutinnen und Berater die Familien durchaus für eine längere Zeit wohlwollend begleiten, bis alle Familienmitglieder ausreichend Sicherheit auf ihrem eigenen Weg verspüren, eventuell bei verminderter Sitzungsfrequenz. In diesen Fällen ist Kontinuität von besonderem Wert, vor allem in Hinblick auf die Kinder.

Stieffamilien – Mono- oder binukleare Familiensysteme

Als *mononukleare* Stieffamilie bezeichnet A. C. Bernstein (1993) die Lebensform, in der Kinder mit einem biologischen Elternteil und seinem neuen Partner zusammenleben und zum anderen Elternteil keinen geregelten Kontakt haben. Aufgrund des Nichtvorhandenseins von Vater oder Mutter übernimmt der Stiefelternteil quasielterliche Funktionen. Der getrennte Elternteil wird hier als Randfigur mit fehlenden oder ritualisierten (an Geburtstagen, Weihnachten) Funktionen für das Kind gesehen. Dieses Modell funktioniert, wenn keiner der Akteure das Modell hinterfragt. Funktioniert es nicht, kommen Teilfamilien in die Therapie: Das Mädchen lehnt die Stiefmutter ab, der Stiefvater erfüllt seine Rolle nicht oder hat Angst, dass das Kind ihn als Vater ablehnt. Die Mutter taucht gelegentlich auf und bringt die mühsam zwischen Stiefmutter und Kindern aufgebaute Beziehung völlig durcheinander.

Therapeuten und Beraterinnen sollten die Beziehungen der aktuellen Familie stärken, auch wenn starke Loyalitätsgefühle für den abwesenden Elternteil sichtbar werden können. Therapeutisch ist die Entlastung von falschen Erwartungen an biologische und psychosoziale Eltern und Kinder sinnvoll: Die Akzeptanz dessen, was gerade möglich ist, schafft die beste Voraussetzung für Verbesserung. Das Erfragen von Zukunftsszenarien (*»Woran würde man eine gute Entwicklung in zwei, drei oder sogar in zehn Jahren erkennen können?«*) kann hilfreich sein.

Wenn die hinzukommenden Partner und Stiefeltern selbst Kinder haben, die einen Teil der Zeit mit ihnen verbringen, kann man von einer *binuklearen* Stieffamilie sprechen. Die Ungleichverteilung emotionaler Bindung zwischen den eigenen Kindern und denen des Partners bringt oft Schwierigkeiten mit sich. Eifersucht oder Rangeleien unter den Kindern bzw. emotionale Erpressung eines Elternteils sind dann Themen in Therapie und Beratung, oft verbunden mit zu hohen Ansprüchen an elterliche oder geschwisterliche Rollenbilder. Neben dem Zurückschrauben solcher Ansprüche auf das Machbare kann die Flexibilität im Umgang mit gemeinsamen und getrennten Unternehmungen eine entlastende therapeutische Zielvorstellung sein: *»Was würde passieren, wenn er hin und wieder mit seinen Kindern getrennt etwas unternimmt? Wie würde sich das auf seine/Ihre Beziehung zu Ihrem Kind auswirken?«*

Zunehmend gewinnt das Modell der von Kindern hälftig in den jeweiligen Teilfamilien verbrachten Zeit gegenüber jenem Modell an Attraktivität, welches dem Kind und dem Heranwachsenden nur ein Heim und das Besuchswochenende zugesteht. Geteilte Verantwortung der Eltern wird von Familienforschern als optimales und faires Modell bevorzugt (Sieder 2008). Allerdings führen solche Regelungen bei komplexen Stieffamiliensystemen zu logistischen Herausforderungen. Der Alltag ist davon abhängig, in welchen unterschiedlichen Entwicklungsphasen sich die Kinder befinden, in welcher Konstellation sie anwesend sind, wie sie sich vertragen und ob neben der Sorge für die jeweiligen Kinder genug Zeit für das neue Paar bleibt.

Sind die Erwachsenen kooperativ, können sie miteinander interessante Lebensformen gestalten: Sie können wählen zwischen »alle Kinder haben«, »seine/ihre Kinder haben« und »keine Kinder haben« und so ihre Familien- und Paarzeit steuern. Dies gelingt aber nicht, wenn einer der Erwachsenen gemeinsame Regelungen unterläuft oder boykottiert, indem er sich bei der Planung der Besuchsregelung unkooperativ verhält. Dann kann es passieren, dass das andere Paar nie eine kinderfreie Zeit hat.

In der Therapie ist es hilfreich, bei Erwartungen, eine »ganz normale Familie« sein zu müssen, den Fokus zu verändern: *»Wenn Sie sich nicht als Familie sehen, sondern eher als Wohngemeinschaft oder als Wohnexperiment, was würde das für einen Unterschied in Ihrer Kommunikation machen?«*

Stieffamilien finden es oft kompliziert, neue Familientraditionen einzuführen, die für alle passen. Auch hier gilt, dass Veränderungen ihre Zeit brauchen und die Entwicklung von Zukunftsszenarien heilsam ist. Im Zweifelsfall ist es leichter, ohne

Familienrituale auszukommen, und es geht in der Therapie oft darum, solchen Familien den Druck zu nehmen, eine »normale Familie« sein zu wollen.

Patchworkfamilie

Als Patchworkfamilie bezeichnet man jene Lebensform, in der einer oder beide Partner Kinder aus früheren Beziehungen in die Partnerschaft einbringen und beide mindestens ein gemeinsames Kind bekommen. Der Begriff steht metaphorisch für die Idee eines zusammengeflickten Werkes mit uneindeutigen Verwandtschaftsverhältnissen. Mit dem gemeinsamen Kind entsteht neue Verbundenheit: Die biologische Verwandtschaft kann Stief- mit Halbgeschwistern verbinden, das neue Kind kann eine unüberwindbare Grenze zur mononuklearen Restfamilie ziehen, die gekränkt den Kontakt abbricht, oder das neue Kind wird der Restfamilie gegenüber verheimlicht. Ein Teil der Literatur sieht im neuen leiblichen Kind den Weg zur Sicherheit und Familienidentität für alle Kinder (Hetherington u. Kelly 2003). Andere sehen im Neuankömmling das Risiko einer Vernachlässigung der Kinder aus früheren Beziehungen (Wallerstein, Lewis u. Blakeslee 2002). Le Gall und Martin (1998) weisen im Zusammenhang mit Patchworkfamilien auf deren fehlende normative Legitimation hin: Der Mythos der Kernfamilie besteht alternativlos fort, was zu unrealistische Erwartungen hinsichtlich familiärer Bindungen unterstützt.

Entscheidender Faktor für das Gelingen der Patchworkfamilie ist das Wohlwollen, welches die Mitglieder des Systems dem hinzukommenden Kind entgegenbringen. Auch wenn die Geburt des neuen Kindes zunächst eine Kränkung der Expartner und ihrer Kinder darstellen mag, kann sie auch zur Akzeptanz der neuen Familienkonstellation verhelfen: »Jetzt gibt es keine Hoffnung mehr auf eine Wiedervereinigung der ersten Familie.« Auch für die Kinder kann in einer Welt, in der die Geburtenrate ständig zurückgeht und Einzelkinderhaushalte zunehmen, das Vorhandensein von Geschwistern – welcher Art auch immer – eine Ressource darstellen, nach innen ebenso wie in der Darstellung gegenüber der Peergroup.

Patchworkfamilien benötigen mehr Raum als klassische Familienformen zur Realisierung von Distanzierungsbedürfnissen, da die Intimitätsgrenzen anders verlaufen. Schneller ist das Gefühl der Ausgrenzung oder des Überranntwerdens, des Eindringens und des Zu-wenig-Platz-Habens spürbar (ebd.). Intimität wird durch Räumlichkeit verwaltet. Im therapeutischen Gespräch kann man dieses Bedürfnis nicht nur im Wohnraum verorten – dann ist man schnell in der Sackgasse des nicht Einlösbaren –, sondern auch als Regelung von gemeinsamen bzw. autonomen Aktivitäten und Ritualen verstehen. Der Wunsch nach Freiheit und Entscheidungsmacht der Betroffenen muss mit dem verfügbaren Platz und den vorhandenen Freiräumen in Einklang gebracht werden.

Wenn Spannungen in der Patchworkfamilie auftauchen, dann führen sie in der Verhandlung des Paares systematisch zu Konflikten zwischen den Abstammungsgruppen (meine/deine Ursprungsfamilie bzw. die frühere Ehe/Beziehung, meine/

deine Kinder). Hier kann die Therapeutin mit der Gestaltbarkeit von Beziehungen außerhalb der Blutsverwandtschaft und mit Normalisierungsmetaphern spielen: *»Wenn Sie einmal Ihrem Stiefkind/Ihrer Lebenspartnerin in dieser Sache recht geben würden, wie würde sich das auf Ihre Beziehung und auf die Beziehung der Kinder untereinander auswirken? Würden Sie diesen Streit genauso beurteilen, wenn Sie keine Patchworkfamilie wären?«*

Die Einsicht, dass das Hier und Jetzt der Familienbeziehungen keinem Familienmythos folgen muss, verändert die Kommunikation nach innen und nach außen. »Patchworkfamilie« ist für die Betroffenen mittlerweile ein akzeptables Label, welches auf die Besonderheiten dieser Lebensform aufmerksam macht und den Umgang mit der kommunikativen Komplexität zur Tugend erhebt. Aber selbst Ratgeber, die sich von Normierungen der biologischen Kernfamilie verabschiedet haben, bieten Klientinnen oft Vorschläge zum Zusammenleben an, die nicht realisierbar sind: So suchen alleinerziehende Frauen verzweifelt nach der männlichen Bezugsperson für ihr Kind; Stieffamilien wollen die zusammengewürfelten Kinder unbedingt zu besten Freunden machen; oder die Patchworkfamilie leidet unter der Aufgabe, Mitglieder aus drei Generationen unter ein großes Dach bringen zu sollen.

Lösungen im neuen Familienprojekt zeigen sich in der Alltagskommunikation der Betroffenen. Systemische Therapie bezieht nicht nur die therapiemotivierten Familienmitglieder ein, sondern berücksichtigt auch die Abwesenden und versucht, alle Akteure im Hier und Jetzt zur besseren Zusammenarbeit einzuladen. Bei Störungen kann sie kommunikative Komfortzonen abseits der nicht gelingenden Zusammenarbeit aufspüren. In der Therapie mit dieser Zielgruppe finden sich oft Personen mit folgenden Charakteristika:

- solche, die sich *ausgeschlossen* fühlen vom Leben in der anderen Familie (Kinder, Expartner, hinzukommende Lebenspartner)
- solche, die sich *dazwischen* fühlen (zwischen Ex und neuer Freundin, Kindern und Lebenspartnerin, den eigenen und den Stiefkindern)
- solche die alles *organisieren und zu wenig zurückbekommen* (eine Lebensgefährtin, die sich um die Kinder ihres Partners kümmert, eine kompetente Exfrau, die um jedes Vaterwochenende kämpft).

Im therapeutischen Prozess können die *Ausgeschlossenen* eingeladen werden, sich von dieser unangenehmen Blickrichtung loszueisen; diejenigen in der *Mittlerrolle* werden dahin gehend beraten, sich weniger in die Konflikte einbinden zu lassen, und die sich überfordernden *Organisatorinnen* werden aufgefordert, sich etwas mehr zurückzuziehen. Kinder, die aus Loyalität zu einem Elternteil versuchen, die Uhr zurückzudrehen, können damit konfrontiert werden, dass sie dabei sinnlos Zeit vergeuden. Die Erwachsenen sollten ermuntert werden, ihre Erfahrung in die Erziehung einzubringen, als Eltern oder Mitbewohner. Hinzukommende Partner werden angehalten, eine eigene Position im Familienleben zu erarbeiten.

Therapeutinnen muten ihren Klienten eine für den Moment geltende funktionale Beziehungsvorstellung des Patchworks zu. Seine Brüchigkeit in der perspektivischen Komplexität und Temporalität des gesamten Familiensystems wird zugunsten des Bildes emotionaler Bezogenheit im unmittelbaren Zusammenleben beiseitegestellt. Herausforderungen, die durch das Mischen der Kinder, der Familientraditionen und den Wechsel zwischen Haushalten entstehen, erweitern außerdem die Kompetenz im Umgang mit der Uneindeutigkeit einer globalisierten Welt.

Fallbeispiel: Eine gelingende Lösung

Klara bringt einen zehnjährigen Sohn in die neue Beziehung, der seinen Vater zweimal im Jahr besucht. Der elfjährige Sohn und die neunjährige Tochter ihres Lebensgefährten besuchen sie jedes zweite Wochenende. Zwischen den Jungen kommt es zu Eskalationen. Der Vater bzw. Stiefvater kennt die Verzweiflung seines Sohnes, der gerne öfter bei ihm sein würde. Er wird deshalb zunehmend böse auf seinen Stiefsohn. Klara verteidigt ihren Sohn. Das Beratungssetting mit dem Paar ist erfolglos, denn beide kommen nicht aus der Haltung des gegenseitigen Vorwurfs heraus. Es wird eine Sitzung mit den drei Kindern alleine vereinbart. Die Therapeutin fragt jedes Kind nach der eigenen Sichtweise und entwirft gemeinsam mit ihnen Lösungsszenarien. Es wird deutlich, dass der Zehnjährige neidisch auf den elfjährigen Stiefbruder ist, weil der seinen Vater öfter sieht. Die Therapeutin versucht, die Ebene des Erlebens vom gelebten Alltag der Jungen zu trennen. Der Elfjährige reflektiert seine Zornausbrüche: Er brauche einfach länger als die anderen, um über die Trennung seiner Eltern hinwegzukommen. Die neunjährige Schwester hat eine feste Rolle als Vermittlerin zwischen den Jungen, die ihr zu gefallen scheint. Sie sieht ihren Bruder und den Stiefbruder in ein paar Jahren zwar ohne Gemeinsamkeiten, aber auch ohne Streit. Insgesamt zeichnen die Kinder das Bild einer Normalisierung innerhalb der nächsten drei Jahre. Diese Einschätzung wird dem Paar am Schluss der Sitzung mitgeteilt. Die Familie als Ganzes entspannt sich.

Schluss

Selbst wenn die Konstellation von Fortsetzungsfamilien durch belastende Trennungen oder einen fortdauernden Streit der Expartner Leiden und defizitäre Entwicklungen bei Kindern, Jugendlichen und Erwachsenen hervorrufen kann, sollte eine therapeutisch sinnvolle Position immer auf die Ressourcen fokussieren, die solche Fortsetzungsfamilien mit sich bringen, gerade weil sich Defizite in Helferdiskursen oft als Problemsysteme zementieren (Levold 1997a).

Drei Qualitäten, die von Familienforscherinnen hier immer wieder genannt werden, sind die *Fähigkeit zur Kohäsion, zur Kommunikation und zur Adaptierung* (Barnes et al. 1998). In der Therapie ist der Blick auf diese Fähigkeiten oft verstellt, u. a. weil die narrative Struktur des teilnehmenden Systems nicht alle Perspektiven sichtbar machen kann. Es ist die therapeutische Aufgabe, Perspektiven der abwesenden Mitglieder des Problemsystems besprechbar zu machen. Die hierzu notwendige Wahl des optimalen Settings stellt hohe Anforderungen an die Therapeutin. Die Auswirkung einer therapeutischen Sequenz auf das Gesamtsystem muss mitgedacht werden (Ahlers 1996). Das Aushandeln von Bedeutungen erfordert in der neu komponierten Familie einen stärkeren reflexiven Prozess als in der vermeintlich natürlichen Erstfamilie. Fast immer geht es dabei auch um die Auseinandersetzung mit dem Familienmythos, der die Familie nach der Trennung defizitär erscheinen lässt. Die Uneindeutigkeit der Beziehungen öffnet Verhandlungsspielräume, die alle Akteure nutzen können. Eine neue Zugehörigkeit entsteht, wenn die Dominanz der emotionalen Bindung an den Herkunftskontext der Aufnahme einer Beziehung zu neuen Bezugspersonen nicht mehr im Wege steht.

3.8 Adoptiv- und Pflegefamilien

Bruno Hildenbrand

Abwesenheit als zentrales Merkmal von Pflege- und Adoptivfamilien

Adoptiv- und Pflegefamilien haben gemeinsam, dass die leiblichen Eltern des jeweiligen Kindes abwesend sind. Ein Unterschied zwischen beiden Familienformen besteht darin, dass bei der Pflegefamilie die leiblichen Eltern des Pflegekindes – je nach Fall mehr oder weniger intensiv – präsent sind, während sie im Fall der Adoption auf Dauer die elterliche Sorge anderen Personen anvertraut haben, die das Adoptivkind, wie man früher sagte, »angenommen« haben.

Die Abwesenheit leiblicher Eltern in den Kern der sozialisatorischen Gegebenheiten von Adoptiv- und Pflegefamilien zu stellen bedeutet, der leiblichen Herkunft eine zentrale Rolle bei der Identitätsentwicklung zuzuschreiben. Das ist keineswegs unumstritten. Wo, wie in manchen Spielarten des radikalen Konstruktivismus, die Welt für eine Erfindung gehalten wird, haben soziale Konstruktionen keine leibliche Fundierung, und die Frage der leiblichen Herkunft wird für unbegrenzt gestaltbar gehalten. Andere Positionen zur Pflegefamilie gehen dahin, auf der Grundlage der Bindungstheorie die Pflegefamilie als eine Familie zu betrachten, die in der Regel die Herkunftsfamilie ersetzt. Begrenzt werden solche Auffassungen durch das in Deutschland geltende Recht auf Kenntnis der eigenen Abstammung (BVerfGE 79, 256 [*Kammerentscheidungen des Bundesverfassungsgerichts*, Bd. 79, S. 256]), durch Artikel 6 Abs. 2 und 3 Grundgesetz der Bundesrepublik Deutschland sowie durch Artikel 7 Abs. 1 der UN-Kinderrechtskonvention, welche jeweils festlegen, dass Kinder ein Recht darauf haben, ihre Eltern zu kennen und von ihnen betreut zu werden, ganz zu schweigen von einschlägigen empirischen Befunden (Funcke u. Hildenbrand 2009, Kap. 3).

Der Annahme einer Relevanz der leiblichen Herkunft für das Aufwachsen liegt ein Familienkonzept zugrunde, das im Folgenden skizziert werden soll. Bereits an dieser Stelle soll aber darauf hingewiesen werden, dass die Abwesenheit leiblicher Eltern nicht zu unüberwindlichen Problemen im Prozess des Aufwachsens führt. Die Abwesenheit stellt eine Rahmenbedingung dar, die es von den Beteiligten zu *gestalten* gilt.

Historische Entwicklung und Strukturmerkmale der Sozialisation in der Familie

Historischer Rahmen: Die folgenden Ausführungen beschränken sich auf das westeuropäische Familienmodell (Funcke u. Hildenbrand 2009, Kap. 1). Die Zweigenerationenfamilie, bestehend aus Frau, Mann und gemeinsamen Kindern, kann bis zum Jahr 1000 nach Christus zurückverfolgt werden. Ihre Blüte erlebte sie in den 1950er-Jahren. Seit den 1970er-Jahren gilt die Zweigenerationenfamilie als Auslaufmodell. Jetzt wird davon ausgegangen, dass die grundlegende Einheit der Familie die Mutter-Kind-Beziehung sei, während die Väter zunehmend als unzuverlässig eingeschätzt werden. Einigkeit besteht darüber unter den Fachleuten aber nicht (für eine Übersicht über die aktuellen Diskussionen vgl. K. Lenz 2003).

Familiengrenzen: Die Ausdifferenzierung der Zweigenerationenfamilie führte zu Grenzziehungen zwischen der Familie und der Außenwelt, inklusive der Verwandten. Diese Grenzen gibt es, weil die Paarbeziehung in gewisser Weise einen Bruch bewirkt: Hier treffen zwei Fremde aufeinander, die aus verschiedenen Welten kommen und nun ihre eigene soziale Welt erzeugen. Diese Welt macht sie ihrer eigenen Herkunftsfamilie und Verwandtschaft gegenüber zu Fremden (J. C. Kaufmann 2000). Dass aus dieser Distanz heraus rege Beziehungen zur Verwandtschaft unterhalten werden, ist (fast) die Regel. Tatsächlich leben die meisten Familien heute in Westeuropa in einem Gebilde, bei dem die Ausdifferenzierung von Kernfamilien und dichte verwandtschaftliche und nachbarschaftliche Beziehungen Hand in Hand gehen.

Die Innenwelt von Familien: Familien entwickeln ihre eigenen Vorstellungen von sich und der Welt. Dabei geht es um drei grundlegende Themen: um die Trennung der Familie von ihrer Umgebung, um den Erhalt einer über Generationen weitergegebenen Familienkultur und schließlich darum, dass Familien in unterschiedlicher Weise ihre Beziehung zu ihrer Umwelt gestalten (Reiss 1981; Walsh 2012). Gelingt das, dann verfügt eine Familie über Überzeugungssysteme, die Sinngebung und positive Zukunftsorientierung beinhalten. Dazu kommen organisatorische Muster, die durch Flexibilität und Verbundenheit gekennzeichnet sind, sowie innerfamiliale Kommunikationsprozesse, die von Klarheit, Offenheit und Kooperation geprägt sind.

Gesichert wird dieser Rahmen durch Solidaritäten (Oevermann 2004):

- Dauer und Verlässlichkeit der innerfamilialen Beziehungen
- zeitliche Unbegrenztheit der Beziehung, entsprechend Nichtersetzbarkeit von Personen

- stabilisiert durch die erotische und gefühlsmäßige Beziehung des Paares sowie durch gefühlsmäßige Beziehungen aller Familienmitglieder untereinander.

Diese Solidaritäten sind insofern fiktional, als Paarbeziehungen zwar von der Erwartung her auf Dauer gestellt, im Einzelfall aber aufkündbar sind. Aber das ist zum Zeitpunkt des Zusammenziehens nicht von Bedeutung. Anders ist es übrigens bei der Eltern-Kind-Beziehung: Als Vater kann man seinen Kindern nicht kündigen, als Kind kann man seinem Vater nicht kündigen, und die Abwesenheit einer gefühlsmäßigen Beziehung ist erklärungsbedürftig.

Triade Vater/Mutter/Kind: Innerhalb dieses Rahmens spielt sich die sozialisatorische Interaktion ab. In diesem Beziehungsgeflecht kommt es kontinuierlich zu 2:1-Konstellationen in wechselnder Zusammensetzung: Mutter + Kind : Vater; Vater + Kind : Mutter; Vater + Mutter (= Paar) : Kind. Diese Konstellationen bedeuten jeweils Einschluss und Ausschluss gleichermaßen. Weil sie aber ständig wechseln, ist es nicht immer dieselbe Person, die ausgeschlossen ist. Die Fähigkeit, in diesen drei 2:1-Konstellationen (zu denen noch eine vierte kommt: alle drei zusammen) zu handeln, ist ein Gradmesser dafür, ob ein Kind gut gedeihen kann oder nicht (Fivaz-Depeursinge u. Corboz-Warnery 2001).

Geschwisterbeziehungen sind der Eltern-Kind-Beziehung strukturell nachgeordnet. Sie können im Einzelfall Ausfälle in der Eltern-Kind-Beziehung in Teilbereichen kompensieren. Ersetzen können Geschwister die Eltern nicht.

Die Adoptivfamilie

Die Adoptivfamilie ist durch eine Eltern-Kind-Beziehung gekennzeichnet, die biologisch nicht fundiert ist. Die Freigabe zur Adoption bedeutet die meist weitgehende, wenn nicht vollständige Trennung von den beiden leiblichen Eltern. Durch die Adoption erhält das Kind die Stellung eines ehelichen Kindes. Das fremde Kind wird »an Kindes statt« angenommen und wird gegenüber den Adoptiveltern voll erb- und unterhaltsberechtigt. Insofern erlöschen die verwandtschaftlichen Beziehungen des Kindes zu seinen leiblichen Eltern.

Leben mit doppelter Elternschaft: Für die Adoptiveltern stellt sich die Frage, ob sie am Schein einer »natürlichen« Familie partizipieren oder ihn aufklären sollen. Drei Varianten wurden herausgefunden (Hoffmann-Riem 1998): (1) Die Adoptiveltern verhalten sich gegenüber ihrem Adoptivkind, *als ob* es ihr leibliches Kind wäre. (2) Das Familienleben mit »doppelter Elternschaft« wird aktiv gelebt. (3) Schließlich die Variante des Verdachts: Das Kind ahnt, dass es nicht von diesen Eltern abstammt, die ihrerseits vermuten, dass das Kind davon weiß. Wird die Ahnung zur Wirklichkeit, kann das einen schwer zu überwindenden Vertrauensbruch zwischen dem Adoptierten und seinen Adoptiveltern herbeiführen und eine gravierende Erschütterung der eigenen Identität auslösen.

Neben dem Prozess des *Herstellens* von Verwandtschaft weist die Adoptivfamilie weitere eigenständige Merkmale auf: (1) Es gibt keine gemeinsame Geschichte von Anfang an. (2) Das Adoptivkind bringt bereits einen »Rucksack« an Erfahrungen in die neue Familie mit. (3) Das Kind muss sich damit auseinandersetzen, dass es abgegeben und von einer neuen Familie aufgenommen wurde. Und (4) steht es vor der Herausforderung, zwei unterschiedliche Welten, diejenige seiner Herkunft und diejenige der neuen Familie, in seine Biografie zu integrieren. (5) Schließlich haben alle Familienmitglieder gleichermaßen die Aufgabe, ein Leben in »doppelter Elternschaft« zu gestalten.

Beratung und Therapie bei Adoptivfamilien: Folgende Aufgaben, die Adoptiveltern zu bewältigen haben, sind zentral (Rech-Simon u. Simon 2008):

- Adoptionsgeschichte offen thematisieren
- dem Kind helfen, seine Vorgeschichte in die eigene Biografie zu integrieren und über den Verlust der leiblichen Eltern zu trauern;
- das für Adoptivkinder typische Bewältigungsmuster früher Selbstständigkeit als Ressource betrachten.
- beobachtetes Verhalten beim Adoptivkind nicht aus seiner Vorgeschichte ableiten, sondern Deutungen finden, die dem Kind neue Handlungsmöglichkeiten eröffnen
- den Adoptiveltern helfen, Handlungsmuster zur Bewältigung schwieriger Situationen zu finden.

Diese Themen tauchen *lebensphasenspezifisch* in unterschiedlicher Konstellation auf:

- *Vorschulalter:* Im Vorschulalter werden sich die Kinder der besonderen Realität ihres Adoptionsstatus stärker bewusst, fragen nach den leiblichen Eltern und danach, was an ihnen überhaupt liebenswert ist und ob etwas von den Anteilen der leiblichen Eltern in ihnen fortbesteht; sie befürchten, dass sie auch von ihren Adoptiveltern im Stich gelassen werden könnten, und überprüfen deren Verlässlichkeit und Zuwendung immer wieder. Empfohlen wird den Adoptiveltern, sich immer auf die Seite der leiblichen Eltern zu stellen, um Konkurrenz zu vermeiden.
- *Die Schulzeit:* Sie ist dadurch gekennzeichnet, dass Lehrer die Autonomiebestrebungen adoptierter Kinder nicht verstehen. Den Eltern wird geraten, sich in solchen Zusammenhängen vor das Adoptivkind zu stellen.
- *Adoleszenz:* Bei der in diesem Alter vordringlichen Suche nach der eigenen Identität werden die leiblichen Eltern erneut wichtig. Denn sie liefern Identifikationsmöglichkeiten, die sich dafür nutzen lassen, auch den Adoptiveltern gegenüber die eigene Autonomie zu demonstrieren. Für die Adoptiveltern stellt sich in dieser speziellen Situation die Aufgabe, die in allen Ablösungs-

prozessen prekäre Balance zwischen Trennung und Versöhnung (Stierlin 2002a) aufrechtzuerhalten.

Die Pflegefamilie

Die Pflegefamilie als öffentliche Familie: In seinem Buch *Pflegekinder und ihre Familien* (2004, S. 16) verweist Jürgen Blandow auf die »besonderen Zumutungen, die das Konstrukt ›Pflegeverhältnis‹ den Beteiligten aufnötigt«. Denn bei Pflegefamilien handelt es sich im Vergleich zu leiblichen Familien um einen widersprüchlichen Ort für Identitätsbildungsprozesse. Der Widerspruch liegt darin, dass hier eine Familie unter vertragsmäßigen Bedingungen begründet wird. Somit sind die Familienmitglieder mit der Herausforderung konfrontiert, unbedingte Beziehungen »auf Zeit« zu entwickeln (Gehres u. Hildenbrand 2008). Infolgedessen sind Pflegefamilienverhältnisse durch das ständige Ringen um Normalisierung der Beziehungen zwischen Pflegekind, seiner Herkunftsfamilie und der Pflegefamilie charakterisiert. Bezogen auf die einleitend erwähnten Solidaritätsformen, geht es bei der Pflegefamilie also um eine *unbedingte Solidarität bis auf Weiteres.* Dies bedeutet, dass sie, obwohl das Pflegeverhältnis befristet ist, das ihr zunächst fremde Kind bedingungslos akzeptieren und ihm ein hohes Maß an Vertrauen und Zuwendung zuteilwerden lassen.

Günstige Voraussetzungen für Pflegefamilien: Besondere eigene biografische Erfahrungen der Pflegeeltern disponieren zu der Fähigkeit, solche Beziehungsverhältnisse einzurichten und durchzuhalten (ebd.). Das Lebensthema »Fremdheit« und das Kämpfen gegen soziale Desintegration bilden einen wichtigen lebensgeschichtlichen Hintergrund in den Familiengeschichten der Pflegeeltern. Pflegefamilien gleichen darin den Herkunftsfamilien von Pflegekindern. Dieses Normalisierungsthema scheint durchweg einen günstigen Einfluss auf die Bereitschaft von Familien zu haben, sich als Pflegefamilien zu begreifen und die damit verbundenen Herausforderungen zu bewältigen.

Fähigkeiten der Pflegefamilie: Entscheidende Kriterien für die Tauglichkeit einer Pflegefamilie sind ihre Fähigkeiten, auf der Grundlage alltagsweltlichen Wissens einzelfallspezifische Problemstellungen beim Kind zu erfassen, fallspezifische Entwicklungen wahrzunehmen und den Umgangsstil entsprechend zu ändern – oder aber das Pflegeverhältnis zu beenden. Die Beendigung eines Pflegeverhältnisses muss nicht unbedingt als Scheitern interpretiert werden.

Besondere pflegefamiliale Konstellationen: Zusätzlich zu klassischen Pflegefamilien, die bei Beginn des Pflegeverhältnisses gegenüber den leiblichen Eltern ihres Pflegekindes Fremde sind, und zur Verwandtenpflege, deren Problem darin besteht, dass die Generationengrenzen verwischt werden können (wenn beispielsweise Großeltern ihre Enkel aufnehmen und wie ihre Kinder behandeln), haben Gehres und Hildenbrand (2008) noch die Milieupflege gefunden, bei der ein Pflegekind in einer Familie lebt, die sehr offene Grenzen gegenüber Nachbarschaft und Gemeinde hat. Ein typisches Beispiel wäre eine Pfarrersfamilie als Pflegefamilie. Diese Form eignet sich vor allem für ältere Pflegekinder im Übergang zum betreuten Wohnen.

Beratung und Therapie bei Pflegefamilien: Die Beratung von Pflegefamilien ist gesetzlich in § 36 des Kinder- und Jugendhilfegesetzes geregelt und schließt eine Mitwirkung der Klienten (des Kindes und seiner Eltern) bei der Entscheidung für die Unterbringung in einer Pflegefamilie ein. Lediglich 9 % der Pflegekinderverhältnisse werden von einem freien Träger begleitet, die Mehrheit vom Jugendamt (Hildenbrand 2012). Dort sind die Betreuungsrelationen allerdings vielfach ungünstig (bis zu 1:150, vgl. Kindler et al. 2010).

Die Inhalte der Beratung sind so variabel wie die Träger, die diese Beratung durchführen. Zu erwähnen ist hier ein Schulungskonzept, das die systemischen Therapeuten Patricia Minuchin, Jorge Colapinto und Salvador Minuchin entwickelt haben (2000, S. 151–174). Zielgruppe dieses Schulungsprogramms sind Fachleute der Sozialarbeit und der Verwaltung wie auch die Pflegefamilien selbst, allerdings nicht die Herkunftsfamilien. Phasenweise werden diese Gruppen gemeinsam geschult. In den ersten beiden Phasen erschließen sich die im Jugendamt Verantwortlichen das Thema. In Phase drei beginnt die Pflegeelternschulung mit drei bis vier Sitzungen, in denen auf der Basis systemischer Familientheorien und an konkreten Fällen bestimmte Familienstrukturen und -prozesse vorgestellt werden. Dabei geht es nicht nur um das Erkennen problematischer Aspekte, sondern ebenso um Ressourcen und Fragen der Stärkung von Familien. In Phase vier arbeiten die Fachkräfte des Jugendamts sowie die Pflegeeltern gemeinsam an den Themen: Aufnahme, Besuchsreglung, Entlassung, Teamkooperation, Rollenkoordination, Treffen als Team mit den jeweiligen Familien. Die Phase fünf ist eine Transferphase. Die Fachleute aus dem Jugendamt führen neues Personal und neue Pflegeeltern in die Thematik ein, und ebenso nehmen die erfahrenen Pflegeeltern an der Schulung neuer Pflegeeltern und neuen Personals teil.

Wann wird beraten? Bei öffentlichen Trägern gibt es zwei grundsätzlich unterschiedliche Strategien. Die eine Strategie fordert, dass Pflegefamilien vor Aufnahme eines Pflegekindes ein Schulungsprogramm mit einem festgelegten Curriculum durchlaufen. Die andere Strategie hält ein solches Curriculum nicht für erforderlich. Sie beschränken die Vorinformierung künftiger Pflegefamilien auf rechtliche und verwaltungstechnische Inhalte. Dazu kommen Beratungen in kritischen Situationen pflegefamilialer Prozesse. Sie können als Einzel- wie auch als Gruppenberatung angelegt sein. Im letztgenannten Falle findet ein moderierter Austausch mit anderen Pflegefamilien statt.

3.9 Geschwisterbeziehungen und Geschwisterkonstellationen

Manfred Vogt

In der systemischen Familientherapie werden die prägenden vertikalen Dynamiken zwischen Eltern und Kindern über die Generationen als »unsichtbare Bindungen« (Boszormenyi-Nagy u. Spark 1984) und die bewussten und unbewussten Prozesse der Delegation von Eltern an Kinder im Rahmen einer Mehrgenerationenperspektive (Stierlin 2001a) betont. Dagegen werden Geschwisterbeziehungen relativ wenig berücksichtigt (Brock 2010; Frick 2009; Rollett u. Werneck 2002).

Geschwisterbeziehungen sind die längsten Beziehungen unseres Lebens und beeinflussen uns bis ins hohe Alter (König 2008). »Das Leben mit den Eltern kann 40 und 50, mit den Geschwistern aber 60 bis 70 Jahre dauern« (Bank u. Kahn 1994, S. 18). Etwa zwei Drittel der Kinder in der Bundesrepublik wachsen in Geschwisterbeziehungen auf. Während Einkindfamilien eine Triade darstellen, in der zwischen Vater und Mutter, Mutter und Kind, Vater und Kind, Mutter und Vater und Kind vier interaktionale Konfigurationen entstehen, führt die Geburt eines weiteren Kindes zu elf möglichen Konfigurationen: einer tetradischen, vier triadischen und sechs dyadischen Konstellationen. Geschwisterbeziehungen stellen ein eigenes Subsystem in der Familie dar und bilden einen wichtigen Teil des Familienselbstbildes bzw. der erlebten Familienidentität (Cierpka 1992).

Für die systemisch-familientherapeutische Praxis stellt das Wissen über die Bedeutung von Geschwisterbeziehungen und -konstellationen eine hilfreiche Perspektive dar. Ihre Bedeutung lässt sich über unterschiedliche Zugänge erschließen:

- Die Grundlagenforschung untersucht den Einfluss der Geschwisterkonstellationen auf die Lebensentwicklung, die Partnerwahl und die Gestaltung der Beziehung zu den eigenen Kindern.
- Spiel- und Interaktionsbeobachtungen konzentrieren sich auf die Entwicklung von Geschwisterbeziehungen in verschiedenen Lebensabschnitten, ihre Geschlechtsabhängigkeit und die Entwicklung und Gestaltung von Beziehungsmodalitäten (vgl. Cierpka 2001; Kasten 2003).
- Einen weiteren Zugang bieten tiefenpsychologische und psychoanalytische Einzelfalluntersuchungen. Im Fokus steht hier der Einfluss der Geschwisterbeziehungen auf die Entwicklung von Liebesfähigkeit, Rivalität und Geschwisterhass (vgl. Rufo 2006).
- Schließlich werden Geschwisterbeziehungen in Darstellungen aus der Mythologie, der Märchenwelt und aus Biografien berühmter Geschwister untersucht und analysiert (Petri 2012, S. 8 ff.; Cox 2010).

Die Bedeutung von Geschwisterbeziehungen für die Identitätsentwicklung

In der Fachliteratur werden für frühe Geschwisterbeziehungen häufig Aspekte wie Neid, Hass, Eifersucht, Rivalität, Feindschaft und Ablehnung sowie die damit verbundenen Konflikte in den Vordergrund gestellt, Aspekte von Liebe, Zugewandtheit und Fürsorglichkeit (vgl. Petri 2012; Kramer 2010) werden oft ebenso unzureichend herausgearbeitet wie die Vielfalt der frühen entwicklungs- und resilienzfördernden Bindungs- und Kommunikationserfahrungen mit Geschwistern (Brock 2010, S. 311).

Dabei ist der entwicklungsfördernde Einfluss von Geschwistern eine wesentliche Ressource in der kindlichen Entwicklung. Schon im Vorschulalter verbringen Geschwisterkinder mehr als doppelt so viel Zeit miteinander als mit den Eltern (Kasten 2007). Sohni (1998) spricht von der Horizontalisierung der Identitätsbildung durch Geschwisterbeziehungen. Im Wechselspiel von Sich-einander-ähnlich-Sein und Sich-voneinander-Unterscheiden entsteht eine komplementäre Bezogenheit, die die Identitätsbildung beeinflusst (Reich, Killius u. Yamini 2002).

Geschwister mit geringem Altersabstand entwickeln häufiger eine starke Intimität und können oft Konflikte und Auseinandersetzungen besser miteinander lösen als mithilfe der Eltern (Petri 2012). Im gemeinsamen Spiel nehmen ältere Geschwister Vorbildfunktionen ein und können fürsorgliches Verhalten gegenüber jüngeren Geschwistern lernen. Nach Ahnert (2003) weisen Kleinkinder einen deutlichen Entwicklungsvorteil auf, wenn sie ältere Geschwister haben. Geschwister tragen maßgeblich dazu bei, dass Kinder früher eine Theory of Mind entwickeln als geschwisterlose Kinder. Geschwisterkinder, die ein ein bis zwei Jahre älteres Geschwister haben, differenzieren eher Ich und Du und erlernen früher Sprachregeln als Einzelkinder (Kasten 2007, S. 83 ff.). Je wohler sich Kinder mit ihren Geschwistern fühlen, desto wohler fühlen sie sich in der Familie (Teubner 2005, S. 82).

Für Bank und Kahn (1994) spielt der »geschwisterliche Zugang« eine zentrale Rolle. Hoher geschwisterlicher Zugang ist gewährleistet, wenn:

- der Altersabstand gering ist
- große Nähe und gemeinsam verbrachte Zeit gelebt werden (gemeinsames Zimmer, Kindergarten etc.)
- der Einfluss durch die Eltern gering ist.

Niedrige Geschwisterbindung basiert auf folgenden Faktoren:

- großen Altersabständen
- getrennten Zimmern oder getrenntem Aufwachsen der Geschwister bei geringem gemeinsamen Alltagserleben
- unterschiedlichen sozialen Bezugssystemen wie Freundeskreisen, Sportvereinen, Schulen (vgl. dazu McGuire u. Shanahan 2010).

In der Adoleszenz stellen die erlebte Kontinuität, Stabilität und Vertrautheit von Geschwisterbeziehungen eine besondere Ressource dar. Geschwister teilen häufig ein Wissen, von dem die Eltern wenig erfahren, z. B. über Empfindlichkeiten und Unsicherheiten junger Verliebtheit und erster sexueller Erfahrungen, Liebeskummer, Eifersucht sowie zu Themen wie Verlassenheitsängste oder Versagensängste im schulischen oder sportlichen Leistungsbereich. Auch erlebte Rivalität stellt in dieser Phase ein wichtiges Thema für die Ich-Entwicklung und Identitätsbildung dar (Bugelnig 2008).

Während in der mittleren Lebensphase der Fokus zunehmend auf die eigenen Partnerschaften, Familien und Kinder gelegt wird, nähern sich Geschwister im fortgeschrittenen Alter häufig wieder an, wenn es um die Sorge, Pflege und das Verabschieden der eigenen Eltern geht. Im Falle von Erbstreitigkeiten oder Konflikten über die Aufteilung von Verantwortlichkeiten kann diese Annäherung auch einen negativen Verlauf nehmen, und alte Konflikte können reaktiviert werden (Schulman 1999).

Die Bedeutung von Geschwisterkonstellationen für die Persönlichkeitsentwicklung und für die Familie

In seinem Duplikationstheorem postuliert Toman (1971), dass soziale Beziehungen, die unter sonst gleichen Bedingungen beginnen, erfolgreicher und dauerhafter sind, je ähnlicher sie früheren intrafamilialen sozialen Beziehungen seien. Mit seinen Untersuchungen über mögliche Auswirkungen von Geschwisterkonstellationen auf individuelle und familiäre Entwicklungen hat Toman (2011) wichtige Grundlagen für die systemische Familientherapie formuliert (vgl. Ernst u. Angst 1983; Leman 2012). Dabei hat er systematisch formale Aspekte wie Geschwisteranzahl, Reihenfolge der Geburt, Geschlechterverteilung und Altersabstand analysiert.

Er fasst Geschwisterpositionen als Rollen auf, »welche eine Person auch außerhalb der Familie zumindest anfänglich, oft aber auf Dauer und mit Vorliebe einnimmt« (Toman 2011, S. 136). In dauerhaften außerfamiliären Sozialkontakten modifizieren sich diese Rollen, bleiben aber als elementare »soziale Verhaltenspräferenzen, Interessen und Einstellungen erhalten« (ebd.) und können die spätere Partnerwahl beeinflussen. Besonders lang andauernde und glückliche Partnerschaften sieht er begünstigt, wenn die Partner sich aus folgenden zwei Geschwisterkonstellationen zusammenfinden:

- Ein jüngster Bruder von älteren Schwestern verbindet sich mit der ältesten Schwester von jüngeren Brüdern, oder
- eine jüngste Schwester von älteren Brüdern und verbindet sich mit dem ältesten Bruder von jüngeren Geschwistern.

Für Toman (ebd.) ist die Wahrscheinlichkeit, dass sich später ein Elternteil stärker mit jenem Kind identifiziert, das der eigenen Geschwisterposition in der Herkunftsfamilie entspricht, sehr hoch.

Geschwisterpositionen

Als markante Geschwisterposition gilt die des Erstgeborenen, dem ungeteilte Aufmerksamkeit der Eltern zukommt und der durch ein nachgeborenes Geschwister entthront wird. Zweitgeborene teilen von Beginn die Aufmerksamkeit ihrer Eltern. Sie entwickeln häufig ein hohes Maß an Diplomatie und versuchen, sich in ihren Verhaltensweisen vom älteren Geschwister zu unterscheiden (Leman 2012).

Jüngere Geschwisterkinder werden zu Mittelkindern, wenn weitere Geschwister als »Nesthäkchen« geboren werden. Zuletztgeborene erfahren früh, dass sie nicht den Stand der Älteren aufholen können. Ihre Chance, sich hervorzutun, liegt in der Fähigkeit, die eigene Situation gegenüber den älteren Geschwistern mit Humor zu nehmen. Jüngste Kinder bringen die Familienmitglieder entsprechend häufiger durch clowneskes Verhalten zum Lachen als Erstgeborene.

Spezielle Geschwisterpositionen erleben Zwillinge, Halbgeschwister, Adoptiv- und Pflegekinder. Zwillinge erfahren eine besondere Beziehungsrealität, da sie sich fortlaufend auf der gleichen Entwicklungsstufe befinden. Aufgrund ihrer Konstellation können sie oft mit ihrem gemeinsamen Auftreten ihren Wünschen Nachdruck verleihen und sich gegenseitig unterstützen. Die adoleszente Loslösung von den Eltern fällt Zwillingen manchmal schwerer.

In Patchworkfamilien können Kinder Stiefgeschwister und neue Halbgeschwister bekommen. Durch das Zusammenführen von zwei Geschwistersubsystemen ändern sich bisherige Konstellationen. Erstgeborene und jüngste Geschwistern können Mittelkinder werden. Je jünger die Geschwistergruppen sind, desto stärker wirkt sich ihr neues Zusammenleben aus. Ältere Kinder mischen sich in Patchworkfamilien weniger intensiv, betonen ihre ursprüngliche Geschwistergruppe als die eigene und erleben ihre ursprüngliche Geschwisterposition (Toman 2011).

Adoptivkinder können neue Geschwister eher als eigene anerkennen, wenn sie noch sehr jung sind. Adoptivkinder, die bei der Aufnahme in die Familie zwei Jahre und älter sind, entdecken dagegen eher die Unterschiedlichkeit in Bezug auf ihre Geschwister (ebd.). Pflegekinder können ein Geschwistersystem bereichern, beeinflussen die bisherige Geschwisterkonstellation jedoch nur bedingt, da ihr meist temporärer Aufenthalt in der Familie gewisse Distanzen wahrt.

Der Einfluss der Geschwisterposition auf die Persönlichkeits- und Lebensentwicklung wird in einer Untersuchung von Sulloway (1999) gezeigt. In einer Analyse von 6000 Lebensläufen von Schriftstellern, Wissenschaftlern und anderen prominenten Personen konnte er zeigen, dass sich jüngere Geschwister überproportional häufig in Positionen von Erneuerern mit innovativen Aufgaben wiederfanden und sich häufiger durch hervorragende kreative und unkonventionelle Leistungen hervortaten.

Geschwisterbeziehungen

Die formale Perspektive der Geschwisterkonstellationen ist immer in Relation zur Qualität der Geschwisterbeziehungen zu verstehen. Kasten (2003) betont wichtige Faktoren einer qualitativ-konstruktiven Geschwisterbeziehung, dies sind:

- der partnerschaftliche Umgang der Eltern miteinander.
- der elterliche Umgang mit den Kindern (Erziehungsstile).
- der geschwisterliche Umgang untereinander, der stark vom Altersabstand beeinflusst ist
- die familiäre Alltagsgestaltung
- ökonomische Einflüsse und Veränderungen in der Familie
- lokale Einflüsse wie Wechsel von Wohnort, Schule, sozialem Milieu etc.

In einer Langzeitstudie mit 395 Geschwisterpaaren sehen Reiss et al. (2000) neben genetischen Faktoren die Bedeutung einer gemeinsam geteilten Familienumwelt als hochwirksam für die Qualität von Geschwisterbeziehungen und ihre Einflüsse auf die Persönlichkeitsentwicklung.

Die Berücksichtigung von Geschwisterbeziehungen in der systemischen Praxis

Das Wissen über und die Analyse von Geschwisterbeziehungen kann in der Psychotherapie ein differenziertes Verständnis für die aktuelle Situation von Klienten ermöglichen. In der systemischen Praxis werden Geschwisterkonstellationen durch das Visualisieren eines Familiengenogramms erfasst (vgl. Abschn. 2.3.3). Die Positionen, die die Eltern in der Geschwisterreihe ihrer eigenen Herkunftsfamilie innehatten, können in einem mehrgenerationalen Familienstammbaum Hinweise auf mögliche Wiederholungen erlernter Interaktionsmuster geben (Hildenbrand 2005b). In der Arbeit mit jüngeren Kindern können diese Muster in die Visualisierung der Familie (»Meine Familie als Tiere«) einbezogen werden. Als direkte Ressource kann eine gemalte Geschwistergalerie genutzt werden, in der die Stärken und Fähigkeiten der Geschwister als Vorbildfunktionen thematisiert werden (Vogt, Hubert-Schnelle u. Clavée 2010). Mit dem Familienbrett (Ludewig u. Wilken 2000) können Familienkonstellationen dreidimensional dargestellt (vgl. Abschn. 2.3.5), die erlebte Nähe und Distanz in den Geschwisterbeziehungen veranschaulicht und, darauf aufbauend, Wunsch- und Zielbilder entworfen werden.

Im Setting der Familientherapie können Geschwister direkt in die Therapie einbezogen werden, wenn es darum geht, Perspektivenvielfalt zu ermöglichen. Insbesondere bei traumatisierenden Familienereignissen können die Geschwister als supportive, emotionale und mentale Ressourcen therapeutische Prozesse effektiv bereichern (Bugelnig 2008). Mit Aufstellungen und Familienskulpturen (Satir 2011) können die Geschwister sowohl bei einer Familienrekonstruktion wie auch als aktive Ressourcen beim Erfinden von Lösungen einbezogen werden (vgl. Abschn. 2.3.4).

Lewis (1986) führt in Multiproblemfamilien mit unzureichender Elternschaft »sibling therapy« durch und arbeitet dabei sogar ausschließlich direkt mit Geschwistersystemen.

3.10 Süchte

Rudolf Klein

Sie hatte »zwei unwiderlegbare Gründe [...], sich zu Tode zu trinken: das, was geschehen war, und das, was nicht« schreibt Philip Roth (2005, S. 12) in seinem Roman *Sabbaths Theater* und formuliert damit auf kurze und prägnante Weise den Kern süchtiger Dynamiken.

Allerdings zeigt sich dieser Kern nicht unmittelbar. Vordergründig imponiert süchtiges Verhalten in den Beschreibungen gängiger Diagnosemanuale durch einen unabweisbaren Wunsch nach einem bestimmten Erlebniszustand, der mit einer verminderten Kontrollfähigkeit bezüglich des Beginns, der Beendigung und der Menge des Konsums einhergeht. Weitere Kennzeichen sind die Entwicklung von Drogentoleranz und in manchen Fällen körperliche Entzugssyndrome. Diese treten bei Konsumbeendigung bzw. bei Reduktion der konsumierten Substanz auf (ein Umstieg auf Ersatzstoffe zur Vermeidung der Entzugssymptome ist möglich). Im Verlauf einer abhängigen Entwicklung werden andere Interessen zugunsten des Substanzgebrauchs vernachlässigt. Die Einnahme des Suchtmittels wird trotz nachweislich schädlicher körperlicher, psychischer und sozialer Folgen aufrechterhalten.

Aus einer systemischen Perspektive erscheint abhängiges Verhalten als eine komplexere Dynamik, die durch eine Verknüpfung zweier Hypothesen erklärt werden kann: einer Selbstorganisationshypothese, die v. a. die vordergründig beobachtbaren Zeichen einer Abhängigkeit fokussiert; und einer lebensgeschichtlichen Hypothese, die den anfangs erwähnten Kern süchtiger Dynamiken berücksichtigt.

Selbstorganisationshypothese

Süchtiges Verhalten wird als eine Dynamik verstanden, die sich aus dem spezifischen Zusammenspiel zwischen psychischen, biologischen und sozialen Systemen ergibt. Dies lässt sich folgendermaßen beschreiben.

Im psychischen System wird durch die Einnahme bewusstseinsverändernder Substanzen negativ bewertetes Erleben abgemildert oder aber positives Erleben ausgedehnt bzw. gesteigert. Innere Spannungszustände können dadurch sowohl kognitiv als auch emotional reguliert und damit gewünschte Erlebniszustände hergestellt werden. Die wiederholte und fortgesetzte Einnahme psychotroper Substanzen im Sinne einer Selbstmedikation wird dadurch attraktiv und wahrscheinlicher.

Im biologischen System zeigen sich nach einer gewissen Zeitspanne Toleranzentwicklungen, sodass gleiche psychische Effekte nur über eine Dosiserhöhung ermöglicht werden. Hirnphysiologisch bauen sich neuronale Netzwerke auf, die für kognitive und emotionale Reaktionen zuständige unterschiedliche Hirnareale miteinander verknüpfen (Tretter 1998) und metaphorisch als »Suchtgedächtnis« (Böning 2007) bezeichnet werden. Bei langjährigem Gebrauch des Suchtmittels kann es zu negativen Nebenwirkungen wie Entzugserscheinungen, neuronalen und anderen organischen Schädigungen wie Leberfunktionsstörungen, Ösophagusvarizen, Herz-Kreislauf-Beeinträchtigungen usw. kommen. Solche körperlichen Beeinträchtigungen werden psychisch als Stress bzw. als negative Spannung erlebt und durch einen vermehrten Substanzgebrauch – einer Selbstmedikation der Nebenwirkungen der Selbstmedikation – ausgeglichen.

Im sozialen System führt die Feststellung eines als Problem bewerteten Konsums auf der Ebene der Partnerschaft und Familie zu einem anfänglichen Wechselspiel von Bitten, Versprechen, Enttäuschen und wechselseitigem Anklagen. Erfolgt keine Änderung, entwickeln sich – je nach Konsumverhalten – wechselnde Koalitionen, teilweise über die Generationengrenzen hinweg (Villiez 1986). Die zunehmend konflikthaften und erfolglosen Veränderungsversuche führen in der Folge zu einer Verknappung emotionaler, ökonomischer und organisatorischer Ressourcen. Diese Entwicklung begünstigt bei den nichtsüchtigen Familienmitgliedern nicht selten körperliche und/oder psychische Probleme (R. Klein 2010). Darüber hinaus bilden sich rigide Fronten gegen die abhängige Person mit dem Ergebnis einer Spaltung des Systems und einer Exkommunikation der Abhängigen (Steinglass 1983, 1992).

Kinder sind unter solchen Milieubedingungen unberechenbaren Stimmungs- und Verhaltensschwankungen der Elternfiguren ausgesetzt und übernehmen oft Verantwortung für das psychische und physische Wohlergehen des süchtigen, aber auch des nichtsüchtigen Elternteils. Die damit unvermeidlich einhergehenden Überforderungen und unlösbaren Loyalitätskonflikte erhöhen das Risiko, im späteren Leben den eigenen Kompetenzen bei der Bewältigung existenziell bedeutsamer Herausforderungen zu misstrauen und im Extremfall selber für abhängige Entwicklungen gefährdet zu sein (Klein u. Zobel 1997; Zobel 2001), vor allem dann, wenn keine Möglichkeiten existieren, trotz dieser widrigen Umstände eine psychisch stabile, resiliente Entwicklung zu nehmen (Grossmann u. Grossmann 1995, 2011; Conen 2011).

Aber auch der außerfamiliäre Bereich des sozialen Systems ist betroffen: Am Arbeitsplatz werden z. B. Abmahnungen aufgrund von Arbeitsausfällen und Leistungsminderungen ausgesprochen. Es folgen Therapieauflagen oder auch Kündigungen. Mögliche Führerscheinverluste steigern das Risiko eines Arbeitsplatzverlustes zusätzlich. In der medizinischen Versorgung wird aufgrund suchtbedingter auffälliger Leberparameter oder anderer körperlicher Beeinträchtigungen die Sorge um das gesundheitliche Wohl geäußert, an die Vernunft appelliert und zu einer Verhaltensänderung aufgerufen. Diese familiären und außerfamiliären Ereignisse erhöhen das Stresserleben der trinkenden Person, was sie wiederum durch vermehrten Konsum zu regulieren versucht.

Die spannungs- und stressreduzierenden Lösungsversuche auf den Ebenen des psychischen, des biologischen und des sozialen Systems spuren eine wechselseitig sich stabilisierende und im Laufe der Zeit chronifizierende süchtige Dynamik mit dem Ergebnis einer massiv eingeschränkten Wahlfreiheit (Isebaert 1999, 2009) ein. Gleichzeitig existieren auf allen Systemebenen Ressourcen und Potenziale, die eine Änderung des süchtigen Verhaltens prinzipiell ermöglichen.

Die beschriebene Selbstorganisationshypothese erklärt zwar, wie sich süchtiges Verhalten entwickelt und auf welche Art es aufrechterhalten wird. Sie erklärt jedoch nur ungenügend, welche gegenwärtigen Anlässe und welche lebensgeschichtlichen Erfahrungen bei der Entstehung einer Abhängigkeit eine Rolle spielen können.

Lebensgeschichtliche Hypothese

Eine lebensgeschichtliche Hypothese verknüpft vier Faktoren miteinander: das abhängige Verhalten, die Bedingungen der gegenwärtigen Lebenssituation, relevante biografische Themen und die Herausforderungen, mit denen Klienten im Falle einer Veränderung zukünftig zu rechnen haben.

Eine abhängige Entwicklung entsteht meist in einem Lebensabschnitt, in dem die Stabilität des Lebenszusammenhangs nachhaltig infrage gestellt wird. Dies kann z. B. durch den Verlust des Arbeitsplatzes, durch das Ende einer Partnerschaft, den Tod von Angehörigen, die fällige Ablösung vom Elternhaus, durch Erkrankungen oder durch Auflösung des familiären Gefüges ausgelöst werden. Veränderungen existenziellen Ausmaßes kündigen sich an bzw. sind geschehen und lassen eine Transformation als zwingend notwendig erscheinen. Die Labilisierung des bisherigen Lebenszusammenhangs tritt ein, bevor sich eine neue Struktur herausgebildet hat. Schlimmer noch: Es ist unklar, ob es eine tragfähige, als lebenswert eingeschätzte Struktur jemals wieder geben wird. An solchen Punkten entstehen Notlagen, die sich als Verunsicherung, Angst, Wut und Trauer bemerkbar machen.

Berauschungen helfen in solchen Schwellenphasen (van Gennep 1986) zumindest vorübergehend, Unsicherheiten und Ängste ertragen zu können (Sloterdijk 1993). Sie können sogar als Hilfsmittel angesehen werden, sich der unvermeidlichen Transformation zu stellen und nach Lösungen für den notwendigen Übergang zu suchen. Führt diese Suche jedoch nicht zu als nützlich eingeschätzten Alternativen, beginnt die Entwicklung zu stagnieren. Die Berauschung mit ihrer entlastenden Wirkung droht sich dann im Sinne der Selbstorganisationshypothese zu verselbstständigen. Der Konsum entgleist zunehmend, und eine Entwicklung hin zu einer süchtigen Dynamik wird wahrscheinlich (R. Klein 2009a). Prinzipiell mögliche Reifungschancen, die durch existenzielle Herausforderungen eröffnet werden,

werden so weitgehend dissoziiert. Eindrucksvoll beschreibt Philip Roth in seinem Roman *Amerikanisches Idyll* die süchtige Entwicklung von Jessie, einer Mutter von fünf Kindern:

> »Richtig zu trinken begann sie erst, als sie (die Kinder, R.K.) aus dem Haus waren; anfangs trank sie nur, um ihre Stimmung zu heben, dann, um ihr Elend zu vergessen, und am Ende um des Trinkens willen« (2008, S. 447).

Berauschungen sind trotz des Risikos einer die Stagnation fördernden süchtigen Entwicklung attraktiv, weil mit ihnen die als unangenehm und überwältigend erlebte Übergangsphase erträglicher gestaltet werden kann. Für das Erleben von Überwältigung gibt es gleich mehrere Gründe: Zum einen werden der Abschied vom ehemals gewohnten Lebenszusammenhang und die damit verbundene Trauer als überfordernd bewertet. Zum anderen entwickeln sich selbst bei Realisierung des Verlustes keine Alternativen, weil die Ressourcen für die fällige Veränderung als unzulänglich erlebt werden. Darüber hinaus lösen die Anlässe, die den bisherigen Lebenszusammenhang nachhaltig infrage stellten, Affekte wie Scham und Schuld aus und fördern einen sozialen Rückzug. Und schließlich wird die Angst vor einer notwendigen Bewegung hin zu einer noch unbekannten und uneinschätzbaren Zukunft als Hinweis auf Überforderung eingeschätzt.

Gefördert wird eine süchtige Entwicklung zusätzlich durch einen biografischen Hintergrund, wenn auf kindliche Bedürfnislagen unangemessene Reaktionen von Erziehungspersonen erfolgten. Solche Reaktionen können von Überbehütung bis hin zu seelisch-körperlichen Vernachlässigungen reichen. Nicht selten finden sich traumatisierende Erfahrungen (Schäfer u. Krausz 2006) wie emotionale und/oder körperliche Vernachlässigungen, Misshandlungen bis hin zu sexuellen Übergriffen. Häufig wird von langjährig trinkenden Elternteilen, frühen Verlusten von nahen Bezugspersonen, Fremdunterbringungen oder unverarbeiteten Kriegserlebnissen berichtet (Brentrup 1990). Das Erleben von Einflusslosigkeit und Ausgeliefertsein, von Bindungsverunsicherung und der Angst vor dem Verlust von Zugehörigkeit limitiert nachhaltig das Vertrauen in die eigenen Kompetenzen zur Bewältigung existenzieller Übergänge.

Therapeutische Überlegungen

Vor dem Hintergrund der bisherigen Ausführungen lassen sich zu Beginn einer therapeutischen Begegnung zwei Szenarien süchtiger Dynamiken unterscheiden (R. Klein 2009b): Beim ersten ist das Leben der Abhängigen durch einen weitgehenden Zerfall sozialer Beziehungssysteme gekennzeichnet. Der abhängige Konsum hilft, die hoffnungslos erscheinende Lebenssituation erträglicher zu gestalten, und lässt sie dadurch weiter stagnieren.

Beim zweiten Szenario existieren noch halbwegs intakte soziale Beziehungssysteme. Allerdings kündigen sich Transformationsnotwendigkeiten an. Hier lässt sich eine Oszillation zwischen starkem und weniger starkem Konsum bis hin zu abstinenten Phasen beobachten, was eine zweifache Wirkung entfaltet: In Phasen abhängigen Konsums liefert dieser Hinweise auf notwendige Veränderungen und stellt den Lebenszusammenhang infrage. In abstinenten Phasen oder bei moderatem Konsum wird die Auseinandersetzung mit dem Nicht-mehr-Passenden verschoben bzw. verhindert und damit die Hoffnung aufrechterhalten, alles könne so bleiben, wie es war.

Die Anlässe für eine Aufnahme des Kontakts mit therapeutischen Hilfen können sehr unterschiedlich sein. Die Gründe reichen von selbst entschiedenen und freiwilligen Ausgangslagen bis hin zu Zwangskontexten. Auslöser sind bei einer Eigenmotivation selbst beobachtete Leistungsminderungen, sozialer Rückzug oder auch Sorgen um das gesundheitliche Wohl. Fremdmotivierte Auslöser, die Zwangs- oder Druckkontexte erzeugen, können z. B. Trennungsdrohungen durch Partner, Kündigungsandrohungen durch Arbeitgeber oder auch Änderungsaufforderungen durch die Agentur für Arbeit, Rentenversicherungen, Jugendämter oder Auflagen durch Gerichte sein. Je nach Zuweisungsart ergeben sich unterschiedliche Auftragskonstruktionen (R. Klein u. Kannicht 2011; R. Klein 2011).

Kommt es zur gemeinsamen therapeutischen Arbeit, eröffnet sie zunächst einen zeiträumlichen Kontext des »Zauderns« (Vogl 2008), der die eingespurten süchtigen Muster unterbricht, eine Auseinandersetzung mit dem Gegenwärtigen fördert und eine Entscheidung im Hinblick auf die aufgeworfenen Fragen noch nicht erwartet, sie gegebenenfalls sogar verzögert. Dieser Kontext eines legitimierten Zauderns stellt den Rahmen dar, in dem notwendige individuelle und das soziale System betreffende Reifungsschritte bedacht und experimentell hergestellt werden können, ohne dass sie bereits umgesetzt werden müssen.

In der Praxis finden sich unterschiedliche Behandlungskonzepte und therapeutische Vorgehensweisen, die sich auf dreifache Art differenzieren lassen: (1) ob sie eher für den ambulanten (Berg u. Miller 2009; R. Klein 2009a; Landau 2011) oder den stationären Kontext (Röser 2010) entwickelt wurden, (2) ob sie eher auf den Bereich legaler (Molter u. Osterhold 2009) oder illegaler Substanzen (Stachowske 2009) zielen und (3) ob sie eher für Jugendliche bzw. junge Erwachsene (Küstner, Sack u. Thomasius 2003) oder Erwachsene (Isebaert 1999; R. Klein 2009a) konzipiert sind. Prinzipiell kann eine Behandlung – bei aller Unterschiedlichkeit – in drei aufeinander aufbauenden Schritten beschrieben werden.

Im ersten Schritt geht es außer um affektive Rahmungsprozesse in der therapeutischen Begegnung um eine bessere Selbstregulation des Substanzgebrauchs. Wegen möglicher Entzugssymptome muss an parallel zu initiierende medizinische Begleitbehandlungen gedacht werden. Ein sorgfältiges Ambivalenzmanagement überwacht diese Phase, indem die positiven und negativen Seiten der Abhängigkeit und Nichtveränderung genauso berücksichtigt werden wie die positiven und negativen Seiten einer Veränderung. So entwickeln sich im Behandlungsprozess individualisierte Zielvarianten.

Im zweiten Schritt geht es um die Förderung von Neugierde und Interesse bezüglich der Auseinandersetzung mit der eigenen Gewordenheit. Z. B. damit, welche biografischen Erfahrungen und transgenerationalen Muster die abhängige Entwicklung begünstigt haben mögen und welche Resilienzfaktoren bisher noch zu wenig Beachtung für die Bewältigung anstehender Entwicklungsaufgaben fanden. Auch existenzielle Fragen im Hinblick auf die Art des (Weiter-)Lebens und der Umgang mit unwiederbringlich Verlorenem sowie unabänderlich Geschehenem werden berührt. Ein Prozess, bei dem die Hoffnung, doch noch Gerechtigkeit für Widerfahrenes bekommen zu können, aufgegeben und ein Vergeben (Retzer 2011) sich selbst und anderen gegenüber möglich werden kann.

Zu dieser Phase der Therapie passt eher eine Entschleunigung statt einer Beschleunigung des therapeutischen Prozesses, da sich Klienten nun mit grundlegenden Fragen auseinandersetzen. Zum Beispiel mit der Frage, ob sie sich zu einem unabhängigen Leben entscheiden können und ob Hoffnung ein Konzept ist, an das wieder geglaubt werden kann und für das es sich zu leben lohnt. Oder mit der Frage, welche abgelebten Hoffnungen losgelassen werden müssten, damit neue und lebbare Alternativen eröffnet würden. Die Antworten auf beide Fragen müssen dabei zu einem Zeitpunkt riskiert werden, zu dem die Konsequenzen einer solchen Veränderung weder psychisch noch sozial eingeschätzt werden können. Hier liegen Chancen, Hoffnungen, Sehnsüchte, aber auch Risiken, Trauer und Ängste eng beisammen. Eine neutrale, vor allem veränderungsneutrale therapeutische Haltung, verknüpft mit einer verlässlichen affektiven Rahmung, ist hierbei sinnvoll und nützlich.

In einem dritten Schritt geht es um die Fokussierung gegenwärtiger und zukünftiger sozialer Beziehungen zu Familie und Freunden sowie die Kooperation mit sozialen Agenturen. Durch Einladungen zu paartherapeutischen- und familientherapeutischen Sitzungen werden Familienmitglieder, sofern noch vorhanden, einbezogen. Bei diesem Schritt stehen Themen vergangener wechselseitig zugefügter Zumutungen und das Herausarbeiten noch funktionierender, gewünschter und erhaltenswerter Elemente der Paarbeziehung und Familie sowie das Ausloten zukünftig lebbarer alternativer Szenarien im Vordergrund. Ein zentrales Thema betrifft in dieser Phase die Frage von Vertrauen und Misstrauen. Ein entscheidender Punkt ist dabei, ob trotz der bisherigen gemeinsamen Lebenszeit die Partner einen Neuanfang mit noch unklarem Ausgang riskieren wollen oder ob sie angesichts des Geschehenen und des Zweifels an einer gemeinsamen Zukunft sich eher für eine Trennung entscheiden.

Im therapeutischen Prozess mit Abhängigen und ihren Angehörigen ist aufgrund der Ausgangslage mit heftigen Umstrukturierungen zu rechnen. Sie sind meist Zeichen eines positiven therapeutischen Verlaufs.

3.11 Essstörungen

Jürg Liechti

Ein uneinheitliches Bild

Wir unterscheiden bei den Essstörungen vier Syndrome: die Anorexia nervosa (Pubertätsmagersucht, asketisch-restriktiver und bulimischer oder Purging-Typ), die Bulimia nervosa (Ess-Brech-Sucht, Purging- oder Non-Purging-Typ), die Binge-Eating-Störung (Essanfälle) sowie unspezifische Essstörungen. Bei Übergewicht und Adipositas (Fettsucht) ist die psychogene Komponente weniger gesichert.

Essstörungen weisen weder ein einheitliches Störungsbild auf, noch gibt es die einzig richtige Therapie. Diagnostisch eröffnet sich der Betrachterin eine Bandbreite von passageren Modediäten bis zur tödlichen Kachexie (Kräfteverfall). Hinsichtlich Therapie und Prognose macht es einen Unterschied, ob ein Mädchen unter Peerdruck hungert, um sich damit Hänseleien zu entziehen, oder ob jemand die Nächte in sozialer Isolation und tiefster Verzweiflung mit Essanfällen und blutigem Erbrechen verbringt.

Systemisch-familientherapeutische Modelle

Für die frühe Familientherapie hatte die Magersucht eine paradigmatische Bedeutung. Ganze Familien in die Therapie der Magersucht einzubeziehen war in der Mitte des vorigen Jahrhunderts neu, Meldungen von spektakulären Erfolgen im Familiensetting ließen aufhorchen. Im Gegensatz zu einer bis dahin üblichen linearen und individualistischen Sicht wurde die Familie als Ganzes »in Aktion« untersucht. Folgende Modelle üben bis heute einen starken Einfluss auf die Entwicklung systemischer Therapie bei Essstörungen aus.

Die »psychosomatische Familie«

Das wohl einflussreichste Modell ist jenes der »psychosomatischen Familie«. Es geht auf die Gruppe um Salvador Minuchin aus der Philadelphia Child Guidance Clinic zurück (S. Minuchin, Rosman u. Baker 1995) und postuliert eine zirkuläre Kausalität zwischen dem prädisponierten »vulnerablen Kind« als eine Art Kristallisationskern und vier Merkmalen der familiären Transaktion, nämlich:

(1) *Verstrickung:* Enger Familienzusammenhalt und gleichzeitige fehlende innere Differenzierung und Abgrenzung mit wechselseitiger Abhängigkeit; Privatheit des Individuums wird dadurch behindert oder unmöglich gemacht).
(2) *Überfürsorglichkeit und Opferbereitschaft:* Man setzt sich übermäßig für das Wohl anderer ein, statt einmal für sich selbst zu sorgen – ganz nach dem Motto »Einer für alle – alle für einen«. Die protektiven Tendenzen können das

Ausmaß wechselseitiger »Bemutterung« und »Beelterung« annehmen und damit die Entwicklung von Autonomie und Eigenkompetenz hemmen.

(3) *Starrheit gegenüber Veränderung:* eine psychologische Trägheit in Bezug auf die notwendigen Veränderungen als Voraussetzung für Entwicklung und Reifung.

(4) *Konfliktvermeidung:* Als Unvermögen, unterschiedliche Positionen zu respektieren und auszuhalten – statt dass Konflikte ausgetragen werden, werden sie vermieden.

Neu bei diesem Modell war die Fokussierung auf das Prozesshafte des Geschehens. Die Somatisierung ist keine Folge einer linearen Kausalkette, sondern eines Transaktionsmusters kreisförmiger Rückkopplungen (Zirkularität). Der wechselseitigen Einbeziehung des Kindes und der Eltern in zirkuläre Transaktionen (Teufelskreise) kommt in diesem Modell große Bedeutung zu. Vom Kind aus betrachtet, das in den Elternkonflikt einbezogen wird, werden drei charakteristische Muster beschrieben:

(1) *Triangulation:* Das Kind kann sich nicht zur Lage äußern, ohne Partei für die eine bzw. gegen die andere Seite zu ergreifen.

(2) *Koalition mit dem Kind:* Das Kind steckt in einem stabilen Bündnis mit dem einen gegen den andern Elternteil.

(3) *Umleitung des Konflikts:* Die Eltern sind sich einig, dass das Kind krank ist und dass dies das einzige Problem der Familie darstellt.

Ein Kausalzusammenhang dieser Transaktionsmuster mit dem Entstehen von Essstörungen konnte nicht verifiziert werden (Vandereycken 2002). Dennoch tragen sie als unspezifische Risikofaktoren im Einzelfall zur Aufrechterhaltung des symptomatischen Verhaltens bei und eignen sich als Ansatzpunkt für eine wirksame (Familien-)Therapie.

S. Minuchin, Rosman und Baker (1995) distanzierten sich unmissverständlich von Schuldzuweisungen an die Eltern. Vielmehr erkannten sie in der wechselseitigen Verzahnung zwischen »vulnerablem Kind« und familiären Kennzeichen ein »organisierendes Prinzip«, das sich durch systemische Interventionen verändern lässt.

Der Maudsley-Ansatz (Maudsley Approach)

Ein evidenzbasierter Ansatz der Familientherapie bei Anorexie unter 18 Jahren, der am Maudsley-Spital in London entwickelt wurde (Dare u. Eisler 2000), orientiert sich an einer interaktionellen Systemsicht. Dabei wird der Familie als Ressource eine tragende Rolle für die Therapie zugewiesen. Der Erfolg wird wesentlich vom Engagement der Eltern bestimmt, folglich werden sie darin unterstützt, die Kontrolle über das Essverhalten ihrer Tochter zu erlangen. Es wird davon ausgegangen, dass die Essstörung die Patientin kontrolliert statt umgekehrt und dass keine Aussicht auf Besserung besteht, solange nicht die Eltern wieder die Führung übernommen haben. Der Gewichtszunahme wird Priorität vor der Klärung familiendynamischer Konflikte oder der Förderung der Autonomie der Patientin eingeräumt.

Weitere einflussreiche Modelle

Verschiedene systemisch-familientherapeutische Modelle bauen aufeinander auf und heben besondere Aspekte hervor, sei es in Bezug auf Erklärungen, das Setting oder die Indikation:

- Das strategische Modell (Haley 1985; Selvini Palazzoli et al. 2011; Nardone 2003) betrachtet das Symptom als Teil eines homöostatischen Mechanismus, den es mittels paradoxer Interventionen »auszuhebeln« gilt.
- Ausgehend von der Idee, dass Familien »offene Türen« haben (Aponte u. Hoffman 1973), fokussiert das Heidelberger systemische Modell (Weber u. Stierlin 2003) die bezogene Individuation im Kontext der Familie, d.h. die Entwicklung einer individuellen Identität und psychischer Grenzen bei gleichzeitiger Erhaltung der wechselseitigen Bezogenheit (»Ko-Individuation«).
- Das feministische Modell betont den Gender-Aspekt sowie die Partnerschaft zwischen Klientin und Therapeutin, es beruht auf einem kritischen Umgang mit normativen Modellen (Walters et al. 1995).
- Das Modell der Mehrgenerationentherapie (vgl. Abschn. 1.4.4) geht von der familiendynamischen Annahme aus, dass frühere Konflikte und konflikthafte Beziehungsmuster als Unerledigtes über mehrere Generationen weitergegeben werden und in der Gegenwart die Entwicklung hemmen können.
- Ein systemisches Modell zur Beschreibung und Behandlung der Bulimie auf einer explizit systemisch-konstruktivistischen Grundlage orientiert sich an den Ressourcen von Bulimiekranken (Gröne 2007).
- Das Modell der Multifamilientherapie ist ein tagesklinischer Ansatz, mit dem die emotionalen Beziehungen in der Familie signifikant verbessert werden und der vergleichbare Resultate wie die Spitalbehandlung zeigt (Scholz 2005).
- Multimodale Modelle kombinieren unterschiedliche Ansätze (z. B. systemisch und kognitiv-behavioral) zu »Behandlungsketten« und finden damit zunehmend empirische Unterstützung (Herzog, Munz u. Kächele 2004; Grünwald, Liechti u. Stauffacher 2010).

Zusammengefasst, erlauben wissenschaftliche Erkenntnisse zur Wirksamkeit von familienorientierten Ansätzen bei Essstörungen folgende Aussagen (vgl. Liechti 2008):

- Patientinnen unter 18 Jahren profitieren signifikant stärker vom Familiensetting
- Der Einbezug der Familie ist bei der ambulanten Auffütterungstherapie von entscheidender Bedeutung.

- Essstörungen bei Kindern und Jugendlichen unterscheiden sich in vielerlei Weisen von den Essstörungen bei Erwachsenen, sodass diesbezüglich unterschiedliche diagnostische Prinzipien entwickelt werden müssen.
- Bei der Bulimie sind kognitiv-behaviorale Ansätze am erfolgreichsten, während systemische Interventionen die Therapiemotivation verbessern können.
- Stationäre und ambulante Auffütterungstherapien ergeben ähnliche Resultate, sofern bei der ambulanten Therapie die Familie miteinbezogen wird.

Ein Hexagon der Therapiemaßnahmen

Ein wissenschaftliches Modell, das ein kausales Verständnis bietet, existiert nicht. Epidemiologische Studien zeichnen einen komplexen Wirkzusammenhang zwischen Risiko- und Schutzfaktoren auf gesellschaftlicher, familiärer, interaktioneller und individueller Ebene. In der Praxis steht die Frage im Zentrum: »Welche Patientin braucht in welcher Phase ihrer Erkrankung wie viel von welcher Therapie?« (Herzog u. Schweitzer 1994).

Individualisierte, fall- und phasenspezifische Maßnahmen lassen sich in der Form eines Hexagons zusammenfassen (Liechti 2008):

(1) Lebenserhaltung und Wiederherstellung einer normalen Ernährungssituation
(2) Bewältigung der systemimmanenten Motivations- und Compliance-Probleme
(3) Hilfe bei der Bewältigung spezifischer Störungssymptome
(4) Bewältigung der »Probleme dahinter« (Reifungs- und Entwicklungsprozesse)
(5) Berücksichtigung der Komorbidität
(6) Rückfallprophylaxe.

Multimodale Therapieansätze bei Essstörungen beziehen sich auf folgende Perspektiven:

- ernährungsmedizinische Maßnahmen zur Lebenserhaltung und Realimentation sowie zum Monitoring der somatischen Parameter
- systemische Familientherapie
- kognitiv-behaviorale Vorgehensweisen zum Üben, Durcharbeiten bzw. »Aushalten« sinnlich-korrektiver Erfahrungen (Exposition mit Gewichtszunahme, Normalisierung des Ess- und Gewichtsverhaltens, Bewältigung gestörter Körperwahrnehmung, Erlernen von Sozialfertigkeiten etc.)
- eine klärungsorientierte Perspektive (systemisch, kognitiv, psychodynamisch, gesprächstherapeutisch), die ein Verständnis, eine realistische Einordnung und sukzessive Bewältigung der (Entwicklungs-)Probleme »hinter« der Essstörung erlaubt. Dieser Aspekt darf nicht mit »Suche nach kausaler Ursache«

verwechselt werden (empirisches Wissen kann nicht retrospektiv erfasst werden). Vielmehr geht es um das Auf- und Durcharbeiten bisher vermiedener Inhalte zwecks Stärkung des Selbstwertgefühls.

Vier Therapiephasen

(1) Diagnostik, Differenzialdiagnostik und Indikationsstellung. Diese Phase impliziert das Erstellen der individuellen und Familienanamnese. Diagnostisch sind Individual- und Systemdiagnose zu unterscheiden (Fragebogen, Beurteilung durch erfahrene Kliniker). Von der Differenzialdiagnose her ist an internistische Erkrankungen (z. B. Insulinom) oder einen Hirntumor (z. B. Hypothalamustumor) zu denken. Auch ein Amphetamin-, Medikamenten- oder Drogenabusus oder primär psychische Störungen wie schwere Depressionen oder Schizophrenie sollten ausgeschlossen werden. Hier fehlen aber meist die Körperschemastörungen und die Gewichtsphobie. Die Indikation bzw. Kontraindikation z. B. in Bezug auf eine stationäre oder ambulante Therapie muss gestellt sein. Eine »weiche« Diagnostik berücksichtigt sowohl die Korrektheit der Abklärung wie auch die Art und Weise, wie ihr Ergebnis kommuniziert wird.

(2) Exploration eines Problemsystems, das alle (meist familiären, bindungsrelevanten) Personen umfasst, die in das Problem involviert bzw. signifikant davon betroffen sind, einschließlich der Patientin selbst, sowie die Transformation des Problemsystems in ein Therapiesystem.

(3) Die nachhaltige, d. h. von der Patientin (soweit nur möglich) selbst angestrebte und verantwortete (selbstverpflichtete) Normalisierung des Ess- und Gewichtsverhaltens entweder im Rahmen einer »Klinik zu Hause« oder einer stationären Behandlung sowie eine störungsorientierte Symptomverbesserung in den kognitiven Bereichen der Denk- und Wahrnehmungsmuster sowie im affektiven und Verhaltensbereich.

(4) Die Autonomiestabilisierung als Ausdruck verbesserter psychosozialer Anpassung und Lebenskompetenz. Wenn sich die Störungssymptome gelindert haben, ist der Weg frei für eine eher klärungsorientierte Therapie mit Themen der Individuation, (verspäteten) Ablösung und der sozialen Integration in die außerfamiliäre, schulische, Berufs- und Peerwelt. Falls eine Fortsetzung der Therapie erwünscht ist, geschieht dies meist im Einzelsetting.

Ambulante Therapie sollte nur durch erfahrene Fachleute durchgeführt werden. Gründe für die stationäre Aufnahme sind:

- massiver Gewichtsverlust (25 % unter Normalgewicht), keine ausreichende Flüssigkeitszufuhr, häufiges Erbrechen
- fehlende Gewichtszunahme trotz intensiver ambulanter Therapie

- fehlende Kooperation, körperliche Komplikationen, Suizidgefahr oder ausgeprägte Selbstverletzungstendenz
- Komorbidität mit schwerwiegenden psychiatrischen Erkrankungen.

Der Stellenwert der Spitalbehandlung ist indessen empirisch nicht geklärt. Überhaupt fehlen gesicherte Daten als Grundlage für die Wahl eines Settings (ambulant, teilstationär, stationär bzw. Einzel-, Familien-, Gruppentherapie) wie auch einer Therapieform im Einzelfall.

Risiken einer »zu raschen« stationären Therapie können sein:

- Entwicklung psychologischer Reaktanz, Pseudokooperation, »Hinausessen« (zeitweise Gewichtszunahme, um dem stationären Setting zu entfliehen), »Drehtürpsychiatrie« (wiederholte Aufnahmen aus dem gleichen Grund), »innerer Emigration« etc.
- Bei jüngeren Klientinnen besteht ein erhebliches Entwurzelungsrisiko (Entzug der Bindungspersonen als Folge der »Parentektomie« [der Vermeidung des Kontakts mit den Eltern], Verlust von Peerkontakten und der gewohnten Umgebung).
- Ausgrenzung von Ressourcen (z. B. Bindung und Fürsorge seitens der Eltern).
- Implizite Medizinalisierung: Die Spitalbehandlung vermittelt die (nicht immer berechtigte) Botschaft an die Angehörigen, dass das Problem nur eines der Patientin und unter Kontrolle der Behandler ist.
- Hospitalismus-Syndrom (Abschottung gegen realistische Lebenserfahrungen).

Der systemisch-familientherapeutische Zugang hat zur Verbesserung der Therapie von Essstörungen beigetragen. Dabei ist es entscheidend, dass Angehörige als Teil der Lösung aufgefasst werden, nicht als Teil des Problems. So aufgefasst, können sie viel dazu beitragen, dass möglichst frühzeitig eine Therapie beginnt (Sekundärprävention). Bei jungen Patientinnen sind bei einer frühzeitigen Therapie und bei Einbezug der Familien die Prognosen für eine Heilung recht günstig. Dass Familientherapie der Einzeltherapie bei der Behandlung der Magersucht überlegen ist, zeigt eine kürzlich in den USA publizierte Studie mit 121 Patientinnen (Lock et al. 2010): 49 % der Patientinnen aus der Familientherapiegruppe hatten nach einem Jahr das Normalgewicht erreicht, in den Kontrollgruppen mit Einzeltherapie waren es nur 23 %. Nur 10 % der Familientherapiegruppe hatten einen Rückfall gegenüber 40 % der Patientinnen mit Einzeltherapie.

3.12 Kinderschutz bei körperlicher, psychischer und sexueller Misshandlung und Kindesvernachlässigung

Renate Blum-Maurice und Jürgen Pfitzner

Gewalt gegen Kinder

Kinderschutz als professioneller Kontext für (nicht nur) systemische Beratung und Therapie beschäftigt sich mit unterschiedlichen Formen von Gewalt, durch die Kinder in ihren Familien physisch und psychisch verletzt werden, in ihrer Entwicklung Schaden nehmen und in manchen Fällen zu Tode kommen. Dazu zählen neben psychischen, physischen und sexuellen Misshandlungen auch alle Formen der Kindesvernachlässigung. Darüber hinaus gilt die Aufmerksamkeit auch typischen Risikokontexten für eine Gefährdung des Kindeswohls, etwa in besonderer Weise mehrfach belastete familiäre Konstellationen, Familien mit substanzabhängigen oder anders psychisch beeinträchtigten Eltern, Eltern mit eigenen traumatischen Gewalterfahrungen, hochstrittige oder gewalttätige Konflikte zwischen Eltern vor und nach einer Trennung oder arme Familien in prekärer sozioökonomischer Lage.

Eine systemische Perspektive bezieht sich nicht nur auf die Gefährdung von Kindern in ihren Familien, sondern auch auf die Gefahr für Eltern, an ihrer Verantwortung den Kindern gegenüber gewalttätig zu scheitern. Ursachen und Gründe solcher Entwicklungen entstehen und verfestigen sich in einem multifaktoriellen Prozess, dessen angemessene Erfassung hohe Komplexität der Betrachtung und die Integration mehrerer Blickwinkel erfordert. Dementsprechend reicht für die Beschreibung und das Verständnis innerfamiliärer Gewalt die Fokussierung auf das verletzende Verhalten bzw. das Gewalthandeln im engeren Sinne nicht aus. Die starke affektive Aufladung, die zwangsläufig mit allen Formen von Gewaltandrohung und -handeln einhergeht und auch die Beobachter einbezieht, erfordert eine Haltung engagierter und reflexiver Distanz zugleich.

Gewalt gegen Kinder ist häufig mit Konflikten im Kontext eines mehrgenerationalen Beziehungssystems verbunden. Eine besondere Rolle spielen dabei die primären Bindungserfahrungen der Eltern und deren Auswirkungen auf ihre Persönlichkeit und Beziehungsfähigkeit in der Gegenwart. Kinder werden in ihren Familien zu überforderten Adressaten von Bindungswünschen ihrer Eltern, leiden unter negativen Zuschreibungen, die der elterlichen Konfliktvermeidung dienen, werden offen oder subtil zur Parteinahme für einen Elternteil und gegen den anderen aufgefordert, müssen für emotionale oder sexuelle Wünsche zur Verfügung stehen oder übernehmen versorgende Funktionen für ihre Eltern (Parentifizierung). Auf diese Weise werden Kindern Funktionen der Konflikt- und Spannungsregulation für ihre Eltern übertragen, mit denen sie aufgrund ihrer mangelnden Reife überfordert sind. Die daraus resultierende Frustration der Eltern steigert wiederum die Wahrscheinlichkeit gewalttätigen Verhaltens den Kindern gegenüber. In vielen Fällen finden sich hier transgenerationale Wiederholungen von Verletzungen, die den Eltern selbst in ihrer Vergangenheit zugefügt wurden. Auch wenn in ihrer Kindheit misshandelte Eltern sich oft wünschen, ihren Kindern andere Erfahrungen ermöglichen zu können, sind sie in ihren Fähigkeiten, sich empathisch und selbstsicher auf die Bedürfnisse ihrer Kinder einzustellen, doch oft erheblich eingeschränkt, vor allem dann – das lehrt die Resilienzforschung –, wenn sie zu wenig alternative positive Beziehungserfahrungen machen konnten. Insofern kann elterliche Gewalt als Ausdruck des Versuchs verstanden werden, aus Angst vor weiteren Verletzungen bzw. Ohnmachtserfahrungen die bedrohliche Komplexität familiärer Beziehungen zu reduzieren und mit Gewalt unter Kontrolle zu halten.

Neben den familiendynamischen Faktoren spielen soziale Belastungen eine entscheidende Rolle. Beide bedingen sich gegenseitig, oft findet eine wechselseitige Verschärfung der Situation statt. Hoher psychischer Stress erschwert Erwerb, Aufbau und Inanspruchnahme sozialer Ressourcen, und hoher sozialer Stress verschärft psychische Not und Beziehungskonflikte.

Trotz aller belastenden Stresswirkungen, die sich aus einer mehrdimensionalen psychosozialen Mangelsituation ergeben, begreift eine systemische Sichtweise die Eltern grundsätzlich als verantwortliche und verantwortungsfähige Akteure. Entsprechend ihrem jeweiligen Entwicklungsstand gilt das auch für Kinder und Jugendliche. Damit wird eine zukunftsorientierte Sicht ermöglicht, die auf alternative Handlungsmöglichkeiten aller Beteiligten fokussiert. Durch die Betonung von Schuld und die Reduktion auf Täter und Opfer wird eine solche Sicht verstellt oder gar verhindert.

Beratung und Therapie bei Gewalt gegen Kinder

Nachdem Gewalt gegen Kinder in der Familie lange Zeit kaum wahrgenommen oder sogar verleugnet wurde, stellen die Themen der Kindeswohlgefährdung und der Gewalt in Familien heute ein medial, politisch und fachlich weithin durchgesetztes Kernthema gesellschaftlicher Diskurse und staatlichen Handelns dar.

Gesellschaftliche Erwartungen kommen im gesetzlich verankerten Recht des Kindes auf eine gewaltfreie Erziehung (BGB § 1631, Abs. 2) sowie in der vorrangigen elterlichen Verantwortung für den Schutz des Kindeswohls (GG, Art. 6) zum Ausdruck. Damit ist Gewalt gegen Kinder als wichtiges, gesellschaftliches Problem anerkannt, das eine öffentliche Verantwortung über die Familie hinaus begründet, wie man am Anspruch von Eltern auf Hilfe zur Erfüllung ihrer elterlichen Pflichten (SGB VIII) erkennen kann.

Die zum Teil aufgeregte gesellschaftliche Debatte über familiale Gewalt, die sich oft an spektakulären, bewegenden Einzelfällen festmacht, stellt einen für die Haltung und das Handeln professioneller Helfer enorm einflussreichen Bedeutungszusammenhang her, dem sich niemand entziehen kann. Bei der Beratung und Therapie von Familien, Eltern und Kindern geht es daher niemals nur um die Beziehung zwischen Therapeuten und Klienten und um die schwierige Balance zwischen Neutralität bzw. Allparteilichkeit und dem professionell-ethischen Engagement für die Kinder als Schutzbedürftige, vielmehr übernimmt die Beraterin durch den Schutzauftrag bei Kindeswohlgefährdung (SGB VIII §§ 8a und 8b, KKG § 4) öffentliche Verantwortung, aus der heraus sie gegenüber der Familie und dem öffentlichen Hilfesystem Position beziehen muss.

Bedingungen des Hilfezugangs

Einige Konsequenzen für den Zugang zu betroffenen Familien seien hier genannt:

- Mit der Übernahme einer Beratung oder Therapie wird der Berater zwangsläufig zum Teil eines Problemsystems, das durch vorgefertigte soziale Konstruktionen gesteuert wird. In der Regel »handelt es sich um einen expliziten oder impliziten Zwangskontext, der den Bewegungs- und Definitionsspielraum, d. h. die Autonomie der Beteiligten einengt« (Levold 1997a, S. 64).
- Die Dramatisierung und Skandalisierung der körperlichen und sexuellen Gewalt gegen Kinder in der Öffentlichkeit verdankt sich eher der offensichtlichen Faszination in den Medien als der Gefährdungsrealität. Laut einer UNICEF-Studie (2003) ist die Vernachlässigung die häufigste Form von Gewalt gegen Kinder mit Todesfolge. Im Fokus öffentlicher Aufmerksamkeit und Erregung steht dagegen vor allem der sexuelle Missbrauch, und zwar in polarisierenden verurteilenden und moralisierenden Darstellungen, die die Wahrnehmung der zugrunde liegenden komplexeren Dynamiken erschweren.
- Die Sorge um das Kind, die Angst vor Fehleinschätzungen und der öffentliche Druck gehen auch im Hilfesystem gelegentlich mit der Tendenz einher, Komplexität auf simple Dualismen von Gut und Böse, Täter und Opfer zu reduzieren, die konstruktive Entwicklungen behindern (Levold, Wedekind u. Georgi 1993, S. 289).

Dieser Kontext bestimmt die Ausgangsbedingungen von Beratung und Hilfe aufseiten der Klienten wie aufseiten der Berater ganz erheblich mit. Die Wahrnehmung des Hilfeangebots durch die Klienten und die Wahrnehmung ihrer Rolle durch die Helfer stellen eine besondere systemische Herausforderung dar.

Als typisch für die Anfangsphase von Beratung und den schwierigen Zugang v. a. zu unfreiwilligen Klienten kann hier festgehalten werden: Das zu behandelnde Problem wird nicht von den Klienten selbst benannt, sondern von einem erweiterten Hilfesystem vorgegeben. In aller Regel deutet schon der Überweisungskontext auf ein institutionell erweitertes Problemsystem hin, das aufgrund expliziter und impliziter Aufträge sozialer Kontrolle und der Möglichkeit von Zwangsmaßnahmen als Zwangskontext beschrieben werden kann. Die Erwartungen und Aufträge aller Akteure dieses Zwangskontexts an die Therapie müssen zu Beginn und prozessbegleitend sorgfältig berücksichtigt und geklärt werden.

- Die zugrunde liegende Informationslage ist meist unklar. Bereits von anderen angestellte und eigene Vermutungen können nur als Hypothesen behandelt werden, auch wenn Darstellungen im Hilfeauftrag zuweilen wie Gewissheiten daherkommen. Solange keine Klarheit hinsichtlich der genauen Problemkonstellation besteht, kann – je nach Gefährdungsgrad – der Beginn der Therapie eine Unterbringung des Kindes an einem sicheren Ort voraussetzen.
- Die Schwierigkeit vieler Eltern, den Verletzungshergang offenzulegen, liegt einerseits in ihrer Angst begründet, als rohe und gefühllose Eltern beschuldigt zu werden und eventuell ihr Kind zu verlieren, andererseits in ihren Erfahrungen mit institutionellen Eingriffen in ihre Herkunftsfamilien.
- Zum Verständnis der Eltern ist die Einbeziehung ihrer Herkunftsgeschichte sinnvoll, erfordert aber wegen eventueller Traumatisierungen ein behutsames Vorgehen. Aus einer frühen Dissoziation von Schmerz- und Ohnmachtserleben kann eine bis ins Erwachsenenalter andauernde Schwierigkeit resultieren, überhaupt eine dialogische Beziehung einzugehen und – erst recht – Hilfe anzunehmen.
- Hilfeangebote oder gar Verpflichtung zur Annahme von Hilfe können vor diesem Hintergrund eine schwerwiegende »Zumutung« für betroffene Eltern darstellen. Ein Hilfekontakt, der Hoffnung auf Veränderung belebt, kann zugleich große Angst davor auslösen, wieder enttäuscht zu werden, und wird deshalb durch passive Anpassung oder durch u. U. auch aggressive Verweigerung vermieden. Die Fähigkeit bzw. die Bereitschaft, Hilfe anzunehmen, ist deshalb schon an sich als Ressource zu betrachten (Blum-Maurice 2002), auf deren Grundlage eine mentalisierungsbasierte Vorgehensweise (Allen, Fonagy u. Bateman 2011) die behutsame Entwicklung einer therapeutischen Beziehung und Veränderungsbereitschaft ermöglichen kann.
- Gefordert ist eine Haltung der Zuwendung und Aufmerksamkeit für alle Familienmitglieder, hohe Ambiguitätstoleranz für wechselhafte und oft genug von Rückschlägen und Enttäuschungen begleitete Entwicklungen und angemessene Entschlossenheit im Benennen der Risiken und der zu erreichenden Ziele (Borst u. Lanfranchi 2011, S. 12). Die Einbindung in ein unterstützendes Team kann diese Haltung maßgeblich erleichtern.

Therapeutischer Umgang

Es ist unumgänglich, sich in der therapeutischen Beziehung normativ zu positionieren, d. h., mit den Eltern deutlich zu klären, dass der therapeutische Vertrag eine Verantwortung der Therapeuten für den Schutz des Kindeswohls beinhaltet und dass – unter Beachtung der für eine therapeutische Beziehung erforderlichen Vertraulichkeit – in der überwiegenden Zahl der Fälle eine transparente Kooperation mit anderen Institutionen des Hilfesystems stattfinden wird. Die klare Bekundung dieser Verantwortung ist sowohl unabdingbar für die Anschlussfähigkeit des therapeutischen Handelns im fallbezogenen übergreifenden Problemsystem als auch eine Voraussetzung für das weitere therapeutische Arbeiten.

Die therapeutische Beziehung muss in diesen Fällen einen Spagat zwischen Förderung und Einschränkung der Klientenautonomie vollziehen. Für das Ziel, Entwicklungen therapeutisch zu fördern, die einen reiferen Umgang mit Beziehungen und den Verzicht auf Gewalt zur Kontrolle von Ohnmacht und Angst in Beziehungen ermöglichen, ist es notwendig, die Eltern als Subjekte anzusprechen und ihre Autonomiebedürfnisse ernst zu nehmen. Auch wenn unzweideutig klar sein muss, dass ihre verletzenden Handlungen nicht tolerierbar sind, ist es wichtig, sie ruhig, ohne Vorwurf und mit Geduld anzusprechen, sie spüren zu lassen, dass sie als Kundige für ihre aktuelle Familiensituation gewürdigt werden und ihre Erlebensweisen und Beziehungsbeschreibungen als subjektive Wahrheiten respektiert werden. Gleichzeitig kann es im Interesse der Sicherheit der Kinder notwendig sein, Interventionen zum Schutz der Kinder zu billigen oder selbst zu initiieren, was die Autonomie der Eltern zwangsläufig einschränkt und mitunter zu heftigen affektiven Reaktionen führen kann (vgl. Levold 1999a).

Dieses Beziehungsparadox sollte als therapeutisch zu bewältigendes Dilemma angenommen werden. Eine Aufteilung von Zuständigkeiten im Hilfesystem für Kinderschutz einerseits und Therapie für die Familie andererseits provoziert Identifikationen mit jeweils nur einer Seite sowie eine Kampf- und Ausgrenzungsdynamik, in der das Spannungsfeld der Beziehungen zwischen Liebe und Gewalt (vgl. Borst u. Lanfranchi 2011) aus den Augen verloren geht.

Das von Levold, Wedekind und Georgi (1993) vorgeschlagene Konzept der Übernahme einer parentalen Position verbindet Verantwortung für den Schutz der Kinder mit einer therapeutischen Haltung, die den Eltern ihre Verantwortung belässt. Es unterscheidet zwischen dem gewalttätigen Verhalten und der Person der Eltern einerseits sowie zwischen den verletzenden Interaktionen und der Eltern-Kind-Beziehung als Ganzes andererseits. Motivationale Aspekte, Zumutungen, die sich aus dem skizzierten Zwangskontext ergeben, und Lösungsbemühungen im System können dann in authentischer Weise respektvoll und wertschätzend behandelt werden. Die positive emotionale Rahmung der Beziehung zwischen Therapeuten und Familie erlaubt die Entwicklung überschaubarer Aufgaben und kleiner Veränderungsschritte. Das können sein: eine bisher unterbliebene Auseinandersetzung mit den Eltern der Eltern, Aufgaben, die die wechselseitige Berücksichtigung partnerschaftlicher Bedürfnisse und Befürchtungen neu oder in anderer Weise angehen, oder die Deeskalation von Erziehungskonflikten durch ein verändertes elterliches Verhalten. Diese Aufgaben sollten immer wieder auf den gemeinsam definierten Auftrag bezogen und daraufhin überprüft werden, inwieweit sie Unsicherheiten und Ängste auslösen oder Selbstwirksamkeitserleben ermöglichen.

Eine flexible Settinggestaltung ist dabei von besonderer Bedeutung. Sie schafft Raum für die heftigen Affekte und markiert funktionale familiäre Grenzen und Hierarchien.

Die therapeutische Arbeit mit gewaltbelasteten Familien erfordert einen langen Atem, geduldiges und wiederkehrendes Hinweisen auf Lösungen und Kompetenzen sowie zeitnahe Krisenhilfen. Vor allem in Fällen von Kindesvernachlässigung gehört dazu auch die Übernahme von Verantwortung für das Zustandekommen von Terminen und Prozesskontinuität aufseiten der Therapeuten. Auch in der Arbeit mit zunächst nicht freiwilligen Klienten kann auf diese Weise Vertrauen in den therapeutischen Prozess und Motivation zu Beziehungs- und Verhaltensänderungen entstehen, die dazu führen, dass Eltern entweder die Verantwortung für den Schutz und die Versorgung ihrer Kinder übernehmen oder aber einer Fremdunterbringung im Interesse der Kinder zustimmen können.

3.13 Psychosen, Depression und Angst

Gerhard Dieter Ruf

Psychische Störungen haben eine multifaktorielle Genese im biologischen, psychischen und sozialen System mit komplex verwobenen Ursache-Wirkungs-Beziehungen. Beispielsweise belastet die psychische Störung eines Mitglieds die Familie, und die Reaktion der Familie wiederum beeinflusst den Verlauf der Störung, auch wenn diese Wechselwirkungen den Beteiligten nicht bewusst sein müssen. Probleme werden beeinflusst durch die Ideen der Betroffenen von der Störung und den Hilfsmöglichkeiten. Das systemische Vorgehen fokussiert daher auf die Wirklichkeitskonstruktionen der Betroffenen und bietet alternative Narrative an, die Veränderungen beim Betroffenen und seiner Familie anstoßen können. Eine Auswahl solcher möglichen Narrative soll im Folgenden skizziert werden.

Schizophrenie – Angst vor Verantwortung und Schuld

Bei Patienten mit der Diagnose einer Schizophrenie ist das therapeutische Narrativ einer Angst vor Schuld und Verantwortung, verbunden mit einem Ausstieg aus sinnhafter Kommunikation, mit Wahn, psychotischem Verhalten und Rückzug in eine eigene innere Welt hilfreich (Ruf 2005).

Es werden Verhaltensweisen vermieden, die schuldig machen könnten, wie Abgrenzung oder Neinsagen. Adoleszente verzichten auf eine mit Enttäuschung der Eltern verbundene Ablösung und versuchen, es *gleichzeitig* den Eltern, sich selbst und vielleicht der Partnerin recht zu machen (»synchrone Zeitorganisation«, Retzer 2004). Um einerseits niemanden zu verletzen und andererseits bei Meinungsverschiedenheiten nicht zum Verlierer zu werden, legt man sich in der Familie nicht fest, vermeidet eine Klärung von Regeln und Positionen (»weiche Beziehungsrealität«, Stierlin 1981), entwertet die Positionen der anderen oder steigt durch psychotische Symptome (Maier 2003) aus der Kommunikation aus. Die Deutung der Symptome als psychische Krankheit führt zu einer Lösung, weil der Betroffene in seiner Wahnwelt autonom bleibt und gleichzeitig von Schuld freigesprochen wird. Die familiäre Kommunikation dreht sich um die Krankheit, andere Probleme treten in den Hintergrund. Nicht selten wird das psychotische Mitglied aus der familiären Kommunikation ausgeschlossen (»Exkommunikation«, Retzer 2004).

Zentral in der systemischen Therapie ist die Balancierung von Gewinn und Preis einerseits des psychotischen Verhaltens, andererseits einer Verantwortungsübernahme für Entscheidungen, die anderen schaden könnten. Unter Wahrung von Veränderungsneutralität (ebd.) steht die Auflösung des Krankheitskonzepts mit zirkulären Fragen im Vordergrund (»Was würde es bedeuten, wenn die Störung keine Krankheit wäre?«). Man kann z. B. die Aufgabe stellen, der Patient solle immer dann, wenn Konflikte in der Familie drohen, sagen, er höre innere Stimmen. Nach dieser paradoxen Symptomverschreibung (Selvini Palazzoli et al. 2011) kann das Muster nicht mehr unbewusst ablaufen, es ist offengelegt, und man kann sich in der Therapie nun auf die Lösung der Konflikte konzentrieren. Ein therapeutisches Splitting (»Ein Teil von mir würde Ihnen empfehlen …, ein anderer Teil in mir sieht es aber anders und würde das Gegenteil für richtig halten …«) kann helfen, Ambivalenz zu ertragen. Durch eine Externalisierung (»Wenn Ihre Psychose ein Mensch wäre, wäre sie ein Mann oder eine Frau? Wenn die Normalität ein Mensch wäre …?«) kann das bisher im Patienten lokalisierte Problem handhabbarer gemacht werden (vgl. Abschn. 1.3.10; Retzer 2004; White u. Epston 1990). Die synchrone Zeitorganisation kann diachronisiert werden durch Einführung eines zeitlichen Nacheinanders in einem Ritual (»Verhalten Sie sich montags, mittwochs und freitags immer so, wie Ihre Mutter es von Ihnen erwartet! Dienstags, donnerstags und samstags verhalten Sie sich entsprechend den Erwartungen Ihres Vaters! Sonntags haben Sie frei!«). Ein exkommunizierter Patient kann wieder in die Kommunikation eingeführt werden, wenn man der unverständlichen Kommunikation einen Sinn zuschreibt (»Sie haben sicherlich gute Gründe, sich mir jetzt unverständlich zu zeigen«). So lernen der Patient und die Familie schrittweise, Verantwortung zu übernehmen und die Risiken veränderter Verhaltensweisen auf sich zu nehmen. Die Vorwegnahme des Vermeidbaren durch die Frage, wie es der Patient schaffen könnte, wieder in einen psychotischen Zustand zu kommen, kann der Rückfallprophylaxe dienen.

Depression – Angst vor Schwäche und depressiven Verstimmungen

Bei der Therapie der Depression ist die Annahme einer Angst vor Schwäche bzw. Versagen und depressiven Verstimmungen ein hilfreiches und im Gespräch anschlussfähiges Konstrukt.

Extrem hohe Erwartungen (»depressive Grundannahmen«, Beck 2010) an sich selbst führen zwangsläufig zu Frustration und Versagensgefühlen. Man überlastet sich bis zur Erschöpfung und wird schließlich durch die Depression quasi zur Ruhe gezwungen, die man sich dann wegen des Krankheitsetiketts ohne Gesichtsverlust gönnen kann. Ein Depressionskreislauf (Ruf 2005) kann bei leichten Verstimmungen in die Depression führen: Wenn man sich einmal schlechter fühlt und nun die Idee hat, das sei der Beginn einer Depression, fühlt man sich natürlich noch schlechter; das bestätigt die Idee einer beginnenden Depression, sodass man sich noch mehr deprimiert fühlt; usw.

Therapeutisch hilft es, den Blick auf das familiäre System zu erweitern und den Nutzen eines depressiven Rückzugs zu besprechen (»Was hat sich alles dadurch gebessert?«). Man kann das Symptom verschreiben, sich etwa in bestimmten Situationen depressiv zu zeigen, auch wenn man gar nicht depressiv ist. Um eine aktive Einstellung hervorzurufen, sollte der Therapeut eher die passive Seite besetzen (»Ist die Zeit für eine mit Anstrengung verbundene Veränderung schon gekommen? Wäre es eher angebracht, in einer Klinik Kraft zu schöpfen?«). Eine Anerkennung des Opfers, das der Betroffene durch sein Engagement für die Familie erbringt, ist wichtig und kann in einem Opferritual verdeutlicht werden.

Fallbeispiel

Eine depressive Patientin wollte den erwachsen werdenden Kindern eine harmonische Familie bieten und passte sich jahrelang an. Als Hausaufgabe sollte sie zu Hause eine Kommode zu einem Altar umgestalten, die Bilder ihrer Kinder daraufstellen und täglich davor zu sich sagen: »Ich verzichte auf die Erfüllung meiner Wünsche zugunsten des Familienzusammenhalts, um die Ablösung meiner Kinder möglichst lange hinauszuzögern.« In der folgenden Sitzung erklärte sie, sie habe die Aufgabe nicht erledigt, weil Aufopfern nicht ihr Thema sei; sie wolle mehr an sich denken.

Bipolare affektive Störung – Angst vor Trennung

Patienten mit phasenweise depressivem oder manischem Verhalten und der Diagnose einer bipolaren affektiven Störung sind der therapeutischen Deutung einer besonderen Angst vor Verlust oder Trennung von der Familie meistens gut zugänglich.

Wegen der Idee, Konflikte würden Beziehungen zerstören und man sei ohne Familie nicht lebensfähig, vermeidet man Konflikte und akzeptiert bei Meinungsverschiedenheiten oft einen Pseudokonsens. Es liegt eine harte Beziehungsrealität mit klaren Werten und Regeln vor (Stierlin 1981). Der Zentralkonflikt dreht sich um die Wünsche nach Zusammenbleiben und Nähe einerseits, nach als beziehungsgefährdend erlebter Trennung und Distanz andererseits. Diese unvereinbaren Strebungen werden in der depressiven und der manischen Phase zeitlich *nacheinandergeordnet* (»diachrone Zeitorganisation«, Retzer 2004). In Zeiten der Symptomfreiheit und verstärkt in der depressiven Phase lebt der Betroffene die Wünsche nach Nähe aus und klammert sich an die Familie, während er in der manischen Phase auf die Seite der Trennung und Distanz mit unkontrolliertem Verhalten geht. Die Krankheitsdiagnose erlaubt das phasenweise Ausleben von Nähe- bzw. Distanzbedürfnissen ohne Gefährdung des familiären Zusammenhalts. Vor allem manische Verhaltensweisen würden von Angehörigen nicht toleriert, wenn sie von einem absichtlichen Verhalten ausgehen würden.

Therapeutisch kann man den Patienten ermutigen, das Nacheinander von Nähe- und Distanzverhalten aufzugeben und Gleichzeitigkeit auszuprobieren: in der manischen Phase depressives Verhalten zu üben, in der depressiven Phase manisches Verhalten. Angehörige können spielerisch raten, wann das gezeigte Verhalten gespielt und wann es echt ist. Man kann das Krankheitskonzept hinterfragen und die Konsequenzen einer alternativen Deutung der Symptome als bewusstes Verhalten erörtern; dann kann man die Vor- und Nachteile der beiden Sichtweisen gegeneinander abwägen und überlegen, welche Sichtweise für den Patienten und seine Familie besser wäre. Die harte Beziehungsrealität kann durch eine geäußerte Ambivalenz des Therapeuten oder durch Teamsplitting aufgeweicht werden. Die Besprechung der Funktionen der manischen und depressiven Zustände kann mit einer Warnung vor einem dauerhaften Verzicht auf diese Phasen verbunden werden.

Fallbeispiel

Zweifel an ihrem Freund führten bei Frau A. zu einem Rückzug in eine schwere Depression statt zur Beziehungsklärung, weil das Ansprechen dieser Zweifel zur Trennung hätte führen können. Die Idee der biologisch bedingten Depression löste das Problem, weil ihr Freund sie nicht für ihren inneren Rückzug verantwortlich machte. In der Therapie wurden die Vor- und Nachteile der verschiedenen Sichtweisen durchgesprochen. Sie wurde ihrem Freund gegenüber mutiger und kam in eine leichte manische Phase. Ein Heiratsantrag ihres Freundes löste eine erneute schwere Depression aus. Ich intervenierte paradox: »Ich bin mir nicht sicher, ob die Therapie gut für Sie ist, weil herauskommen könnte, dass Ihre Angst vor der Heirat zur Depression führte; dann hätten Sie die Verantwortung, ihm zu sagen, dass Sie nicht heiraten wollen; es wäre einfacher zu sagen, dass die Depression eine Stoffwechselstörung ist.« In der folgenden Sitzung meinte sie, ich hätte sie verwirrt, aber an meiner Aussage sei etwas Wahres, seitdem gehe es ihr gut. Sie lehnte den Heiratsantrag ab, plante aber mit ihrem Freund die Zukunft. Die Depression war stabil verschwunden.

Schizoaffektive Störung – Angst vor Machtverlust

Eine schizoaffektive Störung wird diagnostiziert bei gleichzeitigem Vorhandensein schizophrener und depressiver oder manischer Verhaltensweisen. Hier ist die therapeutische Beschreibung einer Angst vor einer Niederlage bei Auseinandersetzungen hilfreich.

Viele der davon betroffenen Patienten und ihrer Familienmitglieder kennen keine Grautöne zwischen Macht und Ohnmacht. Schizophrene und manisch-depressive Muster wechseln sich ab (Retzer 2004). Auch die Beziehungsrealitäten wechseln; manchmal sind Regeln und Beziehungen eindeutig klar, dann wieder völlig verwaschen und unklar. In häufigen Streitgesprächen geht es um Rechthaben und Sieg. Wenn der Kampf aussichtslos erscheint, führen psychotische Symptome zu einer Deeskalation mit Klinikeinweisung und Distanz von der Familie.

In der systemischen Therapie wird das Muster durch pragmatische Lösungen gestört. Konflikte sollten enttotalisiert werden. So müssen Entscheidungen nicht bis ans Lebensende gelten, sondern nur für einen begrenzten Zeitraum. Durch Fragen bei gleichzeitiger Vermeidung von Antworten und Interpretationen stört der Therapeut die Wirklichkeitskonstruktion der Familie, es gäbe richtige und falsche Sichtweisen und Positionen. Durch Mitteilung der eigenen therapeutischen Ambivalenz oder Berichte über geteilte Meinungen im Team (Teamsplitting) wird das Entweder-oder-Muster aufgeweicht. Wenn der Therapeut im Konflikt die Extrempositionen besetzt, kann der Patient (bei Familientherapie auch seine Familie) mittlere Positionen besetzen (»Was halten Sie für wahrscheinlicher: dass Ihre Frau Sie umbringt oder dass Sie Ihre Frau umbringen?«).

Dysthymia – Angst vor Harmonieverlust

Eine Dysthymia wird bei jahrelangen leichten depressiven Verstimmungen diagnostiziert. Hier kann in der Therapie eine Angst vor Harmonieverlust als Zurückstellen eigener Bedürfnisse gedeutet werden; man opfert sich auf und lernt somit nicht, Konflikte einzugehen und auszuhalten.

In der systemischen Therapie ist das zentrale Thema das Abwägen der Chancen und Risiken von Veränderung im Sinne vermehrter Durchsetzung eigener Bedürfnisse und des Äußerns von Ärger und Aggressionen. Hierdurch kann einerseits vor Veränderung gewarnt, andererseits zur probeweisen Provokation negativer Reaktionen anderer ermutigt werden, anstatt sie zu vermeiden.

Angststörung – Angst vor der Angst

Angststörungen kann man als Angst vor der Angst, vor allem der Angst vor eigenen Autonomiebestrebungen, verstehen, die als beziehungsgefährdend erlebt werden.

Betroffene haben in der Regel einen besonders hohen Autonomieanspruch, übernehmen zu viel Verantwortung und übergehen die eigenen Geborgenheitswünsche. Die Angstsymptomatik steht im Dienste des Beziehungserhalts: Wegen der Ängste gehen sie nicht mehr aus dem Haus, haben weniger Verantwortung und bekommen Geborgenheit durch die Familie. Sie unterdrücken ängstigende Wünsche nach Autonomie und Verantwortungsübernahme und versuchen, die Angst bewusst zu kontrollieren. Weil sie aber hierdurch noch mehr in den Fokus der Aufmerksamkeit gerät, muss man sie noch stärker kontrollieren usw. (Schumacher 2008). Die begleitenden körperlichen Symptome der Angst (z. B. Herzklopfen) können in einen Angstkreislauf münden, wenn sie als Vorzeichen eines Panikanfalls gedeutet werden und so die Angst steigern, was wiederum die körperlichen Symptome verstärkt (Beck u. Emery 1981).

In der Therapie wird Angst als hilfreiches Warnsignal vor Gefahren neu bewertet. Die Störung des Patienten wird umgedeutet als Problem, normale Angst nicht ertragen zu können; demzufolge könne das Therapieziel nur sein, Angst ertragen zu lernen. Das Produzieren und Ertragenlernen von Angst kann als Hausaufgabe gestellt werden. Nach der Erforschung der Funktion des Symptoms im sozialen Umfeld sollte man eher vor einem (zu schnellen) Verlust der Angst warnen und besprechen, wie man die Angst notfalls zurückholen könnte. Die Aufgabe, sich probeweise in anonymer Umgebung unbeliebt zu machen, kann helfen, von Anerkennung unabhängiger zu werden.

Borderline-Störung – Angst vor Verletzungen

Man kann bei Patienten mit einer Borderline-Störung meistens einen Zusammenhang zwischen traumatischen Kindheitserfahrungen und daraus resultierenden Ängsten vor Verletzungen und Enttäuschungen beschreiben.

Sie erleben die Welt als feindselig, sich selbst als machtlos und unfähig zur Impulskontrolle. Sie spalten die Welt in ihrer Wirklichkeitskonstruktion in Extreme auf, während Grautöne fehlen. Weil die Schwarz-Weiß-Bilder im Alltag nicht lange durchgehalten werden können, wechseln sich die ambivalenten Seiten (Gut/Böse, Hoffnung/Hoffnungslosigkeit, Nähe/Distanz) schnell ab (Ebbecke-Nohlen 2000). Kleine Anlässe genügen, um aus idealisierten Menschen Feinde zu machen. Eine besondere Kommunikationsform stellen in dissoziativen Zuständen ausgeführte Selbstverletzungen dar (Schleiffer 1998), die dem Patienten Kontrolle über seinen Körper verschaffen und regulierende Funktionen bezüglich der Steuerung der Gesprächsthemen übernehmen. Besonders wichtig sind ein ressourcenorientiertes Vorgehen mit positiven Konnotationen, positives Reframing der Vergangenheit und Fokusverschiebung auf die Stärken (»Wie haben Sie es geschafft, trotz ihrer schwierigen Vergangenheit so viel zu erreichen? Was hat Ihnen geholfen, in der Missbrauchssituation zu überleben?«; Ruf 2005). Man sollte auf Ängste und Risiken in der therapeutischen Beziehung explizit eingehen (»Falls ich erreichen wollte, dass Sie die Therapie abbrechen, was müsste ich tun? Ich bitte Sie, mich zu warnen, wenn unser Gespräch in eine falsche Richtung geht!«). Wenn der Patient den Therapeuten durch provokative Fragen und Abwertungen testet, ob dieser (etwa im Gegensatz zu seinen Eltern) ihn erträgt, sollte dieser Test positiv konnotiert und verschrieben werden. Eine wertschätzende Haltung gegenüber den bisherigen Lösungsversuchen des Patienten ermöglicht eine Erörterung der Funktion und damit eine Kontextualisierung der Symptome sowie des Preises, der für die Aufgabe oder die Beibehaltung der Symptome entrichtet werden muss. Selbstabwertungen (»Ich bin ein schlechter Mensch!«) können durch Aufgaben durchbrochen werden, wie z. B. sich täglich zehn Minuten im Spiegel zu betrachten und als »schlechten Menschen« ertragen zu lernen.

Fallbeispiel

Die 26-jährige Frau B. ritzte sich seit Jahren an den Armen und hatte zwei Suizidversuche, eine ambulante Psychotherapie und eine stationäre psychiatrische Behandlung hinter sich. Anders als ihre Mutter suchte sie nach dem Sinn des Lebens und nach bedingungsloser Liebe. Auf meine Frage, was zu einem Therapieabbruch führen würde, antwortete sie: »Wenn Sie mir etwas unterstellen würden.« Meiner Bitte, mich zu warnen, wenn versehentlich eine solche Situation entstünde, kam sie in der Folgezeit mehrfach nach und erarbeitete sich mit dem Ansprechen von Enttäuschungen neue Konfliktlösungsmöglichkeiten. Trotz andauernder verbaler Verletzungen durch Vater und Bruder hielt sie engen Kontakt zu ihrer Familie, um Anerkennung zu bekommen. Ich sprach mit ihr über den Preis ihres Verhaltens und stellte ihr die Hausaufgabe, ihre Trauer über die familiäre Situation fünf Minuten täglich hochkommen zu lassen und zu erleben. Diese Trauerarbeit führte zu einer deutlichen Stimmungsaufhellung und zu einem neuen Verhalten: In klärenden Gesprächen konnte sie die Beziehung zum Bruder verbessern. Das Fehlen von Liebe zum Freund und die daraus resultierende Trennung schrieb sie ihrer eigenen Unzulänglichkeit zu. Ich führte als neue Sichtweise ein, dass möglicherweise ihre Gefühle adäquat sein könnten, und sprach mit ihr Chancen und Risiken durch, falls sie ihren Gefühlen trauen würde. Wegen ihrer Unvollkommenheit hasste sie sich; die Hausaufgabe, sie solle sich täglich fünf Minuten im Spiegel betrachten und sich als »schlechten Menschen« ertragen lernen, brachte sie zum Schmunzeln und zu mehr Selbstakzeptanz. Analog empfahl ich ihr, es sich ab und zu gut gehen zu lassen trotz ihrer in ihren Augen schlechten Umwelt. In der elften Sitzung ging es ihr gut, sie hatte sich seit Monaten nicht mehr geritzt und konnte ihren Gefühlen mehr vertrauen.

3.14 Systemische Familienmedizin

Werner Geigges

Definition

J. Weakland (1977) prägte den Begriff »Familiensomatik« und setzte sich für die Nutzung der familiendynamisch-interaktionellen Perspektive auch bei Krankheiten mit organisch bedingter Pathologie ein. Bloch erfand den Begriff »systemische Familienmedizin« (1983, *Family Systems Medicine*) als Schnittpunkt von Familientherapie, Systemtheorie und Medizin.

Systemische Familienmedizin ist charakterisiert durch die Anwendung systemischer Sichtweisen und Interventionstechniken auf den Gebieten der Biomedizin und Gesundheitsversorgung (Kröger, Hendrischke u. McDaniel 2000). Ziele sind u.a., chronische Krankheiten besser zu bewältigen, die Kommunikation innerhalb der Familie und mit den beteiligten Behandlern zu verbessern, die Akzeptanz eines nicht heilbaren medizinischen Problems zu erleichtern oder Unterstützung bei notwendigen Veränderungen des Lebensstils zu bieten (McDaniel, Hepworth u. Doherty 1997; Kröger et al. 1998).

Wichtige Prinzipien systemischer Familienmedizin sind:

- enge Kooperation mit Patientenfamilien und ihre Einbeziehung bei der Krankenversorgung
- patientenbezogene Kooperation von Experten durch Bildung interdisziplinärer Behandlungsteams.

Wirksamkeit systemischer Familienmedizin

Es ist gut belegt (von Sydow et al. 2007), dass die Wirksamkeit somatischer und psychotherapeutischer Interventionen wächst, wenn Angehörige in die Behandlung einbezogen werden. Im medizinischen Alltag findet die Anwendung dieses Wissens kaum statt. Mögliche Gründe sind:

(1) die zögerliche Inanspruchnahme durch Familien selbst: Familienangehörige befürchten, dass sie psychiatrisch »stigmatisiert« werden könnten
(2) die hohe Komplexität des Behandlungsmodells
(3) die notwendige Kooperation im Helfersystem
(4) der hohe Aufwand von Mehrpersonensettings
(5) die Nichtberücksichtigung des Ansatzes in den gültigen Behandlungsleitlinien.

Diagnostische Konzepte: Zugang zu familiären Wirklichkeiten

Folgende fünf Gesichtspunkte erweisen sich in der systemischen Familienmedizin als nützlich:

(1) das Konzept des Lebenszyklus (Carter u. McGoldrick 1980)
(2) interpersonale Beziehungsmuster in Familien mit einem schwer bzw. chronisch kranken Mitglied: das »Circumplex-Modell« von Olson (Olson, Russell u. Sprenkle 1983)
(3) Kranksein als narrative Wirklichkeit (Penn 1983)
(4) Familie und therapeutisches Setting als neue Systemebene
(5) Phasenmodell terminaler Erkrankungen aus psychosozialer Perspektive (Rolland 1994).

Chronische Krankheit im Lebenszyklus der Familie

Schwere oder chronische Krankheiten können in allen Stadien des Lebenszyklus einer Familie auftreten und beeinflussen die diese Stadien charakterisierende Entwicklungsdynamik der Familie in besonderer Weise. Betrachten wir zum Beispiel Familien mit Kindern in der Adoleszenz: Die Hauptaufgabe dieser Entwicklungsphase ist die allmähliche Ablösung der Kinder, die sich mehr ihrer Peergruppe zuwenden und auf der Suche nach eigener Identität und eigenen Lebenszielen sind. In einer solchen Situation führt die schwere Erkrankung eines Familienangehörigen leicht zum Abbruch bzw. Aufschub dieser Ablösungsdynamik; Regressionstendenzen und Abhängigkeits-Autonomie-Konflikte können die Folge sein. Individuationsbemühungen werden oft schuldhaft verarbeitet (Ausbruchschuld). Erleidet ein Elternteil eine schwere Erkrankung, werden heranwachsende Kinder häufig mit entsprechenden Elternfunktionen betraut und damit wieder stark an die Familie gebunden. Dies hemmt ihren Ablösungsprozess, selbst wenn sie sich diesem Aufgabentransfer verweigern und sich zurückziehen, da erfolgreiche Individuation stets »bezogene Individuation« bedeutet: Wir können uns nur miteinander und müssen uns gleichzeitig gegen unsere wichtigen Bezugspersonen individuieren (Stierlin 2001a).

Ein Kind kann auch den unbewussten elterlichen Auftrag (Delegation) erhalten, das Leben eines früh verstorbenen Geschwisters weiterzuführen und die von der Familie in dieses Geschwister gesetzten Erwartungen und Ideale zu erfüllen. Dadurch vermeidet die Familie die Trauerarbeit.

Interpersonale Beziehungsmuster in Familien mit einem schwer bzw. chronisch kranken Mitglied

Aus systemischer Sicht ist das Verhalten jedes Elements eines Systems zugleich Ursache und Wirkung. Aus der zirkulären Verschränkung und Verstärkung interaktiven Verhaltens in der Familie entwickeln sich familiäre Muster in Form von Interaktions- und Kommunikationsmustern. Systematisierende Beschreibungen solcher familiären Muster können als Grundlage einer Familientypologie dienen. Beispielhaft sei hier das »Circumplex-Modell« von Olson (Olson, Russell u. Sprenkle 1983) genannt, das auf den beiden Dimensionen »Kohäsion« und »Anpassungsfähigkeit« (Adaptabilität) beruht. Das Modell geht davon aus, dass eine bestimmte Balance von Kohäsion und Anpassungsfähigkeit für die Entwicklung und das Funktionieren einer Familie optimal ist. Eine schwere bzw. chronische Erkrankung kann unter Umständen eine Zerreißprobe für die Familie und ihre Organisationsstruktur bedeuten. Manche Familien versuchen, diese Erschütterung ihrer Lebensstruktur zu verleugnen, indem sie rigide an diesen bisherigen Strukturen festhalten (niedriger Grad an Adaptabilität), andere zeigen Auflösungstendenzen (niedriger Grad an Kohäsion). Mithilfe des Circumplex-Modells untersuchten Wirsching und Stierlin (1994) Familien mit einem Bronchialkrebskranken ein bis zwei Wochen, drei Monate, ein Jahr und zwei Jahre nach Beginn der medizinischen Behandlung (Operation oder Chemotherapie): Es fanden sich ein bis zwei Wochen nach der medizinischen Behandlung ein starker Zusammenhalt auf der Kohäsionsebene, auf der Ebene der Anpassungsfähigkeit eine sehr geringe Veränderungsbereitschaft. In solchen Fällen konzentrieren sich alle Kräfte auf den Erhalt der Familien-Homöostase. Stabilität wird durch komplementäre Beziehungsformen hergestellt, d. h., die Familienmitglieder ergänzen sich. Wirkt ein Mitglied hilfsbedürftig, ängstlich oder resigniert, dann unterstützen es die anderen, verhalten sich betont optimistisch; die verschiedenen Positionen können häufig auf abrupte Weise vertauscht werden, sogar während eines Gespräches. In stabilen Paarbeziehungen findet sich im familienmedizinischen Alltag sehr häufig ein typisches komplementäres Muster, in dem sich der betroffene kranke Partner psychisch eher stabil präsentiert, während der körperlich gesunde Partner klinisch relevante Angstsymptome entwickelt.

Kranksein als Narrativ

Um die chronische bzw. schwere Krankheit als medizinisches Konstrukt bilden sich sprachliche Sinnumwelten, ein Netzwerk von Geschichten, durch die Krankheit zum sozialen Phänomen, zur sozialen Wirklichkeit wird. Die Bedeutung einer Krankheit wird so in einem interaktionellen Prozess konstruiert. Jede Familie verfügt über geschichtlich erworbene Erfahrungen in der Bewältigung von Lebensereignissen und Lebenskrisen (Mehrgenerationenperspektive), eine »Familiengeschichte«, analog der individuellen Lebensgeschichte. Um diese Familiengeschichte ranken sich Traditionsbildungen und Familienmythen, z.B. Harmonie-, Entschuldigungs-, Wiedergutmachungs- und Rettungsmythen, die für die Familie eine Abwehr- und zugleich Schutzfunktion erfüllen. Solche Familiengeschichten, z.B. im Sinne tradierten Wissens über Ätiologie, Verlauf und Bewältigung von Krankheiten bzw. über erfolgreiche Heilungsstrategien, bilden auch eine Art Matrix für aktuelle bzw. künftige Reaktionen einer Familie auf eine schwere Erkrankung. Vor allem aus therapeutischen Gründen ist es deshalb sehr wichtig, diese Welt der Familiengeschichten, Mythen und Überzeugung genau zu erkunden und in die Therapieentscheidungen einzubeziehen.

Familie und therapeutisches Setting als neue Systemebene

Durch die häufige Inanspruchnahme ambulanter und stationärer medizinischer Behandlungen, meist über viele Jahre, entwickeln sich intensive Beziehungen zwischen Familien mit einem chronisch kranken Mitglied und dem ambulanten oder stationären Behandlungsteam. Zu Hause wird häufig über Meinungen und Verhaltensweisen von Ärzten, Pflegenden und anderen Mitgliedern des Helfersystems gesprochen. Oft werden Familien auch durch widersprüchliche Auskünfte seitens des medizinischen Behandlungsteams in ihrer eigenen Handlungsfähigkeit geradezu gelähmt, sie erleben sich als hilflos, ängstlich und verärgert. Umgekehrt können Mitglieder des Behandlungsteams in vorbestehende Familienkonflikte verwickelt werden, indem sie etwa mit Eltern von chronisch kranken Kindern implizit um die Erziehungskompetenz konkurrieren bzw. in sehr verstrickten Familien mit geringer Grenzziehung zu Quasifamilienmitgliedern werden. Psychosomatische Konsiliar- und Liaisondienste finden im Aufzeigen und Supervidieren solch dysfunktionaler Interaktionsmuster zwischen Familien und therapeutischem Setting in Kliniken eine lohnende Aufgabe.

Phasen familiärer Krankheitsverarbeitung

Rolland (1994) wies früh auf die wichtige Interaktion zwischen den Charakteristika einer chronischen Erkrankung und den Entwicklungsphasen einer Familie hin und entwarf ein Phasenmodell terminaler Erkrankungen aus psychosozialer Perspektive. So kann zum Beispiel eine Akut- bzw. Diagnostikphase von einer terminalen und einer Trauerphase unterschieden werden. In der Akut- bzw. Diagnostikphase wird die Zunahme der beschriebenen familiären Kohäsion häufig begleitet von engen Beziehungen zu den medizinischen Therapeuten. In der Therapiephase ist es vor allem der Patient, der sehr eng mit dem Medizinteam verbunden ist. Die Familie als Ganzes beginnt, tendenziell wieder Lebens- und Zukunftsorientierung zuzulassen. Diese Orientierung verstärkt sich in der Remissionsphase und bleibt doch beeinflusst von der Krankheit. Durch ein Rezidiv, z. B. einer Krebserkrankung, stehen die familiären Kräfte wie in der initialen Phase ausschließlich im Dienste der Krankheitsbewältigung, bis die Balance zwischen Lebens- und Zukunftsorientierung wieder einsetzt. In der terminalen Phase und Trauerphase tritt meist neben die Anstrengung der Krankheitsbewältigung eine allmähliche Distanzierung zwischen Patient und dem Rest der Familie sowie dem medizinischen Team ein. In der Trauerphase dreht sich die Familiendynamik noch eine Zeit lang um die Krankheit des Verstorbenen und die Krankheitsbewältigung, gefolgt von einer zunehmenden Lebens- und Zukunftsorientierung. Die Familie steht vor der Aufgabe einer tiefgreifenden Neuorganisation: Lebensziele sind wieder aufzunehmen und Werteorientierung und Beziehungen neu zu definieren.

Familientherapeutische Hilfen für Familien mit einem kranken Mitglied

Familientherapeutische Intervention bei einem schwer kranken Angehörigen fokussieren unterschiedliche Zielebenen:

- unmittelbare emotionale Entlastung, Abbau von Schuldgefühlen und Respektieren von Abwehrmechanismen
- Förderung der familiären Kohärenz und Unterstützungsfunktion
- Veränderung dysfunktionaler Bewältigungs- und Interaktionsmuster
- patientenbezogene Kooperation von Experten aus dem medizinischen-, dem psychosozialen- und dem nichtmedizinischen Bereich durch Bildung interdisziplinärer Behandlungsteams (McDaniel, Hepworth u. Doherty 1997).

Die therapeutische Haltung, die sich in der Arbeit mit Familien mit einem kranken Mitglied bewährt und über viele Forschungs- und Theoriedefizite hinweghilft, sieht im Therapeuten wesentlich einen »Dialogermöglicher«, d. h. jemanden, der seine Aufgabe darin sieht, in diesen Familien den befreienden Austausch und Dialog und damit bis zuletzt eine bezogene Individuation zu ermöglichen (Stierlin 2001a). Wesentlich geht es bei den therapeutischen Interventionen darum, alle Familienmitglieder als Betroffene anzuerkennen und sie dabei zu unterstützen, möglichst alle Gefühle der Betroffenheit zuzulassen. Emotionale Reaktionen lösen unter den Familienmitgliedern häufig starke Unsicherheit, Hilflosigkeit, Ängste und Scham aus. Voraussetzung für gegenseitige Unterstützung ist eine möglichst offene Kommunikation zwischen den Angehörigen. Die Bereitschaft dazu kann durch Familiengespräche gefördert werden. Die Erfahrung offener Kommunikation verbindet sich für die Betroffenen mit dem Erleben sozialer Unterstützung durch die Familienangehörigen, geringerer Ängstlichkeit, Ungewissheit sowie Depressivität und einem höheren Maß an eigenen Kontrollüberzeugungen und Selbstbewusstsein und führt zu einem Rückgang somatischer Beschwerden (McDaniel, Hepworth u. Doherty 1997). Ein anderer wichtiger Behandlungsfokus besteht darin, der Krankheit Grenzen zu setzen und Freiräume für alle zu schaffen.

In jedem Fall muss es Ziel familienmedizinischer Interventionen sein, die Autonomie und Fähigkeit des Familiensystems zur Selbstorganisation zu fördern und der Gefahr einer Fixierung an therapeutische Institutionen entgegenzuwirken.

Besondere Settings und Interventionen in der Familienmedizin

Familienkonferenz

Modellhafte Ansätze finden sich zum Beispiel in der neurologischen Frührehabilitation (Neumann-Zielke 2003). Im stationären Rehasetting nehmen alle mit dem betreffenden Patienten arbeitenden Teamkollegen und die nahestehenden Angehörigen unter der Leitung eines im jeweiligen medizinischen Fachgebiet, hier also neuropsychologisch qualifizierten und familientherapeutisch geschulten Psychotherapeuten teil.

Indikationsstellungen zur Durchführung solcher Familienkonferenzen im neurologischen Rehasetting sind:

- Vermeidung der Auseinandersetzung mit den medizinischen Diagnosen und daraus resultierenden Handicaps
- Inakzeptanz und Verständnisprobleme gegenüber der komplexen Situation des Störungsbildes und den daraus resultierenden Veränderungen im sozialen Umfeld
- inadäquate Erwartungen an die Erfolge der laufenden Rehabilitationsphase
- Schwierigkeiten, das Therapiekonzept und daher die Funktion der Angehörigen für die weitere Entwicklung des Patienten verständlich zu machen

- Mangel an interaktiven Kompetenzen der Angehörigen im Umgang mit dem Patienten
- Überforderung durch die Vorbereitung auf die poststationäre Versorgung
- Notwendigkeit der Forcierung einer Entscheidung
- Konfliktpotenziale zwischen den Angehörigen
- Kommunikationsprobleme zwischen Angehörigen und Mitarbeitern der Station, welche nicht ausschließlich auf dyadische Prozesse beschränkt sind
- Angehörige mit erheblichen Defiziten in der Einteilung ihrer Ressourcen.

Der Ablauf solcher Familienkonferenzen folgt den typischen Abläufen im familienmedizinischen Setting:

(1) Joining
(2) Kontext- und Auftragsklärung, Erwartungen der Familie bzw. des Paares
(3) Krankheit und Auswirkungen – Betrachtung aus verschiedenen Perspektiven
(4) Behandlungsplanung
(5) Gesprächsabschluss.

Multifamilientherapie

Therapeutische Settings, die mit mehr als einer Familie, etwa in Mehrfamiliengruppen, systemisch arbeiten, haben sich etwa seit Ende der 1990er-Jahre in verschiedenen Bereichen der Erwachsenenpsychiatrie und -psychotherapie etabliert (Asen 2006), z. B. bei der Arbeit mit Psychotikern (McFarlane 2002), mit Alkohol- und Drogenabhängigen und somatisch Erkrankten.

Im Bereich der Kinder- und Jugendpsychiatrie wird Multifamilientherapie bei der Behandlung von Patienten und Patientinnen mit Anorexia nervosa (Scholz et al. 2003) und schweren sozialen und emotionalen Störungen sowie bei der Arbeit mit sogenannten Multiproblemfamilien angewendet. In Multifamiliengruppen teilen die Familien ihre Erfahrungen, Kompetenzen und ihr Repertoire effektiver Strategien. Kommunikation und soziale Kontakte der Familien werden so gefördert, Außenseiterrollen und Stigmatisierung abgebaut (vgl. ausführlich Abschn. 2.2.3).

Netzwerk- und Helferkonferenzen

Solche »interdisziplinären« Fallkonferenzen haben im klinischen Bereich (z. B. bei interdisziplinären Schmerz- und Tumorkonferenzen) bereits eine längere Tradition. Fallkonferenzen, bei denen koordiniert und abgestimmt und gemeinsam Behandlungspläne erstellt werden, helfen erheblich dabei, diagnostische und therapeutische Ressourcen einzusparen.

Aufsuchende Familientherapie

In einem Forschungsprojekt »Rehabilitation in der Hausarztpraxis« konnte bei Patienten mit nicht zufriedenstellenden Langzeitbehandlungen durch ein Case-

Management mit aufsuchender Familientherapie in vielen Fällen eine hilfreiche Wendung in der beobachteten Chronifizierungsspirale der Patientinnen erreicht werden, insbesondere der Ausstieg aus den nahezu ritualisierten Abläufen in der Kooperation zwischen Ärzten und Patienten (Schaub 2008).

Stationäre Familienrehabilitation

Seit etwa dem Ende der 1990er-Jahre stehen in Deutschland Konzepte der familienorientierten Rehabilitation zur Verfügung, z. B. bei krebskranken Kindern und ihren Angehörigen oder jungen Patienten mit Herzkrankheiten oder Mukoviszidose. In diesen speziellen Behandlungssettings wird insbesondere versucht, dem Doppelaspekt des familiären Unterstützungssystems einerseits als wesentliche Ressource des betroffenen kranken Familienangehörigen, andererseits als durch die Krankheit des Angehörigen vielfachen Belastungen ausgesetztes System gerecht zu werden. In einer prospektiven Studie (West et al. 2009; Goldbeck et al. 2011) konnte die Effektivität eines solchen Familienrehabilitationsprogramms sowohl hinsichtlich der Lebensqualität der betroffenen Eltern als auch der psychischen Entlastung der chronisch kranken Kinder (mit Krebserkrankungen, schweren kardialen Erkrankungen, zystischer Fibrose) nachgewiesen werden. Die Effekte waren auch sechs Monate nach der Intervention weiter nachweisbar. Interessanterweise hatte die Diagnose der Kinder keinerlei Effekt in Bezug auf das Belastungsniveau der Eltern.

Präventive Ansätze in der systemischen Familienmedizin

Eine wirksame Primärprävention muss zu einem Zeitpunkt beginnen, an dem Gesundheitsprobleme noch nicht vorliegen, d. h. früh im Leben: Ein gesundheitsrelevanter Lebensstil wird früh geprägt. Dabei spielt die Familie eine Schlüsselrolle (K. E. Bergmann, R. L. Bergmann u. Dudenhausen 2010). Deshalb liegt es nahe, werdende und junge Familien zu einer Zielgruppe für gesundheitsfördernde und primärpräventive Bildungsangebote zu machen. Ergebnisse einer bundesweiten Repräsentativerhebung (ebd.) zeigen ein großes Interesse werdender und junger Eltern an Krankheitsvermeidung und einer gesunden Entwicklung ihrer Kinder. Programme für die Gesundheitsförderung, an denen junge Eltern mit ihren Kleinkindern teilnahmen, erwiesen sich als sehr effektiv: Kenntnisse und Fähigkeiten der Eltern wurden verbessert, viele wichtige Krankheits- bzw. Gesundheitsrisiken wurden vermindert und die psychomotorische Entwicklung der Kinder signifikant gestärkt. 2007 wurde das nationale Zentrum Frühe Hilfe (NZFH) geschaffen (Cierpka 2011), das seither insgesamt zehn Bundesmodelle zur Implementierung von Präventionsmaßnahmen in der frühen Kindheit fördert. Ziel ist es, Kindern durch eine möglichst wirksame Vernetzung von Hilfen des Gesundheitswesens und der Kinder- und Jugendhilfe früher und besser vor gesundheitlichen Gefahren und Risiken zu schützen. Die Programme zielen auf die Identifikation von und den Zugang zu sogenannten Risikofamilien, d. h. hoch belasteten Familien, unter anderem durch in Familienberatung zusätzlich qualifizierte Familienhebammen als zentrale Bezugs- und Unterstützungspersonen. Durch die »Geh-Struktur« (d. h., die Familienhebammen gehen zu den Familien in ihr heimisches Umfeld) werden Hemmschwellen der betroffenen Familien schnell abgebaut. Unterstützt wird die Familienhebamme in der Regel von Koordinatoren (Sozialarbeitern), damit den betroffenen Familien zusätzliche Unterstützung am Arbeitsplatz, bei Gesundheitsproblemen oder Familienkonflikten gewährt werden kann (ebd.).

Ein anderer wichtiger Ansatz besteht in der Entwicklung präventiver Beratungskonzepte für Kinder körperlich kranker Eltern (Romer u. Haagen 2007). Bei einer repräsentativen deutschen Bevölkerungsstichprobe von Familien mit mindestens einem minderjährigen Kind zwischen vier und 17 Jahren lag die Prävalenz für eine schwerwiegendere körperliche Erkrankung eines Elternteils bei 4,1 %, wobei es sich in knapp 29 % der Fälle um eine Krebserkrankung handelte (Barkmann et al. 2007). Kinder mit einem an Krebs erkrankten Elternteil sind seit Langem als Risikogruppe identifiziert, in der sich seelische Gesundheitsprobleme entwickeln können. Daraus resultiert ein relativ hoher Bedarf an präventiver Versorgung bei Kindern krebskranker Eltern sowie ein erhöhter Versorgungsbedarf insbesondere bei Risikokonstellationen wie z. B. Alleinerziehung. Nach wie vor erhalten ca. 76 % der betroffenen Eltern keinerlei Unterstützung zur Aufklärung ihrer Kinder über die Krebserkrankung, nur 87 % der befragten Eltern sprachen mit den Kindern nach der Diagnose, und nur 50 % der Kinder unter sechs Jahren wurden über die Krebserkrankung aufgeklärt (Trabert, Axmann u. Rösch 2007).

Gesundheitspolitische Bedeutung der Familienorientierung des Medizinsystems

Ab 1988 begann im brasilianischen Gesundheitswesen der konsequente Versuch, familienorientierte Gesundheitsprogramme landesweit zu etablieren: weg von der Orientierung vor allem an tertiären Gesundheitsstrukturen (Krankenhaus und Facharztpraxen) hin zu einer vernetzten, multiprofessionellen und regional verordneten Gesundheitsversorgung, deren wesentliches Element die primär- und sekundärpräventiv orientierte aufsuchende Familienhilfe bildet. Multidisziplinäre Teams, bestehend aus Arzt, Pflegefachkraft, Pflegehelferin und vier bis sechs speziell geschulten Gesundheitssozialarbeitern, versorgen ein definiertes Gebiet mit bis zu 5000 Einwohnern. Neben gezielter Beratung für Mütter mit Kleinkindern kümmern sich diese Mitarbeiter insbesondere um die Förderung von Kompetenzen im Umgang mit chronischen Krankheiten, die Motivation zu notwendiger Lebensstiländerung und die Partizipation der Betroffenen am gesellschaftlichen Leben. Harris und Haines (2010) stellen in einer Untersuchung brasilianischer Familiengesundheitsprogramme für dieses familienorientierte und vernetzte Allgemeinmedizinmodell eine hohe wirtschaftliche Effektivität fest und sehen darin durchaus ein Modell auch für die Industriestaaten, die mit großen Kostenproblemen bei überwiegend chronischen Gesundheitsstörungen zu kämpfen haben.

Im Hamburger Cosip-Beratungskonzept (Romer u. Haagen 2007) werden zehn Interventionsziele einer präventiv ausgerichteten kindzentrierten Familienberatung oder -therapie für Familien mit einem körperlich erkrankten Elternteil verfolgt. Die Familie betreffend sind dies:

- offenere Kommunikation über die elterliche Erkrankung
- flexiblerer Umgang mit divergenten Bedürfnissen einzelner Familienmitglieder
- die Reduzierung altersunangemessener Parentifizierung.

Auf die Eltern bezogen geht es um:

- die Stützung des elterlichen Kompetenzerlebens
- die Erhöhung der emotionalen Verfügbarkeit der Eltern.

Ziele, die das Kind betreffen, sind:

- eine bessere kognitive Orientierung
- Legitimierung eigener Gefühle und Bedürfnisse
- Entwicklung eines aktiven Bewältigungsmodus
- Integration ambivalenter Gefühle
- Unterstützung antizipierender Trauerarbeit.

Ausblick

Chronische Krankheiten stellen die große Herausforderung für unser Gesundheitswesen dar. Der programmatische, multiperspektivische und interdisziplinäre Ansatz der systemischen Therapie mit konsequentem Einbeziehen von Angehörigen, sozialem Umfeld und erweitertem Helfersystem erscheint mehr denn je ein sehr wirksamer und kosteneffektiver Ansatz für die medizinische Versorgung. Er fordert eine Kultur der Kooperation, Solidarität und Multiperspektivität.

3.15 Behinderung aus systemischer Perspektive

Cornelia Tsirigotis

Eine systemische Perspektive auf Behinderung bzw. Behinderung in der Familie nimmt zwei Aspekte in den Blick: Was bedeutet das Konstrukt Behinderung aus systemischer Sicht, und was zeichnet systemische Arbeitsweisen mit Familien aus, in denen es von einem Familienmitglied heißt, es habe eine Behinderung?

Was »ist« Behinderung?

Eine systemische Definition siedelt Behinderung nicht als Defizit im Individuum an, sondern bezieht sich darauf, wie die Umwelt sich zu der entsprechenden Einschränkung verhält, ja sie u. U. selbst produziert. Dies wird in der Definition der WHO und in der UN-Menschenrechtskonvention formuliert:

> »Zu den Menschen mit Behinderungen zählen Menschen, die langfristige körperliche, seelische, geistige oder Sinnesbeeinträchtigungen haben, welche sie in Wechselwirkung mit verschiedenen Barrieren an der vollen, wirksamen und gleichberechtigten Teilhabe an der Gesellschaft hindern können« (WHO 2011; vgl. auch Deutscher Bundestag 2008, Art. 1, Abs. 2).

Arbeitsfelder rund um Behinderung

Systemische Denk- und Arbeitsweisen lassen sich zum Thema »Behinderung« an vielen Stellen nutzen. Das Feld erstreckt sich von systemischer Frühförderung (Speck 2008) über systemische Sonderpädagogik (Schley 2008) bis zu vielfältigen Formen des Arbeitens mit Menschen mit Behinderung in systemischer Therapie und Beratung. Aus therapeutischer Sicht liefert Sorrentino (1988) auf der Grundlage des Mailänder Ansatzes eine erste grundlegende Beschreibung. Die spärliche Literatur beschäftigt sich nur mit ausgewählten Fragen und Praxisbeispielen (Retzlaff 2010).

Behinderung bewältigen oder verarbeiten? Kommunikation und Muster in der Familie rund um Behinderung

Die Feststellung oder Diagnose »Ihr Kind ist behindert« löst in der Regel heftige Reaktionen aus, die von Erstarrung bis Panik reichen können. Die Behinderung bestimmt nicht nur den Tagesablauf, die Termine bei Ärztinnen, Therapeutinnen, in Kliniken, sie bestimmt auch die Kommunikation in der Familie. Auf diese Weise kann die Feststellung der Behinderung für Eltern zum Verlust von Selbstwirksamkeitserleben, Autonomie und Kontrolle führen. Eltern verlieren das Gefühl, ihr Leben selbst gestalten und in ihrer Familie Entscheidungen selbst treffen zu können. Das übernimmt jetzt die Behinderung. Die Behinderung wird zu einem signifikanten Bestandteil der gesamten Interaktion. Dieses »organisierende Prinzip der Interaktion« (Steinglass 1998, zit. nach von Schlippe 2003a) verselbstständigt sich. Die Kommunikationsmuster rund um die Behinderung können mehr Einfluss auf das Erleben der Familienmitglieder bekommen als die Behinderung selbst.

An Eltern bzw. Familien wird die Aufforderung gerichtet, die Behinderung des Kindes zu »bewältigen« oder zu »verarbeiten«. Die Begriffe »Verarbeiten« und »Bewältigen« sind wegen der damit verbundenen Herausforderungen an die Bewältigungsarbeit der Familie mit Vorsicht zu benutzen, sie unterstellen, dass es sich dabei um abzuschließende Prozesse handelt. Dagegen bezeichnet Greve (1997) mit Rückgriff auf die Bewältigungsforschung (Tesch-Römer, Salewski u. Schwarz 1997) Bewältigung als Wiederherstellung von Handlungsfähigkeit und Wohlbefinden. Eine weiter gehende Grundlage für die Arbeit mit Familien mit einem behinderten Kind bietet Antonovskys (1997) Modell des Kohärenzgefühls mit seinen drei Bestandteilen Sinnhaftigkeit, Verstehbarkeit und Handhabbarkeit. Das Herstellen und Erleben von Sinnhaftigkeit ist ein länger andauernder Prozess (Tsirigotis u. Hintermair 2010). Professionelle Begleitung und Beratung widmen sich in der ersten Zeit vorrangig den Themen »Verstehbarkeit« und »Handhabbarkeit«. Eine an den familiären Bewältigungskompetenzen ausgerichtete professionelle Haltung sowie eine zutrauend-wohlwollende, raumöffnende Art des Fragens können helfen, die Weichen in eine Richtung zu stellen, in der die Beteiligten gut für sich und füreinander sorgen können. So wird die Frage »Als Sie die Diagnose bekommen haben, wie haben Sie sich gefühlt?« andere Prozesse anregen als die Frage »Als Sie die Diagnose bekommen haben, welche Dinge sind Sie zuerst angegangen?« oder »Als Sie die Diagnose bekommen haben, welche Gedanken, welche Haltegriffe haben Ihnen aus dem Loch wieder herausgeholfen?« (Tsirigotis 2011a).

In Abkehr von Defizitmodellen stellt das Modell der Familienresilienz Kompetenzen und protektive Faktoren vor, die Familien helfen, mit der Behinderung fertigzuwerden (Retzlaff 2010). Das Konzept der Identitätsarbeit als lebenslangen Projekts (Keupp 2009) ermöglicht es, Familien auf der Identitätsbaustelle »Familie mit Behinderung« zu unterstützen.

Empowerment und Teilhabe

Während Empowerment-Ansätze eine bestimmte Weise des Zugangs zu Ressourcen favorisieren, enthalten sich systemische Ansätze in der Regel bestimmter inhaltlicher Richtungsvorgaben unter der Prämisse, dass grundsätzlich eine respektvolle Beziehung gewährleistet ist (siehe auch Loth 2010). Familien, in denen es von einem Familienmitglied heißt, es habe eine Behinderung, sind mit unterschiedlichen professionellen Hilfesystemen konfrontiert: medizinischen und therapeutischen Systemen, Beratungsstellen, sozialpädagogischen Zentren etc. Zur Förderung von mehr Bewegungsspielraum in den verwobenen Interaktionsmustern aller Beteiligten gehört eine Haltung, die zu Empowerment-Prozessen beiträgt. Jede professionelle Intervention oder jeder Arbeitsschritt muss sich daran messen lassen, ob er Beteiligung ermöglicht. Dazu gehört eine ressourcenorientierte Arbeitshaltung, die keine Vorschriften macht, sondern mit der Familie gemeinsam Stärken entdeckt und in einer lösungsorientierten Art und Weise gemeinsame Ziele und Schritte bestimmt. Berater oder Therapeutinnen können nicht jemanden »empowern«, ihm sozusagen Kräfte und Ressourcen verleihen. Eine systemische Perspektive legt nahe, von Autonomie der Klienten auszugehen. Autonomie ist Ausgangspunkt und Ziel psychosozialer Hilfsangebote. Aus systemischer Sicht können Helfer nur Prozesse anregen, initiieren und begleiten und einen Rahmen zur Verfügung stellen, in dem Therapeuten Anregungen geben und sich Möglichkeiten zur Selbstbemächtigung ergeben und Empowerment-Prozesse entfalten können. Ob die Familie die Anregungen aufnimmt oder nicht, entscheidet sie selbst. Zur Bestimmung dieses Rahmens gehören neben einer entsprechenden Methodenvielfalt auch die eigene Haltung und Arbeitsphilosophie ebenso wie die der Einrichtungen, welche psychosoziale Hilfen anbieten. Diese Rahmenbedingungen tragen entscheidend dazu bei, ob Hilfe Selbstgestaltungskräfte sich entfalten lässt oder sie beschneidet (Tsirigotis 2009, 2011a).

Folgende Fragen dienen zur Selbstreflexion von Therapeutinnen bzw. zur Reflexion darüber, welche Möglichkeiten zu Beteiligung und Teilhabe sie eröffnen:

- *Habe ich das Leiden und die Not der Familie ernst und das als Ausgangspunkt für nächste gute Schritte genommen?*
- *Habe ich mit meinen Anregungen dazu beigetragen, den Bewegungsspielraum der Familie zu erweitern?*
- *Hat meine Arbeitsweise (bzw. das Angebot meiner Einrichtung) dazu beigetragen, die Autonomie der Familie aufrechtzuerhalten und zu stärken?*

Arbeitsformen und -möglichkeiten mit Familien behinderter Kinder

Arbeit mit Meinungs- und Auftragskarussell

Verflechtungen lassen sich in Bildern oder Skulpturen sichtbar machen. So kann durchschaut werden, wie Aufträge und Erwartungsmuster miteinander verbunden sind, und wird in vernetzten Kontexten ein größeres Maß an Transparenz und Selbstbestimmungsmöglichkeiten erreicht. Die Herstellung eines »Auftragskarussells« (vgl. Abschn. 2.3.2) beginnt mit dem Auflisten der Meinungen zur Behinderung des Kindes. Oft geht es dabei um Themenbereiche, die mit Entscheidungen zu tun haben: Operationsentscheidungen, Kindergarten- oder Schulwahlentscheidungen, Therapieentscheidungen.

Abbildung 11 zeigt das Auftragskarussell rund um eine Familie, die Arbeit findet mit der Mutter des Kindes mit Behinderung statt. Beim Aufzeichnen (der Größe und Dichte wegen auf ein DIN-A3-Blatt) wird deutlich, warum sich die Frau so »gelähmt« fühlt. Die anschließende Frage, welche Aufträge oder Meinungen für sie mehr und welche weniger wichtig sind, ermöglicht es der Klientin, anders zu bewerten und Wahlmöglichkeiten nicht nur zu erkennen, sondern sie sich auch zuzugestehen und damit handlungs- und entscheidungsfähiger zu werden.

Bei Klienten, bei denen unsicher ist, ob sie lesen können, lassen sich die Meinungsträger des Auftragskarussells auch mit Figuren und Bauklötzchen auf dem Tisch aufbauen. Wichtige Personen (z. B. der Professor in der Klinik) können durch untergelegte Klötzchen ein Podest erhalten, damit ihre besondere Bedeutung sichtbar werden kann.

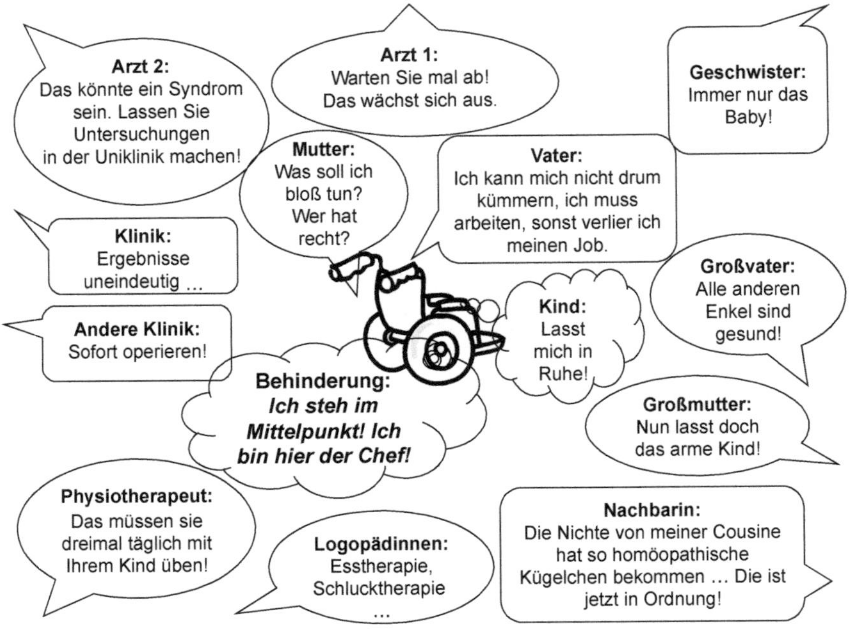
Arzt 2:
Das könnte ein Syndrom sein. Lassen Sie Untersuchungen in der Uniklinik machen!
Arzt 1:
Warten Sie mal ab! Das wächst sich aus.
Geschwister:
Immer nur das Baby!
Mutter:
Was soll ich bloß tun? Wer hat recht?
Vater:
Ich kann mich nicht drum kümmern, ich muss arbeiten, sonst verlier ich meinen Job.
Klinik:
Ergebnisse uneindeutig ...
Großvater:
Alle anderen Enkel sind gesund!
Andere Klinik:
Sofort operieren!
Kind:
Lasst mich in Ruhe!
Behinderung:
Ich steh im Mittelpunkt! Ich bin hier der Chef!
Großmutter:
Nun lasst doch das arme Kind!
Physiotherapeut:
Das müssen sie dreimal täglich mit Ihrem Kind üben!
Logopädinnen:
Esstherapie, Schlucktherapie ...
Nachbarin:
Die Nichte von meiner Cousine hat so homöopathische Kügelchen bekommen ... Die ist jetzt in Ordnung!

Abb. 11: Auftragskarussell

Externalisieren der Behinderung als Mr B.

Die Externalisierung eines Problems als Mr X. ist eine von White und Epston entwickelte therapeutische Methode (2009). Sie kann von Eltern als Entlastung gesehen werden, wenn sie die Wirkung der Behinderung in kleinen Familienskulpturen mit Bauklötzen auf dem Tisch aufgestellt oder im Auftragskarussell eingebaut sehen. Dazu dienen verschieden große Gegenstände mit Symbolcharakter wie Spielzeugrollstühle, Uhren, Schildkröten (als Symbole für Entwicklungstempo und -zeiträume, Aufziehschuhe für das Laufenlernen etc.). Die Wahl der für sie passenden Größe ermöglicht den Klienten eine eigene Bewertung dessen, welche Bedeutung sie der Behinderung beimessen möchten. Ihre Wirkung auf die Familiendynamik (z. B. wenn Geschwisterkinder von den Eltern weggedrängt werden oder Mr Behinderung zwischen dem Elternpaar steht) wird erkennbar. Eltern erleben es als Entlastung, wenn ihr behindertes Kind von seiner Verantwortung für die Familiendynamik befreit wird: Nicht Max ist schuld, sondern Mr B.:

> »Für die zur Externalisierung von Problemen verwendeten Praktiken gilt eben, dass nicht die Person oder die Beziehung, sondern das Problem das Problem ist« (ebd., S. 57).

Timeline-Arbeit und Selbstwirksamkeitserleben

Timeline (vgl. Abschn. 2.3.6) und Lebensfluss (vgl. Nemetschek 2011) sind Möglichkeiten, gelungene Bewältigung, Selbstgestaltungskräfte und Empowerment-Prozesse in der Lebens- bzw. Familiengeschichte sichtbar zu machen. Seile und vielfältige

Symbolgegenstände werden zur Verfügung gestellt, damit die Lebensgeschichte auf dem Boden aufgebaut werden kann. Sie lässt sich unter unterschiedlichen Blickwinkeln betrachten und konnotieren:

- Welche Behinderungen gab es? Wer hat gehindert und behindert?
- Welche Stärken wurden wiederentdeckt oder neu entwickelt?
- Welche Lebenspläne wurden wann und wie verändert?
- Wie wurde Gegebenes hingenommen?
- Wie verlief die Suche nach neuen, eigenen Wegen?
- Welche Netzwerke brachen zusammen? Welche neuen taten sich auf?

Bereits mit der Auswahl des Seils kann die Möglichkeit geboten werden, die Lebensgeschichte als Ressourcengeschichte oder Bewältigungsgeschichte zu betrachten: *»Möchten Sie das blaue Seil: für den Fluss des Lebens und Ihre Fähigkeit, darin zu schwimmen – oder das rote Seil: für den Faden der Stärken, die sich durch Ihr Leben ziehen?«*

Die ausgewählten Symbole ermöglichen es, die Bedeutung für die Klientin transparent zu machen oder eine Umdeutung vorzunehmen. So kann beispielsweise der Delfin mit seinem Auf-und-ab-Schwimmstil symbolisieren, dass die Anforderungen der unterschiedlichen Familienphasen von deutlichen Auf- und Abwärtsbewegungen geprägt sind. Wichtig ist, geleistete Veränderungsschritte mit den Klienten gemeinsam zu betrachten und als solche zu markieren, zum Beispiel, indem Karten mit Kommentaren neben die unterschiedlichen Familienphasen und Bewältigungsaufgaben gelegt werden. Die Arbeit mit der Timeline bietet eine gute Möglichkeit, diese Erfahrungen und Markierungen sichtbar zu machen und die Ressourcen »am Lebenswegesrand« zu erkennen (Tsirigotis 2011a).

Systemisches Arbeiten mit Gruppen Gleichbetroffener

Der Austausch mit Gleichbetroffenen bietet Familien neben Möglichkeiten des Austauschs Entlastung durch das Gefühl, mit ihren Erfahrungen nicht allein zu sein. Methoden wie Auftragskarussell, Timeline oder Externalisierung lassen sich in Gruppen gut einsetzen und tragen dazu bei, die anstehenden Familienaufgaben oder die geleisteten Bewältigungsschritte deutlich zu machen. So werden Selbstwirksamkeitserfahrungen in der Gruppe möglich. Familien mit Behinderung erfahren oft einen leidvollen Rückzug in ihrem Freundeskreis und sozialen Umfeld. Gruppen stellen die Möglichkeiten zur Verfügung, neue Netzwerke knüpfen zu können (Tsirigotis 2002, 2004).

Noch einmal: Professionelle Haltung

Familien, in denen es von einem Mitglied heißt, es habe eine Behinderung, zu begleiten und ihre Selbstgestaltungskräfte zu unterstützen erfordert eine professionelle Haltung, die Autonomie anerkennt, und eine *Ressourcenfindungsperspektive,* die sich in der Bereitschaft äußert, Ressourcen auch unter widrigen Umständen entdecken zu wollen. Das bedeutet aber auch, das »eigentlich Unerträgliche« anzuerkennen. Der Umgang damit erfordert von professionellen Helferinnen eine Haltung, Gegebenes als Ausgangspunkt zu nehmen, die Ressourcen darin zu erkennen und den Klienten die Fähigkeit zu unterstellen, zu Lösungen beizutragen. Vor allem aber erfordert er die Bereitschaft, Leid und Schweres anzuerkennen. Zum Leben gehören auch die Abgründe – und zur Ressourcenorientierung der Blick in diese Abgründe (Welter-Enderlin 2010b).

3.16 Berufsbezogene Probleme I: Burn-out

Matthias Lauterbach

Systemische Beratung in beruflichen Kontexten wird häufig unter dem Begriff »Coaching«[41] angeboten. Aber auch Therapeuten werden in Zeiten zunehmender Anforderungen und abnehmender Sicherheit am Arbeitsplatz mit beruflichen Themen in Anspruch genommen. Die Themenfelder sind breit gestreut – von Karriereberatung über Konfliktbewältigung bis zu Fragen von Führungsaufgaben, der persönlichen »Performance« und den unternehmerischen Kompetenzen. Im Folgenden soll es um den Umgang mit beruflichen, persönlichen und gesundheitlichen Krisen gehen.

Die Situation

Menschen, die Coaching in Anspruch nehmen, kommen vermehrt mit existenziellen Anliegen, weil gravierende Krisen in den beruflichen und privaten Lebensprozessen und Lebensbalancen manifest geworden sind. Die Häufung und das Ausmaß von vitaler Erschöpfung und des Verlustes von Lebensenergie, für die sich der Begriff »Burn-out« durchgesetzt hat, sind auffällig. Leistungs- und Verantwortungsträger fallen oft für Monate aus und müssen sich einer völligen Neubewertung ihrer Lebenssituation unterziehen. Die Statistiken der Kranken- und Rentenkassen spiegeln dies als deutlichen Anstieg psychiatrischer Diagnosen bei krankheitsbedingten Fehltagen und Berentungen wider.

Als Hintergründe dieser anhaltenden Entwicklung werden die unterschiedlichsten Aspekte diskutiert. Sie reichen von der Verdichtung der Arbeitsprozesse mit engem Zeitrahmen, Doppelbelastungen und der Einschränkung von Handlungsspielräumen über die Bewältigungsnot angesichts immenser Informationsmengen, die fehlende Kontinuität bei anhaltenden Veränderungsprozessen, die reduzierten sozialen Kontakte mit ausbleibender Wertschätzung bis zum umfassenden Verlust tragender Werte. Gemeinsamer Nenner ist das Erleben von chronischer Überlastung, andauerndem Druck und einer massiven Verunsicherung bis in den Kern der eigenen Persönlichkeit.

41 Unter »Coaching« wird hier die Beratung von Menschen verstanden, die ihre berufliche Situation und ihren persönlichen Umgang mit beruflichen Herausforderungen reflektieren wollen und sich dafür eine professionelle Begleitung gönnen.

Die meisten versuchen lange, diese Situation zu überspielen. Als Kompensation dient dazu oft eine hohe Identifikation mit beruflichen Rollen, Funktionen und Aufgaben. Die dann übersteigerte Umsetzung und der Versuch, es allen recht zu machen, kosten zusätzlich enorme Anstrengungen – und die so erlangten Gratifikationen nähren nicht die Seele. Daraus resultiert eine fatale Mischung aus Getriebenheit, Ängsten, Orientierungslosigkeit, Ohnmacht, Verlust von Selbstregulation, fehlender Sinnhaftigkeit und dem Gefühl von Selbstunwirksamkeit.

Burn-out ist das umstrittene Label für die existenzielle Erfahrung einer tiefen Sinnkrise, für manche einer spirituellen Krise. Menschen kommen durch den Zusammenbruch der Kompensationshülsen letztlich ihrem verlorenen Kern wieder näher – eine meist als sehr schmerzhaft empfundene Chance. Sie erfordert allerdings, die reflexhafte Reaktion zu umschiffen, solche Erfahrungen durch eine Krankheit (»Depression«, »Angststörung«) erklären zu wollen, und sich mit darunterliegenden Sinnfragen auseinanderzusetzen: »Wer bin ich in meinem Kern? Was ist für mich wahr? Wozu mache ich das alles? Wozu will ich eigentlich arbeiten und leben?« Die große Akzeptanz von Meditation, Kontemplation u. Ä. und die Öffnung für Themen, die das eigene Ich transzendieren, spiegeln diese Entwicklung. Das ist bemerkenswert, weil sich dadurch einerseits die beruflichen Wege und Lebensoptionen für den Einzelnen qualitativ verändern und daraus andererseits auch eine neue Führungs- und Unternehmenskultur zu keimen scheint.

Der Ansatz

Mögliche Zugänge zu diesen berufsbezogenen Fragestellungen lassen sich im Ansatz und der Praxis des Gesundheitscoachings aufzeigen. Es fokussiert auf die vielschichtigen Aspekte der Gesunderhaltung im Wechselspiel mit den Herausforderungen des Lebens, insbesondere im Kontext von Arbeit und Leistung (vgl. Lauterbach 2008, 2012). Gesundheit wird dabei als ein bewusst zu gestaltender Prozess konzipiert, der die körperliche, psychische, soziale und spirituelle Gesundheit umfasst. Die »Klassiker« – Bewegung, Ernährung, Entspannung, Schlaf, Stressbewältigung – sind ebenso Gegenstand der Betrachtung wie die Lebensbalancen, Sinnfragen und spirituellen Orientierungen. Diese Breite ist erforderlich, damit die Gesundheitsorientierung weder in den Sog der Illusion unbegrenzter Leistungsfähigkeit, Elastizität und Faltenfreiheit noch in das Umfeld enger medizinischer oder asketischer Denk- und Verhaltensmuster gerät.

Es geht dabei um den individuellen Weg beim angemessenen Umgang mit den risikoreichen Stressreaktionen und Stressfolgen, mit dem intensiven Erleben von Ohnmacht, Druck und mit verlorenen Handlungsspielräumen – und gleichzeitig um den Erhalt, die Weiterentwicklung und Vertiefung der Lebensqualität und Lebensfreude. Es ist dabei klar, dass die Probleme des Individuums oft die organisationalen Dysfunktionalitäten eines Unternehmens spiegeln. Allerdings verändert sich die Umgebung bei kraftvollen und stimmigen Entwicklungen des Einzelnen oft überraschend mit.

Für den theoretischen und methodischen Rahmen werden im Gesundheitscoaching verschiedene Modelle unter einer systemischen Perspektive zusammengeführt.

Gesundheit und Gesunderhaltung sind schon bei den frühen Psychosomatikern (z. B. von Uexküll et al. 1981) und spätestens durch Antonovskys Modell der Salutogenese aus den 1970er-Jahren (Antonovsky 1997; Petzold 2010) mit dem Erleben von Stimmigkeit des eigenen Lebens (Kohärenzgefühl) verbunden worden. Ein wesentlicher Faktor dieser Stimmigkeit ist die Erfahrung von Sinnhaftigkeit und Bedeutsamkeit. Hartmann (1993) definiert, dass derjenige »gesund« sei, der Gleichgewichte findet und aufrechterhält und sagen kann: »Das ist mein Leben, dazu gehören auch meine Krankheit und mein Sterben.« Die Dichotomie Krankheit vs. Gesundheit ist damit aufgehoben. Gesundheit ist auch der angemessene Umgang mit Einschränkungen, Altern, Krankheit und Sterben.

Frankl geht von einem »Willen zum Sinn« aus, den er als wesentlichen (Über-) Lebenswert einer Höhenpsychologie zuordnet, im Unterschied zur Tiefenpsychologie (2009, S. 145). Sinn bedarf der »Entdeckung einer Sinnmöglichkeit vor dem Hintergrund der Wirklichkeit« (ebd., S. 155):

> »Nein, die Welt ist kein Manuskript, das wir zu entziffern haben (und nicht entziffern können) – die Welt ist vielmehr ein Protokoll, das wir zu diktieren haben« (ebd., S. 30).

Eine besondere Bedeutung haben Modelle von Balancen. Sie sind für die Klienten plausibel und können konkrete Veränderungen des Alltags rahmen. Dabei fließt das Konzept des Ausgleichs von Geben und Nehmen (z. B. bei Boszormenyi-Nagy u. Spark 1984), von erlebter Gerechtigkeit (»Verrechnungsnotstand« in Beziehungen nach Stierlin 2007) in das berufsbezogene Konzept der Gratifikationskrise ein (Siegrist 2009): Starke Verausgabung ohne angemessene (finanzielle und vor allem emotionale, wertschätzende) Entschädigung wirkt pathogen.

Über das Modell der Lebensbalancen lassen sich die komplexen Wechselwirkungen der Lebenswelten verdeutlichen, die der Einzelne mit Loyalitäten, Liebe, Verbundenheit, Existenzsicherung usw. bedienen will. Dazu muss der Ansatz allerdings aus der konzeptuellen Enge der populären Work-Life-Balance-Konzepte genommen und mit dem grundlegenden Erlebnis von Ausgleich und Sinnhaftigkeit verbunden werden.

In der Reihe der Denk- und Handlungsmodelle für die konkrete Beratungsarbeit spielen die Ansätze der Stressforschung eine besondere Rolle. Sie schließen die kognitionspsychologischen, die psychoneuroimmunologischen und endokrinologischen Ansätze (Schedlowski 2008; McEwen u. Lasley 2004), aber auch Ergebnisse der Hirnforschung und der Genforschung ein (Hüther 2012; Bauer 2010). Allostase wird dabei als die Bündelung aller Überlebenskräfte zur Bewältigung von Herausforderungen (Heterostase) konzipiert. Diese Kräfte werden erst dann riskant, wenn sie nicht in Erholungsphasen münden, sondern sich aufladen (»allostatic load«, vgl. McEwen u. Lasley 2004).

Als übergeordneter Rahmen für diese unterschiedlichen Zugänge wird die Annahme genutzt, dass Heilung, »heil« sein, auch meint, sich als »ganz, vollständig« zu empfinden (vgl. die etymologische Wurzel, besonders deutlich im Engl.: *heal, whole, holy*). Das Empfinden der Einheit von Leib, Seele und Geist hat ein sinnstiftendes, kraftvolles Potenzial – in allen (Er-)Lebenssituationen, ob sie Gesundheit oder Krankheit genannt werden. Es beginnt mit einer angemessenen, ressourcenorientierten, »heilenden« statt chronifizierenden Sprache (vgl. Platsch 2009). Psychologisches und neurobiologisches Wissen lässt sich mit Leiberfahrungen verknüpfen (Storch et al. 2011). Belschner (2000) spricht in seinem Ansatz der integralen Gesundheit von Heilung als der Verminderung von Erfahrungen des Getrenntseins durch die Förderung von Erfahrungen des Verbundenseins mit sich selbst, mit den Menschen, mit der Schöpfung, und von dem transpersonalen Vertrauen, das aus diesem Erleben erwächst.

Zwischenbilanz: Lebenskräfte und Energien brennen kaum aus, wenn die beruflichen Herausforderungen in einen stimmigen, individuellen Sinnzusammenhang eingebettet, wenn die Bewältigung mit dem wahren Selbst des einzelnen Menschen, mit seinen Quellen verknüpft und die ursprüngliche Verbundenheit mit der Welt und den Menschen erlebbar bleiben. Nicht eine zwanghaft erzeugte, normierbare Gesundheit ist das Ziel, sondern der angemessene, achtungsvolle, stimmige und damit auch lustvolle Umgang mit dem Geschenk des eigenen Lebens. In diesem Rahmen können Menschen tiefes Glück empfinden. Krisen sind der Anlass, sich neu auszurichten (Lauterbach 2012, S. 35 ff.).

Das Vorgehen

Im Coachingprozess werden die bekannten Methoden systemischer Beratung eingesetzt (Hypothetisieren, systemische Fragen usw.). Zudem werden räumliche Simulationen (systemische Aufstellungen) aus verschiedenen Gründen genutzt:

- Die Entwicklung von Lösungen wird durch nichtsprachliche Formen des räumlichen Erlebens intensiver und evidenter.
- Das Zusammenwirken von Leib, Seele und Geist und die Verbundenheit mit den Menschen werden als konstituierende Dynamik von Gesundheit und Heilsein (»heil sein«) erlebbar.
- Die Wahrnehmungsmöglichkeiten und -fähigkeiten werden betont und für zukünftige Entscheidungsprozesse zugänglich.

Oft verändern die im Coaching erreichten Schritte und Erkenntnisse unmittelbar die Situation, manche Einsichten sind unwiderruflich (»Wer einmal erkennt, dass es den Weihnachtsmann nicht gibt …«). Zudem legen systemische Fragen und räumliche Simulationen Samen, die wachsen können. Ergänzend dazu geht es darum, Wege dafür zu finden, im beruflichen Alltag zukünftig einen neuen Kurs zu halten.

Für das Navigieren durch den Alltag wird Achtsamkeit als Schlüsselkompetenz verstanden. Sie wird definiert als die von Bewusstheit umspülte Aufmerksamkeit: Ich bleibe mir meines Empfindens, meines Denkens, meiner Körperwahrnehmungen bewusst – und zwar durch die Wahrnehmung dessen, was ist, in dem jeweiligen Moment, ohne Bewertung, als reines Gewahrsein, als das Sein im Augenblick.

Achtsamkeit wird zu einem inneren Coach, zu einem Navigationssystem. Sie zu (re)aktivieren ist meist nicht aufwendig, braucht allerdings die Entscheidung, sich dafür Zeit zu nehmen, still zu werden und zu lernen, bei seinen Wahrnehmungen zu verweilen.

Kabat-Zinn hat zu Beginn der 1990er-Jahre ein Methodeninventar für die breite Anwendung entwickelt (Kabat-Zinn u. Kesper-Grossman 1999). Es fußt auf dem buddhistischen Weg der Achtsamkeit, der allerdings in eine »neutrale« Sprache übersetzt wurde. Hierbei kann z. B. durch den »Body-Scan« – eine angeleitete Wahrnehmungsübung mittels Atmung –, durch Meditation (Sitzen in der Stille) und durch ausgewählte Yoga-Übungen die Kunst des Spürens entwickelt werden.

Auch für Menschen, die eher rational orientiert sind, ist der Zugang zu einer achtsamen Alltagspraxis durch die inzwischen vorliegenden wissenschaftlichen Erkenntnisse (Immunologie, Neurobiologie, Imaginationsforschung usw.) geebnet worden. Auch mit wenig Aufwand – wie z. B. täglich fünf Minuten bewusst still zu sitzen – können gute Entwicklungen angestoßen werden.

Das Konzept des Gesundheitscoachings nimmt den Spannungsbogen von Achtsamkeit versus Unachtsamkeit im Umgang mit den eigenen Ressourcen zum Ausgangpunkt. Durch den »inneren Coach« können die meisten Gesundheitsthemen der Klienten wieder der Selbstregulation zugeführt werden. Das Sich-seiner-selbst-gewahr-Sein ermöglicht es, Krisen und Krankheiten als Möglichkeiten wahrzunehmen, wieder mit sich in Beziehung zu kommen, ganz zu werden in kluger Sorge um sich selbst.

Die Frage ist, wie es gerade in beruflichen Krisen gelingt, über Achtsamkeit und das Erleben von Verbundenheit zu mehr Glück und Erfüllung zu kommen. Einige Haltungen und Prozesse eignen sich besonders dafür, grundlegende Entwicklungen zu fördern, ohne das Ganze durch das Aufblasen rosaroter Wolken zu trivialisieren:

- die individuelle Beschreibung von Sinnhaftigkeit im Verständnis Frankls
- die Entwicklung eines Erlebens von Stimmigkeit im Verständnis Antonovskys
- die Schulung von Achtsamkeit und Gewahrsein als Schlüsselkompetenz
- die Aufmerksamkeit für den Augenblick, das Genießen des unwiederbringlichen Moments des Lebens
- die Schulung der Wahrnehmung der Leiblichkeit, des Sich-ganz-und-vollständig-Empfindens
- Dankbarkeit für das geschenkte Leben, die als Grundhaltung erlebt werden kann
- Demut, die durch das Annehmen des Gegebenen die Gestaltungsfelder öffnet

- Verbundenheit mit dem Ganzen und eine liebende Verbindung zu den Menschen
- das Wissen und Erfahren des sich selbst Transzendierenden
- Humor, der den Wechsel in die Metaperspektive ermöglicht, der mit Flexibilität und Kreativität verbunden ist und über das Lachen auch noch direkte psychophysisch stärkende Wirkungen hat (wie bekommt man sonst auf so gute Weise so viel?)
- Hingabe als die vertrauensvolle Öffnung des eigenen Seins, der Wahrnehmung, der Genussfähigkeit, als eine die Sinne und Sinnlichkeit aufspannende Fähigkeit, mit der man die Welt erlebt (vgl. Lauterbach u. Hoppe 2011).

Abschluss

Der Umgang mit beruflichen Krisensituationen, insbesondere solchen, die mit massiven Einbrüchen der Lebensenergie verbunden sind, brauchen ein erweitertes Methodenspektrum im Rahmen des systemischen Verständnisses der Beratung. Es geht dabei um das Erfassen und die Neuausrichtung grundlegender Dimensionen von Lebensausrichtung und Lebensbalancen. Krisen, in denen alles »auf null« gestellt ist, bieten besondere Chancen. Die Anforderungen an Beraterinnen und Coachs an ihr professionelles Know-how und vor allem an ihren persönlichen Reifungsprozess haben sich erweitert und vertieft.

3.17 Berufsbezogene Probleme II: Mobbing

Andre Kleuter

Das Gefühl, am Arbeitsplatz von anderen gemobbt zu werden, kann eine gravierende Krise im Berufsleben eines Menschen auslösen. Fühlt sich jemand über einen längeren Zeitraum einer Mobbingsituation ausgeliefert, können als Folgeerscheinungen erhebliche sowohl psychische als auch körperliche Beschwerden den Gesundheitszustand maßgeblich beeinträchtigen.

Menschen, die sich gemobbt fühlen, haben in ihrer Wahrnehmung der Situation in der Regel ein einfaches Ursache-Wirkungs-Prinzip aufgebaut und denken und handeln in Täter-Opfer-Kategorien. Diese Sichtweise ist auch in der öffentlichen Wahrnehmung verbreitet und in Teilen der Fachliteratur über das Thema »Mobbing« zu finden. Systemische Beratung geht hier einen anderen Weg und bricht mit den Vorstellungen linearer Ursachenprinzipien bzw. monokausaler Wirkungszusammenhänge. Aus systemischer Sicht ist Mobbing ein komplexes wechselwirksames Geschehen. Dabei wird angenommen, dass ein vermeintliches Mobbingopfer die Situation aktiv mithergestellt bzw. mitgestaltet hat und sowohl zu einer Lösung als auch zur Chronifizierung beitragen kann. Vor diesem Hintergrund erscheinen herkömmliche Definitionen des Begriffs Mobbing aus systemischer Sicht wenig hilfreich. Eine Definition, die auf einer systemischen Sichtweise basiert, könnte vielmehr folgendermaßen lauten:

> *Mobbing ist ein Konflikt,* der im sozialen Kontakt zwischen Menschen entsteht und Auswirkungen auf das psychische Wohlbefinden der Konfliktteilnehmer hat. Zum Mobbing wird der Konflikt dann, wenn über einen längeren Zeitraum mindestens einer der Beteiligten das Verhalten der anderen Konfliktpartei als diskriminierend und gezielt gegen sich gerichtet wahrnimmt und sich darüber hinaus in eine unterlegene Position gedrängt fühlt (vgl. Kleuter 2010).

Sowohl in der Einzelberatung von Mobbingbetroffenen als auch in Konfliktklärungs- bzw. Mediationsverfahren, bei denen ein Mobbingvorwurf von einem der Konfliktteilnehmer geäußert wird, empfiehlt es sich, nachfolgend dargestellte Grundannahmen über Mobbingkonflikte auf den jeweiligen Fall bezogen genauer zu betrachten. Sie können Aufschluss über die verschiedenen Parameter geben, die den Konflikt maßgeblich beeinflussen, und Lösungsansätze aufzeigen. Sie stellen ferner die Kernpunkte eines systemischen Verständnisses von Mobbingkonflikten dar.

Konstruierte Wirklichkeit

Nach systemischem Verständnis gibt es keine objektive Wirklichkeit, Wirklichkeitskonstruktionen sind immer betrachterabhängig. Insbesondere bei zwischenmenschlichen Konflikten können sich die Wirklichkeitskonstruktionen der Konfliktparteien stark voneinander unterscheiden. In einem Mobbingkonflikt findet ein Austausch über die unterschiedlichen Wahrnehmungen nicht statt, vielmehr entsteht ein sogenannter Wahrnehmungskonflikt, bei dem mindestens einer der Beteiligten das Verhalten des anderen als gegen sich gerichtet interpretiert.

Wechselwirksamkeit

Mobbingkonflikte entstehen in der Regel aus einem wechselwirksamen Geschehen heraus. Nicht das Verhalten eines Einzelnen ist ausschlaggebend, sondern die Wechselwirkung, die aus dem Verhalten aller Beteiligten entsteht. Folgt man dieser Annahme, kann es keine einseitigen Täter- und Opfer- bzw. Schuld- und Unschuldszuschreibungen geben. Gleichwohl können die Handlungsanteile am Konflikt natürlich unterschiedlich groß sein; sie in ihrer Größe zu bemessen bzw. zu bewerten wäre müßig, da die Bewertung zutiefst subjektiv wäre und bei der Konfliktklärung nicht helfen würde. In der Praxis bedeutet Wechselwirksamkeit, dass der Betroffene mit seinem Verhalten manchmal bewusst, aber in der Regel unbewusst etwas zum Mobbingkonflikt beiträgt.

Kontextbezogenheit

Um einen Mobbingkonflikt in seiner Komplexität zu verstehen, muss man den Kontext betrachten, in dem er entstanden ist. Dazu gehört sowohl der individuelle Kontext des Betroffenen als auch der betriebliche Kontext. Zum individuellen Kontext gehören z. B. die allgemeine Lebenssituation, der familiäre Hintergrund, das Vorliegen einer Erkrankung oder Behinderung, Erlebnisse aus der Kindheit, aber auch Kränkungserlebnisse aus der Vergangenheit. Der betriebliche Kontext umfasst u. a. die Unternehmenskultur, die konkreten Arbeitszusammenhänge, die Unternehmensstruktur und die wirtschaftliche Situation des Betriebes.

Systemische Beratung betrachtet die *unterschiedlichen Wirklichkeitskonstruktionen* der Konfliktteilnehmer und fügt die Analyse der Wechselwirkungen, die zu dem Konflikt geführt haben, und Einflüsse der verschiedenen Kontexte zu einem sinnstiftenden Bild zusammen, das die Situation in der Regel in einem anderen Licht erscheinen lässt als von den Beteiligten vorgebracht (vgl. Kleuter 2010). In der Beratung geht es dann darum, diese neuen Sichtweisen als Hypothesen in den Kontakt mit den Betroffenen zu bringen, dadurch deren Blickwinkel zu erweitern bzw. festgefahrene Denkstrukturen aufzulösen, um neue Handlungsoptionen zu generieren.

Aufbauend auf den beschriebenen systemischen Grundannahmen über Mobbing, können folgende Fragestellungen hilfreich sein, die Komplexität eines Mobbingkonflikts zu ergründen. Sie sollten als Teil einer ausführlichen Situationsanalyse am Anfang der Beratung von Mobbingbetroffenen stehen:

- Wann und unter welchen Umständen ist der Mobbingkonflikt *entstanden*? Welches waren die *persönlichen*, aber auch *betrieblichen Begleitumstände*? (Mobbingkonflikte können manchmal als Folgeerscheinung eines ungelösten Konflikts oder Problems auftreten. Dabei kann zwischen dem ungelösten Konflikt und dem Mobbingereignis eine erhebliche Zeitspanne liegen, wodurch es schwerer wird, einen ursächlichen Zusammenhang zwischen dem damaligen Konflikt bzw. Problem und der aktuellen Mobbingsituation herzustellen.)
- Welche *Vorgeschichte* gibt es zu dem aktuellen Konflikt? Gab es schon einmal andere Konflikte ähnlicher Art im Betrieb? Hatte der Betroffene schon einmal Konflikte dieser Art gegebenenfalls in einem früheren Arbeitsverhältnis, und wenn ja, wie war es damals, und wo sind eventuelle Parallelen zum aktuellen Konflikt?
- Wie ist der *persönliche Kontext*? Wie ist die familiäre Situation? Wie ist die gesundheitliche Situation? Liegt gegebenenfalls eine Erkrankung oder Behinderung vor? Wie ist die Arbeitsleistung einzuschätzen?
- Hat einer oder haben mehrere der am Konflikt Beteiligten einen *Migrationshintergrund*, und welchen Einfluss könnte dieser auf das Denken und Handeln der Akteure haben?
- Wie ist der *betriebliche Kontext*? Wie ist die Betriebskultur? Was fällt auf, und welchen Einfluss könnte dies auf das betriebliche Zusammenleben haben? Gibt es eine Konfliktkultur?

- Welche *gegenseitigen Abhängigkeiten* gibt es? Wer ist wie und von wem eingestellt worden? Gibt es private Kontakte, Freundschaften, intime Beziehungen? (Hat z.B. ein Vorgesetzter auch privat Kontakt zu einem Mitarbeiter, fühlt er sich gegebenenfalls ihm auch im Betrieb verpflichtet und bevorzugt ihn. Manchmal denkt ein anderer aber auch nur, der Vorgesetzte würde den befreundeten Kollegen bevorzugen, und er deutet alle Dinge in diese Richtung bzw. richtet seinen Blick auf diese Annahme.)
- Von welcher Dauer sind die Betriebszugehörigkeiten der Mitarbeiter, welche berufliche Qualifikation haben die Einzelnen, und wie werden sie bezahlt?
- Welche alternativen Sichtweisen könnte es für das geben, was der Betroffene als Mobbing empfindet?
- Welchen tieferen Sinn bzw. welchen Gewinn könnte die Formulierung eines Mobbingvorwurfs für das vermeintliche Opfer haben? (In der Beratung von Betroffenen ist immer wieder zu beobachten, dass ein Mobbingvorwurf von Betroffenen genutzt wird, um von eigentlichen Schwierigkeiten, insbesondere verdrängten Ängsten, abzulenken, wobei dies nicht unbedingt bewusst, sondern häufig unbewusst geschieht. So paradox es zunächst erscheinen mag, ein Mobbingvorwurf kann eine Entlastung für den Betroffenen sein und von noch unangenehmeren Gefühlen ablenken. Dies können u.a. Gefühle von tiefen Selbstzweifeln sein, sowohl den eigenen als auch den betrieblichen Anforderungen nicht mehr zu genügen, nicht »richtig« zu sein und alles falsch zu machen.)
- Welchen Sinn könnte der Mobbingkonflikt für die Organisation bzw. für den Betrieb haben? Lenkt der Konflikt gegebenenfalls von ungelösten betrieblichen Problemen und strukturellen Schwierigkeiten ab?
- Wie geht es mir als Berater im Kontakt zu dem Mobbingbetroffenen? Wie würde es mir gehen, wenn ich im betrieblichen Kontext mit ihm zu tun hätte? Fallen mir in der Beratungssituation Verhaltensweisen bei dem Betroffenen auf, die im Betrieb gegebenenfalls auch auftreten und als unangemessen gelten könnten und die bei anderen Reaktionen hervorrufen, die er als Mobbing interpretiert?
- *Was müsste der Betroffene tun,* um seine Situation im Betrieb noch zu verschlimmern und noch mehr gemobbt zu werden? (Verschlimmerungsfragen implizieren, dass Probleme bewusst erzeugt werden können. Dies bedeutet gleichzeitig, dass durch eigenes Verhalten die Situation auch verbessert werden kann.)

Die Betroffenen mit anderen Wahrnehmungen und Wirklichkeitskonstruktionen zu konfrontieren ist nach der Situationsanalyse der zweite Schritt in einer systemischen Beratung bei Mobbing. Dabei geht es auch darum, dass der Betroffene eigene Anteile am Konflikt erkennt. Wardetzki (2005) sieht als Gewinn an der Entdeckung des eigenen Anteils am Konflikt, dass sich das Gefühl, der Aggression des anderen ausgeliefert zu sein, verändern und manchmal sogar auflösen kann. Dadurch entstehen Eigenverantwortlichkeit und neue Handlungsmöglichkeiten.

Zur Stärkung der Eigenverantwortlichkeit trägt auch bei, wenn es den Betroffenen mithilfe der Beratung gelingt, die Gefühle, die im Zusammenhang mit dem Mobbingerlebnis stehen, wahrzunehmen und zu verbalisieren. Nach Wardetzki (ebd.) werden in einem Mobbingkonflikt Gefühle wie Schmerz, Scham, Wut und Angst von den Betroffenen abgewehrt und stattdessen »Ersatzgefühle« wie Empörung, Verachtung, Ohnmacht, Enttäuschung und Trotz erlebt. Diese »Ersatzgefühle« verstärken jedoch die Opferrolle und erschweren eine Konfliktklärung erheblich. Gelingt es den Betroffenen jedoch, »echte« Gefühle zuzulassen, ist dies ein entscheidender Schritt aus der Opferrolle heraus. Bringen sie sie dann noch in angemessener Weise ins Gespräch mit den anderen am Konflikt Beteiligten, kann dies das Denken und Handeln der anderen entscheidend verändern und mit zur Auflösung des Mobbingkonflikts führen.

In der letzten Phase des Beratungsprozesses geht es darum, konkrete Handlungsschritte mit dem Betroffenen zu erarbeiten und ihn bei ihrer Umsetzung zu unterstützen.

Zwei Fallbeispiele

(1) Frau M. arbeitet seit vielen Jahren als stellvertretende Abteilungsleiterin in einem Unternehmen. Schon lange hegt sie den Wunsch, selbst Abteilungsleiterin zu werden. Sie bemüht sich sehr und arbeitet mit voller Kraft, um den anderen zu beweisen, dass sie für eine Abteilungsleitungsposition geeignet ist. Sie verstärkt ihren Einsatz noch, als sie erfährt, dass in absehbarer Zeit im Unternehmen eine solche neu zu besetzen ist. Parallel dazu verschlechtert sich das Verhältnis zwischen ihr und ihrer derzeitigen Abteilungsleiterin. Diese kritisiert ihre Arbeitsleistung, ihren Umgang mit Kunden, beklagt sich über Fehler bei der Aktenbearbeitung und legt ihr Kundenbeschwerden vor. Frau M. ist empört über die Anschuldigungen, die sie als nicht gerechtfertigt ansieht. Vielmehr hat sie den Eindruck, dass die Vorgesetzte ihr absichtlich die Aufstiegsmöglichkeit verbauen wolle, weil sie sie ihr nicht gönne. Das Verhalten der Vorgesetzten empfindet Frau M. als Mobbing. Die Situation eskaliert, als die Vorgesetzte eine schlechte Jahresbeurteilung erstellt. Frau M. sieht dadurch ihre Chancen auf die Abteilungsleiterstelle massiv bedroht und ist so empört und gekränkt, dass sie sich zunächst krankschreiben lässt.

Sie sucht die Beratung auf, um Unterstützung im Kampf gegen das Mobbing zu bekommen. Zunächst wird im Gespräch eingehend ihre Arbeitssituation analysiert. Dabei wird deutlich, dass Frau M. sich sehr viel Mühe bei der Arbeit gibt, es allen recht zu machen und einen guten Eindruck zu hinterlassen. Dabei übernimmt sie auch bereitwillig Aufgaben von anderen Kollegen. Der Berater stellt die Hypothese auf, dass sich Frau M. aufgrund ihrer mangelnden Abgrenzung überfordert und sich in einzelnen Aufgaben verzettelt. Diese Überforderung drückt sich auch in gereiztem Verhalten gegenüber Kunden aus. Der Berater konfrontiert Frau M. mit dieser alternativen Sicht der Situation. Frau M. ist zunächst empört, kann dann aber die Fehler in der Aktenbearbeitung und die Kundenbeschwerden zugeben und setzt sich als Ziel für die weitere Beratung, eine andere Arbeitsstruktur zu finden. In den folgenden Gesprächen wird dann diese neue Arbeitsstruktur mit Frau M. erarbeitet. Auch die Bedeutung ihres Wunsches, Abteilungsleiterin zu werden, wird im Beratungsverlauf thematisiert. Sie findet für sich heraus, dass sie sich unnötigerweise unter starken inneren Druck setzt. Sie kann dabei einen Zusammenhang mit ihrer Schwester herstellen, die nach ihrer Meinung beruflich erfolgreicher ist als sie und mit der sie sich schon immer als in einem Konkurrenzverhältnis erlebt hat.

Am Ende des Beratungsprozesses kann sie strukturierter arbeiten, die Zahl der Fehler und Kundenbeschwerden ist zurückgegangen und das Verhältnis zu ihrer Vorgesetzten hat sich wieder verbessert. Das Ziel, Abteilungsleiterin zu werden, hat sie nicht aus den Augen verloren, kann es aber nun gelassener angehen.

(2) Frau W. arbeitet seit über 20 Jahren in einem Lebensmittelgeschäft. Über lange Jahre war sie an der Wurst- und Fleischtheke eingesetzt. Irgendwann wurde dieser Bereich jedoch an einen externen Dienstleister abgegeben, der ihn mit eigenem Personal bestückte. Frau W. wurde in den normalen Ladenbetrieb integriert. Der Betriebsleiter ist mit der Arbeit von Frau W. jedoch nicht zufrieden. Er kritisiert sie zunehmend, setzt andere Mitarbeiter auf sie an, um sie zu kontrollieren und Fehler zu sammeln. Er setzt sie unter Druck, indem er ihr immer wieder nahelegt, sich doch krankschreiben zu lassen und in Frührente zu gehen. Durch dieses Verhalten des Betriebsleiters fühlt sie sich gemobbt. Sie ist überzeugt davon, ihre Arbeit gut zu machen. Auch habe es in den 20 Jahren noch nie Beanstandungen gegeben. Den Grund für das Mobbing sieht sie darin, dass sie noch einen alten Arbeitsvertrag mit besseren Konditionen hat und der Betriebsleiter sie aus diesem Grund hinausdrängen wolle. Von sich aus das Arbeitsverhältnis aufzugeben kommt für sie jedoch nicht infrage.

Frau W. kommt zur Beratung mit dem festen Entschluss, für den Arbeitsplatz und gegen den Betriebsleiter zu kämpfen. Zur Situationsanalyse finden u. a. auch gemeinsame Gespräche mit Frau W. und dem Betriebsleiter statt. Zunächst verharren beide Seiten sehr in ihren eigenen Sichtweisen und überschütten sich mit gegenseitigen Schuldzuweisungen, wodurch es für den Berater schwierig ist, ein Gesamtbild der Problematik zu entwickeln. Erst nach und nach erschließen sich für ihn alternative Wirklichkeitskonstruktionen der Gesamtsituation. Deutlich wird, dass Frau W. schon seit vielen Jahren gesundheitliche Probleme hat (u.a. Rheuma und mehrere Knieoperationen). In der Zeit, als sie noch an der Fleischtheke gearbeitet hatte, hatte sie jedoch einen Kollegenkreis, der ihr immer sehr geholfen und ihr viele Arbeiten abgenommen hat. Nach der Umsetzung fehlt ihr dieser Unterstützerkreis. Auch sind ihre Tätigkeiten andere, die mit ihren gesundheitlichen Einschränkungen noch schwerer zu vereinbaren sind (z. B. die Bestückung der Regale). Nach anfänglichem Zögern lässt sich der Betriebsleiter schließlich darauf ein, Frau W. nur noch für ausgewählte leichte Tätigkeiten einzusetzen. In weiteren Einzelgesprächen kann Frau W. ihre Ängste im Zusammenhang mit dem Arbeitsplatz und dem drohenden Verlust benennen, insbesondere die Angst, ohne finanzielle Mittel dazustehen. Arbeit hat in ihrer Familie schon immer einen großen Stellenwert gehabt, daher fällt ihr die Vorstellung, keine Arbeit zu haben, besonders schwer. Am Ende verschlechtert sich ihr gesundheitlicher Zustand, und Frau W. muss für sich erkennen, dass sie den Anforderungen des Arbeitsplatzes nicht mehr gewachsen ist. Sie bekommt eine zeitlich befristete Erwerbsminderungsrente durch die Rentenversicherung zugesprochen. Mit dem Arbeitgeber wird vereinbart, dass das Arbeitsverhältnis zunächst ruht und nicht aufgelöst wird, solange die Rente befristet ist. Dies gibt Frau W. ein Gefühl der Sicherheit.

3.18 Traumatisierungen

Reinert Hanswille

Das psychotherapeutische und neurobiologische Wissen über Traumafolgestörungen und physiologische Prozesse im Traumaerleben sowie Diagnosen wie posttraumatische Belastungsstörung (PTBS), dissoziative Identitätsstörung (DIS) etc. haben seit etwa 1990 dramatisch zugenommen.

Die Beschäftigung mit traumatherapeutischen Ansätzen in der systemischen Therapie ist noch nicht so alt, zudem finden sich unterschiedliche Konzepte und Ansätze für die Behandlung von Traumafolgestörungen. In der Geschichte der systemischen Therapie bzw. der Familientherapie gab es schon früh Ansätze, deren Spuren sich heute in traumatherapeutischen Konzepten wiederfinden. Charles Figley hat dann bei seiner Arbeit mit Vietnamveteranen ein ausführlicheres Konzept vorgestellt (1978; Figley u. Leventman 1990). Ferner sind Arbeiten von Cloé Madanes (1997), Stefano Cirillo und Paola Di Blasio (1992) sowie Terry S. Trepper und Mary Jo Barrett (1992) zu nennen. Seit etwa Mitte der 1990er-Jahre häufen sich im englischen und deutschen Sprachraum Veröffentlichungen von Systemikern zur Traumatherapie (vgl. Bentovim 1995; Oestereich 2005, 2011b; Bräutigam 2006; Bittenbinder 2000; Korittko u. Pleyer 2013; Hanswille 2011b; Hanswille u. Kissenbeck 2010).

Grundlagen systemischer Traumatherapie

Das soziale System als Bezugsrahmen

Traumatisierungen und Traumafolgestörungen betreffen in der Regel niemanden alleine, sondern sind immer in einem größeren System relevant. Beispiele dafür können sein:

- Familienmitglieder oder die gesamte Familie werden durch Ereignisse außerhalb der Familie (Naturkatastrophen, Autounfälle, Entführungen, Vergewaltigungen oder Kriegserlebnisse etc.) traumatisiert.
- Familienmitglieder werden durch Angehörige traumatisiert (sexueller Missbrauch, körperliche und emotionale Gewalt, Entwicklungstraumatisierungen etc.).
- Es kommt zu sekundären Traumatisierungen bei ungenügender Bewältigung von Traumatisierungen nahestehender Personen (z. B. das Mitleiden der Mutter bei einer Traumatisierung des Kindes o. Ä.).

Traumatisierte Menschen können eine fundamentale Erschütterung ihrer vertrauten Beziehungen erleiden, die mit heftigen Symptomen einhergehen. Dazu gehören z. B. negative Selbstsicht mit fehlender Zukunftsperspektive, die Störungen der Affektregulation mit impulsiven und risikoreichen Verhaltensweisen, Selbstvorwürfe, Schuldgefühle, Scham, das Gefühl, isoliert von anderen Menschen zu sein, extremes Misstrauen, der Verlust von persönlichen Grundüberzeugungen, dissoziative Symptome und sich daraus entwickelnde und verstärkende kritische Interaktionsmuster.

Traumata innerhalb wie außerhalb der Familie gehören zu den stärksten Belastungen, die ein System erleben kann. Die bisherigen Interaktions-, Kommunikations- und Stressbelastungsmuster (die hier *IKS-Muster* genannt werden sollen) werden durch eine Traumafolgestörung verändert. So kann ein System die zur unmittelbaren Traumabewältigung hilfreichen konstriktiven (z. B. vermeidenden) Verhaltensmuster aufrechterhalten oder sogar verstärken, selbst wenn das traumatisierte Familienmitglied dies nicht mehr benötigt. Andererseits kann es in der Familie auch zu einer Verstärkung intrusiver Muster kommen, die Mitglieder des Systems »triggern« sich dann gegenseitig und bauen so ein »Retraumatisierungsmuster« auf.

Die Familie kann aber auch ein Hort der Stabilisierung sein. Sichere, verlässliche Beziehungen, stabiler Kontakt, dynamisches Mitschwingen, Ablenkung, Affektregulation helfen bei der Traumaverarbeitung. Wenn die ganze Familie traumatisiert ist, kann sie sich gegenseitig stützen im Vertrauen darauf, Belastungsspitzen überwinden zu können. Allerdings besteht die Gefahr der sekundären Traumatisierung, bei der nicht unmittelbar betroffene Familienmitglieder ebenfalls Symptome entwickeln können, die einer PTBS sehr nahe kommen.

Innere Systeme

Systemische Traumatherapie bezieht sich nicht nur auf die Arbeit mit Mehrpersonensystemen, sondern auch auf die Arbeit mit Einzelnen, die als Arbeit mit dem inneren System bzw. mit inneren Teilpersönlichkeiten konzipiert wird. Hierzu gibt es zahlreiche Anregungen in unterschiedlichen Therapieverfahren, die die Idee teilen, dass es kein stabiles und einheitliches Selbst gibt, welches eine dauerhafte Identität verleiht, sondern dass besser von unterschiedlichen »Ich-Konstellationen« gesprochen werden sollte. Zu nennen wären hier etwa die Ego-State-Therapie (Watkins u. Watkins 2008; Reddemann 2007) oder die Theorie der strukturellen Dissoziation (Nijenhuis u. Mattheß 2006). Das Selbst lässt sich aus systemischer Sicht als Komplex verschiedener autonomer und selbstreferenzieller neurobiologischer Systeme verstehen. Vor allem bei komplexen Traumafolgestörungen mit dissoziativen Symptomen ist das eine hilfreiche therapeutische Konstruktion (siehe dazu van der Hart, Nijenhuis u. Steele 2008).

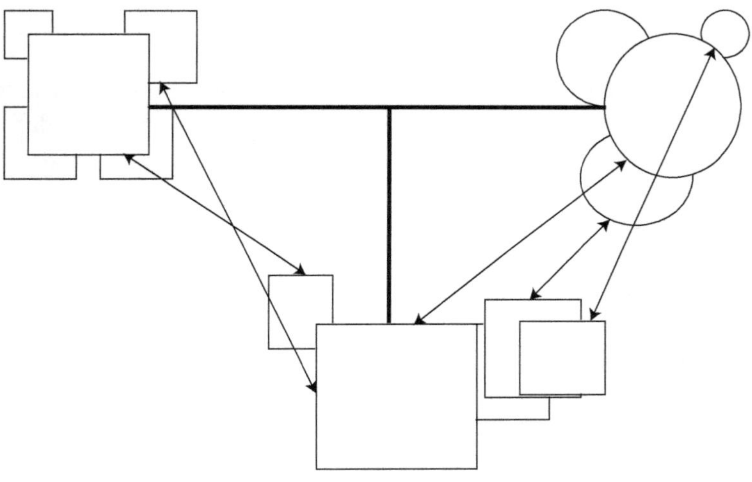

Abb. 12: Genogrammdarstellung einer inneren und äußeren Systemdynamik

Aus der systemischen Tradition stammen das Modell der Arbeit mit der inneren Familie von Richard Schwartz (2011), das Konzept des inneren Teams oder des inneren Parlaments von Gunther Schmidt (vgl. Abschn. 2.3.9; G. Schmidt 2012) und die Konzepte des »Theaters des Inneren« und der »Parts‹ Party« von Virginia Satir (1978).

Die Arbeit mit inneren Anteilen erlaubt es, auch bei schweren Traumatisierungen Selbstanteile zu entdecken und zu mobilisieren, die nicht oder weniger verletzt worden sind und als Ressourcen für einen erfolgreichen Bewältigungsprozess infrage kommen.

Darüber hinaus sind aus systemischer Sicht sowohl die Dynamik des inneren und des äußeren Systems sowie ihre wechselseitige Beeinflussung für die Veränderung problematischer IKS-Muster von Bedeutung. In vielerlei Hinsicht bilden sich

Prozesse der Traumabewältigung im Mehrpersonensystem auch im inneren System der beteiligten Personen ab. Man könnte hier auch von einer fraktalen Struktur sprechen.

Beobachterperspektive

Der Konstruktivismus hat die Subjektabhängigkeit jeder Wahrnehmung und Wirklichkeitsbeschreibung deutlich gemacht. »Alles, was gesagt wird, wird von einem Beobachter gesagt« (Maturana 1982, S. 34). Die Beobachterperspektive ist aber nicht nur für die Epistemologie der systemischen Therapie relevant, sondern auch praktisch nutzbar. Die Einführung eines Beobachters schafft eine andere Perspektive auf das Trauma, die Beobachterposition und der Dialog der Beobachter bieten neue Wirklichkeitsbeschreibungen des therapeutischen Systems, ermöglichen eine Distanzierung von belastenden Erfahrungen und können daher in Verbindung mit verschiedenen Methoden in unterschiedlichen traumatherapeutischen Kontexten eingesetzt werden.

Kontextbezogenheit

Menschliches Verhalten lässt sich nicht isoliert verstehen, sondern nur unter Berücksichtigung des sozialen Bezugsrahmens. Drei Kontextebenen sind dabei relevant:

- der primäre Beziehungskontext der Paarbeziehung, des mehrgenerationalen Familiensystems und anderer Bezugspersonen
- der sekundäre Beziehungskontext der Freunde, Mitschüler, Arbeitskollegen etc.
- der tertiäre Beziehungskontext der sozialen Umwelt (Kindergarten, Schule, Nachbarn und das soziale Gemeinwesen mit seinen Normen, Werten, Regeln und Kulturen).

Kontextualisierung bringt Situationen, Probleme und Symptome in Zusammenhang mit den relevanten Sozialsystemen des Individuums und setzt sie in eine zeitliche Perspektive. Die Kontextualisierung der traumatischen Situation und die Entstehung der Traumafolgestörung ist bedeutsamer Teil einer angemessenen Rekonstruktion der »Traumageschichte«. Die ursprünglichen Wirklichkeitskonstruktionen in einer Familie hinsichtlich der traumatischen Situation, der Traumafolgen, der Symptombeschreibungen etc. können sich erheblich voneinander unterscheiden. Die Konzeptualisierung eines Traumas findet eben nicht nur im internalen Selbst statt (»Ich bin machtlos und ausgeliefert«), sondern ist mit der Bedeutungsgebung und den Geschichten, die in den Bezugssystemen erzählt werden, verbunden. Diese Narrative sind Teil des traumatischen Prozesses und haben Einfluss darauf, ob bzw. welche Traumafolgestörung ausgebildet wird.

Ressourcenorientierung

Das Ansetzen an den Ressourcen, Entwicklungs- und Wachstumspotenzialen, am »Gesunden« (und nicht an der »Pathologie«) ist ein zentrales Merkmal und eine Grundhaltung der systemischen Therapie. Die vielfältigen ressourcenorientierten Methoden und Konzepte sind Stärken der systemischen Traumatherapie. Sie zielen auf das traumatisierte Individuum ebenso wie auf das Bezugssystem. Die emotionalen Ressourcen der einzelnen Familienmitglieder (Aufmerksamkeit, Wertschätzung, Zugehörigkeit, Bindungsfähigkeit, Vertrauen, Offenheit, Humor, Liebe, Anerkennung, Resonanz etc.) werden als Systemressourcen mobilisiert, die die Familie stärken, stabilisieren und im Heilungsprozess unterstützen (vgl. Hanswille 2011a).

Systemressourcen können helfen:

- die Situation vor und nach dem Trauma neu zu verstehen
- das Leben vor dem Trauma wertzuschätzen
- dem Leben nach dem Trauma neue Perspektiven zu geben, gemeinsame Zukunftsvorstellungen zu entwickeln und Hoffnung zu vermitteln
- in den Bindungen mehr Sicherheit zu erleben
- das Selbstwirksamkeitsgefühl zu fördern und das Kohärenzgefühl zu stärken.

Lösungs- und Zukunftsorientierung

Die Lösungs- und die Alltagsorientierung helfen bei der Stabilisierung und fördern Veränderungen. Die Fokussierung auf eine Zeit, in der es die Symptome der Traumafolgestörung nicht mehr geben wird, ist sowohl in der Stabilisierungsphase als auch der Phase der Traumaintegration und Traumakonfrontation von großer Bedeutung.

Die Beschäftigung mit der Frage, wie ein Leben in Sicherheit ohne Retraumatisierung, Trigger etc. aussehen würde, erlaubt die imaginative Realisierung eines zukünftigen sicheren Zustandes (vgl. Abschn. 2.3.9). Die Fragen nach Lösungsideen und »Wunderideen« fördern den Veränderungsprozess und schaffen in der Therapie ein positives, unterstützendes Klima. Die Alltagsorientierung fokussiert auf die Notwendigkeit kleiner, überschaubarer Schritte im Veränderungsprozess und ermöglicht schnelle Erfolgserlebnisse. Durch die Erfahrung: »Ja, es ist möglich, dass sich etwas ändert!«, entwickelt sich Mut auch für größere Veränderungen, womit das Selbstwirksamkeitserleben der Klienten gestärkt wird.

Systemische Praxismodelle

Die ausschließliche Fokussierung auf das Individuum führt oft dazu, dass die Beziehungen zum Partner und den Kindern schwieriger werden, was zu einer weiteren Destabilisierung des Traumatisierten führen kann. Deshalb sollte das Setting in einer traumaorientierten Therapie sorgfältig geprüft werden. Paar- und Familientherapie bieten die Möglichkeit, Symptome einer komplexen Traumafolgestörung direkt im Beziehungskontext zu bearbeiten und neue Muster zu etablieren.

Seit etwa dem Jahr 2000 wurden verschiedene Modelle und Konzepte der Traumatherapie entwickelt, meist handelt es sich um Kombinationen unterschiedlicher therapeutischer Ansätze.

In den USA werden mit gutem Erfolg drei Modelle genutzt:

(1) Das CPP-Modell (»child-parent psychotherapy«), eine Kombination aus psychodynamischer und Familientherapie (Lieberman et al. 2005), die in Verbindung mit dem PCIT-Konzept (»parent-child interaction therapy«), einer kognitiv-behavioralen Therapie für Eltern (Chaffin et al. 2004), bei Familien mit innerfamilialen Traumatisierungen nach Missbrauch und Gewalt genutzt wird. Es ist eine stark strukturierte Interventionsmethode.
(2) Der Target-Ansatz (»trauma affect regulation: Guidelines for education and therapy«, *National Child Traumatic Stress Network*) verfolgt das Ziel, in Fällen von Gewalt sowie sexuellem und emotionalem Missbrauch die Selbstregulationsfähigkeiten von Jugendlichen und Adoleszenten im Kontext von Stressreaktionen zu steigern.
(3) Das Focus-Programm (»families overcoming and coping under stress«) wird bei Familien, die unter komplexer Traumatisierung leiden, eingesetzt und ist ein strukturierter Ansatz für eine traumafokussierte Familientherapie. Es besteht aus acht Sitzungen, von denen die ersten drei mit den Eltern, die folgenden zwei mit den Kindern und die restlichen drei mit der gesamten Familie durchgeführt werden (vgl. Ford u. Saltzman 2011; Mogul et al. 2010; Saltzman et al. 2011).

Gute Erfahrungen gibt es inzwischen mit der Verbindung von EMDR (»eye movement desensitization and reprocessing«) und systemischer Therapie (Maxfield, Kaslow u. Shapiro 2007). Auch der Ansatz der »emotional focused therapy« (EFT) von Susan M. Johnson (2002) zeigt in der Arbeit mit traumatisierten Paarsystemen gute Erfolge.

Das »5-Achsen-Modell« (Hanswille u. Kissenbeck 2010) ist eine systemische Konzeption für die Arbeit mit traumatisierten Systemen. Es dient dazu, die therapeutische Komplexität von Traumafolgestörungen zu reduzieren, erleichtert die Settingwahl, die Therapieplanung, die methodische Struktur in der Arbeit mit komplex traumatisierten Systemen und ermöglicht eine konsequente Ressourcenorientierung auf jeder Achse. Abbildung 13 zeigt, was die fünf Achsen erfassen.

Die individuellen Symptome bei Traumafolgestörungen treffen in der Familie aufeinander und multiplizieren sich mit den Interaktions- und Kommunikations- und Stressbelastungsmustern (IKS-Mustern) des Familiensystems. Systeme, die durch ein einmaliges Ereignis traumatisiert wurden, entwickeln in der Regel (wenn die IKS-Muster gut funktionieren, stabil und eingespielt sind) »einfachere« Symptome. Häufig sind die Familienressourcen so stark, dass die Selbstheilungskräfte ausreichen oder eine kurze traumabezogene Therapie bereits zu guten Ergebnissen führt. Bei komplexen Traumafolgestörungen und einem hohen Grad an Inkohärenz und Fragmentierung nimmt entsprechend die Komplexität im System zu. Die Systemsymptome sind qualitativ und quantitativ mehr als die Summe der Einzelsymptome. Deshalb ist es wichtig, das gesamte System in den therapeutischen Prozess einzubeziehen.

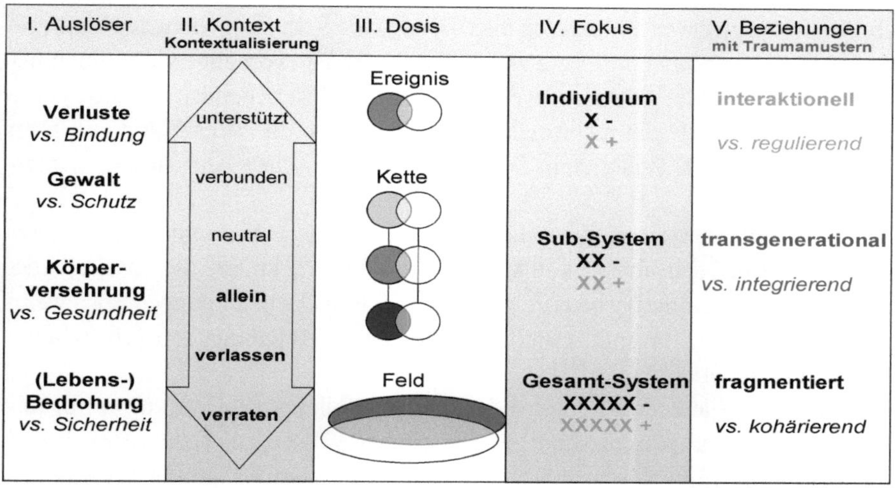

Abb. 13: Systemisches 5-Achsen-Modell

Bei einfach traumatisierten Systemen sind Settingwechsel zwischen Einzel- und Familientherapie angezeigt. Der Schwerpunkt liegt dabei auf der einzeltherapeutischen Arbeit mit Stabilisierung und Traumaexposition. Die Familie wird zur Stützung, Ressourcenaktivierung, äußeren Sicherheit und Systembearbeitung der veränderten IKS-Muster genutzt. Komplex traumatisierte Klienten benötigen mehr Sicherheit in der therapeutischen Beziehung, eine deutlichere Einbeziehung des Familiensystems und traumatherapeutische Begleitung. Die Therapie ist kleinschrittiger, benötigt mehr Zeit, eine längere Stabilisierung, deutlichere Ressourcenaktivierung, Unterstützung bei der Etablierung und Nutzung guter IKS-Muster, Synchronisierung der inneren Systeme mit dem äußeren System, Bindungsarbeit und Beziehungssicherheit, eventuell Einbindung zusätzlicher Helfersysteme etc. Die Traumabegegnung kann mit einer Kombination von klassischen Methoden der Traumatherapie (Beobachtertechnik, Bildschirmtechnik, EMDR etc.) und systemischen Techniken wie Skulpturtechnik, Aufstellungsarbeit oder Familienbrett/Systembrett (vgl. Abschn. 2.3.4, 2.3.5; sowie Hanswille u. Kissenbeck 2010) erfolgen.

3.19 Forensik

Elisabeth Wagner

Zum Arbeitskontext forensische Psychiatrie

Voraussetzung für die strafrechtliche Verantwortlichkeit eines Täters ist seine Zurechnungsfähigkeit zum Zeitpunkt der Tat. Wer aufgrund einer psychischen Störung schuldunfähig oder vermindert schuldfähig ist, wird – sofern weitere erhebliche Straftaten zu erwarten sind – in die vorbeugende freiheitsentziehende Maßregel nach § 63 des deutschen Strafgesetzbuchs (in Österreich »vorbeugende Maßnahme« nach § 21 Abs. 1 Strafgesetzbuch) eingewiesen und dort behandelt, bis die weitere Begehung von Straftaten nicht mehr zu befürchten ist. In Deutschland waren im Jahr 2011 über 6000 Personen in forensisch-psychiatrischen Einrichtungen untergebracht.

Die Unterbringung erfolgt zeitlich unbegrenzt, die Entlassung ist an den Behandlungserfolg, d. h. an eine günstige Legalprognose, geknüpft. Was das Ausmaß an Freiheitseinschränkung betrifft, bestehen haftähnliche Bedingungen, auch wenn die Unterbringung in spezialisierten forensischen Abteilungen psychiatrischer Krankenhäuser erfolgt.

Eine konstituierende Bedingung des Maßregelvollzugs ist damit die Verfügbarkeit einer Fachdisziplin, die über prognostisches Wissen zur Gefährlichkeitseinschätzung und behandlungstechnische Kompetenz zum Abbau der spezifischen Gefährlichkeit verfügt. Je eindeutiger das Delikt auf eine sogenannte Achse-I-Störung[42] (in den meisten Fällen eine paranoide Psychose) zurückgeführt wird, desto verlässlicher kann forensisch-psychiatrisches Fachwissen diese Aufgaben erfüllen. Wenn andererseits Persönlichkeitsmerkmale wie Impulsivität, Dissozialität, Sadismus oder Paraphilien für das Deliktverhalten ausschlaggebend waren, geht diese (relative) Eindeutigkeit psychiatrischer Kategorien verloren, und es bedarf psychotherapeutischer Konzepte nicht nur in der Behandlung, sondern auch für die Behandlungsplanung z. B. bezüglich Lockerungen und Beurteilungen. In diesem Zusammenhang sind in der forensischen Psychiatrie zunächst vor allem psychoanalytische Konzepte genutzt worden, welche sich aus mehreren Gründen für diesen Kontext eignen: Sie bieten das mit Abstand reichhaltigste theoretische Repertoire an Erklärungsmustern für abweichendes Erleben und Verhalten und stimmen darüber hinaus in ihrem Umgang mit Kausalität, Zeit und Geschichtlichkeit mit den Grundannahmen des Maßregelvollzugs überein: Das Delikt ist Ausdruck (Symptom) einer zugrunde liegenden Störung, diese Störung kann in einem langwierigen therapeutischen Prozess behandelt werden.

---

42 Als Achse-I-Störungen bezeichnet man im DSM aktuelle psychische Störungen, die das Leben des Patienten gravierend beeinflussen und zu starken Behinderungen des Soziallebens führen.

Etwa seit Ende der 1980er-Jahre haben sich in der forensischen Psychiatrie aufgrund der Zielgerichtetheit ihrer Interventionen und ihrer empirisch nachgewiesenen Wirksamkeit zunehmend psychoedukative und kognitiv-behaviorale Behandlungsstrategien etabliert. In hoch strukturierten, teilweise manualisierten Behandlungsprogrammen sollen die Täter lernen, die der Tat vorgelagerten Entscheidungsprozesse und damit zusammenhängende Risikofaktoren zu identifizieren und Kontrolle über diese Entscheidungsprozesse zu übernehmen.

Trotz aller inhaltlichen Unterschiede zwischen dem psychoanalytischen und dem kognitiv-behavioralen Therapieansatz weisen diese Modelle doch auch gewisse Gemeinsamkeiten auf, die sie von einem systemischen Therapieverständnis unterscheiden: Beide Theorien haben ausgefeilte Störungsmodelle, glauben an die Möglichkeit zielgerichteter Interventionen und konzeptualisieren eher kontinuierliche Veränderungsprozesse (Durcharbeiten der Konflikte in der Übertragungsbeziehung, Nachreifen bzw. kognitive Umstrukturierung der Persönlichkeit, Erlernen alternativer Verhaltensweisen usw.). Dieses Bekenntnis zu linearer Kausalität, dieser Umgang mit Zeit und Geschichtlichkeit sind mit den Grundannahmen des Maßregelvollzugs gut kompatibel (vgl. Wagner 2004).

Systemische Modelle fokussieren im Gegensatz dazu auf zirkuläre Zusammenhänge, verweisen auf die Nichtinstruierbarkeit psychischer oder sozialer Systeme, legen eher diskontinuierliche Veränderungen nahe und rufen zur Skepsis gegenüber jedem diagnostischen und prognostischen Wissen auf. Einer »harten«, objektivistischen Realitätskonstruktion stellen sie eine »weiche Realität« intersubjektiver Konstruktionen gegenüber,

> »die sich auf menschliche Absichten und Motivationen beziehen und beispielsweise festlegen, ob ein bestimmtes Verhalten Ausdruck oder Konsequenz von Schwäche, Krankheit, Verwirrung, Verrücktheit oder Bosheit ist« (Stierlin 1997, S. 20).

Während die Konsequenz dieser Perspektive in vielen therapeutischen Kontexten in der »Aufweichung« harter Realitäten liegt, ist für den Kontext schwerer Gewalttaten besonders darauf zu achten, dass das Erkunden zirkulärer Zusammenhänge und das Einnehmen einer konstruktivistischen Haltung nicht daran hindert, auf die Verantwortung der Täter für ihr Handeln zu fokussieren. Denn »aus der Involviertheit aller Beteiligten folgt nicht, dass alle mit gleicher [...] Macht das Systemgeschehen beeinflussen« (Levold, Wedekind u. Georgi 1993). Stattdessen ist es hilfreicher, einer bei den Patienten häufig zu beobachtenden Tendenz zur Relativierung oder Verleugnung von Verantwortung (Buchholz, Lamott u. Mörtl 2008) härtere Wirklichkeitskonstruktionen hinsichtlich der Bewertung von und der Verantwortung für die Delikte entgegenzusetzen. In diesem Zusammenhang sei auf die differenzierte Auseinandersetzung mit der Passung konstruktivistischer Konzepte im Kontext von Gewalt verwiesen (vgl. Goldner 1993; Herington 1993; Pleyer 1996).

Zunächst soll jedoch aufgezeigt werden, in welch hohem Maße sich andere typische Merkmale einer systemischen Haltung für die besonderen Anforderungen des forensisch-psychiatrischen Kontextes, nämlich die eingeschränkte Freiwilligkeit und die Teilhabe des Therapeuten an der institutionellen Macht, eignen.

Psychotherapie im Spannungsfeld zwischen Hilfe und Kontrolle

Häufig wird die Möglichkeit von Psychotherapie in der forensischen Psychiatrie wegen der eingeschränkten Freiwilligkeit radikal infrage gestellt. Auch für Kurt Ludewig (1997) ist explizites Hilfesuchen bei der Lösung eines veränderungswürdigen und veränderbaren Problems die Voraussetzung für Therapie, wobei das Therapieziel nicht von außen vorgegeben sein darf. Dieser engen Definition von systemischer Therapie wird therapeutisches Arbeiten in der Forensik natürlich nur in Einzelfällen gerecht, nicht zuletzt deshalb, weil die forensischen Patienten nicht zwingend die Überzeugung hegen, dass Psychotherapie geeignet ist, ihre Probleme zu lösen. Es ist daher zumeist erste Aufgabe therapeutischer Gespräche, in Abgrenzung zu den vielfach fatalistischen Weltentwürfen der Patienten Problemdefinitionen zu entwickeln, die diese und erst dadurch auch die Therapeutin handlungsfähig machen. Dem Erklären der Rationalität des Systems »Maßregelvollzug« (»Welches Bild hat der Richter/Gutachter von Ihrer Störung, dass er eine Unterbringung in der Forensischen Psychiatrie veranlasste?« »Welches Bild müsste die Richterin/Gutachterin von Ihrem Zustand haben, dass sie einer Entlassung zustimmen würde?«) kommt eine besondere Bedeutung für die Entwicklung von »Therapiemotivation« zu, auf die dabei einzunehmende Haltung zwischen Erkunden und Erklären wird später noch eingegangen.

Im Kontext eingeschränkter Freiwilligkeit erweist sich de Shazers Differenzierung von »Besuchern«, »Klagenden« und »Kunden« als äußerst hilfreich, da sie nicht auf eine Unterscheidung zwischen »guten«, weil gut motivierten, und »schlechten«, weil schlecht motivierten Klienten abzielt, sondern das jeweils aktuelle Beziehungsmuster beschreibt, das sich im Laufe der Zeit bzw. auch je nach Thema ändern kann.

Der forensische Patient wird in vielen Phasen Besucher oder Klagender sein, doch ist auch damit zu rechnen, dass er in Bezug auf gewisse Ziele zum Kunden werden kann, der explizit Hilfe für die Lösung veränderungswürdiger und veränderbarer Probleme sucht. Aus diesem Grunde sollte der *Therapiestatus* in diesem Kontext nicht radikal in Abrede gestellt werden, da dies auch die Therapeuten von der Verantwortung befreien würde, sich immer wieder um einen Therapieauftrag bzw. eine therapeutische Haltung zu bemühen (Drewes u. Krott 1996).

Die für systemische Therapie typische genaue Auftragsklärung erscheint im Kontext der forensischen Psychiatrie besonders hilfreich, wobei der Auftraggeber als machtvolle Instanz, die den Zwang ausübt, berücksichtigt werden muss: Welchen Auftrag hat der Gesetzgeber an die Institution, welchen Auftrag hat die Institution an den Therapeuten? Gerade hier bieten die in der systemischen Therapie üblichen Fragen zur Auftragsklärung gegenüber anderen Therapieschulen einen erheblichen Startvorteil bezüglich Transparenz und Kontextsensitivität:

- »Was, glauben Sie, erwartet der Gutachter/Entlassungsrichter/Oberarzt von der Therapie?«
- »Woran würde X merken, dass sein Auftrag erfüllt (z. B. Ihre Gefährlichkeit abgebaut) ist?«
- »Woran würde X merken, dass wir an seinem Auftrag (nicht) arbeiten?«

Die systematische Nutzung des zirkulären Fragens in Anlehnung an das übliche Erfragen des Überweisungskontextes berücksichtigt die triadische Auftragslage und erlaubt eine konsequente Heranführung an die Sichtweisen relevanter anderer.

Teilhabe des Therapeuten an der institutionellen Macht

Forensisch-psychiatrische Einrichtungen sind typische Beispiele für totale Institutionen im Sinne Goffmans (1977). Diese Einrichtungen zeichnen sich dadurch aus, dass sie alle Lebensbereiche der darin befindlichen Personen (Beschäftigung, Gesunderhaltung, Freizeit etc.) verwalten und damit alle Lebensäußerungen eines sozialen Akteurs einer einzigen Autorität unterworfen sind. Therapeutische Institutionen definieren sich dadurch, dass die anfallenden Entscheidungen bestmöglich unter therapeutischen Gesichtspunkten getroffen werden, dies erfordert die Einbindung von Therapeutinnen in die institutionellen Entscheidungsprozesse, eröffnet damit aber das Dilemma der Vermischung der Rollen von Therapie und sozialer Kontrolle.

Würden im Gegensatz dazu externe (institutionsfremde) Therapeutinnen mit der psychotherapeutischen Versorgung beauftragt, könnten sie zwar ihre Schweigepflicht einhalten und Psychotherapie im Sinne einer Dienstleistung anbieten, andererseits wären damit auch die Vorteile der therapeutischen Institution verspielt: Wichtige Entscheidungen z. B. über die Tagesstruktur der Patientinnen oder über sinnvolle Erprobungsschritte (Lockerungen) würden unabhängig vom therapeutischen Prozess fallen, das Risiko inkonsistenten Verhaltens verschiedener Berufsgruppen würde wachsen. Gleichzeitig würden Spaltungsprozesse bei den Patientinnen (»guter Therapeut«, »böse Klinik«) gefördert.

In der systemischen Literatur wird die Teilhabe der Therapeutinnen an der institutionellen Macht und damit die Übernahme von Kontrollfunktionen erwartungsgemäß kontrovers beurteilt. Während einige Autoren an ihrer Expertenschaft für Kommunikation festhalten und sich dementsprechend als Gäste im Zwangskontext definieren, halten andere die institutionelle oder persönliche Trennung von Kontrolle und Hilfe für eine Scheinlösung und sprechen sich daher für einen offenen Umgang mit der Kontroll- und der damit einhergehenden Machtposition aus (vgl. Levold 1993; Pleyer 1996).

Dabei sind allerdings höchste Ansprüche an die Transparenz des Vorgehens zu stellen, wie dies z.B. im Modell der »doppelten Transparenz« (Cirillo u. Di Blasio 1992) realisiert wird. Die Therapeutin ist hier transparent gegenüber der Institution, indem über wesentliche Faktoren des Therapieverlaufes berichtet wird, ist dabei aber auch gegenüber dem Patienten transparent, indem alle Stellungnahmen mit ihm besprochen werden.

Besonders attraktiv erscheint in diesem Zusammenhang auch die Entwicklung einer systemischen Fallbesprechungskultur, wie sie z.B. im Rahmen des SYMPA-Projektes (Schweitzer u. Nicolai 2010) vorgestellt wurde. Hierbei werden die Fallbesprechungen anlässlich kritischer Behandlungsentscheidungen in psychiatrischen Abteilungen im Beisein der betroffenen Patienten durchgeführt. Dies veranlasst die beteiligten Teammitglieder zum einen zu einer respektvollen und ressourcenorientierten Gesprächsführung, zum anderen wird der betroffene Patient Zeuge des mehrstimmigen Expertengesprächs, zu dem er sich auch äußern kann. Zur Unterstützung wird dem Patienten eine Vertrauensperson zur Seite gestellt, die sich dann im Sinne eines reflektierenden Teams mit ihm über das Gehörte austauscht.

Doppelte Transparenz oder Fallbesprechungen im Beisein von Patienten sind geeignete Strategien, dem Patienten einen konstruktiven Umgang mit der Teilhabe des Therapeuten an der institutionellen Macht zu ermöglichen, und sind daher dem untauglichen Versuch, sie zu verschleiern, vorzuziehen.

Systemisches Arbeiten zwischen Psychoedukation und Konstruktneutralität

Patienten der forensischen Psychiatrie wurden in die Maßregel eingewiesen, weil sie unter dem Einfluss ihrer psychischen Störung ein schwerwiegendes Delikt, meistens eine Gewalttat, begangen haben und von ihnen die Gefahr eines neuerlichen Deliktes ausgeht. Sie werden aus diesem Kontext, der mit haftähnlichen Einschränkungen der Freiheit verbunden ist, erst entlassen, wenn aus forensisch-psychiatrischer Sicht die spezifische Gefährlichkeit abgebaut ist. Zwei wesentliche Voraussetzungen dafür sind Krankheitseinsicht und Compliance. Daher ist in forensisch-psychiatrischen Einrichtungen Psychoedukation von zentraler Bedeutung: Der Patient wird dabei geschult, das Problem so zu sehen, wie es die Schulpsychiatrie versteht – ein Vorhaben, das mit einer systemischen Haltung auf den ersten Blick wenig vereinbar scheint. Neben dem Erkunden der Sichtweisen des Patienten ist das Erklären der Systemrationalität, wie oben ausgeführt, von zentraler Bedeutung. Allerdings geht es dabei nicht um den pädagogischen Anspruch, den Patienten von der einzig richtigen Sichtweise zu überzeugen, sondern darum, die Möglichkeiten des Einflusses des Betroffenen auf den Behandlungsverlauf klarzumachen. Die wesentliche Intervention ist auch hier das zirkuläre oder reflexive Erfragen von wahrscheinlichen Folgen bestimmter Sichtweisen; es ist insofern eine dialogische Haltung, als damit auch Respekt vor den Sichtweisen des Patienten ausgedrückt wird.

Angemessene Konzeptualisierung intrapsychischer Prozesse

Die Einengung des therapeutischen Wirkungsbereiches auf das klassische lösungsorientierte Repertoire der systemischen Therapie reicht für den Kontext forensische Psychiatrie nicht aus. Abgesehen davon, dass hier häufig mehrjährige therapeutische Prozesse gestaltet werden müssen, bedarf es auch adäquater psychologischer Modelle, will man die Wahrnehmung problematischer, weil rückfallrelevanter Wirklichkeitskonstruktionen und Verhaltensmuster schulen bzw. diesbezügliche Veränderungen beschreiben können. Insbesondere muss hier psychisches Funktionieren (z.B. Impulsivität, Affektkontrolle, Ambivalenzfähigkeit, Spannungstoleranz) systematisch evaluiert und zum Gegenstand therapeutischer Auseinandersetzung gemacht werden. Ein hilfreiches Modell dafür bieten die von Ciompi (1997) konzeptualisierten Fühl-Denk-Verhaltensprogramme, die durch wiederholte Interaktionserfahrung entstehen und dann unser psychisches Funktionieren prägen: ein Konzept, das sowohl das Gewordensein – also eine historische Perspektive – berücksichtigt als auch für Veränderungen sensitiv ist. Darüber hinaus ist Ciompis »Affektlogik« in weiten Bereichen anschlussfähig für andere etablierte Persönlichkeitstheorien wie die Schematherapie oder die Objektbeziehungstheorie, was den therapieschulenübergreifenden Austausch erleichtert (vgl. Wagner 2010).

Einschätzung und Prognose von Gefährlichkeit des Verhaltens

Auch unabhängig von einer elaborierten Persönlichkeitstheorie müssen systemische Therapeutinnen Aussagen über Fortbestehen oder Abbau von spezifischer Gefährlichkeit machen können. Beschreibt sich der Patient mehr als Opfer des Problems oder als Akteur der Lösung? Kooperiert er in einer zieldienlichen Art mit den professionellen Helfern? Erlauben oder verhindern seine affektiven Bewertungen und kognitiven Bedeutungsgebungen sozial akzeptiertes Verhalten? Können der Bedarf hinter dem störenden bzw. gefährlichen Verhalten erkundet und eine sozial verträgliche Alternative erarbeitet werden? Nimmt der Patient den eigenen Einfluss auf den Ablauf von zwischenmenschlichen Interaktionen wahr? Besteht eine resignative, fatalistische Haltung oder eine entwicklungsorientierte Bereitschaft zur Verantwortungsübernahme (vgl. Russinger u. Wagner 1999)? Antworten auf diese Fragen können aus der Reflexion systemischer Therapieprozesse entstehen und sind durchaus geeignet, gefährlichkeitsrelevante Veränderungen zu beschreiben.

Systemische Therapie als Ressource im schulenübergreifenden forensischen Dialog

Die durch die Systemtheorie vermittelte erkenntniskritische Grundhaltung bietet ein hohes Maß an Sensibilität dafür, wie mittels einer spezifischen psychotherapeutischen oder klinisch-psychologischen Theorie und ihrer Leitdifferenzen jeweils spezifische Unterschiede und damit Realitäten erzeugt werden. Die Theorie bestimmt, was wir sehen können – im Falle der Systemtheorie als einer Metatheorie des Beobachtens gelingt häufig das Sichtbarmachen der getroffenen Unterscheidungen und damit auch die Identifikation der blinden Flecke verschiedener Theorien. Der wertvolle Beitrag, den systemische Therapeutinnen in solchen Fachdiskussionen leisten können, ist die Anregung jener Reflexionsleistung, die nachzeichnet, in welcher Art der vor dem Hintergrund einer bestimmten Theorie erhobene Befund von der Theorie und damit vom Beobachter und nicht vom Beobachteten beeinflusst wird. Wichtig ist dabei, dass es gelingt, dies nicht als Entwertung der fachspezifischen Theorien im Sinne einer Radikalinfragestellung von Erkenntnismöglichkeit, sondern als Methode zur selbstreflexiven Vertiefung des Erkenntnisaktes zu formulieren (vgl. Parfy u. Wagner 1998).

3.20 Therapie und Beratung im Alter

Thomas Friedrich-Hett

Die Last negativer Altersbilder

Wir Menschen leben durchschnittlich immer länger, noch nie gab es so viele Hundertjährige. Die meisten Menschen verbinden das Alter aber überwiegend mit negativen Bildern. Eine oft einseitige Berichterstattung in den Medien verstärkt die Vorstellung, uns allen würden schicksalhaft Abbau und Verfall bevorstehen. Altern erfüllt daher mit Angst und wird mit Attributen wie »unattraktiv«, »gebrechlich«, »einsam«, »dement« u. a. belegt. Jugendlichkeit und deren Bewahrung werden dagegen idealisiert.

Häufig wird von befürchteten Generationenkonflikten (vgl. Riehl-Emde u. Kipp 2010), drohenden Rentenlücken und gesellschaftlichen Lasten gesprochen, die durch die Überalterung unserer Gesellschaft auf uns zukommen. Die Gründe für den Altersstrukturwandel sind vielschichtig. Genau genommen, müssten wir nicht nur von »Überalterung«, sondern auch von »Unterjüngung« sprechen, da nicht nur die zunehmende Langlebigkeit, sondern auch der Geburtenrückgang den demografischen Wandel beeinflusst.

Mit der Fokussierung auf Abbau und Verfall dominiert in der Öffentlichkeit eine Betrachtungsweise nach dem in der Fachwelt als längst überholt geltenden Defizitmodell des Alterns. Älteren wird unreflektiert und fälschlich unterstellt, quasiunaufhaltsam an kognitiver und allgemeiner Leistungsfähigkeit einzubüßen sowie mit den Anforderungen des Alltags und mit Veränderungen im Lebenslauf zunehmend überfordert zu sein. Es wird vernachlässigt, dass die Mehrheit der älteren Menschen den Vorurteilen zum Trotz glücklich und zufrieden, bis ins hohe Alter *relativ* gesund und selbstständig, gesellschaftlich aktiv und auch noch lern- und leistungsfähig ist. Befunde zeigen, dass Altern vielfältige Potenziale bietet und aus mehr als der Auseinandersetzung mit Verlusten besteht (Gergen u. Gergen 2005).

Alter ist primär als soziale (Baltes u. Staudinger 1996) und relationale Kategorie (Friedrich-Hett 2007) zu betrachten. Wann jemand als alt gilt, wird im soziokulturellen Kontext festgelegt und häufig durch die Berufsaufgabe aus Altersgründen markiert. Die beschriebenen Altersvorurteile führen zu Stigmatisierungen und Benachteiligungen. Untersuchungen zeigen, dass negative Erwartungshaltungen Fähigkeitsverluste bei älteren Menschen begünstigen (Lehr 1994). Altersverfall kann daher als eine sich selbst erfüllende Prophezeiung verstanden werden (Friedrich-Hett 2005).

Je älter wir werden, umso weniger sagt die Anzahl der Jahre etwas aus über Fähigkeiten, Verhaltens- und Erlebnisweisen. Altern ist stets das Ergebnis eines lebenslangen Prozesses, der durch Bildung, berufliches Training, Lebensstil und Erfahrungen mit Belastungen beeinflusst wird (Lehr 2009). Für die Arbeit mit älteren Menschen in Beratung, Therapie und anderen Bereichen kommt daher der Entwicklung angemessener Altersbilder eine wichtige Schlüsselrolle zu.

Erwartungen und Ressourcen im Alter

Befunde aus gerontologischer Forschung verweisen auf zahlreiche Ressourcen, die das Bild des Alters positiv verstören können. Hierzu einige Beispiele.[43]

Die Mehrzahl aller Alten altert bis ins achte Lebensjahrzehnt relativ gesund, der Schwellenwert für einen allgemeinen Altersabbau liegt erst bei 80–85 Jahren (Baltes u. Staudinger 1996). Die meisten Krankheiten in diesem Lebensabschnitt sind keine »Alterskrankheiten«, sondern »alternde Krankheiten«, die in früheren Lebensjahren entstehen und denen schon da mit präventiven Maßnahmen begegnet werden kann (Lehr 2009). Die Förderung positiver Affekte und einer optimistischen Lebenseinstellung führt zu signifikant weniger Gebrechlichkeit (Ostir, Offenbacher u. Markides 2004). Auch soziale Teilhabe und Beziehungsvielfalt scheinen vor körperlichem Funktionsverlust zu schützen (Avlund et al. 2004).

Befunde zur geistigen Leistungsfähigkeit können ebenfalls optimistisch stimmen. Es ist vielfach nachgewiesen, dass die Lernfähigkeit – d. h. die neuronale Plastizität – bei älteren Menschen erhalten bleibt (Grawe 2004). Das Lernen ist insgesamt zwar langsamer, weniger umfangreich und störanfälliger, dafür zum Teil aber auch genauer. Leistungen können durch Training von Gedächtnisstrategien verbessert und der Tempoverlust ausgeglichen werden (Kruse u. Lehr 1996). Hinsichtlich der Intelligenzentwicklung zeigen über 50 % der 60- bis 75-Jährigen keine Verluste und 10 % sogar noch eine Steigerung (Schaie 1983).

43 Zur Vertiefung s. Friedrich-Hett (2007, S. 20–29) und die Internetzeitschrift *Positive Aging Newsletter* (www.taosinstitute.net/positive-aging-newsletter [3.10.2013]) von Ken Gergen und Mary Gergen.

Von den über 65-Jährigen sind ca. 5 % von Demenzerkrankungen betroffen, bei den über 80-Jährigen ca. 20 % und erst bei den über 90-Jährigen ca. 30 % (Maercker 2004). Ca. 70 % der Hochbetagten weisen also keine gravierenden geistigen Abbauprozesse auf.

Studien zum Wohlbefinden zeigen, dass Ältere trotz zunehmender körperlicher Beschwerden genauso glücklich und zufrieden sind wie jüngere Menschen (Smith u. Baltes 1996), dass die Häufigkeit negativer Emotionen mit dem Alter abnimmt und positive emotionale Erfahrungen im Alter länger anhalten, während negative schneller verblassen (Carstensen et al. 2000).

Die meisten älteren Menschen verfügen über tragfähige soziale Netzwerke, lediglich ein Viertel gilt hierzulande als unzureichend sozial eingebunden (Fooken 1999). Ältere Menschen haben zwar nur halb so viele soziale Kontakte wie jüngere (was an einer gezielten Auswahl bedeutsamer Beziehungen zu liegen scheint), die meisten halten wertvolle Beziehungen aber bis zu ihrem Lebensende aufrecht (Lang 2001) und neigen mit steigendem Alter zu einer Zunahme der Kontakthäufigkeit (Rasulo, Christensen u. Tomassini 2005).

Einstellung und Haltung zum Älterwerden haben einen wichtigen Einfluss auf unsere Lebensqualität. Untersuchungen zeigen, dass Zufriedenheit, Lebensqualität und Lebensdauer stärker von subjektiven Faktoren wie Optimismus und positiven Altersbildern abhängen als z. B. vom objektiven Gesundheitszustand (Lehr u. Thomae 1987; Levy et al. 2002).

Systemische Grundlagen für die Arbeit mit älteren Menschen[44]

Vorurteile über das und falsche Vorstellungen vom Alter finden sich auch in helfenden Berufen. Obwohl verschiedene Metaanalysen zeigen, dass ältere Menschen genauso gut von Psychotherapie profitieren wie jüngere, halten Psychotherapeuten Ältere oft für nicht mehr therapierbar (Heuft, Kruse u. Radebold 2006). Studien zeigen, dass die Mehrzahl der ambulanten Psychotherapeuten keine über 60-jährigen Menschen behandelt und ältere Menschen mit psychischen Problemen schwerer angemessene Hilfe finden als jüngere (Heuft u. Schneider 2001; BMFSFJ 2011).

Die Grundlagen der systemischen Beratung oder Therapie gelten auch für die Arbeit mit älteren Menschen. Hierzu gehören eine von Respekt, Wertschätzung und Neugier geprägte Grundhaltung, die zu einer dialogischen Partnerschaft einlädt (Friedrich-Hett 2012), eine offene, zu Gleichberechtigung einladende und dialogische Gesprächsführung, eine Beziehungsgestaltung, bei der eine beziehungsengagierte und selbstreflexive Berater- oder Therapeutenposition im Mittelpunkt steht sowie eine kontext-, familien- und systemintegrierende Sichtweise mit Auftrags-, Ziel- und Zukunftsorientierung.

44 Für eine ausführliche Darstellung s. Friedrich-Hett (2007, S. 30–61).

Für ein Verständnis der aktuellen Problematik ist die Berücksichtigung des Lebensverlaufs und der erfolgten oder auch nicht erfolgten Aufarbeitung relevanter Krisen und Konflikte von besonderer Bedeutung; sie können teilweise nur durch sensible zeitgeschichtliche Einordnungen erschlossen werden.

Ohne die Reflexion von Lebens- und Altersbildern in der Arbeit mit älteren Menschen können Perspektiven nur schwer entwickelt werden. Zudem sollten die Entwicklung von Reflexions- und Verarbeitungsfähigkeiten, die Steigerung von Selbstwerterleben und Selbstwirksamkeitsempfinden sowie die Etablierung sozialer Beziehungsnetzwerke unterstützt werden, da diesen Aspekten nach klinischen Erfahrungen (Friedrich-Hett 2005) präventive Wirkungen zukommen.

Settings und Methoden für Beratung und Therapie älterer Menschen

In den letzten Jahren haben sich vielfältige kreative Beratungs- und Therapieformen in der Arbeit mit älteren Menschen entwickelt. Wichtige Wegbereiter hierfür waren und sind im deutschsprachigen Raum Hartmut Radebold und Hilarion Petzold, die aus analytischer und gestalttherapeutischer Perspektive mit jeweils über 800 Veröffentlichungen zahlreiche Ideen, Untersuchungen und Erfahrungen zur Verfügung gestellt haben (z. B. Petzold, Horn u. Müller 2010; Radebold 2006).

Erfahrungen mit systemisch orientierten Konzepten werden erst vereinzelt seit etwa Beginn des 21. Jahrhunderts beschrieben. Interessanterweise finden sich hierunter verschiedene Ideen und Themenbereiche, die bisher für Ältere als ungeeignet galten oder noch wenig bekannt und verbreitet sind. Sie bilden eine Art Schatz- oder Ressourcenkammer für die Arbeit mit älteren Menschen[45] und können die unter Fachleuten immer noch weitverbreiteten falschen Vorstellungen von mangelnder Flexibilität und unzureichender Belastbarkeit Älterer korrigieren.

Die vorhandenen Erfahrungen beziehen sich auf die verschiedensten Settings der Einzel-, Paar-, Gruppen- und Familienarbeit. Inhaltlich sind als wichtige Besonderheit z. B. spezialisierte Angebote zu sexuellen und homosexuellen Fragen älterer Menschen zu nennen, deren Bedarf unterschätzt wird. Obwohl Sexualität im Alter stigmatisiert ist, zählen Probleme im Bereich der Sexualität zu den häufigen Anlässen, Beratung oder Therapie aufzusuchen (Riehl-Emde 2002). Wenn alte Menschen in ein befriedigendes Sexualleben zurückfinden, verschwinden oft auch scheinbar körperlich bedingte Altersleiden (Bornemann 1985). Über Homosexualität im Alter gibt es bisher kaum Veröffentlichungen. Die geschätzten 5–10 % gleichgeschlechtlich liebenden Älteren sind durch Mehrfachdiskriminierungen und jahrzehntelange strafrechtliche Verfolgung belastet (Nachtwey 2004) und speziellen Problemen ausgesetzt. Daher sind für Schwule und Lesben spezialisierte Beratungsangebote notwendig, die den speziellen Wirklichkeitskonstruktionen gerecht werden können.

---

45 Quellennachweise und detaillierter Überblick bei Friedrich-Hett (2010).

Erlebnistherapeutische Angebote (wie Tanz- und Musiktherapie, Theatertherapie, Rollenspielmethoden und Sinnes- und Wahrnehmungsarbeit) für ältere Menschen sind noch eine echte Rarität, zeigen aber erstaunliche Möglichkeiten und Ergebnisse auf. Klinische Erfahrungen lehren, dass durch spielerisch erlebnisorientierte Handlungserfahrungen Gefühle wieder besser wahrgenommen, bewusster erlebt und differenziert werden können. Zudem werden dadurch häufig positives Erleben und Wiederaufbau von Lebensfreude und emotionaler Ausgeglichenheit gesteigert, Unruhe, Anspannung und Angst vermindert und Wahrnehmungs- und Reflexionsfähigkeiten gefördert.

Ungenutzte kreative Möglichkeiten bieten auch verschiedene systemisch orientierte Coachingansätze. Das Trainings- und Beratungskonzept des Empowerment-Coachings unterstützt Ältere in der nachberuflichen und nachfamiliären Lebensphase dabei, Gestaltungsspielräume und Ressourcen selbstbestimmter wahrzunehmen und vorhandene Potenziale zu entfalten. Es stellt einen Gegenentwurf zu verlustbezogenen Beratungen dar und unterstützt damit die Entwicklung neuer Altersbilder.

Beim Case-Management-Coaching werden pflegebedürftige Ältere mit ihren Angehörigen gemeinsam darin bestärkt, neue Ideen zur Umgestaltung belastender Pflege- und Unterstützungssituationen zu entwickeln. Im Rahmen eines integrierten Betreuungs- und Pflegenetzwerkes werden narrative sowie ressourcen- und lösungsorientierte Ansätze gewinnbringend für Pflegefragen genutzt.

In der Poesie- und Bibliotherapie können durch das Lesen oder Verfassen von Texten persönliche Erfahrungen narrativ in neue Zusammenhänge gestellt und als sinnhaft anerkannt werden. So können Lebenskrisen oder auch traumatische Erlebnisse besser bewältigt werden.

Philosophische Beratung kann als Alternative zu Formen der Therapie und Beratung fungieren, gerade weil sie keine klinischen Problemlagen zur Voraussetzung hat. Hier findet der Mensch als Person in einer reflexiven Form Gehör, die dazu beiträgt, dass seine Zwiesprache mit sich selbst wieder in Gang zu kommen vermag.

Ansätze feministischer Seelsorge sensibilisieren für sozial und kulturell gefärbte Geschlechtsrollenstereotype und Altersbilder. Sie können gerade bei älteren Frauen, die noch in sehr traditionellen Geschlechterverhältnissen aufgewachsen sind, dazu beitragen, den weiblichen Perspektiven Gehör zu verschaffen und die »Autorinnenschaft« für die vergangene, gegenwärtige und zukünftige Lebensgeschichte zu unterstützen.

Die Arbeit mit älteren Menschen bietet vielfältige kreative Möglichkeiten und kann in besonderer Weise bereichernd und wertvoll sein. Kaum eine andere Kunden- oder Klientengruppe verfügt über einen ähnlichen Schatz an Erfahrungen und Geschichten und ist so großzügig mit wertschätzenden Rückmeldungen, wenn sie sich verstanden und respektvoll behandelt fühlt.

Teil 4: Kontexte

Ein wesentlicher Unterschied des systemischen Ansatzes zu allen anderen Therapieschulen liegt in der systematischen Einbeziehung verschiedenster Kontexte in die Bearbeitung von somatischen, psychischen und sozialen Problemen. Dabei geht es nicht nur um die sozialen (familialen, milieubezogenen oder kulturellen) Kontexte des Klientensystems. Auch das Gesundheits- bzw. Jugendhilfesystem im Allgemeinen, die organisatorischen und institutionellen Kontexte für therapeutisches und beraterisches Handeln im Besonderen und nicht zuletzt die eigene therapeutische Orientierung werden als Kontexte für die Konstitution und Auflösung von Problemen in Rechnung gestellt.

Teil 4 beschäftigt sich mit den klinisch-beraterischen Kontexten, in denen systemisches Problem- und Lösungswissen zur Anwendung kommt. Sie unterscheiden sich hinsichtlich der jeweiligen Institutionsgeschichte, der spezifischen Settings, der Helfer-Klient-Dynamik sowie der rechtlichen, wirtschaftlichen und politischen Rahmenbedingungen, auf die sich systemische Praxis jeweils einstellen muss.

Ein weiterer Aspekt der Berücksichtigung von Kontexten bezieht sich auf die Auseinandersetzung mit kulturbedingten Unterschieden: in jeder therapeutischen und beraterischen interkulturellen Begegnung, in der spezifischen Bearbeitung migrationsbezogener Probleme und nicht zuletzt in der Arbeit mit Angehörigen schichtspezifischer bzw. subkultureller Milieus. *(Tom Levold)*

4.1 Praxisfelder

4.1.1 Systemische Therapie und Beratung in der psychotherapeutischen Praxis

Renate Weihe-Scheidt

Von ihren grundlegenden Konzepten und ihrer Entwicklung her sind die systemische Therapie und Beratung stärker an institutionellen Kontexten orientiert als am Rahmen der psychotherapeutischen Praxis. Die frühen Ansätze der Familientherapie und damit die Grundlagen der systemischen Therapie entstanden fast alle in größeren Behandlungszentren. Wesentlich für die Entwicklung der systemischen Therapie war die Erweiterung der Perspektive über den einzelnen Patienten hinaus auf die Familie, das relevante Lebensumfeld sowie auf das Helfersystem. Viele innovative Methoden entsprechen eher dem Arbeitskontext von Institutionen. Ko-Therapie oder »reflektierendes Team« setzen die flexible Zusammenarbeit mehrerer Therapeuten voraus. Die zeitliche Struktur systemischer Therapien mit eher längeren Sitzungen in unregelmäßigen größeren Abständen orientiert sich ebenfalls eher an der Arbeitsweise von Beratungsstellen und Ambulanzen.

Die psychotherapeutische Praxis ist in unserem Gesundheitssystem noch immer am einzelnen Patienten orientiert. Dies wird vor allem durch die Form der Kassenfinanzierung zementiert. Nur eine Diagnose für den einzelnen Patienten ermöglicht eine Kostenübernahme. So gesehen, ergibt sich ein gewisses Spannungsfeld zwischen systemischem Denken und Arbeiten und dem Rahmen der psychotherapeutischen Praxis. Erschwerend kommt hinzu, dass systemische Therapie noch immer nicht über die Kasse abgerechnet werden kann. Die Anerkennung der systemischen Therapie als wissenschaftlich fundiertes Verfahren (Wissenschaftlicher Beirat Psychotherapie 2008) ermöglicht es jetzt zwar, eine Approbation mittels einer (den gesetzlichen Bedingungen noch anzupassenden und nur für Psychologinnen zugänglichen) systemischen Ausbildung zu erreichen. Solange jedoch keine sozialrechtliche Anerkennung vorliegt, bleibt eine Kassenzulassung als systemische Therapeutinnen weiterhin ausgeschlossen.

Dennoch nimmt die Zahl der systemischen Praxen zu. Die Arbeit in der eigenen Praxis erlaubt mehr Unabhängigkeit und Möglichkeiten zur eigenen Gestaltung, beinhaltet aber auch eine größere Unsicherheit. Verlässliche Angaben zur Anzahl systemischer Praxen liegen leider nicht vor, bei der DGSF sind 2011 von 3000 Mitgliedern knapp 200 als in eigener Praxis tätig verzeichnet.

Diese Praxen differieren erheblich hinsichtlich ihres Angebots, ihrer Zielgruppe und der Art der Finanzierung. Im Folgenden unterscheiden wir grob zwei Kategorien: die Praxen, die außerhalb des Kassensystems arbeiten und sich über Selbstzahlung finanzieren, und die Praxen, die über eine Zulassung in einem Richtlinienverfahren Zugang zur kassenfinanzierten Psychotherapie haben. Im letzten Abschnitt gehen wir auf weitere Möglichkeiten der Fremdfinanzierung ein.

Berufsrechtliche Voraussetzungen

Die berufsrechtlichen Voraussetzungen hängen wesentlich davon ab, ob in der Praxis Psychotherapie angeboten wird, denn dies setzt eine staatliche Erlaubnis zur Ausübung der Heilkunde voraus. Es bestehen folgende Möglichkeiten:

- Approbation als Psychologische Psychotherapeutin oder Kinder- und Jugendlichenpsychotherapeutin, je nach Zielgruppe
- Approbation als Ärztin mit einer entsprechenden Zusatzqualifikation
- beschränkte Erlaubnis zur berufsmäßigen Ausübung der Heilkunde auf dem Gebiet der Psychotherapie nach dem Heilpraktikergesetz.

Für Beratung, Coaching und Supervision gelten diese Voraussetzungen nicht, hier gibt es bisher noch keine berufsrechtlichen Regelungen.

Rahmenbedingungen und Arbeitsweise

Soweit keine Fremdfinanzierung durch einen Kostenträger vorliegt, besteht eine klare »Kundenorientierung«, der Therapeut macht ein Angebot, über das die Klienten frei entscheiden können und für dessen Kosten sie aufkommen müssen. So gesehen, erscheinen hier auch Menschen mit erheblichen psychischen Leiden eher als Klienten, die eine Dienstleistung in Anspruch nehmen, denn als Patienten eines medizinischen Versorgungssystems.

Zunächst einmal macht das die Dinge einfacher: Es braucht keine Gutachten und Berichte, über die Qualität des Angebots entscheidet allein der Kunde. Auch alle Fragen des therapeutischen Vorgehens zu Umfang, Dauer, Frequenz und Setting der einzelnen Sitzungen können direkt und offen zwischen Therapeutin und Klienten besprochen werden, ohne Rechenschaftspflicht gegenüber Dritten. Vor allem die Möglichkeit, flexibel mit dem Setting umzugehen und je nach Thema und Ziel nur den Einzelnen, das Paar oder die ganze Familie einzuladen, kommt dem systemischen Ansatz entgegen. Von Vorteil ist auch, dass zahlende Klienten mit hoher Eigenmotivation in die Sitzungen kommen, zähe und ermüdende Therapiestunden sind selten. Damit einher geht aber auch eine höhere Erfolgserwartung, es lastet mehr Druck auf dem Therapeuten, möglichst schnell und effektiv Entlastung und Veränderung herbeizuführen.

Der entscheidende und unübersehbare Nachteil ist, dass dieses Angebot nur Menschen offensteht, die über die notwendigen finanziellen Mittel verfügen, und somit eine soziale Ausgrenzung beinhaltet. Hinzu kommt, dass in den allermeisten Fällen, auch bei Paaren und Familien, mindestens eine Person unter einem behandlungsbedürftigen Problem leidet und insofern für alle nur schwer verständlich ist, warum die Kosten für andere Psychotherapien übernommen werden, während beispielsweise eine als sehr hilfreich erlebte begleitende Paartherapie selbst bezahlt werden muss.

Angebote

Therapie und Beratung werden grundsätzlich als unterschiedliche Hilfsangebote definiert. Während Therapie auf die Behandlung psychischer Krankheiten und Leidenszustände ausgerichtet ist, versteht sich Beratung eher als eine klärende und unterstützende Interventionsform in Bezug auf konkrete Anliegen. Im systemischen Ansatz erscheint eine solch klare Trennung eher problematisch, und in der Praxis greifen die Vorgehensweisen oft ineinander. Daher verzichten wir im Folgenden auf eine inhaltliche Abgrenzung. Die Unterscheidung ist vor allem berufsrechtlich relevant (vgl. Abschn. 1.1.1).

Systemische Einzeltherapie steht in Konkurrenz zu kassenfinanzierten Einzeltherapien und bildet daher in den meisten Praxen einen kleineren Teil des Angebots. Angesprochen fühlen sich vor allem Menschen mit einem besonderen Interesse am systemischen Ansatz oder solche, die aus verschiedenen Gründen eine Finanzierung über die Kasse ablehnen. Systemische Einzeltherapie wird in der Regel niederfrequent und eher als Kurzzeittherapie durchgeführt. *Systemische Beratung* von Einzelnen zu Lebensfragen und familiären und beruflichen Konflikten läuft meist unter Coaching und erfreut sich einer wachsenden Nachfrage.

Paartherapie und -beratung machen einen größeren Teil der Praxis aus. Da Paartherapie keine Kassenleistung ist, findet sich ein alternatives Angebot vor allem an Beratungsstellen. Die Anlässe sind ganz unterschiedlich. So gibt es Paare, die sich aus einer Krise heraus gemeinsam für eine Beratung bzw. Therapie entscheiden, und andere, bei denen zunächst die individuellen Probleme eines Partners den Anlass darstellen. In diesen Fällen ist Paartherapie oft eine begleitende Maßnahme zur Einzeltherapie eines oder manchmal auch beider Partner. Im Gegensatz zu früher geht man heute davon aus, dass sich beides sehr gut ergänzen kann. Ideen aus der Einzeltherapie können wichtige Themen in die Paargespräche einbringen, und umgekehrt geben Paargespräche oft Anstöße für den Fortgang der Einzeltherapien.

Familientherapie und -beratung werden zumeist in kinderpsychiatrischen Praxen oder bei Kinder- und Jugendlichentherapeuten als kassenfinanzierte Leistung in Anspruch genommen, weniger in rein psychotherapeutischen Privatpraxen.

Am häufigsten kommen in die Privatpraxis:

- Familien mit Jugendlichen (die Jugendlichen stehen oft jedem therapeutischen Angebot ablehnend gegenüber, es geht daher meist um wenige Sitzungen)
- Familien, die nach einer Reihe anderer – frustrierender – Behandlungserfahrungen speziell einen ausgewiesenen Familientherapeuten suchen
- erwachsene Familienmitglieder verschiedener Generationen mit familiären Konflikten.

Die meisten systemischen Therapeutinnen außerhalb des Kassensystems sind darüber hinaus auch als *Supervisorinnen* und in der *Weiterbildung* tätig. Dies hat zum einen finanzielle und organisatorische Gründe, mehrere Standbeine bieten eine bessere finanzielle Absicherung. Es macht zum anderen die Arbeit aber auch abwechslungsreicher und fruchtbarer, da die Arbeitsgebiete sich gegenseitig bereichern. Die Gewichtung der einzelnen Angebote variiert erheblich zwischen den einzelnen Praxen.

Möglichkeiten der teilweisen Fremdfinanzierung

Krankenkasse – Erstattungsverfahren

Die Krankenkassen haben auch nach Inkrafttreten des Psychotherapeutengesetzes die Möglichkeit, im Erstattungsverfahren die Kosten von Therapien außerhalb der regulären Kassenversorgung zu übernehmen. Voraussetzung dafür ist, dass die Therapeutin über eine Approbation verfügt und dass nachgewiesenermaßen kein anderer Therapieplatz in einem zumutbaren Zeitraum und in räumlicher Nähe gefunden werden kann. Die Bereitschaft der Kassen, diese Möglichkeit auszuschöpfen, ist regional sehr unterschiedlich.

Jugendhilfe

Bereits in den 1980er-Jahren ist es in Berlin gelungen, *aufsuchende Familientherapie* als finanzierte Maßnahme im Rahmen der Hilfen zur Erziehung zu etablieren. Inzwischen ist das vielerorts möglich. Die Regelungen sind regional unterschiedlich hinsichtlich der Vergütung als auch der geforderten Voraussetzungen. Eine Approbation ist hier nicht erforderlich, in der Regel aber ein Hochschul- oder Fachhochschulabschluss im Bereich Pädagogik, Soziale Arbeit, Sozialpädagogik oder Psychologie sowie eine abgeschlossene, von den systemischen Fachverbänden anerkannte systemische Weiterbildung.

Psychotherapeutische Praxis – Kassenzulassung

Seit dem Inkrafttreten des Psychotherapeutengesetzes (1999) setzt die Kassenzulassung eine fünfjährige Ausbildung in einem Richtlinienverfahren (psychoanalytischer Psychotherapie, tiefenpsychologisch fundierter Psychotherapie oder Verhaltenstherapie) voraus, die zur Approbation führt. In den ersten Jahren nach 1999 haben viele systemisch orientierte Psychologen diese Möglichkeit genutzt, um über die Kassenzulassung eine finanzielle Absicherung zu erreichen. In einer Studie aus dem Jahre 2002, einem Zeitpunkt, zu dem es allein unter den Absolventen zweier großer Weiterbildungsinstitute bereits 83 Therapeutinnen mit Kassenzulassung gab, wurden die Auswirkungen des Kassensystems auf die Arbeit der systemisch orientierten Psychotherapeuten untersucht (Schindler 2003).

Demzufolge verfügen die meisten systemisch arbeitenden Therapeuten über eine Zulassung im Bereich der Erwachsenenpsychotherapie (64 %), etwa ein Viertel über beide Zulassungen (27 %), und nur 9 % sind ausschließlich als Kinder- und Jugendlichenpsychotherapeuten zugelassen.

Eine Kassenzulassung für *Erwachsene* führt zu einer hohen Nachfrage nach Einzeltherapie. Daher liegt der Arbeitsschwerpunkt in der Regel auf systemischer Einzeltherapie. Da die Kassenfinanzierung immer die Diagnose einer behandlungsbedürftigen Störung voraussetzt, hat dies einen nicht unerheblichen Einfluss auf die Behandlung und muss in seiner Bedeutung und seinen Auswirkungen für alle Beteiligten ausdrücklich thematisiert werden.

Die Kassenzulassung für *Kinder und Jugendliche* lässt etwas mehr Spielraum für die Veränderung des Settings. Die Richtlinien sehen nach jeweils fünf Sitzungen mit dem Kind ein Elterngespräch vor. Die Durchführung von Familientherapien ist dennoch nur möglich, wenn in der Praxis mit den Regelvorgaben kreativ umgegangen wird. In jedem Fall ist auch hier die Diagnostik einer behandlungsbedürftigen Störung Voraussetzung. Die Bedeutung für und die Auswirkungen auf alle Beteiligten sollten zum Thema gemacht werden.

Die Abrechnung folgt den Regelungen der Psychotherapievergütung. Die Berichte müssen in Sprache und Verständnis dem Richtlinienverfahren, in dem die Anerkennung erfolgt ist, entsprechen. Dies erfordert eine gewisse Übersetzungsarbeit (ebd.).

Ausblick

Seit Dezember 2008 ist die systemische Therapie wissenschaftlich anerkannt, eine sozialrechtliche Anerkennung ist allerdings noch nicht in Sicht. Die zukünftige Entwicklung ist offen: Gibt es noch eine Chance auf eine sozialrechtliche Anerkennung? Wird die Finanzierung von Psychotherapien in den kommenden Jahren womöglich grundsätzlich geändert? Was hieße das für die systemische Therapie?

Die Zulassung der systemischen Therapie wäre für die psychotherapeutische Versorgung eine eindeutige Bereicherung. Systemische Therapeuten haben einen klaren Blick auf familiäre Verstrickungen und Ressourcen, können das Setting flexibel an die relevanten Fragen und Themen anpassen und verfügen über eine Vielzahl von Methoden, um in unterschiedlichen Mehrpersonensettings erfolgreich zu arbeiten.

4.1.2 Systemisches Arbeiten im hausärztlichen Kontext[46]

Jürgen Hargens, Bengta Hansen-Magnusson und Ernst Hansen-Magnusson

Geht es darum, systemische Ideen aus dem Kontext Psychotherapie in andere Kontexte wie den der hausärztlichen Praxis zu übertragen, muss zuerst die theoretische Basis klar werden, damit sie in ein handlungsbezogenes Konzept transformiert werden kann. Diese beiden Aspekte – theoretische Basis und konkretes Tun – müssen in der Praxis immer wieder reflektiert werden.

46 Dieser Beitrag bezieht sich auf ein Projekt der Autoren, das mit einer umfassenderen Beschreibung und Begründung sowie Fallvignetten und einer Beispielberechnung der (eingesparten) Kosten veröffentlicht worden ist (Hargens, Hansen-Magnusson u. Hansen-Magnusson 2008).

Bei der Umsetzung systemischer Ideen bilden folgende Annahmen die Basis:

- Vielfalt der Beschreibungen von Wirklichkeiten
- Expertenstatus *aller* Beteiligten
- Beachtung der unterschiedlichen Kontexte.

Hinzu kommen noch weitere Prämissen, die handlungsleitend sind:

- gute Gründe für das, was Patienten/kundige Menschen (siehe unten) tun, erkennen und benennen
- eigene Vorannahmen wertschätzend veröffentlichen
- sich am Ziel des Patienten/Klienten/Kunden ausrichten.

Dabei sollte klar bleiben, dass es sich immer nur um eine von vielen möglichen Umsetzungen systemischer Ideen handelt. Denn das ist das, was systemische Ideen grundsätzlich auszeichnet: die *Vielfalt und das Respektieren von Unterschieden.*

Beachtung der unterschiedlichen Kontexte

Die Bereiche Psychotherapie und hausärztliche Praxis unterscheiden sich deutlich. Ärzte sind stärker darauf sozialisiert, unmittelbar, kurz, rasch und wirksam zu handeln. Psychotherapeuten wird mehr Zeit zugestanden, was auch einen ganz anderen Betrachtungsfokus ermöglicht.

Das bezieht sich auch auf das Verständnis des »Gegenstands« hausärztlicher Praxis. Ärzte und Psychotherapeuten haben – im klassischen Sinne – ein durchaus unterschiedliches Verständnis von »Krankheit«. In der Zusammenarbeit geht es vor dem Hintergrund systemischer Grundannahmen genau darum, diese Unterschiedlichkeit zu würdigen, zu respektieren und zu nutzen. Insbesondere die »klassische« Medizin und systemische Konzepte unterscheiden sich sehr im Hinblick auf ein Verständnis von »Krankheit«.

Allerdings beschränkt sich die Reflexion von Unterschieden nicht auf die Konzepte von Ärzten und Therapeuten: Es gibt immer Dritte im Bunde, auf die sich die professionellen Bemühungen beziehen – im ärztlichen Jargon Patienten, im systemischen Jargon Klienten genannt. Der hier bevorzugte Begriff lautet »Kunde« oder »kundiger Mensch« (Hargens 1993). Dieser Dritte im Bunde bringt sein Wissen, seinen Alltag und sein Erleben in die Zusammenarbeit mit ein.

Daraus ergibt sich die Herausforderung, diese unterschiedlichen Kompetenzbereiche einzubeziehen und zu nutzen, anstatt über die passende oder richtige Form zu streiten.

Expertinnenstatus der Beteiligten

Die konkrete Form der Zusammenarbeit sind die gemeinsamen Gespräche der Beteiligten in der hausärztlichen Praxis. Alle beteiligten Personen werden als Experten für ihren jeweiligen Kompetenzbereich betrachtet – der Arzt für die Medizin, der Psychotherapeut für die systemischen Ideen und Vorgehensweisen und der Patient bzw. Kunde für seinen Alltag. Auf diese Weise können sich alle voll und ganz auf ihren Expertenstatus verlassen und zugleich die anderen Bereiche aus ihrer Perspektive hinterfragen, befragen und abklopfen – also Vielfalt und Unterschiedlichkeit praktizieren.

Bei diesen Zusammentreffen handelt es sich also um einen Trialog gleichberechtigter Stimmen. Diese *Gleichberechtigung aller Stimmen* aufrechtzuerhalten ist eine der wichtigsten Aufgaben der Treffen.

Es gilt, im Trialog zu erarbeiten, wer welches Anliegen und Ziel hat, und eben nicht, die eine Wirklichkeit oder Wahrheit zu suchen. Wirklichkeit stellt aus systemischer Sicht bekanntlich immer nur eine Beschreibung dar. Dabei wird durch die jeweilige Perspektive definiert, was die betreffende Person wahrnehmen kann. Im Zentrum des Vorgehens steht ganz einfach das Ziel des *kundigen Menschen* – und die respektvolle Würdigung und Anerkennung dieses Menschen.

Dabei bleibt die Entscheidung darüber, was hilfreich ist, immer beim Patienten bzw. dem kundigen Menschen.

Kooperieren statt überweisen

Die gemeinsamen Gespräche finden in den Räumen der ärztlichen Praxis statt, sodass für den Patienten bzw. den kundigen Menschen keine *weiteren* Wege notwendig sind. Durch dieses Setting wird signalisiert, dass keine Weiterleitung oder Überweisung erfolgt, sondern dass es sich »lediglich« um eine Erweiterung des Beobachtungsfeldes handelt.

Anfangs lassen sich diese Gespräche als »Angebot« der Ärzte rahmen, die das Hinzuziehen eines Psychologen vorschlagen und begründen. Die Entscheidung darüber trifft der Patient. Durch die räumliche Vertrautheit und die Anwesenheit des Arztes können Probleme vermieden bzw. abgemildert werden, die oft mit der Überweisung zur Psychotherapie verbunden sind, etwa die Vorstellung einer besonderen »Schwere« des Symptoms, ein »Nicht-mehr-Weiterwissen« des Arztes oder gar Befürchtungen des Patienten, als »verrückt« angesehen zu werden.

Dass die Ärzte zu *jedem* Zeitpunkt anwesend sind, stellt vor dem Hintergrund des Zutrauens, das Ärzte seitens »ihrer Patienten« genießen, eine enorme Unterstützung der »heilenden Beziehung« dar. Der Respekt und die Wertschätzung, die den kundigen Menschen in diesem vertrauten Rahmen entgegengebracht und für sie erlebbar werden, erweisen sich sowohl für die medizinische Behandlung als auch für die Psychotherapie als »Türöffner« und erleichtern den weiteren Prozess.

Der Raum und ein paar Regeln

Der Unterschied zum bestehenden ärztlichen Behandlungskontext wird auch äußerlich »markiert« *(kontextualisiert)*, indem der Raum in der Praxis für diese Gespräche verändert wird. Es gibt einen Stuhlkreis als Ausdruck von Gleichberechtigung, die Ärze tragen Alltagskleidung und verzichten auf »weiße Kittel« und das vertraute Stethoskop als Statussymbole.

Die räumliche Kontextmarkierung bindet die Gespräche in den ärztlichen Prozess ein, stellt aber auch sicher, dass ein ausreichender Unterschied entsteht, der eine Verwischung der Kontexte verhindert. Dieser Unterschied findet seinen Niederschlag in den »Spielregeln«, die *am Ende* der ersten Sitzung genannt werden. Es wird erläutert, dass diese Gespräche zwar in den Räumen der ärztlichen Praxis stattfänden, dass aber, wenn der Patient zu weiteren Terminen in die Arztpraxis (zur rein medizinischen Behandlung) komme, der Arzt sich niemals von sich aus auf diese Gespräche beziehen werde. Wenn sich allerdings der Patient auf diese Gespräche bezöge, dann werde sich der Arzt selbstverständlich darauf einlassen. Bei dieser Mitteilung wird Wert darauf gelegt, den Namen der Person, um die es geht, immer explizit zu nennen.

Eine weitere Regel betrifft das Setting: Wenn der Patient bzw. der kundige Mensch ein weiteres Gespräch für sinnvoll hält, kann er jederzeit an der Rezeption einen Termin abmachen. Wer an diesem Gespräch außer Arzt und Psychotherapeut teilnehmen soll, bleibt dabei der Entscheidung der kundigen Person überlassen (Hargens, Hansen-Magnusson u. Hansen-Magnusson 2008, S. 54 ff.).

Erfahrungen

Struktur der Konsultation

Mangels eines passenderen Begriffs bezeichnen wir diese Vorgehensweise als *Konsultation*. Der Ablauf weist ein paar Besonderheiten auf. Der kleine und grundsätzliche Unterschied besteht darin, dass jede Person ihren spezifischen Kompetenzbereich vertritt. Da der Psychotherapeut außer dem Namen des kundigen Menschen keine Vorinformationen hat, steht die besondere Beziehung zwischen Arzt und kundiger Person zunächst im Vordergrund. Aus diesem Grund stellt der Psychotherapeut nach Erläuterung der »Regeln« (vgl. Hargens 2010, S. 36 ff.) die ersten Fragen: nach dem Zustandekommen dieses Gesprächs sowie nach den damit verbundenen Erwartungen und Zielen. Dabei werden aus Respekt vor dem kundigen Menschen diese Fragen immer zuerst an den Arzt gerichtet. Die »Überleitung« auf den kundigen Menschen erfolgt mit der sinngemäßen Formulierung: »Das war die Geschichte, wie der Arzt sie sieht … Sie sehen das vielleicht ganz anders … Was mich interessiert: Was soll für Sie am Ende dieses Gesprächs herauskommen, sodass Sie sagen: ›Gut, dass ich mich darauf eingelassen habe!‹?«

Auf diese Weise werden die unterschiedlichen Perspektiven eingebracht und in wechselnden Dialogen (Arzt/Psychotherapeut, Arzt/kundiger Mensch, Psychotherapeut/kundiger Mensch) reflektiert, wobei jede anwesende Person in ihrer je eigenen Kundigkeit und Kompetenz gewürdigt wird.

Das letzte Wort bzw. die letzte Entscheidung über das mögliche weitere Vorgehen liegt immer beim Patienten bzw. der kundigen Person.

Nutzen und Folgen …

Der Hausarzt erlebt »hautnah«, dass er in der Rolle des medizinischen Experten ein wenig entlastet und nicht zum ständigen »Tun« getrieben wird in dem Sinne, dass er Maßnahmen ergreifen, Untersuchungen anstellen oder Diagnosen erstellen müsste. Es fällt ihm leichter, mit eigenen Ängsten und Unsicherheiten offener umzugehen. Durch den erweiterten Kontext können sich auch »Diagnosen« verschieben. So wurde z. B. aus einem zuvor diagnostizierten Tinnitus eine akustische Wahnwahrnehmung (»Stimmen hören«), die die mitbehandelnden Fachärztinnen (Neurologin, HNO-Ärztin) nicht erkennen konnten.

Der Psychotherapeut erlebt ebenfalls »hautnah« die Bedeutsamkeit körperlich-biologischer Aspekte und Symptome und ihre Auswirkungen. Da er Zuhörer ist bei einer »medizinischen« Reflexion von Arzt und kundigem Menschen, kann er seine Rolle verlassen, in der er alles unter psychologischen Aspekten betrachten muss.

Beide lernen, wie wichtig es sein kann, einfach einmal zuzuhören, andere Perspektiven stehen zu lassen und sich über das Gehörte über Fachgrenzen hinaus auszutauschen – fernab von Therapiemanualen, Disease-Management-Programmen und sonstigen Leitlinien.

Die Patienten, Klienten oder Kunden haben die Möglichkeit, entspannt zuzuhören, wenn sich die Fachleute Gedanken machen. Dies erlaubt ihnen, vielleicht einmal eine andere Perspektive auf sich selber einnehmen zu können. Gleichzeitig können sie sich jederzeit selbst einbringen (Hargens, Hansen-Magnusson u. Hansen-Magnusson 2008, S. 81).

Ein persönliches Wort zum Schluss

Für uns ist an dieser Umsetzung systemischer Ideen das Besondere das scheinbar Unspektakuläre: Drei gleichberechtigte Experten arbeiten hinsichtlich der Ziele des Kunden bzw. Patienten zusammen – gemäß der systemischen Idee, dass kleine Änderungen sich durch ein System hindurcharbeiten. Dieses Unspektakuläre »normalisiert« auch das Hinzuziehen eines Psychotherapeuten – es ist nichts Besonderes, sondern einfach anders.

Das »Quere« an diesem Modell zeigt sich daran, wie wenig es in die bestehenden Annahmen und Strukturen des Gesundheitssystems zu passen scheint – so beträgt z. B. die Dauer einer Konsultationssitzung etwa eine Zeitstunde, was weder im Alltagsablauf einer Arztpraxis noch im Vergütungskatalog (zwei Fachleute) vorgesehen ist. Da wir aufgrund der Rückmeldungen der Projektbeteiligten (Hansen-Magnusson, Hansen-Magnusson u. Hargens 1999) vom Nutzen überzeugt sind, lautet die für uns zentrale Frage nach wie vor:

> »Wie kann es gelingen, die Erwartungen und Ziele, die Hoffnungen und Wünsche, die *alle* Beteiligten mitbringen, so zu *koordinieren*, dass dem ›Wohle der Patientin‹ am besten gedient ist?« (Hargens, Hansen-Magnusson u. Hansen-Magnusson 2008, S. 30).

4.1.3 Familien-, Ehe-, Lebens- und Erziehungsberatung

Wolfgang Loth

Ein weites Feld

Die in der Überschrift suggerierte Bandbreite institutioneller Beratung ist keine durchgängige Realität. Manche Träger bieten Ehe-, Familien- und Lebensberatung in einer integrierten Stelle mit Erziehungsberatung als eingeschlossenem Bereich an, andere unterscheiden zwischen Erziehungsberatung bzw. Familienberatung einerseits und Ehe- und Lebensberatung andererseits. Verschiedene Dachverbände vertreten das jeweilige Feld organisatorisch und inhaltlich.[47] Die Vielfalt der Beratungsbereiche korrespondiert mit der »Diversifizierung und Pluralisierung von Lebensformen« und mit der »partielle[n] Auflösung allgemeiner normativer Ablaufschemata des Lebens«, die »einerseits ein Gefühl von Freiheit und Selbstverantwortung befördern, [...] jedoch gleichzeitig besondere Orientierungs- und Entscheidungslasten mit sich« bringen (Brandtstädter 2001, S. 21). Mit der Vielfalt ist auch der Bedarf gewachsen: »Entwicklung, als reflexives, mit Risiko und Unsicherheiten behaftetes Projekt, bedarf zunehmend auch professioneller ›Entwicklungsberatung‹« (ebd.; vgl. auch Gräser 2007). Unabhängig von den möglichen Differenzierungen geht es an dieser Stelle allgemein um institutionalisierte psychosoziale Beratung unter einer systemischen Perspektive.

Die Verbreitung familientherapeutischer Ansätze führte zu einem Wendepunkt im Selbstverständnis von Beratungsstellen, das sich zuvor im weitesten Sinne am Schema Diagnose/Beratung/Therapie orientiert und sowohl den Ablauf von Kontakten mit Ratsuchenden als auch die Zuordnung von Berufsgruppen zu Tätigkeiten strukturiert hatte. Nunmehr entwickelten sich Hilfeformen stärker aus der

47 Erziehungsberatung: Bundeskonferenz für Erziehungsberatung (siehe www.bke.de); Ehe- und Lebensberatung: z. B. Evangelische Konferenz für Familien und Lebensberatung (www.ekful.de), Katholische Bundesarbeitskonferenz für Ehe-, Familien-, und Lebensberatung, Telefonseelsorge und Offene Tür (www.katholische-eheberatung.de) oder Deutsche Arbeitsgemeinschaft für Jugend- und Eheberatung (www.dajeb.de [alle 5.10.2013]).

unmittelbaren Kommunikation vor Ort. Kurz-Adam kennzeichnet diese Entwicklung mit der Bemerkung, dass Professionalität jetzt »weniger durch die Frage der Ansammlung von Wissen und der Verfügbarkeit von Methoden bestimmt« werde, sondern »sich erst in der Orientierung am Zufälligen und Unkalkulierbaren des Alltags der Klienten als wichtiges Moment der Hilfe« erweise (1997, S. 8). Die aus den familientherapeutischen Anfängen herauswachsenden systemischen Perspektiven stärkten diesen Trend, unabhängig von Settingfragen (Reiter, Brunner u. Reiter-Theil 1997).

Beratung und Therapie

Mit dieser Entwicklung veränderte sich auch der Stellenwert von Psychotherapie in Beratungsstellen. Kurz-Adam schreibt dazu in ihrem Bericht, Psychotherapie habe sich

> »in der Beratungsarbeit […] von einem längerfristigen Unternehmen, das die gesamte Arbeit der Beratungsstelle zeitlich blockiert, zu einer krisenorientierten, methodisch vielfältigen Vorgehensweise gewandelt, die an einer auch kurzfristigen und am Situativen angesiedelten Hilfe zur Selbsthilfe interessiert ist« (1997, S. 139).

Dies hatte erhebliche praktische Vorteile und relativierte die Frage der – auch hierarchisch verstandenen – Unterscheidung von Beratung und Therapie.

Was innerhalb der Arbeit von Beratungsstellen eine perspektivisch fruchtbare und praktisch erleichternde Angelegenheit hätte bleiben können, wurde im Kontext berufspolitischer Entwicklungen wieder komplizierter. Das Psychotherapeutengesetz markiert hier einen weiteren Wendepunkt. Psychotherapie wurde dem Gesundheitswesen zugeordnet. Mitarbeiter von Beratungsstellen konnten zwar im Rahmen von Übergangsregelungen die Approbation erhalten, doch lassen sich in der Regel die organisatorischen Prämissen von Beratungsstellen und die des Gesundheitswesens nicht zusammenbringen.

Die berufspolitische Entwicklung für Psychotherapeuten im Gesundheitswesen schrieb fragmentierte Sichtweisen bezüglich psychosozialer Notlagen fest. Die Legitimation psychotherapeutischer Angebote im Gesundheitswesen beschränkte sich in der Folge auf spezifisch definierte Störungen, denen »Krankheitswert« zugeschrieben wird. Im Unterschied zu dieser normativen Reglementierung ergab sich neuer Rückenwind für Psychotherapie in Beratungsstellen, vor allem für die systemische Therapie. Die Rahmenbedingungen von Beratungsstellen erlauben es (noch), sich auf komplexere Lebensweltproblematiken einzulassen. Diese erweisen sich in aller Regel als eine als belastend erlebte Gemengelage psychischer und sozialer Prozesse. Beratungsstellen haben daher schon immer geradezu seismografisch auch die Notlagen erfasst, die sich aus gesellschaftlichen Verwerfungen ergeben (Menne u. Alter 1988). Im Aufgabenspektrum von Erziehungs- und Familienberatungsstellen verbinden sich somit Hilfen für die persönlich-individuellen Lebensweltproblematiken von Ratsuchenden mit gemeinwesenorientierten Hilfen, die sich aus der mittlerweile obligaten Sozialraumorientierung von Beratungsstellen ergeben. Hier zeigt sich die besondere Eignung von Erziehungsberatungsstellen, an der »Schnittstelle zwischen Jugendhilfe und Gesundheitssystem« Hilfe zu leisten (A. Lenz 2013a, b).

Das Sicheinlassen auf diese Notlagen hat zu einer Diversifikation spezieller, themenbezogener Beratungsangebote geführt und legt die Frage nahe, wie sich institutionelle Beratung sinnvollerweise in diesem Spannungsfeld zwischen gesellschaftlichen und psychischen Prozessen definieren kann. Hier bietet der Ansatz von Fuchs (2011) Anregungen, der in seinen Überlegungen zur »Zukunft von Psychotherapie« von nichtcodierten bzw. nichtcodierbaren Problemen spricht. Er verweist damit auf leidensdruckerzeugende Unschärfeproblematiken »im Kontext einer funktional differenzierten Gesellschaft«, die »jedes Bestehen auf eineindeutigen Identitätsbestimmungen prekär« werden lasse (ebd., S. 34). Im Bezug auf solche Fragen sieht Fuchs die Kernkompetenz von Psychotherapie. Sie zeige sich darin, diese Probleme gelten zu lassen »durch Strategien, die zu viablen Identitätskonzepten führen, innerhalb deren es möglich wird, mit Unschärfen zu leben« (ebd.). Während Fuchs – mit soziologischem Außenblick – diese Themen für *Psychotherapie schlechthin* reklamiert, scheinen sie mir unmittelbar auf das zu zielen, was *systemische Therapie* leistet: mit Beratungsstellen als dem Ort, an dem sie bislang am konsequentesten gestaltet werden kann. Einen Überblick geben Zander u. Knorr 2003; Borke u. Eickhorst 2008; Natho 2009.

Beispiel Erziehungsberatung

Das Sozialgesetzbuch VIII regelt die Kinder- und Jugendhilfe. Hier sind sowohl das Recht von Kindern auf Erziehung, Entwicklung und Entfaltung formuliert wie auch das Recht von Eltern auf Hilfen zur Erziehung. Auch Therapie ist in diesem Rahmen möglich. § 27 Abs. 3 benennt die »Gewährung pädagogischer und damit verbundener therapeutischer Leistungen« als zentrales Element der Hilfen zur Erziehung. Psychotherapie in der Beratungsarbeit ist somit legitimiert, allerdings zielbezogen: fokussiert auf den Nutzen für Kinder in ihrem Lebensumfeld. In diesem Zusammenhang können auch Hilfen für Eltern in Paarkonflikten sinnvoll sein, hier ergibt sich eine Schnittmenge mit Ehe- und Lebensberatungsstellen, die auch Hilfen für Erwachsene ohne Kinder anbieten.

Ein Kernelement der Angebote besteht im niedrigschwelligen Zugang ohne Zuweisungsdiagnose. Diese partizipative Ausrichtung korrespondiert mit zwei weiteren systemischen Leitvorstellungen: multidisziplinären Teams und Vernetzung vor Ort. So ist in Nordrhein-Westfalen das Vorhandensein eines Teams aus mindestens drei Berufsgruppen (das sind Psychologinnen, Sozialarbeiterinnen/Sozialpädagoginnen und andere pädagogisch-therapeutische Fachkräfte) für die Landesförderung ebenso Voraussetzung wie die Verpflichtung zur kontraktierten Zusammenarbeit mit anderen kinder- und familienbezogenen Einrichtungen.[48]

Im Vergleich zur Tradition psychotherapeutischer Ausbildungsinstitute und Verbände erschien Beratung lange als eher offenes Gelände, sowohl im Blick auf methodische Lösungen wie auch auf die thematische Ausweitung ihrer Anwendungsbereiche. Dies hat sich verändert und u. a. zur Gründung eines Dachverbandes geführt[49] (Zwicker-Pelzer 2008a). Im Kontext einer gezielteren öffentlichen Aufmerksamkeit für entsprechende Themen hat diese Entwicklung dazu geführt, dass Auftragsdichte und Legitimationsdynamik sich erheblich verschärft haben.

Konsequenzen für die systemische Therapie

Die erwähnten Entwicklungen sind nicht spurlos an systemischen Hilfekonzepten vorbeigegangen. Die Generalbezeichnung »systemische Therapie« umfasste zunächst sämtliche Bereiche psychosozialen Helfens. Die konzeptuelle Basis hierzu lieferte Ludewig (1997), der zwischen Zielen der Hilfesuche und Zielen der Hilfestellung unterschied und daraus vier Grundarten professionellen Helfens ableitete, die er als die klinischen Hilfesysteme »Anleitung«, »Beratung«, »Begleitung« und »Therapie« identifizierte (ebd., S. 122). Die Unterscheidung zwischen Therapie und Beratung war dann »nur« eine Folgeerscheinung eines methodisch sauberen Abklärens und Vereinbarens zwischen Hilfesuchenden und Hilfeanbietern unter dem Dach einer umfassenderen klinischen Theorie der systemischen Therapie.

Doch bereits das erste Lehrbuch (von Schlippe u. Schweitzer 2007) unterscheidet im Titel zwischen systemischer Therapie und Beratung, allerdings mit der bemerkenswerten Begründung der Autoren, dass sie hier »keine grundsätzlichen theoretischen oder methodischen Unterschiede sehen« (ebd., S. 15). Unterschiede ergäben sich nur durch spezifische Anforderungen in unterschiedlichen Handlungsfeldern. Womöglich ist es genau diese Unschärfe, die systemische Perspektiven für Beratungsstellen so attraktiv machte. Sie ermöglichte den Kollegen in Beratungsstellen, sich sowohl auf mitgeteilte Leidenszustände einzulassen (Therapie) als auch Wissen zu erweitern und zu informieren (Anleitung), Handlungsoptionen besser zu nutzen (Beratung) oder auch Unterstützung bei unabänderlichen Problemlagen anbieten zu können (Begleitung). In der mittlerweile erschienenen vollständigen Neubearbeitung des Lehrbuchs (von Schlippe u. Schweitzer 2012) haben sich die Akzente allerdings bereits verschoben. Die übergreifende erkenntnistheoretische Position des »systemischen Blicks« wird nun je nach Kontext klarer unterschieden. »Systemische Beratung« wird als Bezeichnung nun generell dann verwendet, wenn es um Hilfen bei psychosozialen Problemen geht. »Systemische Therapie« – wie auch »sys-

48 Siehe z. B: Richtlinien über die Gewährung von Zuwendungen zur Förderung von Familienberatungsstellen für NRW. Verfügbar unter: http://www.lvr.de/media/wwwlvrde/formulare/4212FAM1.pdf [5.10.2013].

49 Deutsche Gesellschaft für Beratung: www.dachverband-beratung.de [5.10.2013].

temische Psychotherapie« – wird nun klar ausschließlich für die Verwendung als »Heilverfahren im Gesundheitswesen« reserviert (ebd., S. 31). Hier hat das Bemühen um Anerkennung durch den Wissenschaftlichen Beirat Psychotherapie seinen Eindruck hinterlassen.

Die Eignung systemischer Therapie für die Arbeit in Beratungsstellen zeigt sich besonders bei Fragen des Settings, der Auftragsklärung, der Methoden und des Umgangs mit Zeit (u. a. Ludewig 2009; Loth 2011, 1998). Es ist möglich, alle an einer jeweiligen Lösung Interessierten einzubeziehen – und alle dazu Benötigten einzuladen. Individuelle Anliegen, miteinander vereinbarte Aufträge und das Entwickeln von Kontrakten strukturieren das Vorgehen. Das Vorgehen selbst erweist sich als ein dialogisches Erkunden von Ressourcen, Lösungswegen und Sinnprämissen. Die Dauer der so gestalteten Zusammenarbeit ist variabel und richtet sich nach den vereinbarten Aufträgen, die selbst wiederum veränderlich und somit valide Hilfsmittel dafür sind, mit »Unschärfen« konstruktiv leben zu lernen. Wenn – mit anderen Worten – Kontrakte erfüllt sind, sind Dinge nicht zu Ende, sondern auf einen als sinnvoll und gangbar erlebten Weg gebracht.

Diese Grundausrichtung systemischer Perspektiven in der Beratungsarbeit wird gestützt von Ergebnissen aus der patientenfokussierten Forschung. Sie weisen darauf hin, dass die Bewertung der Hilfen durch die Hilfesuchenden selbst für das Sicheinlassen auf entsprechende Veränderungen entscheidend ist (z. B. Hubble, Duncan u. Miller 2001). Und andersherum: Eltern zeigten sich selbst bei positiven Veränderungswerten unzufrieden, wenn sie den Eindruck gewonnen hatten, dass sie nicht respektiert wurden, dass nicht auf sie eingegangen wurde oder wenn sie sich nicht unterstützt oder gestärkt gefühlt hatten (Stacey et al. 2002).

4.1.4 Aufsuchende Hilfen

Barbara Bräutigam und Matthias Müller

Überblick

Aufsuchende Hilfen stellen im Sozial- und Gesundheitsbereich einen expandierenden Ansatz dar (z. B. Kimberly u. Brooks-Gunn 2009; M. Müller u. Bräutigam 2011). Ein wesentlicher Grund dafür ist der direktere Zugang zu den Menschen, denen die Teilhabe am psychosozialen Versorgungssystem aus verschiedenen Gründen erschwert ist (vgl. Jungmann u. Pfeiffer 2010). Hierbei ist zu beachten, dass »aufsuchendes Arbeiten« oder »Home Visiting« als Sammelbegriffe (Sweet u. Appelbaum 2004, S. 1435 f.) zu verstehen sind, die eine große Spannbreite von Hilfsangeboten und Programmen mit unterschiedlichen Schwerpunkten umfassen. Die Gemeinsamkeit aller aufsuchenden familienbezogenen Hilfen ist im Setting, »dem Heim der Familie« als Interventions- und Hilferaum, zu sehen (Heekerens 2011, S. 29 f.).

Insgesamt wirken sich die Hilfen im aufsuchenden Setting im Allgemeinen positiv auf das Engagement und die Beteiligung der betroffenen Familien aus und senken die Abbruchquoten bei Hilfen (vgl. Slesnick u. Prestopnik 2004).

Als Beispiele für aufsuchende Arbeitsweisen können mehrere evaluierte US-amerikanische Programme genannt werden, wie z. B. das »Hawaii's Healthy Start«-Programm (HSP)[50], das »Healthy Families America«-Programm (HFA)[51] und das »Nurse-Family Partnership«-Programm (NFP)[52]. Alle drei arbeiten präventiv und versuchen, Familien *at home* darin zu unterstützen, Kindern einen verbesserten Lebens- und Beziehungsraum zu geben. Ebenfalls aus den in der aufsuchenden Arbeit führenden USA stammen die systemischen Therapieformen »funktionale Familientherapie« (FFT – ausführlich z. B. Heekerens 2006) und »multisystemische Therapie« (MST – ausführlich z. B. Swenson u. Henggeler 2005). Beide Ansätze sind umfangreich beforscht, arbeiten vor allem mit der Zielgruppe delinquente Jugendliche und zeichnen sich dadurch aus, dass die Beteiligung der Familien und die nachgehende Arbeit elementare Bestandteile der therapeutischen Praxis sind. Die Langzeitwirkung und Kosteneffektivität dieser Therapien sind mit speziell ausgebildeten Fachkräften empirisch belegt (vgl. Heekerens 2011, S. 36). In Deutschland sind zum Thema »aufsuchende Hilfen« besonders die »sozialpädagogische Familienhilfe« (SPFH – ausführlicher Helming, Blüml u. Schattner 2004) und die »aufsuchende Familientherapie« (AFT – ausführlicher Conen 2011) zu nennen. Während die SPFH eher durch alltagsweltlich und pragmatisch ausgerichtete Arbeitsweisen zu einem gelingenden Alltag beiträgt, fokussiert die AFT vor allem die Möglichkeiten familientherapeutischer Arbeit im häuslichen Milieu. Mit der AFT können Menschen therapeutische Leistungen erhalten, die in klassischen therapeutischen Settings eher ausgeschlossen sind. Das an das Homebuilders-Modell angelehnte Kriseninterventionsprogamm »Familien im Mittelpunkt« (FIM) arbeitet stärker manualisiert und wurde Ende der 1990er-Jahre im Auftrag des BMFSFJ evaluiert (vgl. Koch u. Lambach 2000), aussagekräftige Ergebnisse zur Wirksamkeit stehen allerdings noch aus (ebd., S. 109).

Zielgruppe

Familien, die aufsuchende Hilfen freiwillig oder unfreiwillig in Anspruch nehmen, sind in Deutschland meist von Armut und sozialer Benachteiligung betroffen sowie multipel belastet (vgl. Helming, Blüml u. Schattner 2004; Conen 2011) und insofern bedeutsamen Risikofaktoren für die körperliche und seelische Gesundheit der Kinder und Jugendlichen ausgesetzt. Im mehrdimensionalen Lebenslagenkonzept wird Armut umfassend als materielle Unterversorgung definiert, die zur Einengung

50 Siehe: http://www.hawaiifamilysupportinstitute.org/prevention-programs/the-hawaii-healthy-start-program/ [13.12.2013].
51 Siehe: http://www.healthyfamiliesamerica.org/home/index.shtml [5.10.2013].
52 Siehe: http://www.nursefamilypartnership.org [5.10.2013].

bzw. zum Verlust zentraler Handlungsspielräume, wie z. B. von Lern- und Erfahrungsspielräumen oder auch Kontakt- und Kooperationsspielräumen, führt (vgl. Weiß 2010). Soziale Benachteiligung hingegen meint die Exklusion von bestimmten Lebens- und Leistungsbereichen, d. h., die Betreffenden sind als kommunikative Adressen dann für bestimmte Leistungen der Gesellschaft (z. B. des Gesundheitssystems) nicht mehr erreichbar.

Professionelle Diversität

Aufsuchende familienbezogene Hilfen leisten die sozialpädagogische Familienhilfe, die aufsuchende Familientherapie und die Familienhebammen. Darüber hinaus bieten u. a. Hausärzte, häusliche Pflegekräfte, Jugendamts-, Sozialamts- und Gesundheitsamtsmitarbeiterinnen, Mitarbeiter der Sozialen Dienste der Justiz, der sozialpsychiatrische Dienst, Fallmanagerinnen der Jobcenter und die Sozialdienste von Krankenhäusern im Rahmen ihrer Tätigkeit Hausbesuche und familienbezogene aufsuchende Hilfen an.

Strukturmerkmale des Settings

Im Folgenden werden drei spezifische Merkmale des aufsuchenden Settings skizziert, die alle verschiedene Aspekte desselben Phänomens darstellen: der Schwierigkeit, das Setting und den Hilfeprozess mit den Familien als eindeutig identifizierbare Arbeitssituation zu gestalten.

Ein wesentliches Merkmal des Settings ist seine *Unabgegrenztheit*. Zwangsläufig bedeutet professionelle helfende Arbeit im privaten, häuslichen Setting eine Ebenenvermischung, auf die die Familien und die Helferinnen mit unterschiedlich rigiden oder flexiblen Mechanismen reagieren. Trinkt man miteinander Kaffee oder nicht, und, wenn ja, ist dieser Akt quasi eine Bedingung für ein gutes Joining und einen vertrauensvollen Beziehungsaufbau, oder aber wird er als Verletzung einer konstruktiven Arbeitsatmosphäre angesehen? Über die Antwort müssen die Helfer letztlich intuitiv bei jeder Familie neu entscheiden. Ihre Antwort und die daran gebundenen Umgangsweisen in der Hilfe müssen auch zu ihrer Persönlichkeit passen. Eine settingbedingte Unklarheit liegt somit darin, worüber gesprochen, was gefragt und worauf geantwortet werden darf. Auch die Fragen nach der persönlichen Ansprache – wird gesiezt oder geduzt –, des Körperkontakts und der Annahme von Geschenken sind im aufsuchenden Setting klärungsbedürftiger als in anderen therapeutischen Settings.

Ein zweites wesentliches Merkmal ist die *größere Alltagsnähe*. Sie ermöglicht es den professionellen Helfern, ein umfassendes Kontextverständnis zu entwickeln und die Interventionen mit den Familien so zu gestalten, dass sie an die jeweilige Lebenswelt und Familienkultur angepasst werden können (vgl. M. Müller 2010). Familien schätzen sehr den erhöhten Aufwand von Helferinnen, die zu ihnen kommen, um ihnen zu helfen (vgl. Lawson 2005), und verstehen dies als Zeichen von erhöhtem Interesse. Unerwünschte Nebeneffekte sind jedoch beispielsweise die sozialen Kontrollaspekte durch eine mitunter mehr als interessierte Nachbarschaft.

Ein drittes spezifisches Merkmal ist die *verstärkte Konfrontation mit Fragen, die nicht dem professionellen Wissensbestand entsprechen.* Dieses Problem ist nicht mit einer quantitativen Erweiterung des Wissensbestandes zu lösen. Ebenso wie es von einer interkulturellen Beratungsstelle nicht erwartet werden kann, sich in sämtlichen Kulturen detailliert auszukennen, ist es von aufsuchenden Helfern nicht zu erwarten, dass sie verschiedene Sorten von Babynahrung differenzieren, exzellente Schuldnerberatung durchführen und angespannte Familiendynamiken elegant auflösen können, auch wenn solche Erwartungen gelegentlich an sie gerichtet werden.

Anforderungen an die Helfer

Aufsuchende Hilfen zwingen die Helferinnen dazu, sich unmittelbar mit dem Kontext, in dem die Klienten leben, auseinanderzusetzen. Dies kann im Idealfall dazu führen, dass die im Rahmen der aufsuchenden Hilfe stattfindenden Interventionen die Betroffenen einerseits von persönlichen Schuldzuweisungen entlasten und andererseits eine kontextbezogene und gleichzeitig personengebundene Übernahme von Verantwortung für Verhaltensänderungen ermöglichen. Das Arbeiten im aufsuchenden Setting erfordert aus unserer Sicht folgende fachliche und persönliche Kompetenzen seitens der Helfer.

Erstens: Helferinnen müssen eine besondere Sensibilität für die intimen Grenzen der Familie entwickeln und dürfen gleichzeitig einen möglicherweise bestehenden Kontrollauftrag seitens der beauftragenden Institution nicht aus dem Blick verlieren. Einen konstruktiven Umgang mit der Paradoxie von Hilfe und Kontrolle bieten verschiedene systemische Strategien, die einen akzeptierenden Umgang mit der Skepsis von Familien als Teil der Lösungsarbeit nutzen (vgl. z. B. Conen 2011; Kleve 2011b).

Zweitens: Die Helfer sollten kontinuierlich ihre eigenen Norm- und Moralvorstellungen infrage stellen (vgl. M. Müller 2010), weil die Norm- und Moralvorstellungen der Familien für Annahme und Erfolg der Hilfe bestimmend sind. Die Konfrontation von Wertesystemen erzeugt einen offenen, mitunter äußerst verunsichernden Kommunikationsraum, in dem hypothetisierende Arbeitsweisen hilfreich dafür sind, einen gemeinsamen Rahmen der Verständigung z. B. über Kriterien von Kindeswohlgefährdung herzustellen.

Drittens: Die besondere Position, einerseits als Profi im Nahbereich der Familie gegebenenfalls für alles zuständig und andererseits nur halb willkommener, halb geduldeter Gast zu sein (vgl. Engelmann 2011, S. 112), kann Allmachts- und Ohnmachtsgefühle motivieren. In einer Art von innerem Supervisionsprozess sollten die Helfer daher die Arbeit mit den Familien vor dem Hintergrund reflektieren, wie sie mit ihrer Persönlichkeit eine Beziehung aufbauen können, die den ihnen entgegengebrachten Vertrauensvorschuss rechtfertigt, und wie sie zugleich angemessen ungewöhnliche Verstörungen erzeugen und zu Perspektiven anregen, die neue oder noch nicht genutzte Potenziale für die Familie sichtbar werden lassen.

4.1.5 Frühe Hilfen und Frühförderung

Andreas Eickhorst

Frühförderung ist heterogen und umfasst viele Konzepte unter mannigfaltigen Einflüssen. Im engeren Sinne systemisches Gedankengut stammt insbesondere aus den Erfahrungen mit *sozialpädagogischer Familienhilfe* und *aufsuchender Familientherapie* (vgl. Abschn. 4.1.4; M. Müller u. Bräutigam 2011) sowie aus dem sogenannten sozial-ökologischen Konzept (Jetter 1995). Sohns nennt darüber hinaus als zweites großes Feld der Frühförderung neben der pädagogischen die medizinisch-therapeutische Frühförderung, die sowohl die primäre als auch die sekundäre und tertiäre Prävention umfasst. Dabei kommt auch den *sozialpädiatrischen Zentren* eine große Bedeutung zu (Sohns 2010).

Auch der Gedanke fachdisziplinübergreifender Netzwerkstrukturen als Voraussetzung für effektives Arbeiten ist sehr systemisch angelegt und hat in der Frühförderung bereits eine längere Tradition. Insbesondere der netzwerkorientierte und entanonymisierende Ansatz der *Sozialraumorientierung* entspricht diesem Gedanken (ebd.). Netzwerken stellt immer eine Herausforderung für die beteiligten Fachkräfte dar. Auch für das Nichtzustandekommen von förderlicher Netzwerkarbeit gibt es immer Gründe, welche zu kennen und zu beachten lohnenswert sein kann (Orban u. Ochs 2011).

Von der Frühförderung zu den frühen Hilfen

Kinder mit sozialen Risiken waren neben Kindern, die von einer Behinderung im engeren Sinne bedroht sind, schon immer wichtige Adressaten von Frühförderung. Zu diesen Risiken zählen auch die sogenannten Regulationsstörungen, die vor allem ein Symptom der Interaktion zwischen Eltern und ihren Kindern sind, weniger des Kindes selbst. Eine intensive psychosoziale und entwicklungspsychologische Beratung der Familie sowie die Arbeit mit Videofeedback haben sich als Interventionen bewährt (vgl. Kap. 3.1; Sarimski 2009).

Konsequenterweise haben Sohns und Kollegen bereits 2004 den Begriff der *Entwicklungsgefährdung* als Oberbegriff pädagogischer Frühförderung vorgeschlagen (Weiß, Neuhäuser u. Sohns 2004). Sarimski (2009) nennt diese über das Kerngeschäft der Förderung behinderungsbedrohter Kinder hinausgehenden Einsatzfelder der Frühförderung »kooperative Beiträge« (Sarimski 2009). Dabei stehen zunehmend die sogenannten *unkonventionellen Familien* im Fokus, welche insbesondere durch eine dauerhafte Abwesenheit von wichtigen Personen (insbesondere der primären Triade) geprägt sind. Diese Kontexte werden in der heutigen Arbeit der Frühförderung immer üblicher; persönliche Beziehungen verschiedener Menschen zueinander sind hier präsenter als explizite Familienbande (Funcke u. Hildenbrand 2009).

Vor diesem Hintergrund werden die *frühen Hilfen*, die überwiegend systemisch ausgerichtet sind, immer bedeutsamer. Dabei ist »früh« durchaus in doppeltem Sinne zu verstehen: einmal als ein früher Zeitpunkt im Leben (spätestens ab der Geburt und dann in der Regel während des ersten, manchmal auch der ersten drei Lebensjahre) und einmal als ein früher Zeitpunkt in der Entstehung potenzieller Probleme. Ziel der frühen Hilfen ist es, Kinder durch eine gute Vernetzung von Kinder- und Jugendhilfe und Gesundheitswesen als sehr basale Präventionsmaßnahme früher und besser als bislang vor Gefährdungen zu schützen (Eickhorst 2008). Zu diesem Zweck wurde das Nationale Zentrum Frühe Hilfen im Jahr 2007 gegründet (www.fruehehilfen.de [5.10.2013]).

In diesem Zusammenhang werden neben psychoedukativen Elementen wie Elternkursen und der Netzwerkarbeit auch aufsuchende Hilfen (vgl. Abschn. 4.1.4) immer wichtiger, die ein frühzeitiges Wahrnehmen und Reduzieren von Risiken für die weitere Entwicklung des Kindes erleichtern (J. V. Wirth 2011). Durch eine gute Kooperation und die Einbindung des Projektes in bereits vor Ort bestehende Hilfen können vorhandene personelle Kräfte und materielle Ressourcen besonders effektiv genutzt werden. Ein niedrigschwelliger früher Zugang sowie die Nutzung des systembezogenen Förderansatzes der interdisziplinären Frühförderung mit der Möglichkeit einer unterstützenden und möglichst langfristig nachhaltigen Begleitung der Familien bietet eine gute Chance zum Aufbau einer zielführenden Förderkette. Die bisher bundesweit erreichten Fallzahlen in den verschiedenen aufsuchenden Angeboten zeigen, dass es über diesen Weg möglich ist, einen systematischen Zugang zu Familien in Problemlagen zu finden. Durch aufsuchende Angebote ist es gelungen, zunehmend mehr Familien in prekären Lebenssituationen, die von sich aus Unterstützungsangebote nicht oder kaum wahrnehmen würden, zur Annahme der Hilfsangebote zu motivieren (Simon-Stolz 2011).

Systemischer Hintergrund im Berufsfeld »Familienhebamme«

Mit der gestiegenen Popularität aufsuchender Hilfen rückt auch die Berufsgruppe der Familienhebammen[53] stark in den Fokus der Betrachtung (vertiefend in Schneider 2009). Für ihre Arbeit bietet sich eine systemische Herangehensweise sehr an, da gerade die nachgeburtliche Betreuung der Familie helfen kann, die neue Situation zu dritt und die damit einhergehenden Änderungen des Paarsubsystems zu bewältigen.

53 Und natürlich auch diejenige verwandter Berufsgruppen, wie etwa die der Kinderkrankenschwestern oder die der Sozialmedizinischen Assistentinnen (SMA).

Für diese Arbeit entwickelte Klink im Jahr 2000 ein Curriculum für Hebammen und Familienhebammen mit dem zertifizierten Abschluss einer »Systemischen Beraterin« (im familiären Kontext). Die Entwicklung und Durchführung dieses ersten Curriculums für Hebammen erfolgte auf Initiative des Deutschen Hebammenverbandes (BDH). Die Inhalte des Curriculums haben in den Fortbildungen der Landesverbände des BDH zur Familienhebamme einen festen Platz (Klink u. Eickhorst 2011), sie bieten vor allem:

- Auseinandersetzung mit der eigenen Herkunftsfamilie
- Umgang mit Hilfesystemen und ihrer Auftragskomplexität, vernetztes Arbeiten mit anderen Fachdiensten
- systemische Haltung: Ressourcenorientierung, Anliegenorientierung, Prozess- und Ergebnisneutralität, Achtsamkeit und Wertschätzung
- Rollenfindung: von der Hebamme zur Familienberaterin und Familienhebamme
- systemische Werkzeuge wie Genogrammarbeit, Fragetechniken, Teilearbeit (inneres Team), Strukturaufstellungen.

Eine systemische Haltung erleichtert den Umgang sowohl mit den Netzwerkpartnern als auch mit den Familien. Letztere achten insbesondere die wertschätzende Annahme, fühlen sich in ihrem Erleben und als Personen akzeptiert und können die angebotenen Lösungsmöglichkeiten positiv konnotieren (»Ich werde nach meinen Zielen gefragt, fühle mich nicht bewertet, abgewertet oder einseitig kontrolliert«). Auch in etwaigen Zwangskontexten kann es so gelingen, in systemischer Manier das Spiel mit dem Ziel zu initiieren, Optionen aufzuzeigen und mögliche positive Folgen und Szenarien zu beschreiben.

Dabei ist wichtig, über Mutter und Kind hinauszudenken und das gesamte System zu sehen und die Wechselwirkungen in den Beziehungen wahrzunehmen. Dadurch kann auch die Einbeziehung der Väter (und der Arbeit an eventuellen Paarkonflikten) in die Angebote der frühen Hilfen vereinfacht werden (vgl. ebd.).

Der theoretisch bei jedem Fall drohende Zwangskontext fungiert dabei als unerwünschter, aber fortwährend möglicher Handlungsrahmen und damit als ein Strukturelement, welches als eine neue Herausforderung den Kontext der Frühförderung erweitert (vgl. auch Kap. 5.1; Conen u. Cecchin 2011). Die Perspektive liegt dabei immer auf der Konstruktion von Verantwortung und nicht auf der Zuschreibung von Schuld.

Praxisbeispiel: Das umfassende Frühe-Hilfen-Projekt »Keiner fällt durchs Netz«

Das Präventionsprojekt »Keiner fällt durchs Netz« (http://www.hessenstiftung.de/projekte/keiner-faellt-durchs-netz.htm [13.12.2013]) verfolgt das Ziel, belasteten Familien Zugangswege zu Hilfsangeboten zu ebnen und möglichst so zu gestalten, dass auch stark belastete Familien sie annehmen und für sich nutzen können. Präventive Angebote sollen die Eltern erreichen, bevor es zu einer Gefährdung des Kindeswohls kommt. Das Angebot richtet sich primär- und sekundärpräventiv an alle Eltern und basiert auf theoretischen Grundlagen und praktischen Erfahrungen der Frühförderung, wie sie auch dem Elternkurs *Das Baby verstehen* (Gregor u. Cierpka 2004) zugrunde liegen.

Es umfasst einen Elternkurs (Komm-Struktur), ein aufsuchendes Angebot durch Familienhebammen (Geh-Struktur) und einen Arbeitskreis »Netzwerk für Eltern«.[54]

In der Zeit um die Geburt wird der enge Kontakt von Hebammen, Pflegepersonal auf den Entbindungsstationen, niedergelassenen Gynäkologen und Kinderärzten dafür genutzt, Belastungskontexte in einer Familie in einem frühen Stadium zu erkennen. Betroffene Familien können sich dann freiwillig von einer Familienhebamme bis zu einem Jahr lang begleiten lassen. Hausbesuche dienen insbesondere der Förderung des Selbsthilfepotenzials der Familien, der Sensibilisierung der Eltern für die Signale des Säuglings sowie der Aufklärung und Vermittlung bezüglich weiterführender Dienste wie des Jugendamts oder der medizinischen Versorgung.

Sehr wichtig ist die Vernetzung der professionellen Helfer vor Ort. Das »Netzwerk für Eltern« ist ein Arbeitskreis aller an Prävention und Intervention in der frühen Kindheit beteiligten Institutionen und Berufsgruppen am Projektstandort, der sich regelmäßig unter Leitung einer Koordinatorin trifft, die eine zentrale Kontaktperson für alle Beteiligten ist und auch die Familienhebammen als Ansprechpartnerin unterstützt. Sie vermittelt deren Einsätze, organisiert weiter gehende Hilfsangebote und berät die Eltern bei Bedarf (ausführliche Darstellung in Götzinger, Eickhorst u. Cierpka 2011).

4.1.6 Schule

Wolfgang Jansen

Das Praxisfeld Schule öffnet sich erkennbar für systemische Ansätze in Pädagogik und Didaktik (vgl. Abschn. 1.2.5; Reich 2008; Arnold u. Arnold-Haecky 2011). Auch Beratung im Bereich Schule ist zunehmend beeinflusst durch systemische, vor allem lösungs-, entwicklungs- und ressourcenorientierte Ansätze (Spieß 2000). Für die im Feld Handelnden stellen sich relativ rasch die Wirksamkeit und die Erleichterung ein, die durch Haltung und Methoden systemischen Arbeitens entstehen.

---

54 Standorte des Projektes sind derzeit (2012) drei Landkreise in Hessen, alle sechs Landkreise im Saarland sowie die Stadt Heidelberg und der Neckar-Odenwald-Kreis in Baden-Württemberg.

Schule als gesellschaftliches Teilsystem

Spezifische Dynamiken für beratendes Arbeiten im Kontext von Schule ergeben sich aus der Vielschichtigkeit des Systems, das sowohl individuellen Einflüssen (Wahrnehmen, Erleben und Handeln der Beteiligten) als auch gesellschaftlichen, wirtschaftlichen und politischen Einflüssen unterliegt, da Bildung dem politisch-kulturellen wie philosophischen und soziologischen Diskurs der Gesellschaft immanent ist. Vor allem die Schulpflicht und die vielschichtige Erwartungshaltung der Gesellschaft markieren relevante Aspekte für systemische Beratung im Arbeitsfeld »Schule«.

Alle Mitglieder der Gesellschaft haben (jedenfalls in Deutschland) zumindest als Schüler eigene Erfahrungen mit Schule und haben damit eine gewisse Expertise entwickelt.

Aus diesen Erfahrungen erwachsen vielfältige Vorstellungen davon, was in der Schule falsch läuft und wie es besser zu sein hätte. Bei nahezu allen gesellschaftlichen Themen bzw. Problemen ist Schule – sowohl als Verursacher wie auch als Teil der Lösung – einbezogen: Integration von Migranten, Gewalt durch Kinder- und Jugendliche, Veränderung familialer Lebenswelten, wirtschaftliche Konkurrenzfähigkeit des Landes im Zusammenhang mit Ausbildungsfähigkeit der Schulabgänger u. a. Kurz: Die Schule wird oft als »Reparaturbetrieb der Gesellschaft« angesehen.

Sowohl die Schulpflicht als auch die Verpflichtung des Staates, für schulische Angebote zu sorgen, werden von den Betroffenen und Mitwirkenden nicht nur als gesellschaftlich-kulturelle Errungenschaft betrachtet, sondern gelegentlich auch als »Zwangskontext« wahrgenommen.

Glaubenssätze der am Beratungssystem Beteiligten

Alle am Beratungssystem Beteiligten haben spezifische Wirklichkeitskonstruktionen und Glaubenssätze bezüglich Schule, Lehrern, Schülern usw., die ihre Wahrnehmungen und Handlungsmöglichkeiten strukturieren (z. B. »Wer dem Lehrer gefällt, bekommt gute Noten«, »Mädchen werden bevorzugt«, »Mathe kapier ich nie«, »Lehrer haben einen einfachen Job«, »Was man in der Schule lernt, taugt nicht für das wirkliche Leben«, »Die Schüler werden immer schwieriger«, »Wir sind doch keine Sozialarbeiter«, »Die Klassen sind zu groß«, »Schule müsste dafür sorgen, dass …«).

Die eigene Beziehung zur Schule wird darüber hinaus geprägt durch die besonderen Rollen und Zuschreibungen, die man im System Schule erfahren hat (Opfer, Clown, Lieblingsschüler, Loser, Streber, Kritiker usw.). Für eine gute Auftragsklärung im Beratungskontext ist es daher wichtig, die Selbstdefinition der am System Beteiligten, ihre wahrgenommenen und zugeschriebenen Rollen sowie ihre Kommunikationsmöglichkeiten in der Schule (Wer darf, kann und muss gemäß welchen Regeln mit wem kommunizieren?) gründlich zu explorieren.

Auf diese Weise entsteht im Rahmen der Auftragsklärung (Wer will was von wem, bis wann, wie viel und gegen wen?) durch die sorgfältige Exploration der

Wirklichkeitskonstruktionen der Klienten ein jeweils spezieller Blick auf das »System Schule«.

Je nachdem, ob der Berater selbst der Schule angehört oder nicht, ergeben sich mehrschichtige Auftragslagen. Die Beratungslehrerin, die versucht, einen Beratungskontrakt mit einem Schüler und seiner Familie im Zusammenhang von Schulverweigerung zu entwickeln, hat eine andere Ausgangslage in Bezug auf Parteilichkeit und Lösungsneutralität als z. B. niedergelassene Therapeuten, die mit Schülern mit Schulschwierigkeiten arbeiten.

Schule und Familie – zwei Welten, die sich (manchmal) ergänzen

Neben dem Elternhaus vermittelt die Schule Kindern und Jugendlichen am nachdrücklichsten grundlegende Erfahrungen, die die Welt und ihren Platz darin betreffen.

Die Interaktion zwischen Schule und Elternhaus lässt sich als komplementär beschreiben. Sie bewegt sich – je nach Sinn- oder Sachzusammenhang – zwischen den Polen Konkurrenz und Synergie. Der staatliche Bildungs- und Erziehungsauftrag ist in den Bildungsplänen beschrieben und ergänzt die Erziehungsaufgaben der Familie. Im günstigsten Fall führt das zu einer Erziehungspartnerschaft zwischen Familie und Schule.

Als öffentliche Institution hat die Schule auch einen Schutzauftrag und ist z. B. bei Verdacht auf Kindeswohlgefährdung zur Meldung an das Jugendamt verpflichtet. Damit wird Schule auch zur Kontrollinstanz, die als Bedrohung wahrgenommen werden kann.

Im Konfliktfall kann es dann auch zu symmetrischen Eskalationen zwischen Schule und Eltern kommen. Je stärker das Verhältnis zwischen Elternhaus und Schule von Konkurrenz geprägt ist, desto größer ist die Wahrscheinlichkeit für eine Triangulation von Kindern oder Jugendlichen, die bei ihnen zu massiven Loyalitätskonflikten führen kann.

Konflikthafte Konstellationen ergeben sich häufig aus:

- Differenzen von elterlichen Erziehungsvorstellungen und schulischen Handlungsformen und Regeln
- Differenzen zwischen der kulturell-religiösen Lebensführung von Familien und schulischen Bildungszielen (z. B. bei Schwimmunterricht für Mädchen aus islamischen Familien oder beim Sexualkundeunterricht)
- unterschiedlichen Einschätzungen des schulischen Lernvermögens der Kinder
- unterschiedlichen Erklärungssystemen bei schulischen Lern-, Leistungs- und Verhaltensproblemen (Lehrkraft: »*Wir haben den Eindruck, dass Ihre Tochter in Mathematik kognitiv überfordert ist!*« – Eltern: »*Wissen Sie, die ist nicht blöd, nur zu faul!*«).

Eine schwierige Beziehungsdynamik zwischen Elternhaus und Schule entsteht auch, wenn Schule und Lehrkräfte sich als ermächtigt verstehen, besser zu wissen, was mit dem Kind los sei und was zu tun sei, Eltern »einbestellen« und dabei in die Autonomie des Familiensystems hineinwirken und die Expertenschaft der Eltern für ihr Kind infrage stellen.

Chronische Erkrankung oder Behinderung

Bei Familien mit Kindern mit einer chronischen Erkrankung oder Behinderung ist die Schule in ihrer Sorge für und um das Kind mit weiteren Dimensionen befasst:

> »Spätestens von dem Moment der Diagnose an reagieren Fachleute nicht nur auf die Behinderung, sondern sie konstruieren die Phänomene mit, mit denen sie es zu tun haben. Daher ist es besonders wichtig, sensibel für den genauen Auftrag zu sein, mit dem man arbeitet« (von Schlippe 2010, S. 10).

Retzlaff unterscheidet drei Klassen von Phänomen, die

> »Auswirkungen auf den Umgang mit einer Behinderung haben und die unterschiedliche Ansatzpunkte für Therapie und Beratung bieten:
>
> – greifbare Belastungen der Familie
> – Funktionsweise und Prozesse von Familien
> – familiäre Glaubenssysteme« (ebd., S. 17).

Die besondere aus der Krankheit oder Behinderung resultierende Gestaltung von Interaktion und Beziehung zwischen Eltern und Kind ergibt häufig eine veränderte Selbst- und Rollendefinition der Eltern in Bezug auf die Schule und umgekehrt, auf die in der Beratung geachtet werden sollte.

Hilfreiche Grundannahmen

Annahmen, die dabei helfen, sich nicht im System zu verstricken oder für eine Seite parteiisch zu werden, beschreiben Berg und Shilts (2009, S. 12) wie folgt:

> »Bis zum Beweis des Gegenteils glauben wir, dass alle Lehrerinnen
> – überzeugt sind, dass eine gute Erziehung die Chancen eines Kindes auf Erfolg im Leben vergrößern; den Kindern die bestmögliche Umgebung anbieten möchten, damit sie ein nützliches Mitglied der Gesellschaft werden; jedem Kind optimale Lernmöglichkeiten bieten wollen; auf jedes Kind einen positiven Einfluss ausüben möchten […].
>
> Bis zum Beweis des Gegenteils glauben wir, dass alle Kinder
> – möchten, dass ihre Eltern und Lehrerinnen stolz auf sie sind; ihren Eltern und anderen wichtigen Erwachsenen in ihrem Leben gefallen möchten; neue Dinge lernen, neue Fähigkeiten beherrschen und Wissen ansammeln möchten […].

Bis zum Beweis des Gegenteils glauben wir, dass alle Eltern den Wunsch haben,
- auf ihr Kind stolz sein zu können; einen positiven Einfluss auf ihr Kind zu nehmen; schöne Nachrichten über ihr Kind zu erhalten und darüber, was es gut kann; ihrem Kind eine gute Erziehung zu geben und die besten Chancen auf ein erfolgreiches Leben [...].«

»Problemschüler«

Entstehen Abweichungen zu den von Lehrkräften oder Eltern erwarteten und als angemessen eingeschätzten Ergebnissen, wird den Schülern meist ein Problem zugewiesen: je nach Art der Symptome eine Verhaltensauffälligkeit, kognitive Probleme (Unter- oder Überforderung), Motivationsprobleme u. a. m.

Aus systemischer Sicht sind einseitige Zuschreibungen zu hinterfragen und auf ihre Funktion für das System hin zu explorieren.

Besondere Konfliktlagen stellen für Schülerinnen Loyalitätskonflikte dar, die ihnen Schule und Elternhaus auf der einen Seite und die eigene Peergroup auf der anderen Seite bereiten. Während bestimmter Entwicklungsphasen im Zusammenhang mit den anstehenden Entwicklungsaufgaben (Fend 1994, S. 202, zit. nach Hubrig u. Herrmann 2010, S. 53) kann es für die Kinder und Jugendlichen in Bezug auf ihre »Ehre« (Omer u. von Schlippe 2010a, S. 162) wichtiger sein, sich für Verhaltensweisen zu entscheiden, die die Zugehörigkeit zur Peergroup zum Ausdruck bringen, als sich an Schule oder Elternhaus anzupassen.

»Selbstdarstellung und Eindrucksmanagement« finden sich nach Fend (1994, S. 293 ff., zit. nach Hubrig u. Herrmann 2010, S. 54) in folgenden Verhaltensweisen:

- Demonstration von Erwachsensein (Rauchen, Alkoholkonsum, Geld ausgeben)
- Selbstdarstellung über Risikoverhalten (im Straßenverkehr oder bei Mutproben)
- Präsentation der eigenen Person als Antistreber, Demonstration von Schul- und Lehrerdistanz
- »Strategic Interaction«: offensives Ausdrucksverhalten im Zusammenhang mit Kontakt zum anderen Geschlecht
- »Experimental Self-Presentation«: Übernahme von subkulturellen Formen der Körpergestaltung, Sprache, Bewegung, Musik.

Diese Verhaltensweisen als normale, entwicklungsbedingte Verhaltensmuster zu deuten und mit Würdigung der oft damit verbundenen großen Anstrengung in die Interaktion mit den am Beratungssystem Beteiligten einzubringen ist ein häufig sehr wirksames Reframing, das Veränderungen 2. Ordnung ermöglicht. So »können Lehrer die Eskalation unterbrechen [...], wenn *sie* sich ändern« (Fend ebd., S. 66).

4.1.7 Stationäre familienorientierte Jugendhilfe (Heimerziehung)

Wolf Ritscher

Der Begriff »Heimerziehung« hatte lange einen bitteren Beigeschmack. Man assoziierte damit autoritäre pädagogische Praktiken, und das Jugendamt wurde von seiner klassischen – proletarischen – Klientel in erster Linie als Eingriffsinstanz und »Kinderräuber« erlebt.

Heimerziehung hat im Zuge der Auseinandersetzungen zu Beginn und infolge der Studentenbewegung einerseits, durch die Ausbildung einer neuen, qualifizierten Sozialarbeiterinnen- und Sozialpädagogengeneration andererseits ebenso wie die gesamte Soziale Arbeit einen dramatischen Wandel erfahren. Damit verbunden war die Etablierung entwicklungsfördernder Heimstrukturen und eines »demokratischen Erziehungsstils«. Oft aber blieb die Lebenswelt der Kinder und Jugendlichen – ihre Herkunftsfamilien eingeschlossen – marginal oder wurde abgewertet. Denn gerade diese Kontexte wurden für ihre Verwahrlosung, Devianz und psychischen Störungen verantwortlich gemacht.

Mit der sich seit den 1970er-Jahren entwickelnden familiendynamischen und systemischen Perspektive konnten die individuellen Symptome der Kinder als Repräsentanzen einer aus der Balance geratenen Familiendynamik interpretiert werden, in der sich Staub-Bernasconi (1998) zufolge Ausstattungsprobleme (z.B. Ressourcenmangel), Austauschprobleme (z.B. fehlende Reziprozität sozialer Beziehungen), Machtprobleme (Dominanz und Gewalt) und Kriterienprobleme (z.B. Wertekonflikte oder -mangel) zu einem explosiven Gemisch verbinden.

Erstmals übernahm das 1990 in den neuen, 1991 in den alten Ländern der BRD eingeführte Kinder- und Jugendhilfegesetz (Sozialgesetzbuch VIII) eine systemisch-familienorientierte Sichtweise. Sie gilt auch für den die Heimerziehung betreffenden § 34 und die dafür ebenfalls wichtigen §§ 36 und 37. In § 34 wird unter drei möglichen Zielen die Option einer Rückkehr in die Familie als Erstes genannt, in § 36 wird der Einbezug der Sorgeberechtigten (meistens der Eltern) und der Kinder und Jugendlichen bei der Entscheidung für die Fremdunterbringung im Hilfeplan vorgeschrieben, und in § 37 wird für ihre Dauer die Kooperation zwischen Heim und Familie gefordert. Auch hier wird die Rückkehroption als Erstes unter mehreren möglichen Zielen genannt. Voraussetzung dafür ist eine Familiendynamik, bei der Bindungskräfte gegenüber den Ausstoßungskräften eindeutig überwiegen (vgl. Stierlin 2002a).

In diesem Sinne können die Bezugspunkte eines Konzeptes systemischer Heimerziehung formuliert werden:

(1) Die familiale Loyalität ist meistens einflussreicher als außerfamiliäre Bindungsangebote, auch bei Kindern mit familiärer Gewalterfahrung (Schindler

1999). Werden die Eltern von vornherein in ihrer Elternverantwortung angesprochen und zur gemeinsamen Arbeit für die Entwicklung ihres Kindes eingeladen, wird man erstaunt sein, wie viele dies annehmen.

(2) Das erfordert eine ressourcenorientierte Sicht auf die Familie und das Kind, Respekt für ihre bisherigen Leistungen und Vertrauen in ihre Stärken und Entwicklungsmöglichkeiten (s. Durrant 2004) – ohne dass Probleme und Schwierigkeiten schöngeredet werden.

(3) Die Fachkräfte sollten sich in einer kompensatorisch-unterstützenden Funktion zeigen, anstatt bessere Eltern sein zu wollen. In letzterem Fall treiben sie die Kinder in ein Loyalitätsdilemma, das diese meistens zugunsten der Eltern und gegen das Heim lösen werden – u. a. durch Entweichung, Sabotieren der pädagogischen Angebote, destruktive Aggression.

(4) Andererseits muss auch seitens der Familie die durch die Heimunterbringung neu eingeführte Grenze zwischen ihr und dem Heim als funktionale Grenze im Sinne der strukturellen Familientherapie (S. Minuchin 1997) respektiert werden, denn sie eröffnet den Kindern neue Handlungs- und Entwicklungsspielräume jenseits der Familie.

(5) Wichtig bleibt die Lebenswelt der Kinder, aus der sie kommen (z.B. der Freundeskreis, die erweiterte Familie, Vereine). Ebenso wichtig sind die durch den Heimaufenthalt neu entstehenden sozialen Netze: im Heim selbst, in der Schule und dem darüber hinaus zu erschließenden sozialen Raum – durch Freundschaften, Vereine, Pfadfindergruppen usw. Auch hier gilt: Es ist schädlich, beides gegeneinander ausspielen, aber hilfreich, all dies, wenn möglich, als Ressourcen zu nutzen. Manchmal allerdings ist es auch problematisch, den sozialen Raum bzw. einzelne Anlaufpunkte des Kindes in seiner Heimatgemeinde als Ressource zu beschreiben, z. B. wenn es dort in deviante Cliquen integriert war.

Die Praxis systemischer Heimerziehung hat deshalb vier miteinander verbundene Perspektiven zu berücksichtigen, die zu realisieren spezielle fachliche Kompetenzen und eine entsprechende *Helferinnenkultur* erfordert. In ihr betrachten sich die Fachkräfte selbst als eine lernende Gemeinschaft – zusammen mit den Kindern und ihren Familien (Bertsch u. Böing 2005):

(1) Das *Leben der Kinder in der Heimgruppe* – hier muss mit einem gruppendynamischen Verständnis an der Kommunikation und an der Übernahme der Verantwortung für das eigene Handeln gearbeitet werden. Wichtig sind dafür formelle und informelle Kommunikationsformen. Ziel ist die Entwicklung sozialer Kompetenzen.

(2) *Pädagogische und therapeutische Angebote,* die sich auf Haushaltsführung und Alltagsstrukturierung beziehen, auf die Unterstützung bei schulischen Anforderungen, Freizeitgestaltung, Erlebnispädagogik und eine therapeutisch

moderierte Selbstreflexion – Ziele sind hier, die Eigenverantwortung der Kinder für ihren Alltag zu stärken und kognitiv-affektive sowie selbstreflexive Kompetenzen zu fördern.

(3) Die *Unterstützung der Kinder und Jugendlichen bei ihren Aktivitäten im sozialen Raum*: in der Schule, Nachbarschaft, in Vereinen oder Kirchengemeinden – Ziele sind, soziale Kontakte auszuweiten und soziale Kompetenzen zu stärken.

(4) Der *systematische Einbezug der Herkunftsfamilie und der heimatlichen Lebenswelt* unter den Gesichtspunkten von Rückkehroption und Akzeptanz des Heimaufenthaltes durch die Familie beinhaltet familientherapeutische Angebote, Einladungen der Familie ins Heim und sich situativ ergebende Gespräche zwischen Eltern und Erziehern sowie die vor- und nachbereiteten Wochenenden und Ferien, die die Kinder in der Familie verbringen – Zielvorstellung ist hier, den Kontakt zwischen Kind und Familie zu stabilisieren.

Dieses Konzept erfordert die im Hilfeplan verankerte Entscheidung von Eltern und Kind für seine Rückkehr in die Familie und die Bereitschaft aller, daran zu arbeiten – auch im Rahmen der Familientherapie. Letztere kann zu neuen Einsichten und Kommunikationsmöglichkeiten hinsichtlich der Eltern- und Paarbeziehung, der Herkunftsfamilien und familiären Beziehungsmuster verhelfen. Ist dieser Prozess erfolgreich (was nicht immer der Fall ist), wird das Kind aus der exponierten Position des Problemkindes heraustreten. Dann ist der familiäre Beziehungsfluss wieder frei für unterschiedlichste Entwicklungsrichtungen. Eine eigene, heute weit verbreitete Problemlage entsteht bei getrennt lebenden Eltern und Patchwork-Familien: Zu wem tendiert das Kind, wer kann seine Versorgung besser gewährleisten, welcher Elternteil bietet eine sichere Bindung und ist bereit, auf das Kind als Kampfinstrument gegen den ehemaligen Partner zu verzichten?

Zu Beginn der Familientherapie ist die Erarbeitung einer wertschätzenden und vertrauensvollen Beziehung zwischen den Eltern und den Therapeutinnen der Einrichtung von großer Bedeutung. Die Eltern und ihre Kinder haben meistens eine langjährige Stigmatisierungskarriere durch eigene Familienmitglieder, Nachbarn, die Schule usw. hinter sich, bei der die in unserer Kultur immer noch üblichen Schuldzuweisungen schnell bei ihnen landen. In ihrer langjährigen Karriere als Klienten von Jugendhilfe, medizinischen, psychiatrischen und therapeutischen Einrichtungen haben die Eltern oftmals (nicht immer) Erfahrungen der Marginalisierung, Disqualifikation und Entwertung ihrer Kompetenzen gemacht, was dazu führen kann, dass sie solche Zuschreibungen in einem ambivalenten Muster gleichzeitig übernehmen wie ablehnen. Deshalb achten sie besonders sensibel auf Botschaften der Therapeutinnen und Erzieher, die erneute Beschuldigungen und Abwertungen enthalten könnten. Wenn sie erfahren, dass die Therapeuten und Erzieherinnen sich nicht als bessere Eltern, besser wissende Diagnostiker, Therapeuten und Pädagoginnen präsentieren, sondern um das Verstehen der familiären

Dynamik, Belastungen und Krisen bemüht sind und auf bisherige Lösungsversuche, Fähigkeiten, Ressourcen und Entwicklungsmöglichkeiten fokussieren, ist der erste wichtige Schritt getan.

Der nächste besteht darin, ihnen die Botschaft zu vermitteln, dass die Helfer alles tun werden, um die Beziehung zwischen Eltern und Kind nicht nur zu erhalten, sondern zu fördern; deshalb werden in den familientherapeutischen Treffen die gemeinsamen Zeiten an Wochenenden und in den Ferien vor- und nachbesprochen. Hier können gemeinsam Ideen für ihre Strukturierung und inhaltliche Ausgestaltung erarbeitet werden – das sind auch Ratschläge, die aber als Experimente, nicht als Lösungen definiert werden.

Wird die Sicherheit im alltäglichen Umgang zwischen Professionellen und Eltern einerseits, zwischen Eltern und Kindern andererseits größer, können die Biografien und Herkunftsfamilien der Eltern und generationenübergreifende Muster in ihren Auswirkungen auf die aktuelle Familiendynamik in den Blick kommen. Die Klärung der innerfamiliären Beziehungen zwischen Eltern, Geschwistern, Eltern und Kindern, Kern- und erweiterter Familie ist ein weiteres bedeutsames Thema und stellt einen wichtigen Schritt im therapeutischen Prozess dar, der möglichst ressourcen- und entwicklungsorientiert erfolgen sollte.

Alle damit verbundenen Entwicklungsschritte kreuzen sich immer wieder – und dies ist ein sehr wichtiger Punkt – mit Spannungen und Konflikten in der Heimgruppe. Viele Verhaltensweisen, die das Kind im Heim zeigt, lassen sich als Reinszenierung familiärer Beziehungssituationen und -muster interpretieren; so verstanden, generieren sie weitere Informationen über die Familie. Immer wieder – vor allem aber im letzten Viertel des Heimaufenthaltes – richtet sich der Blick auf die Rückkehr des Kindes in die Familie und die dafür notwendigen Veränderungen in der familiären Organisation, Dynamik, Haushaltsführung und eventuell auch dem Wohnarrangement.

All diese Schritte folgen keinem linearen Phasenablauf, sondern greifen zirkulär ineinander, wiederholen sich zu anderen Zeitpunkten anhand anderer oder auch derselben Themen, rücken aus dem Vorder- in den Hintergrund und umgekehrt. Denn es geht um Entwicklungsprozesse, nicht um die Abarbeitung vorgefertigter Raster, Fragebogen und Therapiemanuale.

Erweist sich im Laufe der Familientherapie eine Rückkehr in die Familie nicht als möglich, dann bleibt – ebenfalls nach § 37 KJHG – die schwierige Aufgabe für das Kind bzw. den Jugendlichen und die Fachkräfte, an seinem Selbstständigwerden in langfristig tragenden Netzwerken jenseits der Familie zu arbeiten, ohne dabei die Herkunftsfamilie bzw. die Eltern in einer Sündenbockrolle zu fixieren.

4.1.8 System Krankenhaus

Friedebert Kröger und Susanne Altmeyer

Die Aufgabe eines Krankenhauses besteht in der Diagnostik und Behandlung von Patienten, der Aus- und Weiterbildung des ärztlichen und pflegerischen Personals sowie der ökonomischen Steuerung dieser Prozesse durch das Management. Die Aufgaben sind komplex, alle Akteure stehen unter einem hohen Veränderungsdruck, die Aufgabenerfüllung erfolgt unter großer Veränderungsgeschwindigkeit: Die aus dem US-amerikanischen Gesundheitssystem stammende Metapher *building a sailing ship* beschreibt die Herausforderung an die Mitarbeiter sehr treffend.

Krankenhäuser sind ein Subsystem des nationalen Gesundheitswesens, sie bilden den organisatorischen Rahmen für die nach medizinischen Fachdisziplinen geordneten Kliniken. Veränderungsdruck entsteht vorzugsweise in den Grenzgebieten:

- Die Grenze zum politisch gesteuerten Gesundheitssystem bestimmt sich durch permanente »Gesundheitsreformen« mit dem Ziel ökonomischer Effizienzsteigerung, die mit den Kostenträgern (Krankenkassen) ausgehandelt werden müssen.
- Nach innen vertritt der Krankenhausträger (Management) den mit den Krankenkassen ausgehandelten Kostenrahmen gegenüber den Kliniken, diese befinden sich untereinander im Wettbewerb um die begrenzten Ressourcen.
- Das jeweilige Krankenhaus befindet sich im Wettbewerb mit anderen ambulanten (niedergelassenen Ärzten) und stationären Einrichtungen (anderen Krankenhäusern) in der Region.
- Der Patient als »Kunde« begegnet der medizinischen Diagnostik und Therapie zunehmend mit Kompetenz, Dienstleistungsanspruch und Wahlverhalten bezüglich der von ihm aufgesuchten medizinischen Einrichtung.

Das System Krankenhaus ist durch die Zusammenarbeit sehr unterschiedlicher Berufskulturen charakterisiert, ärztliche, pflegerische und administrative Experten treffen aufeinander und sind aufgerufen, zum Wohle der Patienten zu kooperieren.

In der Regel sind diese drei Gruppen in der Krankenhaushierarchie (Geschäftsführung) vertreten, zahlenmäßig kleinere Berufsgruppen wie Sozialarbeiter, Physiotherapeuten oder Mitarbeiter in den angegliederten technischen Betrieben haben dagegen dort keine eigene Vertretung.

Durch die Gesundheitsreform-Gesetzgebung der vergangenen Jahrzehnte ist es zu einer drastischen Verschiebung des Einflusses der Akteure im Krankenhaus gekommen. Sukzessive hat sich das Krankenhaus zu einem ökonomiegesteuerten System entwickelt, in dem sich die medizinischen und pflegerischen Experten den ökonomischen Vorgaben und Möglichkeiten unterordnen müssen. Qualität und

Quantität der Patientenversorgung werden durch differenzierte Qualitätsmanagement- und Controllingsysteme begleitet, sie stehen im Dienste der ökonomischen und Wettbewerbseffizienz des Systems Krankenhaus. Zielkonflikte sind unvermeidlich: Eine Verbesserung der Qualität der medizinischen Versorgung kann dem Ziel einer Kostenreduktion widersprechen, die Verringerung der Krankenhausverweildauer bei gleichzeitigem Anstieg der Zahl behandelter Patienten ist mit einer verstärkten »Kundenorientierung« kaum zu vereinbaren, insbesondere wenn die Personalressourcen unverändert bleiben oder sogar reduziert werden.

Die Expertenkulturen im Krankenhaus unterscheiden sich in ihren Weltbildern und konkret in der Beantwortung berufsrelevanter Fragen wie:

- Wie viel Kommunikation und Kooperation sind notwendig?
- Wie wird mit (patientenbezogenen) Informationen umgegangen?
- Welche Bedeutung haben Teamarbeit und Einzelleistungen?
- Wie ist der Umgang mit Konflikten?
- Welches Verhalten wird auf welche Weise belohnt oder negativ bewertet?

Die Managementexperten sehen ihre Hauptaufgabe darin, Prozesse ökonomisch transparent zu machen, sie zu bewerten und dadurch die ökonomische »Gesundheit« der Organisation zu gewährleisten. Die Expertise der Ärzte in einem somatisch orientierten Krankenhaus ist biomedizinisch ausgerichtet und einer zunehmenden Differenzierung und Spezialisierung der Behandlungskonzepte verpflichtet, dabei werden psychosoziale Aspekte von Krankheit und Gesundheit additiv durchaus positiv bewertet, wenn sie zu einer Verbesserung der Akzeptanz und Bewältigung der Behandlung bzw. der Krankheit führen.

Die pflegerische Expertise ist primär handlungsorientiert, helfende Pragmatik, soziale Einstellung und Teamorientierung stehen im Vordergrund.

Krankenhäuser und ihre Subsysteme, die Kliniken, sind nur in der Idealität rational gestalt- und steuerbar.

Dass die Rationalität von Systemen und die Möglichkeit ihrer Gestaltung unterschätzt wird, entspricht der Erwartung, dass der richtige Chef, die richtigen Führungskräfte und Mitarbeiter die Prozesse »in den Griff bekommen« könnten. Tatsächlich ist das Krankenhaus aber nur ein zum Teil offenes System, das sich auf seine Umwelt, Patienten, Märkte usw. einstellt. Es hat gleichzeitig ein stabiles Innenleben entwickelt, ist in hohem Maße geschlossen und geprägt durch Selbstreferenzialität. Es ist auf sich selbst bezogen, erhält sich selbst aufrecht, hat eine eigene Idealität, Philosophie und Sprache, die sich tradiert haben und von einzelnen Personen unabhängig sind.

Systemfremde Impulse können nicht direkt wirken, sie werden »freiwillig« aufgegriffen – oder eben auch nicht – und gegebenenfalls entsprechend der Systemtradition umgeformt. Das Innenleben einer Organisation ist vergleichbar mit einer unsichtbaren Landkarte, mit deren Hilfe sich die Mitarbeiter bewegen. In Bezug auf systemfremde Impulse ist diese unsichtbare Landkarte die Folie – oder Brille –, durch die die Mitarbeiter diese Impulse sehen oder lesen. Das Innenleben der Organisation garantiert die Stabilität des Systems, wäre es doch schnell funktionsunfähig, wenn es sich durch jeden Impuls irritieren, erschüttern und verändern ließe. Diese auf Beharrlichkeit gerichteten Kräfte erscheinen für den Außenstehenden mitunter irrational, die Veränderungsresistenz oder die Kompetenz, »nicht lernen« zu können, kann jedoch auch als Ressource gesehen werden (Simon 2002). Natürlich ist Wandel möglich und notwendig, auch komplexe Systeme sind veränderbar. »Destabilisierung im Kontext von Stabilität« ist nach Schiepek et al. (2001) eine wesentliche Grundlage des (psychotherapeutischen) Veränderungsprozesses. Wenn es richtig ist, dass das Hauptinteresse eines Systems (oder einer Organisation) seine eigene Fortschreibung und nicht sein veröffentlichter Zweck ist, dann wird eine – noch so sinnvolle und notwendige – Veränderung der Ziele, wie sie so gerne in Leitlinien festgelegt werden, keine Destabilisierung bewirken, die die Bereitschaft zur Integration systemfremder Impulse erhöhen könnte. Die Bereitschaft, strukturelle Veränderungen zu realisieren, wird vermutlich erst bei höherem »Leidensdruck« steigen, nämlich dann, wenn sich das System hinsichtlich seines Weiterbestehens als gefährdet erlebt. Dies ist im Krankenhaus dann der Fall, wenn ökonomische Ziele regelhaft verfehlt werden oder wenn medizinische Qualitätsziele nicht (mehr) erreicht werden können.

Emotionale Neutralität

Der Wunsch oder die Forderung nach einer patientenorientierten Medizin ist systemfremd und steht im Widerspruch zur inneren Logik eines Krankenhauses, das zur Diagnostik und Therapie körperlicher Krankheiten über ein breites – und sehr erfolgreiches – naturwissenschaftlich-technisches Repertoire verfügt. Der große Erfolg der Akutmedizin beruht nicht zuletzt auf einem streng kausalen Krankheitsverständnis, es ist reduktionistisch, deterministisch, unpersönlich und unhistorisch (R. H. Adler 2000, S. 39).

Krankheits- und Genesungsprozesse werden versachlicht und aus dem Kontext der aktuellen Lebensumstände gelöst. Für die organmedizinischen Experten ist die emotionale Bedürftigkeit der Patienten von nachrangiger Bedeutung.

Emotionale Distanz wird als Ressource erlebt, die helfen kann, sich nicht mit den Lebensschicksalen der Patienten zu identifizieren und Krankheiten, Leiden und Sterben aus »sicherer Distanz« begleiten zu können. Im Kontrast dazu ist die emotionale Bedürftigkeit der Patienten hoch: Sie können sich durch die Krankheit in ihrer Identität und Autonomie bedroht fühlen, sie sind von ihren sozialen Netzwerken distanziert, und sie befinden sich in einer Institution, die sie als fremd, unverständlich und mitunter auch feindselig erleben. Die im Alltagsleben sorgfältig geschützte körperliche Intimität ist – bei akuten Erkrankungen – von einem Moment zum anderen aufgehoben oder doch zumindest stark eingeschränkt. Die Akutmedizin ist handlungsorientiert: Wer möchte, wenn er mit einem Herzinfarkt ins Krankenhaus kommt, erst einmal nach seiner emotionalen Befindlichkeit und seiner Lebensgeschichte befragt werden? Hier ist die berechtigte Erwartung der Patienten, dass die medizinischen Experten ihr Handwerk verstehen. Die auf Ursache-Wirkungs-Zusammenhängen beruhenden Vorgehensweisen stoßen allerdings dann an eine Grenze, wenn es sich um chronische und nicht mehr um akute Erkrankungen handelt. Hier wird die primäre Handlungsorientierung der naturwissenschaftlich orientierten Medizin kontraproduktiv: Emotionale Befindlichkeit der Patienten und soziale Kontexte gewinnen sehr große Bedeutung für den Erfolg von Diagnostik und Therapie. Bei chronischen Krankheitsverläufen ist weniger oft mehr. Lebenskontexte sind also von unterschiedlicher Bedeutsamkeit, wenn es um Krankheit oder Gesundheit geht. Das ist allerdings nicht Teil der Binnenlogik des Systems Krankenhaus.

Psychotherapeuten: Systemfremd im System

Psychotherapeuten – gleich welcher Couleur – sind Fremde im System Krankenhaus und werden auch als solche erlebt. Allerdings hat das Wissen über die Bedeutung psychosozialer Faktoren für die Krankheitsbewältigung erheblich zugenommen, ebenso ist bekannt, dass Compliance (also die Bereitschaft, den Empfehlungen der medizinischen Experten zu folgen) ein »weicher« personenbezogener Faktor ist, der für die Behandlung zielführend sein kann. Psychosomatisch-psychotherapeutische Leistungen sind durchaus nachgefragt, additiv zum naturwissenschaftlich begründeten Behandlungskonzept. Klinische Strukturen, die psychosoziale Befindlichkeit und Kontext der Patienten als integrierten Bestandteil der Behandlung erkennen, sind dagegen selten und in aller Regel nur in spezialisierten, psychosomatisch arbeitenden Institutionen zu finden, die ein biopsychosoziales Krankheitsverständnis zur Grundlage haben. In psychiatrischen und weitaus stärker noch in psychosomatischen Behandlungskontexten, in denen die Psychotherapie im Vordergrund steht, muss sich dann nicht nur der einzelne Mitarbeiter, sondern das gesamte Subsystem der Thematik der Fremdheit im System stellen.

Für den Aufbau kooperativer Beziehungen im System Krankenhaus ist selbstverständliche Voraussetzung, dass die – allzu häufig von Psychotherapeuten als ausschließlich defizitär erlebten Behandlungskonzepte und Interaktionsmuster – nicht personalisiert werden, sondern als systemimmanente, strukturell bedingte Faktoren erkannt werden. Anhaltende Konflikte und wechselseitige Entwertungen zwischen den medizinischen Akteuren und psychotherapeutisch orientierten Mitarbeitern sind dann Ausdruck dafür, dass diese Perspektivenübernahme nicht gelungen ist. Parallel besteht die Gefahr einer »mitleidenden Überidentifikation« mit den patientenseitigen Bedürfnissen.

Allparteilichkeit als Grundhaltung öffnet für den psychotherapeutisch orientierten Mitarbeiter im System Krankenhaus die Chance, die eigene Wahrnehmungsebene als Ergänzung einzubringen und damit gegenüber der Institution eine kritische Loyalität zu signalisieren. Eine solche patientenbezogene kooperative Kompetenz ist im System Krankenhaus durchaus anschlussfähig, ist doch der Wettbewerb um Ressourcen einerseits und um bestmögliche diagnostische und therapeutische Prozesse andererseits ein vertrautes systemimmanentes Merkmal.

Praxisfelder für Psychotherapeuten im System Krankenhaus

Die Ausbildung der im Krankenhaus tätigen Berufsgruppen findet getrennt voneinander statt. Modelle gelingender Zusammenarbeit werden in der Regel nicht vermittelt. Unterschiedliche Ausbildungserfahrungen, Wertesysteme und theoretische Grundlagen stoßen im Klinikbetrieb aufeinander. Biomedizinisch orientierte Ärzte und ärztliche bzw. psychologische Psychotherapeuten verfügen über eine unterschiedliche Fachsprache, über unterschiedliche Konzepte von Gesundheit, Krankheit und Therapie. Sie unterscheiden sich im Gebrauch der Zeit und im Umgang mit vertraulichen Informationen. Ohne eine differenzierte Kenntnis und ein Verständnis für die unterschiedlichen Berufskulturen und Arbeitsstile endet der Versuch einer Zusammenarbeit allzu häufig in gegenseitigen Entwertungen. Sind diese Unterschiede allerdings erkannt und respektiert, können die jeweiligen Stärken der an der Behandlung Beteiligten für die Versorgung der Patienten nutzbar gemacht werden. Systemische Psychotherapeuten sind prädestiniert, in ihrer Arbeit Kontexte zu berücksichtigen, in ihrer Ausbildung hat die Entwicklung einer kooperativen Kompetenz einen hohen Stellenwert. Vor diesem Hintergrund ist das multidisziplinäre Praxisfeld des Krankenhauses für sie ein attraktives und herausforderndes Arbeitsgebiet.

Wo vorgezeichnete Lösungswege für die Patienten nicht zielführend sind, müssen komplexere Behandlungssettings eingesetzt werden – komplexe Probleme brauchen komplexe Lösungen. Die Komplexität des Behandlungsauftrages erhöht sich, wenn psychosoziale Probleme zu den somatischen hinzutreten. Dann wird es notwendig, psychosoziale Kompetenz hinzuzuziehen. Im Akutkrankenhaus ist das Fachgebiet der psychosomatischen Medizin und Psychotherapie an der Schnittstelle zwischen somatischer und psychosozialer Medizin angesiedelt und hat eine Vielzahl von Vernetzungs- und Kooperationsformen entwickelt. Multiprofessionell ausgerichtet, bieten ärztliche und psychologische Psychotherapeuten gemeinsam mit Sozialarbeitern für die Patienten und ihre Ärzte in den somatischen Klinikabteilungen Beratungs-, Konsiliar- und Liaisondienste an, die sich für die Situation im Krankenhaus als außerordentlich hilfreich erwiesen haben.

Konsiliardienste

Konsiliardienste sind ein fester Bestandteil der Arbeitsroutine im Krankenhaus. Es sind Rufdienste, ein Problem muss also vom behandelnden Arzt erst als solches erkannt werden, bevor der Konsiliarius dann von ihm hinzugerufen wird.

Das Spektrum reicht von z.B. einem Patienten mit einer Panikstörung, dessen kardiologische Abklärung zu keinem Befund geführt hat und der nun in ein psychotherapeutisches Behandlungssystem weitervermittelt werden soll, über Patienten, die als depressiv beschrieben werden, aber gegebenenfalls nur niedergeschlagen oder traurig auf Diagnostik und Therapie reagieren, bis zu Patienten, die unruhig sind, nicht kooperieren, widerständig sind etc. Der Konsiliarius gibt seine Einschätzung ab, dokumentiert sie schriftlich und führt – wenn dieser zu erreichen ist – ein Gespräch mit dem behandelnden Arzt, der den diagnostischen und therapeutischen Prozess koordiniert.

Psychosomatisch-psychiatrische Konsiliardienste sind ein gutes Beispiel dafür, wie die »Psych-Fächer« in den Ablaufroutinen des Krankenhauses als additive diagnostische und therapeutische Möglichkeit in Erscheinung treten. Die durchschnittliche stationäre Behandlungszeit von Patienten beträgt heute zwischen fünf und sieben Tagen, das macht deutlich, dass bei dem in der Regel einmaligen konsiliarischen Kontakt die Diagnostik im Vordergrund steht, die therapeutische Haltung supportiv sein muss und die Patienten – falls die Indikation besteht – motiviert werden, in einem nächsten Schritt ambulante oder auch stationäre psychotherapeutische Hilfe zu suchen.

Liaisondienste

Im Liaisonmodell ist der psychosomatisch-psychotherapeutische Mitarbeiter in die Ablaufroutinen der jeweiligen Fachdisziplinen integriert. Der Liaisonmitarbeiter hat idealerweise seinen Arbeitsplatz auf der Station oder in der Klinik, für die er zuständig ist. Er steht in engem Kontakt mit den ärztlichen Mitarbeitern und der Pflege und nimmt an den Stationsroutinen, Visiten und Teambesprechungen teil. Er wird also nicht bei Bedarf gerufen, sondern kann selbst aktiv Patienten aufsuchen, psychotherapeutischen Behandlungsbedarf diagnostisch klären und gegebenenfalls in begrenztem Umfang anbieten. Gegenüber dem Konsiliardienst kann beim Liaisonmodell von einer Teilintegration psychosomatisch-psychotherapeutischer Konzepte in die somatische Medizin gesprochen werden. Gute Verbreitung und Resonanz hat dieses Arbeitsmodell im Bereich der Psychoonkologie gefunden. Voraussetzung für die Zertifizierung als onkologisches Zentrum (z.B. Brustzentrum, Darmzentrum etc.) ist die Mitarbeit eines psychoonkologisch qualifizierten psychotherapeutischen Mitarbeiters, der im Sinne der Liaisonmedizin im psychoonkologischen Team verankert ist.

Dieses Setting ist hilfreich für Patienten, für die der organmedizinische Behandlungsbedarf hoch ist, jedoch erhebliche psychosoziale Wechselwirkungen bestehen, die den Verlauf und die Behandlung der organischen Grunderkrankung negativ beeinflussen. Anpassungs- und Bewältigungsstörungen aufgrund von Depressionen, Ängsten und traumatischen Erfahrungen können im Liaisonsetting entlastet werden.

Integrierte Psychosomatik (Arbeitsgruppenmodell)

Die integrierte psychosomatische Krankenhausabteilung (»Klinische Psychosomatik«) und in geringerem Maße das Arbeitsgruppenmodell (siehe unten) erweitern den additiven Charakter psychosomatisch-psychotherapeutischer Kompetenz in Richtung eines gemeinsamen biopsychosozialen Verständnisses von Gesundheit und Krankheit.

Klinische psychosomatische Behandlungseinheiten werden derzeit nur an wenigen Standorten – meist integriert in die Innere Medizin – realisiert, was der hohen Spezialisierung und Ökonomisierung des Krankenhausbetriebes einerseits und der Notwendigkeit der gleichzeitig hohen somatischen und psychotherapeutischen Qualifikation der Ärzte geschuldet ist, die idealerweise eine doppelte Qualifikation im psychotherapeutischen und somatischen Bereich anstreben müssen.

Auch das psychosomatisch-psychotherapeutische Arbeitsgruppenmodell ist durch die strukturell aufeinander abgestimmte Vernetzung somatischer und psychotherapeutischer Behandlungsangebote charakterisiert, die ein prinzipiell biopsychosoziales Krankheitsmodell zur Grundlage haben. Ähnlich wie im Liaisonsetting ist der psychotherapeutische Mitarbeiter unmittelbar in die Routineabläufe der Klinik integriert. Allerdings ist die Teamidentität gegenüber dem Liaisondienst deutlich höher, sodass gemeinsame patientenbezogene Behandlungsstrategien und -ziele im Rahmen der Visiten, Teamkonferenzen und Fallbesprechungen entwickelt und umgesetzt werden können. Realisiert wird das psychosomatisch-psychotherapeutische Arbeitsgruppenmodell z. B. in manchen onkologischen Abteilungen, gynäkologischen Kliniken, spezifischen Schmerzkliniken und in Einrichtungen der »Spitzentechnologie« wie z. B. Transplantationseinrichtungen.

Stationäre Psychotherapie

Die Anwendung von Theorie und Praxis der Psychotherapie hat insbesondere in Deutschland eine Tradition, die bis in die 20er-Jahre des letzten Jahrhunderts zurückreicht. Die Distanzierung der Patienten von ihrem sozialen Kontext blieb lange Zeit der einzige Unterschied dieser Spezialkliniken zur ambulanten Behandlung. In den Anfangsjahren wurde die analytische Einzeltherapie der Patienten in den stationären Kontext verlegt, multimodale Behandlungsansätze wie ergänzende Gruppen- und milieutherapeutische Angebote entwickelten sich erst langsam.

Heute ist das multimodale Behandlungsangebot in der stationären Psychotherapie neben der Distanzierung aus dem familiären und sozialen Umfeld der entscheidende Unterschied für die differenzielle Indikation gegenüber ambulanten Behandlungssettings.

In den spezialisierten Einrichtungen, die entweder dem medizinischen Fachgebiet der psychosomatischen Medizin oder der Psychiatrie zugeordnet sind, steht für die Patienten ein breites Angebot zur Verfügung, das einzel- und gruppentherapeutische Verfahren, körperpsychotherapeutische Angebote (z. B. konzentrative Bewegungstherapie, Feldenkrais), kreativtherapeutische Angebote wie Kunst- und Musiktherapie, indikative Gruppen für die Therapie bei Ängsten, Depressionen und Schmerzen sowie Paar- und Familiengespräche beinhaltet.

Die Krankenhäuser arbeiten mit einem psychodynamischen, verhaltenstherapeutischen oder systemischen Schwerpunkt, sind hinsichtlich der therapeutischen Angebote aber stärker patienten- als verfahrensorientiert. Die Behandlung der Patienten erfolgt durch ein Behandlungsteam, in das ärztliche und psychologische Mitarbeiter, Pflegemitarbeiter, Sozialarbeiter und Begleittherapeuten integriert sind. Das Teamkonzept beinhaltet, dass hierarchische Strukturen flach ausgebildet sind.

Teilstationäre Einrichtungen unterscheiden sich hinsichtlich des Behandlungsangebotes in der Regel nicht wesentlich von den vollstationären Einrichtungen. Voraussetzung für die Nutzung einer teilstationären Psychotherapie ist die räumliche Erreichbarkeit der jeweiligen Einrichtung. Spezielle Indikationen ergeben sich z. B. für Mütter oder Väter, für deren Kinder keine alternative Versorgungsmöglichkeit zur Verfügung steht, oder für Patienten, deren Teilintegration in den Alltagskontext erwünscht ist. Kliniken, die sowohl stationäre als auch teilstationäre Behandlungsangebote machen können, bieten den Patienten die Möglichkeit, nach Bedarf und Indikation zwischen vollstationärem und teilstationärem Setting zu wechseln, was insbesondere in der Abschlussphase der stationären Behandlung häufig sinnvoll ist.

Kooperationsmodelle

Nicht zuletzt bedingt durch starke Unterschiede der Berufskulturen, ist die professionelle Kooperation im System Krankenhaus erschwert, zudem ist das Erlernen kooperativer Kompetenzen in der Aus- und Weiterbildung der Akteure im Gesundheitswesen ohne Priorität.

Kooperation ist ein Prozess, bei dem unterschiedliche professionelle und persönliche Kompetenzen nicht nur toleriert oder respektiert, sondern dafür genutzt werden, ein gemeinsames Ziel zu erreichen. Das Gelingen der Kooperation hat zur Voraussetzung, dass die Partner davon ausgehen, dass jeder Beteiligte über Wissen, Kompetenzen und Möglichkeiten verfügt, die der andere brauchen kann, um das gemeinsame Ziel zu erreichen. Alle Beteiligten müssen erwarten können, dass sie durch Kooperation gewinnen und das Ergebnis besser ist, als ein Einzelner es hätte erreichen können (Altmeyer u. Hendrischke 2012; Hendrischke u. Kröger 2003; Schweitzer 2000). Für das System Krankenhaus kann der im industriell-wirtschaftlichen Bereich entwickelte Begriff der *Coopetition*, der Kooperations-Kompetition, vorbildhaft sein. Er betont, dass es nicht um ein Entweder-oder der Kooperation oder des Wettbewerbs geht, sondern um ein Kooperieren im Wettbewerb, bei dem die Partner wechselseitig von ihrem Know-how profitieren, ohne die jeweiligen eigenen Vorstellungen und Ziele aus dem Auge zu verlieren (Dahte 1999; Hamel, Prahalad u. Doz 1989). Dies gilt beispielsweise für interdisziplinäre Krankenhauskonferenzen mit eher geringem Grad an fachübergreifender Vernetzung, wie sie z. B. bei OP- oder Tumorkonferenzen verschiedener Fachgruppen anzutreffen ist.

Die weitere Entwicklung des Systems Krankenhaus wird ganz wesentlich davon bestimmt sein, ob eine qualitative Veränderung der Kommunikations- und Kooperationsstrukturen gelingen wird. Ohne diesen qualitativen Sprung bleibt Ressourcenaktivierung im System Krankenhaus auf reine Kostensteuerung beschränkt und wird schließlich die Rationierung medizinischer Leistungen unvermeidlich machen.

4.1.9 Psychiatrie

Ulrike Borst

Systemisches Denken war der Psychiatrie bereits zu Beginn des 20. Jahrhunderts vertraut: Der Begegnungsaspekt hatte einen großen Stellenwert, die Familie ebenso wie der Arbeitskontext galten als bedeutsam für Krankheitsentwicklung und Gesundung. Nicht umsonst entwickelte sich im weiteren Verlauf die Familientherapie im Kontext der Psychiatrie: Die »schweren Störungen« sogenannter Indexpatienten verhalfen Virginia Satir, Gregory Bateson, Jay Haley, Salvador Minuchin und vielen anderen zu ihren Erkenntnissen über die Wechselwirkungen von psychischen Störungen mit der Familiensituation. Dennoch: Psychiatrische Behandlung folgt allzu oft einer Institutionslogik, die systemischem Handeln entgegensteht.

Was systemischem Denken und Handeln in der Psychiatrie entgegensteht

Die Bedeutung von Kommunikation und Kontext für das Verständnis psychischer Störungen gerät aus folgenden Gründen leicht ins Hintertreffen:

- Die kustodialen Aufgaben der Psychiatrie im Rahmen von zivil- oder strafrechtlich begründeten Zuweisungen stellen eine besondere Herausforderung dar, wenn Therapeutinnen und Patienten eine Zusammenarbeit »auf Augenhöhe« anstreben.
- Als Fachgebiet der Medizin legt auch die Psychiatrie großen Wert auf den (linearen) Ablauf von der Diagnose zur Therapie. Symptome werden als Ausdruck individueller Krankheiten, zunehmend auch wieder von »Hirnerkrankungen« bezeichnet. Entsprechend vorrangig ist die Pharmakotherapie, verbunden mit einem eindeutigen Expertenstatus der Therapeuten. Angehörige bezieht man allenfalls ein, um sie zu informieren oder ihr Verhalten – durch Psychoedukation – zu ändern.

- Säulenartige Hierarchien der Berufsgruppen mit je eigenen Professionalisierungsbemühungen, neuerdings vor allem in der Pflege, erschweren eine integrierte Behandlung.
- Die Strukturen und Kostenträgerschaften im Gesundheitswesen behindern eine Behandlung über Institutionengrenzen hinweg. Die Hilfsangebote sind fragmentiert, auch wenn durch die psychiatrischen Institutsambulanzen die Grenzen zwischen stationärer und ambulanter Behandlung schon etwas durchlässiger geworden sind.
- Der größte Teil aller finanziellen Ressourcen fließt, trotz besserer Einsicht, in den stationären Bereich und in die Behandlung der leichter Erkrankten (Melchinger, Rössler u. Machleidt 2006).

Systemische Therapie im psychiatrischen Kontext

Die im Folgenden beschriebenen systemischen Bausteine können die Psychiatrie zwar nicht revolutionieren, aber zumindest reformieren, indem sie im Rahmen gegebener Strukturen ein pragmatisches Vorgehen ermöglichen und die Arbeit erleichtern.

Umdenken: Mehr Alltag in die Therapie

Krisen im Biografieverlauf verstehen: Werden psychische Krisen als Zeichen eines bevorstehenden Wandels begriffen und als einigermaßen sinn- und bedeutungsvolle Ereignisse im Biografieverlauf verstanden, wie es etwa Hildenbrand (2011) darlegt, erübrigt sich eine pathologisierende Sicht auf die Symptomatik oft. Wenn es bei einer »Krisenintervention« bleibt und der betroffene Mensch nach der Krise rasch wieder in seinem Umfeld Fuß fasst, wird es auch nicht zu Chronifizierungen und psychischen Behinderungen kommen. Wenn dagegen durch lang dauernde Arbeitsunfähigkeiten und andere Rollenverluste der Weg zurück in Familie und Gesellschaft versperrt ist, wird es unumgänglich, die Folgen der psychischen Krankheit als solche zu benennen, damit die Leistungspflicht der Versicherungen ausgelöst werden kann.

Über Behandlung verhandeln: Auch und gerade bei unfreiwilligen Behandlungen ist es ein wichtiger Schritt, in Verhandlungen über die Behandlung einzutreten (Beispiele bei Borst u. Leherr 2008). Respekt vor der Person, Respektlosigkeit gegenüber Ideen, Neugier, dialogische Prinzipien, die Förderung der Selbstbestimmung (Empowerment) und die Wiederherstellung autonomer Lebensführung als Ziele gehören zur systemischen Grundhaltung, die solche Verhandlungen erleichtern.

An der Lebenswelt orientieren: Immer stärker verbreitet sich auch in psychiatrischen Kontexten die Haltung, dass Menschen mit länger anhaltenden psychischen Problemen wieder so weit gesunden können, dass sie am gesellschaftlichen Leben teilhaben können (Recovery-Modell).

Aufweichen: Grenzen zwischen ambulanten und stationären Hilfen sowie zwischen Kostenträgern überwinden.

Die Abgrenzung von stationärer und ambulanter Behandlung ist, bedingt durch institutionelle und finanzierungstechnische Gegebenheiten, vielerorts noch sehr scharf. Modelle integrierter Versorgung weichen diese Grenzen auf. Sie sind für die Kostenträger günstiger, sodass einzelne Krankenkassen solche Modelle lancieren und sich ein Markt für Anbieter integrierter Versorgung aufgetan hat. Die Pharmaindustrie hat an diesem Markt Interesse und bietet mit. Wohin das führen könnte, kann man sich unschwer ausmalen.

Unter dem Stichwort »Gemeindepsychiatrie« sind – neben der Behandlung im engeren Sinne – auch viele Leistungen subsumiert, die nicht von den Krankenversicherern, sondern von den Kommunen oder von anderen Sozialversicherungsträgern zu finanzieren sind, so z. B. die Eingliederungshilfen. Auch in diesen Sparten gibt es Versuche, etwa mit regionalen Gesamtbudgets, in gemeindepsychiatrischen Verbünden (siehe: www.bag-gpv.de [5.10.2013]) und durch Hilfeplankonferenzen die Hilfen besser zu integrieren und an die Bedürfnisse der Klientinnen anzupassen. In seiner Übersicht über den aktuellen Stand dieser Bemühungen stellt Greve (2011) jedoch fest, dass in Deutschland die Grenzen zwischen den Kostenträgern noch bei Weitem nicht überwunden sind.

Andererseits führen auch verbesserte Strukturen nicht zwangsläufig dazu, dass die in ihnen beschäftigten Mitarbeitenden nun systemisch und im Netzwerk arbeiten. Hierzu ist eine an ganze Teams gerichtete, möglichst vor Ort stattfindende Weiterbildung nötig, wie sie in den folgenden Beispielen beschrieben ist.

Umsetzen: Teams weiterbilden

Drei Beispiele von Inhouse-Weiterbildungen mit ganzen bzw. halben (die jeweils andere Hälfte versieht den Dienst an den Patientinnen!) Teams sind uns im deutschsprachigen Raum bekannt.

Systemische Methoden in der psychiatrischen Akutversorgung (SYMPA): Unter der Federführung von Jochen Schweitzer und Liz Nicolai werden seit 2003 in einigen deutschen psychiatrischen Kliniken Mitarbeitende aller Berufsgruppen gemeinsam weitergebildet. Schwerpunkt ist die Akutpsychiatrie, vermittelt wird systemisches Handwerkszeug wie zirkuläres Fragen, Genogrammarbeit, Hypothetisieren und Reflecting Team. Die begleitende Forschung zeigt, dass die Arbeit von den Therapeuten anschließend als leichter und weniger ausbrennend erlebt wird (Schweitzer u. Nicolai 2010). Ob die Behandlung nach der Weiterbildung auch bessere Wirkungen bei den Patientinnen erzielt, ist noch offen.

Systemische Weiterbildung als Beitrag zur Team- und Organisationsentwicklung: In den Psychiatrischen Diensten Thurgau (Schweiz) wurden parallel zum SYMPA-Projekt, aber mit breiterem Fokus ebenfalls Mitarbeitende aller Berufsgruppen gemeinsam weitergebildet: Fokus war nicht die Akutpsychiatrie, sondern die ganze Organisation mit allen Teams. Eingebettet war die Weiterbildung in ein umfassendes Konzept zur Organisationsentwicklung (Borst u. Studer 2007). Als weiteres wichtiges Element dieser Entwicklung erwies es sich, die säulenartigen, miteinander wenig verbundenen Hierarchien der Ärzteschaft und der Pflege aufzulösen und die Teams autonomer werden zu lassen.

Dialoge im Netzwerk: Im Gefolge der strukturellen Veränderungen durch integrierte Versorgung und regionale Budgets finden in einigen deutschen Psychiatrieregionen Weiterbildungen zur Arbeit in Netzwerken nach skandinavischem Vorbild statt (für einen Überblick siehe Aderhold et al. 2003). Auch hier ist die Weiterbildung interdisziplinär. Vermittelt werden dialogische Prinzipien einer offenen und nichtdirektiven Gesprächsführung, die zu Lösungen aus dem Klientensystem ermutigt.

Weiterdenken: Der Behandlungskontext kommt zum Patienten

Bedürfnisangepasste Behandlung

Neuere skandinavische Ansätze psychiatrischer Behandlung beschränkten sich in der ersten (Projekt-)Phase der 1990er-Jahre auf die Behandlung früher Psychosen. Sie werden als »bedürfnisangepasste Behandlung« (»need adapted treatment« – NAT) bezeichnet (Alanen et al. 1991) und finden oft bei den Patienten zu Hause (Home Treatment) statt. Strukturell zeichnet sich die Hilfe dadurch aus, dass möglichst das gesamte soziale Netzwerk einbezogen wird und Mitarbeitende verschiedener Institutionen beteiligt sind. Diese sogenannten Versammlungen wurden später gemäß den Prinzipien des offenen Dialogs (Seikkula u. Arnkil 2006) methodisch und inhaltlich verfeinert:

- Die Moderatorinnen fördern den Dialog: Im Dialog tauschen sich Patienten und ihre Familien über die Probleme aus und schaffen eine neue Verständnisgrundlage für das spätere Denken und Handeln. Vielstimmigkeit ist erwünscht.
- Unsicherheit wird toleriert; Sicherheit wird durch die Versammlungen verbessert; Medikation wird erst nach längerer gemeinsamer Abwägung eingesetzt.
- Die Moderatorinnen reflektieren, was sie sehen und hören, und regen so zu neuen Ideen an.
- Zusätzlich wird individuelle Psychotherapie angeboten; die Therapeuten kommen dann bei Bedarf ebenfalls in die Versammlungen.

Die Forschungsergebnisse zu diesen Ansätzen sind mehr als ermutigend: In den entsprechenden Regionen konnte die Pflegetagesumme gegenüber Vergleichsregionen drastisch reduziert werden, die Langzeitverläufe waren günstiger, und die Menge der verabreichten Antipsychotika war geringer.

Multifamilientherapie

Der Ansatz der Multifamilientherapie entstammt der Kinder- und Jugendpsychiatrie und wird auch vor allem dort angewandt. Denkbar ist eine Anwendung aber auch in der Erwachsenenpsychiatrie. Grundlegender Gedanke ist, dass Familien sich gegenseitig helfen können (vgl. Abschn. 2.2.3).

Ausblick

In vielen Ländern sind die Neuerkrankungsraten und Prävalenzen im Bereich psychischer Störungen in den letzten Jahren stark gestiegen, und ein Ende des Anstiegs ist nicht abzusehen. Zugleich ist eine »Inklusion«, wie sie die Behindertenrechtskonvention der UN natürlich auch für Menschen mit chronischen psychischen Störungen fordert, bei Weitem nicht gegeben; im Gegenteil, die Exklusion aus der Gesellschaft droht zuzunehmen. Wienberg (2008) folgert aus diesen und aus weiteren ernüchternden Beobachtungen zum Stand der Gemeindepsychiatrie, dass die Fürsorge für psychisch Kranke nicht vom professionellen System alleine geleistet werden kann, sondern dass bürgerschaftliches Engagement hinzukommen muss. Das wird Denken und Handeln in ganz großen Systemen erfordern.

4.1.10 Suchtkliniken

Rudolf Klein

Suchtkliniken stellen einen wichtigen Baustein in der Versorgung und Behandlung Abhängiger dar. Während diese stationären Einrichtungen in den 60er- und 70er-Jahren des letzten Jahrhunderts fast ausschließlich für die Behandlung Abhängiger zuständig waren, wurde inzwischen zusätzlich ein differenziertes Netz unterschiedlicher ambulanter und teilstationärer Einrichtungen aufgebaut. Dabei kann zwischen den Angeboten für Abhängige von legalen und Abhängige von illegalen psychotropen Substanzen unterschieden werden.

In beiden Bereichen haben sich in den letzten 20 Jahren sehr unterschiedliche Vorstellungen im Hinblick auf das methodische Vorgehen und die jeweiligen Zielvorstellungen entwickelt. Im einen wie im anderen Schwerpunktbereich finden sich klassische abstinenzorientierte ambulante, teilstationäre und stationäre Therapieangebote. Darüber hinaus gibt es für Konsumenten illegaler Drogen ambulante Substitutionsprogramme, den Drogenkonsum akzeptierende Hilfen in Kombination mit niedrigschwelligen Einrichtungen wie Drücker- und Aufwärmstuben sowie betreute Wohnprojekte.

Für Abhängige von legalen Drogen finden sich im ambulanten Bereich neben abstinenzorientierten Angeboten methodische Konzepte zum Erlernen kontrollierten Trinkens (Körkel 2007), differenzierte Vorgehensweisen zur Motivationsförderung (Miller u. Rollnick 2009), Vorschläge zum flexiblen Umgang mit individuell und sich im Verlauf der Therapie ändernden Zielvorstellungen (Isebaert 1999; R. Klein 2009a) sowie Modelle zur Rückfallbearbeitung (Körkel 1992).

Die genannten Differenzierungen sind begrüßenswert, da Menschen mit einem abhängigen Konsum auf Spannungszustände physischer, psychischer oder auch sozialer Art immer gleich reagieren: mit dem Versuch einer Spannungsregulation über die fortgesetzte Einnahme psychotroper Substanzen und damit mit einer sich einschränkenden Wahlmöglichkeit – und dies unabhängig davon, ob die Spannungszustände eher als negativ oder als positiv erlebt werden.

Bei der Behandlung sollte es daher um eine Erhöhung der Wahlmöglichkeiten gehen. Dies wird begünstigt, wenn mit den Patienten prozessbegleitend individuell passgenaue und erreichbare Ziele unter Berücksichtigung der jeweilig relevanten biografischen, psychischen, physischen, sozialen und ökonomischen Kontexte verhandelt werden. So können Fähigkeiten zur Selbstregulation entdeckt und für – nicht mehr für möglich gehaltene – Selbstwirksamkeitskompetenzen sensibilisiert werden.

Allerdings ist ein solches Vorgehen im Bereich der durch Renten- und Krankenkassen finanzierten Fachkliniken für Abhängige nur begrenzt möglich. Hier gilt die Orientierung an einem traditionellen Krankheitskonzept, das als eines der wichtigsten Therapieziele die zufriedene und lebenslange Abstinenz vom Suchtmittel vorsieht.

Die Abstinenzorientierung leitet sich von drei Prämissen ab. Die erste lautet, dass Abhängige sich aufgrund körperlicher Eigenschaften von anderen Alkoholtrinkenden unterscheiden. Die zweite definiert, dass die Krankheit nie ausheilen, sondern nur durch lebenslange Abstinenz zum Stillstand gebracht werden kann. Die dritte stellt die Abhängigkeit aufgrund eines Urteils des Bundessozialgerichts von 1968 mit anderen anerkannten Körper- und Geisteskrankheiten gleich.

Gegen diese Orientierung ist prinzipiell nichts einzuwenden – erhebt sie aber den Anspruch auf allgemeine, vom Individuum und dem jeweiligen Kontext unabhängige Gültigkeit, werden individualisierte Zielplanungen erschwert. Sie berücksichtigt nur unzureichend die sich verändernden und veränderten fachlichen Sichtweisen und die daraus resultierenden alternativen therapeutischen Beziehungsgestaltungen. Zu diesen tragen Ressourcen- und Kompetenzorientierung, eine Sensibilisierung für traumatische biografische Erfahrungen, kontextbezogene methodische Elemente wie die Einbeziehung von Mitgliedern des relevanten sozialen Systems (z. B. Familie, Freunde oder Arbeitgeber) und eine differenzierte Rückfallbearbeitung bei.

Dennoch war und ist *das* Ziel stationärer Therapie die lebenslange Abstinenz bzw. Suchtmittelfreiheit. Es dürfte das einzige Störungsbild im Bereich der Versorgung psychischer Störungen sein, bei dem das Ziel bereits feststeht, bevor die Therapie begonnen hat. Suchtkliniken orientieren sich konzeptionell an diesen drei Eckpfeilern traditioneller Suchttherapie, wobei sich diese Ausrichtung weniger aus therapeutisch-fachlichen Überlegungen ergibt als aus politisch-juristischen Kontextmarkierungen.

Die stationäre Therapie Abhängiger gilt als eine Leistung zur Rehabilitation und wird daher von den Rentenversicherern finanziert. Ausdrückliche Ziele sind die psychische und physische Gesundung bzw. Stabilisierung und die soziale und berufliche Wiedereingliederung. Bei Klienten im erwerbsfähigen Alter ist damit die Festigung und/oder Wiederherstellung der Erwerbsfähigkeit eng verknüpft. Diese

Ziele können aus der Sicht der Versicherer nur durch eine lebenslange Abstinenz erreicht werden. Eine Kostenzusage wird daher nur dann erteilt, wenn die Versicherten ein suchtmittelfreies Leben anstreben. Entsprechend werden auch nur Kliniken als Kooperationspartner akzeptiert und finanziert, die diese Bedingungen in ihrer Konzeption vertreten.

Theoretisch sind Suchtkliniken somit für eine klar definierte Patientengruppe zuständig: für diejenigen nämlich, die im Vorfeld der stationären Behandlung durch Kontakte zu den Fachambulanzen oder durch Entgiftungsbehandlungen eine Abstinenz anstreben, bzw. für diejenigen, die sich während einer Behandlung zu diesem Ziel entschließen.

So kann zielorientiert ein Behandlungsplan aus einzel-, gruppentherapeutischen und begleitenden Angeboten wie Ergo-, Arbeits-, Bewegungs-, Musik-, Paar- und Familientherapie sowie durch Entspannungstechniken, Selbstbehauptungstrainings, Rückfallprophylaxe und Raucherentwöhnung entwickelt werden.

Der geschützte räumliche Rahmen der Klinik reduziert überdies störende Einflussfaktoren wie Kontakte zur Szene oder andere abhängigkeitsfördernde Faktoren. Und schließlich gibt der zeitliche Rahmen – die normale Behandlungsdauer beträgt zwischen zwei und neun Monaten (aus ökonomischen Gründen mit abnehmender Tendenz) – Orientierung für die Zeit der Behandlung und für die Planung und Organisation der ambulanten Nachsorge (Röser 2010).

Praktisch sorgt die einseitige Abstinenzorientierung allerdings dann für Irritationen, wenn Patienten keine ausreichend differenzierte Vorbereitung vor der Aufnahme in eine Fachklinik erfahren. Dies ist z.B. dann der Fall, wenn nach einer Entzugsbehandlung eine nahtlose Aufnahme in eine Suchtklinik erfolgt, bevor Gelegenheit bestand, sich mit der eigenen Situation, den Vor- und Nachteilen des bisherigen abhängigen Lebensentwurfs, einem passenden Ziel und einer geeigneten therapeutischen Maßnahme auseinanderzusetzen.

Suchtkliniken haben es aber mit einer Mischung solch unterschiedlicher Motivationslagen zu tun. Und genau dies stellt die Mitarbeiter vor spezifische therapeutische Dilemmata: Patienten, die eine gewisse Ambivalenz oder gar Ablehnung gegenüber dem fremddefinierten Therapieziel »Abstinenz« zeigen, werden nicht selten als unzureichend motiviert bewertet. Als Indiz dafür werden Verstöße gegen die Klinikregeln gewertet wie Suchtmittelkonsum und -handel, heimliches Pairing (Paarbildung), das Rauchen in rauchfreien Zeiten und Zonen, Unpünktlichkeit oder die Verweigerung der Mitarbeit. Diese Verstöße werden häufig zur Zerreißprobe sowohl für das Patientenkollektiv als auch für das therapeutische Team. Dabei enthalten gerade sich wiederholende Regelverstöße therapierelevante Informationen, verweisen auf biografische – zur süchtigen Dynamik gehörende – Themen und sollten nicht alleine durch soziale Sanktionen beantwortet werden.

Meist ist das Thema »Gerechtigkeit« im Spannungsfeld zwischen Gleichheitsgerechtigkeit und Bedürfnisgerechtigkeit in diese Dynamik eingewoben: Patienten und Mitarbeiter erwarten, dass Gleiches mit Gleichem geahndet werden soll.

Diese Haltung schützt die soziale Ordnung innerhalb der temporären Gemeinschaft.

Andererseits geht es aber auch um höchst individuelle Prozesse, die sinnvolle therapeutische Effekte nach sich ziehen könnten, wenn sie nicht zu eilig der Gleichheitsgerechtigkeit geopfert werden. Trotz subjektiv erlebter Ungerechtigkeit bieten diese Anlässe ideale Gelegenheiten, Klienten auf ihrem Weg zu einer kompetenteren affektiven Selbstregulation therapeutisch zu unterstützen und zu begleiten.

Zeigen motivationsfördernde Gespräche jedoch keine Wirkung, wäre eine vorübergehende Entlassung bei gleichzeitiger Ankündigung einer späteren Neuaufnahme fachlich sinnvoll und vertretbar. Patienten könnten dann erproben, ob die eigenen Vorstellungen im Umgang mit dem Suchtmittel tragfähig sind und, je nach Ergebnis, die Behandlung fortsetzen oder auch nicht. Die derzeitigen Kostenbewilligungsmodelle lassen aber solche individuellen Regelungen nicht zu. Stattdessen bleibt nur eine vorzeitige Entlassung, was aber für Kliniken ökonomische Fragen aufwirft und ein »Halten« der Patienten wahrscheinlicher macht. So zeigt sich die gesamte Brisanz zwischen Regelloyalität und ökonomischer Loyalität einerseits und der Loyalität zur therapeutischen Aufgabe andererseits. Dies behindert Entwicklungsaufgaben und nährt Spaltungstendenzen im therapeutischen Team.

Die größte Herausforderung für stationäre Therapieeinrichtungen dürfte zukünftig darin bestehen, Modelle dafür zu entwickeln, wie auch im stationären Bereich individuelle Behandlungsbedürfnisse noch stärker berücksichtigt werden können. Dazu müssen alternative Erklärungs- und Behandlungsmodelle zum traditionellen Krankheitsmodell Eingang in die Kostenbewilligungspraxis der Kostenträger finden.

4.1.11 Kinder- und Jugendpsychiatrie

Wilhelm Rotthaus

Die Arbeit in der Kinder- und Jugendpsychiatrie wird nicht dadurch systemisch, dass einige systemische Therapeuten die Arbeit mit den Familien übernehmen – wobei diese Aussage nicht nur für die Kinder- und Jugendpsychiatrie gilt (Seikkula 1996, S. 305). Der Nutzen systemischen Denkens entfaltet sich erst dann in vollem Maße, wenn der gesamte Behandlungsverlauf systemisch organisiert wird und alle Mitarbeiterinnen zumindest in den wesentlichen systemischen Grundüberzeugungen im Grundsatz übereinstimmen. Dann profitieren nicht nur die stationär aufgenommenen Kinder, sondern auch ihre Eltern und Geschwister (Zander et al. 2001).[55]

Der Behandlungsverlauf beginnt mit den ambulanten Vorgesprächen, in denen die Beziehung zwischen dem Kind, seinen Eltern und den Klinikmitarbeitern ge-

55 Mit dem Begriff »Kind« sind in diesem Beitrag Kinder und Jugendliche gemeint.

klärt wird. Die Eltern werden als Auftraggeber, die Mitarbeiterinnen als Auftragnehmer betrachtet. Der Metaauftrag wird verstanden als Bitte um Unterstützung, wieder gemeinsam ein gutes Familienleben zu führen. Die Eltern werden in ihrer Rolle als Verantwortliche und Mittelpunkt der Familie gestärkt bzw. unterstützt, diese Rolle überhaupt (wieder) einzunehmen. Das Kind wird angehalten, sich über alle wichtigen Fragen – auch über die Termine für Aufnahme und Entlassung – mit seinen Eltern auseinanderzusetzen, gegebenenfalls mit Unterstützung durch die Mitarbeiterinnen.

Die Erarbeitung konkreter, anschaulicher Aufenthaltsziele ist ein Kernpunkt der Vorgespräche. Anlass und Überweisungskontext werden geklärt (»Was hat die Familie in die Klinik geführt?«) und das Anliegen aller Beteiligten erfragt (»Was möchte jeder Einzelne erreichen?«). Die Ziele werden als konkrete, beobachtbare, positive Verhaltensweisen formuliert, die die Anwesenheit von etwas beschreiben und nicht die Abwesenheit eines beklagten Verhaltens. Es geht nicht um Eigenschaften einer Person, sondern um für andere wahrnehmbare, positiv formulierte Veränderungen im Verhalten. Sie werden im Präsens formuliert mit aktiven Handlungsverben, (»Martin geht regelmäßig zur Schule«, »Jürgen verhält sich …«, »Michaela tut …«). Messkriterien für die Zielerreichung werden festlegt (»Martin geht seit sechs Wochen regelmäßig zur Schule; er ist pünktlich zu Schulbeginn anwesend und bleibt bis Ende des Unterrichts; nach der Beurteilung des Lehrers arbeitet er nach Kräften mit«), damit das Kind über klare Anhaltspunkte dafür verfügt, wann es einfordern kann, dass seine Eltern den Aufenthalt beenden. Seitens der Therapeutin wird verdeutlicht, dass das Ziel schwer erreichbar (aber erreichbar!) sein wird und von allen Beteiligten harte Arbeit erfordert – die Angst vor einem Scheitern wird dadurch deutlich reduziert. In gleicher Weise werden dann auch für die Eltern Ziele definiert – dies ein Teilaspekt, der wegen der Konzentration auf den identifizierten Patienten leicht vergessen wird, jedoch einen wichtigen Teil der Zielklärung darstellt; dadurch wird deutlich, dass alle Beteiligten eine Aufgabe zu leisten haben.

Nicht selten zeigen sich große Auftragsdiskrepanzen zwischen dem Kind und seinen Eltern. Die Mitarbeiter sollten dann offen ihr Dilemma formulieren, die Familie bis zum nächsten Termin um eine Klärung bitten, das Gespräch von akuten Streitpunkten lösen und auf ein Metaziel (z. B. »Wieder in Frieden in der Familie zusammenleben«) hinarbeiten oder aber Möglichkeiten der Annäherung ausloten.

Am Ende der Vorgespräche steht ein Behandlungsvertrag (als Beispiel s. Rotthaus 1998b, S. 322), in dem die Aufenthaltsziele aufgeführt, regelmäßige Familiengespräche vereinbart und ein Familiengespräch innerhalb von 24 Stunden in Fällen von Unzufriedenheit auf einer der beiden Seiten abgesprochen werden.

Sind Vorgespräche nicht möglich (bei Krisenaufnahmen entfallen sie vollständig), sollte man sich dem dargestellten Vorgehen weitmöglichst annähern. Krisenaufnahmen können meist auf drei bis sieben Tage begrenzt werden, sodann können der Familie Vorgespräche für einen Therapieaufenthalt angeboten werden. Ist z. B. bei fortbestehender Suizidalität eine Entlassung nicht möglich, sollte trotzdem ein

Behandlungsvertrag erarbeitet werden, nach dessen Abschluss der »eigentliche« Aufenthalt erst beginnt.

Die Aufenthaltsziele sind dann die Grundlage für die Arbeit der Mitarbeiterinnen des Pflege- und Erziehungsdienstes, deren Zuständigkeit sich sowohl auf das Kind als auch auf die Eltern bezieht. Die positive Formulierung der Aufenthaltsziele schafft im Sinne von Durrant (2004) einen »Kontext der Kompetenz« statt wie üblich bei einer Aufnahme wegen des Fehlverhaltens des Kindes einen »Kontext des Versagens«. Die Gestaltung eines Kontextes der Kompetenz auf der Station kann im Übrigen dadurch unterstützt werden, dass der Aufenthalt als »Trainingslager« definiert wird, in dem viele Dinge neu eingeübt werden, ein Misslingen anfangs ganz »normal« ist und erst zum Zeitpunkt der Entlassung das Zielverhalten »gekonnt« werden soll.

Die Mitarbeiterinnen arbeiten während des gesamten Aufenthaltes daran, die zentrale Rolle der Eltern als Auftraggeber, Sorgeberechtigte und für ihre Kinder primär Zuständige zu wahren und zu stärken. Sie bemühen sich, alle wichtigen Entscheidungen beispielsweise über Ausgang, spezielle Unternehmungen oder besondere pädagogische Maßnahmen für das einzelne Kind mit den Eltern abzusprechen und möglichst oft in einen Erfahrungsaustausch über erzieherische Fragen mit den Eltern einzutreten. Wenn Eltern nicht mehr hundertprozentig hinter dem stationären Aufenthalt ihres Kindes stehen, ist es notwendig, möglichst bald ein Gespräch mit ihnen über ihre Einstellung zum Aufenthalt und ihre Beziehung zu den Mitarbeiterinnen zu führen. Wenn diese Arbeit gelingt, dann arbeiten erfahrungsgemäß 95 % aller Eltern in bewundernswerter Weise mit, investieren Zeit und Geld und zeigen ein beachtliches Engagement, weil sie auch persönlich von der Arbeit profitieren.

Die große Gefahr jedes stationären Aufenthaltes besteht in der Triangulierung des Kindes zwischen Eltern und Mitarbeiterinnen. Kommt es hier zu Spannungen oder versuchen gar die Mitarbeiterinnen, als »bessere Eltern« in Erscheinung zu treten, gerät das Kind in eine verzweifelte Situation: Was es auch macht, ist falsch (nicht selten kennt es diese Sündenbockrolle bereits aus der Familie, wo Mutter und Vater die Gegenpositionen in diesem Dreieck besetzten). Wenn es dem naheliegenden Impuls folgen würde, auf die freundliche Zuwendung der Mitarbeiter ebenfalls nett, freundlich und angepasst zu reagieren, läuft es Gefahr, seine Eltern in ein schlechtes Licht zu stellen (Was müssen das für Eltern sein, die mit solch einem netten Kind nicht fertigwerden?!). Ist es dagegen – wie die meisten Kinder – loyal gegenüber seinen Eltern, wird es auf der Station Stress und Ärger machen. Als Lösung dieses Problems tun die Mitarbeiter alles dafür, diese Spaltung aufzulösen und eine enge Allianz mit den Eltern über die gesamte Zeit des Aufenthaltes herzustellen.

Die Betreuerinnen auf der Station haben eine zentrale Position. Sie unterstützen sowohl das Kind als auch seine Eltern. Ihnen kommt die angesichts ihrer unmittelbaren Nähe zum Kind sehr schwierige Aufgabe zu, Allparteilichkeit zu wahren. Dazu brauchen sie möglichst viele Kontakte auch zu den Eltern. Ihre Allparteilichkeit ist deshalb so wichtig, weil keinem Kind damit geholfen wird, dass sich die Betreuerinnen einseitig auf seine Seite stellen. Im Gegenteil: Jede Parteinahme gegen die Eltern erlebt das Kind auch als Kränkung seiner Person. Denn die Eltern sind ein Teil seiner Person. Das muss nicht dazu führen, schlimme Realitäten, dem die Kinder in der Familie ausgesetzt waren, zu leugnen; es bedeutet aber, den Eltern zu unterstellen, dass sie eigentlich den Wunsch gehabt haben, dem Kind gute Entwicklungsmöglichkeiten zu bieten. Wichtig ist, die Eltern in den Gesprächen mit dem Kind so gut dastehen zu lassen wie möglich; denn alle Kinder wollen Eltern haben, die sich um sie sorgen und auf die sie (möglichst) stolz sein können. Ebenso wichtig ist es, im Gespräch mit den Eltern die Stärken des Kindes zu betonen, damit auch sie stolz auf ihr Kind sein können. Als Leitsatz jeder systemisch orientierten Kinder- und Jugendpsychiatrie gilt: Alle Eltern wollen gute Eltern sein. Nicht allen Eltern gelingt das. Aber dann ist es wichtig, die tragischen Ereignisse zu würdigen, die diesen Wunsch vereitelt haben.

Die Bezugsbetreuerinnen sollten möglichst an jedem Familiengespräch teilnehmen. Am besten führen sie gleichberechtigt mit der Therapeutin das Gespräch, sodass u. a. im Verlauf des Gesprächs kleine Reflecting-Team-Einheiten möglich werden (vgl. Kap. 2.3.7). In Einzelfällen kann die jeweilige Bezugsbetreuerin nach Absprache die Rolle des »Anwalts« ihres Kindes übernehmen oder nach Absprache mit dem Kind Themen in das Gespräch einführen, die anzusprechen das Kind noch nicht in der Lage ist.

Darüber hinaus haben die Betreuerinnen Modellfunktion für die von ihnen betreuten Kinder. Sie brauchen daher einen großen Entscheidungsspielraum, um autonom – mit der Rückendeckung der Leitungsebene – handeln zu können. Denn jedes »gestörte« Verhalten eines Kindes kann definiert werden als Nichtübernahme von Verantwortung – Verantwortung für ein sozial angepasstes Verhalten, für einen regelmäßigen Schulbesuch, für sein Gewicht etc. Verantwortungsübernahme aber können die Kinder am besten lernen, wenn sie beobachten, dass ihre Betreuerinnen in konkreten Alltagssituationen Entscheidungen treffen und für diese Entscheidungen Verantwortung übernehmen, ohne sich bei höheren Instanzen absichern zu müssen.

Medikamente werden, falls notwendig, in einer systemisch orientierten Klinik nicht »wegen der Krankheit« gegeben, sondern im Hinblick auf das Verhalten des Kindes. Dies ist deutlich zu kommunizieren, weil damit zu rechnen ist, dass die Kinder bislang gelernt haben, dass man Medikamente wegen einer Krankheit – z. B. einer Erkältung – bekommt. Sollten einmal Medikamente auch gegen den Willen des Kindes notwendig sein (selbstverständlich nur mit informierter Zustimmung der Sorgeberechtigten), muss deutlich kommuniziert werden, wer das Verhalten des Kindes ohne medikamentöse Beeinflussung nicht mehr ertragen kann – wahrscheinlich die Mitarbeiter bzw. die Eltern. Unbedingt zu vermeiden sind letztlich verrückt machende Kommunikationen wie: »Wir geben dir dieses Medikament gegen deinen Willen, weil das gut für dich ist.«

Jeder stationäre Aufenthalt sollte so kurz wie möglich dauern. Deshalb gilt der Satz: Die Entlassung beginnt mit der Aufnahme. Die Fragen aus den Vorgesprächen ziehen sich durch den gesamten Therapieprozess: »Was muss (noch) geschehen, bis Sie glauben, wieder gemeinsam leben zu können?« »Wer würde am liebsten heute schon den Versuch machen, und wer hat am meisten Angst davor?« Etc. Bei Schulproblemen kann die Rückführung in die Heimatschule bereits vor der Entlassung eine geeignete vorbereitende Maßnahme sein. Regelmäßige Wochenendbeurlaubungen stellen Mini-Entlass-Experimente dar. Auch die teilstationäre Fortführung des Aufenthalts kann ein geeigneter Schritt sein. Die Beachtung dieser Fragen ist bedeutsam, weil manche Eltern sich an den Aufenthalt des Kindes gewöhnen und immer noch mehr Sicherheit wünschen. Auch Mitarbeiter können sich manchmal schwer aus der Beziehung zu einem Kind lösen und neigen dann dazu, die Entlassung immer mehr hinauszuschieben. Grundsätzlich treffen die Eltern aber die Entlassungsentscheidung in intensiver Absprache mit den Mitarbeiterinnen der Klinik.

In einer systemisch orientierten Klinik werden Abschlussberichte idealerweise an die Eltern und das Kind gerichtet, was allein schon viel zu einer wertschätzenden Sprache beiträgt (Rotthaus 1998b, S. 271 ff.). Der einweisende Arzt wird in kurzer Form über die Dauer des Aufenthaltes und die Einschätzung des Behandlungserfolges informiert. Für diesen sparsamen Umgang mit Informationen über die Familien sprechen auch Gesichtspunkte des Datenschutzes. Vor allem aber bietet ein Brief an Eltern und Kind die Chance, das Erreichte – wie mit einer Urkunde – zu bekräftigen und Impulse für das Noch-nicht-Erreichte zu setzen. Wird die klassische Form des Entlassungsberichts gewählt, sollten seine Inhalte zumindest mit Eltern und Kind abgesprochen werden.

4.1.12 Onlineberatung

Dominik Rosenauer

Obwohl sich das Internet in den USA mittlerweile als fester Bestandteil der Beraterinnen[56]-Praxis durchgesetzt hat und es bereits eine große Zahl an Untersuchungen zu Effizienz und Effektivität von Onlineberatung gibt (z. B. Barak et al. 2008), wird diese Möglichkeit in Europa nur zögerlich aufgenommen. Entsprechend den sehr unterschiedlichen gesetzlichen Regulierungen in Bezug auf Psychotherapie und psychotherapeutische Ausbildung gibt es hierzu keine einheitlichen Standards in Europa. Auch im deutschsprachigen Raum (Deutschland, Österreich, Schweiz) gibt es sehr unterschiedliche Modelle.

---

56 *Counsel(l)or* und entsprechend *counsel(l)ing* sind Begriffe, die sich im Deutschen nur ungenügend übersetzen lassen. Manche der *counsel(l)ors* sind Psychotherapeutinnen im engeren Sinn, andere Psychologinnen, Sozialarbeiterinnen oder sonstige Beraterinnen.

Es ist erstaunlich, dass sich in keiner psychotherapeutischen Schule eine theoretische Grundlagenarbeit zur Verwendung von technischen Medien (wie dem Internet) finden lässt. Dabei würde doch gerade die systemische Psychotherapie dazu einladen, sich mit dem System »Internet« auseinanderzusetzen.

Die Medienpsychologie ist eher von einer Ablehnung der neuen Medien und ihrer Wirkung geprägt. So finden sich vor allem in der Literatur vor 2005 überwiegend Warnungen vor den negativen Auswirkungen technischer Medien auf den Menschen.[57] Dieser (vor allem europäische) überwiegend skeptische Forschungszugang hat bis heute das Bild eines Gegenstandes geprägt, der eher mit Vorsicht und Skepsis zu betrachten sei. Möglicherweise ist das mit ein Grund, warum das Internet in der Beratungspraxis bis heute kaum einen Stellenwert hat.

Bereits in den 1960er-Jahren hat Marshall McLuhan in seinem Hauptwerk *Understanding media. The extensions of man* (2003) die Wirkung von Massenmedien auf eine Weise beschrieben, die auch für das Internet von Relevanz ist. Stellvertretend für eine ganze Reihe kreativer Ideen und Konzepte sei an dieser Stelle auf die beiden Konzepte »hot and cold media« sowie »extensions of man« Bezug genommen, da sie besonders fruchtbar für die vorliegende Thematik sind.

Hot and Cold Media

Kühle Medien laden zum Partizipieren ein, heiße Medien sind mit Information in Bezug auf einen Sinneskanal so angereichert, dass die Empfängerin nicht mehr viel dazu beitragen muss. Als Beispiel gibt McLuhan eine Fotografie im Vergleich zu einem Cartoon an, wobei ein Foto »heiß« (also reich an visueller Information) ist und ein Cartoon kühl. McLuhan beschreibt auf sehr eindrucksvolle Weise, welche unterschiedlichen Auswirkungen auf die Gesellschaft heiße bzw. kalte Medien in der Menschheitsgeschichte gehabt haben. Für elektronische Medien (TV) sah er eine Retribalisierung voraus (»global village«), wohingegen hoch spezialisierte Technologien aus seiner Sicht eher detribalisierende Wirkungen aufweisen würden. 50 Jahre später lassen sich diese Effekte in Bezug auf die Wirkung des Internets untersuchen. Man kann heute beobachten, dass geografische Distanzen in der Wahrnehmung und im psychischen Erleben keine Rolle mehr spielen. Was heiße Medien – wie das Fernsehen, das sowohl auf dem visuellen als auch dem akustischen Kanal im wahrsten Sinn des Wortes »hoch definiert« (»High Definition«) ist – nicht bewirken, weil sie passive Rezeption voraussetzen und eine Teilnahme nicht vorgesehen ist, bieten kühle Medien wie das Internet zumindest potenziell. Es kann nämlich gerade in diesem Fall nicht von dem *einen* Internet gesprochen werden, da soziale Netzwerke

57 Es ist jedoch auffallend, dass sich bei Erscheinen jedes neuen Massenmediums bisher ein ähnlicher Verlauf beobachten lässt, sei es die Eisenbahn, der Telegraf, das Radio, das Telefon oder zuletzt das Fernsehen. Heute erscheint das Internet in vielen Bereichen – von der Philosophie bis zu den Massenmedien – eher als ein Dämon, der die Menschheit in Gefahren stürzt.

(kalt) eine andere Wirkung haben[58] als z. B. die Onlinepräsenzen mancher Tageszeitungen oder Nachrichtenkanäle (heiß). Auch bei Letzteren unterscheiden sich solche, die eine Teilnahme der Leser durch Foren und Postings erlauben, von jenen, die das nicht tun.

Extensions of Man

McLuhan hat Medien als Ausdehnungen menschlicher Sinneskanäle verstanden. Die jeweils involvierten Sinne und Körperteile werden gewissermaßen in die Umwelt hinein verlängert. Im Fall elektronischer Medien geht es um nicht mehr und nicht weniger als um die Ausdehnung menschlicher Gehirne, Nervenzellen, Hände, Arme und Augen (vgl. Fuchs 2013). Dieser Gedanke ist gerade für Psychotherapeutinnen und Psychologinnen interessant, lädt er doch zu Überlegungen über die intersubjektiven und intrapsychischen Folgen der Kommunikation von Menschen über das Internet ein. Vermittels dieser Metapher können wir internetbasierte Kommunikation als Verknüpfung mindestens zweier biopsychischer Systeme begreifen, bei der nicht mehr zu unterscheiden ist, wo das eine aufhört und das andere anfängt. Besonders deutlich zeigt sich das bei Chats, an denen mehrere Personen teilnehmen. Ohne entsprechende Übung ist es nicht nur schwierig, dem Gespräch zu folgen, einzelne Mitteilungen von unterschiedlichen Personen verbinden sich zu einem Gespräch (oft mit verschiedenen, parallel laufenden Subkommunikationen und Rückschleifen), bei dem es nicht mehr darauf ankommt, wer spricht, sondern ob die Elemente sinnvolle Teile des Kommunikationssystems werden oder nicht.

Im Fall der Onlineberatung kommt hinzu, dass die Klientin – örtlich getrennt von der Psychotherapeutin – meist in ihren eigenen vier Wänden kommuniziert. Alles, was auf ihrem Bildschirm erscheint, wird von ihr mit all ihren Sinneskanälen aufgenommen und beeinflusst ihre Konstruktionen unmittelbar. Auch die eigenen Kommunikationsbeiträge, die erst gedacht, dann mechanisch getippt und audiovisuell verarbeitet werden, wirken wieder auf die eigene Konstruktion der Kommunikation zurück. Die gewissermaßen auf den Bildschirm externalisierte Kommunikation wirkt in einem stärkeren Maße als »Eigenes« als das Gespräch in der Praxis, da sie mit einem unmittelbaren visuellen Feedback verbunden ist.

Aufgrund dieser Besonderheit der Onlineberatung kommt es trotz der Beschränkung auf das Internet und seine Medien bei den Menschen zu einem Erleben intensiver Bindung. Auch der bekannte »disinhibition effect« (siehe z. B. Suler 2004) erklärt sich durch diesen Mechanismus. Wenn mein Gegenüber als Teil von mir oder als »mir nahe« erlebt wird, lädt dies dazu ein, sich in deutlicherem Ausmaß und wesentlich früher zu öffnen und auch über Inhalte zu kommunizieren, die anderen Gesprächspartnern in der Regel nicht offenbart werden.

58 Es sei an Attac, die Revolten in Tunesien, Ägypten, im Iran usw. erinnert!

Im McLuhanschen Sinn ließe sich eine E-Mail im Vergleich zu einer Chat-Nachricht, obwohl beide schriftbasiert sind, als kälteres Medium beschreiben, da Aufwand und Grad der Partizipation höher sind. Systemisch betrachtet, kann man diese Art der »Teilnahme« als einen zeitverschobenen Prozess der Kommunikation sozialer (Problem- und Lösungs-)Konstruktionen definieren, bei denen die zeitliche Verzögerung des Feedbacks einen wesentlichen Unterschied zur zeitgleichen Face-to-Face-Kommunikation darstellt. Der Einfluss therapeutischer Interventionen auf die Veränderungen der Problemkonstruktionen der Beratungssuchenden wird hier – abgeschwächt in ähnlicher Weise bei einem Chat – von Fragen bestimmt, die sich auf diese besonderen zeitlichen Aspekte beziehen: »Wie lange braucht mein Gegenüber, um meine Mitteilung zu lesen und zu beantworten? Variiert diese Zeit im Lauf eines Gespräches oder einer Behandlung? Wie ändert sich das wahrgenommene Verhalten des Gegenübers, wenn sich diese zeitlichen Abstände verändern? Wie ändert sich mein eigenes Verhältnis zu dem von mir Geschriebenen in der Zeit, in der ich auf eine Antwort warte? Usw.«

Hinsichtlich des infrage kommenden Settings kann nicht von *der* Onlineberatung gesprochen werden, da es unterschiedliche Beratungsformen gibt, die entsprechend auch unterschiedlich wirken (können). Dies sollte vor allem bei der Wahl des Mediums bedacht werden. Zum gegenwärtigen Zeitpunkt finden vor allem zwei Gruppen Verwendung: synchrone (Chat, Instant Messaging, VoIP – Voice over Internet Protocol) und asynchrone Kommunikationsformen (E-Mail, Foren).[59] Hier wird Zeit als zweites Unterscheidungsmerkmal – mit einer spürbaren Wirkung auf Kommunikation – eingeführt. Während in den USA E-Mails die häufigste Verwendungsform der Onlineberatung darstellen, sind sie in Österreich in diesem Einsatzbereich für Psychologinnen und Psychotherapeutinnen verboten. In Deutschland und der Schweiz gibt es bei Drucklegung keine bundesweit gültige Richtlinie für Onlineberatung.

Effekte und Effizienz von Onlineberatung sind mittlerweile vielfach untersucht und dokumentiert (z. B. Barak et al. 2008; Hinterberger u. Kühne 2011). Es kann als gesichert angesehen werden, dass Menschen zunehmend das Internet als ein zentrales Medium verwenden, um in Kontakt mit anderen Menschen zu kommen und zu bleiben. Trotz möglicher Vorbehalte gegenüber dem Internet als »technizistischem Medium« wird hier die emotionale Bedeutung von Onlinekommunikation unabweisbar. Es ist daher keine Frage mehr, *ob* Onlineberatung eine Möglichkeit wäre, Menschen in verschiedenen Lebenssituationen professionell und effektiv zu unterstützen. Die Frage lautet vielmehr, ob Psychotherapeutinnen ihre Qualifikation Menschen auch im Internet zu Verfügung stellen *wollen* und ob sie selbst über die nötigen Qualifikationen verfügen (wollen), sie auch kompetent anbieten zu kön-

59 Der Vollständigkeit halber sei auch erwähnt, dass vor allem im angloamerikanischen Sprachraum von *distance counsel(l)ing* gesprochen wird, was auch das Telefon oder andere Formen von Kommunikation über größere Distanzen mitdenkt.

nen. Derzeit ist davon auszugehen, dass der Bedarf an qualifizierter Beratung im Internet in einem deutlichen Missverhältnis zum Angebot steht – vergleichbar dem Verhältnis psychotherapeutischer Versorgungsangebote in den ruralen Landstrichen Europas zur Versorgungslage in eher städtischen Strukturen.

Es sollte deutlich geworden sein, dass ein wertender Vergleich eines psychotherapeutischen Gesprächs im Praxissetting mit der Onlineberatung in mehrfacher Hinsicht nicht sinnvoll ist. Vielmehr geht es darum, welcher Kontext welche Zugänge eröffnen kann und welche spezifischen Ressourcen in diesen unterschiedlichen Settings genutzt werden können. Darüber hinaus ist auch bei Onlineberatung zwischen verschiedenen Varianten zu unterscheiden und ihre Wirkung auf die Beratung möglichst im Vorhinein einzukalkulieren. Denn auch wenn der Klient Experte für seine Probleme und möglichen Lösungen ist, bleibt die Beraterin Expertin für die Kommunikation und die Wahl der Mittel.

4.2 Kulturelle Kontexte: Kulturen und Milieus [60]

Cornelia Oestereich und Thomas Hegemann

Kultursensibilität – Querschnittaufgabe systemischer Therapie

Der Begriff der *Kultur* ist vielfältig und schwer zu fassen. Bateson (2006), einer der Pioniere systemischen Denkens, hat sich als Ethnologe bereits in den 1950er-Jahren mit der Kulturbedingtheit allen Denkens beschäftigt. In der ethnologischen Literatur findet sich eine große Breite von Kulturdefinitionen (vgl. Treichel u. Mayer 2011). Aus einer systemischen Perspektive betrachtet, lehrt uns diese Vielfalt mehr über die Autoren und ihre Weltbilder als über Kultur selber.[61]

Für die Praxis beraterischer, therapeutischer und sozialer Arbeit in pluralen Migrationsgesellschaften scheint ein handhabbarer Begriff von Kultur aber notwendig zu sein, der dazu anregt, Komplexität zu reduzieren, Praxis rekonstruierbar zu machen, Reflexionsangebote zu liefern und Kommunikationsmöglichkeiten zu eröffnen.

Als Systemiker möchten wir ein Kulturkonzept vorstellen, das sich an die Arbeit der amerikanischen Familientherapeutin Celia Falicov (1995) anlehnt:

> Kultur ist ein für uns alle geltender Hintergrund von etablierten und über Generationen überlieferten Sichtweisen, Werten, Ansichten, Haltungen und Praktiken, die einerseits unser ganzes Denken, Fühlen und Handeln beeinflussen, die wir andererseits aber in in-

60 Dieser Beitrag stützt sich in einzelnen Aspekten auf die von den Autoren als Buch veröffentlichte *Einführung in die interkulturelle systemische Beratung und Therapie* (Hegemann u. Oestereich 2009). Im Einzelfall übernommene Textpassagen werden nicht gesondert als Zitate ausgewiesen.

61 Die historische Entwicklung des Kulturbegriffs und mögliche Verbindungspunkte bezüglich der Systemtheorie werden ausführlicher bei Levold (2013) dargestellt.

dividueller wie auch kollektiver Weise übernehmen, modifizieren und weiterentwickeln, und zwar in Abhängigkeit von unserer Teilhabe an unterschiedlichen Kontexten.

Dieses Konzept basiert auf der Einschätzung, dass alles, was Menschen tun – alleine oder gemeinsam mit anderen –, in einem kulturellen Rahmen geschieht.

Aus systemischer Perspektive fokussiert dieses Modell darüber hinaus auf zwei weitere wichtige Aspekte:

- Kultur ist dynamisch und verändert sich unablässig.
- Kultur ist kontextabhängig.

Gut kann das beobachtet werden an der Art, wie wir Menschen Aktivitäten entfalten *(müssen!)*, die unsere biologische Existenz sichern, also die Nahrungsbeschaffung und -aufnahme, Sauberkeit, Geburt, Sex, Sterben etc. betreffen.

Dynamik von Kultur

Ethnologen (z. B. Ingold 1986; Krause 2010) verorten die Dynamik von Kultur in drei verschiedenen Dimensionen: einer generativen, einer interaktiven und einer konstitutiven Dimension von Kultur:

- *Die generative Dimension* von Kultur umfasst all das, was mit dem Wahrnehmen und Erlernen von Handeln in den verschiedenen Lebensphasen zu tun hat – also die Sozialisation. Die Leitidee hierzu ist: *Wie wird etwas gemacht?*
- *Die interaktive Dimension* von Kultur betrifft die Veränderung der generierten habituellen Muster im sozialen Austausch mit anderen. Hier bilden konkrete Erfahrungen das Bindeglied zwischen der individuell-subjektiven und der sozialen Welt. Die Leitidee ist: *Unter welchen Bedingungen wird etwas verändert?*
- *Die konstitutive Dimension* von Kultur betrifft den Wandel habitueller kultureller Muster im Laufe der Zeit. Jeder Einzelne formt durch sein Handeln zeitgenössische Vorstellungen zu der Art, wie man etwas macht, mit. Die Leitidee ist: *Wann im Verlauf eines historischen Prozesses bzw. im Wandel der Zeiten wird ein Verhalten wie bewertet?*

Diese Dimensionen von Kultur sind allen kulturellen und sozialen Alltagsprozessen immanent. Dennoch scheint ihre inhaltliche Unterscheidung sinnvoll, da sie verdeutlichen, dass Kultur kein fest umrissenes Gebilde, sondern ein komplexer, dynamischer Prozess ist (Krause 2010), der sich in ständigem Wandel befindet.

Demnach ist »türkisch« nicht gleich »türkisch«, »katholisch« ist ein ebenso wenig homogenes Merkmal wie »islamisch«. Was als »männliches« oder »weibliches Idealverhalten« gilt, was unter einem »Berater«, »Therapeuten« oder »Sozialpädagogen« verstanden werden kann, unterliegt einer ständigen Neudefinition wie alle anderen Zuschreibungen oder Selbstbeschreibungen auch.

Kultur und Kontexte

Als Erklärung für die unterschiedlichen dynamischen Ausdrucksformen von Kultur bietet die beschriebene Kulturdefinition die parallele Teilhabe von Individuen und Kollektiven an verschiedenen Kontexten an. Diese Kontexte und Lebenszusammenhänge können zum Beispiel ein städtischer oder ländlicher Lebensraum, eine fruchtbare oder lebensabweisende Landschaft sein, eine stark normierende oder liberale Gesellschaftsordnung, wirtschaftlicher und gesellschaftlicher Status, die Art der Familienorganisation, Sprache, Religion, Erziehung und Ausbildung. Neben diesen eher harten Kontextbedingungen prägen auch weiche Fakten wie Bewertungen von Alter, Geschlecht, Hautfarbe, politischer Ausrichtung oder sexueller Orientierung kulturelle Entwicklungen und nicht zuletzt eben auch Migration und Akkulturation.

Die Komplexität von Kultur kann nur verstanden werden, wenn die relevanten sozialen und ökonomischen Kontexte und die dynamische Entwicklung kultureller Einheiten berücksichtigt werden.

Beispiele

Eine kurdische Frau kann eine traditionelle Frauenrolle leben, die die strikte Unterordnung unter männliche Familienmitglieder erfordert und den Lebenssinn in der Versorgung der Kinder sieht. Sie kann sich mit der kemalistischen Staatsidee der modernen Türkei identifizieren und sich für die wirtschaftliche oder wissenschaftliche Entwicklung dieses Landes einsetzen. Sie kann mit beiden Lebenskonzepten gebrochen haben und ein »typisch westliches«, an persönlicher Autonomie ausgerichtetes Lebenskonzept haben. Dies kann unter heftigen Konflikten mit der Herkunftsfamilie oder in einem abgestimmten Dialog mit ihr verwirklicht werden. Alle diese Formen sind ebenso denkbar wie Mischformen oder auch völlig neue Bewältigungsmuster.

Damit man spezielle Ausprägungen kultureller Muster verstehen kann, ist Wissen über die Kontexte nötig, in denen Menschen leben und gelebt haben. Die bedeutsamsten sind:

- individuelle Kontexte, die prägend für einzelne Personen und ihre Lebensgeschichte waren und sind
- familiäre Kontexte, die basal für die Einbettung in die primäre lokale Gemeinschaft sind und waren
- gesellschaftliche, historische und politische Kontexte, die die (Nicht-)Zugehörigkeit zu einer ethnisch-kulturellen Gemeinschaft strukturieren.

Alle diese Kontexte sind nicht statisch. Sie machen sich einerseits an beobachtbaren Geschehnissen fest. Andererseits unterliegen sie Einschätzungen, die von den unterschiedlichen Mitgliedern einer ethnischen bzw. kulturellen Gruppe ganz verschieden gesehen werden können. Traumatische Ereignisse können als Niederlage empfunden werden oder Anlass zu Stolz sein, eine schwere Situation gemeinsam gemeistert zu haben. Ein Beispiel im deutschen Kulturraum wäre die kontroverse Einschätzung der sexuellen Liberalisierung in den 1960er- und 1970er-Jahren als Verlust von Sitte und Anstand oder als Befreiung aus der spießigen Enge der Nachkriegszeit.

Kultur und Sprache

Obgleich ein großer Teil der generativen, interaktiven und konstitutiven Prozesse in Sprache stattfindet, ist Sprache nicht gleichbedeutend mit Kultur. Unterschiedliche Kulturen können sich derselben Sprache bedienen, in Gesellschaften mit ähnlicher kultureller Ausrichtung können verschiedene Sprachen gesprochen werden. Auch kann man eine neue Sprache nahezu perfekt erlernen, ohne die eigene kulturelle Einbindung aufzugeben. Gleichwohl ist Sprache ein so wichtiges Element von Kultur, dass es oftmals als zentrales Agens ihrer Weiterentwicklung aufgefasst wird, für dessen Erhalt sich zu kämpfen lohnt.

Ethnizität

Treffen Mitglieder unterschiedlicher Kulturen aufeinander, spielen ethnische Identifikationen eine wichtige Rolle. Ethnizität ist eine Unterscheidungskategorie, die auf Ähnlichkeiten und Unterschiede hinweist. Sie sagt also weniger über den inneren Zusammenhalt einer ethnischen Gruppe aus als über ihre Relation zu bzw. Abgrenzung von anderen Gruppen. Ethnizität ist daher eher Ausdruck einer politischen Relation.

Ethnische Zugehörigkeit lässt sich ebenso als eine von außen herangetragene Kategorisierung oder Stigmatisierung definieren, wie als Identitätskategorie aus der Perspektive der Angehörigen einer Gruppe selbst, deren gemeinsame Identität durch geteilte Sprache, Religion, Traditionen, gemeinsame Vorfahren oder kulturelle Praktiken bestimmt ist.

Beispiele

Sind Südtiroler Deutsche, Österreicher oder Italiener?
Sind Kurden Türken oder nicht? Iraker oder nicht?
Sind Bosnier eine Ethnie?
Sind Flamen Belgier, Niederländer oder eine eigene Ethnie?

Die Beispiele zeigen, wie sehr die Zuschreibung von Ethnizität eine Konstruktion ist (ebenso wie die Definition von Kulturzugehörigkeit). Nicht immer können Menschen eine eigene Ethnizität identifizieren, auch wenn sie Angaben zu ihrer Identität machen können. Und wenn es auch einen Unterschied macht, ob Ethnizität auf Selbstdefinition basiert oder auf gesellschaftlicher Kategorisierung, so hängen beide Prozesse miteinander zusammen.

Professionelle in psychosozialen Servicediensten sind zunehmend mit selbstdefinitorischen Aspekten von Ethnizität konfrontiert und erkennen, wie sich Ethnizität mit den sich verändernden politischen Kontexten ebenso wandelt wie die vielfältigen Erscheinungsformen von Kultur und Sprache. Die damit verbundene Zunahme an Vielfalt erschwert einerseits das Denken in Stereotypien und Blindheit für die Komplexität des sozialen Lebens und individueller Erfahrung, führt aber aufgrund der damit verbundenen kulturellen Irritationen womöglich auch zu Abwehrhaltungen, welche stereotype Wahrnehmungsmuster eher zuspitzen.

Professionelle sind auch Repräsentanten einer Gesellschaft. Sie können in einer kulturell offenen Gesellschaft durch Akzeptanz von Heterogenität und Bedeutungsvielfalt zur Entwicklung einer kultursensiblen professionellen Praxis beitragen, die Beziehung auch zu Klienten ermöglicht, deren kultureller Hintergrund ein anderer ist. Dies gilt nicht nur für Berater und Therapeuten, sondern auch für Manager und Verwaltungen, deren Aufgabe es ist, kultursensible Servicedienste zu organisieren (Hegemann 2009). Über eine gute sprachliche Verständigung hinaus sollte auf die Entwicklung kultursensibler Kompetenzen geachtet werden, bewusste wie unbewusste generative und interaktive kulturelle Prozesse und Muster zu erkennen. Ethnisch spezialisierte Dienste scheinen zwar gute Beispiele für kultursensible Praxis zu sein, haben aber durchaus problematische politische und soziale Konsequenzen, etwa die einseitige und ungleiche Zuteilung von Mitteln oder gar eine Ghettoisierung von Fachwissen und Dienstleistungen, die eher Abgrenzungsbestrebungen befördert und nicht der Integration dient.

Kultur und sozialer Konstruktionismus

Die beschriebene Konzeption von Kultur ist besonders anschlussfähig an das Konzept des sozialen Konstruktionismus (vgl. Gergen u. Gergen 2009). Menschen reisen mit unterschiedlichen inneren Landkarten durch die Welt. Sie entstehen in Wechselbeziehungen zwischen Vorannahmen, Ideen und Bedeutungsgebungen, Regeln und Mustern, nach denen Mitglieder einer sozialen Community ihr Weltbild immer wieder neu dynamisch konstruieren, angepasst an die jeweiligen kulturellen, historischen, sozialen oder politischen Kontexte.

»Durch gemeinsames Kommunizieren erzeugen wir die Welt, in der wir leben«, so erklären Gergen und Gergen (ebd., S. 12) den Grundgedanken des sozialen Konstruktionismus. Sie postulieren, nichts sei real, solange Menschen nicht darin übereinstimmen, dass es real sei, denn alles, was wir für real halten, sei *sozial* konstruiert. Und alles, was wir für real halten, ist kulturell konstruiert. Es beruht auf kulturell und sozial kommunizierten Vorstellungen und Bedeutungsgebungen. Jede Beschreibung eines Verhaltens oder einer Beobachtung unserer Umwelt, eines Gefühls oder Ereignisses beruht auf kulturellen und sozialen Übereinkünften und wird auch auf dieser Grundlage von den anderen Angehörigen einer Kultur verstanden.

Zum Beispiel kann der Tod und Verlust eines Menschen für Mitglieder unterschiedlicher Gemeinschaften von ganz unterschiedlicher Bedeutung sein, für den einen ein untröstlicher endgültiger Verlust, für jemand anderen die Erlösung von Leid und Schmerz. Er kann das sichere Versprechen eines Wiedersehens in einer anderen Welt beinhalten oder aber bedeuten, dass in dieser Welt sichtbare Zeichen der Erinnerung geschaffen werden müssen, damit der Verstorbene in den gemeinsamen Geschichten fortlebt.

In einer naturwissenschaftlich ausgerichteten Kultur, die den Tod als Ende der biologischen Existenz versteht, hat die Entnahme von Körperteilen zum Zweck der Transplantation Sinn, in einer transzendental-spirituellen Kultur, für die der Körper unversehrt ins jenseitige Leben geleitet werden muss, eben nicht.

Für den Bereich von Therapie und Beratung im interkulturellen Feld ist die soziale Konstruktion von »Problemen« von zentraler Bedeutung. Was als Problem, d. h. als veränderungswürdiges Phänomen, wahrgenommen wird, ist in hohem Maße kulturgebunden. So kann physisches Leiden in der einen Kultur als Vorbereitung auf eine erhöhte Position in einem späteren Leben erlebt werden, in einer anderen zu Depression und Verzweiflung führen (Oestereich 2011a). Entscheidend für die Anerkennung eines Phänomens als Problem, für seine Definition oder Bewertung ist immer die Bedeutungsgebung.

Eine konsequente Anwendung der beschriebenen Annahmen des sozialen Konstruktionismus auf die therapeutische und beraterische Arbeit führt weg von den grundsätzlichen Auseinandersetzungen zwischen Kulturen um die »richtige« Art zu leben, zwischen Religionen um den einen »wahren« Gott, zwischen ökonomischen Experten um den »richtigen« Weg, den nachfolgenden Generationen weniger Schulden zu hinterlassen, zwischen Wissenschaftlern und Politikern, ob der Erde eine Klimakatastrophe drohe und, wenn ja, wie sie zu verhindern sei. Sie lädt zu einem radikalen Pluralismus ein (Gergen u. Gergen 2009, S. 23).

Damit verbindet sich eine systemische Haltung des Nicht-von-vornherein-Wissens (Cecchin 1988), die wie selbstverständlich Neugier gegenüber den kulturellen Bedingtheiten ermöglicht. Die zugrunde liegenden Prämissen können mit einem systemischen Fragenrepertoire in die Kommunikation eingebracht werden. Als nützlich erwiesen haben sich Fragen, die geeignet sind, sich bei Menschen mit fremdem kulturellen Hintergrund als Experten ihrer selbst, ihrer Familie, Gesellschaft und Kultur kundig zu machen: über ihre kulturell bedingten Wertvorstellungen, Ansichten und Haltungen bezüglich Leben und Tod, persönlicher und familiärer Entwicklungsphasen, religiöser Fragen und Krankheit und Gesundheit.

Fragen zum Kontext von Migration und kulturellen Weltbildern

Situation der Familie vor der Migration

- Wer traf die Entscheidung zur Migration?
- Unter welchen wirtschaftlichen, politischen, familiären Umständen?
- Wer war am ehesten einverstanden mit dieser Entscheidung? Wer am wenigsten?
- Welche anderen Entscheidungsoptionen hätten bestanden?

Situation der Kinder

- Sind alle Kinder mitgereist?
- Welches Kind durfte/musste mit nach Deutschland und warum gerade dieses?
- Welches wurde zurückgelassen und warum?
- Wie sehen die Großeltern diese Entscheidung?
- Gibt es in der Familie «Pendelkinder«, die zwischen der Herkunftsgesellschaft und dem jetzigen Lebensmittelpunkt wandern?
- Welches Kind kommt am besten mit der jetzigen Schulsituation zurecht?
- Wie erreicht es das?
- Welchen Einfluss wird eine Berufsausbildung in Deutschland auf die Wahrscheinlichkeit einer Rückkehr ins Heimatland haben?
- Welchen Einfluss nehmen das Aufwachsen in Deutschland und eine deutsche Berufsausbildung auf die Partnerwahl? Wie werden sich die Eltern, Großeltern und andere Familienangehörige dazu stellen?

Familienstruktur

- Wer trifft in welchen Lebens- und Alltagsbereichen die Entscheidungen?
- Werden anstehende Entscheidungen gemeinsam besprochen und, wenn ja, wie?
- Welche formellen oder informellen Einflussmöglichkeiten haben die Partner bei kontroversen Entscheidungen?
- Wo und bei wem finden sie Unterstützung?
- Unterstützen die Männer in der Familie eher die Männer und die Frauen eher die Frauen? Welche Veränderungen der Machtverhältnisse und Entscheidungsstrukturen in der Familie haben sich im Vergleich zur Zeit vor der Migration entwickelt?

Fragen zum Problem, das in die Therapie oder Beratung geführt hat

- Wie erklären sich die anwesenden Familienmitglieder, die Verwandten in der alten Heimat, Angehörige in Deutschland, der behandelnde Arzt, der Heilkundige der eigenen Tradition etc. das Problem?
- Wer reagiert als Erstes, wenn der Patient das symptomatische Verhalten zeigt, und in welcher Weise?

- Welche Unterschiede gibt es in den Erklärungsmodellen: Wer erklärt das Problem eher pädagogisch, medizinisch, magisch, biologisch, traumabedingt, religiös etc.?
- Welche Konsequenzen hätten die jeweiligen Erklärungen auf der Handlungsebene?

Ressourcen

- Wer aus dem eigenen kulturellen Verbund gehört zum unterstützenden System?
- Welche Beispiele für besonders gut gelungene Migration in Bezug auf Anpassung, Assimilation, Bewahrung der Herkunftskultur etc. gibt es im Verwandten- und Freundeskreis?
- Wie will man es eher nicht machen?
- Wie würde das Problem gelöst werden, wenn die Familie in der alten Heimat leben würde?

Hypothetische Fragen

- Was würde passieren, wenn sich das Problem verstärken würde?
- Wer wird das als Erster merken und woran?
- Welchen Einfluss hätte das auf die Frage, ob die Familie in die Heimat zurückkehren würde? Würde die Familie unter diesen Umständen eher als erfolgreich oder eher als gescheitert gelten?
- Angenommen, das Problem verschwindet plötzlich: Wie werden die Lebensumstände der einzelnen Familienmitglieder dann aussehen?
- Wo würde die Familie dann leben, eher zusammen oder getrennt?
- Welche Möglichkeit bestehen, dieses Zusammen- oder Getrenntleben phasenweise unterschiedlich zu handhaben? Wie würden Besuche untereinander gestaltet werden?
- Wenn die Familie bleibt, würden dann familiäre Bindungen mit Angehörigen der Gastgebergesellschaft eher möglich sein – oder hätte das keinen Einfluss?
- Wie wird die Situation der Familie in fünf Jahren konkret aussehen?

Bikulturelle Paare

Bei bikulturellen Paaren ist es sinnvoll, auch auf die Integration der unterschiedlichen kulturellen Wurzeln im Alltag der Familie zu fokussieren:

- An welcher der beiden Heimatländer orientiert sich die Esskultur der Familie überwiegend? Wie hat die Familie sich dazu entschieden?
- Wie sieht die Wohnungseinrichtung aus, und wie ist die Entscheidung zustande gekommen? Welche Jahresfeste und religiösen Feste werden in der Familie begangen?
- Welche Sprache wird im Alltag gesprochen, welche in der Intimbeziehung des Paares?

- Welche Sprachen haben die Kinder erlernt?
- Wie ist es dazu gekommen?
- Wie zeigen die Eltern ihren Kindern ihren jeweils eigenen kulturellen Hintergrund (Erzählungen, Märchen, Lieder, Besuche in der Heimat etc.)?
- Wie werden die Kinder ihre unterschiedlichen Wurzeln als Ressourcen in ihr Leben integrieren?
- Welche der Aspekte der elterlichen kulturellen Zugehörigkeiten werden sie übernehmen, welche eher ablehnen?
- Aus welchem kulturellen Kontext werden sie sich wahrscheinlich ihre Partner suchen?

Ein Ziel professioneller interkultureller Qualifizierung ist die Entwicklung einer Perspektive anteilnehmender Neugier und engagierter Neutralität (Cecchin 1988) auch gegenüber Werthaltungen, die den eigenen widersprechen. Es hat sich als nützlich erwiesen, gemeinsam mit Klienten über die – im Extremfall auch strafrechtlichen – Konsequenzen nachzudenken, die die Ausübung kulturell tradierter Praktiken aus dem Herkunftskontext mit sich bringen, wenn sie den hierzulande geltenden Regeln und Gesetzen widersprechen.

Das gilt beispielsweise, wenn:

- Schläge als Erziehungsmittel eingesetzt werden
- Töchter gegen ihren Willen verheiratet werden
- Kinder von bestimmten Unterrichtsstunden ausgeschlossen werden
- Mädchen beschnitten werden.

Wittgenstein (2011) hat für jede Form der sprachlichen Äußerung innerhalb eines praktischen Kontexts die Metapher des »Sprachspiels« eingeführt. Begriffe, die wir benutzen, sind in gemeinsame Konventionen und Handlungsmuster eingebettet, die er »Lebensformen« nennt. Sprachspiele haben innerhalb dieser Lebensformen Gültigkeit und sind dort verstehbar, aber sie haben auch bestimmte Implikationen. In der Praxis bewährt es sich daher, mit den Klienten möglichst neutrale Beschreibungen zu wählen und auf bewertende Konnotationen zu verzichten:

- »rituelle« oder »traditionelle Beschneidung« statt »sexuelle Verstümmelung«
- »arrangierte Ehe« statt »Zwangsverheiratung«
- »schlagen« statt »misshandeln«.

Wenn es gelingt, die Bedeutung bestimmter Sachverhalte für Klienten unabhängig von der persönlichen eigenen Einstellung respektvoll anzunehmen, steigen die Chancen auf eine gemeinsame Reflexion der Auswirkungen ihres Verhalten auf ihre Integration. Wenn man wohlwollend in Betracht zieht, dass es bei einer arrangierten Ehe darum geht, die Verbindung zur sozialen Herkunftsgruppe zu festigen und der Tochter einen akzeptierten Status in jener Gemeinschaft zu sichern, lässt sich leichter gemeinsam überlegen, welches Unglück durch welche Entscheidungen mehr oder weniger wahrscheinlich ist und wie der Erfolg der Integration der Tochter und der ganzen Familie in diese Gesellschaft davon beeinflusst würde.

Beraterinnen und Therapeuten müssen als Personen und politische Mitbürger dieses Landes fremde Wertvorstellungen nicht teilen. Sie dürfen durchaus deutlich machen, dass es ihnen schwerfällt, sich in diese Denkweisen hineinzuversetzen. Sie sollten sich aber immer bewusstmachen, dass ihre eigenen Wertesysteme keinen generellen Gültigkeitsanspruch haben, sondern ebenfalls soziale und kulturelle Konstruktionen sind, und daher deutlich machen, dass sie den Klienten oder ihren Patienten aus ihrer Kultur heraus positive Gründe für ihr Handeln unterstellen und diese Gründe gerne kennenlernen möchten.

Dabei ist es von größter Bedeutung, den Geschichten der Klienten Aufmerksamkeit zu schenken. Kulturen organisieren sich wie alle Gemeinschaften und eben auch Familien in Narrativen. Gemeinsam neue Geschichten über das Leben in unterschiedlichen Kulturen zu erfinden bedeutet, neue Möglichkeiten des Austausches, der Begegnung und des gemeinsamen Handelns zu finden. Noch einmal Gergen und Gergen: »Unsere Zukunft wird aus Beziehungen heraus geformt« (Gergen u. Gergen 2009, S. 72).

Kontext Migration

Migration und Kultur

Migration hat nicht zwangsläufig mit kultureller Fremdheit zu tun. Es kommen Klienten in Therapie und Beratung, die seit Generationen hier ansässig sind, wie manche Sinti und Roma, Angehörige diverser Freikirchen, deutsche Muslime oder Vertreter verschiedener Subkulturen wie Punks, Skinheads etc., die von vielen Professionellen aber als fremd erlebt werden. Ebenso gibt es Migranten, die als »kulturell wie wir« erlebt werden, wie deutsche Minoritäten im Ausland, Angehörige von im Ausland tätigen Expatriates oder gut Deutsch sprechende Vertreter einer Mittelschicht.

Neben den bisher diskutierten Aspekten von Kultur sind daher die Kontexte von Migration – sowohl im Herkunftsland als auch des Lebens in der Aufnahmegesellschaft – für Therapie und Beratung von Relevanz. Die deutsche Bundesregierung definiert als Personen mit Migrationshintergrund:

> »… alle nach 1949 auf das heutige Gebiet der Bundesrepublik Deutschland Zugewanderten sowie alle in Deutschland geborenen Ausländer und alle in Deutschland als Deutsche Geborenen mit zumindest einem nach 1949 zugewanderten oder als Ausländer in Deutschland geborenen Elternteil« (Statistisches Bundesamt 2009, S. 6).

Nach Angaben des Statistischen Bundesamts lebten demnach im Jahr 2009 16,0 Millionen Personen mit Migrationshintergrund in Deutschland (19,6 % der Bevölkerung).

Im Hinblick auf die deutsche Geschichte zeigt die oben genannte Definition bereits, dass die über zehn Millionen deutscher Ostflüchtlinge, die *als unserer Kultur zugehörig* erlebt wurden und die in ihrer Mehrheit vor 1949 zugewandert sind, nicht einbezogen werden sollen.

Migration ist ein die gesamte Menschheitsgeschichte prägendes weltweites Phänomen. Sie greift in das Leben und die Identität der Betroffenen in vielfacher Weise ein, kann traumatisch sein oder als Befreiung erlebt werden. Mit Migration verbundene Erwartungen können sich erfüllen oder enttäuscht werden. Das Erleben ethnischer Zugehörigkeit kann sich intensivieren oder auflockern. Die Mehrzahl der Betroffenen erlebt höchst variable Zwischenformen, die von kulturellen Werten, den Reaktionen der unterschiedlichen Vertreter der Aufnahmegesellschaft, Bildung, Sprachkompetenzen und vielen anderen Kontextfaktoren abhängen, die alle miteinander wechselwirken.

Daher bewähren sich Konzepte, welche nicht nur die psychologischen Dimensionen der Migration von Individuen und Familien veranschaulichen.

Kontext des Herkunftslandes

Migration ist ein persönlicher Prozess. Politische, wirtschaftliche und ökologische Entwicklungen prägen jeden Migrationsprozess in ganz verschiedener Weise. Es macht einen Unterschied, ob die Übersiedlung in ein anderes Land langfristig vorbereitet und geplant werden kann und als Karriereschritt erlebt wird, wie bei Studenten oder Expatriates internationaler Firmen, oder ob wirtschaftliche Not, kriegerische Ereignisse, ethnische oder religiöse Diskriminierung, politischer Terror oder ökologische Katastrophen keine andere Wahl lassen, als die Heimat zu verlassen. Auch macht es einen Unterschied, ob man alleine migriert oder in einer Familie oder Gruppe.

Trotz einer großen Breite damit verknüpfter unterschiedlicher Geschichten, Anekdoten und Skripte aus den unterschiedlichen Kulturen und Familien zeigen Migrationsprozesse – sowohl über kulturelle Grenzen hinweg wie auch innerhalb ähnlicher Kulturräume – eine erstaunliche Regelhaftigkeit. Sobald wir unsere Aufmerksamkeit eher auf Muster richten als auf Inhalte, zeigt sich, dass sie in hohem Maße kulturübergreifend valide sind.

Wie das Kulturkonzept von Falicov (1995) legt auch das Migrationsmodell von Carlos Sluzki (2010) einen besonderen Fokus auf Dynamiken und Kontexte.

Migration als Prozess

Sluzki (2010) unterteilt den Verlauf eines Migrationsprozesses in folgende Stadien:

(1) die Vorbereitungsphase
(2) den Migrationsakt
(3) die Phase der Überkompensierung

(4) die Phase der Dekompensation
(5) die Phase der generationsübergreifenden Anpassungsprozesse.

(1) Vorbereitungsphase

Der Vorlauf zur Migration beginnt, wenn einzelne Familienmitglieder sich daranmachen, sich überhaupt mit Auswanderung zu beschäftigen. Der zeitliche Ablauf dieser Phase variiert je nach äußeren Umständen, hängt aber auch von Lebensstil und Zeitrhythmus der einzelnen Familie ab. Entscheidungen können aus dem Moment heraus getroffen werden (bei existenzieller Bedrohung oder Haftentlassung politischer Häftlinge) oder über Jahre immer wieder neu überlegt werden. Im Verlauf dieses Auf und Ab zeigt sich, dass bereits erste Arrangements hinsichtlich der mit der Migration einhergehenden Neuverteilung von Rollen in der Familie gefunden werden müssen. Neue Rollen, die in dieser Phase ausprobiert werden, können später fest etabliert werden, sobald die Migration tatsächlich stattfindet.

Trotz der Tatsache, dass derartige Prozesse im Allgemeinen die Folge von kollektiven Entscheidungen sind, werden häufig einzelne Personen als »verantwortlich« oder »motivierend« für die Migration beschrieben. So stellen sich Fragen wie: »Wer bestand in Ihrem Fall auf der Migration? Hat sich daraufhin Ihre Lage tatsächlich verbessert? Wer hat durch die Migration profitiert? Wer hat am meisten verloren?« Geschichten, die die Rollen von Helden und Verrätern, Opfern und Unterdrückern festschreiben, können sowohl als Familienmythos dem zukünftigen Leben einen Halt bieten als auch zu einer dauerhaften Belastung werden.

Sorgfältig ist darauf zu achten, was es zu betrauern gibt, auch in Fällen, in denen die Migration positiv motiviert war und die Erwartungen (weit) übertroffen wurden, und welchen Raum diese Trauer für Einzelne haben darf. Umgekehrt gilt es in Familien, die einer existenziellen Bedrohung entkommen sind, darauf zu achten, wer an die Vergangenheit gefesselt bleibt. Diese Prozesse zeigen eine kollektive Notwendigkeit auf: sich sowohl auf die neue Realität einzulassen als auch Schuld und Verantwortung zu tragen.

(2) Der Migrationsakt selbst

Migration ist ein transitorischer Prozess, für den keine überlieferten Rituale vorgesehen sind. Migranten müssen selbst Bewältigungsstrategien für diesen schmerzhaften Akt entwickeln. Auch wenn der Migrationsakt vielfach nur kurz ist (etwa ein dreistündiger Flug), kann der transitorische Prozess emotional und sozial in vielen Fällen über längere Zeiträume andauern. Dies gilt besonders, wenn Menschen vor Kriegen flüchten oder wenn sie in verschiedenen Ländern Zwischenstopps einlegen müssen oder ohne gesicherten Rechtsstatus in Unterkünften oder Internierungslagern leben. Ein derart protrahierter Prozess kann zur Ausbildung von starken Bindungen zwischen Menschen derselben Schicksalsgemeinschaft führen, die als Netzwerk so bedeutsam werden können wie die Zurückgebliebenen daheim.

Ablauf und Stil des Migrationsaktes können beträchtlich variieren. Es gibt Familien, die alle Brücken abbrechen, und die Migration als etwas Endgültiges und Unwiderrufliches erleben. Es gibt andere, die sich jahrelang versichern, dass sie »nur für eine Zeit« migrieren und dann zurückkehren, wie unwahrscheinlich dies auch sein mag. Wieder andere planen Probephasen ein, um dann zwischen verschiedenen Ländern zu wählen. Einige Familien migrieren »en bloc« und ins Unbekannte, während andere ihr Gastland im Voraus sorgfältig erkunden. Einige Familien kommen legal und haben damit Zugang zu den offiziellen Institutionen des Gastlandes, während andere illegal einreisen, was zusätzliche Schwierigkeiten mit sich bringt.

(3) Ankommen und Überkompensierung

Im Gegensatz zu landläufigen Meinungen sind die Belastungen der Migration nicht während der ersten Wochen und Monate nach Ankunft am größten. In dieser Zeit kann eher ein Höchstmaß an Anpassung beobachtet werden. »Instrumentelle« und »affektive« Rollen dienen dazu, die Grundvoraussetzungen für Überleben und Anpassung in einer Umwelt und einer Kultur zu schaffen, die mehr oder weniger fremd ist.

Unmittelbar nach der Migration hat die Erfüllung der Basisbedürfnisse, welche das Überleben sichert, oberste Priorität. Es wundert daher nicht, dass Verdrängung oder Verleugnung von Unstimmigkeiten zwischen Erwartungen und Realität hier am stärksten sind. Tatsächlich schaffen es die meisten Familien, über Monate hinweg einen relativ gut funktionierenden Anpassungs- und Akkulturationsprozess zu etablieren. Konflikte treten eher in den Hintergrund, allenfalls erscheinen familientypische Regeln und Stile etwas akzentuierter.

Eine gelegentliche Bewältigungsstrategie ist die kollektive Pflege des Mythos »Wir werden ja bald in unsere Heimat zurückkehren«. Familien hängen dann in besonderer Weise an den Normen und Werten des Heimatlandes und weigern sich, sich auf die neue Welt einzulassen. Diese Strategie trägt nur eine begrenzte Zeit, bis die Träume und Sehnsüchte unter dem Druck der Realität zusammenbrechen, was dann Krisen auslösen kann.

(4) Sicheinrichten oder Dekompensation

In dieser Phase ist die Hauptanforderung für migrierte Familien, eine neue Realität zu gestalten und die Kontinuität der Familie wie auch ihre Anpassungsfähigkeit an die neue Umwelt zu erhalten. Diese beiden Aspekte können miteinander konkurrieren und erfordern daher sinnvolle Kompromisse zu ihrer Realisierung. Dieser Ausgleich ist heikel und schwierig, die gemeinsame Aufgabe komplex und schmerzhaft, aber unausweichlich. Nicht selten kommt es zu ersten Krisen, weil sich die Kinder der neuen Kultur und der neuen Sprache viel schneller anpassen als die Eltern, was zu Konflikten zwischen den Generationen führen kann.

Viele Familienregeln und -werte, die sich in der Heimat bewährt haben, können sich in einem neuen Land als wenig hilfreich herausstellen. Um sie zu ändern, muss man sich erst einmal auf schwierige und komplexe Regeln *über das Ändern von Regeln* einigen. Viele Menschen stehen mit der Migration erstmalig vor dieser Aufgabe.

Die Stärken und Schwächen familiärer Bewältigungsmechanismen zeigen sich im Kontext einer fremden Kultur. Viele Familienregeln erweisen sich als hilfreich für beide Kulturen und bedürfen keiner Änderung. Andere durchlaufen Veränderungen, welche Auswirkungen auf die Rollenverteilung und Normen für alle Familienmitglieder haben. Mitgebrachte Verhaltensmuster und Einstellungen können auf Kosten einer mehr oder weniger großen Entfremdung bezüglich der außerfamiliären Welt aufrechterhalten werden zu dem Zweck, den inneren Zusammenhalt und die Verbindung zum Herkunftskontext zu sichern. Sie können aber auch auf Kosten des Zusammenhalts zu rasch geändert werden zu dem Zweck, die Anpassung an die neue Umgebung zu garantieren.

(5) Generationsübergreifende Anpassungsprozesse

Familien als wichtigstes Sozialisierungsmedium vermitteln nicht nur die Normen und Gebräuche ihrer Kultur im Allgemeinen, sondern auch die speziellen Stile, Sitten, Werte und Mythen, die die eigene Familiensicht und -geschichte widerspiegeln. Es überrascht daher nicht, dass jede Verzögerung eines familiären Anpassungsprozesses offensichtlich wird, wenn eine neue Generation im Aufnahmeland nachwächst. Was auch immer von der ersten Generation vermieden wurde, wird in der nächsten wieder aktuell, was meistens in Form eines Generationenkonflikts sichtbar wird. Solche Konflikte drücken sich am krassesten in Familien aus, die in Ghettos oder kulturellen Enklaven leben, sei es aus eigenem Entschluss oder durch äußeren Zwang. Während die Eltern eher unter ihresgleichen bleiben, pflegen dort aufwachsende Migrantenkinder viel häufiger aktiven Kontakt mit der Gesellschaft des Gastlandes, sei es durch die Schule, Medienkonsum oder durch formellen und informellen Austausch auf unterschiedlichen Ebenen. Damit verbunden sind häufig heftige Konflikte mit ihren Eltern, was Werte, Normen und Haltungen angeht.

Alle Familien müssen sich Ablösungsprozessen stellen. Es macht aber einen Unterschied, ob damit verbundene Konflikte eher auf einer interkulturellen als auf einer interfamiliären Ebene angesiedelt sind.

Kontext des Aufnahmelandes

Die Realität der Mehrzahl der Migranten ist geprägt von einer Reihe belastender Kontexte. Sie leiden häufiger unter sozialer Unterprivilegierung, Sprachbarrieren, kultureller Fremdheit, rechtlichen und gesetzlichen Einschränkungen und unter Diskriminierung oder Rassismus. Alle diese Belastungen haben kumulierende Effekte.

Allerdings gibt es auch hier große Unterschiede. Große Teile einer ländlich geprägten, im traditionellen Islam sozialisierten Migrantenbevölkerung aus der Türkei tun sich mit kultureller Fremdheit deutlich schwerer als die akademisch geprägte Migrantenbevölkerung aus dem ebenfalls islamischen Iran, die sich in ihrer großen Mehrheit völlig problemlos integriert hat. Ein schwarzer Deutscher mit guter sozialer Stellung und Bildung wird sich rassistischer Diskriminierungen eher erwehren können als eine afrikanische Asylbewerberin mit schlechter Bildung und mangelhaften Deutschkenntnissen.

Will man Migranten gut beraten, benötigt man Wissen über den Umgang mit sozialen Belastungen, über die Bewältigung von Sprachbarrieren, über interkulturelle Kommunikation, die relevanten Ausländergesetze und -verordnungen ebenso wie Gesprächskompetenzen, um eine offene und respektvolle Gesprächsatmosphäre auch zu den schwierigen Themen »Diskriminierung« und »Rassismus« herstellen zu können.

Soziale Lage

Die Mehrheit der Migranten lebt unter schlechteren sozialen Bedingungen als der Durchschnitt der Bevölkerung. Dies gilt für Einkommen, Wohnverhältnisse, formale Bildung, Beschulung der Kinder, Gesundheitszustand und -versorgung etc. Die meisten Migranten meistern diese Anforderungen mit beeindruckendem Einsatz und mit Energie und verbessern ihre Situation und die ihrer Kinder im Laufe der Zeit. Einzelne ethnische Gruppen haben aber auch vermehrt Konflikte mit sozialen Kontrollinstanzen wie der Polizei, der Justiz oder der Jugendhilfe.

Viele Migranten stammen aus ländlichen, agrarisch und von traditionellen Werten geprägten Kontexten, denen die kulturellen Entwicklungen westlicher Industriegesellschaften fremd sind. Dies gilt beispielsweise für die Mehrheit der Arbeitsmigranten und der Kriegsflüchtlinge (z. B. aus dem ehemaligen Jugoslawien).

Andere Migrantengruppen stammen aus privilegierteren sozialen Schichten ihrer Heimatländer. Denn nur sie haben überhaupt die Chance zur Migration (oder Flucht), weil sie über die dafür erforderlichen Mittel, Beziehungen und/oder Kenntnisse verfügen. Dies gilt etwa für Migranten aus Afghanistan oder Afrika. Die meisten von ihnen machen hier bei uns einen rasanten gesellschaftlichen Absturz durch, mit allen damit verbundenen Traumata.

Es gibt auch soziale Zwischenlagen, die sich keiner der beschriebenen Gruppen zuordnen lassen, etwa bei Migrantinnen, die in sexueller Ausbeutung leben (aus Osteuropa oder Ostasien), bei unbegleiteten minderjährigen Flüchtlingen etc.

Wirtschaftlich und bildungsmäßig gut gestellte Migranten, international als Expatriates bezeichnet (in Deutschland z. B. Migranten aus Japan, Lizenzspieler der Bundesliga oder Angestellte internationaler Firmen und Behörden), werden weit seltener Klienten psychosozialer Servicedienste. Auch Flüchtlingspopulationen mit guten Bildungsvoraussetzungen, etwa aus dem Iran, aus Ungarn oder Tschechien, die aus der akademischen und wirtschaftlichen Führungsschicht ihrer Länder stammen, haben sich hier völlig problemlos integriert. Wenn sie eine therapeutische Einrichtung aufsuchen, sind ihre Probleme denen der einheimischen Mittelschicht recht ähnlich.

Sprachbarrieren

Viele Migranten sind mit dem Erlernen von Fremdsprachen nicht vertraut. Andere, vor allem aus Afrika, beherrschen bereits mehrere Sprachen. Größere Bevölkerungsgruppen, die vor allem in Großstädten eng zusammenwohnen, lernen die Sprache des Gastlandes schlechter. Das ist bei Bangladeschern in England, Nordafrikanern in Frankreich und Mexikanern in den USA nicht anders als bei Türken in Deutschland. Migranten, die nicht in ethnischen Ballungszentren leben und daher eher auf Kontakt mit der Mehrheitsbevölkerung angewiesen sind, finden auch schneller sprachlichen Anschluss.

Auch Menschen, die bei ihrer Migration davon ausgehen, dass ihnen die Rückkehr in das Heimatland nicht möglich sein wird, lernen die neue Sprache rascher.

Psychosoziale Servicedienste sollten auch für Menschen zugänglich sein, die unsere Sprache nur unzureichend beherrschen. Systemische Therapeuten tun daher gut daran, sich in der Beratung mit Dolmetschern zu üben und auch Kompetenzen zu erwerben, sie in ihre Rolle im Beratungsprozess einzuweisen (Salman 2010).

Rechtliche Einschränkungen

Menschen, die aus dem Ausland einwandern, sind bei uns wie in den meisten anderen Staaten ausländerrechtlichen Einschränkungen unterworfen. Es macht einen Unterschied, ob man sofort die deutsche Staatsangehörigkeit bekommt wie die Mehrheit der Russlanddeutschen, ob man die Freizügigkeit als Bürger der Europäischen Union genießt wie Italiener oder Griechen, ob jemand eine Daueraufenthaltsgenehmigung hat wie die Mehrheit der Türken oder ob jemand geduldet wird – wie viele Flüchtlinge. Dies hat Auswirkungen auf die Sicherheit der Lebensplanung, auf die Planbarkeit von rehabilitativen Maßnahmen und auf das Vertrauensverhältnis zwischen Professionellen und Klienten.

Für Professionelle gilt es daher, sich über die Grundzüge des Ausländerrechts zu informieren.

Diskriminierungen und Rassismus

Diskriminierung und ihre besondere Ausprägung als Rassismus sind universelle Phänomene. Wir halten es für besser, dies in Rechnung zu stellen, als so zu tun, als ob dies bei uns (jetzt) nicht mehr vorkäme. In allen Völkern und Kulturen finden sich Vorbehalte gegenüber Menschen aus anderen ethnischen Gruppen. Solche Vorbehalte sind Teil unserer Kultur und wurden über lange Zeit von einer zur anderen Generation weitergegeben. Professionelle, die sich kritisch prüfen, werden feststellen, dass auch sie selber nicht frei davon sind.

Viele Klienten haben also nachvollziehbare Vorbehalte gegenüber den Repräsentanten der Mehrheitskultur, des Staates und seiner Institutionen. Sie können über erschütternde und für unser Land beschämende Beispiele von Diskriminierung berichten, die ihrer Abstammung und nicht ihrem Verhalten gilt. Berater sollten daher proaktiv signalisieren, dass auch diese Themen in der Beratung angesprochen werden können. Eigene Befangenheiten können dabei in respektvoller Weise thematisiert werden, was es den Klienten leichter machen kann, auch über ihre eventuelle eigene Befangenheit zu reden.

Als individueller Akt ist Diskriminierung leichter zu erkennen, dabei besteht dann auch die Chance für eine Rückmeldung und damit für einen Anstoß zur Veränderung im eigenen Verhalten. Viel schwieriger zu erkennen sind strukturelle und durch institutionelle Abläufe bedingte Diskriminierungen, die daher auch nicht einfach abzubauen sind.

So werden Migranten häufiger zwangsweise in die Psychiatrie oder in Einrichtungen der Jugendhilfe eingewiesen als die Durchschnittsbevölkerung, häufiger einer polizeilichen Personenkontrolle unterzogen und in medizinischen und familienrechtlichen Begutachtungen häufiger abwertend beschrieben.

Serviceinstitutionen sollten daher kritisch daraufhin überprüft werden, welche strukturellen Benachteiligungen die dortigen Routinen für einzelne Gruppen bedeuten können, sei es wegen ihrer mangelnden Sprachkompetenz, ihrer kulturellen Eigenheiten, ihrer Lebensweise als Familie, ihrer Religion, ihres Verständnisses von Geschlechterrollen und vielem mehr.

Kultur und systemische Praxis – Beratung und Therapie

Aktuelle Vorstellungen von Therapie oder Beratung für Menschen oder Familien in Not gehen davon aus, dass »Reden hilft«. Dies ist aber alles andere als eine universelle Annahme für alle Kulturen.

Viele Familien leben in multiplen Problemkonstellationen und haben daher auch vielfältige Kontakte mit psychosozialen Einrichtungen. Wie können Beraterinnen auf die symptomatischen Verhaltensweisen eingehen und gleichzeitig eine interkulturelle Perspektive einnehmen? Wie können sie dafür einen passenden Rahmen in der eigenen Institution schaffen und Kooperationen mit anderen Einrichtungen etablieren, die möglicherweise passendere Angebote bereithalten?

Objektivierende Begriffe wie »Krankheit« und »Therapie« sind nach Kleinman (2008) und Littlewood (2010) durch eine eurozentristische Sichtweise gekennzeichnet, die nicht überall geteilt wird. Krankheitsbezeichnungen sind immer sowohl Strategien als auch Erklärungen und Ideen, sie schaffen Realitäten eigener Art.

Symptome können in anderen Kulturen ebenfalls als pathologische Phänomene erklärt werden oder auch nicht. Sie können wie bei uns psychischen Belastungen zugeordnet werden, aber auch Ausdruck von Verwünschungen, Verzauberung durch Geister, bösen Blick, Vergiftungen oder Strafe für Sünden etc. sein.

Begriffe wie »Beschwerden«, »Ausdruck«, »Verständnis«, die eine subjektivere Perspektive widerspiegeln, erleichtern eher den Austausch über kulturelle Grenzen hinweg. Offene Fragen wie »Was führt Sie zu mir? Wie kann ich helfen, wie kann ich nützlich sein?« laden eher zur Schilderung subjektiver Beschwerden ein.

Gleiches gilt für die Erziehung und familiäre Einbindung von Kindern. Innerfamiliäre Gewalt gehört in einigen Kulturen zum geschlechtsspezifisch akzeptierten Rollenverhalten. Die Bewertung von Traumatisierungen und ihrer Folgen ist in hohem Maße kulturbedingt (Oestereich 2005). Der Gebrauch von Suchtmitteln ist in einen kulturellen und sozialen Kontext zu stellen und nicht per se als pathologisch zu bewerten, wie auch der Besuch deutscher Volksfeste nahelegt.

Da wir nicht Kenner aller Kulturen sein können, hat es sich bewährt, die Patienten und ihre Angehörigen als Experten ihrer selbst, ihrer Familien und ihrer Kultur zu respektieren und anzusprechen. Systemiker erfragen die Sicht der Klienten auf die Entstehung der geschilderten Beschwerden und erkundigen sich, ob diese Erklärung für die Herkunftskultur typisch ist und von dortigen Autoritäten ebenso gesehen wird. Ein Fallbeispiel soll dies illustrieren.

Fallbeispiel: Familie Ö.

Herr Ö. ist 53 Jahre alt, religiöser Moslem und vor 25 Jahren aus der Türkei nach Deutschland migriert. Er wurde von seinem Hausarzt mit der Verdachtsdiagnose »larvierte [versteckte] Depression« in die Psychiatrie eingewiesen. Seit einem halben Jahr esse er nicht mehr gescheit, schlafe schlecht, habe diffuse psychosomatische Beschwerden und sei zunehmend reizbar. Ausschlaggebend für die Einweisung waren suizidale Äußerungen bei zunehmendem Alkoholmissbrauch.

Mithilfe eines Dolmetschers fand die Ärztin heraus, dass Herr Ö. darunter litt, dass es seit einem Jahr einen massiven Konflikt mit seiner 19-jährigen Tochter Ayşe gab, die sich der arrangierten Verheiratung mit einem entfernten Cousin widersetze. Bereits zwei Verlobungen habe sie platzen lassen.

Dieses Familienanliegen widersprach der persönlichen Werthaltung der Stationsärztin derart stark, dass es ihr zunächst schwerfiel, Anteilnahme für das Leiden von Herrn Ö. aufzubringen.

Nachdem sie Herrn Ö. mitgeteilt hatte, dass sie sich als junge deutsche Frau schwertue, einen Mann zu verstehen, der seine Tochter gegen ihren Willen verheiraten wolle, bemühte sich Herr Ö. mithilfe des Dolmetschers, seine Motive zu erklären. Er selber und seine Frau hätten zeitlebens schwer gearbeitet und viel dafür eingesetzt, dass ihre Kinder eine gute Schul- und Berufsausbildung erhalten. Ayşe habe gerade Abitur gemacht, ihr älterer Bruder besuche die Meisterschule, ihr jüngerer Bruder mache eine Banklehre.

Nachdem in einem ersten Beratungsgespräch eine Vertrauenssituation hatte geschaffen werden können und die beschriebene Vorgeschichte geklärt worden war, berichtete Herr Ö. in der zweiten Sitzung von seinen Sorgen.

Im Wesentlichen ging es dabei um seine Rolle als Vater und Verantwortlicher für die Zukunft der Familie. Herr Ö. machte sich Sorgen, mit seiner Frau oder gar ohne sie im Alter allein leben zu müssen. In der Verbindung mit einer anderen Familie aus der Türkei sah er die sicherste Gewähr dafür, im Alter in einem Familienverband mit Enkelkindern und gegenseitiger Unterstützung leben zu können.

Angesprochen ist hier die Sorge um den Familienzusammenhalt.

Herr Ö. konnte nach anfänglichem Zögern sehr offen darüber sprechen, dass das für ihn natürliche und selbstverständliche Bedürfnis junger Menschen nach Erotik in »würdiger« und kulturell akzeptabler Weise zu leben sei. Für ihn war das nur in einer Ehe vorstellbar. Alle anderen Formen von Sexualität seien »würdelos« (besonders für Frauen) und gefährdeten den Familienzusammenhalt. Ein Schatten würde nicht nur auf die Ehre der handelnden Personen, sondern auf die Familie als Ganzes und besonders die Familienoberhäupter fallen. Diese sähen sich in solchen Fällen gezwungen, unter Beweis zu stellen, dass sie in der Lage seien, den Familienzusammenhalt und die Familienzukunft zu garantieren.

Hier steht die Sorge um die Familienehre im Mittelpunkt.

Herr Ö. sorgte sich auch um das persönliche Wohlergehen seiner Tochter, da er befürchtete, dass sie durch ihre Aufsässigkeit ihre persönliche und vor allem soziale Zukunft gefährde. Er konnte zahlreiche Beispiele von unglücklichen Lebensgeschichten anderer Mädchen aus der Türkei als Argument anführen. Es war für ihn nicht vorstellbar, dass junge Frauen, die nicht in einen Familienverband eingebunden sind, langfristig ein erfülltes und zufriedenes Leben führen könnten.

Auch die Sorge um die Tochter spielt eine große Rolle.

Herr Ö. berichtete, sich von seinen Angehörigen und seinem Hausarzt überrumpelt zu fühlen. Man habe ihm gesagt, er komme jetzt zu Spezialisten. Stattdessen müsse er hier mit Menschen in einer Einrichtung sein, die sich ungebührlich benähmen und beleidigend mit ihm umgingen. Er fühle sich kontrolliert, könne seine Gebete nicht praktizieren und müsse Dinge essen, die ihm nicht guttäten. Er gehöre nicht in ein »Irrenhaus«.

Die Ärztin teilte Herrn Ö. mit, dass sie ihn aus rechtlichen Gründen in ihrem eigenen Interesse nicht entlassen könne, solange die Frage der Suizidalität nicht geklärt sei. Sie wolle sich bemühen, gemeinsam mit seinen Angehörigen und ihm eine bessere Perspektive für seine Familie zu finden. In den meisten Fällen sei dies in einer Woche zu erreichen. Die Stationspflegerinnen handelten mit Herrn Ö. Kompromisse bezüglich des Essens aus und fanden einen Raum, in dem er un-

gestört beten konnte. Der Klinikpfarrer traf sich mit ihm zu kleinen Gesprächen über den Halt, den Religion und Glaube in schwierigen Lebenslagen bieten. Nach fünf Tagen äußerte Herr Ö. erstmals, dass er auf der Station eine Freundlichkeit antreffe, die er jahrelang bei vielen deutschen Arbeitskollegen vermisst habe.
In der Klinik versuchte er immer wieder, »an seiner Ärztin vorbei« seine Angelegenheiten mit älteren Ärzten aus der Leitungsebene zu besprechen. Zudem sprach er gelegentlich mit jüngeren Schwestern in einer Tonlage, die von ihnen als unangemessen empfunden wurde. Es war daher notwendig, immer wieder mit ihm die Rollen und Aufgaben der Mitarbeiter zu besprechen. Dabei bewährte sich die Einbeziehung kultureller Mittler beiderlei Geschlechts und unterschiedlichen Alters.

Hier geht es um die Einhaltung der Regeln in der psychiatrischen Institution und das kulturell unterschiedliche Rollen- und Hierarchieverständnis bei Klinikmitarbeitern und Patienten. Ein guter interkultureller Umgang damit, eventuell unter Einbeziehung von Dolmetschern oder Sprachmittlern, ist sowohl nötig wie auch möglich.

Herr Ö. konnte im Laufe der Zeit deutlich machen, dass er sich Hilfe zur Verbesserung oder Wiederherstellung des Familienzusammenhalts wünsche. Auch hier erwies sich die Einbeziehung von Vermittlungspersonen als sehr hilfreich.

Es wurde vereinbart, dass die Vermittlung einer geeigneteren und vertrauteren Person wohl erforderlich sei, um ein Gespräch zwischen Vater und Tochter möglich zu machen. Man einigte sich auf eine 34-jährige Tante, die mit einem Mann deutsch-türkischer Abstammung verheiratet ist und als Sprachlehrerin arbeitet.

Deutlich wurde während des Aufenthalts von Herrn Ö., dass die Stationsmitarbeiter eine ganze Reihe von Beziehungsfragen, die sie selber betrafen, nicht geklärt hatten, sie zwar als klärungsbedürftig, aber auch als nicht klärbar empfanden. Nachdem angesprochen worden war, wie schwer es Herrn Ö. fiel, persönliche Fragen mit jüngeren Frauen zu besprechen, konnten kleinere Veränderungen eingeführt werden, etwa indem sie sich um ein formelleres Auftreten bemühten, als dies ihrem üblichen Stil entsprach.

Herr Ö. berichtete über seine harte, aber »freie« Kindheit in Anatolien, die für ihn prägenden Personen, die Binnenmigration in die Vorstadt von Ankara, den Einfluss, den die kriegerischen Auseinandersetzungen wegen der Kurden auf seine Familie genommen haben. Seine Einsamkeit im deutschen Umfeld wurde deutlich und seine große Sehnsucht nach Familienzusammenhalt vor dem Hintergrund der eigenen Migrationsgeschichte verständlich.

Die Ärztin besprach mit Herrn Ö. die verschiedenen Dimensionen seines Problems. Nachdem gedanklich die unterschiedlichen Möglichkeiten durchgespielt worden waren einschließlich seiner Bitte, Familiengespräche zu ermöglichen, wurden seine Frau, seine Tochter Ayşe, sein ältester Sohn und die Tante eingeladen. Die Ärztin beschrieb allen die Rahmenbedingungen und das Anliegen für dieses Gespräch. Alle Beteiligten konnten sich darauf einigen, dass familiärer Friede ein wichtiges Ziel sei. Herr Ö. teilte Ayşe sein Verständnis für ihren Wunsch nach Freiheit, aber auch seine Angst um ihre und die Zukunft der Familie mit. Es gelang zu vereinbaren, dass Ayşe ein Studium beginnen und während dieser Zeit zu ihrer Tante ziehen würde. Ihr Bruder lud sie ein, wieder regelmäßig zu den Musikabenden seiner Folkloregruppe zu kommen, für die sie schon früher gesungen hatte. Die Tante sowie Ayşe und ihr Bruder wollten sich dafür einsetzen, dass die Eltern wieder mehr den Kontakt zur erweiterten Familie pflegen und stärker in die Veranstaltungen der Kulturvereine einbezogen würden, in denen sie selbst sich seit Längerem engagierten. Herr Ö. gab zu, dass diese Perspektive für ihn und seine Frau hoffnungsvoll sei, dass sie aber auch Angst um die Zukunft hätten.

Nach zwei Wochen wurde Herr Ö. in gegenseitigem Einverständnis entlassen. Seine Ärztin überwies ihn an einen Nervenarzt, von dem sie wusste, dass er offen für transkulturelle und familienmedizinische Fragen war. Herr Ö. nahm das Angebot an, monatlich an einer ambulanten Gesprächsgruppe teilzunehmen. Mithilfe des Sozialdienstes fand er die Möglichkeit, erstmalig in seinem Leben an einem Sprachkurs teilzunehmen, was ihm große Bestätigung verschaffte. Es gelang ihm auch, mit seinem Arbeitgeber über die Möglichkeit einer Arbeitsreduzierung zu verhandeln. Nicht zuletzt bestätigte ihn die Erfahrung mit dem Dolmetscher darin, dass Verhandlungen mit Deutschen auch erfolgreich verlaufen können. Nach einem Jahr wurde die thymoleptische (stimmungsaufhellende) Medikation ohne Nachteile reduziert. Wenige Wochen später erkrankte seine Frau an einem Karzinom. Herr Ö. entwickelte soziale Kompetenzen, die ihm niemand zugetraut hatte. Ayşe kehrte nach Hause zurück und beteiligte sich an der Pflege der Mutter, ohne ihr Studium zu vernachlässigen. Da sie ihr Verantwortungsbewusstsein in einer Familienkrise derartig unter Beweis stellte, fiel es dem Vater leichter, darauf zu vertrauen, dass sie eine gute Entwicklung nehmen werde.

An der psychosozialen Versorgung von Migranten sind häufig mehrere Institutionen mit ganz unterschiedlichen Aufträgen beteiligt. Alle vermeinen zu wissen, was mit den Betroffenen von Rechts wegen geschehen müsste, alle haben Vorstellungen davon, wie eine gelungene Integration aussehen müsste oder wie man sie gerade verhindern sollte (z. B. wenn nicht klar ist, ob ein dauerhafter Aufenthalt überhaupt gewährt werden wird). Hier haben sich Kooperationskonferenzen bewährt, wie sie in der Jugendhilfe gesetzlich gefordert sind, in der Psychiatrie aber sinnvollerweise auch einberufen werden sollten, da sie sich als höchst effektiv erweisen. Damit diese Konferenzen wirklich ihren Auftrag erfüllen, sollte sorgfältig darauf geachtet werden, dass gemeinsam mit den Klienten nach dem passenden Beratungsangebot gesucht wird. Dazu sind sowohl ausreichende interkulturelle Kompetenzen aller Professionellen (Kaviani u. Hegemann 2011) wie eine kontinuierliche Entwicklung der Institutionen in Richtung einer größeren Kultursensibilität durch die Leitungskräfte erforderlich (Hegemann 2009).

Schluss

Zusammenfassend sollen die wichtigsten Leitideen zur Herstellung von Kooperation in interkulturellen Kontexten auf den Ebenen des Sprachgebrauchs, der Haltung und der Gestaltung von Interventionen noch einmal benannt werden.

Sprache:

- positiv konnotierend
- verflüssigend
- kontextualisierend
- hypothetisch
- ressourcen- und lösungsorientiert
- anteilnehmend, wohlwollend und neugierig
- sprachliche und kulturelle Verständigung ermöglichend durch das Hinzuziehen geeigneter Dolmetscher.

Haltung:

- Klienten und Familien als Experten ihrer selbst
- engagierte Neutralität und anteilnehmende, wohlwollende Neugier in Bezug auf fremde Werthaltungen, Erklärungen und Bedeutungsgebungen
- engagierte Neutralität in Bezug auf den Sinn und Nutzen von Veränderung und Nichtveränderung
- Exploration und Nutzung von Ressourcen der Klienten, der Familien, der Mitarbeiter und der beteiligten Institutionen sowie des kulturellen Hintergrundes und des institutionellen Rahmens.

Interventionen:

- Kooperationskonferenzen mit den anderen beteiligten Institutionen und Helfern
- Familiengespräche
- Einbezug von Mittlerpersonen
- Fallbesprechungen unter Einbeziehung des interkulturellen Kontextes.

Teil 5: Ethik, Lehre, Forschung

Teil 5 beleuchtet einige wichtige Rahmenbedingungen systemischer Praxis. Jede therapeutische und beraterische Praxis benötigt eine ethische Fundierung, die ihre Beschäftigung mit menschlichem Leiden und sozialen Konflikten in Bezug auf grundlegende Werte legitimieren kann.

Kapitel 5.1 skizziert den Kern einer konstruktivistischen Ethik und eine sich daraus ergebende Grundhaltung systemischer Therapie gegenüber Personen und Klientensystemen, die sich vor allem in einer achtungs- und respektvollen, allparteilichen Haltung gegenüber den Klienten als Experten ihrer selbst äußert. Darüber hinaus wird auf den Umgang mit Grenzen und Grenzverletzungen sowie die Handhabung von vertraulichen Informationen und die Arbeit mit Zwangskontexten eingegangen.

Kapitel 5.2 beschäftigt sich mit der formalen und inhaltlichen Organisation von Aus- und Weiterbildung in systemischer Therapie und Beratung im Spannungsfeld von ökonomischen, rechtlichen und fachpolitischen Rahmenbedingungen einerseits und dem Anspruch eines systemisch-konstruktivistischen Konzeptes von Lehren und Lernen andererseits.

In Kapitel 5.3 schließlich geht es um Perspektiven der Beforschung systemischer Praxis, die (zumindest im deutschsprachigen Raum) von den Praktikern allerdings bislang recht wenig rezipiert worden ist. Seit Beginn des 21. Jahrhunderts sind aber verstärkte Bemühungen um eine bessere Verbindung von Forschung und Praxis zu verzeichnen. Dabei zeigt sich, dass die Perspektiven aufseiten der Forscher wie die unterschiedlichen Varianten innerhalb des systemischen Ansatzes auch vielfältig und variantenreich sind. Aus diesem Grund werden hier (als Auswahl) drei bedeutsame Forschungsschwerpunkte im systemischen Feld durch ihre bekanntesten Repräsentanten vorgestellt: die methodologischen Varianten der interpretativen Sozialforschung im Kontext qualitativer Forschungsstrategien (B. Hildenbrand), die synergetische Perspektive einer Verbindung von Forschung, Diagnostik und Therapie (G. Schiepek) und eine methodisch offene Praxis »sozialsystemischen Forschens« (J. Schweitzer und M. Ochs), die ihre Vorgehensweise pragmatisch aus der Fragestellung und ihrem Gegenstand entwickelt. *(Tom Levold)*

5.1 Ethik und Recht

Wilhelm Rotthaus

Systemische Therapie und Ethik

In der Diskussion zum Thema systemische Therapie (systemisches Denken, Konstruktivismus) und Ethik geht es im Kern um die Frage: Was bedeutet es für die Formulierung moralischer respektive ethischer Werte, wenn der »naive Realismus« (Keeney 1987), der unser Denken im Alltag prägt, in der konstruktivistischen Philosophie radikal infrage gestellt und die Möglichkeit objektiver Beobachtung und wahrer Erkenntnis negiert wird, stattdessen die Überzeugung Raum greift, dass jeder Einzelne an der Konstruktion seiner eigenen Erfahrung aktiv beteiligt ist? Endet damit alles in der Beliebigkeit individueller »Ethiken«? Oder lässt sich aus systemischem Denken eine systemische Ethik ableiten? Wenn ja, müsste dann nicht systemisches Denken in Anwendung auf sich selbst dieser systemischen Ethik die Berechtigung, generelle, »wahre« Aussagen zu machen, sofort wieder absprechen? Und muss aus systemischem Denken nicht gefolgert werden, dass die ethischen Gewissheiten der anderen – so wenig wünschenswert sie uns auch erscheinen mögen – in letzter Konsequenz genauso legitim und gültig sind wie unsere eigenen?

Im Folgenden seien die Grundlinien einer möglichen systemischen Ethik kurz skizziert. Als Ausgangspunkt lässt sich von Foersters berühmte Formulierung wählen: »Objectivity is a subject's delusion that observing can be done without him«[62] (zit. nach von Glasersfeld 2012, S. 31). Und von Foerster setzt hinzu: Die Bezugnahme auf Objektivität sei gleichbedeutend mit der Abschaffung persönlicher Verantwortung. Darin liege ihre große Popularität begründet.

Diese konstruktivistische Kritik hat radikale Auswirkungen auf moralisches und ethisches Denken. Sie bricht mit der traditionellen dualistischen Sichtweise, die »Gut« von »Böse«, »Wahr« von »Falsch«, »Krank« von »Gesund« trennt und die Grundlage für alle Kämpfe um den »richtigen« Glauben, die »richtige« politische Ideologie, die »richtige« wissenschaftliche Theorie, die »richtige« Lebensweise, Ordnung und Moral war und ist. Sie zwingt dazu, das eigene Denken und Handeln selbst zu verantworten.

Für von Foerster (1993, S. 60 ff.) besteht bei der von ihm vorgenommenen Unterscheidung von Moral und Ethik die Moral aus von außen an den Einzelnen herangetragenen Regeln, die »Gut« und »Böse« unterscheiden sowie »Richtig« und »Falsch« kennzeichnen. Ethik ist für ihn auf einer Metaebene der Moral angesiedelt, auf welcher moralische Fragen reflektiert werden können und müssen. Ethik kennzeichnet

62 »Objektivität ist der Irrglaube des Menschen, wahrnehmen zu können, ohne selbst daran beteiligt zu sein« (Übers. W. R.).

dabei einen Rahmen grundsätzlicher innerer Einstellungen und Haltungen, die das Handeln leiten; die Innensteuerung steht also im Vordergrund. Moral ordnet von Foerster dementsprechend der Kybernetik 1. Ordnung zu, die einen außenstehenden Beobachter voraussetzt, der aufgrund seiner Unabhängigkeit vom beobachteten System vermeintlich objektive Regeln formulieren kann, die für dieses System zu gelten haben. Derartige Regeln sind daher präskriptiv, sie tauchen in der Form von Geboten (»*Du* sollst …«) auf. Als Leitmetapher hierfür kann das alttestamentarische Bild der Gebotstafeln Gottes gelten, die dieser Moses übergibt.

Die Kybernetik 2. Ordnung bestreitet die Möglichkeit eines solchen unabhängigen Beobachters. Der Beobachter wird als Teil des Beobachteten gesehen und sieht sich selbst als aktiv Handelnden, der seine zwischenmenschlichen Beziehungen (mit)gestaltet und damit seine Handlungen verantworten muss. Eine Ethik auf dieser Ebene verlangt folglich nach Formulierungen in der ersten Person, »*Ich* soll!« oder »*Ich* soll nicht!«, besser noch »*Ich* will!« oder »*Ich* will nicht!«. Verantwortungsethik bedeutet, auf die Sicherheit eindeutiger moralischer Regeln zu verzichten und auf die selbstverantworteten Entscheidungen zu vertrauen:

> »Für einige ist diese Freiheit der Wahl ein Geschenk des Himmels. Für andere ist eine derartige Verantwortung eine unerträgliche Last« (ebd., S. 74).

Nun scheint aber auch eine Verantwortungsethik ohne jegliche Orientierung und Fundierung kaum denkbar. Maturana und andere Autoren sehen diese in den anthropologischen Grundbedingungen menschlicher Existenz. Kein Mensch ist als Einzelner lebensfähig. Die Idee des unabhängigen Individuums ist eine Fiktion (Duss-von Werdt 1987). Bereits der Säugling ist ohne eine Person, die ihn umsorgt und versorgt, nicht lebensfähig. Ohne soziale Interaktionen können wir keine Vorstellungen von uns selbst erwerben, unser Selbstbild wird weitgehend davon bestimmt, wie andere uns sehen (Forgas 1999, S. 167 ff.). Kooperation ist eine Existenzfrage des Menschen, die zum einen Rücksichtnahme, Absprachen, Kompromisse, Austausch und Gegenleistung erfordert, zum anderen soziale Einfühlungsfähigkeit verlangt, damit man die Absichten anderer erkennen und vorhersagen kann, wie die eigenen Handlungen und Absichten von anderen interpretiert werden. Derartige Bedeutungserzeugungen hält Roth (1997, S. 50) für die wichtigste Leistung unseres Gehirns.

Sprache und sprachliches Denken setzen die Existenz anderer voraus, mit denen der Sprechende in einer gemeinsamen sprachlichen Welt und Kultur koexistiert:

> »Alles menschliche Tun findet in Sprache statt. Jede Handlung in Sprache bringt eine Welt hervor, die mit anderen im Vollzug der Koexistenz erschaffen wird und das hervorbringt, was das Menschliche ist. So hat alles menschliche Tun eine ethische Bedeutung, denn es ist ein Tun, das dazu beiträgt, die menschliche Welt zu erzeugen. Diese Verknüpfung der Menschen miteinander ist letztlich die Grundlage aller Ethik als einer Reflexion über die Berechtigung der Anwesenheit des anderen« (Maturana u. Varela 1987, S. 265).

Ähnliches sagen die großen Religionen:

> »Es gibt ein Prinzip, [...] das seit Jahrtausenden in vielen religiösen und ethischen Traditionen der Menschheit zu finden ist und sich bewährt hat: Was du nicht willst, das [dass] man dir tu, das füg auch keinem anderen zu. Oder positiv: Was du willst, das [dass] man dir tut, das tue auch den anderen. Dies sollte die unverrückbare, unbedingte Norm für alle Lebensbereiche sein, für Familie und Gemeinschaften, für Rassen, Nationen und Religionen« (Küng u. Kuschel 1993, S. 27 f.).

Die Einfachheit dieser Metaregel mag überraschen. Sie ist eine rigorosere Verhaltensrichtlinie als alle moralischen Regeln, die »Gut« und »Böse« kennzeichnen. Es gibt nur noch die persönlich verantwortete Handlung im Wissen über die Fragwürdigkeit und Begrenztheit der eigenen Entscheidungskriterien. In diesem Sinne schreibt Schumpeter:

> »Die Einsicht, dass die Geltung der eigenen Überzeugung nur relativ ist, und dennoch unerschrocken für sie einzustehen, unterscheidet den zivilisierten Menschen vom Barbaren« (zit. nach Willke 2005, S. 230).

Diese Regel findet sich als Prinzip im Sinne einer universellen ethischen Leitlinie für moralische Entscheidungen bei vielen Philosophen von Kant bis Habermas. Auch Kohlberg kennzeichnet in seiner Stufenentwicklung des moralischen Urteilens die höchste ethische Ebene als prinzipiengeleitet. Entscheidungen über das moralisch Richtige können seiner Ansicht nach nur mit Rückgriff auf ethische Prinzipien getroffen werden, die die Ableitung, Rechtfertigung und Überprüfung konkreter Normen und Regeln erlauben und die im Zweifelsfall auch dazu zwingen können, gegen formulierte Regeln und Gesetze zu handeln. Die erwähnten Prinzipien leiten sich nach Kohlberg aus dem universalen Prinzip der Gerechtigkeit ab und lauten: Gleichheit, Reziprozität und Respekt vor der Würde des Menschen (vgl. Oser u. Althof 2001).

S. J. Schmidt wendet gegen solche Versuche einer systemischen Ethik allerdings ein, dass sie

> »genau dem Denkstil und der Ausdrucksweise verpflichtet sind, die Konstruktivisten gerade zu überwinden bzw. zu verlassen versuchen« (1995, S. 12).

Eine »Lösung« könnte darin bestehen, die Idee eines statischen Prinzips aufzugeben und das Ringen um ethische Prinzipien als Prozess anzusehen. Marianne Krüll (1987) versucht, dies durch Einführung der Zeitdimension zu erreichen. Sie entwickelt ein Stufenmodell, auf dessen Null-Ebene sie die üblichen »Du sollst ...«-Regeln verortet. Auf der Metaebene 1 erfolgt die Reflexion darüber, dass es viele moralische Systeme gibt, die von Kultur zu Kultur und je nach Situation und Zeit unterschiedlich sein können. Diese Ebene 1 kann nun ihrerseits von einer Metaebene 2. Ordnung betrachtet werden, auf der gilt: Es gibt keine absolute Ethik. Jedes moralische System ist gleichermaßen »wahr«. Als Antwort auf die damit gegebene Gefahr der Legitimation schlimmster Verbrechen ist Krüll zufolge

> »eine entscheidende Wendung vonnöten: Ich behaupte, dass die Kritik des Objektivitätsanspruchs, die mir auf der Ebene 2 möglich wird, ihrerseits auf inhaltlichen Prämissen beruht, die selbst eine Ethik implizieren. Ich unterscheide eine weitere Ebene 3, die sozusagen eine Meta-Meta-Ebene ist und die besagt: Der Satz ›Es gibt keine absolute Ethik‹ ist selbst nicht absolut zu setzen. Er basiert auf einer konkreten Ethik der Ebene 0« (ebd., S. 252).

Dadurch ergibt sich bei Betrachtung der ethischen Bewertung des eigenen Verhaltens ein Zirkel, aus dem zu entkommen nicht möglich ist, weil die rekursive Reflexion über die Prämissen des eigenen Reflektierens von ebendiesen Prämissen ausgehen muss. Indem jeder Durchlauf des Zirkels zwar auf die Ebene 0 zurückführt, sich aber die eigene Ethik durch diese Durchläufe ständig ändert, wird es möglich, verbindlich zu den eigenen Wertungen zu stehen und dennoch ihre Relativität in der Rekursivität zu akzeptieren und damit ihre Veränderbarkeit zuzulassen.

Eine andere Lösung, zu einer kontinuierlich prozesshaften Ethik zu kommen, besteht nach S. J. Schmidt (1995) und Müssen (1995) darin, den Dialog über ethische Prinzipien und die Auseinandersetzung zwischen den verschiedenen ethischen Bewertungen selbst schon als letzte Klärungsinstanz anzusehen. Müssen (ebd., S. 180) verweist darauf, dass die Frage

> »eine dem Konstruktivismus besonders naheliegende Kommunikationsform darstellt, weil sie die kooperativ-konsensuelle Erzeugung neuer Realitäten fördert«.

Damit erklärt er Diskurspraxis zum eigentlichen Terrain von Ethik. Ethische Positionen würden dadurch nicht heteronom in Form von Ansprüchen von außen an die Betroffenen herangetragen werden können, sondern vielmehr immanent interpretativ aus der bereits gegebenen Moral der Betroffenen heraus entwickelt werden müssen. Selbstverständnisse würden in einem sokratischen Dialog befragt und ihr kritisches Potenzial im Rahmen einer rekursiven Anwendung erhellt. Als ethische Maxime formuliert Müssen (ebd., S. 209): »Erkenne dich selbst in dem, was du tust! Und stell die richtigen Fragen – dir selbst und anderen!«

Grundhaltung systemischer Therapie gegenüber Personen und Klientensystemen

Kennzeichen aller ethischen Reflexionen unter systemischer Perspektive sind der Respekt vor der Autonomie des anderen und die Achtung seiner Überzeugungen und Wirklichkeitskonstruktionen. Daraus erwächst eine wertschätzende Haltung, die eine Begegnung in größtmöglicher Gleichberechtigung, eine Begegnung auf gleicher Augenhöhe realisiert. Diese Haltung – und nicht der Zugriff auf eine Vielfalt an Methoden – zeichnet die systemische Therapeutin aus. Sie achtet und wertschätzt zudem die zentrale Eigenart aller Lebewesen, die darin besteht, dass sie undurchschaubar, nicht instruierbar und damit von außen nicht gezielt steuerbar, vielmehr selbstreferenziell und in ihrem Verhalten nicht vorhersehbar sind. Ludewig (2002, S. 38) bezeichnet dies als das »Therapeutendilemma«, das er mit dem Satz beschreibt: »Handle wirksam, ohne je im Voraus zu wissen, wie, und ohne zu wissen, was dein Handeln auslösen wird!« Mit anderen Worten (ursprünglich im Hinblick auf Erziehung formuliert von Rotthaus 1998b): Nicht die therapeutische Intervention bestimmt über das Schicksal des Klienten, sondern der Klient bestimmt über das Schicksal der therapeutischen Intervention.

Diese Konstellation muss zwangsläufig zu einer großen Bescheidenheit aufseiten der Therapeutin führen. Sie tritt in einen Dialog mit ihrem Klienten, in dem sie voll Interesse und Neugier die ganz spezifischen Reaktionen dieses Klienten auf ihre Anregungen und Anstöße beobachtet, und reagiert selbst wieder darauf mit neuen anregenden – hinreichend ungewöhnlichen – Fragen. Dementsprechend sind in der systemischen Therapie vielfältige Fragetechniken und Methoden entwickelt worden, die die ethische Haltung des Respekts vor der Autonomie der Klienten zum Ausdruck bringen.

Der Klient als Experte

Die Therapeutin achtet damit den Klienten als Experten für seine eigene Lebensgestaltung und wahrt die Grenze zwischen seinem Zuständigkeitsbereich und ihrem eigenen als Therapeutin. Der Klient verantwortet sein eigenes Leben und Denken und die Therapeutin ihr therapeutisches Handeln, das sie nach bestem Wissen und Gewissen und nach aktuellen theoretischen und praktischen Erkenntnissen gestaltet. Statt an einer Beurteilung nach den Kategorien »Richtig« oder »Falsch« ist therapeutisches Handeln daran zu orientieren, dass es für den Klienten in dieser aktuellen Situation passend, angemessen und anschlussfähig ist. Dabei betrachtet die systemische Therapeutin alle Zeichen von »Widerstand« aufseiten des Klienten als wertvolle Informationen, die bei ihr veränderte Suchbewegungen auslösen. Für ihr Therapeutenverhalten, ihre Sprache, ihre Hypothesen und ihre therapeutischen Handlungen trägt sie die alleinige, persönliche Verantwortung, was bedeutet, dass sie all dies auch ethisch abwägen muss.

Achtung und Respekt

Achtung und Respekt dem Klienten gegenüber finden unter anderem Ausdruck in der Anerkennung und Würdigung seines bisherigen Lebenskonzeptes, der geglückten oder missglückten Versuche der Lösung seiner Lebensprobleme, seiner Leistungen und des bisher von ihm Erreichten. Entsprechend zielt systemische Diagnostik nicht zuletzt

> »auf die Erkundung und Nutzung aller jener Ressourcen, die es dem Klienten ermöglicht haben, sein bisheriges Leben zumindest insofern zu meistern, dass er noch lebt« (Ludewig 2002, S. 46).

Ludewig bezeichnet dies als »Überlebensdiagnostik«. Darüber hinaus fokussiert die systemische Therapeutin auf die Erfahrungen, Stärken und Fähigkeiten, deren sich der Klient in seiner Problemtrance oft gar nicht mehr bewusst ist und die er vergessen hat zu nutzen.

Achtung und Respekt im Kontext einer systemischen Ethik verlangen auch die Beschränkung therapeutischen Handelns auf den Bereich, der in gemeinsamer Arbeit als Auftrag definiert ist. Die Therapeutin erkundet mit dem Klienten Anlass und Anliegen für eine Therapie in konkret anschaulichen Beschreibungen und achtet auch auf multiple und eventuell verborgene Anliegen, die sie ansprechen muss, damit der Klient eine Entscheidung über den Inhalt der Therapie treffen kann. Darauf aufbauend, erfragt sie den Auftrag, das heißt, welche Leistung der Klient (der Kunde, der Kundige) bzw. das Klientensystem von ihr erhofft und erwartet, und offenbart, ob sie diese Leistung erbringen kann und will.

Allparteilichkeit

Achtung und Respekt dem oder den Klienten gegenüber finden im Weiteren ihren Ausdruck im Konzept der Allparteilichkeit oder Neutralität auf drei Ebenen: (1) im Hinblick auf die direkt oder indirekt beteiligten Personen; (2) im Hinblick auf die Probleme oder Symptome; (3) im Hinblick auf die vorhandenen Ideen, Sichtweisen und Wirklichkeitskonstruktionen.

Allparteilichkeit den Personen gegenüber hat nichts mit Gleichgültigkeit zu tun, sondern bedeutet die Fähigkeit und Bereitschaft, für alle anwesenden und nicht anwesenden Systemmitglieder gleichermaßen Partei zu ergreifen, ihnen mit Achtung, Respekt und Wertschätzung zu begegnen, für ihr Leid Verständnis zu zeigen sowie ihre Wünsche und Hoffnungen zu würdigen und anzuerkennen. Wenn den Klienten am Ende der Therapiestunde unklar ist, auf wessen Seite die Therapeutin gestanden hat und steht, ist Allparteilichkeit den Personen gegenüber gelungen.

Allparteilichkeit im Hinblick auf das Problem oder das Symptom erfordert eine Balance zwischen der Würdigung der bisherigen Lösung, auch wenn das Problem als leidvoll erlebt wird, und dem Bemühen um Verstörung des Bisherigen und der Anregung von neuen Handlungsoptionen. Dies gelingt, wenn sich die Therapeutin dessen bewusst ist, dass das Symptom – trotz des Leidens – angesichts der persönlichen Geschichte und der Kontextbedingungen ihrer Klientin das augenblicklich passende und subjektiv angemessene Verhalten darstellt. Deshalb forscht sie im Dialog mit ihr nach »den guten Gründen« für das Symptom. Symptome müssen nicht zwangsläufig bekämpft und unbedingt zum Verschwinden gebracht werden. Ziel der Therapie ist vielmehr, der Klientin Autonomie und Kontrolle über das Symptom zu ermöglichen.

Allparteilichkeit im Hinblick auf die Ideen, Sichtweisen und Wirklichkeitskonstruktionen der Klientin besteht darin, ihre Werthaltungen und Meinungen, Problemerklärungen und Lösungsideen voll Interesse und Neugier zu erfragen und offenzuhalten, ob man dies alles für gut und richtig, für weniger gut oder unangemessen hält. Das bedeutet nicht, dem Appell der Klienten nachzugeben, sie in ihrer Sichtweise zu bestätigen. Vielmehr zeigt die systemische Therapeutin interessierte Überraschung angesichts der Wirklichkeitskonstruktionen ihrer Klienten und verweist möglicherweise darauf, dass andere Klienten einen ähnlichen Sachverhalt in völlig anderer Weise gesehen und bewertet haben. Auf diese Weise öffnet sie den oft nach langem Leiden verengten Blick ihrer Klienten und folgt dem Rat von Foersters: Handle stets so, dass du die Zahl der Möglichkeiten vergrößerst.

Wird die Therapeutin allerdings von einem Klienten aufgefordert, Stellung zu beziehen, sollte sie davor keinesfalls ausweichen und ihre persönliche Meinung äußern, jedoch hinzufügen, dass sie höchst unsicher sei, ob diese Meinung für ihn unter seinen persönlichen Bedingungen in seinem sozialen Kontext passend sei. Sie sollte auch dann Stellung beziehen, wenn das Verhalten eines Klienten mit ihren persönlichen Wertvorstellungen keineswegs zu vereinbaren ist. Wird Einigkeit in der moralischen Bewertung dieses Verhaltens erreicht, kann damit die Basis für eine gute Zusammenarbeit gelegt sein; wird sie nicht erreicht, ist möglicherweise eine Zusammenarbeit ethisch nicht vertretbar.

Ein besonderer Aspekt von Achtung und Wertschätzung ist in der Kinder- und Jugendlichentherapie von größter Bedeutung: die allparteiliche Wertschätzung der Eltern und des Kindes. Durch ein über viele Jahrzehnte gepflegtes Missverständnis, Eltern könnten Verursacher der Probleme ihrer Kinder sein, werden Eltern selbst in Therapien häufig beschuldigt und diskriminiert. Natürlich gelingt es Eltern mehr oder weniger gut, für die Entwicklung ihrer Kinder förderliche Bedingungen zu schaffen. Für die systemische Therapeutin besteht aber kein Zweifel, dass auch die Eltern, denen dies misslingt, eigentlich gute Eltern hätten sein wollen und dass sie nach wie vor das Bedürfnis haben, kompetente und erfolgreiche Eltern zu sein, die das Beste für ihr Kind wollen und stolz auf ihr Kind sein möchten. Nur aus einer solchen Haltung heraus gelingt es, die Tragik des Scheiterns zu sehen, eine Basis für Kooperation aufzubauen und die Stärken und Fähigkeiten auch dieser Eltern wahrzunehmen.

Ebenso wollen alle Kinder gute Kinder und auf ihre Eltern stolz sein, und sie wünschen, dass ihre Eltern stolz auf sie sind. Das gilt auch in solchen Fällen, in denen Kinder begreiflicherweise auf ihre Eltern schimpfen und mit ihnen nichts mehr zu tun haben wollen. Sie haben alles Recht der Welt auf eine solche Meinung, profitieren aber in keiner Weise von einer einseitigen Parteilichkeit der Therapeutin.

Durch eine konsequente Ressourcenorientierung kann die Therapeutin in der Arbeit mit Familien zu einem guten Modell für die Eltern werden, die oft dazu neigen, nur noch die Probleme ihrer Kinder zu sehen. Sie achtet zudem auf die vielfältigen Loyalitätsbindungen im System und fokussiert auf das, was Eltern und Kinder trotz allem erreicht haben, und darauf, wie ihnen das gelungen ist. Sie nutzt die in diesem Dialog aufkommende positive Emotion als Kraft für die möglicherweise schwer erreichbaren Lösungen der aktuellen Probleme. Dabei tritt sie nicht als Expertin für »richtiges« Verhalten auf, die zu erkennen vermag, was in der jeweiligen Familie zu verändern ist. Das können nur die Familienmitglieder beurteilen.

Umgang mit Grenzen und Grenzverletzungen

Zwischen den beiden bereits angesprochenen Verantwortungsbereichen von Klienten und Therapeuten verläuft eine Grenze, die der Therapeut sorgfältig zu beachten hat. Luthman und Kirschenbaum (1974, S. 276 f.) beschreiben in diesem Zusammenhang die Gefahr, die sich daraus ergibt, dass ihrer Meinung nach alle Therapeuten »Retter« sind:

> »Um die Rettungsaktionen aufzugeben, muss der Therapeut die Tatsache akzeptieren, dass der Klient zu allen Zeiten für sich selbst verantwortlich sein muss. In dem Augenblick, da er [der Therapeut] die schmale Grenzlinie überschreitet und die Verantwortung für das Verhalten eines anderen übernimmt, für sein Glück oder für seinen Lebensinhalt, ist derjenige [der Klient] schon in Schwierigkeiten und wird sein Patient [als Behandelter, nicht mehr als Handelnder]« (ebd., S. 278).

Der Therapeut muss deshalb aufmerksam auf seine eigenen Impulse achten, die ihn dazu verführen könnten, diese Grenze zum Klientensystem zu überschreiten. Jeder Einzelne dürfte dafür sein ganz persönliches Thema haben. Oft stellt »Gewalt«, insbesondere Gewalt in Familien, in dieser Hinsicht eine besondere Herausforderung dar. Aufseiten des Therapeuten erfordert dies eine Selbstreflexion bezüglich eigener Gewaltimpulse und Gewaltfantasien sowie die Wahrnehmung von Rettungsimpulsen, die durch die eigene persönliche Geschichte bedingt sind.

Im Hinblick auf den Verantwortungsbereich der Klientin muss der Therapeut beispielsweise ihre Schutzhüllen, die sie sich nach vielen seelischen Verletzungen geschaffen hat, feinfühlig und sensibel wahrnehmen. Er darf sich nicht vom eigenen Bedürfnis nach therapeutischer Beziehung und Nähe hinreißen und sich durch die Begeisterung über die eigene Fähigkeit, Nähe herzustellen, verführen lassen. Vielmehr muss er aufmerksam und sensibel die Selbstbestimmung der Klientin achten, denn nur sie kann wissen, was zu welchem Zeitpunkt für sie gut ist. Der Therapeut mag beispielsweise im Hinblick auf die Missbrauchsgeschichte einer Klientin über seine Erfahrung berichten, dass es für die meisten Klientinnen hilfreich ist, zu irgendeinem Zeitpunkt ihre Missbrauchserfahrung zu thematisieren. Wenn er zugleich die Überzeugung äußert, dass sie die richtige Entscheidung treffen, gegebenenfalls den richtigen Zeitpunkt finden und dann klären wird, ob sie dies mit einem Mann oder einer Frau bearbeiten möchte, dann respektiert er die Autonomie der Klientin und stärkt ihre Kompetenz- und Kontrollüberzeugung.

In ähnlicher Weise muss der Therapeut seine Klientin davor schützen, mehr zu sagen, als sie eigentlich sagen möchte. Auch hier darf er sich nicht durch die Freude an der eigenen Kompetenz, die Klientin zum Sprechen zu bringen, verleiten lassen und muss sie gegebenenfalls auf diese Gefahr aufmerksam machen, indem er sie auffordert, sich gut zu überlegen, wie viel sie – jetzt – sagen will. Dies gilt bei der Arbeit mit Familien besonders im Kontakt mit Kindern, die sich möglicherweise freuen, einer vertrauenswürdigen Person zu begegnen, und bei ihren Äußerungen deshalb ihre gewohnte Vorsicht vergessen. Der Therapeut sollte sich immer die Frage stellen, was wohl geschieht, wenn diese Familie wieder nach Hause fährt.

Gerade im Bemühen, eine gute therapeutische Beziehung zu Klienten herzustellen, gilt es, die Grenze des professionellen Kontaktes sorgfältig zu wahren. Dabei helfen ein Kontext, der eine Arbeitsatmosphäre deutlich macht (Arbeitszimmer, Verzicht auf Kaffee und Kuchen etc.), und die sorgfältige Einhaltung des vereinbarten Zeitrahmens. »Gefährlich« sind demgegenüber Abweichungen von solchen strikten Kontextgestaltungen, auch wenn sie öfter durchaus sinnvoll und hilfreich sind, beispielsweise: Therapiegespräche beim Spazierengehen, Begleitung der Klientin bei Expositionen in ihrer Lebensumwelt, konkrete Unterstützung der Klientin zur Aufnahme von Aktivitäten, Aufsuchen der Klientin oder des Klientensystems im eigenen Haushalt. All das kann der Therapeut tun; er muss nur sorgfältig darauf achten, seine Unabhängigkeit und seine professionelle Distanz nicht zu verlieren. Wird diese Grenze überschritten, ist er angehalten, sofortige Maßnahmen zur Entflechtung vorzunehmen oder aber die Therapie zu beenden und seine Klientin an einen anderen Therapeuten zu überweisen.

Umgang mit Informationen und der Verpflichtung zur Verschwiegenheit

Im Rahmen einer autonomieorientierten systemischen Einzel-, Gruppen- oder Familientherapie ist spätestens zum Zeitpunkt der Vereinbarung eines Kontraktes Transparenz bezüglich der Rahmenbedingungen von großer Bedeutung. Dazu gehören die Mitteilung eventueller Vorinformationen, die Aufklärung über die eigenen Kompetenzen des Therapeuten, die Offenlegung eventueller geheimer Auftraggeber und der Umgang mit Verschwiegenheit. Viel zu selten thematisiert wird das, was in der somatischen Medizin heutzutage völlig selbstverständlich ist: die Aufklärung über Gefahren und Nebenwirkungen einer Therapie. In einer Paartherapie kann nicht nur ein glücklicheres Zusammenleben des Paares am Ende der Therapie stehen, sondern auch eine Trennung. In der Kinder- und Familientherapie kann die erfolgreiche Behandlung eines sozial phobischen Verhaltens und einer Gehemmtheit eines Kindes zu einer Offenheit und Widerspruchsfreudigkeit des Kindes führen, die seitens der Eltern gar nicht gewünscht sind. Erst auf der Basis solcher Informationen können die Klienten eine informierte Zustimmung zu der Therapie geben, sodass der Kontrakt abgeschlossen werden kann.

Reiter-Theil, Eich und Reiter erörtern die in der Familientherapie häufig missachtete Notwendigkeit, auch von den Kindern eine informierte Zustimmung zur Therapie einzuholen. Sie fordern (1993, S. 16), dass dem jeweiligen Kind im ersten Schritt all jene Informationen vermittelt werden, die notwendig sind, damit sie zu einem sachlichen Urteil gelangen können. Im zweiten Schritt müsse der Therapeut sicherstellen, dass das Kind die dargestellte Information verstanden hat und, dritter Schritt, dass es diese verstandene Information zur Entscheidungsfindung verwendet (was für ein Kind im Kreis aller Familienmitglieder möglicherweise schwer zu realisieren ist). Erst wenn das Kind, im vierten Schritt, dann seine Zustimmung zum Behandlungsvorschlag gebe, könne von einem »informed consent« ausgegangen werden. In ihrem Beitrag erörtern sie die Schwierigkeiten, die sich bei jedem dieser vier Schritte ergeben.

Grundsätzlich besteht eine Verschwiegenheitspflicht gemäß § 203 StGB, die für alle Angehörigen heilbehandelnder Berufe, für staatlich anerkannte Sozialarbeiter, Sozial- und Heilpädagogen und die Mitarbeiter dieser Berufsangehörigen gilt. Sie betrifft alles, was diesen Personen in ihrer beruflichen Eigenschaft anvertraut oder auf andere Weise bekannt wird, so:

- die Tatsache, dass überhaupt ein Therapieverhältnis mit einer bestimmten Person besteht oder bestanden hat
- die Ergebnisse der Diagnostik und die Diagnose
- die durchgeführten Maßnahmen
- alle übrigen Informationen, die dem Therapeuten während des Behandlungsverhältnisses bekannt wurden.

Auskunft kann lediglich erteilt werden, wenn dafür das ausdrückliche Einverständnis der Betroffenen oder ein rechtfertigender Notstand gemäß § 34 StGB zur Wahrung eines höherwertigen Rechtsgutes vorliegt. Die Weitergabe von Informationen sollte allein schon aus Datenschutzgründen so restriktiv wie möglich gehandhabt werden und zugleich unter Berücksichtigung der Folgen für den Klienten und seine Therapie geschehen. Gefährdet ein Klient sich selbst oder andere oder wird er gefährdet, so hat der Therapeut zwischen Schweigepflicht, Schutz des Patienten, Schutz eines Dritten bzw. dem Wohl der Gesellschaft abzuwägen und gegebenenfalls Maßnahmen zum Schutz des Patienten oder Dritter zu ergreifen.

Die Ansicht, es bestehe bei der Behandlung von Kindern und Jugendlichen gegenüber den Sorgeberechtigten keine Pflicht zur Verschwiegenheit und eine Entbindung von der Schweigepflicht könne nur von Eltern oder Vormündern erteilt werden, ist unzutreffend. Es ist davon auszugehen, dass ein Kind spätestens ab dem 14. Lebensjahr über die notwendige Einsichts- und Urteilsfähigkeit verfügt, um bei altersgemäßer Information über die Folgen einer Weitergabe von Informationen entscheiden zu können. In Ausnahmefällen wird man dies auch für jüngere Kinder prüfen, wenn durch die Information der Eltern das Kindeswohl gefährdet würde.

In der Praxis hat sich es aber bewährt, mit Familien zu vereinbaren, dass innerhalb des Systems grundsätzlich alle Informationen allen Beteiligten offengelegt werden, es sei denn, ein Familienmitglied äußere bezüglich bestimmter Sachverhalte den Wunsch nach Verschwiegenheit. Diese grundsätzliche Offenheit dient dem Ziel einer transparenten und direkten Kommunikation in der Familie und erleichtert dem Therapeuten die Arbeit, verlangt aber auch von ihm, dass er insbesondere Kinder und Jugendliche gegebenenfalls während der Behandlung an die Möglichkeit, auf Verschwiegenheit zu bestehen, erinnern und eventuell hinsichtlich einzelner Sachverhalte auch selbst entscheiden muss, ob er eine Offenlegung für opportun, eventuell sogar für gefährlich hält.

Im Rahmen von kollegialer Beratung, Intervision und Supervision sowie zum Zweck wissenschaftlicher Forschung und Lehre dürfen Informationen über Klienten weitergegeben werden, allerdings nur in anonymisierter Form. Diese Anonymisierung muss sicherstellen, dass keinerlei Rückschluss auf die Person der Klienten erfolgen kann. Ton- und Bildaufnahmen der therapeutischen Tätigkeit bedürfen der vorherigen Einwilligung der Klienten. Ihre Verwendung unterliegt der Schweigepflicht. Es empfiehlt sich, eine schriftliche Einverständniserklärung einzuholen, in der das Datum für die Löschung der Aufnahme festgelegt ist.

Für alle Behandlungen besteht eine Pflicht zur Dokumentation, die insbesondere Aufzeichnungen über Befunde, Diagnosen, Behandlungsverlauf und Behandlungsergebnis umfasst. Eine Weitergabe dieser Aufzeichnungen ist nur bei Vorliegen des Einverständnisses der Betroffenen möglich, es sei denn, es bestünde eine gesetzlich geregelte Offenbarungsbefugnis bzw. eine Offenbarungspflicht. Die Klienten haben grundsätzlich ein Recht auf Einsicht in die Dokumentation. Nach der bisherigen Rechtsprechung, die allerdings nicht ganz einheitlich ist, bezieht sich dieses Recht auf den objektiven Teil der Aufzeichnungen (Diagnose, Testergebnisse etc.), nicht aber auf persönliche Eindrücke bzw. Einschätzungen des Therapeuten. Zudem ist es insoweit eingeschränkt, als Rechte Dritter (zum Beispiel Geheimnisse, die Angehörige anvertraut haben) verletzt werden können. Wenn Therapeuten die Herausgabe von Informationen mit Hinweis auf die Gefährdung der psychischen Gesundheit eines Klienten verweigern, haben sie darzulegen, warum sie die Herausgabe für kontraindiziert halten.

Zwangskontexte

Zwangskontexte stellen die Bewährungsprobe für das ethische Handeln der Therapeutin dar. Zwangsmaßnahmen können beispielsweise in Fällen akuter Suizidalität erforderlich sein, in denen die Therapeutin keine anderen ausreichenden Maßnahmen zur Abwendung eines Suizides mehr erkennt, oder im Fall der Gefährdung des Kindeswohls, wenn ein Kind z. B. in der Familie geschlagen oder sexuell missbraucht wird. Mit einem Zwangskontext ist sie auch dann konfrontiert, wenn im Umfeld ihres Arbeitsauftrages andere Personen Zwangsmaßnahmen eingeleitet haben. Im schwierigsten Fall kommt sie in die Situation, dass sich beide Konstellationen überlappen.

In jedem Einzelfall muss die Therapeutin ethisch reflektieren, ob die Zwangsmaßnahme tatsächlich unvermeidlich und ob sie als Therapeutin bereit ist, in diesem Zwangskontext therapeutisch tätig zu werden, d. h. an der Zwangsmaßnahme mitzuwirken. Sie ist aufgefordert, die eigenen Gewissheiten immer wieder infrage zu stellen und sie mit Personen anderer ethischer Überzeugungen zu diskutieren. Sie ist auch angehalten, die eigenen Retterfantasien zu hinterfragen und die Grenzen des ihr Möglichen zu akzeptieren – ohne sich auf die bequeme Haltung »Der will nichts von mir« oder »Der ist unbehandelbar« zurückzuziehen.

Eine individuumzentrierte Sicht auf die Probleme eines Menschen kann besonders rasch in eine Situation führen, in der Zwangsmaßnahmen lediglich noch als einzige hilfreiche Maßnahme erscheinen. Die klassische Psychiatrie mit einem auf den Einzelnen bezogenen Diagnosesystem und einer weitverbreiteten paternalistischen Haltung ist in dieser Hinsicht besonders gefährdet (siehe Conen u. Cecchin 2011, S. 28 f.). Eine ähnliche Haltung findet sich aber auch oft in der Jugendhilfe. Salvador Minuchin hat schon 1970 darauf hingewiesen, dass Helfer dazu neigen, Normalität oder Pathologie innerhalb eines Rahmens von Mittelschichtstandards zu betrachten und Lebensstile armer Familien negativ zu bewerten, was in letzter Konsequenz dann häufig dazu führt, dass diese Helfer überzeugt sind, direkt oder indirekt in das alltägliche Leben dieser Menschen eingreifen zu müssen (ebd.).

Zwangsmaßnahmen sind oft Ausdruck von Hilflosigkeit. Sie scheint geringer zu werden, wenn der Helfer eine familien- und netzwerkorientierte Sicht einnimmt. Dafür gibt es eindrucksvolle Beispiele in der Erwachsenenpsychiatrie (u. a. Deissler 1996; Seikkula 1996), in der Kinder- und Jugendpsychiatrie (Rotthaus 1998b) und in der Jugendhilfe (u. a. Conen u. Cecchin 2011).

Freiwilligkeit und Unfreiwilligkeit sind keine Entweder-oder-Positionen, sondern bewegen sich auf einem Kontinuum vom selbst eingebrachten Wunsch eines Klienten nach Therapie (wenn auch aus einem inneren »Druck« heraus) über die Therapie auf Druck von Angehörigen bis hin zur Therapie auf Veranlassung des Gerichts. Die Idee, nur der freiwillige, motivierte Klient sei therapiefähig, hat sich inzwischen überholt. Vielmehr setzt sich die Überzeugung durch (Rotthaus 1998a; Conen u. Cecchin 2011), dass der Therapeut auch eine ethische Verpflichtung hat, Therapiekonzepte unter Einschluss von Zwangsbedingungen zu entwickeln, damit auch primär therapieunwillige Klienten von einem therapeutischen Angebot profitieren können (z. B. jugendliche Sexualstraftäter – siehe Rotthaus u. Gruber 1996).

Dazu müssen allerdings einige Bedingungen beachtet werden: Die erste und wichtigste liegt in einer klaren Trennung der Verantwortung für die Kontrolle und der Verantwortung für die Therapie – was keinesfalls ausschließt, dass die Therapeutin die anderweitig verantworteten Kontrollmaßnahmen (mit) durchführt, beispielsweise in einem stationären Setting. Die Vereinigung von Verantwortung für Kontrolle und Therapie in einer Person (was durch die Unterbringungsgesetze der Länder in der Erwachsenenpsychiatrie nahegelegt wird) ist für die Therapeutin eine große Herausforderung. Sie muss in jedem Kontakt deutlich machen, »welchen Hut sie gerade aufhat«. Zudem kommt es zu einer Machtkonzentration, die die ethische Reflexion über die Notwendigkeit der Zwangsmaßnahme auf eine Person zu reduzieren droht.

Im Übrigen stehen der Respekt vor der Autonomie des Klienten und damit das Ziel der größtmöglichen Selbstbestimmung auch unter der Bedingung des Zwangskontextes ganz im Vordergrund. Hinzu treten der Respekt vor der Person des Betroffenen und die Bereitschaft, sich von persönlichen Vorurteilen gegenüber dem Klienten zu lösen und ihm trotz einer eventuell feindseligen Haltung respektvolle Neugier entgegenzubringen und seine Problemdefinition zu achten (wenn auch gegebenenfalls nicht zu teilen). Die Akzeptanz der Therapeutin für das Misstrauen des Klienten und seine andersartige Sichtweise in all ihren Konsequenzen ist ethisch geboten und oft der erste Türöffner.

Darüber hinaus ist es die Aufgabe der Therapeutin, Transparenz herzustellen: Wer hat welche Rolle im Helfersystem übernommen? Wer ist der Kontrolleur? Welche Bedingungen sind einzuhalten? Welche Anforderungen werden an den Klienten gestellt? Welche Mitteilungen werden von der Therapeutin an wen gegeben? Welchen Einfluss hat die Therapeutin? Und unter welchen Bedingungen werden die Kontrollmaßnahmen wieder aufgehoben? Das bedeutet als naheliegendes therapeutisches Ziel, dem Klienten zu helfen, dafür zu sorgen, dass andere nicht mehr denken, er habe ein Problem, welches Eingriffe von außen erfordert.

Ethische Diskurse

In den Systemen der Jugendhilfe und Psychiatrie, in denen Zwangsmaßnahmen eine durchaus große Rolle spielen, sind alle Beteiligten angehalten, ihre ethischen Prämissen, ihr konkretes Handeln, ihre Einstellungen und Haltungen immer wieder zu reflektieren: Mit welchen Einstellungen und Haltungen begegne ich meinen Klienten? Wie verhalte ich mich solchen Klienten gegenüber, die sich abweisend, widerständig und aggressiv zeigen? Welche Ängste und Sicherheitsbedürfnisse spielen bei mir eine Rolle? Bin ich bereit, mich auf Diskurse mit anderen einzulassen, die andere Positionen vertreten? Räume ich solchen ethischen Diskursen in meiner Arbeit den notwendigen Raum ein, auch wenn der Arbeitsdruck eigentlich keine Zeit dazu lässt? Höre ich dabei auch die Stimmen meiner Klienten? Handeln in und mit Zwangskontexten erscheint nur vertretbar, wenn die Beteiligten bereit sind, sich immer wieder auf solche Diskurse einzulassen.

5.2 Aus- und Weiterbildung

Tom Levold und Klaus Osthoff

Geschichte der familientherapeutischen und systemischen Fort- und Weiterbildung in Deutschland[63]

Wie bei allen Neuentwicklungen im Bereich professioneller psychosozialer Praxis begann die Konsolidierung und Weitergabe von theoretischem und praktischem Wissen auch im Feld der Familientherapie nicht mit Weiterbildungsrichtlinien, Prüfungswesen und Zertifizierungen, sondern mit der Aktivität und Vernetzung einiger weniger Pioniere, die als Erste die Erfahrungen US-amerikanischer Kolleginnen und Kollegen im deutschen Sprachraum bekannt machten und in die eigene Praxis integrierten. Sie waren zunächst psychoanalytisch ausgerichtet und arbeiteten ab 1971 in der von Horst-Eberhard Richter initiierten Internationalen Arbeitsgemeinschaft für Familienforschung und Familientherapie – AGF zusammen, einer Gruppe von Kolleginnen und Kollegen aus Deutschland, Österreich und der Schweiz, die durch den Eintritt von Helm Stierlin 1974 in zunehmende Konflikte bezüglich der grundlegenden Ausrichtung der Familientherapie geriet. Während es für die Gruppe um Richter nur um eine Modifikation psychoanalytischer Technik ging, sahen Stierlin und J. Duss-von Werth darin ein eigenständiges Verfahren und gründeten als theoretische Plattform 1976 die Zeitschrift *Familiendynamik* (vgl. Wirsching 1998, S. 86 f.).

Außer am 1975 von Maria Bosch gegründeten Institut für Familientherapie in Weinheim gab es in dieser Zeit keinerlei formalisierte Weiterbildungsangebote. Dennoch erweiterte sich die familientherapeutische Szene sprunghaft, angetrieben durch einen intensiven Austausch über Theorie und Praxis in Seminaren, Arbeitsgruppentreffen, auf Tagungen sowie bei wechselseitigen Besuchen von Forschergruppen und Teams in Kliniken, Beratungsstellen und anderen psychosozialen Einrichtungen. Regen Zuspruch erhielten Seminare und Workshops mit Referenten aus den USA und anderen Ländern, in deren Folge sich wiederum Teilnehmer miteinander vernetzten und auf regionaler und lokaler Ebene zu Kooperationen fanden.

63 Die berufs- und sozialrechtlichen Grundlagen psychotherapeutischer Tätigkeit und Aus- bzw. Weiterbildung unterscheiden sich in Europa in hohem Maße und können daher in diesem Kapitel nicht dargestellt werden (Conen 2002). Dies gilt auch für die deutschsprachigen Länder. Während die systemische Therapie in Österreich seit Langem ein anerkanntes Therapieverfahren ist (Kirschenhofer et al. 2009), war dies in Deutschland lange nicht der Fall und ist es, abgesehen von der berufsrechtlichen Anerkennung, immer noch nicht. Auch für die Schweiz gelten andere Bedingungen. Dort gibt es z. B. keine berufsrechtliche Anbindung der Psychotherapie an den Beruf des Psychologen (eine nicht geschützte Bezeichnung), und die Anerkennung von Therapieverfahren erfolgt durch einige wenige übergreifende Therapieverbände (vgl.: http://www.therapiedschungel.ch/content/kontext_gesetzeundregelungen_regelungen_psychotherapie.htm [10.10.2013]). Um diese Komplexität einzugrenzen, beschränken wir uns in diesem Kapitel in seinem politischen und formalen Teil auf die Situation in Deutschland.

Von Bedeutung ist, dass es im Zuge dieser intensiven Phase der Aneignung von Theorien und Methoden zunächst nicht zu einer Professionalisierung kam, sondern diese vor allem von den die Szene dominierenden Vertretern der Gießener Gruppe um Richter massiv abgelehnt wurde. 1978 wurde die Deutsche Arbeitsgemeinschaft für Familientherapie (DAF) gegründet, in die alle Personen aufgenommen wurden, die ein Interesse am Thema »Familie und Therapie« hatten, ohne dass qualitative Voraussetzungen für eine solche Aufnahme festgelegt wurden. Ihre Qualifizierung sollte laut Satzung (!) in selbstorganisierten regionalen Gruppen stattfinden, die nach dem Konzept einer Selbsthilfegruppe funktionieren sollten. Insofern lässt sich die familientherapeutische Szene dieser Jahre durchaus als eine Art »sozialer Bewegung« charakterisieren, die sich außer durch die genannte antiprofessionelle Attitüde und eine gewisse ideologische Uneinheitlichkeit auch durch Kommunikationsstrukturen und Umgangsformen auszeichnete, die stark auf Gleichheit ausgerichtet waren und auf eine Binnendifferenzierung oder gar hierarchische Gliederung verzichteten (vgl. Levold 2003b).

Mit der epistemologischen Wende Anfang der 1980er-Jahre, die mit der Begründung der systemischen Therapie als eigenen Ansatzes einherging, kam es auch zu einer grundsätzlichen Änderung dieser Politik sowie zu ersten Gründungen von Weiterbildungsinstituten – in der Regel als eingetragenen Vereinen. 1982 wurde der Bruch mit der Tradition offenkundig, als die in Marburg ausgerichtete Jahrestagung unter der Leitung von Klaus Deissler mit großem Erfolg auf professionelle Organisation von Form und Inhalten setzte und in der nachfolgenden Auseinandersetzung innerhalb der DAF die Selbsthilfeidee zunehmend in ein Schattendasein geriet.

Im Zuge der inhaltlichen Entwicklung zur systemischen Therapie und Beratung und der damit verbundenen enormen Nachfrage nach Weiterbildung und Qualifikation entstand in den 1980er-Jahren eine Vielzahl von Weiterbildungsinstituten, die – auch bei gelegentlicher organisatorischer Nähe zu einem Lehrstuhl (etwa in Heidelberg) – vor allem als private Vereine organisiert waren. Je nach theoretischer Präferenz und formalem Anspruch entwickelte sich eine Vielfalt von Curricula, die ganz unterschiedliche Anforderungen an die Teilnehmer stellten und sich in Umfang und zertifizierten Leistungen erheblich voneinander unterschieden. So bestanden maßgebliche Unterschiede in der Einschätzung der Notwendigkeit von Selbsterfahrung und Prüfungen, in den Kriterien für eine Aufnahme in die Weiterbildung etc.

Dies war vor allem in den Gründerjahren unproblematisch, da sich die überwiegende Anzahl der Weiterbildungsteilnehmer in den Instituten aus Professionellen rekrutierte, die bereits eine psychotherapeutische Weiterbildung in anerkannten Verfahren absolviert oder schon lange im Feld gearbeitet hatten und ihr inhaltliches und praktisches Spektrum erweitern wollten. Für viele von ihnen war daher eine formalisierte Ausbildung mit entsprechenden Abschlüssen eher nachrangig.

Gleichzeitig fand aber auch eine neue Generation von Weiterbildungsteilnehmern aus unterschiedlichsten Professionen (Ärzten, Psychologinnen, Lehrern, Pflegekräften, Theologinnen etc.) ihren Weg in systemische Weiterbildungen, die nicht über die entsprechenden Vorerfahrungen verfügten – ein Bedarf, der entscheidend zur stärkeren Professionalisierung des Weiterbildungswesens führte.

In diesem Zusammenhang fand 1986 nach längeren inhaltlichen Konflikten innerhalb der DAF die Gründung des Dachverbandes für Familientherapie und systemische Arbeit (DFS) als Zusammenschluss vor allem kleinerer Institute statt, die gemeinsame Weiterbildungsrichtlinien formulierten, um ein halbwegs kontrollierbares Qualitätsniveau zu schaffen und die Position der Institute in der systemischen Szene zu stärken, welche in der DAF nur einen geringen Stellenwert hatten. 1992 gab es erste Bestrebungen der DAF, die Institute stärker in den Verband einzubinden. Daraus entstand die Initiative zur Gründung der Systemischen Gesellschaft (SG) im Jahre 1993, die in Abgrenzung zu den sich eher noch »familientherapeutisch« verstehenden und auf Einzelmitgliedschaft basierenden Verbänden eine eindeutig systemische Ausrichtung auch im Weiterbildungsbereich gewährleisten wollte. Diese Gründung trug in gewisser Weise zur Schärfung des systemischen Profils von DAF und DFS bei – was schließlich auch zur Fusion der beiden Verbände zur DGSF und zur Trennung von den psychoanalytischen Familientherapeuten führte.

Die aktuelle Weiterbildungssituation

Mit der berufsrechtlichen Anerkennung der systemischen Therapie als wissenschaftlich begründeten Therapieverfahrens im Jahre 2008 ändert sich die Weiterbildungssituation insofern, als die bis heute von den Weiterbildungsinstituten in Eigenregie angebotenen Curricula in Form und Inhalt den gesetzlich festgelegten Anforderungen an eine Approbationsausbildung nicht genügen. Mittlerweile sind erste Approbationsausbildungen in systemischer Therapie auf dem Markt, die sich allerdings nur langsam durchsetzen werden, da die sozialrechtliche Anerkennung, die für die Abrechnung mit den Krankenkassen erforderlich ist, noch lange auf sich warten lassen wird und die Investitionen in eine solche Ausbildung nicht durch eine Abrechnung mit den Krankenkassen refinanziert werden können (s. u.).

Unabhängig davon sind mittlerweile so gut wie alle systemischen Weiterbildungsinstitute einem der beiden großen systemischen Verbände, DGSF und SG, angeschlossen, deren Zertifizierung von Weiterbildungen (DGSF 2013; Systemische Gesellschaft 2013) für die Qualität und Einheitlichkeit von Standards bürgt. Die Zertifizierungsrichtlinien der Dachverbände legen verbindliche Regeln für den Umfang der Weiterbildung sowie der darin enthaltenen Module (Theorievermittlung, Praxis, Selbsterfahrung, Eigenarbeit der Teilnehmer, Evaluation etc.) fest, lassen aber inhaltliche Freiräume für Kreativität und Vielfalt der Ausgestaltung systemischer Weiterbildungen, gerade in Abgrenzung von den häufig starren und frontalen Lehrkonzepten der sonstigen Approbationsweiterbildungen.[64]

Die DGSF hat mit der Einführung von Qualitätszirkeln einen konstruktiven Weg gefunden, den Gefahren der Verkrustung durch zu viel Standardisierung auf der einen und einer fehlenden Qualitätskontrolle von Weiterbildungen auf der anderen Seite zu entgehen. Dabei schließen sich Institute zusammen, um kritisch-konstruktiv reihum die Inhalte und die formale Durchführung ihrer Curricula vorzustellen und zu diskutieren, eine Voraussetzung für die Anerkennung durch den Verband.

Im Sinne des interdisziplinären und multiprofessionellen Anspruches des systemischen Ansatzes (vgl. Abschn. 1.1.1) wird bei den persönlichen Eingangsvoraussetzungen derjenigen, die an diesen berufsbegleitenden Weiterbildungen teilnehmen wollen, auf ein Hoch- oder Fachhochschulabschluss im Bereich der Humanwissenschaften, auf psychosoziale Praxiserfahrung und berufliche Möglichkeiten zur Umsetzung von systemischen Vorgehensweisen Wert gelegt. Bei Fehlen bestimmter formaler Voraussetzungen können Institute nach der Feststellung einer besonderen individuellen Eignung Ausnahmen machen.

Die von den systemischen Fachverbänden DGSF und SG anerkannten Weiterbildungen führen u. a. zu den Zertifikaten »Systemischer Berater/Beraterin«, »Systemischer Therapeut/Therapeutin« und »Systemische/r Kinder- und Jugendlichentherapeut/-therapeutin«, jeweils mit dem Zusatz »DGSF« bzw. »SG« und werden beendet mit einer Abschlussarbeit und/oder einem Abschlusskolloquium. Nähere Einzelheiten finden sich auf den Internetseiten der Verbände.[65]

Seit ihrer Gründung im Jahre 2000 hat die DGSF insgesamt ca. 3200 Zertifikate in systemischer Therapie und Beratung ausgestellt sowie 300 Zertifikate der Vorgängerverbände umzertifiziert, die SG 5216 Zertifikate (jeweils Stand von September 2013; eine Doppelzertifizierung bei DGSF und SG ist möglich).

Seit etwa Beginn der 1990er-Jahre ist die systemische Perspektive auch in den Fort- und Weiterbildungen im psychosozialen Feld zunehmend in den Vordergrund getreten. So ist in der Jugendhilfe, aber auch z. B. in der Kinder- und Jugendpsychiatrie der systemische Ansatz bei Weitem die nachgefragteste Qualifikation. Bei Wei-

64 Die verbandsinternen Auseinandersetzungen über solche Richtlinien spiegeln ein spezifisches Dilemma der Vermittlung systemischen Wissens zwischen dem Anspruch einer selbstorganisierten und dialogischen Lernform einerseits und der Notwendigkeit der Feststellung und Überprüfung des Gelernten als Grundlage einer Zertifizierung durch den Fachverband wider. So wäre die Systemische Gesellschaft an einem Konflikt bezüglich des Themas »Prüfungen« 1996 fast zerbrochen, weil sie von einigen wenigen Protagonisten als grundsätzlich unsystemisch abgelehnt wurden, womit einer der Verbandszwecke, nämlich die öffentliche Verbürgung einer Mindestqualität systemischer Weiterbildung, ad absurdum geführt wurde. Ein weiterer kritischer Punkt war die Frage der Beurteilung persönlicher Eignung bzw. Nichteignung für eine Weiterbildung und die Notwendigkeit von persönlicher Selbsterfahrung für eine Qualifikation in systemischer Therapie, die auch kontrovers beurteilt wurde (vgl. Ludewig 1999a; Levold 1999b, 2004).

65 Siehe: http://www.systemische-gesellschaft.de/files/zertifikat/rrl_st.pdf *und* http://www.dgsf.org/weiterbildung/richtlinien-zertifikate [beide 10.10.2013].

terbildungsankündigungen und -beschreibungen taucht das Adjektiv »systemisch« immer häufiger auf. Selbst in Weiterbildungscurricula anderer Therapieverfahren werden systemische Perspektiven und vor allem systemische Methodik vermittelt. Dies hat auf der einen Seite dem systemischen Ansatz im Beratungs- und Therapiebereich zu einem hohen Stellenwert verholfen, ist aber mit der Gefahr einer gewissen Verflachung verbunden, wenn, was nicht selten zu beobachten ist, die systemischen Grundannahmen und Grundhaltungen nicht mit hinreichender Tiefe vermittelt werden.

Weiterbildung in systemischer Therapie und Beratung als transdisziplinäres und multiprofessionelles Projekt

Entsprechend dem Verständnis systemischer Therapie und Beratung als eines transdisziplinären und multiprofessionellen Projekts steht die Weiterbildung in diesem Verfahren von Anbeginn an den Angehörigen verschiedenster Berufsgruppen offen. Theorie und Praxis der systemischen Therapie entwickelten sich vielerorts in Institutionen, an denen multiprofessionelle Teams ihre unterschiedlichen Ressourcen zur Geltung bringen und weiterentwickeln konnten. Die Begrenzung auf den Grundberuf des Psychologen, die mit der Definition des »Psychologischen Psychotherapeuten« im deutschen Psychotherapeutengesetz von 1998 vollzogen worden ist, ist mit dem systemischen Ansatz inhaltlich nicht in Übereinstimmung zu bringen. So würde heute eine große Zahl bedeutsamer Personen aus dem systemischen Feld keine Zulassung zu einer Approbationsweiterbildung in Deutschland erhalten, darunter Jay Haley, John Weakland, Virginia Satir, Paul Watzlawick, Peggy Penn, Peggy Papp, Steve de Shazer, Insoo Kim Berg, Peter Fürstenau, Rosmarie Welter-Enderlin, Bruno Hildebrand, Hans Jellouschek u. v. a.

Die Erfahrung zeigt, dass eine multiprofessionelle Zusammensetzung der Weiterbildungsgruppen, in denen Sozialpädagogen und Sozialarbeiterinnen, Psychologen und Ärztinnen, Soziologen, Pädagoginnen und Angehörige anderer Berufsgruppen zusammen lernen, die Vielfalt möglicher Perspektiven auf klinische Konstellationen abbilden, die Teilnehmer mit unterschiedlichen Zugängen zum jeweiligen Fallgeschehen vertraut machen kann. Dies wird auch durch die unterschiedlichen beruflichen Qualifikationen und Arbeitskontexte der Lehrtherapeutinnen unterstützt.

Aus dieser Vielfalt ergeben sich zahlreiche Vorteile für die Weiterbildung wie für die therapeutische und beraterische Praxis:

- Die unterschiedlichen Wissensbestände, Sichtweisen und Erfahrungen führen zu erweiterten Beschreibungs-, Erklärungs- und Verständnismöglichkeiten hinsichtlich psychosozialer Probleme und Lösungen.
- Schon in der Weiterbildung werden Vernetzung und Kooperation von psychosozialen Helfern diskutiert und eingeübt, das systemische Verständnis des

Hilfesystems (vgl. Kap. 2.4) als Kontext für Veränderung wird hier unmittelbar erfahrbar.
- Professionelle und institutionelle Handlungsmöglichkeiten der Helfer werden für alle Weiterbildungsteilnehmer transparent und können in der Praxis dann lösungsorientiert abgerufen werden. Die Logik unterschiedlicher Berufsgruppen und Institutionen kann als Rahmenbedingung für die eigene professionelle Praxis reflektiert werden.
- Die Angehörigen der verschiedenen Berufsgruppen und Disziplinen finden im systemischen Ansatz eine gemeinsame metatheoretische Basis, auf der die jeweiligen Beiträge zur Problemlösung nicht konkurrent, sondern komplementär und sich gegenseitig befruchtend eingebracht werden können.

Die Evaluation eines solchen multiprofessionellen Ansatzes zeigt, dass er einerseits von den Teilnehmerinnen als außerordentlich nützlich für die Entwicklung ihres Fallverstehens, ihrer Handlungskompetenz und ihrer Vernetzungsmöglichkeit bewertet wird, andererseits die Komplexität und Zirkularität psychosozialer Problemlagen und Lösungswege besser verständlich machen kann als eine wie auch immer gelagerte berufspolitische Engführung.

Weiterbildungsziel »Systemkompetenz«

Die Aus- und Weiterbildung in systemischer Therapie und Beratung soll Fähigkeiten und Kompetenzen vermitteln, die sich unterschiedlichen Wissenstypen zurechnen lassen. Ein ausreichendes *Theoriewissen* über Theoriekonzepte und -modelle unterschiedlicher Reichweite hinsichtlich biopsychosozialer Problemlagen ist dabei unabdingbar. Die Systemtheorie ist als Metatheorie höchster Reichweite für die theoretische Unterfütterung klinischer Praxis nicht ausreichend, bietet aber einen bedeutsamen Rahmen für die Einbettung unterschiedlicher Theorien mittlerer Reichweite (z. B. von Kommunikationstheorie, Gruppendynamik, Bindungs- und Affekttheorie, Metapherntheorie u. a.), die dann noch der praxeologischen Ausdifferenzierung bedürfen (s. Teil 1). Die Einbeziehung solcher Wissensfelder prägt die aktuelle Entwicklung des systemischen Ansatzes und ist längst nicht abgeschlossen. So spielt die Vermittlung affekttheoretischer oder metapherntheoretischer Grundlagen (vgl. Abschn. 1.4.1 u. Kap. 1.5) noch nicht die Rolle in Aus- und Weiterbildung, die ihr eigentlich zukommen könnte, Gleiches lässt sich für den Gender-Diskurs sagen, der im systemischen Feld zu Unrecht immer noch ein Schattendasein führt (vgl. Coleman, Avis u. Turen 1990; Roberts 1991; Goodrich u. Silverstein 2005; Williams u. McBain 2006; Kirschenhofer u. Kuttenreiter 2006).

Ein spezifisches *Feldwissen* ist bezüglich der institutionellen und organisatorischen Kontexte von Therapie und Beratung erforderlich, da diese Kontexte zur Entwicklung, Aufrechterhaltung und Lösung von Problemsystemen wesentlich beitragen. Das Plädoyer für Feldkompetenz setzt gegenüber der im systemischen

Diskurs weithin geschätzten Position des *Nichtwissens* einen anderen Akzent. Die Position des »Nicht-Wissens« versteht sich als heuristische Position, die es erlaubt, vorhandene (und nützliche) Kenntnisse situationsspezifisch zu suspendieren bzw. zu transzendieren und sich mit maximaler Offenheit auf die Prozesse in der Beratung einzulassen – und versteht sich nicht als Argument, auf Wissen zu verzichten.

Auf der Performanzebene brauchen Therapeutinnen und Berater ausreichendes *Steuerungswissen*. Neben einem soliden methodischen Repertoire (vgl. Kap. 2.3) gehören dazu z. B. Kenntnisse des dynamischen Potenzials unterschiedlicher Settings in Beratungsprozessen, Fähigkeiten zur Herstellung eines affektiven Arbeitsabstandes, Verständnis für Prozesse, ausreichende Geduld, um (vermeintlich) schnellen Lösungswegen zu widerstehen, Fähigkeiten zum Affekt-Containment (d. h. die Souveränität, nicht jede schwierige Affektlage gleich selbst auflösen zu wollen), Fähigkeiten, die eigene Autonomie in einem dynamischen komplexen Prozess bewahren zu können, Verhandlungsfähigkeit, Klarheit im Verständnis von Autorität, Kenntnisse der Gesprächsführung, Strukturierungsfähigkeit etc.

Diese relativ unbestimmten – und letztlich nicht genauer bestimmbaren –, aber hochspezifischen Anforderungen verlangen auf der Ebene persönlicher Qualifikationen eine Reihe von Merkmalen, die nicht ohne Weiteres curricular vermittelt werden können, die aber von großer Bedeutung für das erfolgreiche Gelingen von Beratungsprozessen sind. Erworben und entfaltet werden sie als *personales Wissen* in der Praxis und der persönlichen Selbsterfahrung. Dazu gehören auch Ressourcen wie eine gewisse Krisenfestigkeit, niedrige Harmoniebedürftigkeit, Geschmeidigkeit im Verkoppeln von Theorie und Praxis, relative Angstfreiheit, Klarheit bezüglich der eigenen persönlichen Standortbestimmung, die Fähigkeit, sich abzugrenzen und Nein zu sagen usw. Dieses Wissen wird in der Auseinandersetzung mit der eigenen Persönlichkeit gewonnen. Selbstreflexivität ist daher nach wie vor ein entscheidendes Merkmal professioneller beraterischer Praxis, das u. a. in der Selbsterfahrung, der eigenen Supervision oder Intervision praktiziert werden kann. Selbstreflexion stärkt die kulturelle Kompetenz, über die eigene Einbindung in kulturelle Traditionen und Bedeutungssysteme nachzudenken, und die Fähigkeit, kulturelle Vielfalt zu nutzen; sie fördert Neugier und Angstfreiheit sowie Verständnis und Toleranz für Ambivalenz.

Manteufel und Schiepek (1997) haben sich ausführlich mit der Frage auseinandergesetzt, welche Aspekte eine individuelle Systemkompetenz umfasst, und haben diese Aspekte aufgegliedert entlang den Dimensionen (1) Berücksichtigung von Sozialstrukturen und Kontexten, (2) Umgang mit der Dimension Zeit, (3) Umgang mit der emotionalen Dimension, (4) soziale Kontaktfähigkeit, (5) Systemförderung, Entwicklung von Selbstorganisationsbedingungen, experimentelle Planung und (6) Theoriewissen und systemtheoretische Methoden (vgl. auch Schiepek 1997). Entscheidend für die Weiterbildung ist dabei, dass diese Kompetenzen nicht im naiven Sinne lehrbar bzw. machbar sind, sondern sich im Rahmen eines »begleitenden Lehrens […] durch Experiment und Erfahrung« entwickeln (Essen 1997, S. 112).

Systemisch lehren und lernen

Die Vermittlung systemischen Wissens in der Aus- und Weiterbildung sollte nicht nur inhaltlich, sondern auch in der Form den Grundprinzipien des systemischen Ansatzes folgen. Nimmt man die konstruktivistische Fundierung ernst, geht es nicht um die Lehre wissenschaftlich fundierter Wahrheiten, sondern um die Schaffung von Rahmenbedingungen, innerhalb deren unterschiedliche Zugänge zu den genannten Wissenstypen und -beständen geschaffen werden, die gemeinsam überdacht, diskutiert und ausprobiert werden können. Das geht nur durch eine kontinuierliche zirkuläre Rückkoppelung von Wissensvermittlung mit der Praxis und der eigenen Selbstreflexion aller Beteiligten. Die Weiterbildungsleiterinnen sind aus dieser Perspektive bei aller Asymmetrie hinsichtlich der jeweiligen Kenntnisse, Erfahrungen und Rollenverpflichtungen Teil des gemeinsamen Lernsystems und keine außenstehenden Experten, es geht um das

> »Kreieren eines koevolutionären Systems zwischen LehrtherapeutInnen und AusbildungskandidatInnen [...] als Basis von Lehren und Lernen« (Kleibel-Arbeithuber et al. 1998, S. 307).

Gemeinsames Lernen fördert die Wahrnehmung und Akzeptanz von »Unterschieden, die einen Unterschied machen«. Dies wird durch die Präsentation inhaltlicher Vielfalt im systemischen Feld ebenso wie durch die Entwicklung von alternativen Fragestellungen und Antworten unterstützt und erfordert von den Weiterbildungsleitern eine erhebliche Flexibilität sowie eigene Lern- und Veränderungsbereitschaft. In vielen Weiterbildungscurricula wird Wert darauf gelegt, dass die Teilnehmenden von unterschiedlichen Dozenten lernen können, oft ist die Einladung externer Dozenten, die andere inhaltliche Schwerpunkte repräsentieren, Bestandteil der Weiterbildung.

Ein zentrales Element systemischer Weiterbildung ist die ständige Sichtbarmachung von Praxis sowohl der Lehrtherapeutinnen als auch der Teilnehmer durch gemeinsame Teamarbeit, Videoaufzeichnungen, Rollenspiele etc. Über Fälle und andere Praxiserfahrungen wird im Unterschied zu anderen therapeutischen Verfahren nicht nur berichtet, die Arbeit mit den Klienten oder das Ausprobieren einer bestimmten Technik und Vorgehensweise wird direkt im Weiterbildungskurs vorgeführt und reflektiert. Bei einem ausreichenden Vertrauensverhältnis in der Gruppe ist es auch möglich, sich unter Anwendung der vermittelten Methoden direkt mit eigenen Problemen und Fragestellungen in die gemeinsame Arbeit einzubringen. Systemische Grundhaltungen werden damit auch persönlich erlebbar gemacht und eingeübt.

Ein gelegentlich eingesetzter besonderer Ansatz ist die Livesupervision, bei der Weiterbildungsteilnehmer bei ihrer Arbeit mit Klientensystemen durch eine Einwegscheibe (Cornwell u. Pearson 1981) oder auf einem Monitor von ihren Lehrtherapeuten bzw. ihrem Weiterbildungsteam beobachtet und direkt unterstützt werden (Berger u. Dammann 1982; Roberts et al. 1989). Durch den Einsatz von Headsets können Interventionen und Handlungsempfehlungen des beobachtenden Teils des Systems direkt kommuniziert werden, ohne dass das Therapiegespräch unterbrochen wird. Dieses Learning by Doing ist eine aufwendige, aber äußerst intensive Lernmöglichkeit, die die klinische Kompetenz der Weiterbildungsteilnehmer enorm steigern kann (vgl. ausführlich Foertsch 2005).

Obwohl die Reflexion der eigenen persönlichen Wahrnehmungen und Reaktionsweisen der Weiterbildungskandidaten auf diese Weise ganz unmittelbar in den Lernprozess einfließt, war eine systematische persönliche Selbsterfahrung als Weiterbildungsbestandteil in den Gründerjahren umstritten. Das Spektrum reichte von der Forderung einer längeren Einzelselbsterfahrung (etwa einer eigenen Therapie) bis hin zur Ablehnung einer als unnötig angesehenen Selbsterfahrung vor allem durch behavioral-kognitivistisch geprägte Gruppierungen (vgl. zu dieser Debatte Ludewig 1999a; Levold 1999b, 2004; Wagner u. Waas 2009). Mit der pragmatischen Orientierung an der Tatsache, dass alle offiziell anerkannten Therapieverfahren Selbsterfahrung als integralen Bestandteil der Weiterbildung aufweisen, wurde Selbsterfahrung auch in den Weiterbildungsrichtlinien der systemischen Verbände zu einem selbstverständlichen Standard, der mit Abschluss der kontroversen Debatte auch inhaltlich nicht mehr infrage gestellt wird. Allerdings sind die Settings der Selbsterfahrung von Institut zu Institut unterschiedlich und reichen von fraktionierten oder kompakten Gruppenangeboten bis hin zu Einzelsettings, wobei auch Mischungen unterschiedlicher Settings anzutreffen sind.

Wie schon erwähnt, wurde auch die Frage der Überprüfung der vermittelten Qualifikation in der Professionalisierungsphase systemischer Weiterbildung ausgesprochen kontrovers diskutiert. Ein an Schulen und Universitäten angelehntes Prüfungswesen wurde von vielen Akteuren als unsystemisch angesehen, andererseits ergab sich auch die Notwendigkeit einer Evaluation von Lernerfahrungen als Mindestvoraussetzung für die Zertifizierung therapeutischer Qualifikationen. Der Lernerfolg in systemischen Weiterbildungen wird entsprechend nicht durch Abfragen prüfungsrelevanten Wissens von den Ausbildern abschließend bewertet, sondern in der Regel durch die Darstellung eines systemischen Fallgeschehens und der Reflexion dieses Prozesses, oft auch durch die Erstellung einer schriftlichen Abschlussarbeit nachgewiesen und in einem kollegialen Dialog mit Kolleginnen aus dem Lehrtherapeutenkreis ausgewertet.

Mögliche Auswirkungen der wissenschaftlichen und sozialrechtlichen Anerkennung der systemischen Therapie

Wie bereits erwähnt, wurde die systemische Therapie mit ihrer längst überfälligen Anerkennung als wissenschaftlich begründetes Verfahren im Jahre 2008 den Richtlinienverfahren der Psychotherapie berufsrechtlich gleichgestellt, was eine Approbationsausbildung zur Psychologischen Psychotherapeutin grundsätzlich ermöglicht. Allerdings wird die sozialrechtliche Anerkennung auf absehbare Zeit noch ausbleiben, womit eine Refinanzierung der recht hohen Ausbildungskosten im Approbationsverfahren durch Einnahmen aus Therapien während der Ausbildung ebenso wie eine Niederlassung als Systemischer Psychotherapeut momentan kaum möglich ist.

Eine Approbationsausbildung in systemischer Therapie unterliegt den Richtlinien des Psychotherapeutengesetzes (PTG), die an vielen Stellen dem Selbstverständnis systemischen Lehrens und Lernens (s. o.) zuwiderlaufen:

- Zugang zu dieser Ausbildung haben nach dem PTG nur Hochschulabsolventen des Fachbereiches Psychologie, mit Ausnahme von Absolventen der Ausbildung zum Kinder- und Jugendlichenpsychotherapeuten, zu der auch Absolventen (sozial)pädagogischer Fachrichtungen zugelassen sind. Multiprofessionelle Ausbildungsgruppen sind nicht zugelassen; die Vielfalt professioneller Sichtweisen wird dadurch stark eingeschränkt.
- Die Auswahl der möglichen Praxisfelder, in denen systemische Therapie von den Ausbildungsteilnehmern angewandt werden kann, ist durch die Vorgaben des PTG ebenfalls stark eingeschränkt, sodass auch hier Vielfalt verloren geht.
- Die Approbationsordnung sieht zum Abschluss eine staatliche Examinierung der Ausbildungsteilnehmer vor, bei der ein feststehender Wissenskanon abgeprüft wird. Zu befürchten ist, dass sich der beschriebene kokreative Weiterbildungsprozess verstärkt zu einem einengenden Lehrer-Schüler-Prozess entwickeln wird.
- Bei einer sozialrechtlichen Anerkennung der systemischen Therapie werden zu erwartende Durchführungsbestimmungen der Krankenkassen (z. B. pathologieorientierte Diagnostik, festgelegte Abrechnungseinheiten und Stundenzahlen für Therapien) die bisher praktizierte ressourcen-, kontext- und kundenorientierte Ausrichtung der systemischen Therapie stark einschränken.

Zahlreiche systemische Ausbilder sind daher skeptisch, ob die für die systemische Therapie zentralen Grundhaltungen unter den Ausbildungsbedingungen des PTG vermittelt und unter den Rahmenbedingungen der Krankenkassen umgesetzt werden können. Hier sind noch viel Verhandlungsgeschick und kreative Gestaltungsideen der Verbände gefragt.

Hochschulen und private Weiterbildungsinstitute

Die Entwicklung und Professionalisierung der Weiterbildung in systemischer Therapie und Beratung vollzog sich weitgehend außerhalb universitärer Kontexte, auch wenn einige wichtige Exponenten des systemischen Ansatzes durchaus über eine

Hochschulanbindung verfügten. Momentan gibt es an den deutschen Universitäten und Universitätskliniken weder in den psychologischen noch in den medizinischen Fakultäten einen Lehrstuhl für das Fach Systemische Therapie und Beratung. An vielen Fachhochschulen für Sozialpädagogik, Soziale Arbeit und Heilpädagogik sind dagegen systemische Beratung und systemisches Arbeiten durchaus verankert. Im Zuge der Bologna-Reformen bieten Hochschulen zunehmend privat zu finanzierende Masterstudiengänge mit einem Abschluss als Systemischer Berater u. Ä. an, die häufig auf einem Bachelor in Sozialer Arbeit und ähnlichen Abschlüssen aufbauen (Bünder 2007). Seit etwa Mitte des ersten Jahrzehnts des 21. Jahrhunderts haben sich private Hochschulen (etwa die Sigmund-Freud-Privatuniversität in Wien als Vorreiter) mit universitären Direktausbildungen in psychotherapeutischen Verfahren auf dem Weiterbildungsmarkt etabliert, eine Entwicklung, die nicht mehr umkehrbar erscheint.

Für die Zukunft stellt sich daher die Frage nach dem Verhältnis von universitären und privatwirtschaftlich organisierten Weiterbildungsangeboten einerseits, nach dem Verhältnis einer psychotherapeutischen Direktausbildung und einer berufsbegleitenden postakademischen Ausbildung andererseits.

Während universitäre Curricula ein größeres Gewicht auf die Vermittlung von Theoriewissen legen und entsprechende Leistungsnachweise der Studierenden einfordern und bewerten, ist eine berufsbegleitende Weiterbildung an den systemischen Instituten stärker auf die Praxiserfordernisse der Teilnehmer ausgerichtet. An den Universitäten sind häufig die räumlichen und personellen Ressourcen für die Gestaltung einer angenehmen Lernatmosphäre unzureichend, die meisten Institute werden dagegen von erfahrenen Praktikern mit einer entsprechenden klinischen Kompetenz geleitet. Mit der Zunahme von universitären Direktausbildungen wird der Anteil der Universitäten an Aus- und Weiterbildung steigen. Kooperationen zwischen Instituten bzw. selbstständigen Lehrtherapeuten und Universitäten nehmen zu, es bleibt abzuwarten, ob die Konkurrenz der Systeme um Geld, Status, Reputation, Zertifikate, Dozentenqualität etc. durch Kooperationsverträge und Partnerschaften abgemildert oder perspektivisch aufgelöst werden kann. Gelingt dies, könnte die Verbindung von Praxiskompetenz der Institute mit den Forschungskapazitäten der Hochschulen zu einer besseren Verankerung von Theorie, Forschung und Praxis beitragen.

Unabhängig von der Frage einer Kooperation stellt sich allerdings die Frage nach dem Sinn einer universitären Direktausbildung im Rahmen eines universitären Approbationsstudienganges. In einer eindringlichen Analyse zeigt Fliegel (2013) auf, dass diese Entwicklung die bereits durch das PTG gebahnte Vereinseitigung psychotherapeutischer Ausbildung noch steigern, zu einer endgültigen »Verhaltenstherapeutisierung« des Feldes führen und den staatlich anerkannten privaten Ausbildungsstätten die Existenzmöglichkeiten entziehen würde, ganz abgesehen davon, dass die Frage der Berufswahl in einem solchen System bereits nach dem Abitur entschieden werden müsste. Es ist schon jetzt damit zu rechnen, dass in Zukunft nur noch Menschen als Psychotherapeutinnen arbeiten werden, die einen 1,0-Durchschnitt im Abiturzeugnis vorweisen können – eine Qualifikation, die angesichts der Notwendigkeit von Lebenserfahrung durchaus infrage gestellt werden kann.

5.3 Forschung

5.3.1 Die Methodologie einer interpretativen Sozialforschung als Vorgehen der Wahl bei der systemischen Therapieforschung

Bruno Hildenbrand

»Sinn ist laufendes Aktualisieren von Möglichkeiten«, schrieb Niklas Luhmann (1984, S. 100). Damit hat er im Kern den Ansatzpunkt einer sozialwissenschaftlichen Methodologie beschrieben, die als interpretative oder qualitative, auch als rekonstruktive Sozialforschung bekannt ist. Jedoch bestehen zwischen dem systemischen Ansatz und den unterschiedlichen Verfahren der interpretativen Sozialforschung kaum systematische Beziehungen, teils sogar vehemente Abgrenzungen. Auf dieses Thema soll hier nicht eingegangen werden (vgl. dazu Hildenbrand 1998). Der folgende Beitrag kann verstanden werden als ein Versuch, Ansätze der interpretativen Sozialforschung zu skizzieren, die die Leserinnen und Leser, vor allem diejenigen, die bereits forschend tätig sind, ermutigen sollen, das eigene Forschungsverständnis dazu in Beziehung zu setzen.

Vorab sei angemerkt, dass die im Folgenden vorgestellten Hauptströmungen der interpretativen Sozialforschung von Wissenschaftlern entwickelt wurden, die sich schwerpunktmäßig mit Fragen des Gesundheitswesens befasst haben bzw. befassen. Das vereinfacht den Anschluss an eine »systemische« Therapieforschung.

Ein am amerikanischen Pragmatismus orientierter Ansatz: Die Grounded Theory

Die Grounded Theory wurde von den beiden amerikanischen Soziologen Barney G. Glaser und Anselm L. Strauss (1967) begründet. Neuere Entwicklungen in der Grounded Theory finden sich bei Kathy Charmaz (2006), die ihr eine konstruktivistische Note gibt, und bei Adele Clarke (2005), die ihr einen postmodernen Akzent verleiht.

Im Zentrum der Analyse im Stil der Grounded Theory stehen Interaktionen, in denen Akteure Sinn entwickeln und modifizieren. Strukturelle Bedingungen von therapeutischem Handeln wie z. B. historische Epoche, sozialräumliche Gegebenheiten, organisatorische Voraussetzungen, Gesetzeslage, Finanzierung, Wissensüberzeugungen etc. werden im Sinne eines *Bedingungszirkels* (Corbin u. Strauss 1991) behandelt, der den Rahmen für konkretes Deuten und Handeln abgibt, die ihrerseits diesen Rahmen verändern (Hildenbrand 2007). Des Weiteren wird soziale Wirklichkeit unter der Kategorie der Prozesshaftigkeit gesehen. Dafür wurde der Begriff des Trajekts[66] entwickelt (Corbin, Hildenbrand u. Schaeffer 2009).

In der Grounded Theory wird Theorie betrachtet als ein Versuch unter vielen, Phänomene der sozialen Welt zu erklären. Spezifisch für die Grounded Theory ist, dass Theoriebildung in strikter Auseinandersetzung mit empirischen Daten erfolgt, in deren Verlauf theoretische Konzepte *aus den Daten heraus* entwickelt werden und die sich entwickelnde Theorie an den Daten überprüft wird. Eine auf ein bestimmtes Phänomen bezogene Grounded Theory besteht aus einer Fülle dieser Konzepte, deren Bezüge untereinander systematisch ausgearbeitet und unter einem Schlüsselkonzept integriert werden.

Die Gültigkeit einer Grounded Theory wird durch das Verfahren des kontinuierlichen Vergleichs zwischen den allmählich sich entwickelnden Konzepten auf der Basis des Konfrontierens *erwarteter* minimaler/maximaler Abweichungen mit den *tatsächlich eingetretenen* Abweichungen gesichert *(theoretical sampling).*

Datenerhebung und Datenanalyse sind in der Grounded Theory miteinander verschränkt. Es wird jeweils nur so viel Material erhoben, als erforderlich ist, damit man in die Entwicklung von Konzepten eintreten kann. Dabei wird der Forscher durch das Stellen generativer Fragen unter Zuhilfenahme des *Codierparadigmas* unterstützt. Dieses beinhaltet Fragen nach »den Bedingungen, den Interaktionen zwischen den Akteuren, den Strategien und Taktiken, den Konsequenzen« (Strauss 1994, S. 57), die an die zu untersuchenden Daten zu stellen sind. *Theoretische Memos* dienen dazu, Konzepte und ihre Bezüge untereinander weiter auszuarbeiten und neues Codieren anzuregen. Die Trias »Daten erheben«, »Codieren« und »Memos schreiben« bildet den Kern des Forschungsprozesses.

Corbin und Strauss (2010) haben zur Frage von Verlauf und Bewältigung chronischer Krankheit eine exemplarische Studie vorgelegt.

An der Phänomenologie orientierte Ansätze: Ethnomethodologie und Konversationsanalyse

Die Phänomenologie ist eine philosophische Tradition, die von Edmund Husserl begründet wurde, vor allem über seinen Schüler Alfred Schütz Eingang in die Sozialwissenschaften fand (Cicourel 1970) und auch im Werk von Niklas Luhmann deutliche Spuren hinterlassen hat.

---

66 Die Verwendung des eigentlich eine »Flugbahn« bezeichnenden Begriffs wurde von Corbin und Strauss benutzt, um z. B. den Verlauf chronischer Erkrankungen in ihren verschiedenen Stadien und Phasen abzubilden. Er kann aber auch für die Darstellung anderer sozialer Prozesse verwendet werden.

Gegenstand phänomenologischer Forschung ist das »fraglos Gegebene« der von Husserl so genannten »Lebenswelt«,

> »in der wir als Menschen unter Mitmenschen in natürlicher Einstellung Natur, Kultur und Gesellschaft erfassen, zu deren Gegenständen Stellung nehmen, von ihnen beeinflusst werden und auf sie wirken« (Schütz 1971, S. 153).

Dieses »fraglos Gegebene« ist methodisch mittels eines Verfahrens zu erfassen, das mit der Naivität der natürlichen Einstellung bricht und so das »Wesen« lebensweltlicher Phänomene zum Ausdruck bringt (Husserl 1962, S. 212 f.).

In den Sozialwissenschaften ist besonders der Einfluss der Phänomenologie auf die Ethnomethodologie (Garfinkel 1984) und dort auf die *Studies of Work* (vgl. Bergmann 2003) zu betonen. Deren Gegenstand ist

> »das verkörperte Wissen, das sich in der selbstverständlichen Beherrschung kunstfertiger Praktiken materialisiert und das für die erfolgreiche Ausführung einer bestimmten Arbeit konstitutiv ist« (Bergmann 1991, S. 270).

Die Konversationsanalyse (Heritage u. Maynard 2006) bezieht ihre theoretischen Grundlagen, ebenso wie die Studies of Work, aus der Phänomenologie (Bergmann 2003). Ihr Anliegen wird von Heritage und Maynard wie folgt umrissen:

> »(1) Soziale Interaktion ist ein autonom organisierter Bereich, eine ›Interaktionsordnung‹ (Goffman 1983), die unabhängig von den spezifischen motivationalen, psychischen oder demografischen (Rasse, Schicht, Geschlecht, Ethnie) Eigenschaften der Interaktanten existiert.
>
> (2) Gesten, Äußerungen, Sprecherwechsel und ihre Subkomponenten erzeugen erkennbare Handlungen, die sowohl vom Kontext gestaltet sind als auch ihn erneuern.
>
> (3) Die ersten beiden Eigenschaften haben zur Folge, dass kein Detail eines Gesprächs als außerhalb der Ordnung, zufällig oder irrelevant für die gemeinsamen Anstrengungen der Teilnehmer betrachtet werden darf.
>
> (4) Die sequenzielle Organisation einer Konversation zu beachten bedeutet einen wichtigen methodologischen Fortschritt in der Analyse von Alltagsgesprächen und macht die Analyse sowohl reliabler als auch valider im Sinne der ›normal social science‹« (Heritage u. Maynard 2006, S. 8; Übers. B. H.).

Eine exemplarische Studie stellt die Untersuchung von Harold Garfinkel (2000) über *»Gute« organisatorische Gründe für »schlechte« Krankenakten«* dar.

Objektive Hermeneutik

Die objektive (auch: strukturale) Hermeneutik ist zunächst für die Analyse von Prozessen sozialisatorischer Interaktion entwickelt worden (Oevermann et al. 1979). Seither wurde das Verfahren auf die Analyse einer Vielzahl von Bereichen der sozialen Wirklichkeit ausgedehnt. Ulrich Oevermann definiert sein Verfahren so:

> »Strukturale hermeneutische Rekonstruktion setzt immer bei ›natürlichen‹ Protokollen einer darin sich selbst beschreibenden Wirklichkeit sozialer Abläufe an, und sie analysiert selbst dann, wenn es letztlich um die Identifikation von Bewusstseinsstruktur oder von Inhalten des Handelns geht, zunächst die latente Sinnstruktur jener Ausdrucksgestalten, in denen sie überhaupt erst soziale Wirklichkeit geworden sind« (Oevermann 1986, S. 65).

In der objektiven Hermeneutik sind demnach, wie bei der Grounded Theory und bei den auf der Phänomenologie basierenden Ansätzen, Interaktion und Bedeutung die zu untersuchenden Gegenstände. Das Eigenständige der objektiven Hermeneutik besteht darin, dass die Aufgabe der Forschung darin gesehen wird, die als objektiv betrachteten latenten Sinnstrukturen zu rekonstruieren. Diese Sinnstrukturen bringen, indem sie sich kontinuierlich reproduzieren, soziale Wirklichkeit vorhersehbar hervor, und sie sind in der Regel den Handelnden selbst nicht bewusst. Oevermann unterscheidet zwischen universalen Strukturen des Sozialen einerseits und historisch sich verändernden Regeln andererseits. Strukturen werden prozesshaft gesehen:

> »Strukturen reagieren auf ihre Umwelt prinzipiell indeterminiert und zukunftsoffen und können durch konstruktive Eigentätigkeit immer neue Strukturen aus sich heraustreiben« (Oevermann 1981, S. 25; vgl. auch Oevermann 1991).

Als exemplarische Studie eignet sich eine Untersuchung über *Möglichkeiten der Therapieverlaufsanalyse in der objektiven Hermeneutik* von Leber und Oevermann (1994).

Gemeinsamkeiten und Unterschiede der Hauptströmungen interpretativer Forschung

Wir werden nun die vorgestellten Hauptströmungen interpretativer Forschung anhand von grundlegenden Fragen vergleichen und zeigen, welche Antworten die einzelnen Ansätze auf diese Grundfragen gefunden haben. Im Einzelnen geht es um: (1) den Fall als eigenständiges Gebilde autonomer Lebenspraxis; (2) die Dialektik von Allgemeinem und Besonderem; (3) die Sequenzanalyse als das zentrale Verfahren der fallrekonstruktiven Forschung; (4) Abduktion, Deduktion und Induktion als drei für fallrekonstruktive Verfahren typische Stufen des Forschens.

(1) Der Fall als eigenständiges Gebilde autonomer Lebenspraxis

Alle Ansätze interpretativer Forschung suchen das Allgemeine im Besonderen, denn nur dort hat »das Allgemeine seine Existenz« (Soeffner 2004, S. 154). Ob aber ein Fall zum Fokus interpretativer Forschung wird, hängt von der jeweiligen Richtung ab. Für die Ethnomethodologie und für die Konversationsanalyse, teilweise auch für die Grounded Theory ist das der Fall, *was los ist:* Das Ereignis definiert den Fall (Bergmann 1985, S. 312; Heritage u. Maynard 2006, S. 12). In der objektiven Hermeneutik ist ein Fall anders definiert. Dort ist der Fall eine abgrenzbare Einheit des sozialen Lebens, die über eine spezifische Fallstruktur verfügt, welche sich über die Zeit hinweg gebildet hat. Der Fall als Einzelnes grenzt sich durch seine Besonderheit von anderen Fällen ab. Gegenstand einer Fallanalyse im Verständnis der objektiven Hermeneutik ist die Rekonstruktion der Struktur eines Falles. Strauss und Glaser (1977; vgl. auch Strauss 1994) unterscheiden, wenn sie Fälle rekonstruieren, wie die objektive Hermeneutik zwischen Fallgeschichte und Fallstudie. Fallgeschichten bilden das Leben einer sozialen Einheit ab, sie stehen für sich selbst. Das mit ihrer Hilfe verfolgte Ziel ist, eine möglichst reichhaltige Beschreibung eines Falles zu geben. Die Fallstudie steht demgegenüber im Dienste der Theoriebildung. Zweck einer Fallstudie ist es demnach, eine Theorie »zu beschreiben, zu verifizieren und/oder zu generieren« (Strauss u. Glaser 1977, S. 183).

Offen ist die Frage der Anzahl der zu untersuchenden Fälle. Für Strauss, so er fallrekonstruktiv vorgeht, endet die Suche nach Fällen, wenn die entstehende Theorie gesättigt ist. Oevermann ist der Auffassung, dass im Extremfall ein einziger Fall dafür ausreicht, eine allgemeine Theorie zu formulieren. Hildenbrand (2005a, S. 65 ff.) verwendet in Orientierung an der Grounded Theory das Verfahren des *Theoretical Sampling von Fall zu Fall*. Das heißt, dass zunächst ein Fall in seiner spezifischen Fallstrukturgesetzlichkeit rekonstruiert und dann bestimmt wird, welcher Fall dazu maximal kontrastieren könnte. Ein solcher Fall wird ausgewählt und unabhängig vom ersten Fall in seiner eigenen Fallstrukturgesetzlichkeit bestimmt. Danach wird der erwartete Kontrast verglichen mit dem tatsächlich eingetretenen Kontrast. Daraus wird wiederum ein dritter Fall bestimmt, von dem erwartet wird, dass er maximal zu den ersten beiden kontrastiert. Dieses Verfahren wird so lange fortgesetzt, bis die sich entwickelnde Theorie gesättigt ist.

(2) Rekonstruktive Forschung in der Dialektik von Allgemeinem und Besonderem

Der Begriff der »rekonstruktiven Sozialforschung« meint je nach methodologischer Orientierung etwas anderes. Daher soll die unterschiedliche Verwendung dieses Begriffs erläutert werden.

Für die phänomenologisch begründete Soziologie sind

> »die Konstruktionen, die der Sozialwissenschaftler benutzt […], Konstruktionen zweiten Grades: Es sind Konstruktionen jener Konstruktionen, die im Sozialfeld von Handelnden gebildet werden« (Schütz 1971, S. 7).

Mit dem Begriff der Konstruktionen ersten Grades meint Schütz, dass der Handelnde im Alltag soziale Wirklichkeit nicht einfach vorfindet, sondern sie als sinnhaft interpretiert. Aus dieser Konzeption resultiert für die sozialwissenschaftliche Forschung eine grundlegende Neuorientierung. Es gilt nun nicht mehr, dem Alltag aus wissenschaftlicher Perspektive eine Ordnung überzustülpen. Die »verachtete Doxa«, d. h. das Alltagsleben, wird nun wieder ernst genommen, und das heißt konkret: Die Doxa

> »als konkret-anschauliche, subjektivrelative und situative Erkenntnis […] gewinnt […] ein Vorrecht gegenüber wissenschaftlicher Erkenntnis, da sie Boden und Fundament abgibt für alle theoretischen Konstruktionen« (Waldenfels 1994, S. 39).

Gerade hier eröffnet sich ein zentraler Ansatzpunkt für die Therapieforschung, da in der naturwissenschaftlich orientierten Medizin diese Erkenntnismodalitäten relativ gering geachtet werden und mehr der medizinischen Technik vertraut wird. Anders gesprochen: Das Erfahrungswissen, das nicht immer naturwissenschaftlich-rationaler Begründung zugänglich ist, gleichwohl aber zum Kompetenzbereich von medizinischem Personal gehört, ist für alltägliches therapeutisches Handeln unverzichtbar, unterliegt aber ständiger Gefahr der Entwertung.

Ulrich Oevermann (1986, S. 65) schreibt zum Rekonstruktionsbegriff:

> »Strukturale hermeneutische Rekonstruktion setzt immer bei ›natürlichen‹ Protokollen einer darin sich selbst beschreibenden Wirklichkeit sozialer Abläufe an und analysiert dann […] zunächst die latente Sinnstruktur jener Ausdrucksgestalten.«

Auch in der objektiven Hermeneutik wird demnach die Doxa nicht verachtet, sie hat sogar noch größeres Eigenrecht als bei Husserl und seinen Schülern. Letztlich beschränkt sich die Aufgabe des Soziologen, wenn er sie so begreift wie Oevermann, darauf, die latenten Sinnstrukturen »in der Sprache des Falles« (Oevermann) zu rekonstruieren. Von Konstruktionen zweiten Grades ist hier also nicht die Rede, auch nicht von Konstruktionen ersten Grades, sondern von objektiven Sinnstrukturen, in denen Subjekte handeln.

(3) Die Sequenzanalyse als zentrales Verfahren der fallrekonstruktiven Forschung

Die Sequenzanalyse ist das Kernstück jeder interpretativen Sozialforschung (Maiwald 2005).

> »Die Sequenzanalyse von Gesprächen folgt […] der intersubjektiven Erzeugung von Sinn in der Interaktion Schritt für Schritt und bewahrt so die subjektive Adäquanz der Konstruktionen zweiter Ordnung« (Luckmann 2007, S. 306).

Mit anderen Worten:

> »Die Sequenzanalyse ist die Methodisierung der Idee einer sich im Interaktionsvollzug reproduzierenden sozialen Ordnung« (Bergmann 1985, S. 313).

Die Sequenzanalyse, ob sie nun gemäß der Definition der Konversationsanalyse oder der objektiven Hermeneutik durchgeführt wird, setzt einen spezifischen Umgang mit dem Kontext voraus (Soeffner 2004, S. 135 ff.). In der Konversationsanalyse spricht man von einer doppelten Kontextualisierung eines Textes: Zum einen ist jede Handlung durch ihren Kontext strukturiert (»context-shaped«), und dies ist die unmittelbar vorangehende Äußerung. Zum anderen erneuert jede Handlung den Kontext, da sie den Rahmen für die nächste Handlung bildet (»context-renewing«). Insofern wird durch die Sequenzanalyse der Kontext rekonstruiert (Heritage u.

Maynard 2006, S. 10 f.). Die objektive Hermeneutik führt folgendermaßen den Kontext in die Analyse ein: Zunächst wird gefragt, welche Bedeutung der vorliegende Text unabhängig von seinem Kontext hat. Zur Klärung dieser Frage werden »gedankenexperimentelle Kontexte formuliert, in denen der Text wohlgeformt erscheint« (Wernet 2010, S. 90). Nachdem diese »kontextunabhängige Bedeutungsexplikation« (ebd.) vorgenommen wurde, kann der Kontext einbezogen werden.

Obwohl im amerikanischen Pragmatismus begründet, der die interaktive Herstellung von Sinn betont, hat die Grounded Theory keine Sequenzanalyse im Sinne einer »Methodisierung der Idee einer sich im Interaktionsvollzug reproduzierenden sozialen Ordnung« (Bergmann 1985, S. 313) entwickelt. Strauss (2004) spricht zunächst von »line-by-line analysis«, später von »microscopic examination«. Einige Elemente dieser Analyseform sind vergleichbar dem Vorgehen der objektiven Hermeneutik. Dazu gehören ständiges Kontrastieren, extensive Sinnauslegung und – jedoch methodisch weniger kontrolliert, sondern der freien Imagination überlassen – das Heranziehen von Kontextwissen. Im Einzelnen wird eine »microscopic examination« wie folgt durchgeführt: Die Analyse bezieht sich auf einen Text, der wörtlich ausgelegt wird. Die Analysierenden sind gehalten, sich von ihren alltäglichen Vorannahmen wie auch vom vorliegenden Kontext frei zu machen. Dabei sollen sie sich auf die Wortbedeutungen und auf die unterschiedlichen Auslegungen ihrer Möglichkeiten konzentrieren. Die Struktur von Sprecherwechseln und syntaktische Strukturen spielen dabei keine Rolle. Dabei finden gedankenexperimentelle Vergleiche statt. Abschließend werden die gefundenen Analyseergebnisse in Form von Konzepten und Kategorien formuliert.

(4) Abduktion, Deduktion und Induktion als drei für fallrekonstruktive Verfahren typische Stufen des Forschens

Abduktive Schlüsse sind ein grundlegendes Prinzip des bewussten erkennenden Lebens und zugleich die zentrale Forschungsstrategie des Erkennens von Neuem (Grathoff 1970). Abduktiv gewonnene Erkenntnisse kommen, wie Charles Sanders Peirce sagt, auf den diese Überlegungen zurückgehen, wie ein Blitz. Gesetz und Anwendung werden gleichzeitig erkannt (Eco 1985, S. 295). Voraussetzung dafür ist die Bereitschaft, sich von Vorannahmen frei zu machen und unbefangen auf die Daten zu blicken.

Mit einem abduktiven Schluss fängt der Forschungsprozess an. Auf der zweiten Stufe des Forschens, der Stufe der Deduktion, werden die abduktiv gewonnenen Erkenntnisse in ein Typisierungsschema überführt, das »in der Art eines Diagramms« (Peirce, zitiert nach Grathoff 1989, S. 276) formuliert wird. Hier wird untersucht,

> »welche Auswirkungen diese Hypothese, falls sie unterstellt wird, auf die Modifizierung unserer Erwartungen hat, die sich auf eine künftige Erfahrung beziehen« (Peirce ebd.).

Auf der dritten Stufe des Forschens, der Stufe der Induktion, wird schließlich überprüft,

»inwiefern die Konsequenzen, die sich aus der deduktiven Applikation der Hypothese ergeben, mit der Erfahrung übereinstimmen« (Peirce ebd., S. 277).

In der Grounded Theory ist von abduktivem Schließen nicht die Rede, jedoch wird dort das Schlussfolgern vergleichbar erläutert (Strauss 1994, S. 38; Strübing 2008, S. 44 ff.).

Interpretative Forschung kann, legt man den Dreischritt von Abduktion, Deduktion und Induktion zugrunde, als zirkulärer Prozess begriffen werden, der mit der Erfahrung beginnt und bei ihr endet, und von hier aus werden neue Untersuchungsfragen formuliert (Oevermann 1981).

Interpretative Sozialforschung im Kontext

Insbesondere Wissenschaften wie Medizin und Psychologie sind derart im naturwissenschaftlichen, die Doxa verachtenden Denken des 19. Jahrhunderts verhaftet, dass sie mit interpretativen Forschungsansätzen wenig bis nichts anfangen können. Wer Forschung um der wissenschaftlichen Karriere willen betreibt, sollte also auf die Verwendung interpretativer Ansätze verzichten.

5.3.2 Die Einheit von systemischer Forschung, Diagnostik und Therapie: Eine synergetische Perspektive

Günter Schiepek

Im Folgenden soll die These vertreten werden, dass systemische Therapie, Diagnostik und Forschung in enger Beziehung stehen.

Systemische Forschung

Forschung bedeutet eine Art und Weise des systematischen Herangehens an einen Untersuchungsgegenstand, welche sich um allgemeinverbindliche und präzise Begrifflichkeit, Theoriebildung, Generierung von daraus abgeleiteten, empirisch prüfbaren Hypothesen und um die empirische Erfassung von Sachverhalten bemüht. Hierzu notwendig sind reliable und valide, zudem intersubjektiv akzeptierbare Messmethoden, wobei Messung die Transformation eines empirischen in ein numerisches Verhältnis bedeutet. Die zu machenden Aussagen sollen möglichst großen empirischen Gehalt haben, wobei der empirischen Prüfung von Hypothesen und Theorien oft eine deskriptive Erfassung von Sachverhalten sowie begriffliche Standortbestimmungen und Präzisierungsversuche vorangehen.

Das Adjektiv »*systemisch*« charakterisiert den Bezug der Forschung auf Systeme, welche definiert sind als Menge von Objekten mit wechselseitigen Relationen bzw. Interaktionen. Diese »Objekte« (meist als Teile, Elemente oder Komponenten bezeichnet) können virtueller oder materieller Art sein, d. h., es kann sich um physisch existierende Objekte, aber auch um Begriffe, Konstrukte oder Variablen empirischer Systeme handeln. Elemente, Teilsysteme oder jeweils als »Ganzes« betrachtete Systeme können auf sich selbst Bezug nehmen oder zurückwirken, was als Selbstreferenz bezeichnet wird. Formal betrachtet, weisen viele empirische Systeme nichtlineare Relationen auf, d. h., es gibt keine proportionale Relation zwischen Input und Output. Diese Voraussetzung ermöglicht spontane Struktur- und Musterbildung sowie nichtlineare Dynamik (z. B. chaotisches Verhalten), welche unter der Bezeichnung »Selbstorganisation« ein zentrales Thema der systemwissenschaftlichen Forschung sind. Systemische Forschung bedeutet also *die begriffliche (konzeptuelle), theoretische und empirische Beschreibung, Erfassung (Messung), Analyse und Modellierung von Struktur, Funktion und Dynamik der betrachteten Systeme sowie ihrer Interaktionen und System-Umwelt-Relationen.*

Diese Definition von systemischer Forschung enthält keine Einschränkung auf bestimmte Phänomenbereiche. Es gehört vielmehr zu ihrem Selbstverständnis, thematisch offen zu sein, wobei sich viele Forschungsprogramme auf Schnittstellen zwischen Systemen und Systemarten (z. B. Mensch und Organisation, Mensch und Ökosysteme) konzentrieren. Systemische Forschung beschäftigt sich nicht nur mit sozialen, bewusstseins- oder sprachfähigen Systemen, was impliziert, dass sie nicht identisch mit Sozialforschung ist und Reduzierungen (auch sozialen Reduktionismus) zu vermeiden versucht. Methodisch führt das zu einem multiperspektivischen, multidisziplinären und multimethodalen Zugang (Ochs u. Schweitzer 2012).

Ein Spezifikum systemischer Forschung ist ihre *Transdisziplinarität*. Dies bedeutet, dass nicht nur unterschiedliche Disziplinen oder zumindest Theorien und Methoden, die aus verschiedenen Disziplinen stammen, in einem Projekt zusammen zum Einsatz kommen, sondern dass ein umfassendes Paradigma wie die Theorie nichtlinearer dynamischer Systeme auf unterschiedliche Themen und Phänomenbereiche angewandt wird. Solche systemtheoretischen Paradigmen (»Theoriekerne«, vgl. Stegmüller 1973; Haken u. Schiepek 2010, S. 275 ff.) finden erfolgreiche »intendierte Anwendungen«, also Phänomene, die sie erklären können, wobei diese Phänomene ursprünglich unterschiedlichen Disziplinen »zugeordnet« waren und zu ihrer Erklärung und empirischen Untersuchung auch Fachwissen und Methodeneinsatz aus diesen spezifischen Disziplinen erfordern. Transdisziplinarität und der mathematisch-logische Formalisierungsgrad von Systemtheorien ermöglichen disziplinenübergreifende theoretische Bezugssysteme und Begrifflichkeiten, was eine Verständigung zwischen Einzelfächern hin zu einer neuen Generalisierung erlaubt. Dies gilt auch für Psychotherapieschulen, sodass ein systemwissenschaftlicher Zugang schulenübergreifende und integrative Modelle begründet.

Systemische Forschung ist nicht Forschung zur systemischen Therapie, sondern kann jedes therapeutische Vorgehen sowie Versorgungsstrukturen und -institutionen aller Art zum Gegenstand haben.

Die Interaktion von Teilen oder Elementen eines Systems generiert eine Dynamik, d.h. Verhalten in der Zeit. Dynamiken sind in vielen empirisch gegebenen Systemen von einem nichtlinearen Zusammenspiel der Teile und damit von der *Nichtlinearität* der daraus resultierenden Prozesse geprägt (vgl. Abschn. 1.3.11). Unter dieser Perspektive ist systemische Forschung weitgehend synonym mit *Komplexitätsforschung*. Das dafür notwendige Rüstzeug kommt, wie die Systemtheorie überhaupt, aus formalwissenschaftlichen Disziplinen (Mathematik, Informatik) und aus der Physik. Dies bedeutet aber selbstverständlich keine Reduktion auf physikalische Phänomene (s. Haken u. Schiepek 2010, S. 267), sondern nur die Möglichkeit, entsprechende Denk-, Modellierungs- und Analysewerkzeuge verfügbar zu haben.

Systemische Forschung bedient sich je nach Gegenstand zahlreicher und aus den jeweiligen »nichtsystemischen« Ausgangs- oder Bezugsdisziplinen importierter empirischer Datenerhebungsmethoden. Verhaltensbeobachtung, Fragebogen und bildgebende Verfahren wie EEG oder fMRT entstammen zwar keinem systemwissenschaftlichen Kontext, werden aber in systemwissenschaftlichen Projekten eingesetzt (für einen Methodenüberblick s. Roth 1999; Schiepek 2012).

Mit Bezug auf die Perspektiven »Struktur«, »Funktion« und »Dynamik« kann man das Vorgehen der systemischen Forschung in vier Schwerpunkte einteilen:

- Erzeugung von visuellen oder räumlichen Modellen von Systemen (z. B. Modelle neuroanatomischer Strukturen)
- Grafische und formalisierte Modelle von Systemfunktionen, die z. B. Netzwerke von Variablen oder theoretischen Konstrukten beinhalten (z. B. idiografische Systemmodelle, Schiepek 1986)
- Erfassung, Analyse und Darstellung linearer und nichtlinearer Prozesse im zeitlichen Verlauf, wobei in den System- und Komplexitätswissenschaften hierfür zahlreiche Methoden entwickelt wurden, die vor allem die nichtlinearen Eigenschaften von Prozessen zu erfassen in der Lage sind (vgl. Strunk u. Schiepek 2006). Besonderes Interesse finden in den letzten Jahren die Synchronisation, Kopplung und Konnektivität von Systemen, insbesondere in den Neurowissenschaften (Eickhoff u. Grefkes 2011; Osipov, Kurths u. Zhou 2007; Uhlhaas et al. 2009).

Im Folgenden werden einige Akzentuierungen und Spezifizierungen systemischer Forschung diskutiert.

Erkenntnis in Modellen

Systemische Forschung ist *Erkenntnis in Modellen,* was impliziert, dass auch sie (wie jede Forschung) perspektivisch, selektiv und abstrahierend sein muss (Schiepek 1991; Stachowiak 1978). »Ganzheitlich« im Sinne einer Erfassung von »allem« kann

Forschung und Modellbildung nicht sein. Systemische Forschung produziert nicht nur Daten und prüft Hypothesen, sondern generiert Modelle, in denen das Zusammenspiel von Systemkomponenten dargestellt wird – auf der Ebene von Einzelfällen wie auf der Theorieebene. Aufgrund der Möglichkeit, qualitative Modelle in formale Sprachen (z. B. Differenzen- oder Differenzialgleichungssysteme) zu übersetzen, können Systemdynamiken simuliert werden. Theorien werden als mindestens prinzipiell formalisierbare und simulierbare Modelle konstruiert. Interventionen und unterschiedliche Parametrisierungen können dann in Testläufen durchgespielt werden. Wie in einigen Gebieten der Medizin heute schon üblich, können eventuell in Zukunft auch psychotherapeutische Interventionen vor ihrer realen Durchführung simuliert und auf mögliche Effekte oder Nebenwirkungen geprüft werden. Solche Modelle können dann durch die kontinuierlich im jeweiligen individuellen Therapieprozess erfassten Daten immer wieder optimiert, korrigiert und neu parametrisiert werden.

Qualitative und quantitative Methoden

Die Frage nach den Vorzügen *qualitativer* (Befragungen, Interviews, Textanalyse etc., vgl. Ochs 2009) oder *quantitativer Forschung* stellt sich im Wesentlichen nur in humanwissenschaftlichen Anwendungsfeldern, insbesondere in der Psychologie und in den Sozialwissenschaften. Die Frage nach den geeigneten Methoden hat sich auch hier an den Fragestellungen und Erkenntnisinteressen zu orientieren. Im Sinne einer multimethodalen Ausrichtung systemischer Forschung wird man versuchen, unterschiedliche Datenquellen und Methoden zu kombinieren. In der Technologie des *synergetischen Navigationssystems* (Schiepek et al. 2011) beispielsweise werden regelmäßige quantitative Ratings und Tagebucheintragungen gleichzeitig durchgeführt. Die Tagebucheintragungen können zur qualitativen Interpretation und Ergänzung des klinischen Eindrucks verwendet werden, oder es können mit Textanalysesystemen quantitative Parameter extrahiert werden, die sich wiederum mit den erfassten quantitativen Zeitreihen und ihren dynamischen Eigenschaften in Beziehung setzen lassen (Walter et al. 2010). Auch aus Therapietranskripten oder Videoaufzeichnungen (also »qualitativen« Daten) lassen sich quantitative Parameter generieren, die den Methoden der nichtlinearen Dynamik zugänglich sind (Strunk u. Schiepek 2006). Grundsätzlich ist eine gegenseitige Ergänzung beider Zugänge sinnvoll, da mit rein qualitativen sozialwissenschaftlichen Methoden Aussagen über die Funktion und Dynamik von Systemen kaum möglich sind. Auf der Grundlage eines Genogramms (vgl. Abschn. 2.3.3) oder einer einmaligen Familienaufstellung (vgl. Abschn. 2.3.4) etwa lassen sich die Interaktionsprozesse in Familien nicht analysieren, messen oder modellieren.

Naturalistische und experimentelle Settings

Systemische Forschung kann in naturalistischen wie in artifiziellen Settings durchgeführt werden. In manchen Fällen ist ein experimentelles Vorgehen (d.h. die Herstellung künstlicher und systematisch variierter Bedingungen) sinnvoll, wenn man etwas über das Verhalten von Systemen erfahren will. Experimente variieren die unabhängigen Variablen (z.B. die Kontrollparameter, Inputs oder Umweltbedingungen von Systemen) systematisch und messen die abhängigen Variablen (Systemverhalten). Auch in der Psychotherapieforschung lässt sich ein experimentelles Design (z.B. Randomized Controlled Trials – RCT) mit systemischer Prozesserfassung kombinieren. Erstaunlich ist, dass diese Kombination nicht häufiger genutzt wird. Es ist allerdings zu konstatieren, dass die experimentellen Zugänge (RCT) die Bedeutung des Inputs (also des Treatments bzw. der angewandten Therapiemethoden) oft überschätzen, während sie die Bedeutung der Eigendynamik von Systemen sowie die höchst einzelfallabhängige nichtlineare Interaktion der beteiligten »Wirkfaktoren« unterschätzen. Zudem lassen sich zahlreiche Bedingungen und Variablen in der Psychotherapie aus ethischen, praktischen und prinzipiellen Gründen gar nicht willkürlich variieren. Manualisierungen erübrigen sich daher in vielen Fällen und sind auch der notwendigen Synchronisation des therapeutischen Vorgehens mit den Selbstorganisationsprozessen der Patienten nicht angemessen. Nichtlineare, lebende Systeme sind keine Input-Output-Automaten. RCT mit manualisierten Treatments und reiner Outcome-Erfassung würde man daher wohl nicht unter systemischer, sondern unter linearer Forschung subsumieren.

Idiografik und Nomothetik

Die Beschreibung von Einzelfällen (idiografische Forschung) und die auf allgemeine Gesetzmäßigkeiten ausgerichtete Forschung (Nomothetik) galten lange Zeit als kontroverse Forschungsstrategien. Im Rahmen der systemischen Forschung hebt sich diese Kontroverse auf, denn vor allem die Theorie des deterministischen Chaos macht deutlich, dass nichtlineare, komplexe Systeme nicht langfristig (im Umfeld kritischer Instabilitäten nicht einmal kurzfristig) vorhergesagt werden können. Wenn diese Annahme auch im Humanbereich Gültigkeit besitzt – und vieles spricht dafür –, so können wir zwar allgemeine Modelle aus aggregierten Datensätzen herausdestillieren, brauchen aufgrund der bestehenden synchronen und diachronen Freiheitsgrade von Humansystemen die Einzelfallforschung aber zwingend. Im systemischen Weltbild sind beide komplementär und aufeinander bezogen. In der Psychotherapieforschung gibt es in jüngster Zeit wieder ein Plädoyer für Einzelfallstudien (Barlow u. Nock 2009), wobei gerade hier das multimethodale Zusammenspiel von klinisch-verstehenden (qualitativen), psychologisch-quantitativen und neurobiologischen Methoden von großem Wert ist (Schubert u. Schiepek 2004).

Praxis und Forschung

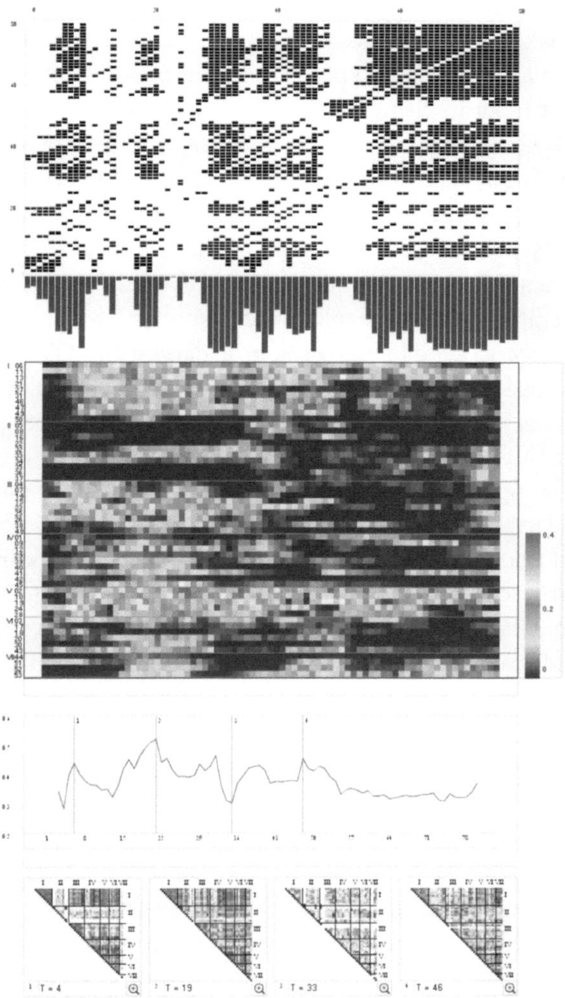

Abb. 14: Synopse eines psychotherapeutischen Prozesses. Der Verlauf (tägliche Einschätzungen über etwa vier Monate) stellt einen Ordnungsübergang dar, welcher von einer kritischen Instabilität in zahlreichen Items des Therapieprozessbogens (TPB) begleitet wird. Oben: Recurrence-Plot der Zeitreihe des Items »In Bezug auf meine persönlichen Ziele erlebte ich mich heute als erfolgreich«. Die Punkte im Diagramm repräsentieren wiederkehrende Abschnitte der Dynamik, leere Abschnitte weisen auf Übergänge zwischen unterschiedlichen Ordnungszuständen (Transienten) mit singulären Dynamiken hin. Mitte: Komplexitäts-Resonanz-Diagramm aller Items des TPB. Die Ausprägung der dynamischen Komplexität jedes Items wurde in Farben übertragen. Die Items sind nach Faktoren (Subskalen) des TPB angeordnet. Unten: mittlere (absolute) Interkorrelation aller Items des TPB, berechnet in einem Gleitfenster. Dies entspricht der Gesamtsynchronisation aller durch die Items des TPB abgebildeten Erfahrungsaspekte des Patienten. Die Korrelationsstruktur ist an vier Zeitpunkten in Form einer Matrix dargestellt. Die Intensität der Farbe Grün entspricht der Ausprägung positiver Korrelationen, die Intensität von Rot entspricht der Ausprägung negativer Korrelationen.

Es handelt sich hier um eine alte Kontroverse, die sich in Zukunft völlig anders als bisher darstellen könnte. In der Tat sind z. B. kontrollierte Vergleichsgruppenstudien im Praxisalltag kaum zu organisieren, und umgekehrt schien lange Zeit der Nutzen von Forschung für Klinik und Praxis bestenfalls nicht unmittelbar evident. Die jetzt in der Praxisroutine implementierten Methoden des Real-Time-Monitoring erlauben jedoch die Dokumentation und Analyse von Prozessen bereits im Therapieverlauf (z. B. mit täglichen Erfassungen über internetbasierte Selbstratings von Klienten), welche zur gemeinsamen Praxisreflexion mit den Klienten, zu einer datenbasierten Supervision mit Ergebnissen systemischer Analysen (betreffen Merkmale der therapeutischen Selbstorganisation), zur Verlaufs- und Outcome-Dokumentation sowie zur Therapiesteuerung genutzt werden können. Die Methodik des *synergetischen Navigationssystems* wird bei Schiepek et al. dargestellt (2007; 2011), der klinische Nutzen des Real-Time-Monitoring bei Lambert (2010). Abbildung 14 zeigt ein Beispiel für eine Darstellung von Verläufen und eines Komplexitäts-Resonanz-Diagramms einer etwa viermonatigen Therapie bei täglicher Dateneingabe durch den Patienten. Forschung dient somit der Praxis nicht nur allgemein und irgendwann, sondern hier und jetzt – vor allem profitiert der einzelne Klient, der bereit ist, Daten zu liefern, direkt und unmittelbar. Forschung bleibt nicht auf spezifische Projekte und Stichproben beschränkt (sodass sich die Frage nach der Generalisierbarkeit und ökologischen Validität stellen würde), sondern kann als kombinierte Versorgungs-, Grundlagen- und Praxisforschung flächendeckend und in der Alltagsroutine zum Einsatz kommen.

Systemische Diagnostik

Hierunter ist die Erfassung von Strukturen und Funktionen eines Systems oder der Interaktion mehrerer vernetzter Systeme zu verstehen, wozu auch die Erfassung veränderungsrelevanter Bedingungen und Einflüsse auf ein System gehört. Dabei können Systeme und Systemzustände verschiedenster Art gemeint sein, z. B. Verhalten, Kognitionen und Emotionen, interpersonelle Muster von Paaren, Familien, Gruppen oder Teams, Strukturen und Abläufe in Organisationen, aber auch physiologische Systeme und ihre Funktionen in Organismen.

In dieser erweiterten Bedeutung weicht der Begriff der *Diagnostik* von seiner Verwendung in medizinischen und klinisch-psychologischen Kontexten ab. Anders als in der dort üblichen klassifikatorischen Diagnostik kommt es in der systemischen Diagnostik primär auf ein Verständnis von Systemstrukturen und -zusammenhängen sowie auf die Veranschaulichung von Systemdynamiken an. Insofern sollte man statt von »Diagnostik« besser von »Modellierung«, »Assessment« und »Prozessanalyse« sprechen. Letztere ist ein genuines Merkmal jedes systemischen Ansatzes, da Systeme aufgrund ihrer Rekursivität per definitionem dynamische Prozesse in der Zeit erzeugen. Die Rede von Mustern meint praktisch immer dynamische Muster sowie ihre Entstehung und Veränderung (Kelso 1995; Mainzer 2007; Strunk u. Schiepek 2006).

Die inhaltliche und thematische Offenheit systemischer Diagnostik engt den Blick nicht auf Krankheiten und pathologische Zustände ein und erfordert auch keine Fokussierung auf eine bestimmte Systemebene, etwa eine sozial-kommunikative, eine psychische oder eine biologische. Vielmehr lassen sich Bezüge und Korrelationen *zwischen* verschiedenen Systemebenen darstellen sowie mehrere Prozesse auf verschiedenen Zeitskalen aufeinander abbilden. Dies entspricht der Konstitution der Systemwissenschaften als Formalwissenschaften, deren inhaltliche Bezüge erst durch die Anwendung auf bestimmte Phänomenbereiche (z. B. interaktionelle Prozesse in Familien, Psychotherapie, Dynamik neuronaler Netze) hergestellt werden.

Während in neurowissenschaftlichen Anwendungen bildgebende Verfahren wie EEG, MEG und fMRT zu Zwecken der Datengenerierung benutzt werden, erhalten in der psychosozialen Praxis zunehmend Verfahren des internetbasierten Ambulatory Assessment an Bedeutung. Ein speziell für die Erfassung von dynamischen, nichtlinearen Prozessen entwickeltes Verfahren ist das *synergetische Navigationssystem* (SNS). Es erlaubt die Eingabe von Daten (z. B. Selbsteinschätzungen) zu fast beliebigen Zeitpunkten, wobei auch die Items und Fragebogen für die Datenerfassung sehr flexibel an den Zweck der Erhebung angepasst werden können. Für die Erfassung von Psychotherapieprozessen hat sich ein Therapieprozessbogen (in Varianten für stationäre, teilstationäre und ambulante Therapie) bewährt, der von den Klienten einmal täglich ausgefüllt wird (Schiepek, Aichhorn u. Strunk 2012). Auch Paar- und Familientherapien können damit im Verlauf erfasst werden. Zudem steht eine Tagebuchfunktion zur Verfügung, welche die Klienten im Anschluss an das Beantworten der Fragebogen-Items nutzen können. Die daraus resultierenden Zeitreihen werden visualisiert und mitlaufend analysiert. Ausführlich ist die Methodik dargestellt in Schiepek et al. (2011).

Eine ebenfalls internetbasierte Variante des SNS liegt zur Erfassung von Beziehungsmustern in sozialen Systemen vor. Hierbei schätzen die Mitglieder einer Gruppe oder eines Teams auf frei wählbaren Dimensionen (z. B. »Sympathie«, »Unterstützung«, »Stress«) die Auswirkungen ihrer Initiative auf die jeweils anderen Personen ein (Senden) sowie umgekehrt den Grad der Bezugnahme der jeweils anderen Personen auf sie selbst (Empfangen). Daraus resultiert eine Interaktionsmatrix, die nach wiederholter Anwendung in einem Prozess (z. B. in Paartherapie, Familientherapie, Gruppen- oder Teamentwicklung, Plan- oder Systemspiel) die Veränderung der Beziehungsmuster grafisch und anhand quantitativer Kennwerte darstellt. Diese als Matrix visualisierten Beziehungsmuster können mit den individuellen Veränderungen der einzelnen Teilnehmer (abgebildet im SNS) abgeglichen werden.

Die Methodik der idiografischen Systemmodellierung (Schiepek 1986) erhält im Zusammenhang mit der internetbasierten Prozesserfassung neue Bedeutung. Die qualitative Darstellung von Vernetzungen zwischen den relevanten Elementen eines Systems (Konstrukten oder Variablen wie z. B. »Leistung«, »Motivation«, »Stress«, »Aktivierung von Ressourcen«) wird idiografisch, also auf den Einzelfall zugeschnitten entwickelt, und zwar unter aktiver Mitarbeit des Klienten, wodurch ein umfassendes und vertieftes Verständnis intraindividueller und interpersoneller Problemsysteme entsteht. Beispiele finden sich in Schiepek (1991) für Individuen und Paare und in Schiepek et al. (1998) für Organisationen. Die Variablen eines solchen Systems lassen sich mit dem Fragebogeneditor des synergetischen Navigationssystems in einen individuellen Fragebogen umsetzen und z. B. mit einer Frequenz von einmal am Tag über mehrere Wochen hinweg erfassen. Die daraus resultierenden Zeitreihen geben Auskunft über die Dynamik des jeweils dargestellten Systems und können auch die im Modell postulierten Wechselwirkungen validieren oder modifizieren.

Ein halb strukturiertes Ressourceninterview (Schiepek u. Cremers 2003) zur Erfassung und Beurteilung von personalen und sozialen Ressourcen eines Klienten kann als Vorarbeit für einen individualisierten Fragebogen im SNS genutzt werden. Das Ressourceninterview dient zunächst der Aktivierung und Bewusstmachung persönlicher Ressourcen, aber auch zur Konstruktion von Zielprofilen und Potenzialen mit Blick auf mehr oder weniger ausgeprägt vorhandene oder gewünschte Ressourcen. Mit dem SNS wären darüber hinaus nicht nur statische oder Vorher-nachher-Beurteilungen möglich, sondern die Erfassung der kompletten Ressourcendynamik in einem Therapie- oder Beratungsprozess.

Systemische »Diagnosen« sind keine Statusabbildungen von Systemzuständen (z. B. familiärer Konstellationen), sondern repräsentieren dynamische Muster, die im Verlauf erhoben, analysiert und rückgemeldet werden. Diese Real-Time-Feedbacks beziehen die Klienten aktiv und partnerschaftlich mit ein, woraus die Möglichkeit einer gemeinsamen Prozesssteuerung resultiert. Wiewohl systemische Diagnostik schon immer eine diagnostische und gleichzeitig eine therapeutische Funktion hatte, ist nun dieser Doppelaspekt ganz zentral. Die Konstruktion von Systemmodellen und individualisierten Fragebogen, tägliche Selbstreflexionen und Tagebuchaufzeichnungen mit motivierendem und mentalisierendem Impact sowie SNS-gestützte Therapie- oder Beratungsgespräche zur Beurteilung des Verlaufs und des weiteren Vorgehens eröffnen neue Möglichkeiten der Klient-Berater-Kooperation (Schiepek 2009b), aber auch eine neue Dimension der systemischen Praxisforschung und der systemischen Professionalität.

In diesem Sinne liegt ein Schwerpunkt systemischer Praxis auf »Diagnostik« (Modellierung und Prozesserfassung), die zugleich auch praxisnahe Forschung ist. Im Feld der psychotherapeutischen Routinepraxis lassen sich bereits heute umfassende Datensätze generieren, die ein ökologisch valides Bild psychotherapeutischer Prozesse und Versorgungsbedingungen zeichnen. Die erfassten Einzelfälle können zu großen Datensätzen aggregiert und mit statistisch-mathematischen Methoden ausgewertet werden. Vor allem aber dient diese Art der Diagnostik und Praxisforschung direkt der Vorbereitung, Unterstützung und Begleitung von Therapien (vgl. das Konzept des »synergetischen Prozessmanagements«, Haken u. Schiepek 2010; Schiepek et al. 2013).

5.3.3 »Systemisch Forschen«: Erkenntnistheoretische Fragen und forschungspraktische Leitlinien

Jochen Schweitzer und Matthias Ochs

Was macht eine Forschung »systemisch«?

Systemische Forschung findet in ganz verschiedenen Disziplinen statt, z. B. in der Informationstechnik, den Biowissenschaften, der Mathematik oder gar der Landwirtschaftslehre. Eine allgemein akzeptierte Definition systemischer Forschung existiert nicht, wir finden sie auch nicht in den Sozial- und Gesundheitswissenschaften. Das erschwert die Identitätsbildung der sich »systemisch« verstehenden Forschergemeinde, erlaubt aber zugleich eine große Variationsbreite ihrer Ansätze. So finden sich auf der Internetplattform www.systemisch-forschen.de sehr unterschiedliche Definitionen systemischer Forschung.[67]

Hat Hildenbrand (1998) damit recht, dass systemische Forschung gegenstandsangemessen qualitativ ausgerichtet sein müsse, weil quantitativ-statistische Methoden mit ihren kausal-linearen und Normalverteilungsannahmen nicht mit Grundannahmen systemischer Konzeptbildung, wie Individualität und Einmaligkeit, geschichtlicher Dynamik, Nichtlinearität oder Kontexteingebundenheit, vereinbar seien? Oder Schiepek (2008), der argumentiert, dass qualitative Datenerhebung und -auswertung viel zu viel Zeit in Anspruch nähmen, als dass sie in die beforschte Praxis nutzbringend rückgemeldet werden könnten? Sind kontrollierte Untersuchungen mit gesteuerter Zufallsverteilung der Probanden zu Untersuchungsgruppen (RCT-, also Randomized-Controlled-Trials-Studien), die experimentell Außeneinflüsse und Störfaktoren ausschalten wollen, wie sie zur wissenschaftlichen Anerkennung systemischer Therapie/Familientherapie im Jahr 2008 beigetragen haben (von Sydow et al. 2007; Wissenschaftlicher Beirat Psychotherapie 2008), als systemisch ausgerichtete Forschung einzuordnen (kritisch dazu Kriz 2012)? »Schreit« nicht das für das systemische Arbeiten so basale Kalkül der Generierung von Perspektivenvielfalt nach einem Einsatz sowohl qualitativer als auch quantitativer Zugangswege bzw. Mixed-Methods-Ansätzen, damit die unterschiedlichen Sichtweisen für den Erkenntnisprozess genutzt werden können (vgl. auch Ochs 2009; Ochs u. Schweitzer 2010)?

Soll nur als systemische Forschung gelten, was sich an das Kalkül der Kybernetik 2. Ordnung hält, das den beim Beobachten sich selbst beobachtenden Beobachter forscherisch einbezieht, berücksichtigt und »operationalisiert«? Schiepek schreibt dazu (2010, S. 6):

---

67 Z. B. von Rolf Arnold, Johannes Herwig-Lempp, Tom Levold, Kurt Ludewig, Günter Reich, Günter Schiepek und Walter Miloviz: Was ist Systemische Forschung? Verfügbar unter: http://www.systemisch-forschen.de/was_ist_systemische_forschung [5.10.2013].

»Welche Rolle spielt der Konstruktivismus? Keine! Systemische Forschung lässt sich sowohl durchführen, wenn man von der irgendwie gearteten ›realen‹ Existenz der untersuchten Systeme und ihrer Eigenschaften ausgeht, als auch, wenn man die erzeugten Erkenntnisse im Grunde für Konstruktionen hält, die in einer nicht näher definierbaren Relation zu einer existierenden oder auch nicht existierenden Wirklichkeit stehen.«

Andere Autoren sehen dies ganz anders.

Kann schon dann von systemischer Forschung gesprochen werden, wenn soziale Einheiten (die Familie, das Paar, eine Arbeitsgruppe) mit (Ehezufriedenheits- oder Teamklima-)Fragebogen beforscht werden? Sollten nicht Wechselwirkungen zwischen biologischen, psychischen und sozialen Systemebenen – wie etwa in vielen Komplexitätsforschungsprogrammen (z. B. Mainzer 2008) – Gegenstand systemischer Forschung sein?

Die Erforschung der Praxis und die Praxis der Forschung

Kann nicht einfach die Erforschung der systemisch inspirierten psychosozialen Praxis in Psychotherapie, Pädagogik, Sozialer Arbeit, Seelsorge, Unternehmensberatung etc. als systemische Forschung gelten? Aber wie ist es dann mit der systemisch ausgerichteten Forschung nichtsystemischer Praxis – etwa von Rückkopplungsprozessen zwischen Psychoanalytiker und Patientin, Medikament und Patient, spinnenphobischem Patienten und desensibilisierender Verhaltenstherapeutin? Wird umgekehrt behaviorale oder psychoanalytische Forschung dadurch »systemisch«, dass sie sich mit familiären Interaktionen beschäftigt? Oder ist es systemische Forschung, wenn Systemiker ihre Praxis beforschen, etwa die systemische Pädagogin ihre Kindergruppe, der systemische Organisationsberater ein von ihm beratenes Arbeitsteam, eine Ärztin den Alltag auf einer Krankenhausstation – also Practitioner Research betreiben (z. B. Fox, Martin u. Green 2007)?

Unser Konzept »systemischer« Forschung

In unseren eigenen wissenschaftlichen Aktivitäten (Ochs et al. 2005; Ochs u. Schweitzer 2005, 2006, 2012; Schweitzer u. Nicolai 2010; Haun et al. 2013) gehen wir von einem breiten Verständnis von »systemisch« aus, das sich weder auf eine Spielart von Systemtheorie (synergetisch, personenzentriert, luhmannsche Systemtheorie …) noch auf eine einzelne Methodik (Fallrekonstruktion, Zeitreihenanalyse …) einschränken will.[68]

---

68 Unsere Arbeitskontexte sind u. a. die Sektion »Medizinische Organisationspsychologie« im Zentrum für Psychosoziale Medizin am Universitätsklinikum Heidelberg; die von Jochen Schweitzer 1998 begründete, alle zwei Jahre stattfindende Tagung »Systemische Forschung« in Heidelberg; die von Matthias Ochs seit 2009 betreute und von den systemischen Fachverbänden SG und DGSF betriebene Homepage www.systemisch-forschen.de [8.10.2013]; sowie die gemeinsame Arbeit am *Handbuch Forschung für Systemiker* (Ochs u. Schweitzer 2012).

Wir arbeiten im Kontext einer medizinischen Fakultät mit quantitativen und qualitativen Methoden an praxisnahen Fragestellungen der systemischen Therapie und Organisationsentwicklung. Im Folgenden beschreiben wir einige Prinzipien, die unser Forschen dort anleiten und deren Verwirklichung uns manchmal mehr und manchmal weniger gelingt.

Forschungsgegenstand, Erkenntnistheorie und Forschungsmotivation

(1) Wir beforschen in erster Linie soziale Systeme, insbesondere Familien und Organisationen

Bei psychischen Systemen, also den Gedanken und Gefühlen, sowie bei biologischen Systemen, also den körperlichen Vorgängen von Systemmitgliedern, sind wir immer nur an ihrem Bezug zu den sozialen Systemprozessen interessiert: Was befähigt Menschen, mit den Herausforderungen in Familien und Organisationen gut umzugehen? Wie beeinflussen die individuellen Motive einflussreicher Einzelner (zum Beispiel der Eltern oder Vorgesetzten) die Familie oder Organisation? Wenn wir uns mit Kinderkopfschmerzen beschäftigen, interessieren uns die intrapsychischen Bewältigungsstrategien der damit geplagten Kinder in ihren Zusammenhängen mit familiären Beziehungsmustern (Ochs u. Schweitzer 2006). Wenn wir Zeitdruck im Krankenhaus untersuchen, interessiert uns, wie sich das organisationale Erleben von Zeitdruck und die individuellen Lösungsversuche verschiedener Mitarbeitergruppen (von Ärzten, der Pflege) auf einer chirurgischen Station wechselseitig am Leben halten (Zwack, Noest u. Schweitzer 2009) oder im Team einer geschlossenen psychiatrischen Aufnahmestation bewältigt werden (Zwack u. Schweitzer 2011).

(2) Wir forschen »sozialsystemisch«

Unsere Methoden sollen den Merkmalen sozialer Systeme angemessen sein. Dazu gehört, dass unter anderem folgende Punkte eine besondere Beachtung finden:

- *Komplexität:* Wie differenziert, vernetzt, zirkulär und nebenwirkungsreich sind Elemente und Prozesse in sozialen Systemen? Wie viel Netzwerkkomplexität ist beispielsweise in einem Projekt der integrierten Versorgung (vgl. etwa *Netzwerk Essstörungen Ostalbkreis [NEO]*, Abel, Köhler-Rönnberg u. Schweitzer 2011) sinnvoll, damit noch gut zusammengearbeitet werden kann?
- *Selbstreflexivität:* Wie sind wir selbst als Forscher Koproduzenten jener Wirklichkeiten, die wir zu beschreiben meinen? Hier kann man mit persönlichen Forschungstagebüchern experimentieren, wie dies etwa in autoethnografischer Forschung praktiziert wird (z. B. Ellingson u. Ellis 2008).
- *Kommunikationsprozesse:* Wie gestalten sich Information, Mitteilung und Verstehen in ihren Aus- und zirkulären Wechselwirkungen? So lassen sich in einem Forschungsprojekt zu Familien- und Systemaufstellungen die Kommu-

nikations- und Interaktionsprozesse während des Aufstellungsrituals durch teilnehmende Beobachtung untersuchen.

- *Leitunterscheidungen und ihre blinden Flecke:* Mit welchen Unterscheidungen werden bestimmte Phänomene betrachtet? Was wird ausgeblendet, und wo und durch wen kommt es ins System wieder hinein? In einem von der VW-Stiftung geförderten Projekt »Gut alt werden in Großbetrieben« wird erforscht, welche innerbetrieblichen Diskurse durch den stärker werdenden Diskurs des demografischen Wandels Unterstützung erhalten und welche eher in den Hintergrund geraten.
- *Muster der Reproduktion von Phänomenen:* Wie reproduzieren sich Phänomene (zum Beispiel Bindung/Ungebundenheit, Vertrauen/Misstrauen, Konflikt/Lösung, Zeitdruck/Zeitgelassenheit, Gesundheit/Krankheit) in Familien und Organisationen, und wer trägt wie dazu bei? Welche Rolle spielen dabei z. B. Entscheidungsprämissen? Wie wird Unsicherheit reduziert?
- *Dynamik* – besonders bei kritischen Phasenübergängen in Systemprozessen: Wann und unter welchen Randbedingungen kommt es zu Phänomenen grundsätzlichen Wandels?
- *Emergenz:* Was passiert Neues und anderes auf höheren gegenüber niedrigeren Systemebenen? Bestimmte Fragebogen können z. B. das *Selbsterleben* eines Teilnehmers in seinen sozialen Systemen erfassen, andere seine Perspektive auf seine sozialen Systeme als Ganzes.
- *Gute Gründe, einen Status quo* auch dann *beizubehalten,* wenn er zunächst beklagt wird: So kann es »gute Gründe« für Kopfschmerzen in Familien (Ochs u. Schweitzer 2005) ebenso geben wie für das chronisch beklagte Wertschätzungsdefizit in Organisationen (Zwack, Muraitis u. Schweitzer-Rothers 2011).
- *Multiperspektivität,* die im Sinne eines Mixed-Methods-Ansatzes umgesetzt werden kann (vgl. Ochs 2009): Mirko Zwack (2011) hat die Wertevermittlung durch Geschichten in Familienunternehmen untersucht. Vermittels qualitativer Interviews mit unterschiedlichen Stakeholdern zeigte er zunächst, wie von verschiedenen Personen ähnliche Geschichten zur Begründung des Unternehmenserfolgs als Referenzpunkte im Organisationsgeschehen verwendet werden, und untersuchte dann die Interpretationen dieser Narrative durch unterschiedliche Zuhörer quantitativ mit einem Fragebogen zur Einschätzung ausgewählter Erzählungen.

(3) Wir forschen sozialkonstruktionistisch

Wir verstehen soziale Wirklichkeiten nicht als etwas »Gegebenes«, sondern als in Kommunikation Konstruiertes und folglich auch wieder Dekonstruierbares. Daher untersuchen wir:

- die vielfältigen und oft widersprüchlichen Perspektiven verschiedener Akteure und ihre gegenseitige Passung/Nichtpassung (*Multiperspektivität*); dabei

kann interessant sein, wie z.B. unterschiedliche Familienmitglieder (Eltern vs. Kinder) oder Krankenhausmitarbeiter (Krankenschwestern vs. Ärztinnen) dasselbe soziale System (Familie oder Krankenhausstation) ganz entgegengesetzt konstruieren;
- und wie sie das aushandeln, was sie dann für ihre soziale Wirklichkeit halten (*Fokus auf der Konstruktion sozialer Wirklichkeiten*); hier dienen Kasuistiken aus ganz unterschiedlichen Feldern, etwa Familientherapien und Krankenhausberatungen, aber auch vergleichende Beobachtungen von Systemaufstellungen in Deutschland und Geistheilungen in Indien (Sax u. Weinhold 2010) als wissenschaftliches Anschauungsmaterial.

(4) Wir forschen ideologiekritisch

Wir versuchen, die Grundannahmen aller Beteiligten (z.B. der Drittmittelgeber in der Grundlagenforschung, Auftraggeber in der Auftragsforschung, Leitungskräfte, Mitarbeiter und Kunden in Betrieben, Eltern, Kinder, Verwandten in Familien) einschließlich unserer eigenen Vorannahmen als Forscher nicht unreflektiert zu übernehmen, sondern insbesondere bei der Forschungsplanung und bei der Interpretation von Forschungsergebnissen immer wieder infrage zu stellen. Das erfordert Bemühen um eine kritische Distanz zu jeweils dominierenden Kernbegriffen wie zum Beispiel »Bindung«, »Trauma«, »Effizienz«, »Partizipation«, »Kundenorientierung«, »lösungsorientiert« – nicht zuletzt auch zum Kernbegriff »systemisch« – sowie ein Interesse am Konflikt zwischen herrschenden und unterdrückten Diskursen in sozialen Systemen: Welche Sprachregelungen setzen sich durch? Welche wären alternativ im Angebot? Dazu gehört auch ein Interesse an der Differenz zwischen subjektiven Perspektiven der Beteiligten und den harten Fakten der sozialen Wirklichkeit. In der Forschung zum demografischen Wandel erweist sich beispielsweise die Dekonstruktion oft unkritisch nachgebeteter Slogans als sinnvoll: etwa dass dieser Wandel zwangsläufig kommen *werde*, der damit befürchtete Niedergang reicher Industriegesellschaften unvermeidbar *sei*, dass eine theoretisch geforderte längere Lebensarbeitszeit von Arbeitgebern auch faktisch unterstützt *werde* oder dass »positives Altern« ein weithin akzeptiertes Konzept *sei*.

(5) Wir forschen »lösungsorientiert« …

… über realisierte und noch nicht realisierte Möglichkeiten zur Lösung von Problemen in sozialen Systemen. Die reine Beschreibung, Messung und Ursachenanalyse von Problemen finden wir ohne eine solche Lösungsorientierung uninteressant. So fragt ein durch die Bundesärztekammer finanziertes Forschungsprojekt zu Resilienzfaktoren bei Ärzten nach Strategien und Prozessen, die Ärzten helfen, sich auch in Anbetracht schwieriger Rahmenbedingungen Freude und Sinnerleben im Beruf zu erhalten (Zwack; Abel u. Schweitzer 2011). Ein anderes qualitatives Forschungsprojekt zu Kinderkopfschmerzen erfasst in Familiengesprächen explizit die durch die Behandlung wiederentdeckten bzw. neu erworbenen Ressourcen und

Lösungsansätze (Miksch et al. 2004). Wir entwickeln Konzepte, wie trotz Fall- und Zeitdruck sowie ökonomischer Restriktionen im Gesundheits- und Sozialbereich gut kooperiert werden kann (z. B. Ochs 2008; Orban u. Ochs 2011).

(6) Wir respektieren die unterschiedlichen Zielsetzungen von Grundlagenforschung und Auftragsforschung

Beide Forschungsarten müssen hinsichtlich ihrer Zielsetzungen, ihrer Freiheitsgrade, ihrer Zeitperspektiven gut voneinander unterschieden werden. Grundlagenforschung ist in ihrer Gestaltung freier und ist stärker an ihren Beiträgen zur Theoriebildung, Auftragsforschung dagegen in erster Linie an ihrem konkreten Nutzen für die Auftraggeber zu messen. Aber auch sie sollte möglichst sozialkonstruktionistisch orientiert und ideologiekritisch sein. So haben wir in einem Auftragsforschungsprojekt über den Umgang mit »Schulverweigerern« schon frühzeitig einige Annahmen unserer Auftraggeber freundlich infrage gestellt – etwa, dass ein Schulamt und ein Jugendamt zwangsläufig Interesse an Kooperation haben oder dass Lehrer lange Zeit eingeforderte Unterstützungsmaßnahmen auch tatsächlich nutzen müssten, wenn sie angeboten werden. Zudem wollen wir unsere Grundlagenforschung so lösungsorientiert wie möglich gestalten – indem wir etwa im Grundlagenforschungsprojekt »Demografischer Wandel und Organisationskultur« unsere Ergebnisse in Workshops an Entscheidungsträger und Forschungsteilnehmer so »zurückfüttern«, dass sie daraus praxisrelevante Schlussfolgerungen ziehen *können* – was bei Projekten ohne Interventionsauftrag allerdings keineswegs zwangsläufig geschieht. Für Forscher, die als Beratungspraktiker qualifiziert sind, kann dies auszuhalten zuweilen eine Herausforderung sein.

Forschungsmethoden

Zu Beginn eines Forschungsprojektes sollte immer eine *ideologie- und sprachkritische Auseinandersetzung* mit den Kernbegriffen unseres Themas und mit den Erkenntnis- und Verwendungsinteressen unseres Projektes stehen:

(1) Die Methodik muss sich an den oben angegebenen Prämissen orientieren. Das bedeutet *Multiperspektivik*: Die Stimmen und Sichtweisen aller relevanten Stakeholder in der und um die Organisation, nicht nur einer dominanten Gruppe, sollen in der Forschung zu Wort kommen. Das bedeutet auch *Selbstreflexion*: Reflexion des speziellen Zeitpunktes, zu dem Forscher das beforschte soziale System kennenlernen, und der eigenen (Wert-)Haltungen, Beziehungen und Interessen in diesem Forschungsfeld.

(2) Um nicht nur wiederholt herauszufinden, »was alle sowieso schon wissen«, schlagen wir folgende vier Leitideen vor. In einer *Theorie-Empirie-Koppelung*, also einem möglichst engen Wechselspiel von Theorie und Empirie, sollte jeder Theorieschritt empirisch und sollten alle neuen empirischen Befunde

theoretisch fundiert werden. Mit einem *iterativen Vorgehen* sollten Fragestellungen und Methoden zeitlich aufeinander aufgebaut und weiterentwickelt werden, ohne dass der ursprüngliche Faden aus dem Auge verloren wird, und dabei inhaltlich sukzessive immer »tiefer gehen«. Mit *Interesse am potenziell Möglichen* sollte man nach den derzeit noch nicht verwirklichten, aber möglichen und für wünschenswert gehaltenen alternativen Systemzuständen und mit *Interesse an Differenzen* nach »Unterschieden, die einen Unterschied machen« (Bateson) suchen. Solche Unterschiede finden sich meist im »Dazwischen«: im Vergleich zwischen verschiedenen Organisationen; zwischen Akteursgruppen; zwischen früher, heute und künftig; zwischen dem, was ist, und dem, was sein könnte. Forschung, die nicht wenigstens eine Differenz zwischen zwei Seiten einer Unterscheidung untersucht, ist oft wenig aussagekräftig.

(3) *Methodenwahl* – Dominanz der Fragestellung und des Forschungsgegenstandes gegenüber der »Methodik als solcher«: Wir sind offen gegenüber allen qualitativen und quantitativen Erhebungs- und Auswertungsmethoden. Die Eignung der Methoden für die Fragestellung (»Was genau wollen wir untersuchen?«) und für den Gegenstand (»Wie lässt sich dies hier am besten herausfinden?«) hat im Zweifelsfall Vorrang vor der Rigorosität der Methode und ihrer Etabliertheit in der Scientific Community. »Qualitativ oder quantitativ?« ist für uns keine Glaubensfrage. »Systemisch« ist für uns eine Brille, die uns Beobachtungs- und Beschreibungskategorien für die Auswahl der Forschungsgegenstände, der Forschungsmethoden und insbesondere der Interpretation bietet, und kein eigenständiger, abgrenzbarer Koffer von Forschungsmethoden. Wir kennen keine einzige Forschungsmethode, welche »nur« von »Systemikern« genutzt wird.

Teil 6: Schluss

Systemische Therapie – Perspektive und Ausblick

Michael Wirsching und Tom Levold

Systemische Therapie – Ein etabliertes Verfahren

Keine Frage: Die systemische Therapie ist »angekommen«. Sie ist weltweit eine der vier Säulen heutiger Psychotherapie: Die psychodynamischen Methoden (Psychoanalyse und tiefenpsychologische Psychotherapie) sind nach wie vor am weitesten verbreitet. Die kognitiv-behaviorale Therapie ist in der akademischen Psychologie vorherrschend, die humanistischen Verfahren (Gesprächstherapie, Gestalttherapie, Psychodrama, Bioenergetik) sind zur Korrektur des Mainstreams mit ihrer emanzipatorischen Haltung wichtig. Die systemische Therapie ist ein eigenständiger Ansatz, auch wenn sie in der Öffentlichkeit oft noch als bedeutungsgleich mit der Paar- und Familientherapie gilt. Aufgrund der bislang noch fehlenden sozialrechtlichen Anerkennung ist die systemische Therapie im kassenfinanzierten Psychotherapieangebot nicht vertreten. Zwar wenden inzwischen immer mehr niedergelassene Psychotherapeutinnen systemische Therapie in ihrer Praxis an, können sie aber nicht als solche abrechnen. In psychosomatischen und psychiatrischen Kliniken, die ein breiteres Leistungsspektrum abrechnen können, spielt sie dagegen eine wichtige Rolle. Vor allem in der Kinder- und Jugendpsychiatrie gehört eine Ausbildung in systemischer Therapie zu den am stärksten nachgefragten Qualifikationen. Zunehmend sind auch die Bereiche der Kinder- und Jugendpsychotherapie und der Paartherapie systemisch orientiert, im Bereich der Jugendhilfe und der öffentlichen Beratungseinrichtungen (Ehe-, Familien-, Lebensberatung) ist das ohnehin längst der Fall.

Im Zuge ihrer Professionalisierung ist die systemische Therapie bodenständig geworden. Die klinische Theorie ist gut begründet, die Forschung erfüllt die aktuellen methodischen Voraussetzungen, und die verheißenen Wirkungen orientieren sich an realistischeren Maßstäben. Allerdings gab es auch kritische Phasen, die für die Konsolidierung der systemischen Therapie eine Belastungsprobe darstellten. Ein solcher »Ausrutscher« war z. B. der Hype um die vermeintlich systemische Aufstellungsarbeit Bert Hellingers (vgl. Weber 2010), in welcher Theoriebruchstücke verballhornt, angeblich forschungsbasierte übertriebene »Heil(ung)serwartungen« verkündet und Grundregeln der Behandlungsethik missachtet wurden. Die Auseinandersetzung mit dieser Praxis war wichtig für die Entwicklung der systemischen Therapie, weil die Reaktionen so schnell und eindeutig waren: Die Kritik richtete sich eindeutig gegen das Überstrapazieren und Verdrehen grundlegender Theorieanteile, vor allem der Mehrgenerationentherapie, gegen das Übergewichten einiger wenngleich wichtiger Methodenelemente, vor allem der Genogramm- und Skulpturarbeit, sowie die selbstüberschätzende, antiaufklärerische und antiemanzipatorische Behandlungsattitüde.[69]

Gleichzeitig hat diese kritische Auseinandersetzung das Verständnis der Mehrgenerationendynamik vorangebracht, Genogramm- und Aufstellungsmethoden verbessert und die Notwendigkeit eines verbindlichen ethischen Kodex verdeutlicht (vgl. Abschn. 2.3.3–2.3.5 u. Kap. 5.1).

Die systemische Therapie als Promotor integrativer Entwicklungen der Psychotherapie

Die systemische Therapie hat in ihrer Entwicklung, die in den 1970er-Jahren begann, wichtige theoretische und methodische Beiträge geleistet, die inzwischen so starken Eingang in alle anderen Psychotherapieverfahren gefunden haben, dass ihre Herkunft vielfach nicht mehr bewusst ist. Das ist gut so, wer wollte beklagen, dass Interaktionsorientierung, Konstruktivismus und Systemverständnis psychotherapeutisches Allgemeingut geworden sind? So wie tiefenpsychologische Interpretationen und verhaltenstherapeutische Expositionen auch in andere therapeutische Verfahren Eingang gefunden haben, gilt das für die Grundregeln der Paar- und Familiengesprächsführung, für die Visualisierung im Genogramm oder für die bewusste Nutzung der Prozesse zwischen den Sitzungen.

Allerdings ist es auch angemessen, diese Beiträge des systemischen Ansatzes für die Entwicklung der heute vorherrschenden integrativen Ausrichtung der Psychotherapie auszuweisen und anzuerkennen, was im gegenwärtigen psychotherapeutischen Diskurs, der wie alle gesellschaftlichen Diskurse auch von Macht und Konkurrenz gekennzeichnet ist, nicht immer selbstverständlich ist. Das Ausmaß, in dem systemische Therapeuten die aktuelle integrative Ausrichtung der Psychotherapie angestoßen und unterstützt haben, kann nämlich gar nicht überschätzt werden. Die Gründe hierfür sind vielfältig und hängen nicht zuletzt mit dem Ursprung in der Paar- und Familientherapie zusammen. Viele der frühen Familientherapeuten waren überwiegend psychoanalytisch orientiert und standen vor der Aufgabe, den Weg »von der Psychoanalyse zur Familientherapie« (Stierlin 1992) theoretisch und methodisch zu gestalten, eine eigene Sprache zu finden. Schon bald zeigten sich

69 Beide Fachverbände haben sich 2002 (SG: http://www.paar-therapeut.de/wp-content/uploads/2012/07/stellunghellinger.pdf [13.12.2013]) und 2003 (DGSF: http://www.dgsf.org/themen/berufspolitik/hellinger.htm [10.10.2013]) eindeutig und nachhaltig von der hellingerschen Aufstellungspraxis distanziert, die kritische Integration von Aufstellungen in die systemische Therapie als mögliche Methode aber befürwortet.

die Grenzen der Übernahme individuumzentrierter psychoanalytischer Begriffe in Jürg Willis Kollusionsmodell (2012) oder in Horst-Eberhard Richters Rollenkonzept (2012). In dem Maße, in dem sich eine eigenständige paar- und familientherapeutische Theorie und Methodologie entwickelten, welche von Selvini Palazzoli et al. (1974) erstmals »systemisch« genannt wurden, mussten die anderen Therapieschulen nachziehen, wenn sie weiter mit Paaren und Familien therapeutisch arbeiten wollten. Kontextualisierung, aktive, fragende Gesprächstechniken, Zirkularität, Verschreibungen etc. wurden schnell unverzichtbar. Sie standen als Techniken in engem Zusammenhang mit den neuen, verständnisfördernden systemischen Theorien.

Diese Entwicklung begleitend, förderte ein weiterer Trend die Verbreitung der systemischen Therapie: die Wandlung von schulorientierten zu multimodalen Therapieangeboten in den institutionellen Versorgungseinrichtungen. Es gibt kaum ein Programm (teil)stationärer Therapie, bei dem nicht psychodynamische, kognitiv-behaviorale und systemische Konzepte und Methoden (bei unterschiedlicher Schwerpunktbildung) zum Tragen kommen. So macht eine Familienrekonstruktion, die mit dem Patienten allein oder in der Patientengruppe durchgeführt wird, die systemische Therapie in vielen klinischen Settings unverzichtbar. Hinzu kommt die heute weitverbreitete Einbeziehung von Angehörigen in gemeinsame therapeutische Gespräche. Dies wird auch in der ambulanten Versorgung immer üblicher. Umgekehrt wird auch die systemische Therapeutin, gleich in welchem Setting sie arbeitet, gewinnbringend auf psychodynamische Ansätze, z. B. die Übertragung und Gegenübertragung, zurückgreifen können. Ursprünglich verhaltenstherapeutische Methoden, z. B. die Exposition, können vom systemischen Therapeuten ebenfalls ohne Weiteres eingesetzt werden.

Neben allen Integrationsbestrebungen bleiben die »Behandlungsschulen« weiterhin für die Entwicklung von Konzepten und Methoden, für die Gestaltung von Ausbildung und Forschungsvorhaben und die Gewinnung einer psychotherapeutischen Identität von großer Bedeutung. Bei aller multimodalen Integration braucht es auch eine spezialisierte Expertise, die einer Entdifferenzierung entgegenwirken kann. Dennoch ist der Blick über den theoretischen und methodischen Tellerrand für die heute tätige Psychotherapeutin unverzichtbar.

In den sozialen Diensten, z. B. der Ehe-, Familien- und Lebensberatung, wird die multimodale Integration schon längst weitreichend gelebt. Es ist das Verdienst der systemischen Therapie, dass sie den sozialpädagogisch bzw. sozialtherapeutisch Tätigen einen starken professionellen und konzeptuellen Rahmen für das hier längst bestimmende klienten-, problem- und lösungsorientierte Arbeiten zur Verfügung gestellt hat. Die offene und respektvolle Grundhaltung der systemischen Therapeuten ist in der sozialen und Beratungsarbeit gereift und passend und bietet vielfältige Anschlussmöglichkeiten auch für andere Bereiche der psychotherapeutischen Versorgung.

Die Zukunft der systemischen Therapie und Beratung

Die systemische Therapie und Beratung konnten ihre eigene theoretische und methodische Identität in Ruhe abseits des kassenfinanzierten Versorgungssystems entwickeln. Mit der Anerkennung als wissenschaftlich begründetes Verfahren (Wissenschaftlicher Beirat Psychotherapie 2008) als Voraussetzung für eine zukünftige Zulassung zur Abrechnung mit den Krankenkassen hat sich eine neue Situation ergeben, die für die Weiterentwicklung des systemischen Ansatzes eine große Herausforderung darstellt.

> »Auf der inhaltlichen Ebene war die Anerkennung nur um den Preis einer Unterwerfung unter ein Wissenschaftsverständnis (und dessen Forschungsprämissen) zu haben, die den epistemologischen Grundlagen systemischen Denkens und Handelns zuwiderlaufen. Im Hinblick auf die Konsequenzen, die die Anerkennung der systemischen Therapie für den Bereich der Aus- und Weiterbildung hat, stellt sich die Frage, inwiefern die Existenz der systemischen Therapie als multiprofessionelles und transdisziplinäres Projekt auf dem Spiel steht. Die Anpassung an das medizinische Krankheits- und Behandlungsmodell, dem die Psychotherapie gegenwärtig allgemein unterliegt, hat zugegebenermaßen Vorteile hinsichtlich der Integration in Versorgungsstrukturen des Gesundheitssystems. Der erkennbare Nachteil liegt allerdings in der Aufgabe grundlegender und charakteristischer Spezifika, die Psychotherapie gerade vom medizinischen Paradigma unterscheiden (vgl. P. Fuchs 2011a)« (Levold 2011, S. 114).

Den Konflikt zwischen der Bewahrung einer inhaltlichen Eigenständigkeit und eines eigenen Selbstverständnisses und einem pragmatischen Sicheinlassen auf einen Wissenschafts- und Praxisbetrieb, der zunehmend von pharmakologisch-medizinischen Paradigmen dominiert wird, gilt es für die systemische Therapie zu meistern. Die Einschätzungen unter führenden Protagonisten im systemischen Feld, ob dieser Spagat für den systemischen Ansatz gut gelingen kann, gehen auseinander und reichen von positiver Zukunftserwartung bis zu Skepsis und Ablehnung (z. B. Hargens 2011; Retzlaff 2011; Ludewig 2011; Oestereich 2011c). Man darf prognostizieren, dass die nächsten zehn bis 15 Jahre (gerechnet ab 2014) für die Weiterentwicklung (oder Auflösung) der systemischen Therapie entscheidend sein werden.

Auf jeden Fall scheint uns der Ratschlag von Jürgen Kriz, der den Prozess der Anerkennung der systemischen Therapie als Mitglied des Wissenschaftlichen Beirates Psychotherapie ganz wesentlich vorangetrieben hat (bei gleichzeitig scharfer Kritik an seinem zugrunde liegenden Wissenschaftsverständnis), beherzigenswert, nämlich

> »diesen Weg zielgerichtet und mit Engagement weiterzugehen, dabei aber nicht die psychischen und materiellen Ressourcen zu verschleißen. Zudem sollten die blühenden Landschaften um diese Festung ›Richtlinienverfahren‹ herum – Beratung, Coaching etc. – gepflegt und gezielt weiterkultiviert werden« (Kriz 2012a).

Wem sollten wir zu einer systemischen Therapie raten?

Wenn wir davon absehen, dass vielen Studien zufolge die Behandlungstechnik viel weniger über den Behandlungserfolg entscheidet als die Qualität der therapeutischen Beziehung, also die »Passung«, und in vielen Regionen die psychosoziale Versorgung so begrenzt ist, dass es keine echte Wahlmöglichkeit gibt, so bleibt doch die Frage zu stellen, wem und wann zu einer systemischen Therapie zu raten ist.

Die persönlichen Vorlieben spielen hier eine wichtige Rolle, z. B. Vorinformationen oder Vorerfahrungen. Geht es um unterschiedliche Aufträge, Ziele und Erwartungen, wird derjenige bei der systemischen Therapie fündig, der bei großer Autonomie Impulse sucht, die nachhaltige Entwicklungen anregen. Kontemplative Selbstreflexion oder symptomzentrierte Anleitung werden eher in der psychodynamischen oder kognitiv-behavioralen Therapie angeboten.

Viele Rat- und Hilfesuchende verbinden auch heute noch mit der systemischen Therapie deren Herkunft aus der Paar- und Familientherapie und suchen diese Richtung aus, weil sie sich Unterstützung bei der Lösung aktueller Beziehungskonflikte oder ein Verständnis ihrer aktuellen Problematik vor dem Hintergrund ihrer eigenen Familiengeschichte erhoffen.

Ein ungeeignetes Kriterium ist jedoch die Diagnose. Zwar verlangt die Logik unseres Versorgungssystems kontrollierte Wirknachweise für die häufigsten psychischen Erkrankungen. Die Frage, welche Methoden – psychoanalytische, verhaltenstherapeutische oder systemische – bei »Depressionen« am wirksamsten sind, ist jedoch, unabhängig von den einschlägigen Wirksamkeitsstudien (von Sydow et al. 2007), aus systemischer Sicht unsinnig. Der Kontext, die Ziele, die Passung sind entscheidend. Der heutigen Therapeutin, sei sie psychodynamisch, verhaltenstherapeutisch oder systemisch verankert, ist abzuverlangen, dass sie mit den anderen Ansätzen so vertraut ist, dass sie sie einsetzen oder entsprechend an sie weiterverweisen kann, wo sie für die Entwicklung des Patienten oder für die Problemlösung nötig sind.

Wer sollte eine systemische Ausbildung machen?

Wie bei den Patienten unterscheiden auch bei den Therapeuten die Verfügbarkeit, Vorerfahrungen und Affinitäten über die Wahl des Ausbildungsgangs. Naheliegend ist die systemische Therapie für alle, die vorzugsweise im sozialtherapeutischen Kontext oder mit Kindern und Jugendlichen oder mit Familien und Paaren arbeiten. In Zukunft wird es für Psychologen eine separate Approbationsausbildung geben, die sich curricular und hinsichtlich der Zusammensetzung der Ausbildungsgruppe von der bisherigen systemischen Weiterbildungspraxis unterscheiden wird (vgl. Kap. 5.2). Systemische Facharztprogramme sind praktisch nicht existent. In Zukunft werden mit Sicherheit verstärkt kombinierte Ausbildungen angeboten, die verhaltenstherapeutische, systemische und/oder tiefenpsychologische Konzepte vermitteln, was durchaus reizvoll sein kann, wenngleich sich die ohnehin langen Ausbildungszeiten auf diese Weise noch verlängern können.

Schluss

Wir hoffen, mit dieser umfassenden Übersicht über die systemische Therapie und Beratung Neugierigen Lust zu machen, Lernende zu unterstützen und Praktikern eine Möglichkeit der Auffrischung ihres Wissens zu bieten.

76 prominente Autorinnen und Autoren aus dem Feld der systemischen Therapie und Beratung haben ihr Wissen und ihre Kompetenz in den Dienst dieses Lehrbuches gestellt, wofür wir ihnen noch einmal ausdrücklich danken möchten. Das Buch ist auch eine Essenz dessen, was in den systemischen Instituten in Deutschland, Österreich und der Schweiz vermittelt wird.

Als Herausgeber haben wir in verschiedensten Kontexten an der Entwicklung des psychosozialen Feldes seit den 1970er-Jahren teilgenommen und sie, wo es uns möglich war, mitgestaltet. Die systemische Therapie war in diesen Jahren die spürbarste, intensivste und nachhaltigste Veränderung des Gesamtfeldes. Kaum vorstellbar, wie wir ohne sie hätten arbeiten können, und überhaupt nicht vorstellbar, dass wir irgendwann auf sie verzichten könnten. Wir wünschen unseren Lesern, der systemischen Therapie und Beratung und all denjenigen, die einen Beitrag zu einer gedeihlichen weiteren Entwicklung leisten wollen, ein gutes Gelingen auf ihren Wegen.

Literatur

Aarts, M. (2006): »Den Initiativen des Kindes folgen« – Eine Long Distance Supervision mit der Familie eines autistischen Jungen. In: C. Tsirigotis, A. von Schlippe u. J. Schweitzer (Hrsg.): Coaching für Eltern. Mütter, Väter und ihr »Job«. Heidelberg (Carl-Auer), 2., unveränd. Aufl. 2013, S. 183–194.

Aarts, M. (2009): Marte Meo – Ein Handbuch. Eindhoven (Aarts), 2., überarb. Aufl.

Abbott, A. (1991): The order of professionalization: An empirical analysis. *Work and Occupations* 18 (4): 355–384.

Abel, C., H. Köhler-Rönnberg u. J. Schweitzer (2011): Erfolgsbedingungen berufsgruppen- und institutionsübergreifender Kooperation in der psychosozialen Medizin aus Sicht der Akteure: Das »Netzwerk Essstörungen Ostalbkreis (NEO)«. *Zeitschrift für medizinische Psychologie* 20 (2): 88–93.

Aderhold, V. et al. (Hrsg.) (2003): Psychotherapie der Psychosen. Integrative Behandlungsansätze aus Skandinavien. Gießen (Psychosozial).

Adler, A. (1927): Zusammenhänge zwischen Neurose und Witz. *Internationale Zeitschrift für Individualpsychologie* (5): 94–96.

Adler, A. (2008): Der Sinn des Lebens. [1933.] Göttingen (Vandenhoeck & Ruprecht).

Adler, R. H. (2000): Psychosomatik als Wissenschaft: Integrierte Medizin gedacht und gelebt. Stuttgart (Schattauer).

Ahlers, C. (1994): Das Selbst und die systemische Therapie. *systeme* 8 (1): 19–36.

Ahlers, C. (1996): Setting als Intervention in der systemischen Einzel-, Paar- und Familientherapie: Erfahrungen aus dem klinischen Alltag. *Zeitschrift für Systemische Therapie und Beratung* 14 (4): 250–262.

Ahlers, C. (1998): Systemische Therapie nach der Postmoderne: Dekonstruktion und Verantwortung in brüchigen Beziehungswelten. *systeme* 12 (1): 54–79.

Ahn, A. C. et al. (2006a): The clinical applications of a systems approach. *Public Library of Science (PLOS) Medicine* 7 (3 [e209]).

Ahn, A. C. et al. (2006b): The limits of reductionism in medicine: Could systems biology offer an alternative? *Public Library of Science (PLOS) Medicine* 3 (6 [e208]).

Ahnert, L. (2003): Die Bedeutung von Peers für die frühe Sozialentwicklung. In: H. Keller (Hrsg.): Handbuch der Kleinkindforschung. Bern/Göttingen/Toronto/ Seattle (Huber), S. 489–524.

Alanen, Y. O. et al. (1991): Need-adapted treatment of new schizophrenic patients: Experiences and results of the Turku project. *Acta Psychiatrica Scandinavica* 83 (5): 363–372.

Allen, J. G., P. Fonagy u. A. Bateman (2011): Mentalisieren in der psychotherapeutischen Praxis. Stuttgart (Klett-Cotta).

Altmeyer, S. u. A. Hendrischke (2012): Einführung in die systemische Familienmedizin. Heidelberg (Carl-Auer).

American Humane Association a. the FGDM Guidelines Committee (2010): Guidelines for family group decision making in child welfare. Verfügbar unter: http://www.americanhumane.org/assets/pdfs/children/fgdm/guidelines.pdf [12.10.2013].

American Sociological Association (2003): Careers in Clinical Sociology. New York (American Sociological Assocation).

Andersen, T. (1987): The Reflecting Team: Dialogue and meta-dialogue in clinical work. *Family Process* 26 (4): 415–428.
Andersen, T. (1992): Reflections on reflecting with families. In: S. McNamee a. K. J. Gergen (eds.): Therapy as social construction. Newbury Park/Beverly Hills/London/New Delhi (Sage), pp. 54–68.
Andersen, T. (1995): Guidelines für das reflektierende Team. (Unveröffentl. Vortrag vor der Abteilung für Kinder- und Jugendpsychiatrie am Reinhard-Nieter-Krankenhaus Wilhelmshaven.)
Andersen, T. (1997): Steigerung der Sensitivität des Therapeuten durch einen gemeinsamen Forschungsprozeß von Klienten und Therapeuten. *Zeitschrift für Systemische Therapie und Beratung* 15 (3): 160–167.
Andersen, T. (2011): Das reflektierende Team. Dialoge und Dialoge über die Dialoge. Dortmund (Modernes Lernen), 5. Aufl.
Anderson, C. M. (1983): Psychoeducational program for families of patients with Schizophrenia. In: W. R. MacFarlane (ed.): Family therapy in Schizophrenia. New York (Guilford), pp. 173–187.
Anderson, C. M. et al. (1986): A comparative study of the impact of education vs. process groups for families of patients with affective disorders. *Family Process* 25 (2): 185–205.
Anderson, H. (1997): Conversation, language, and possibilities. A postmodern approach to therapy. New York (Basic Books).
Anderson, H. (1999): Das therapeutische Gespräch: Der gleichberechtigte Dialog als Perspektive der Veränderung. Stuttgart (Klett-Cotta).
Anderson, H. u. H. Goolishian (1992): Der Klient ist Experte: Ein therapeutischer Ansatz des Nicht-Wissens. *Zeitschrift für Systemische Therapie und Beratung* 10 (3): 176–189.
Angell, M. (2011): The epidemic of mental illness: Why? *New York Review of Books*, 23.6.2011.
Angermaier, M. J. W. (2010): Lösungsorientierte Gruppenpsychotherapie. Weinheim (Beltz), 2., vollst. überarb. Aufl.
Antonovsky, A. (1997): Salutogenese. Zur Entmystifizierung der Gesundheit. Tübingen (DGVT).
Aponte, H. a. L. Hoffman (1973): The open door: A structural approach to a family with an anorectic child. *Family Process* 12 (1): 1–44.
Arnold, R. (2007): Ich lerne, also bin ich. Eine systemisch-konstruktivistische Didaktik. Heidelberg (Carl-Auer), 2., unveränd. Aufl. 2012.
Arnold, R. (2010): Die emotionale Konstruktion der Wirklichkeit. Beiträge zu einer emotionspädagogischen Erwachsenenbildung. Baltmannsweiler (Schneider Hohengehren), 3., unveränd. Aufl.
Arnold, R. u. B. Arnold-Haecky (2011): Der Eid des Sisyphos. Eine Einführung in die Systemische Pädagogik. Baltmannsweiler (Schneider Hohengehren), 2. Aufl.
Asen, E. (2005): Von Multi-Institutionen-Familien zur Selbsthilfe. *Zeitschrift für Systemische Therapie und Beratung* 23 (3): 166–171.
Asen, E. (2006): Kinder und Erwachsene in der Multifamilientherapie. *Psychotherapie im Dialog* 7 (1): 49–52.
Asen, E. u. P. Fonagy (2010): Mentalisierungsbasierte Familientherapie. *Psychotherapie im Dialog* 11 (3): 239–243.
Asen, E. a. U. Schmidt (eds.) (2005): Special issue: Multi-family therapy in Anorexia Nervosa. Journal of Family Therapy 27 (2).
Asen, E. u. M. Scholz (2008): Multi-Familientherapie in unterschiedlichen Kontexten. *Praxis der Kinderpsychologie und Kinderpsychiatrie* 27 (5): 362–380.

Asen, E. u. M. Scholz (2012): Praxis der Multifamilientherapie. Heidelberg (Carl-Auer), 2., erw. u. vollst. überarb. Aufl.

Asen, K. E. et al. (1982): A day unit for families. *Journal of Family Therapy* 4 (4): 345–358.

Asen, K. E. et al. (1989): A systems approach to child abuse: Management and treatment issues. *Child Abuse & Neglect* 13 (1): 45–57.

Ashley, C. a. P. Dixon (eds.) (2007): Family group conferences: Where next? Policies and practices for the future. London (Family Rights Group).

Auinger, K. (2007): Über die klinische Soziologie. Verfügbar unter: http://www.brainguide.de/upload/publication/11/uj9s/67ebb711704b3748fbc82ca395fb9e31_1311535377.pdf [12.10.2013].

Avlund, K. et al. (2004): Social relations as determinant of onset of disability in aging. *Archives of Gerontology and Geriatrics* 38 (1): 85–99.

Bach, G. R. u. H. Molter (1979): Psychoboom. Wege und Abwege moderner Therapie. Reinbek bei Hamburg (Rowohlt).

Bachtin, M. M. (1985): Probleme der Poetik Dostojevskijs. Frankfurt a. M./Berlin/Wien (Ullstein).

Baecker, D. (1994): Postheroisches Management. Ein Vademecum. Berlin (Merve).

Baecker, D. (2004): Einleitung [zum Heft]: Wozu Gefühle? *Soziale Systeme* 10 (1): 5–20.

Baecker, D. (2007): Therapie für Erwachsene: Zur Dramaturgie der Strukturaufstellung. In: T. Groth u. G. Stey (Hrsg.): Potenziale der Organisationsaufstellung. Innovative Ideen und Anwendungsbereiche. Heidelberg (Carl-Auer), S. 14–31.

Baltes, P. B. u. U. M. Staudinger (1996): Über die Gegenwart und Zukunft des Alterns. In: B. Hoppe u. C. Wulf (Hrsg.): Altern braucht Zukunft. Hamburg (Europäische Verlagsanstalt), S. 318–354.

Bank, S. P. u. M. D. Kahn (1994): Geschwisterbindung. München (DTV).

Barak, A. et al. (2008): A comprehensive review and a meta-analysis of the effectiveness of internet-based psychotherapeutic interventions. *Journal of Technology in Human Services* 26 (2–4): 109–160.

Bargh, J. A., M. Chen a. L. Burrows (1996): Automaticity of social behavior: Direct effects of trait construct and stereotype activation on action. *Journal of Personality and Social Psychology* 71 (2): 230–244.

Bargh, J. A. et al. (2001): The automated will: Nonconscious activation and pursuit of behavioral goals. *Journal of Personality and Social Psychology* 81 (6): 1014–1027.

Barkmann, C. et al. (2007): Parental physical illness as a risk for psychosocial maladjustment in children and adolescents: Epidemiological findings from a national survey in germany. *Psychosomatics* 48 (6): 476–481.

Barlow, D. H. a. M. K. Nock (2009): Why can't we be more idiographic in our research? *Perspectives on Psychological Science* 4 (1): 19–21.

Barnes, G. G. et al. (1998): Growing up in stepfamilies. Oxford/New York (Clarendon).

Basaglia, F. (Hrsg.) (1973): Die negierte Institution oder Die Gemeinschaft der Ausgeschlossenen. Ein Experiment der psychiatrischen Klinik in Görz. Frankfurt a. M. (Suhrkamp).

Bateman, A. a. P. Fonagy (eds.) (2012): Handbook of mentalizing in mental health practice. Washington, DC (American Psychiatric Publishing).

Bateson, G. (1981): Kulturberührung und Schismogenese. In: G. Bateson (Hrsg.): Ökologie des Geistes. Frankfurt a. M. (Suhrkamp), S. 99–113.

Bateson, G. (1995): Geist und Natur. Eine notwendige Einheit. Frankfurt a. M. (Suhrkamp), 4. Aufl.

Bateson, G. (2006): Ökologie des Geistes. Frankfurt a. M. (Suhrkamp), 9. Aufl.

Bateson, G. u. M. C. Bateson (2005): Wo Engel zögern. Unterwegs zu einer Epistemologie des Heiligen. Frankfurt a. M. (Suhrkamp).

Bateson, G. u. J. Ruesch (1995): Kommunikation. Die soziale Matrix der Psychiatrie. [1951.] Heidelberg (Carl-Auer), 2., korr. Aufl. 2012.

Bateson, G. et al. (1969): Auf dem Weg zu einer Schizophrenie-Theorie. In: J. Habermas, D. Henrich u. N. Luhmann (Hrsg.): Schizophrenie und Familie. Frankfurt a. M. (Suhrkamp), S. 11–43.

Bauer, J. (2010): Das kooperative Gen. Evolution als kreativer Prozess. München (Heyne).

Bay, T. et al. (2007): Familienrekonstruktion als systemisches Gruppenverfahren bei stationärer Psychotherapie. *Gruppenpsychotherapie und Gruppendynamik* 43 (1): 34–54.

Beach, L. R. (1997): The psychology of decision making. People in organizations. Thousands Oaks/London/New Delhi (Sage).

Beach, S. R. H. et al. (2006): Relational processes and mental health. A bench-to-bedside dialogue to guide DSM-V. In: S. R. H. Beach et al. (eds.): Relational processes and DSM-V. Neuroscience, assessment, prevention, and intervention. Washington/London (American Psychiatric Association), pp. 1–18.

Beaulieu, D. (2011): Impact-Techniken für die Psychotherapie. Heidelberg (Carl-Auer), 5. Aufl.

Beavers, R. a. R. B. Hampson (2000): The Beavers systems model of family functioning. *Journal of Family Therapy* 22 (2): 128–143.

Beck, A. T. (2010): Kognitive Therapie der Depression. Weinheim (Beltz), 4. Aufl.

Beck, A. T. u. G. Emery (1981): Kognitive Verhaltenstherapie bei Angst und Phobien. Eine Anleitung für Therapeuten. Tübingen (DGVT).

Beels, C. C. (1993): The uses of diagnosis: A commentary. *Family Process* 32 (4): 405–408.

Beels, C. C. (2009): Some historical conditions of narrative work. *Family Process* 48 (3): 363–378.

Bell, C. M. (2009): Ritual theory, ritual practice. New York (Oxford University Press), 2nd ed.

Bell, J. M. a. L. M. Wright (2011): Creating practice knowledge for families experiencing illness suffering: The illness beliefs model. In: E. K. Svavarsdottir a. H. Jonsdottir (eds.): Family nursing in action. Reykjavik (University of Iceland Press), pp. 15–51.

Belliger, A. u. D. J. Krieger (Hrsg.) (1998): Ritualtheorien. Ein einführendes Handbuch. Opladen (Westdeutscher Verlag).

Belschner, W. (2000): Integrale Gesundheit: Zur Integration einer Transpersonalen Psychologie in die Akademische Psychologie. In: W. Belschner u. P. Gottwald (Hrsg.): Gesundheit und Spiritualität. Oldenburg (BIS), S. 71–118.

Bentovim, A. (1995): Traumaorganisierte Systeme: Systemische Therapie bei Gewalt und sexuellem Missbrauch in Familien. Mainz (Grünewald).

Berg, I. K. u. L. Shilts (2009): Einfach KLASSE. Das WOWW-Coaching in der Schule. Dortmund (Modernes Lernen).

Berg, I. K. u. S. D. Miller (2009): Kurzzeittherapie bei Alkoholproblemen: Ein lösungsorientierter Ansatz. Heidelberg (Carl-Auer), 7. Aufl.

Berger, M. a. C. Dammann (1982): Live supervision as context, treatment, and training. *Family Process* 21 (3): 337–344.

Berger, P. L. u. T. Luckmann (2010): Die gesellschaftliche Konstruktion der Wirklichkeit. Eine Theorie der Wissenssoziologie. Frankfurt a. M. (Fischer), 21. Aufl.

Bergmann, J. R. (1991): »Studies of Work« – Ethnomethodologie. In: U. Flick et al. (Hrsg.): Handbuch qualitative Sozialforschung. München (Psychologie Verlags Union), S. 269–272.

Bergmann, J. R. (2003): Conversation analysis. In: U. Flick, E. von Kardorff a. I. Steinke (eds.): A companion to qualitative research. London/Thousand Oaks/New Delhi (Sage), pp. 296–302.

Bergmann, J. R. (1985): Flüchtigkeit und methodische Fixierung sozialer Wirklichkeit: Aufzeichnungen als Daten der interpretativen Soziologie. *Soziale Welt* (Sonderband 3: Entzauberte Wissenschaft: Zur Relativität und Geltung soziologischer Forschung, hrsg. v. W. Bonß u. H. Hartmann): 299–320.

Bergmann, K. E., R. L. Bergmann u. J. W. Dudenhausen (2010): Möglichkeiten und Wirksamkeit einer präventiven Familienmedizin in Deutschland. *Praxis klinische Verhaltensmedizin und Rehabilitation* 87 (2): 107–114.

Berk, L. S. a. S. Tan (1996): A positive emotion, the eustress of mirthful laughter, modulates the immune system lymphokine interferongamma. *Psychoneuroimmunology Research Society Annual Meetings, Abstract Supplement* (April 17–20): A.1–A.4.

Berk, L. S. et al. (1989): Neuroendocrine and stress hormone changes during mirthful laughter. *The American Journal of the Medical Sciences* 298 (6): 390–396.

Berkowitz, C. a. J. G. Gunderson (2002): Multifamily psychoeducational treatment of Borderline Personality Disorder. In: W. R. McFarlane (ed.): Multifamily groups in the treatment of severe psychiatric disorders. New York (Guilford), pp. 268–291.

Bernhardt, J. A. (1985): Humor in der Psychotherapie: Eine Einführung für Therapeuten. Weinheim (Beltz).

Bernstein, A. C. (1993): Deine, meine und unsere Kinder. Die Patchworkfamilie als gelingendes Miteinander. Freiburg (Herder).

Bernstein, C. A. (2011): Meta-structure in DSM-V process. *Psychiatric News* 46 (5): 7–29.

Bertalanffy, L. von (1950): An outline of General System Theory. [Digitized by the Institute for the Study of Nature, 2009.] *The British Journal for the Philosophy of Science* 1 (2): 134–165.

Bertalanffy, L. von (1967): General Theory of Systems: Application to psychology. *Social Science Information* 6 (6): 125–136.

Bertalanffy, L. von (1968): General System Theory. Foundations, development, applications. New York (Braziller), 17th, rev. ed.

Bertalanffy, L. von (1972): The history and status of General Systems Theory. *The Academy of Management Journal* 15 (4): 407–426.

Bertram, H. (2010): Talcott Parsons. »Familien sind Fabriken, die menschliche Persönlichkeiten produzieren.« In: R. Nave-Herz (Hrsg.): Die Geschichte der Familiensoziologie in Portraits. Würzburg (Ergon), S. 239–262.

Bertsch, H. E. u. H. Böing (2005): Systemische Ansätze in der stationären Jugendhilfe. In: W. Ritscher (Hrsg.): Systemische Kinder- und Jugendhilfe. Anregungen für die Praxis. Heidelberg (Carl-Auer), S. 179–194.

Bion, W. R. (2009): Lernen durch Erfahrung. Frankfurt a. M. (Suhrkamp), 5. Aufl.

Bissell, C. (2010): Not just Norbert. *Kybernetes* 39 (4): 496–509.

Bittenbinder, E. (2000): Trauma und extreme Gewalt – Systemische Psychotherapie mit Überlebenden von Folter und die Bedeutung »innerer Bilder«. *Psychotherapie im Dialog* 1 (1): 38–44.

Blandow, J. (2004): Pflegekinder und ihre Familien: Geschichte, Situation und Perspektiven des Pflegekinderwesens. Weinheim/München (Juventa).

Bleckwedel, J. (2008): Systemische Therapie in Aktion: Kreative Methoden in der Arbeit mit Familien und Paaren. Göttingen (Vandenhoeck & Ruprecht).

Bloch, D. A. (1983): Family systems medicine: The field and the journal. *Family Systems Medicine* 1 (1): 3–11.

Blom, T. a. L. van Dijk (1999): A theoretical frame of reference for family systems therapy? An introduction to Luhmann's theory of social systems. *Journal of Family Therapy* 21 (2): 195–216.

Blum-Maurice, R. (2002): Die Wirkungen von Vernachlässigung auf Kinder und der »Kreislauf der Gewalt«. In: W. Zenz, K. Bächer u. R. Blum-Maurice (Hrsg.): Die vergessenen Kinder. Köln (Papyrossa), S. 112–128.

BMFSFJ (Bundesministerium für Familie, Senioren, Frauen und Jugend) (2011): Sechster Bericht zur Lage der älteren Generation in der Bundesrepublik Deutschland. Altersbilder in der Gesellschaft. (Deutscher Bundestag, Drucksache 17/3815.) Verfügbar unter: http://www.bmfsfj.de/RedaktionBMFSFJ/Abteilung3/Pdf-Anlagen/bt-drucksache-sechster-altenbericht,property=pdf,bereich=bmfsfj,sprache=de,rwb=true.pdf [13.10.2013].

Bohart, A. C. a. K. Tallman (2010): Clients: The neglected common factor in psychotherapy. In: B. L. Duncan et al. (eds.): The heart & soul of change: Delivering what works in therapy. Washington, DC (American Psychological Association), 2nd ed., pp. 83–111.

Böning, J. (2007): Wie lernt das menschliche Gehirn seine Sucht? Verfügbar unter: http://www.sucht.org/fileadmin/user_upload/Service/Publikationen/Dokumentation/Doku_Symposium_07.pdf [13.10.2013].

Bonney, H. (2013): Systemische Therapie bei ADHS-Konstellationen. In: W. Rotthaus (Hrsg.): Systemische Kinder- und Jugendlichenpsychotherapie. Heidelberg (Carl-Auer), 4. Aufl., S. 386–404.

Borchardt, S. et al. (2010): Lausanner Trilogspiel in der Eltern-Säuglings-Beratung. *Psychotherapeut* 55 (2): 157–162.

Borke, J. (2008): Die Babysprechstunde Osnabrück – Geschichte, Theorie und Praxis einer systemisch-entwicklungspsychologischen Beratungseinrichtung. In: J. Borke u. A. Eickhorst (Hrsg.): Systemische Entwicklungsberatung in der frühen Kindheit. Wien (Facultas), S. 87–108.

Borke, J. (2011): Frühkindliche Regulationsstörungen. In: H. Keller (Hrsg.): Handbuch der Kleinkindforschung. Bern (Huber), 4. Aufl., S. 988–1002.

Borke, J. u. A. Eickhorst (Hrsg.) (2008): Systemische Entwicklungsberatung in der frühen Kindheit. Wien (Facultas).

Bornemann, E. (1985). Rot-weiß-rote Herzen. Das Liebes-, Ehe- und Geschlechtsleben der Alpenrepublik. Wien (Hannibal).

Borst, U. (2003): Diagnostik und Wissen in der psychiatrischen Klinik: Bis wohin nützlich, ab wann hinderlich? *Familiendynamik* 28 (2): 201–218.

Borst, U. u. A. Lanfranchi (Hrsg.) (2011): Liebe und Gewalt in nahen Beziehungen. Therapeutischer Umgang mit einem Dilemma. Heidelberg (Carl-Auer).

Borst, U. u. H. Leherr (2008): Zwangsbehandlung und Verhandlungskultur in der Psychiatrie. *Familiendynamik* 33 (2): 161–176.

Borst, U. u. K. Studer (2007): Navigieren, Driften und Wellen schlagen. Unternehmensentwicklung in einer psychiatrischen Klinik. *Organisationsentwicklung* 2007 (1): 53–60.

Boscolo, L. u. P. Bertrando (1994): Die Zeiten der Zeit. Eine neue Perspektive in systemischer Therapie und Konsultation. Heidelberg (Carl-Auer).

Boscolo, L. u. P. Bertrando (1997): Systemische Einzeltherapie. Heidelberg (Carl-Auer).

Boscolo, L. et al. (1997): Familientherapie – Systemtherapie. Das Mailänder Modell. Dortmund (Modernes Lernen), 5. Aufl.

Boszormenyi-Nagy, I. a. B. R. Krasner (1986): Between give and take. A clinical guide to contextual therapy. New York (Brunner/Mazel).

Boszormenyi-Nagy, I. a. G. M. Spark (1984): Invisible loyalties. Reciprocity in intergenerational family therapy. New York (Brunner/Mazel), 2nd ed. [Dt. (2006): Unsichtbare Bindungen. Die Dynamik familiärer Systeme. Stuttgart (Klett–Cotta), 8. Aufl.]

Bourdieu, P. (2005): Was heißt sprechen? Zur Ökonomie des sprachlichen Tausches. Wien (Braumüller), 2., erw. und überarb. Aufl.

Bowen, M. (1992): Family therapy in clinical practice. [1978.] New York (J. Aronson).

Bozon, M. (1998): Amour, désir et durée. Cycle de la sexualité conjugale et rapports entre hommes et femmes. In: N. Bajos et al. (eds.): La Sexualité aux temps du sida. Paris (Presse Universitaire de France), pp. 175–234.

Brächter, W. (2010): Geschichten im Sand. Grundlagen und Praxis einer narrativen systemischen Spieltherapie. Heidelberg (Carl-Auer).

Brächter, W. (2014): Teiletreffen im Sand. Ego States in der Familientherapie. In: W. Brächter (Hrsg.): Der singende Pantomime. Ego-State-Therapie und Teilearbeit mit Kindern und Jugendlichen. Heidelberg (Carl-Auer), S. 164–180.

Bradley, G. M. et al. (2006): Multiple-family group treatment for English-speaking and Vietnamese-speaking families living with Schizophrenia. *Psychiatric Services* 57 (4): 521–530.

Bradshaw, J. (1997): Familiengeheimnisse. Warum es sich lohnt, ihnen auf die Spur zu kommen. München (Kösel).

Brandl-Nebehay, A. u. U. Russinger (1995): Systemische Ansätze im Jugendamt – Pfade zwischen Beratung, Hilfe und Kontrolle. *Zeitschrift für Systemische Therapie und Beratung* 13 (2): 90–104.

Brandtstädter, J. (2001): Entwicklung – Intentionalität – Handeln. Stuttgart (Kohlhammer).

Bräutigam, B. (2006): Gibt es eine systemische Traumatherapie? *Psychotherapie im Dialog* 7 (4): 364–368.

Brennan, J. W. (1995): A short-term psychoeducational multiple-family group for bipolar patients and their families. *Social Work* 40 (6): 737–743.

Brent, D. A. a. E. Marine (1982): Developmental aspects of the cotherapy relationship. *Journal of Marital and Family Therapy* 8 (2): 69–75.

Brent, D. A. et al. (1997): A clinical psychotherapy trial for adolescent depression comparing cognitive, family, and supportive therapy. *Archive of General Psychiatry* 54 (9): 877–885.

Brentrup, M. (1990): Alkohol- und Medikamentenabhängigkeit aus systemischer Sicht. Erfahrungen mit und Überlegungen zu Familien als Raum von abhängigen Symptomatiken. *Familiendynamik* 15 (3): 346–362.

Breunlin, D. C. et al. (2011): Integrative problem-centered metaframeworks therapy I: Core concepts and hypothesizing. *Family Process* 50 (3): 293–313.

Brighton-Cleghorn, J. (1987): Formulations of self and family systems. *Family Process* 26 (2): 185–201.

Brint, S. (1993): Eliot Freidson‘s contribution to the sociology of professions. *Work and Occupations* 20 (3): 259–278.

Brock, I. (2010): Geschwister und ihr Einfluss auf die Entwicklung von sozialer und emotionaler Kompetenz. *Familiendynamik* 35 (4): 310–317.

Bronfenbrenner, U. (1981): Die Ökologie der menschlichen Entwicklung. Natürliche und geplante Experimente. Stuttgart (Klett-Cotta).

Brüggemann, H., K. Ehret-Ivankovic u. C. Klütmann (2006): Systemische Beratung in fünf Gängen. Ein Leitfaden. Göttingen (Vandenhoeck & Ruprecht).

Bruner, J. (1984): Vygotsky's zone of proximal development: The hidden agenda. In: B. Rogoff a. J. V. Wertsch (eds.): Children‘s Learning in the »zone of proximal development«. San Francisco (Jossey-Bass), pp. 93–97.

Brunner, E. J. (1997): Pioniere systemischen Denkens. In: L. Reiter, E. J. Brunner u. S. Reiter-Theil (Hrsg.): Von der Familientherapie zur systemischen Perspektive. Berlin/Heidelberg/New York (Springer), 2., veränd. Aufl., S. 3–18.

Buchheim, A. (2009): Bindung, Bindungsforscher und Psychotherapeuten. Stuttgart (Schattauer), Nachdr. d. 1. Aufl. von 2005.

Buchholz, M. B. (1985): Handlung, Selbst, Dialog. Zur Integration von Handlungssprache und Selbstpsychologie. *Psyche* 39 (11): 1031–1057.

Buchholz, M. B. (1993): »Person« und »Identität« in Luhmanns Systemtheorie. *System Familie* 6 (2): 110–122.

Buchholz, M. B. (1995): Die unbewusste Familie. Lehrbuch der psychoanalytischen Familientherapie. München (Pfeiffer), 2. Aufl.

Buchholz, M. B. (1998a): Die Interaktion der Bilder – Metaphern im therapeutischen Kontakt. Ergebnisse einer qualitativen Studie. In: R. Welter-Enderlin u. B. Hildenbrand (Hrsg.): Gefühle und Systeme. Die emotionale Rahmung beraterischer und therapeutischer Prozesse. Heidelberg (Carl-Auer), S. 156–193.

Buchholz, M. B. (1998b): Sprachliche Interaktion und Diagnosen. Überlegungen zu einem System-Umwelt-Verhältnis der Profession anhand einiger empirischer Befunde. *System Familie* 11 (2): 47–59.

Buchholz, M. B. (1999): Psychotherapie als Profession. Gießen (Psychosozial).

Buchholz, M. B. (2000a): Die Traumerzählung in der familientherapeutischen Sitzung. *Psychotherapie & Sozialwissenschaft* 2 (2): 129–141.

Buchholz, M. B. (2000b): Diagnose oder: Verständigung in Beziehungen. *Psychotherapie & Sozialwissenschaft* 2 (3): 172–202.

Buchholz, M. B. (2003): Metaphern der »Kur«. Eine qualitative Studie zum psychotherapeutischen Prozess. Gießen (Psychosozial), 2. Aufl.

Buchholz, M. B. (2005): Vom »Austausch in Worten« (Freud) zur »Interaktion der Bilder« – Kultur und Körper, Kognition und Konversation. Teil 2. In: M. B. Buchholz u. G. Gödde (Hrsg.): Das Unbewusste in aktuellen Diskursen. Anschlüsse. Bd. II. Gießen (Psychosozial), S. 230–263.

Buchholz, M. B. u. C. von Kleist (1997): Szenarien des Kontakts. Eine metaphernanalytische Untersuchung stationärer Psychotherapie. Gießen (Psychosozial).

Buchholz, M. B., F. Lamott u. K. Mörtl (2008): Tat-Sachen: Narrative von Sexualstraftätern. Gießen (Psychosozial).

Buckman, J. R. a. C. Barker (2010): Therapeutic orientation preferences in trainee clinical psychologists: Personality or training? *Psychotherapy Research* 20 (3): 247–258.

Budde, W. u. F. Früchtel (2009): Beraten durch Organisieren: Der Familienrat als Brücke zwischen Fall und Feld. *Kontext* 40 (1): 32–48.

Bueb, B. (2007): Lob der Disziplin. Eine Streitschrift. Berlin (List), 12. Aufl.

Bugelnig, B. (2008): Geschwisterbeziehung in verschiedenen Lebensabschnitten aus systemisch-therapeutischer Sicht. *Systemische Notizen* 8 (2): 12–22.

Bünder, P. (2007): Die Fachhochschulen, die Wissenschaft, die systemischen Verbände und der »Markt«: Eine Geschichte mit gewissem Ausgang. *Kontext* 38 (2): 153–160.

Bünder, P., A. Sirringhaus-Bünder u. A. Helfer (2009): Lehrbuch der Marte-Meo-Methode: Entwicklungsförderung mit Videounterstützung. Göttingen (Vandenhoeck & Ruprecht).

Bundeskonferenz für Erziehungsberatung (2003): Gender Mainstreaming in der Erziehungs- und Familienberatung. Informationen für Erziehungsberatungsstellen, Heft 1. Fürth (Eigenverlag).

Caby, A. u. F. Caby (2011): Die kleine Psychotherapeutische Schatzkiste Teil 2: Weitere systemisch-lösungsorientierte Interventionen für die Arbeit mit Kindern, Jugendlichen, Erwachsenen oder Familien. Dortmund (Modernes Lernen).

Caby, F. (2002): Die Gruppe als System – Systemische Gruppentherapie mit Kindern und Jugendlichen in der Kinder- und Jugendlichenpsychiatrie. In: M. Vogt-Hillmann u. W. Burr (Hrsg.): Lösungen im Jugendstil. Dortmund (Borgmann), S. 361–371.

Caby, F. (2008): Reflektierende Familien oder: Bench-Marking für Familiensysteme. *Forum für Kinder- und Jugendpsychiatrie, Psychosomatik und Psychotherapie* 18 (4): 46–59.

Caby, F. u. A. Caby (2011): Die kleine psychotherapeutische Schatzkiste. Tipps und Tricks für kleine und große Probleme vom Kindes- bis zum Erwachsenenalter. Dortmund (Modernes Lernen), 2. Aufl.

Carlat, D. J. (2010): Unhinged: The trouble with psychiatry – A doctor's revelations about a profession in crisis. New York (Free Press).

Carstensen, L. L. et al. (2000): Emotional experience in everyday life across the adult life span. *Journal of Personality and Social Psychology* 79 (4): 644–655.

Carter, E. A. a. M. McGoldrick (1980): The family life cycle. A framework for family therapy. New York (Gardner).

Catherall, D. R. (2007): Emotional Safety. Viewing couples through the lens of affect. New York/London (Routledge).

Cecchin, G. (1988): Zum gegenwärtigen Stand von Hypothetisieren, Zirkularität und Neutralität: Eine Einladung zur Neugier. *Familiendynamik* 13 (3): 190–203.

Chaffin, M. et al. (2004): Parent-child interaction therapy with physically abusive parents: Efficacy for reducing future abuse reports. *Journal of Consulting and Clinical Psychology* 72 (3): 500–510.

Chaika, E. (2000): Linguistics, pragmatics, and psychotherapy. A guide for therapists. London/Philadelphia (Whurr).

Charmaz, K. (2006): Constructing Grounded Theory. London/Thousand Oaks/New Delhi (Sage).

Cicourel, A. V. (1970): Methode und Messung in der Soziologie. Frankfurt a. M. (Suhrkamp).

Cienki, A. J. (2008): Why study metaphor and gesture? In: A. J. Cienki a. C. Müller (eds.): Metaphor and gesture. Amsterdam/Philadelphia (Benjamins), pp. 5–25.

Cienki, A. J. a. C. Müller (2008): Metaphor, gesture, and thought. In: R. W. Gibbs Jr. (ed.): The Cambridge handbook of metaphor and thought. Cambridge/New York (Cambridge University Press), pp. 483–501.

Cierpka, M. (1992): Zur Entwicklung des Familiengefühls. *Forum der Psychoanalyse* 8 (1): 32–46.

Cierpka, M. (2001): Geschwisterbeziehungen aus familientherapeutischer Perspektive – Unterstützung, Bindung, Rivalität und Neid. *Praxis der Kinderpsychologie und Kinderpsychiatrie* 50 (6): 440–453.

Cierpka, M. (Hrsg.) (2008): Handbuch der Familiendiagnostik. Heidelberg (Springer), 3., aktual. u. erg. Aufl.

Cierpka, M. (2011): Familienunterstützende Prävention. *Ärztliche Psychotherapie und Psychosomatische Medizin* 6 (2): 95–100.

Cierpka, M. (Hrsg.) (2012): Handbuch der Eltern-Säuglings-Beratung. Berlin (Springer).

Ciompi, L. (1997): Die emotionalen Grundlagen des Denkens. Entwurf einer fraktalen Affektlogik. Göttingen (Vandenhoeck & Ruprecht).

Ciompi, L. (1998): Die affektiven Grundlagen des Denkens – Kommunikation und Psychotherapie aus der Sicht der fraktalen Affektlogik. In: R. Welter-Enderlin u. B. Hildenbrand (Hrsg.): Gefühle und Systeme. Die emotionale Rahmung beraterischer und therapeutischer Prozesse. Heidelberg (Carl-Auer), S. 77–100.

Ciompi, L. (2004): Ein blinder Fleck bei Niklas Luhmann? Soziale Wirkungen von Emotionen aus Sicht der fraktalen Affektlogik. *Soziale Systeme* 10 (1): 21–49.

Ciompi, L. u. E. Endert (2011): Gefühle machen Geschichte. Die Wirkung kollektiver Emotionen – von Hitler bis Obama. Göttingen (Vandenhoeck & Ruprecht).

Cirillo, S. u. P. Di Blasio (1992): Familiengewalt. Ein systemischer Ansatz. Stuttgart (Klett-Cotta).

Clarke, A. (2005): Situational analysis: Grounded Theory after the postmodern turn. London/Thousand Oaks/New Delhi (Sage).

Clement, U. (2004): Systemische Sexualtherapie. Stuttgart (Klett-Cotta).

Clerc, I. (2009): Am Quellcode des Verhaltens: Die Macy-Konferenzen und die Kybernetisierung verhaltenswissenschaftlicher Theorien. Heidelberg (Carl-Auer).

Colahan, M. a. P. H. Robinson (2002): Multi-family groups in the treatment of young adults with eating disorders. *Journal of Family Therapy* 24 (1): 17–30.

Coleman, S. B., J. M. Avis a. M. Turen (1990): A study of the role of gender in family therapy training. *Family Process* 29 (4): 365–374.

Collins, F. S. (2010): The language of life. DNA and the revolution in personalized medicine. New York (Harper).

Conen, M.-L. (2002): Zur Situation systemischer Theorie in Europa. *Zeitschrift für Systemische Therapie und Beratung* 20 (2): 88–100.

Conen, M.-L. (2005): Zwangskontexte konstruktiv nutzen. *Psychotherapie im Dialog* 6 (2): 166–169.

Conen, M.-L. (2011): Wo keine Hoffnung ist, muss man sie erfinden. Aufsuchende Familientherapie. Heidelberg (Carl-Auer), 5. Aufl.

Conen, M.-L. u. G. Cecchin (2011): Wie kann ich Ihnen helfen, mich wieder loszuwerden? Therapie und Beratung mit unmotivierten Klienten und in Zwangskontexten. Heidelberg (Carl-Auer), 3. Aufl., 4., unveränd. Aufl. 2013.

Corballis, M. C. (2002): From hand to mouth. The origins of language. Princeton, NJ (Princeton University Press).

Corbin, J. M. a. A. L. Strauss (1991): Tracing lines of conditional influence: Matrix and paths. In: A. L. Strauss (ed.): Creating sociological awareness – Collective images and symbolic representations. Brunswick/London (Transaction), pp. 455–463.

Corbin, J. M. u. A. L. Strauss (2010): Weiterleben lernen: Verlauf und Bewältigung chronischer Krankheit. [1988.] Bern (Huber), 3., überarb. Aufl.

Corbin, J., B. Hildenbrand u. D. Schaeffer (2009): Das Trajekt-Konzept. In: D. Schaeffer (Hrsg.): Bewältigung chronischer Krankheit im Lebenslauf. Bern (Huber), S. 55–74.

Cornwell, M. a. R. Pearson (1981): Cotherapy teams and one-way screen in family therapy practice and training. *Family Process* 20 (2): 199–209.

Cottone, R. R. (1989): Defining the psychomedical and systemic paradigms in marital and family therapy. *Journal of Marital and Family Therapy* 15 (3): 225–235.

Cottrell, B. (2001): Parent abuse: The abuse of parents by their teenage children. Ottawa (Family Violence Prevention Unit, Health Canada).

Coughlin, F. a. H. C. Wimberger (1968): Group family therapy. *Family Process* 7 (1): 37–50.

Covey, S. R. (2004): The 7 habits of highly effective people. Restoring the character ethic. New York/London (Free Press), rev. ed.

Cox, M. J. (2010): Family systems and sibling relationships. *Child Development Perspectives* 4 (2): 95–96.

Dahte, J. (1999): Coopetition – mehr als eine Mode. *Harvard Business Manager* 21 (6): 22–29.

Damasio, A. R. (2002): Ich fühle, also bin ich. Die Entschlüsselung des Bewusstseins. München (List).

Damasio, A. R. (2010): Descartes' Irrtum. Fühlen, Denken und das menschliche Gehirn. Berlin (List), 6. Aufl.

Dare, C. a. I. Eisler (2000): A multi-family group day treatment programme for adolescent eating disorder. *European Eating Disorders Review* 8 (1): 4–18.

Davidson, B., W. H. Quinn u. A. M. Josephson (2003): Diagnostik in der Familientherapie. Systemische und entwicklungspsychologische Perspektiven. *Familiendynamik* 28 (2): 159–175.

Davies, B. a. R. Harré (1990): Positioning: The discursive production of selves. *Journal for the Theory of Social Behaviour* 20 (1): 43–63.

Dawson, N. a. B. McHugh (1994): Parents and children: Participants in change. In: E. Dowling a. E. Osborne (eds.): The family and the school: A joint systems approach to problems with children. London (Routledge), pp. 81–101.

de Shazer, S. (1982): Patterns of brief family therapy. An ecosystemic approach. New York/London (Guilford). [Dt. (1992): Muster familientherapeutischer Kurzzeittherapie. Paderborn (Junfermann).]

de Shazer, S. (1984): The death of resistance. *Family Process* 23 (1): 11–17.

de Shazer, S. (1985): Keys to solution. New York/London (Norton). [Dt. (1989): Wege der erfolgreichen Kurztherapie. Stuttgart (Klett-Cotta).]

de Shazer, S. (1986): Ein Requiem der Macht. *Zeitschrift für Systemische Therapie und Beratung* 4 (4): 208–212.

de Shazer, S. (1989): Clues. Investigating solutions in brief therapy. New York/London (Norton). [Dt. (1989): Der Dreh. Überraschende Wendungen und Lösungen in der Kurzzeittherapie. Heidelberg (Carl-Auer), 12., unveränd. Aufl. 2012.]

de Shazer, S. (1991): Putting difference to work. New York/London (Norton). [Dt. (1991): Das Spiel mit Unterschieden. Wie therapeutische Lösungen lösen. Heidelberg (Carl-Auer), 6. Aufl. 2009.]

de Shazer, S. (1994): Words were originally magic. New York/London (Norton). [Dt. (1996): Worte waren ursprünglich Zauber. Dortmund (Modernes Lernen).]

de Shazer, S. (2003): Sinn stiftende Verfahren. *Familiendynamik* 28 (1): 95–108.

de Shazer, S. (2009): Das Spiel mit Unterschieden. Wie therapeutische Lösungen lösen. Heidelberg (Carl–Auer), 6. Aufl.

de Shazer, S. (2010): Der Dreh. Überraschende Wendungen und Lösungen in der Kurzzeittherapie. Heidelberg (Carl-Auer), 11. Aufl., 12., unveränd. Aufl. 2012.

de Shazer, S., Y. M. Dolan a. H. Korman (2007): More than miracles: The state of the art of solution-focused brief therapy. New York (Haworth). [Dt. (2008): Mehr als ein Wunder: Lösungsfokussierte Kurztherapie heute. Heidelberg (Carl-Auer), 3., unveränd. Aufl. 2013.]

de Shazer, S. et al. (1986): Kurztherapie – Zielgerichtete Entwicklung von Lösungen. *Familiendynamik* 11182–205.

Deissler, K. G. (1996): Psychiatrische Sprachspiele. Von Objekten-in-BeHandlungen zu Personen-in-VerHandlungen. In: T. Keller u. N. Greve (Hrsg.): Systemische Praxis in der Psychiatrie. Bonn (Psychiatrie-Verlag), S. 63–80.

Deissler, K. G. (2007): Dialogische Handlungsmöglichkeiten konstruieren – Auswege aus den Zwickmühlen von Zwangsmaßnahmen. *Zeitschrift für Systemische Therapie und Beratung* 25 (3): 147–156.

Deissler, K. G. (2009): Dialogischer Wandel im therapeutischen Kontext. Von Metaphern, Geschichten und Gleichnissen – Umgangsformen und Sprechweisen. *Zeitschrift für Systemische Therapie und Beratung* 27 (1): 5–13.

Deissler, K. G., T. Keller u. R. Schug (1995): Kooperative Gesprächsmoderation. »Selbstreflexive systemische Diskurse« – Ein Bouquet von Ideen und Methoden für (Organisations-)Beratung als »sozialer Konstruktionsprozeß«. *Zeitschrift für Systemische Therapie und Beratung* 13 (1): 12–30.

Deissler, K. G., T. Keller u. R. Schug (1997): Kooperative Gesprächsmoderation. Selbstreflexive Gespräche. In: K. G. Deissler (Hrsg.): Sich selbst erfinden? Von systemischen Interventionen zu selbstreflexiven Gesprächen. Münster (Waxmann), S. 173–192.

Dell, P. F. (1982): Beyond homeostasis: Toward a concept of coherence. *Family Process* 21 (1): 21–41.

Dell, P. F. (1984): Von systemischer zur klinischen Epistemologie. I. Von Bateson zu Maturana. *Zeitschrift für Systemische Therapie und Beratung* 2 (7): 147–171.

Dell, P. F. (1989): Violence and the systemic view: The problem of power. *Family Process* 28 (1): 1–14.

Dell, P. F. u. H. A. Goolishian (1981): Ordnung durch Fluktuation: Eine evolutionäre Epistemologie für menschliche Systeme. *Familiendynamik* 6: 104–122.

Denborough, D. (2009): Some reflections on the legacies of Michael White: An Australian perspective. *Australian and New Zealand Journal of Family Therapy* 30 (2): 81–91.

Detre, T. et al. (1961): An experimental approach to the treatment of the acutely ill psychiatric patient in the general hospital. *Connecticut Medicine* 25: 613–619.

Deutscher Bundestag (2008): Gesetz zu dem Übereinkommen der Vereinten Nationen vom 13. Dezember 2006 über die Rechte von Menschen mit Behinderungen sowie zu dem Fakultativprotokoll vom 13. Dezember 2006 zum Übereinkommen der Vereinten Nationen über die Rechte von Menschen mit Behinderungen. *Bundesgesetzblatt* II (35): 1419–1457.

Deutscher, G. (2010): Im Spiegel der Sprache. Warum die Welt in anderen Sprachen anders aussieht. München (Beck).

Devereux, G. (1982): Normal und anormal. Aufsätze zur allgemeinen Ethnopsychiatrie. Frankfurt a. M. (Suhrkamp).

DGSF (Deutsche Gesellschaft für Systemische Therapie, Beratung und Familientherapie) (2013): Richtlinien für die Zertifizierung der Weiterbildung »Systemische Therapie und Beratung (DGSF)«. Verfügbar unter: http://www.dgsF.org/weiterbildung/richtlinien-zertifikate/richtlinien-fuer-die-zertifizierung-der-weiterbildung-201esystemische-therapie-und-beratung-dgsf-201c [15.10.2013].

Diamond, G. S. u. S. Levy (2010): Bindungsorientierte Familientherapie für depressive Jugendliche. *Psychotherapie im Dialog* 11 (3): 244–248.

Diamond, N. (2005): When thought is not enough. In: J. Ryan (ed.): How does psychotherapy work? London (Karnac), pp. 113–136.

Dicks, H. V. (1967): Marital tensions. Clinical studies towards a psychological theory of interaction. New York (Basic Books).

Dilts, R. B. (2006): Die Veränderung von Glaubenssystemen: NLP-Glaubensarbeit. Paderborn (Junfermann), 4. Aufl.

Dilts, R. B., S. Smith u. T. Hallbom (2006): Identität, Glaubenssysteme und Gesundheit. Höhere Ebene der NLP-Veränderungsarbeit. Paderborn (Junfermann), 6. Aufl.

Dinger, U. et al. (2009): Therapists' attachment, patients' interpersonal problems and alliance development over time in inpatient psychotherapy. *Psychotherapy Theory, Research, Practice, Training* 46 (3): 277–290.

Döpfner, M. u. G. Lehmkuhl (1996): Mißerfolgs- und Widerstandsanalyse in der Verhaltenstherapie am Beispiel eines Eltern-Kind-Programmes zur Behandlung von hyperkinetisch und oppositionell auffälligen Kindern. *Praxis der Kinderpsychologie und Kinderpsychiatrie* 45 (1): 10–19.

Dörner, K. (1975): Diagnosen der Psychiatrie. Frankfurt a. M. (Campus).

Drack, M. (2008): Ludwig von Bertalanffy's early system approach. *Proceedings of the 52nd Annual Meeting of the ISSS* (52): 1–11.

Drack, M., W. Apfalter a. D. Pouvreau (2007): On the making of a system theory of life: Paul A. Weiss and Ludwig von Bertalanffy's conceptual connection. *The Quarterly Review of Biology* 82 (4): 349–373.

Drewes, M. u. E. Krott (1996): Der Schlüssel zum Glück? Zwang als konstruktiver Beitrag zur Gestaltung von Beziehungen. *Zeitschrift für Systemische Therapie und Beratung* 14 (3): 197–202.

Dudenredaktion (Hrsg.) (2007): Das Herkunftswörterbuch. Etymologie der deutschen Sprache. (Duden Bd. 7.) Mannheim/Zürich (Dudenverlag), 4., neu bearb. Aufl.

Duncan, B. L. et al. (eds.) (2010): The heart & soul of change. Delivering what works in therapy. Washington, DC (American Psychological Association), 2nd ed.

Dunitz-Scheer, M. et al. (2004): »Essen oder nicht, das ist hier die Frage«: Sondenentwöhnung in der frühen Kindheit: Das Grazer Modell, Universitäts-Kinderzentrum Graz. *Pädiatrie & Pädaudiologie* 39 (1): 28–38.

Durrant, M. (2004): Auf die Stärken kannst du bauen. Lösungenorientierte Arbeit in Heimen und anderen stationären Settings. Dortmund (Modernes Lernen), 4. Aufl.

Duss-von Werdt, J. (1987): Von der systemischen Sicht zum therapeutischen Handeln. *Zeitschrift für Psychotherapie und medizinische Psychologie* (30): 126–132.

Dyck, D. G. et al. (2000): Management of negative symptoms among patients with Schizophrenia attending multiple-family groups. *Psychiatric Services* 51 (4): 513–519.

Dyck, D. G. et al. (2002): Service use among patients with Schizophrenia in psychoeducational multiple-familygroup treatment. *Psychiatric Services* 53 (6): 749–754.

Dziewas, R. (1992): Der Mensch – ein Konglomerat autopoietischer Systeme? In: W. Krawietz u. M. Welker (Hrsg.): Kritik der Theorie sozialer Systeme. Auseinandersetzungen mit Luhmanns Hauptwerk. Frankfurt a. M. (Suhrkamp), S. 113–132.

Ebbecke-Nohlen, A. (2000): Zur Organisation von Ambivalenz – Der systemische Ansatz in der Borderline-Therapie. *Psychotherapie im Dialog* 1 (4): 36–45.

Eco, U. (1985): Hörner, Hufe, Sohlen. Einige Hypothesen zu drei Abduktionstypen. In: U. Eco u. T. A. Sebeok (Hrsg.): Der Zirkel oder Im Zeichen der Drei. Dupin, Holmes, Peirce. München (Fink), S. 288–320.

Efran, J. S. (1986): Sprache: Realitäten, Illusionen und Paradoxa. Ein Gespräch mit Jay S. Efran (J. Hargens). *Zeitschrift für Systemische Therapie und Beratung* 4 (2): 80–87.

Egger, J. W. (2005): Das biopsychosoziale Krankheitsmodell. Grundzüge eines wissenschaftlich begründeten ganzheitlichen Verständnisses von Krankheit. *Psychologische Medizin* 16 (2): 3–12.

Ehlers, C. (2011): Care und Case Management in der Pflege für die Aus-, Fort- und Weiterbildung. Berlin (Cornelsen).

Eickhoff, S. B. u. C. Grefkes (2011): Systemtheorie und Dynamic Causal Modelling. In: G. Schiepek (Hrsg.): Neurobiologie der Psychotherapie. Stuttgart (Schattauer), 2. Aufl., S. 142–174.

Eickhorst, A. (2008): Gründung des »Nationalen Zentrums Frühe Hilfen«. Sieben geförderte Modellprojekte zur Risikoprävention für Familien sind gestartet. *Psychotherapeut* 53 (2): 157–161.

Eigen Kracht Centrale (2012): What we do. Verfügbar unter: http://www.eigen-kracht.nl/en/inhoud/what-we-do [15.10.2013].

Eisler, I. (2005): The empirical and theoretical base of family therapy and multiple family day therapy for adolescent Anorexia Nervosa. *Journal of Family Therapy* 27 (2): 104–131.

Elkaïm, M. (1980): Von der Homöostase zu offenen Systemen. In: J. Duss-von Werth u. R. Welter-Enderlin (Hrsg.): Der Familienmensch. Systemisches Denken und Handeln in der Therapie. Stuttgart (Klett-Cotta), S. 150–155.

Elkaïm, M. (1985): From general laws to singularities. *Family Process* 24 (2): 151–164.

Elkins, D. N. (2007): The medical model in psychotherapy: Its limitations and failures. *Journal of Humanistic Psychology* 49 (1): 66–84.

Ellingson, L. L. a. C. Ellis (2008): Autoethnography as constructionist project. In: J. A. Holstein u. J. F. Gubrium (eds.): Handbook of constructionist research. New York (Guilford), pp. 445–466.

Emlein, G. (2006): Die Eigenheiten der Seelsorge. Systemtheoretische Überlegungen. *Familiendynamik* 31 (3): 216–239.

Emlein, G. (2010): Rituale als Negationsblockaden. *Familiendynamik* 35 (2): 128–134.

Emmelkamp, P. M. G., E. Vedel a. J. H. Kamphuis (2007): Behaviour therapy. In: C. Freeman a. M. J. Power (eds.): Handbook of evidence-based psychotherapies. A guide for research and practice. San Francisco/Chichester/Weinheim (Wiley), pp. 61–83.

Engel, G. L. (1977): The need for a new medical model: A challenge for biomedicine. *Science* 196 (8. April): 129–136.

Engelmann, A. (2011): Aufsuchende Familientherapie – Perspektiven eines Hilfeansatzes für Familien mit besonderen dynamischen Herausforderungen. In: M. Müller u. B. Bräutigam (Hrsg.): Hilfe, sie kommen! Systemische Arbeitsweisen in aufsuchenden Kontexten. Heidelberg (Carl-Auer), S. 110–123.

Epstein, N. B. et al. (2003): The McMaster model. A view of healthy family functioning. In: F. Walsh (ed.): Normal family processes. Growing diversity and complexity. New York (Guilford), 3rd ed., pp. 581–607.

Erickson, M. H. (1954): Special techniques of brief hypnotherapy. *Journal of Clinical and Experimental Hypnosis* 2 (2): 109–129.

Erickson, M. H. (1998): Pseudoorientierung in der Zeit als hypnotherapeutische Vorgehensweise. [1954.] In: E. L. Rossi (Hrsg.): Gesammelte Schriften von Milton H. Erickson. Bd. 6: Innovative Hypnotherapie II. Heidelberg (Carl-Auer), S. 145–177.

Ernst, C. a. J. Angst (1983): Birth order: Its influence on personality. Heidelberg/Berlin/New York (Springer).

Essen, S. (1997): Lehren des Nicht-Lehrbaren. Zur Qualität der systemischen Psychotherapie-Ausbildung. *systhema* 11 (2): 111–124.

Falicov, C. J. (1995): Training to think culturally: A multidimensional comparative framework. *Family Process* 34 (4): 373–388.

Farrelly, F. u. J. M. Brandsma (2009): Provokative Therapie. [1986.] Berlin/Heidelberg (Springer), Nachdr.

Feetham, S. L. et al. (1993): The nursing of families: Theory, research, education, practice. Newbury Park, CA (Sage).

Fehlinger, M. (1994): Modelle der Gruppenpsychotherapie aus systemischer Sicht. In: M. Hochgerner u. E. Wildberger (Hrsg.): Die Gruppe in der Psychotherapie: Beiträge aus der Sicht sieben psychotherapeutischer Methoden und spezifische Anwendungsweisen. Wien (Facultas), S. 71–78.

Feldman, J. A. (2008): From molecule to metaphor. A neural theory of language. Cambridge, Mass. (MIT Press).

Fend, H. (1994): Die Entdeckung des Selbst und die Verarbeitung der Pubertät. Bern (Huber).

Figley, C. R. (1978): Stress disorders among Vietnam veterans: Theory, research, and treatment. New York (Brunner/Mazel).

Figley, C. R. a. S. Leventman (1990): Strangers at home. Vietnam veterans since the war. New York (Brunner/Mazel).

Fischer, H. R. (Hrsg.) (1998): Die Wirklichkeit des Konstruktivismus. Zur Auseinandersetzung um ein neues Paradigma. Heidelberg (Carl-Auer), 2. Aufl.

Fischer, M. u. R. Menn (1994): Möglichkeiten systemischen Arbeitens mit Gruppen, oder woran würde ein »Weiser aus dem Morgenland« erkennen, daß die Gruppentherapie systemisch ist? *systhema* 8 (1): 51–58.

Fivaz-Depeursinge, E. u. A. Corboz-Warnery (2001): Das primäre Dreieck. Vater, Mutter und Kind aus entwicklungstheoretisch-systemischer Sicht. Heidelberg (Carl-Auer).

Fleck, L. (1994): Entstehung und Entwicklung einer wissenschaftlichen Tatsache. Einführung in die Lehre vom Denkstil und Denkkollektiv. (Mit einer Einleitung hrsg. v. L. Schäfer u. T. Schnelle.) Frankfurt a. M. (Suhrkamp), 3. Aufl.

Fliegel, S. (2013): Direktausbildung Psychotherapie. Ein Weg mit fatalen Konsequenzen. Verfügbar unter: http://www.gesundheitspolitik.de/wp-content/uploads/2013/04/Direktausbildung-Psychotherapie-Ein-Weg-mit-fatalen-Konsequenzen.pdf [15.10.2013].

Foerster, H. von (1993): KybernEthik. Berlin (Merve).

Foerster, H. von (1999): Sicht und Einsicht. Versuche zu einer operativen Erkenntnistheorie. Heidelberg (Carl-Auer).

Foerster, H. von (2002): Lethologie. Eine Theorie des Erlernens und Erwissens angesichts von Unwißbarem, Unbestimmbarem und Unentscheidbarem. In: R. Voß u. S. von Aufschnaiter (Hrsg.): Die Schule neu erfinden: Systemisch-konstruktivistische Annäherungen an Schule und Pädagogik. Neuwied/Berlin (Luchterhand), 4., überarb. Aufl., S. 14–32.

Foerster, H. von u. M. Bröcker (2007): Teil der Welt. Fraktale einer Ethik – oder Heinz von Foersters Tanz mit der Welt. Heidelberg (Carl-Auer), 2., korr. Aufl.

Foerster, H. von u. B. Pörksen (1998): Wahrheit ist die Erfindung eines Lügners. Gespräche für Skeptiker. Heidelberg (Carl-Auer), 10., unveränd. Aufl. 2013.

Foerster, H. von, A. Müller u. K. H. Müller (2002): Der Anfang von Himmel und Erde hat keinen Namen. Eine Selbsterschaffung in 7 Tagen. Berlin (Kadmos).

Foertsch, D. (2005): Relative Autonomie – Das Konzept der Live-Supervision als Systemisches Weiterbildungsmodell zum Systemischen Therapeuten und Berater. *Kontext* 36 (1): 24–35.

Fooken, I. (1999): Intimität auf Abstand. Familienbeziehungen und soziale Netzwerke. In: A. Niederfranke, G. Naegele u. E. Frahm (Hrsg.): Funkkolleg Altern 2. Lebenslagen und Lebenswelten, soziale Sicherung und Altenpolitik. Opladen/Wiesbaden (Westdeutscher Verlag), S. 209–243.

Ford, J. D. u. W. R. Saltzman (2011): Systemische Familientherapie. In: C. A. Courtois u. J. D. Ford (Hrsg.): Komplexe traumatische Belastungsstörungen und ihre Behandlung. Paderborn (Junfermann), S. 427–455.

Forgas, J. P. (1999): Soziale Interaktion und Kommunikation: Eine Einführung in die Sozialpsychologie. Weinheim (Beltz), 4. Aufl.

Foucault, M. (2008): Archäologie des Wissens. Frankfurt a. M. (Suhrkamp), 14. Aufl.

Foucault, M. (2011): Wahnsinn und Gesellschaft. Eine Geschichte des Wahns im Zeitalter der Vernunft. Berlin (Suhrkamp), 19. Aufl.

Fox, M., P. Martin a. G. Green (eds.) (2007): Doing practitioner research. London (Sage).

Fraenkel, P. (1996): Zeit und Rhythmus in Paarbeziehungen. *Familiendynamik* 21 (2): 160–182.

Fraenkel, P. (2006): Engaging families as experts: Collaborative family program development. *Family Process* 45 (2): 237–257.

Fraenkel, P. (2011a): Sync your relationship, save your marriage. Four steps to getting back on track. New York (Palgrave Macmillan).

Fraenkel, P. (2011b): Die Therapeutische Palette. Ein Leitfaden für die Methodenauswahl in der integrativen Paartherapie. *Familiendynamik* 36 (1): 52–69.

Fraenkel, P. a. C. Capstick (2012): Contemporary two-parent families. Navigating work and family challenges. In: F. Walsh (ed.): Normal family processes. Growing diversity and complexity. New York (Guilford), 4th ed., pp. 78–101.

Fraenkel, P. a. W. M. Pinsof (2001): Teaching family therapy-centered integration: Assimilation and beyond. *Journal of Psychotherapy Integration* 11 (1): 59–85.

Frances, A. (2013): Normal. Gegen die Inflation psychiatrischer Diagnosen. Köln (DuMont).

Franck, B. (1990): Ich schau in den Spiegel und sehe meine Mutter. Gesprächsprotokolle mit Töchtern. München (Goldmann), 6. Aufl.

Frankl, V. E. (1994): Grundriß der Existenzanalyse und Logotherapie. [1959.] Berlin (Quintessenz).

Frankl, V. E. (2009): Der Mensch vor der Frage nach dem Sinn. Eine Auswahl aus dem Gesamtwerk. München (Piper), 22. Aufl.

Freedman, J. a. G. Combs (1996): Narrative therapy. The social construction of preferred realities. New York (Norton).

Freeman, J. C., D. Epston u. D. Lobovits (2000): Ernsten Problemen spielerisch begegnen: Narrative Therapie mit Kindern und ihren Familien. Dortmund (Modernes Lernen). [Amerik. Orig. (1997): Playful approaches to serious problems. New York (Norton).]

Freidson, E. (2004): Professionalism. The third logic. Cambridge (Polity), repr.

Freud, S. (1999): Der Humor. [1927.] In: A. Freud et al. (Hrsg.): Sigmund Freud. Gesammelte Werke. Bd. 14. Frankfurt a. M. (S. Fischer), S. 381–389.

Frick, J. (2009): Ich mag dich – du nervst mich! Geschwister und ihre Bedeutung für das Leben. Bern (Huber), 3. Aufl.

Friedrich-Hett, T. (2005): Positives Altern – Betrachtungen aus der klinischen Praxis. *Zeitschrift für Systemische Therapie und Beratung* 23 (4): 243–249.

Friedrich-Hett, T. (2007): Das Alter schätzen lernen. Neue Perspektiven für Beratung und Therapie älterer Menschen. In: T. Friedrich-Hett (Hrsg.): Positives Altern: Neue Perspektiven für Beratung und Therapie älterer Menschen. Bielefeld (Transcript), S. 15–67.

Friedrich-Hett, T. (2008): Das Reflektierende Team in der systemischen Gruppentherapie mit älteren Menschen. *Zeitschrift für Systemische Therapie und Beratung* 26 (2): 110–118.

Friedrich-Hett, T. (2012): Präsente dialogische Sensibilität – Grundhaltung und Beziehungsgestaltung in der Arbeit mit älteren Menschen. *Zeitschrift für Systemische Therapie und Beratung* 30 (1): 22–29.

Fristad, M. A., J. S. Goldberg-Arnold a. S. M. Gavazzi (2003): Multi-family psychoeducation groups in the treatment of children with mood disorders. *Journal of Marital and Family Therapy* 29 (4): 491–504.

Fritz, J. M. (2000): Clinical sociology. In: E. F. Borgatta a. R. J. V. Montgomery (ed.): Encyclopedia of sociology. Vol. I. New York (Gale), pp. 323–329.

Früchtel, F. u. A. Hampe-Grosser (2010): Was leisten Familienräte? Eine quantitative Auswertung von 39 Familienräten im Bezirk Berlin-Mitte. *Nachrichtendienst des Deutschen Vereins für öffentliche und private Fürsorge* (November): 484–490.

Früchtel, F., W. Budde u. G. Cyprian (2012): Sozialer Raum und Soziale Arbeit. Fieldbook: Methoden und Techniken. Wiesbaden (Springer VS), 3., überarb. Aufl.

Fuchs, P. (2000): Das Fehlen einer Ab-Sicht. In: O. Jahraus u. N. Ort (Hrsg.): Beobachtungen des Unbeobachtbaren. Weilerswist (Velbrück), S. 9–13.

Fuchs, P. (2004): Wer hat wozu und wieso überhaupt Gefühle? *Soziale Systeme* 10 (1): 89–110.

Fuchs, P. (2005): Das Unbewusste in der Systemtheorie. In: M. B. Buchholz u. G. Gödde (Hrsg.): Das Unbewusste in aktuellen Diskursen. Anschlüsse. Bd. II. Gießen (Psychosozial), S. 335–360.

Fuchs, P. (2010): Das System SELBST: eine Studie zur Frage: Wer liebt wen, wenn jemand sagt: »Ich liebe Dich«? Weilerswist (Velbrück).

Fuchs, P. (2011): Die Verwaltung der vagen Dinge. Gespräche zur Zukunft der Psychotherapie. Heidelberg (Carl-Auer).

Fuchs, T. (2000): Leib, Raum, Person. Entwurf einer phänomenologischen Anthropologie. Stuttgart (Klett-Cotta).

Fuchs, T. (2013): Das Gehirn – ein Beziehungsorgan. Eine phänomenologisch-ökologische Konzeption. Stuttgart (Kohlhammer), 4., aktual. und erw. Aufl.

Funcke, D. u. B. Hildenbrand (2009): Unkonventionelle Familien in Beratung und Therapie. Heidelberg (Carl-Auer).

Furman, B. (2011): Ich schaffs! Spielerisch und praktisch Lösungen mit Kindern finden – Das 15-Schritte-Programm für Eltern, Erzieher und Therapeuten. Heidelberg (Carl-Auer), 4. Aufl.

Fürstenau, P. (2007): Psychoanalytisch verstehen. Systemisch denken. Suggestiv intervenieren. Stuttgart (Klett-Cotta), 3., erw. Aufl.

Fürstenau, U. u. B. Rhiner (2010): Multisystemische Therapie. *Psychotherapie im Dialog* 11 (3): 222–225.

Furstenberg, F. F. a. A. J. Cherlin (1991): Divided families. What happens to children when parents part. Cambridge, MA (Harvard University Press).

Gagnon, J. H. a. W. Simon (2005): Sexual conduct: The social sources of human sexuality. [1973.] Piscataway, NJ (Aldine/Rutgers), 2nd ed.

Galatzer-Levy, R. M. (2009): Good vibrations: Analytic process as coupled oscillations. *The International Journal of Psychoanalysis* 90 (5): 983–1007.

Gammer, C. (2007): Die Stimme des Kindes in der Familientherapie. Heidelberg (Carl-Auer), 2. Aufl. 2009.

Ganten, D. u. K. Ruckpaul (Hrsg.) (2008): Grundlagen der molekularen Medizin. Heidelberg (Springer), 3., überarb. und erw. Aufl.

Garfinkel, H. (1984): Studies in ethnomethodology. Cambridge (Polity Press), repr.

Garfinkel, H. (2000): »Gute« organisatorische Gründe für »schlechte« Krankenakten. *System Familie* 13 (3): 111–122.

Garrison, J. W. (1998) Toward a pragmatic social constructivism. In: M. Larochelle, N. Bednarz a. J. W. Garrison (eds.): Constructivism and Education. Cambridge/New York (Cambridge University Press), pp. 43–60.

Garrison, J. W. (ed.) (2008): Reconstructing democracy, recontextualizing Dewey: Pragmatism and interactive constructivism in the twenty-first century. Albany, NY (SUNY).

Gebhardt, B. et al. (2008): ADHS bei Kindern und Jugendlichen – Befragungsergebnisse und Auswertungen von Daten der Gmündner Ersatzkasse GEK. St. Augustin (Asgard).

Gehres, W. u. B. Hildenbrand (Hrsg.) (2008): Identitätsbildung und Lebensverläufe bei Pflegekindern. Wiesbaden (VS – Verlag für Sozialwissenschaften).

Geißler, K. A. (2005): Schlusssituationen. Die Suche nach dem guten Ende. Weinheim/Basel (Beltz), 4., neu ausgest. Aufl.

Gemeinhardt, B. (2006): Systemisch-lösungsfokussierte Gruppentherapie im Suchtbereich. In: R. Basdekis-Jozsa u. M. Krausz (Hrsg.): Gruppentherapie in der Suchtbehandlung. Konzepte und praktisches Vorgehen. Stuttgart (Klett-Cotta), S. 215–237.

Gennep, A. van (1986): Übergangsriten. Frankfurt a. M./New York/Paris (Campus). [Engl. Orig. (2010 [1909]): The rites of passage. Routledge (London), repr. der Ausg. 1977.]

Georgi, H., E. Wedekind u. T. Levold (1990): Im Bauch des Walfisches – Zur Verdaulichkeit psychoanalytisch-systemischer Ansätze im stationären Psychiatriealltag. *Zeitschrift für Systemische Therapie und Beratung* 8 (4): 225–237.

Gergen, K. J. (2002): Konstruierte Wirklichkeiten. Eine Hinführung zum sozialen Konstruktionismus. Stuttgart (Kohlhammer).

Gergen, K. J. u. M. M. Gergen (2005): Positives Altern und die Beziehungsmatrix. *Zeitschrift für Systemische Therapie und Beratung* 23 (4): 221–228.

Gergen, K. J. u. M. M. Gergen (2009): Einführung in den sozialen Konstruktionismus. Heidelberg (Carl-Auer).

Gergen, K. J. u. M. M. Gergen (fortlaufend): *Positive Aging Newsletter*. Verfügbar unter: http://www.taosinstitute.net/positive-aging-newsletter [3.10.2013].

Gergen, K. J., L. Hoffman u. H. Anderson (1997): Diagnose – ein Desaster? Ein konstruktionistischer Trialog. *Zeitschrift für Systemische Therapie und Beratung* 15 (4): 224–241.

Gergen, K. J., S. McNamee u. F. Barrett (2003): Transformativer Dialog. *Zeitschrift für Systemische Therapie und Beratung* 21 (2): 69–89.

Gerl, W. (2009): Reframing. In: D. Revenstorf u. B. Peter (Hrsg.): Hypnose in Psychotherapie, Psychosomatik und Medizin: Manual für die Praxis. Berlin/Heidelberg (Springer), 2. Aufl., S. 253–267.

Germain, C. B. u. A. Gitterman (1999): Praktische Sozialarbeit – Das »Life Model« der sozialen Arbeit. Fortschritte in Theorie und Praxis. Stuttgart (Enke), 3., völl. neu bearb. Aufl.

Gerson, M.-J. (1996): The embedded self. Hillsdale, NJ (Analytic Press).

Gibbs, R. W. J. (2006): Embodiment and cognitive science. Cambridge/New York (Cambridge University Press).

Gilligan, S. G. (1995): Rituelle Übergänge in neue Identitäten. *Hypnose und Kognition* 12 (1): 25–39.

Gilligan, S. G. (2008): Therapeutische Trance. Das Prinzip Kooperation in der Ericksonschen Hypnotherapie. Heidelberg (Carl-Auer), 5. Aufl.

Gilliss, C. L. (ed.) (1989): Toward a science of family nursing. Menlo Park, CA (Addison-Wesley).

Glaser, B. G. a. A. L. Strauss (1967): The discovery of Grounded Theory. Strategies for qualitative research. Chicago (Aldine). [Dt. (2010): Grounded Theory. Strategien qualitativer Forschung. (Mit einem Geleitwort von B. Hildenbrand.) Bern (Huber), 3. Aufl.]

Glasersfeld, E. von (1992): Declaration of the American Society for Cybernetics. In: C. V. Negiota (ed.): Cybernetics and applied systems. New York (Marcel Decker), pp. 1–5.

Glasersfeld, E. von (1994): Einführung in den radikalen Konstruktivismus. [1981.] In: P. Watzlawick (Hrsg.): Die erfundene Wirklichkeit. Wie wissen wir, was wir zu wissen glauben? Beiträge zum Konstruktivismus. München (Piper), 7. Aufl., S. 16–38.

Glasersfeld, E. von (1998): Die Wurzeln des »Radikalen« am Konstruktivismus. In: H. R. Fischer (Hrsg.): Die Wirklichkeit des Konstruktivismus. Zur Auseinandersetzung um ein neues Paradigma. Heidelberg (Carl-Auer), 2. Aufl., S. 35–45.

Glasersfeld, E. von (2012): Konstruktion der Wirklichkeit und des Begriffs der Objektivität. [1985.] In: Carl-Friedrich-von-Siemens-Stiftung (Hrsg.): Einführung in den Konstruktivismus. München (Piper), 13. Aufl., S. 9–39.

Goffman, E. (1977): Asyle. Über die soziale Situation psychiatrischer Patienten und anderer Insassen. Frankfurt a. M. (Suhrkamp).

Goffman, E. (1983): The interaction order: American Sociological Association, 1982 Presidential Address. *American Sociological Review* 48 (1): 1–17.

Goldbeck, L. et al. (2011): The impact of an inpatient family-oriented rehabilitation program on parent-reported psychological symptoms of chronically ill children. *Klinische Pädiatrie* 223 (2): 79–84.

Goldin-Meadow, S. et al. (2001): Explaining math: Gesturing lightens the load. *Psychological Science* 12 (6): 516–522.

Goldner, V. (1993): Sowohl als auch. *Familiendynamik* 18 (3): 207–222.

Goldner, V. et al. (1992): Liebe und Gewalt: Geschlechtsspezifische Paradoxe in instabilen Beziehungen. *Familiendynamik* 17 (2): 109–140.

Goldstein, K. (1934): Der Aufbau des Organismus. Einführung in die Biologie unter besonderer Berücksichtigung der Erfahrungen am kranken Menschen. Den Haag (Nijdhof).

Gone, J. P. a. L. J. Kirmayer (2010): On the wisdom of considering culture and context in psychopathology. In: T. Millon, R. F. Krueger a. E. Simonsen (eds.): Contemporary directions in psychopathology. Scientific foundations of the DSM-V and ICD-11. New York/London (The Guilford), pp. 72–96.

Gonzalez, S., P. Steinglass a. D. Reiss (1989): Putting the illness in its place: Discussion groups for families with chronic medical illnesses. *Family Process* 28 (1): 69–87.

Goodrich, T. J. a. L. B. Silverstein (2005): Now you see it, now you don't: Feminist training in family therapy. *Family Process* 44 (3): 267–281.

Goolishian, H. A. a. H. Anderson (1989): From construction to conversation: A book of readings. Galveston (Galveston Family Institute).

Gottlieb, L. N. (2012): Strengths-based nursing care. Health and healing for person and family. New York (Springer).

Gottman, J. M. u. N. Silver (2005): Die 7 Geheimnisse der glücklichen Ehe. Berlin (Ullstein), 2. Aufl.

Gottman, J. M. et al. (2002): The mathematics of marriage: Dynamic nonlinear models. Cambridge, MA (MIT Press).

Götzinger, K., A. Eickhorst u. M. Cierpka (2011): Familienhebammen im Projekt »Keiner fällt durchs Netz« – Begleiterinnen im ersten Lebensjahr. In: M. Müller u. B. Bräutigam (Hrsg.): Hilfe, sie kommen! Systemische Arbeitsweisen in aufsuchenden Kontexten. Heidelberg (Carl-Auer), S. 158–170.

Gould, S. J. (2007): Der falsch vermessene Mensch. Frankfurt a. M. (Suhrkamp), 1. Aufl., 5. Dr.

Grabau, C. (1987): Circuläres Befragen als Methode der Leitung einer Gesprächsgruppe für Patienten einer psychiatrischen Station. *Zeitschrift für Systemische Therapie und Beratung* 5 (2): 124–127.

Grabbe, M. (1998): Zum Umgang mit Tabus und Geheimnissen in der systemischen Therapie und Familienrekonstruktion. *systhema* 12 (1): 35–43.

Grabbe, M. (2003): Time-Line in der Krisenintervention. Der Ressourcen-Orientierte-Lösungs-Fokussierte Schritt. *Psychotherapie im Dialog* 4 (4): 376–379.

Grady, J. E. (2007): Metaphor. In: D. Geeraerts a. H. Cuyckens (eds.): The Oxford handbook of cognitive linguistics. New York (Oxford University Press), pp. 188–213.

Gräser, H. (2007): Entwicklungsberatung. In: J. Brandtstädter u. U. Lindenberger (Hrsg.): Entwicklungspsychologie der Lebensspanne. Ein Lehrbuch. Stuttgart (Kohlhammer), S. 599–623.

Grathoff, R. (1970): The structure of social inconsistencies. A contribution to a unified theory of play, game, and social action. Den Haag (Martinus Nijhoff).

Grathoff, R. (1989): Milieu und Lebenswelt. Einführung in die phänomenologische Soziologie und die sozialphänomenologische Forschung. Frankfurt a. M. (Suhrkamp).

Grawe, K. (2004): Neuropsychotherapie. Göttingen (Hogrefe).

Grawe, K. u. M. Grawe-Gerber (1999): Ressourcenaktivierung. Ein primäres Wirkprinzip der Psychotherapie. *Psychotherapeut* 44 (2): 63–73.

Grawe, K., R. Donati u. F. Bernauer (2001): Psychotherapie im Wandel. Von der Konfession zur Profession. Göttingen (Hogrefe), 5. Aufl.

Grawe, K. et al. (1999): Wirkfaktorenanalyse – Ein Spektroskop für die Psychotherapie. *Verhaltenstherapie & psychosoziale Praxis* 31 (2): 201–225.

Greenberg, L. S. u. R. S. Goldman (2010): Die Dynamik von Liebe und Macht. Emotionsfokussierte Paartherapie. München (Reinhardt).

Gregor, A. u. M. Cierpka (2004): Das Baby verstehen: Das Handbuch zum Elternkurs für Hebammen. Heidelberg (Karl Kübel Stiftung).

Greve, W. (1997): Sparsame Bewältigung – Perspektiven für eine ökonomische Taxonomie von Bewältigungsformen. In: C. Tesch-Römer, C. Salewski u. G. Schwarz (Hrsg.): Psychologie der Bewältigung. Weinheim (Beltz), S. 18–41.

Greve, N. (2011): »Gemeindepsychiatrie« – Zum Stand integrierter psychiatrischer und psychosozialer Hilfen. *Theorie und Praxis der Sozialen Arbeit* 40 (1): 38–43.

Greve, N., K. Herder u. C. Schuchardt-Hain (2004): »Psychose hin – Psychose her«: Systemische Gruppenarbeit und Evaluationsgespräch mit psychoseerfahrenen Klienten. *systhema* 18 (1): 70–83.

Griffith, W. (1999): The Reflecting Team as an alternative case teaching model. A narrative, conversational approach. *Management Learning* 30 (3): 343–362.

Grimm, J. u. W. Grimm (2004): Deutsches Wörterbuch. (Elektronische Ausgabe der Erstbearbeitung.) Frankfurt a. M. (Zweitausendeins).

Groeben, N. (1998): Zur Kritik einer unnötigen, widersinnigen und destruktiven Radikalität. In: H. R. Fischer (Hrsg.): Die Wirklichkeit des Konstruktivismus. Zur Auseinandersetzung um ein neues Paradigma. Heidelberg (Carl-Auer), 2. Aufl., S. 149–159.

Gröne, M. (2007): Wie lasse ich meine Bulimie verhungern? Heidelberg (Carl-Auer), 5. Aufl.

Grossmann, K. u. K. E. Grossmann (2012): Bindungen: Das Gefüge psychischer Sicherheit. Stuttgart (Klett-Cotta), 5., vollst. überarb. Aufl.

Grossmann, K. E. u. K. Grossmann (1995): Frühkindliche Bindung und Entwicklung individueller Psychodynamik über den Lebenslauf. *Familiendynamik* 20 (2): 171–192.

Grossmann, K. E. u. K. Grossmann (Hrsg.) (2011): Bindung und menschliche Entwicklung. John Bowlby, Mary Ainsworth und die Grundlagen der Bindungstheorie. Stuttgart (Klett-Cotta), 3. Aufl.

Grünwald, H., J. Liechti a. K. Stauffacher (2010): Combined systemic-cognitive behavioural therapy of Anorexia in ambulatory primary care. Theory and practice. (Unveröffentl. Vortrag auf dem 20th IFP World Congress of Psychiatry, Luzern, 18.06.2010.)

Gunz, A. et al. (2008): Übertragung. Ein attraktiver Systemzustand. *Forum der Psychoanalyse* 24 (3): 229–245.

Hagner, M. (2008): Vom Aufstieg und Fall der Kybernetik als Universalwissenschaft. In: M. Hagner u. E. Hörl (Hrsg.): Die Transformation des Humanen. Beiträge zur Kulturgeschichte der Kybernetik. Frankfurt a. M. (Suhrkamp), S. 38–71.

Hain, P. (2001): Das Geheimnis therapeutischer Wirkung. Gespräche mit Frank Farrelly, Eugene Gendlin, Cloé Madanes, Helm Stierlin, Paul Watzlawick u. a. Heidelberg (Carl-Auer).

Hain, P. (2009a): Humor und Hypnotherapie. In: D. Revenstorf u. B. Peter (Hrsg.): Hypnose in Psychotherapie, Psychosomatik und Medizin: Manual für die Praxis. Berlin/Heidelberg (Springer), 2. Aufl., S. 162–166.

Hain, P. (2009b): Inframing – Bitte einsteigen … Und die Türen öffnen! Utilisation von inneren Reaktionen (Bildern, Phantasien, etc.) des Therapeuten auf den Klienten, dargestellt anhand eines Fallbeispiels. In: S. Mrochen, K. L. Holtz u. B. Trenkle (Hrsg.): Die Pupille des Bettnässers. Hypnotherapeutische Arbeit mit Kindern und Jugendlichen. Heidelberg (Carl-Auer), 7. Aufl., S. 84–90.

Hain, P. (2011a): Entlassung auf Bewährung. Hypnosystemisches Arbeiten mit humorvollen inneren Bildern. Stuttgart (Schattauer).

Hain, P. (2011b): Kampf, Krampf und Lösung in Beratung und Coaching: Humorvolle Bilder und Metaphern im hypnosystemischen Ansatz. In: W. A. Leeb, B. Trenkle u. M. F. Weckenmann (Hrsg.): Der Realitätenkellner: Hypnosystemische Konzepte in Beratung, Coaching und Supervision. Heidelberg (Carl-Auer), S. 290–302.

Haken, H. (2004): Synergetics. Introduction and advanced topics. Berlin/Heidelberg/New York (Springer).

Haken, H. (2011): Synergetik der Gehirnfunktionen. In: G. Schiepek (Hrsg.): Neurobiologie der Psychotherapie. Stuttgart (Schattauer), 2. Aufl., S. 175–192.

Haken, H. u. G. Schiepek (2010): Synergetik in der Psychologie. Selbstorganisation verstehen und gestalten. Göttingen (Hogrefe), 2., korr. Aufl.

Haley, J. (1985): Direktive Familientherapie. Strategien für die Lösung von Problemen. München (Pfeiffer), 3. Aufl.

Haley, J. (1994): Ordeal-Therapie. Ungewöhnliche Wege der Verhaltensänderung. Salzhausen (ISKO), 2. Aufl.

Haley, J. (2011): Die Jesus-Strategie. Die Macht der Ohnmächtigen. [1986.] Heidelberg (Carl-Auer), 4. Aufl.

Halpern, J. (2003): The capacity to be an analyst: A contribution from attachment research to the study of candidate selection. *The International Journal of Psychoanalysis* 84 (6): 1605–1622.

Hamel, G., C. K. Prahalad a. Y. L. Doz (1989): Collaborate with your competitors – and win. *Harvard Business Review* 67 (1): 133–139.

Hamilton, A. (2007): Ask the family: National standards to support family-led decision making and family group conferences (FGC) in Scotland. Edinburgh (Children 1st).

Hammond, D. C. (1990): Handbook of hypnotic suggestions and metaphors. New York (Norton).

Han, B.-C. (2005): Was ist Macht? Stuttgart (Philipp Reclam jun.).

Hannum, J. W. (1980): Some cotherapy techniques with families. *Family Process* 19 (2): 161–168.

Hansbauer, P. et al. (2009): Familiengruppenkonferenz: Eine Einführung. Weinheim/München (Beltz/Juventa).

Hansen-Magnusson, B., E. Hansen-Magnusson u. J. Hargens (1999): Das psychosomatische Konsil. Erste Evaluationen und Einschätzungen. *UPDATE* 3: 17–21.

Hanswille, R. (2011a): Ressourcenorientierte systemische Traumatherapie. In: A. Lenz (Hrsg.): Empowerment. Ein Handbuch für die ressourcenorientierte Praxis. Tübingen (DGVT), S. 339–365.

Hanswille, R. (2011b): Trauma und Systemische Therapie – Spurensuche in der Geschichte der Systemischen Therapie. In: G. H. Seidler, H. J. Freyberger u. A. Maercker (Hrsg.): Handbuch der Psychotraumatologie. Stuttgart (Klett-Cotta), S. 134–144.

Hanswille, R. u. A. Kissenbeck (2010): Systemische Traumatherapie. Konzepte und Methoden für die Praxis. Heidelberg (Carl-Auer), 2., erw. Aufl.

Hare-Mustin, R. T. (1991): Die Geschlechterproblematik in der familientherapeutischen Theorie. In: M. McGoldrick, C. M. Anderson u. F. Walsh (Hrsg.): Feministische Familientherapie in Theorie und Praxis. Freiburg im Br. (Lambertus), S. 46–67.

Hare-Mustin, R. T. (1994): Discourses in the mirrored room: A postmodern analysis of therapy. *Family Process* 33 (1): 19–35.

Hargens, J. (1993): KundIn, KundigE, KundschafterIn. Gedanken zur Grundlegung eines »helfenden« Zugangs. *Zeitschrift für Systemische Therapie und Beratung* 11 (1): 14–20.

Hargens, J. (2010): So kann's gelingen. Rahmen hilfreicher Gespräche im beraterisch-therapeutischen Kontext. Dortmund (Borgmann).

Hargens, J. (2011): Besser spät als nie oder: Besinnen auf Grundlagen schafft meist festen Boden. *Kontext* 42 (2): 120–123.

Hargens, J., B. Hansen-Magnusson u. E. Hansen-Magnusson (2008): Psychotherapie und Medizin: Oder Zusammenarbeit – ein wenig anders …: Skizzen eines erfolgreichen Modells. Dortmund (Modernes Lernen).

Harris, M. a. A. Haines (2010): Brazil's family health programme. *British Medical Journal* 341 (nov29): 1171–1172.

Hart, O. van der, E. R. S. Nijenhuis u. K. Steele (2008): Das verfolgte Selbst. Strukturelle Dissoziation und die Behandlung chronischer Traumatisierung. Paderborn (Junfermann).

Hartmann, F. (1993): Chronisch krank oder bedingt gesund? In: C. Hammer u. V. Schubert (Hrsg.): Chronische Erkrankungen und ihre Bewältigung. Starnberg (Schulz), S. 35–68.

Haun, M. et al. (2013): Family systems psychiatry in an acute inpatient setting: Implementation and sustainability five years after introduction. *Journal of Family Therapy* 35 (2): 159-175.

Hautzinger, M. (Hrsg.) (2000): Kognitive Verhaltenstherapie bei psychischen Störungen. Weinheim (Beltz/PVU), 3., vollst. überarb. und erw. Aufl.

Hawellek, C. (2009): Marte Meo in der Erziehungs- und Familienberatung. (Interner *Marte Meo Newsletter.*)

Hawellek, C. (2011): »Sich beobachten heißt sich verändern.« Zu den Grundlagen videobasierter Beratungsarbeit. In: H. Schindler, W. Loth u. J. von Schlippe (Hrsg.): Systemische Horizonte. Göttingen (Vandenhoeck & Ruprecht), S. 167–177.

Hawellek, C. (2012): Entwicklungsperspektiven öffnen. Grundlagen beobachtungsgeleiteter Beratung nach der Marte-Meo-Methode. Göttingen (Vandenhoeck & Ruprecht).

Hawellek, C. u. A. von Schlippe (2008): »Good Enough«-Counseling. Familienberaterinnen und Familienberater in der Babysprechstunde Osnabrück und ihre Supervision. In: J. Borke u. A. Eickhorst (Hrsg.): Systemische Entwicklungsberatung in der frühen Kindheit. Wien (Facultas), S. 109–121.

Hawellek, C. u. A. von Schlippe (Hrsg.) (2011): Entwicklung unterstützen – Unterstützung entwickeln. Systemisches Coaching nach dem Marte-Meo-Modell. Göttingen (Vandenhoeck & Ruprecht), 2. Aufl.

Hazel, N. A. et al. (2004): Impact of multiple-family groups for outpatients with Schizophrenia on caregivers' distress and resources. *Psychiatric Services* 55 (1): 35–41.

Heekerens, H.-P. (1992): Humor in der Familientherapie – Zum Stand der Diskussion. *Praxis der Kinderpsychologie und Kinderpsychiatrie* 41 (1): 25–30.

Heekerens, H.-P. (2006): Die funktionale Familientherapie: Ein effektives klinisches Behandlungsverfahren. *Psychotherapie* 11 (1): 16–24.

Heekerens, H.-P. (2011): Wirksamkeit und Kosteneffektivität aufsuchender familienbezogener Arbeitsweisen bei Problemlagen von Kindern und Jugendlichen. In: M. Müller u.

B. Bräutigam (Hrsg.): Hilfe, sie kommen! Systemische Arbeitsweisen in aufsuchenden Kontexten. Heidelberg (Carl-Auer), S. 28–40.

Hegemann, T. (2009): Interkulturelle Beratung und Therapie braucht einen Rahmen. Ideen zur Entwicklung kultursensibler Service-Dienste. *Zeitschrift für Systemische Therapie und Beratung* 27 (2): 95–103.

Hegemann, T. u. C. Oestereich (2009): Einführung in die interkulturelle systemische Beratung und Therapie. Heidelberg (Carl-Auer).

Heims, S. J. (1993): Constructing a social science for postwar America: The Cybernetics Group, 1946–1953. Cambridge, MA (MIT Press).

Heiner, M. (2010): Soziale Arbeit als Beruf. Fälle, Felder, Fähigkeiten. München/Basel (Reinhardt), 2., durchges. Aufl.

Helming, E., H. Blüml u. H. Schattner (2004): Handbuch Sozialpädagogische Familienhilfe. Baden–Baden (Nomos).

Hendrischke, A. u. F. Kröger (2003): Kooperation und ihre Bedingungen. In: S. Altmeyer u. F. Kröger (Hrsg.): Theorie und Praxis der Systemischen Familienmedizin. Göttingen (Vandenhoeck & Ruprecht), S. 61–83.

Hennecke, C. (2001): Chaos oder Ressourcenerweiterung? Systemische Gruppenarbeit mit mehreren Familien. *Zeitschrift für Systemische Therapie und Beratung* 19 (1): 11–16.

Herington, S. (1993): Konstruktivismus und Kindesmisshandlung. *Familiendynamik* 18 (3): 255–263.

Heritage, J. a. D. W. Maynard (2006): Introduction: Analyzing interaction between doctors and patients in primary care encounters. In: J. Heritage a. D. W. Maynard (eds.): Communication in medical care. Cambridge (Cambridge University Press), pp. 1–21.

Hermelink, J. u. G. Wegner (Hrsg.) (2008): Paradoxien kirchlicher Organisation. Niklas Luhmanns frühe Kirchensoziologie und die aktuelle Reform der evangelischen Kirche. Würzburg (Ergon)

Herzog, W. u. J. Schweitzer (1994): Anorexia nervosa – Ergebnisse und Perspektiven in Forschung und Therapie. *Familiendynamik* 19 (2): 182–187.

Herzog, W., D. Munz u. H. Kächele (2004): Essstörungen. Therapieführer und psychodynamische Behandlungskonzepte. Stuttgart (Schattauer), 2. Aufl.

Hesse, J. et al. (2001): Systemische Gruppenpsychotherapie. *Psychotherapie im Dialog* 2 (1): 44–50.

Hetherington, E. M. u. J. Kelly (2003): Scheidung. Die Perspektiven der Kinder. Weinheim/Basel/Bern (Beltz).

Heuft, G. u. G. Schneider (2001): Gerontopsychosomatik und Alterspsychotherapie. Gegenwärtige Entwicklung und zukünftige Anforderungen. In: Deutsches Zentrum für Altersfragen (Hrsg.): Expertise zum Dritten Altenbericht der Bundesregierung. Bd. 4: Gerontopsychiatrie und Alterspsychotherapie. Opladen (Leske + Budrich), S. 201–303.

Heuft, G., A. Kruse u. H. Radebold (2006): Lehrbuch der Gerontopsychosomatik und Alterspsychotherapie. München (Reinhardt), 2., überarb. und erw. Aufl.

Hickman, L. A. (ed.) (1998): Reading Dewey: Interpretations for a postmodern generation. Bloomington (Indiana University Press).

Hickman, L. A., S. Neubert u. K. Reich (Hrsg.) (2004): John Dewey zwischen Pragmatismus und Konstruktivismus. Münster/München/Berlin (Waxmann).

Hildenbrand, B. (1998): Qualitative Forschung in der systemischen Therapie. *System Familie* 11 (3): 112–119.

Hildenbrand, B. (2000): Psychiatrische Soziologie als Klinische Soziologie – Ein Erfahrungsbericht. Verfügbar unter: http://www.soziologie.uni-jena.de/soziologie_multimedia/Downloads/LSHildenbrand/5.pdf [14.12.2013].

Hildenbrand, B. (2005a): Fallrekonstruktive Familienforschung. Anleitungen für die Praxis. Wiesbaden (VS – Verlag für Sozialwissenschaften), 2. Aufl.
Hildenbrand, B. (2005b): Einführung in die Genogrammarbeit. Heidelberg (Carl–Auer), 3. überarb. Aufl. 2011.
Hildenbrand, B. (2007): Mediating structure and interaction in Grounded Theory. In: A. Bryant a. K. Charmaz (eds.): The SAGE handbook of Grounded Theory. London/ Thousand Oaks/New Delhi (Sage), pp. 511–536.
Hildenbrand, B. (2009): Die Stellung des Klinischen Soziologen zwischen Wissenschaft und Lebenspraxis. *Psychotherapie & Sozialwissenschaft* 11 (2): 7–26.
Hildenbrand, B. (2011): Ereignis, Krise und Struktur – Ein Konzept von Wandel im Lebenslauf und in Beratung und Therapie. *Familiendynamik* 36 (2): 92–100.
Hildenbrand, B. (2012): Die Sozialarbeit/ Sozialpädagogik als selbstvergessene Profession: Am Beispiel der Beratung und Unterstützung von Pflegepersonen (§ 37, Abs. 2, SGB VIII: Kinder- und Jugendhilfe). *Zeitschrift für Sozialpädagogik* 10 (2): 115–139.
Hildenbrand, B. u. R. Welter-Enderlin (1998): Die emotionale Rahmung beraterischer und therapeutischer Prozesse im Kontext der Entwicklung der systemischen Theorie. In: R. Welter-Enderlin u. B. Hildenbrand (Hrsg.): Gefühle und Systeme. Die emotionale Rahmung beraterischer und therapeutischer Prozesse. Heidelberg (Carl-Auer), S. 7–16.
Hinsch, J. u. E. Steiner (1993): Vom Paar zum Subjekt. Ein Beitrag zur Paartherapie. *systeme* 7 (1): 34–45.
Hinsch, K. u. J. Hinsch (2010): Vom Pendeln zwischen Autonomie und Bezogensein. In: A. Brandl-Nebehay u. J. Hinsch (Hrsg.): Paartherapie und Identität. Denkansätze für die Praxis. Heidelberg (Carl-Auer), S. 49–77.
Hinterberger, G. u. S. Kühne (2011): Psychosoziale Online-Beratung im Überblick. *Psychotherapie im Dialog* 12 (2): 113–117.
Hofecker-Fallahpour, M. et al. (2003): Gruppentherapie bei Depression in der frühen Mutterschaft. Erste Ergebnisse einer Pilotstudie. *Der Nervenarzt* 74 (9): 767–774.
Hoffman, L. (1996): Therapeutische Konversationen. Von Macht und Einflußnahme zur Zusammenarbeit in der Therapie – Die Entwicklung systemischer Praxis. Dortmund (Modernes Lernen).
Hoffman, L. (2002a): Grundlagen der Familientherapie. Hamburg (ISKO), 4. Aufl.
Hoffman, L. (2002b): Family therapy. An intimate history. New York (Norton).
Hoffmann-Riem, C. (1998): Das adoptierte Kind: Familienleben mit doppelter Elternschaft. München (Fink), 4. Aufl.
Hohage, R. (2001): ICD-10-Diagnosen in der psychotherapeutischen Praxis. *Psychotherapeut* 46 (2): 110–114.
Hollstein-Brinkmann, H. u. S. Staub-Bernasconi (2005): Systemtheorien im Vergleich. Was leisten Systemtheorien für die Soziale Arbeit? Versuch eines Dialogs. Wiesbaden (VS – Verlag für Sozialwissenschaften).
Holquist, M. (2004): Dialogism. Bakhtin and his world. London/New York (Routledge), 2. Aufl., repr.
Hondrich, K. O. (1998): Zur Dialektik von Individualisierung und Rückbindung am Beispiel der Paarbeziehung. *Aus Politik und Zeitgeschichte* (B 53/98): 3–8.
Hosemann, W. u. W. Geiling (2005): Einführung in die systemische soziale Arbeit. Freiburg im Br. (Lambertus).
Hubble, M. A., B. L. Duncan u. S. D. Miller (Hrsg.) (2001): So wirkt Psychotherapie. Empirische Ergebnisse und praktische Folgerungen. Dortmund (Modernes Lernen).
Hubrig, C. u. P. Herrmann (2010): Lösungen in der Schule. Systemisches Denken in Unterricht, Beratung und Schulentwicklung. Heidelberg (Carl-Auer), 3. Aufl.

Hulpke-Wette, M. u. T. Paul (2010): Aufmerksamkeitsdefizit-Hyperaktivitäts-Störung. *Monatsschrift für Kinderheilkunde* 158 (5): 489–492.

Husserl, E. (1962): Die Krisis der europäischen Wissenschaften und die transzendentale Phänomenologie. Den Haag (Martinus Nijhoff).

Hutchins, E. (1995): Cognition in the wild. Cambridge/London (MIT Press).

Hüther, G. (2012): Biologie der Angst: Wie aus Streß Gefühle werden. Göttingen (Vandenhoeck & Ruprecht), 11. Aufl.

Imber-Black, E. (1999): Die Macht des Schweigens. Geheimnisse in der Familie. Stuttgart (Klett-Cotta).

Imber-Black, E. (2006): Familien und größere Systeme. Im Gestrüpp der Institutionen. Heidelberg (Carl-Auer), 5. Aufl.

Imber-Black, E., J. Roberts u. R. A. Whiting (Hrsg.) (2006): Rituale. Rituale in Familien und Familientherapie. Heidelberg (Carl-Auer), 5. Aufl.

Ingold, T. (1986): Evolution and social life. Cambridge/New York (Cambridge University Press).

Isebaert, L. (1999): Suchttherapie nach dem Brügger Modell. In: H. Döring-Meijer (Hrsg.): Ressourcenorientierung – Lösungsorientierung. Göttingen (Vandenhoeck & Ruprecht), S. 140–150.

Isebaert, L. (2009): Kurzzeittherapie – Ein praktisches Handbuch: Die gesundheitsorientierte kognitive Therapie. Stuttgart (Thieme), 2., unveränd. Aufl.

Isen, A. M. (2002): A role for neuropsychology in understanding the facilitating influence of positive affect on social behavior and cognitive processes. In: C. R. Snyder a. S. J. Lopez (eds.): Handbook of positive psychology. Oxford/New York (Oxford University Press), pp. 528–540.

Islam, G. a. M. J. Zyphur (2009): Rituals in organizations: A review and expansion of current theory. *Group & Organization Management* 34 (1): 114–139.

Janich, P. (1992): Die methodische Ordnung von Konstruktionen. Der Radikale Konstruktivismus aus der Sicht des Erlanger Konstruktivismus. In: S. J. Schmidt (Hrsg.): Kognition und Gesellschaft. Der Diskurs des radikalen Konstruktivismus 2. Frankfurt a. M. (Suhrkamp), S. 24-41.

Jenkins, H. a. K. Asen (1992): Family therapy without the family: A framework for systemic practice. *Journal of Family Therapy* 14 (1): 1–14.

Jetter, K. (1995): Vision »Frühförderung«! Wie schafft man aus der Vielfalt der Konzepte die Ganzheit der Praxis? *Frühförderung interdisziplinär* 14 (3): 97–107.

Johnson, M. (1997): Moral imagination. Implications of cognitive science for ethics. Chicago/London (University of Chicago Press), 2nd ed.

Johnson, M. (2007): The meaning of the body: Aesthetics of human understanding. Chicago/London (University Of Chicago Press).

Johnson, M. (2009): The body in the mind. The bodily basis of meaning, imagination, and reason. Chicago/London (University of Chikago Press), 9th ed.

Johnson, S. M. (2002): Emotionally focused couple therapy with trauma survivors. Strengthening attachment bonds. New York (Guilford).

Johnson, S. M. (2010): Praxis der Emotionsfokussierten Paartherapie. Verbindungen herstellen: Über die Beschaffenheit von Bindungen. Paderborn (Junfermann).

Jonas, H. (2003): Das Prinzip Verantwortung. Versuch einer Ethik für die technologische Zivilisation. Frankfurt a. M. (Suhrkamp).

Jong, P. de a. I. K. Berg (1998): Interviewing for solutions. Pacific Grove (Brooks/Cole). [Dt. (1998): Lösungen (er-)finden. Dortmund (Modernes Lernen).]

Jovanović, U. J. (1988): Methodik und Theorie der Hypnose: Psychobiologische Grundlagen, Hypnosetechnik, Phänomenologie, Mechanismen. Stuttgart (Fischer).

Jungaberle, H. u. J. Weinhold (2006): Rituale in Bewegung. Rahmungs- und Reflexivitätsprozesse in Kulturen der Gegenwart. Münster/Berlin/Hamburg (Lit).

Jungmann, T. u. C. Pfeiffer (2010): Zur Notwendigkeit von Prävention für Kinder sozial benachteiligter Familien. In: R. Kißgen u. N. Heinen (Hrsg.): Frühe Risiken und Frühe Hilfen: Grundlagen, Diagnostik, Prävention. Stuttgart (Klett-Cotta), S. 17–46.

Kaakinen, J. R. et al. (eds.) (2009): Family health care nursing. Theory, practice, and research. Philadelphia (F.A. Davis), 4th ed.

Kabat-Zinn, J. u. U. Kesper-Grossman (1999): Stressbewältigung durch die Praxis der Achtsamkeit. Freiamt (Arbor).

Kahn, M. D. (1986): The self and the system: Integrating Kohut and Milan. In: S. Sugarman (ed.): The interface of individual and family therapy. Rockville, MD (Aspen), pp. 50–64.

Kandel, E. R. (2008): Interview (auf dem Neuroforum der Hertie-Stiftung: »Das Gehirn auf der Couch – Neurowissenschaft und Psychoanalyse«, *3sat*, 18.4.2008). Verfügbar unter: http://www.youtube.com/watch?v=9Mi3jJASzh0 [11.2.2014].

Kaslow, F. (1993): Relational diagnosis: Past, present, and future. *The American Journal of Family Therapy* 21 (3): 195–204.

Kaslow, F. (ed.) (1996): Handbook of relational diagnosis & dysfunctional family patterns. Hoboken, NJ (John Wiley).

Kasten, H. (2003): Geschwister: Vorbilder, Rivalen, Vertraute. München (Reinhardt), 5. Aufl.

Kasten, H. (2007): Einzelkinder und ihre Familien. Göttingen (Hogrefe).

Kaufman, E. u. P. N. Kaufman (1983): Therapie mit mehreren Familien von Drogenabhängigen. In: E. Kaufman u. P. N. Kaufman (Hrsg.): Familientherapie bei Alkohol- und Drogenabhängigkeit. Freiburg im Br. (Lambertus), S. 97–118.

Kaufmann, J.-C. (2000): Rolle und Identität: Begriffliche Klärungen am Beispiel der Paarbildung. *Sozialer Sinn* 1 (1): 67–91.

Kaufmann, R. A. (1990): Die Familienrekonstruktion. Erfahrungen, Materialien, Modelle. Heidelberg (Asanger).

Kaviani, N. u. T. Hegemann (2011): Inter- und transkulturelle Kompetenzen in Migrationsgesellschaften. In: D. Treichel u. C.-H. Mayer (Hrsg.): Lehrbuch Kultur: Lehr-und Lernmaterialien zur Vermittlung kultureller Kompetenzen. Münster (Waxmann), S. 291–297.

Keeney, B. P. (1987): Ästhetik des Wandels. Hamburg (ISKO), 2. Aufl. [Amerik. Orig. (1983): Aesthetics of change. New York/London (Guilford).]

Keith, D. V. a. C. A. Whitaker (1981): Play therapy: A paradigm for work with families. *Journal of Marital and Family Therapy* 7 (3): 243–254.

Keitner, G. I. et al. (2002): Multifamily group treatment for major depressive disorder. In: W. R. McFarlane (ed.): Multifamily groups in the treatment of severe psychiatric disorders. New York (Guilford), pp. 244–267.

Kelly, G. A. (1991): The psychology of personal constructs. [1955.] London (Routledge). [Dt. (1998): Die Psychologie persönlicher Konstrukte. Paderborn (Junfermann).]

Kelso, J. A. S. (1995): Dynamic patterns. The self-organization of brain and behavior. Cambridge, MA (MIT Press).

Kensy, B. u. J. Brunner (1983): Kinderschutzzentrum München – Die Helferkonferenz als neue Methode betroffenenorientierter Sozialarbeit. *Soziale Arbeit* 32 (12): 634–641.

Keupp, H. (2009): Diskursarena Identität: Lernprozesse in der Identitätsforschung. In: H. Keupp u. R. Höfer (Hrsg.): Identitätsarbeit heute: Klassische und aktuelle Perspektiven der Identitätsforschung. Frankfurt a. M. (Suhrkamp), S. 11–39.

Kieserling, A. (1999): Kommunikation unter Anwesenden. Studien über Interaktionssysteme. Frankfurt a. M. (Suhrkamp).
Kimberly, S. H. u. J. Brooks-Gunn (2009): The role of home-visiting programs in preventing child abuse and neglect. *The Future of Children* 19 (2): 119–146.
Kindl-Beilfuß, C. (2013): Fragen können wie Küsse schmecken. Systemische Fragetechniken für Anfänger und Fortgeschrittene. Heidelberg (Carl-Auer), 4., unveränd. Aufl.
Kindler, H. et al. (Hrsg.) (2010): Handbuch Pflegekinderhilfe. München (Deutsches Jugendinstitut).
Kirschenhofer, S. u. V. Kuttenreiter (2006): Die Wirksamkeit des Unsichtbaren. Konstruktion von Geschlecht in systemischen Paartherapien. Ergebnisse einer qualitativen Untersuchung. Wien (Eigenverlag Wiener Sozialdienste).
Kirschenhofer, S. u. V. Kuttenreiter (2010): Konstruktion von Geschlecht in Paartherapien – Ein Forschungsprojekt. In: A. Brandl-Nebehay u. J. Hinsch (Hrsg.): Paartherapie und Identität. Denkansätze für die Praxis. Heidelberg (Carl-Auer), S. 80–108.
Kirschenhofer, S. et al. (2009): Die Anerkennung der Systemischen Psychotherapie. Ein Lagebericht aus Österreich. *systeme* 23 (2): 221–226.
Kitano, H. (2002): Systems biology. A brief overview. *Science* (295): 1662–1664.
Kleibel-Arbeithuber, J. et al. (1998): Ausbildung in systemischer Therapie. In: A. Brandl-Nebehay, B. Rauscher-Gföhler u. J. Kleibel-Arbeithuber (Hrsg.): Systemische Familientherapie. Grundlagen, Methoden und aktuelle Trends. Wien (Facultas), S. 303–340.
Klein, M. (2010): Mit einem suchtkranken Partner zusammenleben. Verfügbar unter: https://www.familienhandbuch.de/partnerschaft/beziehungsprobleme-und-losungen/mit-einem-suchtkranken-partner-zusammenleben [15.10.2013].
Klein, M. u. M. Zobel (1997): Kinder aus alkoholbelasteten Familien. *Kindheit und Entwicklung. Zeitschrift für klinische Kinderpsychologie* 6 (3): 133–140.
Klein, R. (1994): Innenbeschreibungen und Außenbeschreibungen. Überlegungen zur Nutzung der System/Umwelt-Differenzierung sozialer Systeme in der systemischen Therapie. *Familiendynamik* 19: 15–26.
Klein, R. (2009a): Berauschte Sehnsucht. Zur ambulanten systemischen Therapie süchtigen Trinkens. Heidelberg (Carl-Auer), 3. Aufl.
Klein, R. (2009b): Überlegungen zur systemischen Therapie süchtigen Trinkens: Zwei Musterbeschreibungen. *systhema* 23 (2): 135–150.
Klein, R. (2011): Der besondere Fall: Bericht von einer Geburt. *Familiendynamik* 36 (2): 158–162.
Klein, R. u. A. Kannicht (2011): Einführung in die Praxis der systemischen Therapie und Beratung. Heidelberg (Carl-Auer), 3. Aufl.
Kleinman, A. (2008): Rethinking psychiatry. From cultural category to personal experience. New York (Free Press).
Kleuter, A. (2010): Systemische Beratung von Mobbingbetroffenen. *Kontext* 41 (3): 210–224.
Kleve, H. (2003): Konstruktivismus und Soziale Arbeit. Die konstruktivistische Wirklichkeitsauffassung und ihre Bedeutung für die Sozialarbeit/Sozialpädagogik und Supervision. Aachen (Kersting).
Kleve, H. (2009): Dreidimensionales Case Management: Verfahren, Methode, Haltung. Eine systemische Perspektive. *Sozialmagazin* 7/8: 58–73.
Kleve, H. (2011a): Aufgestellte Unterschiede. Systemische Aufstellung und Tetralemma in der Sozialen Arbeit. Heidelberg (Carl-Auer).
Kleve, H. (2011b): Ambivalenzen aufsuchender Hilfen. Das Tetralemma als Beitrag zur postmodernen Haltungsbildung. In: M. Müller u. B. Bräutigam (Hrsg.): Hilfe, sie kommen! Systemische Arbeitsweisen in aufsuchenden Kontexten. Heidelberg (Carl-Auer), S. 252–260.

Kleve, H. et al. (2011): Systemisches Case Management. Falleinschätzung und Hilfeplanung in der Sozialen Arbeit. Heidelberg (Carl-Auer), 3. überarb. Aufl.

Klink, G. u. A. Eickhorst (2011): Unveröffentlichtes Interview mit Gerhard Klink (systemischem Therapeuten, Berater, Gründer vom und Ausbilder beim Institut sys.team). (Die Website http://www.institut-systeam.de/ befindet sich zurzeit im Neuaufbau [19.12.2013].)

Knorr-Cetina, K. (2002): Die Fabrikation von Erkenntnis. Zur Anthropologie der Naturwissenschaft. (Mit einem Vorwort v. R. Harré.) Frankfurt a. M. (Suhrkamp), 2., erw. Aufl.

Koch, G. u. R. Lambach (2000): Familienerhaltung als Programm. Münster (Votum).

Köck, W. K. (1983): Erkennen = (Über-)Leben. Bemerkungen zu einer radikalen Epistemologie. *Zeitschrift für Systemische Therapie* 1 (1): 45–55.

Köck, W. K. (2011): Von der Wahrheit zur Viabilität. Wolfram Karl Köck über Ernst von Glasersfelds *Radikaler Konstruktivismus*. In: B. Pörksen (Hrsg.): Schlüsselwerke des Konstruktivismus. Wiesbaden (VS – Verlag für Sozialwissenschaften), S. 377–396.

König, K. (2008): Brüder und Schwestern. Geburtenfolge als Schicksal. Göttingen (Vandenhoeck & Ruprecht), 14. Aufl.

Koppetsch, C. u. G. Burkart (1999): Die Illusion der Emanzipation. Zur Wirksamkeit latenter Geschlechtsnormen im Milieuvergleich. Konstanz (UVK).

Korittko, A. u. K. H. Pleyer (2013): Traumatischer Stress in der Familie. Systemtherapeutische Lösungswege. Göttingen (Vandenhoeck & Ruprecht), 3. Aufl.

Körkel, J. (2007): Damit Alkohol nicht zur Sucht wird – kontrolliert trinken: 10 Schritte für einen bewussteren Umgang mit Alkohol. Stuttgart (Trias).

Körkel, J. (Hrsg.) (1992): Der Rückfall des Suchtkranken: Flucht in die Sucht? Heidelberg (Springer), 2. Aufl.

Kossak, H.-C. (2008): Hypnose – Lehrbuch für Psychotherapeuten und Ärzte. Weinheim (Beltz), 4., überarb. Aufl.

Köth, A. (2008): Dogmen und Scheuklappen in der Psychotherapie. *Verhaltenstherapie & Psychosoziale Praxis* 40 (3): 611–627.

Kramer, L. (2010): The essential ingredients of successful sibling relationships: An emerging framework for advancing theory and practice. *Child Development Perspectives* 4 (2): 80–86.

Kraus, B. (2006): Lebenswelt und Lebensweltorientierung – Eine begriffliche Revision als Angebot an eine systemisch-konstruktivistische Sozialarbeitswissenschaft. *Kontext* 37 (2): 116–129.

Krause, I.-B. (2010): Anthropologische Modelle für die multikulturelle psychiatrische Arbeit. In: T. Hegemann u. R. Salman (Hrsg.): Handbuch Transkulturelle Psychiatrie. Bonn (Psychiatrie-Verlag), S. 95–107.

Kreinath, J., J. A. M. Snoek a. M. Stausberg (eds.) (2008): Theorizing rituals. Vol. 1: Issues, Topics, Approaches, Concepts. Leiden/Boston (Brill), 3. Aufl.

Kriz, J. (1999): Systemtheorie für Psychotherapeuten, Psychologen und Mediziner: Eine Einführung. Stuttgart (UTB).

Kriz, J. (2008): Systemische Grundlagen der Eltern-Kleinkind-Beratung. In: J. Borke u. A. Eickhorst (Hrsg.): Systemische Entwicklungsberatung in der frühen Kindheit. Wien (Facultas), S. 23–43.

Kriz, J. (2009): Systemische Therapie »wissenschaftlich anerkannt«. *Kontext* 40 (1): 65–67.

Kriz, J. (2010a): Was leistet das Psychologiestudium und was fehlt ihm im Hinblick auf eine psychotherapeutische Ausbildung und Tätigkeit? *Psychotherapeutenjournal* 9 (2): 130–140.

Kriz, J. (2010b): Personzentrierte Systemtheorie. *Person* 14 (2): 99–112.

Kriz, J. (2012a): Chancen und Nebenwirkungen eines Richtlinienverfahrens »Systemische Therapie«. *systhema* 26 (3): 232–242.

Kriz, J. (2012b): Vorwort. In: M. Ochs u. J. Schweitzer (Hrsg.): Handbuch Forschung für Systemiker. Göttingen (Vandenhoeck & Ruprecht), S. 9-11.

Kröger, F., A. Hendrischke u. S. McDaniel (Hrsg.) (2000): Familie, System und Gesundheit. Systemische Konzepte für ein soziales Gesundheitswesen. Heidelberg (Carl-Auer).

Kröger, F. et al. (1998): Psychotherapie in der Systemischen Familienmedizin. *Psychotherapeut* 43 (6): 352–359.

Kronberger, N. (1999): Schwarzes Loch, geistige Lähmung und Dornröschenschlaf: Ein metaphernanalytischer Beitrag zur Erfassung von Alltagsvorstellungen von Depression. *Psychotherapie & Sozialwissenschaft* 1 (2): 85–104.

Krüll, M. (1987): Systemisches Denken und Ethik. Politische Implikationen der systemischen Perspektive. *Zeitschrift für Systemische Therapie und Beratung* 5 (4): 250–255.

Krüll, M. (1991): Ethische und politische Dimensionen systemischer Theorie und Praxis. In: L. Reiter u. C. Ahlers (Hrsg.): Systemisches Denken und therapeutischer Prozess. Berlin/Heidelberg (Springer), S. 75–87.

Kruse, A. u. U. Lehr (1996): Reife Leistung. Psychologische Aspekte des Alterns. Studieneinheit 5. In: Deutsches Institut für Fernstudienforschung an der Universität Tübingen (Hrsg.): Funkkolleg Altern. Tübingen (DIFF), S. 4–47.

Kruse, O. (1991): Emotionsentwicklung und Neurosenentstehung. Perspektiven einer klinischen Entwicklungspsychologie. Stuttgart (Enke).

Kruse, P. u. H. N. Dreesen (1995): Zur psychologischen und sozialen Funktion des Rituals. *Hypnose und Kognition* 12 (1): 2–10.

Kühl, S. (2006): Die Supervision auf dem Weg zur Profession? Professionalisierung im Spannungsfeld zwischen Expansionsbestrebung und Selbstbescheidung. *Organisationsberatung Supervision Coaching* 13 (1): 5–18.

Kühl, S. (2008): Die Professionalisierung der Professionalisierer? Das Scharlatanerieproblem im Coaching und in der Supervision und die Konflikte um die Professionsbildung. *Organisationsberatung Supervision Coaching* 15 (3): 260–294.

Küng, H. u. K.-J. Kuschel (1993): Erklärung zum Weltethos. Die Deklaration des Parlamentes der Weltreligionen. München (Piper).

Kurtz, T. (2011): Der Professionsansatz von Niklas Luhmann. *Soziale Systeme* 17 (1): 31–52.

Kurz-Adam, M. (1997): Professionalität und Alltag in der Erziehungsberatung: Institutionelle Erziehungsberatung im Prozeß der Modernisierung. Opladen (Leske + Budrich).

Küstner, U., P. M. Sack u. R. Thomasius (2003): Familientherapeutische und systemische Ansätze in der Suchtbehandlung. *Psychotherapie im Dialog* 4 (2): 124–129.

Kuttenreiter, V. u. A. Thomanetz (2010): »Warum siehst du nicht, wie ich wirklich bin?« – Identität und Paarbeziehung. In: A. Brandl-Nebehay u. J. Hinsch (Hrsg.): Paartherapie und Identität. Denkansätze für die Praxis. Heidelberg (Carl-Auer), S. 19–47.

Laing, R. D. (1994): Das geteilte Selbst. Eine existentielle Studie über geistige Gesundheit und Wahnsinn. Köln (Kiepenheuer & Witsch).

Lakoff, G. (1987): Women, fire, and dangerous things. What categories reveal about the mind. Chicago/London (University of Chikago Press).

Lakoff, G. (2008a): The neuroscience of metaphoric gestures: Why they exist. In: A. J. Cienki u. C. Müller (eds.): Metaphor and gesture. Amsterdam/Philadelphia (Benjamins), pp. 283–289.

Lakoff, G. (2008b): The neural theory of metaphor. In: R. W. Gibbs Jr. (ed.): The Cambridge handbook of metaphor and thought. Cambridge/New York (Cambridge University Press), pp. 17–38.

Lakoff, G. a. M. Johnson (1980): Metaphors we live by. Chicago/London (University of Chikago Press). [Dt. (2011): Leben in Metaphern. Konstruktion und Gebrauch von Sprachbildern. Heidelberg (Carl-Auer), 7. Aufl.]

Lambert, M. (2005): Implications of outcome for psychotherapy integration. In: J. C. Norcross u. M. R. Goldfried (eds.): Handbook of psychotherapy integration. New York (Basic Books), 2nd ed.

Lambert, M. J. (2010): »Yes, it is time for clinicians to routinely monitor treatment outcome.« In: B. L. Duncan et al. (eds.): The heart & soul of change: Delivering what works in therapy. Washington, DC (American Psychological Association), 2nd ed., pp. 239–266.

Landau, J. (2011): ARISE-Intervention. Die Einbindung von Suchtabhängigen/Substanzmissbrauchern und ihren Familien in die Behandlung und Langzeit-Recovery. *Familiendynamik* 36 (2): 132–141.

Lang, F. R. (2001): Regulation of social relationships in later adulthood. *Journal of Gerontology: Psychological Sciences* 56 (6): 321–326.

Lankton, C. H. u. S. R. Lankton (2008): Geschichten mit Zauberkraft: Die Arbeit mit Metaphern in der Psychotherapie. Stuttgart (Pfeiffer bei Klett-Cotta), 6. Aufl.

Laqueur, H. P. (1972): Mechanisms of change in multiple family therapy. In: C. J. Sager a. H. Kaplan (eds.): Progress in group and family therapy. New York (Brunner/Mazel), pp. 400–415.

Laqueur, H. P., A. La Burt a. E. Morong (1964): Multiple family therapy: Further developments. *Current Psychiatric Therapies* (10): 150–154.

Latham, T. (1982): The use of co-working (co-therapy) as a training method. *Journal of Family Therapy* 4 (3): 257–269.

Latini-Corazzini, L. et al. (2010): Route and survey processing of topographical memory during navigation. *Psychological Research* 74 (6): 545–559.

Latour, B. a. S. Woolgar (1979): Laboratory life: The social construction of scientific facts. Princeton, NJ (Princeton University Press), 2nd ed.

Lauterbach, M. (2008): Gesundheitscoaching. Strategien und Methoden für Fitness und Lebensbalance im Beruf. Heidelberg (Carl-Auer), 2. Aufl.

Lauterbach, M. (2012): Einführung in das systemische Gesundheitscoaching. Heidelberg (Carl-Auer), 2., unveränd. Aufl. 2013.

Lauterbach, M. u. H. Hoppe (2011): Die tiefen Dimensionen der Krisen im beruflichen Leben aus der Perspektive von Gesundheitscoaching. In: C. J. Schmidt-Lellek u. F. Buer (Hrsg.): Life-Coaching in der Praxis. Göttingen (Vandenhoeck & Ruprecht), S. 155–166.

Lawson, G. (2005): Special considerations for the supervision of home-based counselors. *The Family Journal* 13 (4): 437–444.

Le Gall, D. u. C. Martin (1998): Familienbiographische Passagen, Rekompositionslogiken und Formen ehelicher Regulierung. In: M.-T. Meulders-Klein (Hrsg.): Fortsetzungsfamilien. Neue familiale Lebensformen in pluridisziplinärer Betrachtung. Konstanz (UVK), S. 131–162.

Leber, M. u. U. Oevermann (1994): Möglichkeiten der Therapieverlaufsanalyse in der objektiven Hermeneutik. In: D. Garz u. K. Kraimer (Hrsg.): Die Welt als Text. Theorie, Kritik und Praxis der objektiven Hermeneutik. Frankfurt a. M. (Suhrkamp), S. 383–427.

Lebow, J. L. (2005): Family therapy at the beginning of the twenty-first century. In: J. L. Lebow (ed.): Handbook of clinical family therapy. Hoboken, NJ (Wiley), pp. 1–14.

LeDoux, J. E. (2006): Das Netz der Persönlichkeit. Wie unser Selbst entsteht. München (DTV).

LeDoux, J. E. (2010): Das Netz der Gefühle. Wie Emotionen entstehen. München (DTV), 5. Aufl.

Lehr, U. (1994): Kompetenz im Alter. In: U. Lehr u. K. Repken (Hrsg.): Älter werden: Chance für Mensch und Gesellschaft. München (Olzog), S. 9–28.

Lehr, U. (2009): Pro Aging: Herausforderungen und Chancen für den Einzelnen und die Gesellschaft. (Unveröffentlichter Vortrag auf der wissenschaftlichen Jahrestagung des Langenfelder Instituts, 30.1.2009.)

Lehr, U. u. H. Thomae (1987): Formen seelischen Alterns: Ergebnisse der Bonner Gerontologischen Längsschnittstudie (BOLSA). Stuttgart (Enke).

Leman, K. (2012): Geschwisterkonstellationen. Die Familie bestimmt Ihr Leben. München (MVG), 9. Aufl.

Lemme, M., R. Tillner u. A. Eberding (2009): Neue Autorität in der Schule. *Familiendynamik* 34 (3): 276–283.

Lemmens, G. M. D. et al. (2005): Family discussion groups for patients with chronic pain: A pilot study. *Australian and New Zealand Journal of Family Therapy* 26 (1): 21–32.

Lemmens, G. M. D. et al. (2007): Family discussion group therapy for major depression: A brief systemic multi-family group intervention for hospitalized patients and their family members. *Journal of Family Therapy* 29 (1): 49–68.

Lenz, A. (Hrsg.) (2013a): Themenheft »Erziehungsberatung – An der Schnittstelle zwischen Jugendhilfe und Gesundheitssystem«. *Praxis der Kinderpsychologie und Kinderpsychiatrie* 62 (1).

Lenz, A. (2013b): Erziehungsberatung – Eine Institution zwischen Jugendhilfe und Gesundheitssystem. *Praxis der Kinderpsychologie und Kinderpsychiatrie* 62 (1): 1–4.

Lenz, G., G. Osterhold u. H. Ellebracht (2000): Erstarrte Beziehung – heilendes Chaos. Einführung in die systemische Paartherapie und -beratung. Freiburg/Basel/Wien (Herder), Neuausg.

Lenz, K. (2003): Familie – Abschied von einem Begriff? *Erwägen – Wissen -Ethik* 14 (3): 485–498.

Levold, T. (1993): Systemische Therapie zwischen Konstruktivismus und Inquisition. *Kontext* 23 (1): 26–35.

Levold, T. (1995): Hilfe! – Ein System. Was es bedeutet, Klienten bzw. Klientinnen und Helfer bzw. Helferinnen als ein gemeinsames System zu betrachten. *systeme* 9 (1): 62–79.

Levold, T. (1997a): Problemsystem und Problembesitz: Die Diskurse der sexuellen Gewalt und die institutionelle Praxis des Kinderschutzes. Teil II. *System Familie* 10 (2): 64–74.

Levold, T. (1997b): Affekt und System. Plädoyer für eine Perspektivenerweiterung. *System Familie* 10 (3): 120–127.

Levold, T. (1998a): Affektive Kommunikation und systemische Therapie. In: R. Welter-Enderlin u. B. Hildenbrand (Hrsg.): Gefühle und Systeme. Die emotionale Rahmung beraterischer und therapeutischer Prozesse. Heidelberg (Carl-Auer), S. 18–51.

Levold, T. (1998b): Schwangerschaftskonfliktberatung aus systemischer Perspektive. *System Familie* 11 (4): 155–164.

Levold, T. (1999a): Helfer und Klienten zwischen Machtkampf und Beziehung. Einige Bedingungen für Erfolg in der Sozialen Arbeit. In: H.-U. Krause (Hrsg.): Einen Weg finden. Diskurs über erfolgreiche soziale Arbeit. Freiburg im Br. (Lambertus), S. 107–132.

Levold, T. (1999b): Systemische Selbsterfahrung. *System Familie* 12 (4): 170–179.

Levold, T. (2001): Macht und Machtspiele aus systemischer Sicht. *systeme* 15 (2): 111–119.

Levold, T. (2002): Rituale in Organisationen. In: R. Welter-Enderlin u. B. Hildenbrand (Hrsg.): Rituale – Vielfalt in Alltag und Therapie. Heidelberg (Carl-Auer), 3. Aufl. 2011, S. 184–210.

Levold, T. (2003a): Beratung im Schwangerschaftskonflikt aus der Sicht eines systemischen Supervisors. Verfügbar unter: http://www.ibs-networld.de/ferkel/Archiv/levold-t-03-04_schwangerschaft.html [15.10.2013].

Levold, T. (2003b) Die systemische Bewegung als lernendes System. *systeme* 17 (2): 115–129.

Levold, T. (2004): Therapeutenpersönlichkeit zwischen Rolle und Identität. *systeme* 18 (1): 41–51.

Levold, T. (2008): Person oder Mitgliedschaft – Zur Konzeptualisierung des Gegenüber in der systemischen Therapie. *Kontext* 39 (2): 127–142.

Levold, T. (2010): Systemtheorie und Konstruktivismus. Ein Daumenkino für Psychotherapeuten. *Person* 14 (2): 89–98.

Levold, T. (2011a): Systemische Therapie 2020? *Kontext* 42 (2): 112–115.

Levold, T. (2011b): Von der Behandlung zum Dialog. Tom Levold über den Konstruktivismus in der systemischen Therapie. In: B. Pörksen (Hrsg.): Schlüsselwerke des Konstruktivismus. Wiesbaden (VS – Verlag für Sozialwissenschaften), S. 484–505.

Levold, T. (2011c): Die Zukunft systemischer Supervision auf dem Beratungsmarkt. In: H. Schindler, W. Loth u. J. von Schlippe (Hrsg.): Systemische Horizonte. Göttingen (Vandenhoeck & Ruprecht), S. 89–98.

Levold, T. (2011d): Macht und Beratung. *Wege zum Menschen* 62 (2): 112–119.

Levold, T. (2012a): Gewalt (in Paarbeziehungen). In: H. Kleve u. J. V. Wirth (Hrsg.): Lexikon des systemischen Arbeitens: Grundbegriffe der systemischen Praxis, Methodik und Theorie. Heidelberg (Carl-Auer), S. 142–145.

Levold, T. (2012b): Gewalt (gegen Kinder). In: H. Kleve u. J. V. Wirth (Hrsg.): Lexikon des systemischen Arbeitens: Grundbegriffe der systemischen Praxis, Methodik und Theorie. Heidelberg (Carl-Auer), S. 139–142.

Levold, T. (2013): System und Kultur. Warum sich Systemiker mit Kultur beschäftigen sollten. *Kontext* 44 (1): 6–21.

Levold, T., E. Wedekind u. H. Georgi (1993): Gewalt in Familien. Systemdynamik und therapeutische Perspektiven. *Familiendynamik* 18 (3): 287–311.

Levold, T. et al. (2011): Systemische Therapie und das »störungsspezifische Wissen«. Ein Streitgespräch. *Kontext* 42 (2): 164–179.

Levy, B. R. et al. (2002): Longevity increased by positive self-perceptions of aging. *Journal of Personality and Social Psychology* 83 (2): 261–270.

Lewis, K. G. (1986): Sibling therapy with multiproblem families. *Journal of Marital and Family Therapy* 12 (3): 291–300.

Lidz, T. (1982): Familie und psychosoziale Entwicklung. Frankfurt a. M. (Fischer).

Lidz, T. et al. (1957): The intrafamilial environment of schizophrenic patients: II. Marital schism and marital skew. *American Journal of Psychiatry* (114): 241–248.

Lidz, T. et al. (1959): Die intrafamiliäre Umwelt des Schizophrenen: Irrationalität als Familientradition. *Psyche* 13 (5/6): 315–329.

Liebel-Fryszer, I. (2010): Systemische Aktionen in der Einzelpsychotherapie. Kleine Interventionen für den Praxisalltag. *Familiendynamik* 35 (3): 210–219.

Lieberman, A. F., P. Van Horn u. C. G. Ippen (2005): Toward evidence-based treatment: Child-parent psychotherapy with preschoolers exposed to marital violence. *Journal of the American Academy of Child & Adolescent Psychiatry* 44 (12): 1241–1248.

Lieberman, S. (1979): Transgenerational family therapy. London (Croom Helm).

Liechti, J. (2008): Magersucht in Therapie. Gestaltung therapeutischer Beziehungssysteme. Heidelberg (Carl-Auer).

Liechti, J. (2010): Dann komm ich halt, sag aber nichts. Motivierung Jugendlicher in Therapie und Beratung. Heidelberg (Carl-Auer), 2. Aufl., 3., unveränd. Aufl. 2013.

Liechti, J. u. M. Liechti-Darbellay (2011): Im Konflikt und doch verbunden. Der systemtherapeutische Einbezug von Angehörigen – Ressource und Herausforderung. Heidelberg (Carl-Auer).

Lim, V. K. et al. (2009): Semantic processing of mathematical gestures. *Brain and Cognition* 71 (3): 306–312.

Lindemann, H. u. C. Rosenbohm (2012): Die Metaphern-Schatzkiste: Systemisch arbeiten mit Sprachbildern. Göttingen (Vandenhoeck & Ruprecht).

Littlewood, R. (2010): Von Kategorien zu Kontexten. Plädoyer für eine kultursensible Psychiatrie. In: T. Hegemann u. R. Salman (Hrsg.): Handbuch Transkulturelle Psychiatrie. Bonn (Psychiatrie-Verlag), S. 20–38.

Löcherbach, P. (2003): Einsatz der Methode Case Management in Deutschland: Übersicht zur Praxis im Sozial- und Gesundheitswesen. (Vortrag auf dem Augsburger Nachsorgesymposium, 24.05.2003.) Verfügbar unter: http://www.case-manager.de/download/cm_praxis.pdf [16.10.2013].

Löcherbach, P. et al. (2009): Case Management. Fall- und Systemsteuerung in der Sozialen Arbeit. München (Reinhardt), 3., aktual. Aufl.

Lock, J. et al. (2010): Randomized clinical trial comparing family-based treatment with adolescent-focused individual therapy for adolescents with Anorexia Nervosa. *Archives of General Psychiatry* 67 (10): 1025–1032.

Loth, W. (1998): Auf den Spuren hilfreicher Veränderungen. Das Entwickeln klinischer Kontrakte. Dortmund (Modernes Lernen).

Loth, W. (2006): Elterncoaching: Modus oder Mode? Einige Überlegungen und Thesen. In: C. Tsirigotis, A. von Schlippe u. J. Schweitzer (Hrsg.): Coaching für Eltern. Mütter, Väter und ihr »Job«. Heidelberg (Carl-Auer), 2., unveränd. Aufl. 2013, S. 25–35.

Loth, W. (2008): Nicht ob, sondern wie – Überlegungen aus Anlass einer professionellen Beziehungsstörung. *systhema* 22 (3): 226–243.

Loth, W. (2010): Was soll's? – Eine Annäherung an »systemisch-plus«. *Zeitschrift für Systemische Therapie und Beratung* 28 (1): 9–19.

Loth, W. (2011): Klinische Kontrakte entwickeln – Gemeinsames Anstiften von Sinn. In: A. Lenz (Hrsg.): Empowerment. Ein Handbuch für die ressourcenorientierte Praxis. Tübingen (DGVT), S. 137–160.

Luckmann, T. (2007): Lebenswelt, Identität und Gesellschaft. Schriften zur Wissens- und Protosoziologie. Konstanz (UVK).

Ludewig, K. (1987): Vom Stellenwert diagnostischer Maßnahmen im systemischen Verständnis von Therapie. In: G. Schiepek (Hrsg.): Systeme erkennen Systeme. Individuelle, soziale und methodische Bedingungen systemischer Diagnostik. München/Weinheim (Psychologie-Verlags-Union), S. 155–173.

Ludewig, K. (1997): Systemische Therapie. Grundlagen klinischer Theorie und Praxis. Stuttgart (Klett-Cotta), 4. Aufl.

Ludewig, K. (1998): Emotionen in der systemischen Therapie – Eine Herausforderung an die klinische Theorie? In: R. Welter-Enderlin u. B. Hildenbrand (Hrsg.): Gefühle und Systeme. Die emotionale Rahmung beraterischer und therapeutischer Prozesse. Heidelberg (Carl-Auer), S. 52–76.

Ludewig, K. (1999a): Selbstreflexion in der systemischen Weiterbildung – Zum Sinn und Unsinn eines traditionellen Vorgehens. *System Familie* 12 (4): 159–164.

Ludewig, K. (1999b): »Überlebensdiagnostik« – Eine systemische Option. *Kontext* 30 (2): 121–135.

Ludewig, K. (2002): Leitmotive systemischer Therapie. Stuttgart (Klett-Cotta).

Ludewig, K. (2009): Einführung in die theoretischen Grundlagen der systemischen Therapie. Heidelberg (Carl-Auer), 2., aktual. Aufl.

Ludewig, K. (2011): Pluralität der Welten und Sichtweisen. *Kontext* 42 (2): 137–140.

Ludewig, K. u. U. Wilken (Hrsg.) (2000): Das Familienbrett. Ein Verfahren für die Forschung und Praxis mit Familien und anderen sozialen Systemen. Göttingen (Hogrefe).

Ludewig, K. et al. (1983): Entwicklung eines Verfahrens zur Darstellung von Familienbeziehungen: Das Familienbrett. *Familiendynamik* 8 (3): 235–251.

Luhmann, N. (1984): Soziale Systeme. Grundriß einer allgemeinen Theorie. Frankfurt a. M. (Suhrkamp).

Luhmann, N. (1988): Macht. Stuttgart (Enke), 2., durchges. Aufl.

Luhmann, N. (1994): Die Wissenschaft der Gesellschaft. Frankfurt a. M. (Suhrkamp).

Luhmann, N. (1995): Die Soziologie und der Mensch. In: N. Luhmann (Hrsg.): Soziologische Aufklärung. Bd. 6: Die Soziologie und der Mensch. Opladen (Westdeutscher Verlag), S. 265–274.

Luhmann, N. (1997): Die Gesellschaft der Gesellschaft. Frankfurt a. M. (Suhrkamp).

Luhmann, N. (2004): Funktion der Religion. Frankfurt a. M. (Suhrkamp), 5. Nachdr. d. 1. Aufl.

Luhmann, N. (2008a): Legitimation durch Verfahren. Frankfurt a. M. (Suhrkamp), 7. Nachdr. d. 1. Aufl.

Luhmann, N. (2008b): Liebe. Eine Übung. Frankfurt a. M. (Suhrkamp).

Luhmann, N. (2009): Ideenevolution. Beiträge zur Wissenssoziologie. Frankfurt a. M. (Suhrkamp), Nachdr. d. Orig.-Ausg.

Luhmann, N. (2011): Die Religion der Gesellschaft. Frankfurt a. M. (Suhrkamp), Nachdr. d. 1. Aufl.

Luhmann, N. (2012): Macht im System. Berlin (Suhrkamp).

Luhmann, N. u. K. E. Schorr (2005): Reflexionsprobleme im Erziehungssystem. Frankfurt a. M. (Suhrkamp), 3. Aufl.

Lukoschat, H. (1991): Die Kirche und die Frauen. Wider einen abstrakten Lebensbegriff und die Fremdbestimmung der Frau. *TAZ*, 20.6.1991.

Luthman, S. G. u. M. Kirschenbaum (1974): Wachstum und Störungen. Einführung in die Familientherapie. München (Pfeiffer).

Lutterer, W. (2000): Auf den Spuren ökologischen Bewußtseins. Eine Analyse des Gesamtwerks von Gregory Bateson. Norderstedt (Books on Demand).

Lutterer, W. (2002): Gregory Bateson – Eine Einführung in sein Denken. Heidelberg (Carl-Auer), 2., erw. Aufl. 2009.

Lyotard, J.-F. (1994): Das postmoderne Wissen: Ein Bericht. Wien (Passagen), 3., unveränd. Aufl.

Mackscheidt, E. (1993): Ergebnisoffen und zielorientiert. Überlegungen zur Pflichtberatung. In: J. Reiter u. R. Keller (Hrsg.): Paragraph 218. Urteil und Urteilsbildung. Freiburg/Basel/Wien (Herder), S. 452–471.

Madanes, C. (1997): Sex, Liebe und Gewalt. Therapeutische Strategien zur Veränderung. Heidelberg (Carl-Auer).

Madanes, C. (1998): Hinter dem Einwegspiegel. Fortschritte in der strategischen Therapie. Hamburg (ISKO), 2. Aufl.

Madigan, S. (2011): Narrative therapy. Washington (APA).

Maercker, A. (2004): Alterspsychotherapie. In: W. Hiller et al. (Hrsg.): Lehrbuch der Psychotherapie I. München (CIP), S. 363–373.

Maier, T. (2000): Psychotherapie aus Sicht der Luhmannschen Systemtheorie. *Psychotherapeut* 45 (3): 170–175.

Maier, T. (2003): Wahnentwicklung aus Sicht der Luhmannschen Systemtheorie. *Nervenarzt* 74 (1): 35–39.

Mainzer, K. (2007): Thinking in complexity: The computional dynamics of matter, mind, and mankind. Berlin/New York (Springer), 5th, rev. a. enl. ed.

Mainzer, K. (2008): Komplexität. Stuttgart (UTB).

Maiwald, K.-O. (2005): Competence and praxis: Sequential analysis in German Sociology. *Forum: Qualitative Social Research* 6 (3): Art. 31.

Manteufel, A. u. G. Schiepek (1997): Systemkompetenz als Modell klinischer Professionalität. *Kontext* 28 (1): 60–77.

Martin, A. et al. (2007): The impact of attachment organization on potential countertransference reactions. *Psychotherapy Research* 17 (1): 46–58.

Marvin, R. S. (2003): Entwicklungspsychopathologische Intervention auf der Basis der Bindungs- und der Familiensystemtheorie. In: H. Scheuerer-Englisch, G. J. Suess u. W.-K. P. Pfeifer (Hrsg.): Wege zur Sicherheit. Bindungswissen in Diagnostik und Intervention. Gießen (Psychosozial-Verlag), S. 109–134.

Massing, A. (1994): Die unbequemen Angehörigen. Veränderungen der unbehandelten Dritten während der Psychotherapie. *Die Psychotherapeutin* 1 (1): 37–55.

Massing, A., G. Reich u. E. Sperling (2006): Die Mehrgenerationen-Familientherapie. Göttingen (Vandenhoeck & Ruprecht), 5. Aufl.

Matthes, J. u. F. Schütze (1973): Zur Einführung: Alltagswissen, Interaktion und gesellschaftliche Wirklichkeit. In: Arbeitsgruppe Bielefelder Soziologen (Hrsg.): Alltagswissen, Interaktion und gesellschaftliche Wirklichkeit. Bd. 1: Symbolischer Interaktionismus und Ethnomethodologie. Reinbek bei Hamburg (Rowohlt), S. 11–53.

Matthiesen, P. F. (1998): Die Diagnose – Eine prognoseorientierte individuelle Therapieentscheidung. *System Familie* 11 (2): 60–69.

Maturana, H. R. (1970): Biology of cognition. Research Report BCL 9.0. Urbana, IL (Biological Computer Laboratory, University of Illinois). [Dt. (1982).]

Maturana, H. R. (1982): Biologie der Kognition. In: H. R. Maturana (Hrsg.): Erkennen: Die Organisation und Verkörperung von Wirklichkeit. Braunschweig/Wiesbaden (Vieweg), S. 32–80.

Maturana, H. R. (2001): Was ist erkennen? Die Welt entsteht im Auge des Betrachters. München (Goldmann).

Maturana, H. R. u. F. J. Varela (1982): Autopoietische Systeme: Eine Bestimmung der lebendigen Organisation. In: H. R. Maturana (Hrsg.): Erkennen: Die Organisation und Verkörperung von Wirklichkeit. Braunschweig/Wiesbaden (Vieweg), S. 170–235.

Maturana, H. R. u. F. J. Varela (1987): Der Baum der Erkenntnis. Wie wir die Welt durch unsere Wahrnehmung erschaffen – Die biologischen Wurzeln des menschlichen Erkennens. Bern/München/Wien (Scherz).

Maturana, H. R. y F. J. Varela (2008): De máquinas y seres vivos. Autopoiesis: La organización de lo vivo. Santiago de Chile (Lumen), 7. ed. [Dt. (1982).]

Maxfield, L., F. W. Kaslow a. F. Shapiro (2007): The integration of EMDR and family systems therapies. In: F. Shapiro, F. W. Kaslow a. L. Maxfield (eds.): Handbook of EMDR and family therapy processes. Hoboken, NJ (Wiley), pp. 407–422.

McCluskey, U. (2005): To be met as a person. The dynamics of attachment in professional encounters. London/New York (Karnac).

McCulloch, W. S. a. W. Pitts (1943): A logical calculus of the ideas immanent in nervous activity. *The Bulletin of Mathematical Biophysics* 5 (4): 115–133.

McDaniel, S. H., J. Hepworth u. W. J. Doherty (1997): Familientherapie in der Medizin. Ein biopsychosoziales Behandlungskonzept für Familien mit körperlich Kranken. Heidelberg (Carl-Auer).

McDonell, M. G. et al. (2006): Multiple-family group treatment of outpatients with Schizophrenia: Impact on service utilization. *Family Process* 45 (3): 359–373.

McEwen, B. S. a. E. N. Lasley (2004): The end of stress as we know it. Washington (National Academic Press), repr.

McFarlane, W. R. (1982): Multiple family therapy in the psychiatric hospital. In: H. T. Harbin (ed.): The psychiatric hospital and the family. New York (Spectrum), pp. 103–130.

McFarlane, W. R. (ed.) (2002): Multifamily groups in the treatment of severe psychiatric disorders. New York (Guilford).

McFarlane, W. R. et al. (1995a): Psychoeducational multiple family groups: Four-year relapse outcome in Schizophrenia. *Family Process* 34 (2): 127–144.

McFarlane, W. R. et al. (1995b): Multiple family groups and psychoeducation in the treatment of Schizophrenia. *Archives of General Psychiatry* 52 (8): 679–687.

McGhee, P. E. (1991): The laughter remedy. New Jersey (Published by the Author).

McGhee, P. E. (1999): Health, healing and the amuse system. Humor as survival training. Dubuque, IA (Kendall/Hunt).

McGoldrick, M. u. R. Gerson (2005): Genogramme in der Familienberatung. Bern (Huber), 2., durchges. u. neugest. Aufl.

McGoldrick, M., C. M. Anderson u. F. Walsh (Hrsg.) (1991): Feministische Familientherapie in Theorie und Praxis. Freiburg im Br. (Lambertus).

McGuire, S. a. L. Shanahan (2010): Sibling experiences in diverse family contexts. *Child Development Perspectives* 4 (2): 72–79.

McGuirk, J. G., M. L. Friedlander a. D. H. Blocher (1987): Systemic and nonsystemic diagnostik processes: An empirical comparison. *Journal of Marital and Family Therapy* 13 (1): 69–76.

McKay, M. et al. (2002): Multiple family groups for urban children with conduct difficulties and their families. *Psychiatric Services* 53 (11): 1467–1468.

McLuhan, M. (2003): Understanding media. The extensions of man. (Critical ed.) [1964.] Corte Madera, CA (Gingko).

Melchinger, H., W. Rössler u. W. Machleidt (2006): Ausgaben in der psychiatrischen Versorgung. Ist die Verteilung der Ressourcen am Bedarf orientiert? *Nervenarzt* 77 (1): 73–80.

Mellers, B. A., A. Schwartz a. A. D. J. Cooke (1998): Judgment and decision making. *Annual Review of Psychology* 49 (1): 447–477.

Menne, K. u. K. Alter (Hrsg.) (1988): Familie in der Krise. Sozialer Wandel, Familie und Erziehungsberatung. Weinheim (Juventa).

Menne, K. u. E. Moersch (1980): Psychoanalytische Erfahrungen aus der Supervision von Schwangerschaftskonflikt-Beratungen. *Psyche* 34 (2): 121–151.

Michaels, A. (1999): »Le rituel pour le rituel« oder wie sinnlos sind Rituale? In: C. Caduff u. J. Pfaff-Czarnecka (Hrsg.): Rituale heute: Theorien, Kontroversen, Entwürfe. Berlin (Reimer), 2. Aufl., S. 23–47.

Michels, K. B. (2011): Epigenetic epidemiology. New York (Springer).

Miklowitz, D. J. u. J. F. Clarkin (2003): Diagnosis of family relational disorders. In: G. P. Sholevar a. L. D. Schwoeri (eds.): Textbook of family and couples therapy. Clinical applications. Washington (American Psychiatric Association), pp. 341–363.

Miksch, A. et al. (2004): Was hilft Kindern, wenn sie Kopfschmerzen haben? Qualitative Auswertung systemischer Familieninterviews nach Abschluss einer lösungs- und ressourcenorientierten Gruppentherapie für Kinder und Jugendliche mit primären Kopfschmerzen. *Praxis der Kinderpsychologie und Kinderpsychiatrie* 53 (4): 277–288.

Miller, W. R. u. S. Rollnick (2009): Motivierende Gesprächsführung. Freiburg im Br. (Lambertus), 3. Aufl.

Millikan, R. G. (2009): Embedded rationality. In: R. W. Gibbs Jr. a. M. Aydede (eds.): The Cambridge handbook of situated cognition. Cambridge, MA (Cambridge University Press), pp. 171–181.

Minuchin, P., J. Colapinto u. S. Minuchin (2000): Verstrickt im sozialen Netz. Neue Lösungswege für Multiproblem-Familien. Heidelberg (Carl-Auer).

Minuchin, S. (1997): Familie und Familientherapie. Theorie und Praxis struktureller Familientherapie. Freiburg im Br. (Lambertus), 10. Aufl.

Minuchin, S. u. H. C. Fishman (1992): Praxis der strukturellen Familientherapie: Strategien und Techniken. Freiburg im Br. (Lambertus), 4. Aufl.

Minuchin, S., B. L. Rosman u. L. Baker (1995): Psychosomatische Krankheiten in der Familie. Stuttgart (Klett-Cotta), 6. Aufl.

Mitterer, J. (2001): Die Flucht aus der Beliebigkeit. Frankfurt a. M. (Fischer).

Mogul, C. et al. (2010): Families overComing under stress (FOCUS) for early childhood. Building resilience for young children in high stress families. *Zero to Three* (September): 10–16.

Moldaschl, M. (2009): Beratung als Wissenschaft, als Profession oder Kunst? In: H. Möller u. B. Hausinger (Hrsg.): Quo vadis Beratungswissenschaft? Wiesbaden (VS – Verlag für Sozialwissenschaften), S. 19–41.

Molter, H. u. J. Hargens (Hrsg.) (2006): Ich, du, wir und wer sonst noch dazugehört. Dortmund (Modernes Lernen), 2. Aufl.

Molter, H. u. G. Osterhold (Hrsg.) (2009): Systemische Suchttherapie. Entstehung und Behandlung von Sucht und Abhängigkeit im sozialen Kontext. Kröning (Asanger), 4. Aufl.

Moltz, D. a. M. Newmark (2002): Multifamily groups for bipolar illness. In: W. R. McFarlane (ed.): Multifamily groups in the treatment of severe psychiatric disorders. New York (Guilford), pp. 220–243.

Moncrieff, J. (2010): Psychiatric diagnosis as a political device. *Social Theory & Health* 8 (4): 370–382.

Morgan, D. H. J. (1988): Two faces of the family: The possible contribution of sociology to family therapy. *Journal of Family Therapy* 10 (3): 233–253.

Morgan, G. (2008): Bilder der Organisation. Stuttgart (Schäffer-Poeschel), 4. Aufl.

Mrochen, S. (2005): Die Arbeit mit dem Kind im Kreis seiner Familie. Überlegungen zu einer hypno-systemisch begründeten Kinderpsychotherapie. In: W. Rotthaus (Hrsg.): Systemische Kinder- und Jugendlichenpsychotherapie. Heidelberg (Carl-Auer), 2. Aufl., 4. Aufl. 2013, S. 91–105.

Mücke, K. (2009): Probleme sind Lösungen. Systemische Beratung und Psychotherapie – Ein pragmatischer Ansatz. Lehr- und Lernbuch. Potsdam (ÖkoSysteme), 4., überarb. u. erw. Aufl.

Müller, A. (2000): Eine kurze Geschichte des BCL. Heinz von Foerster und das Biological Computer Laboratory. *Österreichische Zeitschrift für Geschichtswissenschaften* 11 (1): 9–30.

Müller, A. (2011): Das Muster, das verbindet. Albert Müller über Gregory Batesons *Geist und Natur*. In: B. Pörksen (Hrsg.): Schlüsselwerke des Konstruktivismus. Wiesbaden (VS – Verlag für Sozialwissenschaften), S. 124–139.

Müller, B. (2012): Sozialpädagogisches Können. Ein Lehrbuch zur multiperspektivischen Fallarbeit. Freiburg im Br. (Lambertus), 7. Aufl.

Müller, C. (1998): Redebegleitende Gesten: Kulturgeschichte, Theorie, Sprachvergleich. Berlin (Berlin-Verlag Spitz).

Müller, C. a. A. Cienki (2009): Words, gestures, and beyond: Forms of multimodal metaphor in the use of spoken language. In: C. J. Forceville a. E. Urio-Aparisi (eds.): Multimodal metaphor. Berlin/New York (Mouton/de Gruyter), pp. 297–328.

Müller, M. (2006): Case Management in verschiedenen Arbeitsfeldern sozialer Dienstleistung: Ein kursorischer Überblick. *Sozialmagazin* 2: 10–17.

Müller, M. (2010): Drei Dimensionen Sozialpädagogischer Familienhilfe. In: B. Michel-Schwartze (Hrsg.): »Modernisierungen« methodischen Handelns in der Sozialen Arbeit. Wiesbaden (VS – Verlag für Sozialwissenschaften), S. 205–229.

Müller, M. u. B. Bräutigam (Hrsg.) (2011): Hilfe, sie kommen! Systemische Arbeitsweisen in aufsuchenden Kontexten. Heidelberg (Carl-Auer).

Müller, M. u. C. Ehlers (Hrsg.) (2008): Case Management als Brücke. Berlin/Milow (Schibri).

Murburg, M., L. Price a. B. Jalali (1988): Huntington's Disease: Therapy strategies. *Family Systems Medicine* (6): 290–303.

Müssen, P. (1995): »Gnothi seauton«. Versuch über konstruktivistische Fragen zur Ethik. In: G. Rusch u. S. J. Schmidt (Hrsg.): Konstruktivismus und Ethik. Frankfurt a. M. (Suhrkamp), S. 178–209.

Nachtwey, C. (2004): Anders sein und älter werden: Lesben und Schwule im Alter. (Vortrag am Interdisciplinary Centre for Comparative Research in the Social Sciences, Wien, 4.6.2004.). Verfügbar unter: http://www.berlin.de/imperia/md/content/lb_ads/gglw/themen/alter.pdf?start&ts=1183119590&file=alter.pdf [17.10.2013].

Nagel, T. (1974): What is it like to be a bat? *The Philosophical Review* 83 (4): 435–450.

Nardone, G. (2003): Systemische Kurztherapie bei Ess-Störungen. Bern (Huber).

Natho, F. (Hrsg.) (2009): Hinter dem Horizont geht's weiter. Systemische Wege und Lösungen für Beratung und Erziehung. Dessau (Gamus).

National Child Traumatic Stress Network (2008): TARGET-A: Trauma affect regulation: Guidelines for education and therapy for adolescents and pre-adolescents. Verfügbar unter: http://www.nctsnet.org/nctsn_assets/pdfs/promising_practices/TARGETA_General.pdf [17.10.2013].

Nemetschek, P. (2011): Systemische Familientherapie mit Kindern, Jugendlichen und Eltern. Lebensfluss-Modelle und analoge Methoden. Stuttgart (Klett-Cotta), 2., verb. Aufl.

Neuffer, M. (2009): Case Management: Soziale Arbeit mit Einzelnen und Familien. Weinheim/München (Beltz Juventa), 4., überarb. Aufl.

Neumann-Zielke, L. (2003): Die Familienkonferenz als Beispiel der Angehörigenarbeit auf einer neurologischen Frühreha-Station. *Die Rehabilitation* 42 (1): 3–10.

Nichols, M. P. a. R. Schwartz (2012): Family therapy. Concepts and methods. Boston (Allyn & Bacon), 10th ed.

Nicolai, E. et al. (2001): Woran erkennt man, dass psychiatrische Organisationen »systemisch arbeiten«? *Familiendynamik* 26 (2): 117–134.

Nijenhuis, E. R. S. u. H. Mattheß (2006): Traumabezogene Strukturelle Dissoziation der Persönlichkeit. *Psychotherapie im Dialog* 7 (4): 393–398.

Norcross, J. C. (2002): Psychotherapy relationships that work. Therapist contributions and responsiveness to patients. New York (Oxford University Press).

Núñez, R. (2008): Conceptual metaphor, human cognition, and the nature of mathematics. In: R. W. Gibbs Jr. (ed.): The Cambridge handbook of metaphor and thought. Cambridge/New York (Cambridge University Press), pp. 339–362.

Ochs, M. (2008): Kooperation und Partizipation als Kernprozesse in der Jugendhilfe – Systemische Folgerungen aus JULE, JES, EVAS und Co. 1. *Zeitschrift für Systemische Therapie und Beratung* 26 (3): 175–186.
Ochs, M. (2009): Methodenvielfalt in der Psychotherapieforschung. *Psychotherapeutenjournal* 2: 120–126.
Ochs, M. u. J. Schweitzer (2005): Systemische Familientherapie bei kindlichen Kopfschmerzen. *Psychotherapie im Dialog* 6 (1): 19–26.
Ochs, M. u. J. Schweitzer (2006): Kindliche Kopfschmerzen im familiären Kontext. *Familiendynamik* 31 (1): 3–25.
Ochs, M. u. J. Schweitzer (2010): Systemische Forschung. In: K. Bock, I. Miethe u. B. Ritter (Hrsg.): Handbuch qualitative Methoden in der Sozialen Arbeit. Leverkusen (Budrich), S. 163–173.
Ochs, M. u. J. Schweitzer (Hrsg.) (2012): Handbuch Forschung für Systemiker. Göttingen (Vandenhoeck & Ruprecht).
Ochs, M. et al. (2005): Primary headache in children and adolescents: Therapy outcome and changes in family interaction patterns. *Families, Systems, and Health* 23 (1): 30–53.
Oestereich, C. (2005): Nach dem Trauma: Nichts ist mehr wie zuvor! Wie können Traumata in die Lebenserzählung integriert werden? Systemische Konzepte und die Behandlung traumatisierter Menschen. *systeme* 19 (1): 46–71.
Oestereich, C. (2011a): Systemische Therapie interkulturell. In: W. Machleidt u. A. Heinz (Hrsg.): Praxis der interkulturellen Psychiatrie und Psychotherapie. München (Elsevier), S. 420–426.
Oestereich, C. (2011b): Trauma und Lebenserzählung: Behandlungsmöglichkeiten in einer ressourcenorientierten kultursensiblen Psychiatrie. *Kontext* 42 (3): 257–271.
Oestereich, C. (2011c): Erweiterung von (Be-)Handlungsspielräumen. *Kontext* 42 (2): 146–149.
Oevermann, U. (1981): Fallrekonstruktionen und Strukturgeneralisierung als Beitrag der objektiven Hermeneutik zur soziologisch-strukturtheoretischen Analyse. Verfügbar unter: http://141.2.38.226/www.gesellschaftswissenschaften.uni-frankfurt.de/uploads/391/8/Fallrekonstruktion-1981.pdf [17.10.2013].
Oevermann, U. (1986): Kontroversen über sinnverstehende Soziologie. Einige wiederkehrende Probleme und Missverständnisse in der Rezeption der »objektiven Hermeneutik«. In: S. Aufenanger u. M. Lenssen (Hrsg.): Handlung und Sinnstruktur. München (Kindt), S. 19–83.
Oevermann, U. (1990): Klinische Soziologie. Konzeptualisierung, Begründung, Berufspraxis und Ausbildung. Verfügbar unter: http://userpage.fu-berlin.de/vogd/KlinischeSoziologie.pdf [14.12.2013].
Oevermann, U. (1991): Genetischer Strukturalismus und das sozialwissenschaftliche Problem der Erklärung der Entstehung des Neuen. In: S. Müller-Doohm (Hrsg.): Jenseits der Utopie. Frankfurt a. M. (Suhrkamp), S. 267–336.
Oevermann, U. (2004): Sozialisation als Prozess der Krisenbewältigung. In: D. Geulen u. H. Veith (Hrsg.): Sozialisationstheorie interdisziplinär. Aktuelle Perspektiven. Stuttgart (Lucius & Lucius), S. 155–181.
Oevermann, U. et al. (1979): Die Methodologie einer »objektiven Hermeneutik« und ihre allgemeine forschungslogische Bedeutung in den Sozialwissenschaften. In: H.-G. Soeffner (Hrsg.): Interpretative Verfahren in den Sozial- und Textwissenschaften. Stuttgart (Metzler), S. 352–433.
Ollefs, B., A. von Schlippe, H. Omer . J. Kriz (2007): Manual für Elterncoaching auf der Basis des gewaltlosen Widerstands. In: A. von Schlippe u. M. Grabbe (Hrsg.): Werkstattbuch

Elterncoaching. Elterliche Präsenz und gewaltloser Widerstand in der Praxis. Göttingen (Vandenhoeck & Ruprecht), S. 47–101.

Ollefs, B., A. von Schlippe, H. Omer u. J. Kriz (2009): Jugendliche mit externalem Problemverhalten. Effekte von Elterncoaching. *Familiendynamik* 34 (3): 256–265.

Olson, D. H. a. D. M. Gorall (2003): Circumplex model of marital and family systems. In: F. Walsh (ed.): Normal family processes. Growing diversity and complexity. New York (Guilford), 3rd ed., pp. 514–548.

Olson, D. H., C. S. Russell a. D. H. Sprenkle (1983): Circumplex model of marital and family systems. VI: Theoretical update. *Family Process* 22 (1): 69–83.

Omer, H. u. A. von Schlippe (2009): Stärke statt Macht. »Neue Autorität« als Rahmen für Bindung. *Familiendynamik* 34 (3): 246–254.

Omer, H. u. A. von Schlippe (2010a): Stärke statt Macht: Neue Autorität in Familie, Schule und Gemeinde. Göttingen (Vandenhoeck & Ruprecht).

Omer, H. u. A. von Schlippe (2010b): Autorität durch Beziehung. Die Praxis des gewaltlosen Widerstands in der Erziehung. Göttingen (Vandenhoeck & Ruprecht), 5. Aufl.

Orban, R. u. M. Ochs (2011): Gelingende Kooperationen gestalten als Kernkompetenz aufsuchender Jugendhilfe. In: M. Müller u. B. Bräutigam (Hrsg.): Hilfe, sie kommen! Systemische Arbeitsweisen in aufsuchenden Kontexten. Heidelberg (Carl-Auer), S. 261–276.

Oser, F. u. W. Althof (2001): Moralische Selbstbestimmung: Modelle der Entwicklung und Erziehung im Wertebereich. Ein Lehrbuch. Stuttgart (Klett-Cotta), 4. Aufl.

Osipov, G. V., J. Kurths a. C. Zhou (2007): Synchronization in oscillatory networks. Berlin/Heidelberg/New York (Springer).

Ostir, G. V., K. J. Ottenbacher a. K. S. Markides (2004): Onset of frailty in older adults and the protective role of positive affect. *Psychology and Aging* 19 (3): 402–408.

Ostwald, P. F. (1968): Symptoms, diagnosis, and concepts of disease: Some comments on the semiotics of patient-physician communication. *Social Science Information* 7 (4): 95–106.

Ott-Hackmann, H. u. R. Käsgen (Hrsg.) (2009): Lasst uns die Welt erfinden. Systemische Therapie mit Kindern und Jugendlichen. Berlin (Das Netz).

Overbeck, G. (1987): Krankheit als Anpassung. In: A. Venth (Hrsg.): Gesundheit und Krankheit als Bildungsproblem. Bad Heilbrunn (Klinkhard), S. 30–40.

Padberg, T. (2012): Warum lesen Psychotherapeuten keine Forschungsliteratur? *Psychotherapeutenjournal* 10 (1): 10–17.

Panksepp, J. (2007): Affective neuroscience. The foundations of human and animal emotions. New York (Oxford University Press), 4th ed.

Parfy, E. u. E. Wagner (1998): Ich seh, ich seh, was du nicht siehst. Gedanken zur Schulenvielfalt in der Forensischen Psychiatrie. In: E. Wagner u. W. Werdenich (Hrsg.): Forensische Psychotherapie. Therapeutische Arbeit im Zwangskontext von Justiz, Medizin und sozialer Kontrolle. Wien (Facultas), S. 361–379.

Paris, R. (1998): Stachel und Speer. Machtstudien. Frankfurt a. M. (Suhrkamp).

Parsons, T. a. R. Fox (1952): Illness, therapy, and the modern urban American family. *Journal of Social Issues* 8 (4): 31–44.

Penn, P. (1983): Coalitions and binding interactions in families with chronic illness. *Family Systems Medicine* 1 (2): 16–25.

Penn, P. (2009): Joined imaginations: Writing and language in therapy. Chagrin Falls, OH (Taos Institute).

Perel, E. (2006): Mating in captivity: Reconciling the erotic + the domestic. New York (Harper Collins).

Peseschkian, N. u. N. Peseschkian (2009): Lebensfreude statt Stress. Persönliche Stressfaktoren erkennen und hinter sich lassen: Anstöße, Übungen, orientalische Weisheiten. Stuttgart (Trias), 2., überarb. Aufl.

Peterson, C. a. M. E. P. Seligman (eds.) (2004): The values in action (VIA) classification of strengths. Cincinnati, OH (Values In Action Institute).

Petri, H. (2012): Geschwister-Liebe und Rivalität. Die längste Beziehung unseres Lebens. Freiburg im Br. (Kreuz), vollst. überarb. u. erw. Neuausg.

Petzold, H. G., E. Horn u. L. Müller (Hrsg.) (2010): Hochaltrigkeit: Herausforderung für persönliche Lebensführung und biopsychosoziale Arbeit. Wiesbaden (VS – Verlag für Sozialwissenschaften).

Petzold, T. D. (2010): Praxisbuch Salutogenese. Warum Gesundheit ansteckend ist. (Südwest).

Peuckert, R. (2008): Familienformen im sozialen Wandel. Wiesbaden (VS – Verlag für Sozialwissenschaften), 7., vollst. überarb. Aufl.

Pfadenhauer, M. (2003): Professionalität. Eine wissenssoziologische Rekonstruktion institutionalisierter Kompetenzdarstellungskompetenz. Opladen (Leske + Budrich).

Pfitzer, F. u. T. D. Hargrave (2005): Neue kontextuelle Therapie. Wie die Kräfte des Gebens und Nehmens genutzt werden können. Heidelberg (Carl-Auer).

Phillips, M. u. C. Frederick (2007): Handbuch der Hypnotherapie bei posttraumatischen und dissoziativen Störungen. Heidelberg (Carl-Auer), 2. Aufl.

Piaget, J. (1995): Intelligenz und Affektivität in der Entwicklung des Kindes. Frankfurt a. M. (Suhrkamp).

Piaget, J. u. B. Inhelder (2009): Die Psychologie des Kindes. [1966.] München (DTV), 10. Aufl.

Pias, C. (Hrsg.) (2003): Cybernetics – Kybernetik. The Macy-Conferences 1946–1953. Bd. 1: Transactions/Protokolle. Zürich/Berlin (Diaphanes).

Pias, C. (Hrsg.) (2004a): Cybernetics – Kybernetik. The Macy-Conferences/Die Macy-Konferenzen 1946–1953. Bd. 2: Dokumente und Reflexionen. Zürich/Berlin (Diaphanes).

Pias, C. (2004b): Zeit der Kybernetik – Eine Einstimmung. In: C. Pias (Hrsg.): Cybernetics – Kybernetik. The Macy-Conferences/Die Macy-Konferenzen 1946–1953. Bd. 2: Dokumente und Reflexionen. Zürich/Berlin (Diaphanes), S. 9–41.

Pias, C. (2004c): Analog, digital, and the cybernetic illusion. *Kybernetes* 33 (2): 543–550.

Pickering, A. (2010): The cybernetic brain: Sketches of another future. Chicago/London (University of Chicago Press).

Pinsof, W. M. (1995): Integrative problem-centered therapy. A synthesis of family, individual, and biological therapies. New York (Basic Books).

Pirmoradi, S. (2012): Interkulturelle Familientherapie und -beratung. Eine systemische Perspektive. Göttingen (Vandenhoeck & Ruprecht).

Platsch, K.-D. (2009): Das heilende Feld. Frankfurt a. M. (Barth).

Plessner, H. (2003): Die Stufen des Organischen und der Mensch. Einleitung in die philosophische Anthropologie. [1928.] Frankfurt a. M. (Suhrkamp).

Plewa, M. u. M. Teichert (2011): Erste Erfahrungen in der Weiterbildung zu Koordinatoren/innen von Familienräten in Berlin-Mitte. *NDV* 6: 282–285. Auch verfügbar unter: http://www.familienratberlin.de/wp-content/uploads/2011/07/NDV-6-2011_Weiterbildung_zu_KoordinatorInnen_Familienraete.pdf [14.12.2013].

Pleyer, K. H. (1996): Schöne Dialoge in häßlichen Spielen? Überlegungen zum Zwang als Rahmen für Therapie. *Zeitschrift für Systemische Therapie und Beratung* 14 (3): 186–196.

Pleyer, K. H. (2003): »Parentale Hilflosigkeit« – Ein systemisches Konstrukt für die therapeutische und pädagogische Arbeit mit Kindern. *Familiendynamik* 28 (4): 467–491.

Pleyer, K. H. (2005): Systemische Spieltherapie – Kooperationswerkstatt für Eltern und Kinder. Vorschläge aus der Praxis einer kinderpsychiatrischen Tagesklinik. In: W. Rotthaus (Hrsg.): Systemische Kinder- und Jugendlichenpsychotherapie. Heidelberg (Carl-Auer), 2. Aufl., 4. Aufl. 2013, S. 125–159.

Polkinghorne, D. E. (1998): Narrative Psychologie und Geschichtsbewußtsein. Beziehungen und Perspektiven. In: J. Straub (Hrsg.): Erzählung, Identität und historisches Bewußtsein. Die psychologische Konstruktion von Zeit und Geschichte. Erinnerung, Geschichte, Identität 1. Frankfurt a. M. (Suhrkamp), S. 12–45.

Pörksen, B. (2011a): Ethik der Erkenntnistheorie. Bernhard Pörksen über Heinz von Foersters *Wissen und Gewissen*. In: B. Pörksen (Hrsg.): Schlüsselwerke des Konstruktivismus. Wiesbaden (VS – Verlag für Sozialwissenschaften), S. 319–340.

Pörksen, B. (2011b): Schlüsselwerke des Konstruktivismus. Eine Einführung. In: B. Pörksen (Hrsg.): Schlüsselwerke des Konstruktivismus. Wiesbaden (VS – Verlag für Sozialwissenschaften), S. 13–28.

Pörksen, B. (Hrsg.) (2011c): Schlüsselwerke des Konstruktivismus. Wiesbaden (VS – Verlag für Sozialwissenschaften).

Prior, M. (2012): MiniMax-Interventionen. 15 minimale Interventionen mit maximaler Wirkung. Heidelberg (Carl-Auer), 10. Aufl.

Raddatz, F. J. (2010): »Man muss mal zwei Stunden vor einem Vermeer weinen.« Fritz J. Raddatz im Gespräch mit Arno Widmann (*Frankfurter Rundschau online*, 15.10.2010). Verfügbar unter: http://www.fr-online.de/-man-muss-mal-zwei-stunden-vor-einem-vermeer-weinen-/1472786,4747360,view,asFirstTeaser.html [17.10.2013].

Radebold, H. (2006): Psychotherapie mit Älteren: Zielsetzungen, Möglichkeiten und Grenzen. *Psychotherapie Forum* 14 (1): 12–16.

Ramage, M. u. K. Shipp (2009): Systems thinkers. London (Springer).

Ramseyer, F. (2010): Nonverbale Synchronisation in der Psychotherapie. *systeme* 24 (1): 5–30.

Randall, W. L. (1995): The stories we are: An essay on self-creation. Toronto (Toronto University Press).

Rapoport, A. (1974): Konflikt in der vom Menschen gemachten Umwelt. Darmstadt (Darmstädter Blätter).

Rappaport, R. A. (2010): Ritual and religion in the making of humanity. Cambridge (Cambridge University Press).

Rasmussen, B. a. I. Angus (1996): Metaphor in psychodynamic psychotherapy with borderline- and non-borderline-patients. *Psychotherapy* 33 (4): 521–530.

Rasulo, D., K. Christensen a. C. Tomassini (2005): The influence of social relations on mortality in later life: A study on elderly danish twins. *The Gerontologist* 45 (5): 601–608.

Ray, W. A., R. J. Stivers a. C. Brasher (2011): Through the eyes of Don D. Jackson M.D. *Journal of Systemic Therapies* 30 (1): 38–58.

Rech-Simon, C. u. F. B. Simon (2008): Survival-Tipps für Adoptiveltern. Heidelberg (Carl-Auer), 2. Aufl. 2010.

Reddemann, L. (2007): Ego States und Traumatherapie. *Hypnose* 2 (1+2): 101–115.

Reich, G., U. Killius u. A. Yamini (2002): Geschwisterbeziehungen als eigenständiger Erfahrungsraum im familiären Kontext. *Kontext* 33 (2): 99–109.

Reich, G., A. Massing u. M. Cierpka (2007): Praxis der psychoanalytischen Familien- und Paartherapie. Stuttgart (Kohlhammer).

Reich, G., A. Massing u. M. Cierpka (2008): Die Mehrgenerationenperspektive und das Genogramm. In: M. Cierpka (Hrsg.): Handbuch der Familiendiagnostik. Berlin/Heidelberg/New York (Springer), 3., aktual. u. erg. Aufl., S. 259–292.

Reich, K. (2008): Konstruktivistische Didaktik. Lehr- und Studienbuch mit Methodenpool. Weinheim/Basel (Beltz), 4., durchges. Aufl.
Reich, K. (2009a): Die Ordnung der Blicke. Perspektiven des interaktionistischen Konstruktivismus. Bd. 1: Beobachtung und die Unschärfen der Erkenntnis. Köln (Kersten Reich), 2., völlig überarb. Aufl.
Reich, K. (2009b): Die Ordnung der Blicke. Perspektiven des interaktionistischen Konstruktivismus. Bd. 2: Beziehungen und Lebenswelt. Köln (Kersten Reich), 2., völlig überarb. Aufl.
Reich, K. (2010): Systemisch-konstruktivistische Pädagogik. Einführung in die Grundlagen einer interaktionistisch-konstruktivistischen Pädagogik. Weinheim/Basel (Beltz), 6., neu ausgest. Aufl.
Reich, K. (2012): Inklusion und Bildungsgerechtigkeit: Standards und Regeln zur Umsetzung einer inklusiven Schule. Weinheim/Basel (Beltz).
Reiners, B. (2006): Kinderorientierte Familientherapie – Eine neue Methode aus Skandinavien zur besseren Integration jüngerer Kinder in die Familientherapie. *Kontext* 37 (4): 349–359.
Reiss, D. (1981): The family's construction of reality. Cambridge, MA (Harvard University Press).
Reiss, D. et al. (2000): The relationship code. Deciphering genetic and social influences on adolescent development. Cambridge, MA (Harvard University Press).
Reiter, L. u. E. Steiner (1986): Paradigma der Familie: Turings Maschine oder autopoietisches System? *Familiendynamik* 11 (3): 234–248.
Reiter, L. u. E. Steiner (1996): Psychotherapie und Wissenschaft. Beobachtung einer Profession. In: A. Pritz (Hrsg.): Psychotherapie – Eine neue Wissenschaft vom Menschen. Wien/New York (Springer), S. 159–203.
Reiter, L., E. J. Brunner u. S. Reiter-Theil (Hrsg.) (1997): Von der Familientherapie zur systemischen Perspektive. Berlin/Heidelberg/New York (Springer), 2., veränderte Aufl.
Reiter-Theil, S., H. Eich u. L. Reiter (1993): Der ethische Status des Kindes in der Familien- und Kinderpsychotherapie. *Praxis der Kinderpsychologie und Kinderpsychiatrie* 42 (1): 14–20.
Retzer, A. (2002): Passagen. Systemische Erkundungen. Stuttgart (Klett-Cotta).
Retzer, A. (2004): Systemische Familientherapie der Psychosen. Göttingen/Bern (Hogrefe).
Retzer, A. (2006): Freundschaft. Der dritte Weg zwischen Liebe und Partnerschaft? *Familiendynamik* 31 (2): 130–151.
Retzer, A. (2011): Systemische Paartherapie. Konzepte – Methoden – Praxis. Stuttgart (Klett-Cotta), 4. Aufl.
Retzer, A. u. F. B. Simon (1996): Editorial: Familiensoziologie. *Familiendynamik* 21 (3): 235–238.
Retzlaff, R. (2002): Behandlungstechniken in der systemischen Familientherapie mit Kindern. *Praxis der Kinderpsychologie und Kinderpsychiatrie* 51 (10): 792–810.
Retzlaff, R. (2005): Malen und kreatives Gestalten in der Systemischen Familientherapie. *Praxis der Kinderpsychologie und Kinderpsychiatrie* 54 (1): 19–36.
Retzlaff, R. (2010): Familien-Stärken. Behinderung, Resilienz und systemische Therapie. Stuttgart (Klett-Cotta).
Retzlaff, R. (2011): Einheit in der Vielfalt. *Kontext* 42 (2): 124–128.
Retzlaff, R. (2012): Spiel-Räume. Lehrbuch der systemischen Therapie mit Kindern und Jugendlichen. Stuttgart (Klett-Cotta), 5. Aufl.
Retzlaff, R., S. Brazil u. A. Goll-Kopka (2008): Multifamilientherapie bei Kindern mit Teilleistungsfertigkeiten. *Praxis der Kinderpsychologie und Kinderpsychiatrie* 57 (5): 346–361.

Revenstorf, D. u. U. Freund (2009): Indirekte Induktion und Kommunikation. In: D. Revenstorf u. B. Peter (Hrsg.): Hypnose in Psychotherapie, Psychosomatik und Medizin: Manual für die Praxis. Berlin/Heidelberg (Springer), 2. Aufl., S. 203–215.

Revenstorf, D. u. B. Peter (Hrsg.) (2009): Hypnose in Psychotherapie, Psychosomatik und Medizin: Manual für die Praxis. Berlin/Heidelberg (Springer), 2. Aufl.

Rhodes, P. et al. (2011): Systemic hypothesising for challenging behaviour in intellectual disabilities: A Reflecting Team approach. *Australian and New Zealand Journal of Family Therapy* 32 (1): 70–82.

Richter, H. E. (2010): Eltern, Kind und Neurose. Die Rolle des Kindes in der Familie. Reinbek bei Hamburg (Rowohlt), 33. Aufl.

Richter, H. E. (2012): Patient Familie. Entstehung, Struktur und Therapie von Konflikten in Ehe und Familie. [1970.] Gießen (Psychosozial), 2. Aufl. der Neuausg. von 2007.

Riehl-Emde, A. (2002): Paar- und Familientherapie mit älteren Menschen. In: M. Wirsching u. P. Scheib (Hrsg.): Paar- und Familientherapie. Berlin/Heidelberg/New York (Springer), S. 581–597.

Riehl-Emde, A. u. J. Kipp (Hrsg.) (2010): Themenheft »Generationendialog – Geben und Nehmen«. *Psychotherapie im Alter* 7 (3).

Ritscher, W. (2004): Prinzipien und Verfahren systemischer Diagnostik in der Sozialen Arbeit. In: M. Heiner (Hrsg.): Diagnostik und Diagnosen in der Sozialen Arbeit – Ein Handbuch. Berlin (Deutscher Verein für öffentliche und private Fürsorge), S. 68–84.

Ritscher, W. (2007): Soziale Arbeit: Systemisch. Ein Konzept und seine Anwendung. Göttingen (Vandenhoeck & Ruprecht).

Ritscher, W. (2011): Systemische Diagnose: Eine Skizze. *Kontext* 42 (1): 4–28.

Ritscher, W. (2012): Systemische Modelle für die Soziale Arbeit. Ein integratives Lehrbuch für Theorie und Praxis. Heidelberg (Carl-Auer), 3. Aufl. 2013

Robbins, M. S., V. E. Horigian u. J. Szapocznik (2008): Brief Strategic Family Therapy: Ein empirisch überprüfter Ansatz zur Reduktion von Verhaltensproblemen Jugendlicher. *Praxis der Kinderpsychologie und Kinderpsychiatrie* 57 (5): 381–400.

Robbins, P. a. M. Aydede (2009): A short primer on situated cognition. In: P. Robbins a. M. Aydede (eds.): The Cambridge handbook of situated cognition. Cambridge, MA (Cambridge University Press), pp. 3–10.

Roberts, J. [M.] et al. (1989): Training with O (observing) And T (treatment) teams in live supervision: Reflections in the looking glass. *Journal of Marital and Family Therapy* 15 (4): 397–410.

Roberts, J. M. (1991): Sugar and spice, toads and mice: Gender issues in family therapy training. *Journal of Marital and Family Therapy* 17 (2): 121–133.

Robin, A. L. a. S. L. Foster (1989): Negotiating parent-adolescent conflict. A behavioral-family systems approach. New York (Guilford).

Roedel, B. (2009): Praxis der Genogrammarbeit oder die Kunst des banalen Fragens. Dortmund (Borgmann), 6., überarb. Aufl.

Rogers, C. R. (2012): Die klientenzentrierte Gesprächspsychotherapie. [1951/1973.] Frankfurt a. M. (Fischer), 19. Aufl.

Rolland, J. S. (1994): Families, illness, and disability. An integrative treatment model. New York (Basic Books).

Rollett, B. u. H. Werneck (Hrsg.) (2002): Klinische Entwicklungspsychologie der Familie. Aufgaben und Perspektiven. Göttingen (Hogrefe).

Romer, G. u. M. Haagen (2007): Kinder körperlich kranker Eltern. Göttingen (Hogrefe).

Rorty, R. (2009): Kontingenz, Ironie und Solidarität. Frankfurt a. M. (Suhrkamp), Nachdr. d. 1. Aufl.

Rosen, S. (2009): Die Lehrgeschichten von Milton H. Erickson. Salzhausen (ISKO), 8. Aufl.

Rosenblueth, A., N. Wiener a. J. Bigelow (1943): Behavior, purpose, and teleology. *Philosophy of Science* 10 (1): 18–24.

Rosenhan, D. L. (1973): On being sane in insane places. *Science* 179: 250–258.

Röser, U. (2010): Kinder drogenabhängiger Eltern. Ein therapeutisch-bindungsorientierter Behandlungsansatz als präventives Angebot zur Förderung psychischer Gesundheit. *Familiendynamik* 35 (2): 150–159.

Rosner, S. (2007): Systemaufstellung als Aktionsforschung. Grundlagen, Anwendungsfelder, Perspektiven. München/Mering (Hampp).

Rosselet, C. u. G. Senoner (2010): MANAGEMENT MACHT SINN. Organisationsaufstellungen in Managementkontexten. Heidelberg (Carl-Auer).

Roth, E. (1999): Sozialwissenschaftliche Methoden. Lehr- und Handbuch für Forschung und Praxis. München (Oldenbourg), 5., durchges. Aufl.

Roth, G. (1994): Das Gehirn und seine Wirklichkeit. Kognitive Neurobiologie und ihre philosophischen Konsequenzen. Frankfurt a. M. (Suhrkamp).

Roth, G. (1997): Das Gehirn, ein selbstbewertender Computer? In: Wolfgang-Ritter-Stiftung (Hrsg.): 9. Bremer Universitätsgespräch: Was können wir aus der Hirnforschung lernen? Bremen (Universität Bremen), S. 45–55.

Roth, G. (2009): Aus Sicht des Gehirns. Frankfurt a. M. (Suhrkamp), vollst. überarb. Neuaufl.

Roth, P. (2005): Sabbaths Theater. Reinbek bei Hamburg (Rowohlt), 9. Aufl.

Roth, P. (2008): Amerikanisches Idyll. Reinbek bei Hamburg (Rowohlt), 11. Aufl.

Rotthaus, W. (1998a): Freiwilligkeit und Zwang und was dazwischen liegt – Ein Plädoyer für variable Therapiekonzepte. In: E. Wagner u. W. Werdenich (Hrsg.): Forensische Psychotherapie. Wien (Facultas), S. 271–280.

Rotthaus, W. (1998b): Stationäre systemische Kinder- und Jugendpsychiatrie. Dortmund (Modernes Lernen), 2. Aufl.

Rotthaus, W. (2003): Welchen Platz haben Kinder in der Systemischen Familientherapie? Eine kritische Bestandsaufnahme. *Kontext* 34 (3): 225–236.

Rotthaus, W. (Hrsg.) (2005): Systemische Kinder- und Jugendlichenpsychotherapie. Heidelberg (Carl-Auer), 2. Aufl., 4. Aufl. 2013.

Rotthaus, W. (2010): Wozu erziehen? Entwurf einer systemischen Erziehung. Heidelberg (Carl-Auer), 7. Aufl.

Rotthaus, W. (2010): Systemische Therapie mit jugendlichen Sexualstraftätern in einer symptomhomogenen Gruppe. In: U. Preuß (Hrsg.): Bad Boys – Sick Girls. Geschlecht und dissoziales Verhalten. Berlin (Medizinisch Wissenschaftliche Verlagsgesellschaft), S. 79-94.

Rotthaus, W. u. T. Gruber (1996): Systemische Tätertherapie mit Jugendlichen und Heranwachsenden – Einladung zur Konstruktion einer Welt der Verantwortlichkeit. In: G. Amann u. R. Wipplinger (Hrsg.): Sexueller Mißbrauch. Heidelberg (DGVT), S. 573–585.

Rubino, G. et al. (2000): Therapist empathy and depth of interpretation in response to potential alliance ruptures: The role of therapist and patient attachment styles. *Psychotherapy Research* 10 (4): 408–420.

Ruch, W. (2004): Humor. In: C. Peterson a. E. P. Martin (eds.): The values in action (VIA) classification of strengths. Cincinnati, OH (Values In Action Institute), Chapter 3.22.

Ruch, W. (ed.) (2007): The sense of humor. Explorations of a personality characteristic. Berlin/New York (De Gruyter Mouton).

Rücker-Embden-Jonasch, I. u. A. Ebbecke-Nohlen (Hrsg.) (2000): Balanceakte. Familientherapie und Geschlechterrollen. Heidelberg (Carl-Auer), 2., überarb. u. erw. Aufl.

Rüegg-Stürm, J. u. L. Gritsch (2001): Ungewissheit und Stabilität in Veränderungsprozessen. Zur Bedeutung von Ritualen in tiefgreifenden Veränderungsprozessen von Unternehmungen. Verfügbar unter: http://www.econbiz.de/Record/ungewissheit-stabilitätveränderungsprozessen-bedeutung-ritualen-tiefgreifenden-veränderungsprozessen-unternehmungen-rüegg-stürm-johannes/10001708265.

Ruf, G. D. (2005): Systemische Psychiatrie. Ein ressourcenorientiertes Lehrbuch. Stuttgart (Klett-Cotta).

Rufo, M. (2006): Geschwisterliebe, Geschwisterhass: Die prägendste Beziehung unserer Kindheit. München (Piper), 2. Aufl.

Ruiner, C. (2010): Paare im Wandel. Eine qualitative Paneluntersuchung zur Dynamik des Verlaufs von Paarbeziehungen. Wiesbaden (VS – Verlag für Sozialwissenschaften).

Russell, A. a. L. Russell (1979): The uses and abuses of co-therapy. *Journal of Marital and Family Therapy* 5 (1): 39–46.

Russinger, U. u. E. Wagner (1999): Gewalt – Zwang – System. Systemisch-konstruktivistische Konzepte in institutionellen Zwangskontexten. *Zeitschrift für Systemische Therapie und Beratung* 17 (3): 144–156.

Salman, R. (2010): Vermittler zwischen Sprachen und Kulturen. Methoden des Gemeindedolmetschens und des Überbrückens von Kommunikationshindernissen. In: T. Hegemann u. R. Salman (Hrsg.): Handbuch Transkulturelle Psychiatrie. Bonn (Psychiatrie-Verlag), S. 199–215.

Saltzman, W. R. et al. (2011): Mechanisms of risk and resilience in military families: Theoretical and empirical basis of a family-focused resilience enhancement program. *Clinical Child and Family Psychology Review* 14 (3): 213–230.

Sarimski, K. (2009): Frühförderung behinderter Kleinkinder. Grundlagen, Diagnostik und Intervention. Göttingen (Hogrefe).

Satir, V. (1978): Your many faces. Berkeley, CA (Celestial Arts). [Dt. (1988): Meine vielen Gesichter. Wer bin ich wirklich? München (Kösel).]

Satir, V. (2011): Selbstwert und Kommunikation. Familientherapie für Berater und zur Selbsthilfe. Stuttgart (Klett-Cotta), 20. Aufl.

Sauer, E. M., F. G. Lopez a. B. Gormley (2003): Respective contributions of therapist and client adult attachment orientations to the development of the early working alliance: A preliminary growth modeling study. *Psychotherapy Research* 13 (3): 371–382.

Sax, W. S. a. J. Weinhold (2010): Rituals of possession. In: C. Brosius a. U. Hüsken (eds.): Ritual matters. Dynamic dimensions in practice. London/New York/New Delhi (Routledge), pp. 236–252.

Sax, W. S., J. Weinhold a. J. Schweitzer (2010): Ritual healing East and West: A comparison of ritual healing in the Garwhal Himalayas and »family constellation« in Germany. *Journal of Ritual Studies* 24 (1): 61–77.

Schäfer, I. u. M. Krausz (Hrsg.) (2006): Trauma und Sucht. Konzepte – Diagnostik – Behandlung. Stuttgart (Klett-Cotta).

Schaie, K. W. (1983): The Seattle longitudinal study: A twenty-one year exploration of psychometric intelligence in adulthood. In: K. W. Schaie (ed.): Longitudinal studies of adult psychological development. New York (Guilford), pp. 191–211.

Schaller, F. (2004): Erkundungen zum Transdisziplinaritätsbegriff. In: F. Brand, F. Schaller u. H. Völker (Hrsg.): Transdisziplinarität – Bestandsaufnahme und Perspektiven. (Beiträge zur THESIS-Arbeitstagung im Oktober 2003 in Göttingen.) Göttingen (Universitätsverlag), S. 33–45.

Schaub, H.-A. (2008): Klinische Sozialarbeit. Ausgewählte Theorien, Methoden und Arbeitsfelder in Praxis und Forschung. Göttingen (Vandenhoeck & Ruprecht).

Schauenburg, H. et al. (2010): The influence of psychodynamically oriented therapists' attachment representations on outcome and alliance in inpatient psychotherapy. *Psychotherapy Research* 20 (2): 193–202.

Schedlowski, M. (2008): Stress, Stressreaktionen und Belastungsbewältigung. In: M. Lauterbach (Hrsg.): Gesundheitscoaching. Strategien und Methoden für Fitness und Lebensbalance im Beruf. Heidelberg (Carl-Auer), 2. Aufl., S. 227–237.

Scheff, T. J. (1980): Das Etikett Geisteskrankheit. Soziale Interaktion und psychische Störung. Frankfurt a. M. (Fischer).

Schepers, G. u. C. König (2000): Video-Home-Training. Eine neue Methode der Familienhilfe. Weinheim (Beltz).

Schiepek, G. (1985): Möglichkeiten systemischer Diagnostik: Ein Entwurf. *Zeitschrift für Systemische Therapie und Beratung* 3 (4): 254–269.

Schiepek, G. (1986): Systemische Diagnostik in der klinischen Psychologie. Weinheim/München (Psychologie-Verlags-Union/Beltz).

Schiepek, G. (1991): Systemtheorie der Klinischen Psychologie. Beiträge zu ausgewählten Problemstellungen. Braunschweig (Vieweg).

Schiepek, G. (1997): Ausbildungsziel: Systemkompetenz. In: L. Reiter, E. J. Brunner u. S. Reiter-Theil (Hrsg.): Von der Familientherapie zur systemischen Perspektive. Berlin/Heidelberg/New York (Springer), 2., veränd. Aufl., S. 181–215.

Schiepek, G. (2007): Die neuronale Selbstorganisation des Selbst. Ein Beitrag zum Verhältnis von neuronalen und mentalen Prozessen aus Sicht der Synergetik. In: T. Fuchs, K. Vogeley u. M. Heinze (Hrsg.): Subjektivität und Gehirn. Berlin (Parodos), S. 139–160.

Schiepek, G. (2009a): Systemische Neurowissenschaften und systemische Therapie. *Systemische Notizen* 3: 38–53.

Schiepek, G. (2009b): Autonomie und Eigendynamik von Patienten und deren Entwicklungsprozesse. *Psychotherapie im Dialog* 10 (4): 296–301.

Schiepek, G. (2010): Systemische Forschung. *Familiendynamik* 35 (1): 60–70.

Schiepek, G. (2012): Systemische Forschung – Ein Methodenüberblick. In: M. Ochs u. J. Schweitzer (Hrsg.): Handbuch Forschung für Systemiker. Göttingen (Vandenhoeck & Ruprecht), S. 33–68.

Schiepek, G. u. S. Cremers (2003): Ressourcenorientierung und Ressourcendiagnostik in der Psychotherapie. In: H. Schemmel u. J. Schaller (Hrsg.): Ressourcen. Ein Hand- und Lesebuch zur therapeutischen Arbeit. Tübingen (DGVT), S. 147–192.

Schiepek, G. u. B. Matschi (2013): Ressourcenerfassung im therapeutischen Prozess. Darstellung, Förderung und nachhaltige Nutzung. *PiD – Psychotherapie im Dialog* 14 (1): 56-61.

Schiepek, G., W. Aichhorn u. G. Strunk (2012): Der Therapie-Prozessbogen (TPB). Faktorenstruktur und psychometrische Daten. *Zeitschrift für Psychosomatische Medizin und Psychotherapie* 58 (2): 257–268.

Schiepek, G. et al. (1998): Synergie und Qualität in Organisationen. Ein Fensterbilderbuch. Tübingen (DGVT).

Schiepek, G. et al. (2001): Macht die Natur Sprünge? Diskontinuität und kritische Fluktuationen auf dem Weg zum therapeutischen Erfolg. *Verhaltenstherapie & Verhaltensmedizin* 22 (1): 7–25.

Schiepek, G. et al. (2007): Diagnostik dynamischer Systeme. In: B. Röhrle, F. Caspar u. P. F. Schlottke (Hrsg.): Lehrbuch der klinisch-psychologischen Diagnostik. Stuttgart (Kohlhammer), S. 201–223.

Schiepek, G. et al. (2011): Psychotherapie. In: G. Schiepek (Hrsg.): Neurobiologie der Psychotherapie. Stuttgart (Schattauer), 2. Aufl., S. 567–592.

Schiepek, G., H. Eckert u. B. Kravanja (2013): Die Grundlagen systemischer Therapie und Beratung. Göttingen (Hogrefe).

Schindler, H. (1995): Die Zeitlinie – Eine Möglichkeit zur erlebnisintensiven systemischen Therapie mit EinzelklientInnen. *systhema* 9 (1): 53–60.

Schindler, H. (Hrsg.) (1999): Un-heimliches Heim: von der Familie ins Heim und zurück!?! Familientherapeutische und systemische Ideen für die Heimerziehung. Dortmund (Modernes Lernen), 2. Aufl.

Schindler, H. (2002): Erlebnisintensive Methoden in der systemischen Therapie mit EinzelklientInnen. *Familiendynamik* 27 (4): 468–487.

Schindler, H. (2003): Systemische TherapeutInnen im Kassensystem. *systhema* 17 (2): 141–159.

Schleiffer, R. (1998): Zur Funktion selbstschädigenden Verhaltens. *System Familie* 11 (3): 129–137.

Schley, W. (Hrsg.) (2008): Systemische Sonderpädagogik. Empirische Beiträge und reflexiv-kritische Perspektiven. Bern (Haupt).

Schlippe, A. von (2003a): Chronische Krankheit im Kontext sozialer Systeme. *systhema* 17 (1): 20–37.

Schlippe, A. von (2003b): Grundlagen systemischer Beratung. In: B. Zander u. M. Knorr (Hrsg.): Systemische Praxis der Erziehungs- und Familienberatung. Göttingen (Vandenhoeck & Ruprecht), S. 30–54.

Schlippe, A. von (2006): Das »Auftragskarussell« oder auch »Münchhausens Zopf«. In: S. Fliegel u. A. Kämmerer (Hrsg.): Psychotherapeutische Schätze. 101 bewährte Übungen und Methoden für die Praxis. Tübingen (DGVT), S. 30–36.

Schlippe, A. von (2009): Das Auftragskarussell als Instrument der Fallsupervision. In: H. Neumann-Wirsig (Hrsg.): Supervisions-Tools: Die Methodenvielfalt der Supervision in 55 Beiträgen renommierter Supervisorinnen und Supervisoren. Bonn (ManagerSeminare), S. 226–233.

Schlippe, A. von (2010): Vorwort zu: R. Retzlaff: Familien-Stärken. Behinderung, Resilienz und systemische Therapie. Stuttgart (Klett-Cotta).

Schlippe, A. von u. M. Grabbe (Hrsg.) (2010): Werkstattbuch Elterncoaching. Elterliche Präsenz und gewaltloser Widerstand in der Praxis. Göttingen (Vandenhoeck & Ruprecht), 2. Aufl.

Schlippe, A. von u. W. C. Kriz (Hrsg.) (2004): Personzentrierung und Systemtheorie. Perspektiven für psychotherapeutisches Handeln. Göttingen (Vandenhoeck & Ruprecht).

Schlippe, A. von u. J. Schweitzer (1988): Familienforschung per Fragebogen. – Eine epistemologische Kritik am Circumplex-Modell und an den »Family Adaptability and Cohesion Evaluation Scales« (FACES II). *System Familie* 1 (2): 124–136.

Schlippe, A. von u. J. Schweitzer (2007): Lehrbuch der systemischen Therapie und Beratung. [1996.] Göttingen (Vandenhoeck & Ruprecht), 10. Aufl.

Schlippe, A. von u. J. Schweitzer (2009): Systemische Interventionen. Göttingen (Vandenhoeck & Ruprecht).

Schlippe, A. von u. J. Schweitzer (2012): Lehrbuch der systemischen Therapie und Beratung I: Das Grundlagenwissen. Göttingen (Vandenhoeck & Ruprecht), überarb. Neuaufl.

Schlötter, P. (2005): Vertraute Sprache und ihre Entdeckung. Systemaufstellung sind kein Zufallsprodukt – Der empirische Nachweis. Heidelberg (Carl-Auer), 2. Aufl.

Schmid, B. u. J. Hipp (2003): Kontraktgestaltung im Coaching. *Organisationsberatung Supervision Coaching* 10 (3): 255–263.

Schmidbauer, W. (2005): Psychotherapie im Alter. Eine praktische Orientierungshilfe. Stuttgart (Kreuz).

Schmidt, G. (2011a): Das neue Der Die Das. Über die Modernisierung des Sexuellen. Gießen (Psychosozial), 3. Aufl.

Schmidt, G. (2011b): Berater als »Realitätenkellner« und Beratung als koevolutionäres Konstruktionsritual für zieldienliche Netzwerkaktivierungen – Einige hypnosystemische Implikationen. In: W. A. Leeb, B. Trenkle u. M. F. Weckenmann (Hrsg.): Der Realitätenkellner: Hypnosystemische Konzepte in Beratung, Coaching und Supervision. Heidelberg (Carl-Auer), S. 18–35.

Schmidt, G. (2011c): Einführung in die hypnosystemische Therapie und Beratung. Heidelberg (Carl-Auer), 4. Aufl., 5., unveränd. Aufl. 2013.

Schmidt, G. (2012): Liebesaffären zwischen Problem und Lösung. Hypnosystemisches Arbeiten in schwierigen Kontexten. (Carl-Auer), 4. Aufl. , 5., unveränd. Aufl. 2013.

Schmidt, S. J. (1987): Der Radikale Konstruktivismus: Ein neues Paradigma im interdisziplinären Diskurs. In: S. J. Schmidt (Hrsg.): Der Diskurs des Radikalen Konstruktivismus. Frankfurt a. M. (Suhrkamp), S. 11–88.

Schmidt, S. J. (Hrsg.) (1992): Kognition und Gesellschaft. Der Diskurs des radikalen Konstruktivismus 2. Frankfurt a. M. (Suhrkamp).

Schmidt, S. J. (1995): Vorwort. In: G. Rusch u. S. J. Schmidt (Hrsg.): Konstruktivismus und Ethik. Frankfurt a. M. (Suhrkamp), S. 7–19.

Schmidt, S. J. (1998): Sprache, Kultur und Wirklichkeitskonstruktion(en). In: H. R. Fischer (Hrsg.): Die Wirklichkeit des Konstruktivismus. Zur Auseinandersetzung um ein neues Paradigma. Heidelberg (Carl-Auer), 2. Aufl., S. 239–251.

Schmidt, S. J. (2003): Geschichten & Diskurse. Abschied vom Konstruktivismus. Reinbek bei Hamburg (Rowohlt).

Schmidt, S. J. (2010): Radical constructivism: A tool, not a super theory! *Constructivist Foundations* 6 (1): 6–11.

Schmitt, A. u. M. F. Weckenmann (2009): Settingdesign in der (systemischen) Therapie mit Kindern. Teil I: Indikationen. *Familiendynamik* 34 (1): 74–91.

Schmitt, R. (1995): Metaphernanalyse und die Repräsentation biographischer Konstrukte. *Journal für Psychologie* (Doppelheft [= ein Heft] 4/95 u. 1/96): 47–61.

Schnarch, D. M. (1997): Passionate marriage: Love, sex, and intimacy in emotionally committed relationships. New York (Norton). [Dt. (2011): Die Psychologie sexueller Leidenschaft. München (Piper), 11. Aufl.]

Schnarch, D. M. (2009): Intimacy & desire: Awaken the passion in your relationship. New York (Beaufort). [Dt. (2011): Intimität und Verlangen. Sexuelle Leidenschaft wieder wecken. Stuttgart (Klett–Cotta).]

Schneider, E. (2009): Familienhebammen im Wandel der Zeit – Rückblick, aktueller Stand und Perspektiven. In: D. Nakhla, A. Eickhorst u. M. Cierpka (Hrsg.): Handbuch für Familienhebammen. Frankfurt a. M. (Mabuse), S. 11–16.

Schober, M. a. F. Affara (2001): The family nurse: Frameworks for practice. Genf (International Council of Nurses).

Scholz, M. (2005): Was können systemische Familientageskliniken in der Kinder- und Jugendpsychiatrie leisten? *Zeitschrift für Systemische Therapie und Beratung* 23 (3): 172–178.

Scholz, M. a. E. Asen (2001): Multiple family therapy with eating disordered adolescents: Concepts and preliminary results. *European Eating Disorders Review* 9 (1): 33–42.

Scholz, M. et al. (2003): Multifamilientherapie bei anorektischen Kindern und Jugendlichen im tagesklinischen Setting – Das Dresdner Modell. In: B. Steinbrenner u. M. Schönauer-Cejpeck (Hrsg.): Essstörungen – Anorexie – Bulimie – Adipositas – Therapie in Theorie und Praxis. Wien (Maudrich), S. 66–75.

Schomerus, G. et al. (2007): Gruppenintervention zur Unterstützung von Partnern depressiv Erkrankter – Eine lohnende Maßnahme? *Psychiatrische Praxis* 34 (5): 239–245.

Schön, D. A. (1983): The reflective practitioner. How professionals think in action. New York (Basic Books).

Schramme, T. (2003): Psychische Krankheit aus philosophischer Sicht. Gießen (Psychosozial), 2. Aufl.

Schubert, C. u. G. Schiepek (2004): Psychoneuroimmunologie und Psychotherapie: Psychosozial induzierte Veränderungen der dynamischen Komplexität von Immunprozessen. In: G. Schiepek (Hrsg.): Neurobiologie der Psychotherapie. Stuttgart/New York (Schattauer), S. 485–508.

Schulman, G. L. (1999): Siblings revisited: Old conflicts and new opportunities in later life. *Journal of Marital and Family Therapy* 25 (4): 517–524.

Schumacher, B. (2008): Systemische Angsttherapie – in einer Sitzung. Teil I. *Familiendynamik* 33 (1): 16–33.

Schütz, A. (1971): Gesammelte Aufsätze 1: Das Problem der sozialen Wirklichkeit. Den Haag (Martinus Nijhoff).

Schwartz, R. C. (2011): Systemische Therapie mit der inneren Familie. Stuttgart (Klett-Cotta), 5. Aufl.

Schweitzer, J. (1989): Professionelle (Nicht-)Kooperation: Ihr Beitrag zur Eskalation dissozialer Karrieren. *Zeitschrift für Systemische Therapie und Beratung* 7 (3): 247–254.

Schweitzer, J. (2000): Bedingungen gelingender Kooperation im Gesundheitswesen. In: F. Kröger, A. Hendrischke u. S. McDaniel (Hrsg.): Familie, System und Gesundheit. Systemische Konzepte für ein soziales Gesundheitswesen. Heidelberg (Carl-Auer), S. 167–183.

Schweitzer, J. u. E. Nicolai (2010): SYMPAthische Psychiatrie. Handbuch systemisch-familienorientierter Arbeit. Göttingen (Vandenhoeck & Ruprecht).

Schweitzer, J. u. A. von Schlippe (2012): Lehrbuch der systemischen Therapie und Beratung II. Das störungsspezifische Wissen. Göttingen (Vandenhoeck & Ruprecht), 4. Aufl.

Schwing, R. (2009): Spuren des Erfolgs: Was lernt die systemische Praxis von der Neurobiologie? In: R. Hanswille (Hrsg.): Systemische Hirngespinste. Impulse für die systemische Theorie und Praxis. Göttingen (Vandenhoeck & Ruprecht), S. 63–119.

Schwing, R. u. A. Fryszer (2012): Systemisches Handwerk. Werkzeug für die Praxis. Göttingen (Vandenhoeck & Ruprecht), 5. Aufl.

Seibold, R. (2011): Ego-State-Therapie in der Psychotraumatologie. *Journal für Psychologie* 19 (3). Verfügbar unter: http://www.journal-fuer-psychologie.de/index.php/jfp/article/view/93/56 [14.12.2013].

Seide, L. u. M. B. Buchholz (1995): Psychoanalyse und Systemtheorie – Renovierungen einer alten Geschichte. *Familiendynamik* 20 (4): 370–372.

Seikkula, J. (1996): Die Koppelung von Familie und Krankenhaus. Eine Untersuchung am Grenzsystem. In: T. Keller u. N. Greve (Hrsg.): Systemische Praxis in der Psychiatrie. Bonn (Psychiatrie-Verlag), S. 303–321.

Seikkula, J. a. T. E. Arnkil (2006): Dialogical meetings in social networks. London (Karnac). [Dt. (2007): Dialoge im Netzwerk: Neue Beratungskonzepte für die psychosoziale Praxis. Neumünster (Paranus).]

Selvini Palazzoli, M. et al. (1974): The treatment of children through brief therapy of their parents. *Family Process* 13 (4): 429–442.

Selvini Palazzoli, M. et al. (1981): Hypothetisieren – Zirkularität – Neutralität: Drei Richtlinien für den Leiter der Sitzung. *Familiendynamik* 6 (2): 123–139.

Selvini Palazzoli, M. et al. (1992): Die psychotischen Spiele in der Familie. Stuttgart (Klett-Cotta).
Selvini Palazzoli, M. et al. (2011): Paradoxon und Gegenparadoxon. Ein neues Therapiemodell für die Familie mit schizophrener Störung. Stuttgart (Klett-Cotta), 12. Aufl.
Sexton, T. L. a. J. F. Alexander (2005): Functional family therapy for externalizing disorders in adolescents. In: J. L. Lebow (ed.): Handbook of clinical family therapy. Hoboken, NJ (Wiley), pp. 164–191.
Shannon, C. E. (1948): A mathematical theory of communication. *The Bell System Technical Journal* 27 (3 a. 4): 379–423, 623–656.
Shapiro, L. A. (2011): Embodied cognition. London (Routledge).
Sheidow, A. J. u. S. W. Henggeler (2008): Multisystemische Therapie mit substanzkonsumierenden Jugendlichen. *Praxis der Kinderpsychologie und Kinderpsychiatrie* 57 (5): 401–419.
Sholevar, G. P. a. L. D. Schwoeri (2003): Techniques of family therapy. In: G. P. Sholevar a. L. D. Schwoeri (eds.): Textbook of family and couples therapy. Clinical applications. Washington (American Psychiatric Association), pp. 225–250.
Siebert, H. (1999): Pädagogischer Konstruktivismus. Eine Bilanz der Konstruktivismusdiskussion für die Bildungspraxis. Neuwied/Kriftel (Luchterhand).
Siebert, H. (2005): Die Wirklichkeit als Konstruktion. Einführung in konstruktivistisches Denken. Frankfurt a. M. (VAS).
Siebert, H. (2009): Didaktisches Handeln in der Erwachsenenbildung. Didaktik aus konstruktivistischer Sicht. Augsburg (Ziel), 6., überarb. Aufl.
Sieder, R. (2008): Patchworks. Das Familienleben getrennter Eltern und ihrer Kinder. Stuttgart (Klett-Cotta).
Siegert, M. T. (1982): Strukturbedingungen von Familienkonflikten. Frankfurt a. M. (Suhrkamp), 2. Aufl.
Siegrist, J. (2009): Gratifikationskrisen als psychosoziale Herausforderung. *Arbeitsmedizin, Sozialmedizin, Umweltmedizin* 44 (11): 574–579.
Sigusch, V. (2005): Neosexualitäten. Über den kulturellen Wandel von Liebe und Perversion. Frankfurt a. M. (Campus).
Simon, F. B. (1993): Unterschiede, die Unterschiede machen. Klinische Epistemologie: Grundlagen einer systemischen Psychiatrie und Psychosomatik. Frankfurt a. M. (Suhrkamp).
Simon, F. B. (1995): Die andere Seite der »Gesundheit«. Ansätze einer systemischen Krankheits- und Therapietheorie. Heidelberg (Carl-Auer), 3., korr. u. überarb. Aufl. 2012.
Simon, F. B. (Hrsg.) (1997): Lebende Systeme. Wirklichkeitskonstruktionen in der systemischen Therapie. Frankfurt a. M. (Suhrkamp).
Simon, F. B. (2002): Die Kunst, nicht zu lernen. Und andere Paradoxien in Psychotherapie, Management, Politik .... Heidelberg (Carl-Auer), 3. Aufl. , 5. Aufl. 2010.
Simon, F. B. (2004): Zur Systemtheorie der Emotionen. *Soziale Systeme* 10 (1): 111–139.
Simon, F. B. (2011): Einführung in Systemtheorie und Konstruktivismus. Heidelberg (Carl-Auer), 5. Aufl., 6., unveränd. Aufl. 2013.
Simon, F. B. u. C. Rech-Simon (2012): Zirkuläres Fragen. Systemische Therapie in Fallbeispielen: Ein Lernbuch. Heidelberg (Carl-Auer), 9. Aufl., 10., unveränd. Aufl. 2013.
Simon, F. B. u. A. Retzer (1998): »Therapeutische Schnittmuster« –Ein Projekt. Ein systemisches Diagnose-Schema. *Familiendynamik* 23 (2): 197–215.
Simon, F. B. u. G. Weber (1988): Das Invalidenmodell der Sozialpsychiatrie: Wie man jemand dazu bringt, kleine Schritte zu machen, statt aufrecht zu gehen. In: T. Kel-

ler (Hrsg.): Systemisches Denken und Sozialpsychiatrie. Bonn (Psychiatrie-Verlag), S. 58–72.
Simon, F. B. u. G. Weber (1989): Horch, was kommt von drinnen raus ... ?! *Familiendynamik* 14 (1): 57–64.
Simon-Stolz, L. (2011): Landesprogramm »Frühe Hilfen/Keiner fällt durchs Netz«. Ein erfolgreiches Präventionsprogramm. *Saarländisches Ärzteblatt* 6: 8–15.
Singer, W. (2011): Das Gehirn – ein komplexes, sich selbst organisierendes System. In: G. Schiepek (Hrsg.): Neurobiologie der Psychotherapie. Stuttgart (Schattauer), 2. Aufl., S. 133–141.
Slesnick, N. a. J. L. Prestopnik (2004): Office versus home-based family therapy for runaway alcohol abusing adolescents: Examination of factors associated with treatment attendance. *Alcolholism Treatment Quarterly* 22 (2): 3–19.
Sloterdijk, P. (1993): Weltfremdheit. Frankfurt a. M. (Suhrkamp).
Slunecko, T. (2008): Von der Konstruktion zur dynamischen Konstitution. Beobachtungen auf der eigenen Spur. Wien (Facultas), 2. Aufl.
Sluzki, C. E. (1983): Process, structure, and world views: Toward an integrated view of systemic models in family therapy. *Family Process* 22 (4): 469–476.
Sluzki, C. E. (2010): Psychologische Phasen der Migration und ihre Auswirkungen. In: T. Hegemann u. R. Salman (Hrsg.): Handbuch Transkulturelle Psychiatrie. Bonn (Psychiatrie Verlag), S. 108–123.
Smith, J. u. P. B. Baltes (1996): Altern aus psychologischer Perspektive: Trends und Profile im hohen Alter. In: K. U. Mayer u. P. B. Baltes (Hrsg.): Die Berliner Altersstudie. Berlin (Akademie), S. 221–250.
Sobchack, V. C. (2004): Carnal thoughts. Embodiment and moving image culture. Berkeley/Los Angeles (University of California Press).
Soeffner, H.-G. (2004): Auslegung des Alltags – der Alltag der Auslegung: Zur wissenssoziologischen Konzeption einer sozialwissenschaftlichen Hermeneutik. Konstanz (UVK).
Sofsky, W. u. R. Paris (1994): Figurationen sozialer Macht. Autorität – Stellvertretung – Koalition. Frankfurt a. M. (Suhrkamp).
Sohni, H. (1998): Geschwister – Ihre Bedeutung für die psychische Entwicklung im Familiensystem und in der Psychotherapie. *Kontext* 29 (1): 5–31.
Sohns, A. (2010): Frühförderung. Ein Hilfesystem im Wandel. Stuttgart (Kohlhammer).
Sonne, J. C. a. G. Lincoln (1965): Heterosexual co-therapy team experiences during family therapy. *Family Process* 4 (2): 177–197.
Sorrentino, A. M. (1988): Behinderung und Rehabilitation. Ein systemischer Ansatz. Ein systemischer Kompaß im Bezugsuniversum des behinderten Kindes. Dortmund (Modernes Lernen).
Speck, O. (2008): System Heilpädagogik. Eine ökologisch reflexive Grundlegung. München (Reinhardt), 6., überarb. Aufl.
Speer, D. C. (1970): Family systems: Morphostasis and morphogenesis, or »is homeostasis enough«?. *Family Process* 9 (3): 259–278.
Spencer-Brown, G. (1997): Gesetze der Form. Lübeck (Bohmeier).
Sperling, E. (1988): Familienselbstbilder. *Praxis der Kinderpsychologie und Kinderpsychiatrie* 37 (6): 226–231.
Spiegel, H. von (2011): Methodisches Handeln in der Sozialen Arbeit. Grundlagen und Arbeitshilfen für die Praxis. Stuttgart (UTB), 4. Aufl.
Spieß, W. (2000): Die Logik des Gelingens. Lösungs- und entwicklungsorientierte Beratung im Kontext von Pädagogik. Dortmund (Borgmann), 2. Aufl.

Spitczok von Brisinski, I. (1999): Zur Nützlichkeit psychiatrischer Klassifikationen in der systemischen Therapie – DSM, ICD und MAS als Hypothesenkataloge dynamischer Systemkonstellationen. *Zeitschrift für Systemische Therapie und Beratung* 17 (1): 43–51.

Spitczok von Brisinski, I. (2006): Systemische Narrative, Qualitätsmanagement, Psychiatrie und Krankenkassen: Eine Reflexionsliste zur systemischen Berichtgestaltung. *Kontext* 37 (3): 275–296.

Spivey, M. J. a. D. Richardson (2009): Language processing embodied and embedded. In: P. Robbins a. M. Aydede (eds.): The Cambridge handbook of situated cognition. pp. 382–400.

Spohr, B. u. A. Gantner (2010): Multidimensionale Familientherapie. Eine Verbindung von Familien- und Suchttherapie für Jugendliche mit Substanzstörungen und Verhaltensauffälligkeiten. *Psychotherapie im Dialog* 11 (3): 254–257.

Spork, P. (2010): Der zweite Code – Epigenetik oder: Wie wir unser Erbgut steuern können. Reinbek bei Hamburg (Rowohlt), 3. Aufl.

Stacey, K. et al. (2002): The relationship between change and satisfaction: Parents' experiences in a child and adolescent mental health service. *Australian and New Zealand Journal of Family Therapy* 23 (2): 79–89.

Stachowiak, H. (1978): Erkenntnis in Modellen. In: H. Lenk u. G. Ropohl (Hrsg.): Systemtheorie als Wissenschaftsprogramm. Königstein im Ts. (Athenäum), S. 56.

Stachowske, R. (2009): Mehrgenerationentherapie und Genogramme in der Drogenhilfe: Drogenabhängigkeit und Familiengeschichte. Heidelberg (Asanger), 3. Aufl.

Statistisches Bundesamt (2009): Bevölkerung und Erwerbstätigkeit. Bevölkerung mit Migrationshintergrund – Ergebnisse des Mikrozensus 2005. Wiesbaden (Statistisches Bundesamt).

Staub-Bernasconi, S. (1998): Soziale Probleme – Soziale Berufe – Soziale Praxis. In: M. Heiner et al. (Hrsg.): Methodisches Handeln in der Sozialen Arbeit. Freiburg im Br. (Lambertus), 4., erw. Aufl., S. 11–137.

Staub-Bernasconi, S. (2007): Soziale Arbeit als Handlungswissenschaft. Systemtheoretische Grundlagen und professionelle Praxis – Ein Lehrbuch. Bern (Haupt).

Stegmüller, W. (1985): Theorie und Erfahrung. 2. Teilband: Theorienstrukturen und Theoriendynamik. Berlin/Heidelberg/New York (Springer), 2., korr. Aufl.

Steiner, T. u. I. K. Berg (2011): Handbuch lösungsorientiertes Arbeiten mit Kindern. Heidelberg (Carl-Auer), 5. Aufl.; 6., unveränd. Aufl. 2013.

Steiner, E. u. L. Reiter (1986): Zum Verhältnis von Individuum und sozialem System: Hierarchie, strukturelle Koppelung oder Interpenetration? *Familiendynamik* 11 (4): 325–342.

Steiner, E. et al. (1988): Familientherapie als Etikett. Eine therapeutische Strategie bei institutionell verflochtenen Fällen? In: L. Reiter, E. J. Brunner u. S. Reiter-Theil (Hrsg.): Von der Familientherapie zur systemischen Perspektive. Berlin/Heidelberg/New York (Springer), S. 137–157.

Steinglass, P. (1983): Ein lebensgeschichtliches Modell der Alkoholismusfamilie. *Familiendynamik* 8 (1): 69–91.

Steinglass, P. (1992): Familientherapie mit Alkoholabhängigen: Ein Überblick. In: E. Kaufman u. P. Kaufman (Hrsg.): Familientherapie bei Alkohol- und Drogenabhängigkeit. Freiburg im Br. (Lambertus), gekürzte Ausg., 3., unveränd. Aufl., S. 165–199.

Steinglass, P. (1998): Multiple family discussion groups for patients with chronic medical illness. *Families, Systems, and Health* 16 (1-2): 55–70.

Steinmetz, S. K. (1978): Battered Parents. *Society* 15 (5): 54–55.

Stern, D. N. (1998a): Das narrative Selbst. In: P. Buchheim, M. Cierpka u. T. Seifert (Hrsg.): Das Narrativ – Aus dem Leben Erzähltes. Berlin/Heidelberg/New York (Springer), S. 1–13.

Stern, D. N. (1998b): Die Mütterlichkeitskonstellation: Mutter, Säugling und Großmutter rund um die Geburt. In: R. Welter-Enderlin u. B. Hildenbrand (Hrsg.): Gefühle und Systeme. Die emotionale Rahmung beraterischer und therapeutischer Prozesse. Heidelberg (Carl-Auer), S. 102–118.

Stevens, A., X. Garriga a. C. Epstein (1983): Proximity and distance: A technique used by family-day-unit workers. *Journal of Family Therapy* 5 (3): 295–305.

Stichweh, R. (1979): Differenzierung der Wissenschaft. *Zeitschrift für Soziologie* 8 (1): 82–101.

Stichweh, R. (2005): Die Soziologie der Professionen. Zur Zukunft einer Forschungstradition und einer Semantik der Selbstbeschreibung. Verfügbar unter: http://www.unilu.ch/files/die-soziologie-der-professionen-_2_.pdf [18.10.2013].

Stichweh, R. (2006): Professionen in einer funktional differenzierten Gesellschaft. Verfügbar unter: http://www.unilu.ch/files/stw-proF.fd.pdf [18.10.2013].

Stierlin, H. (1981): Die »Beziehungsrealität« Schizophrener. *Psyche* 35 (1): 49–65.

Stierlin, H. (1992): Von der Psychoanalyse zur Familientherapie. München (DTV).

Stierlin, H. (1997): Der Begriff »Individuation« in systemischer Sicht. In: L. Reiter, E. J. Brunner u. S. Reiter-Theil (Hrsg.): Von der Familientherapie zur systemischen Perspektive. Berlin/Heidelberg/New York (Springer), 2., veränd. Aufl., S. 19–39.

Stierlin, H. (2001a): Delegation und Familie. Beiträge zum Heidelberger familiendynamischen Konzept. Frankfurt a. M. (Suhrkamp), 5. Aufl.

Stierlin, H. (2001b): Welche Rolle spielt die Diagnostik in der Systemischen Therapie? *Psychotherapeut* 46 (2): 134–139.

Stierlin, H. (2002a): Eltern und Kinder – Das Drama von Trennung und Versöhnung im Jugendalter. Frankfurt a. M. (Suhrkamp), 8. Aufl.

Stierlin, H. (2002b): Familientherapie und/oder Einzeltherapie? Eine Bestandsaufnahme. *Familiendynamik* 27 (4): 445–467.

Stierlin, H. (2007): Gerechtigkeit in nahen Beziehungen. Systemisch-therapeutische Perspektiven. Heidelberg (Carl-Auer), 2. Aufl.

Stoller, S. (2008): Latentes Geschlechterwissen. In: A. Wetterer (Hrsg.): Geschlechterwissen und soziale Praxis. [Königstein im Ts./]Sulzbach (Helmer), S. 64–81.

Storch, M. et al. (2011): Embodiment. Die Wechselwirkung von Körper und Psyche verstehen und nutzen. Bern (Huber), 2. Aufl.

Storch, M. u. J. Kuhl (2012): Die Kraft aus dem Selbst: Sieben PsychoGyms für das Unbewusste. Bern (Huber).

Strauss, A. L. (1994): Grundlagen qualitativer Sozialforschung: Datenanalyse und Theoriebildung in der empirischen und soziologischen Forschung. München (Fink).

Strauss, A. L. (2004): Analysis through microscopic examination. *Sozialer Sinn* 5 (2): 169–176.

Strauss, A. L. a. B. G. Glaser (1977): Anguish: The case history of a dying trajectory. London (Robertson).

Strübing, J. (2008): Grounded Theory. Zur sozialtheoretischen und epistemologischen Fundierung des Verfahrens der empirisch begründeten Theoriebildung. Wiesbaden (VS – Verlag für Sozialwissenschaften), 2., überarb. u. erw. Aufl.

Strunk, G. u. G. Schiepek (2006): Systemische Psychologie. Eine Einführung in die komplexen Grundlagen menschlichen Verhaltens. Heidelberg (Spektrum).

Suler, J. (2004): The online disinhibition effect. Verfügbar unter: http://users.rider.edu/~suler/psycyber/disinhibit.html [18.10.2013].

Süllow, M. (2007): Die Praxis des gewaltlosen Widerstands – Eine Therapeutenbefragung. *systhema* 21 (3): 343–356.

Sulloway, F. J. (1999): Der Rebell der Familie. Geschwisterrivalität, kreatives Denken und Geschichte. München (Goldmann).

Svavarsdottir, E. K. a. H. Jonsdottir (eds.) (2011): Family nursing in action. Reykjavik (University of Iceland Press).

Sweet, M. A. a. M. I. Appelbaum (2004): Is home visiting an effective strategy? A meta-analytic review of home visiting programs for families with young children. *Child Development* 75 (5): 1435–1456.

Swenson, C. C. u. S. W. Henggeler (2005): Die multisystemische Therapie: Ein ökologisches Modell zur Behandlung schwerer Verhaltensstörungen bei Jugendlichen. *Familiendynamik* 30 (2): 128–144.

Sydow, K. von (2008): Bindungstheorie und systemische Therapie. *Familiendynamik* 33 (3): 260–273.

Sydow, K. von et al. (2007): Die Wirksamkeit der Systemischen Therapie/Familientherapie. Göttingen (Hogrefe).

Systemische Gesellschaft (2013): Rahmenrichtlinien für die Zertifizierung der Weiterbildung »Systemische Therapie und Beratung« durch die Systemische Gesellschaft. Verfügbar unter: http://systemische-gesellschaft.de/wp-content/uploads/2013/03/rrl_st.pdf [18.10.2013].

Szabó, P. u. I. K. Berg (2009): Kurz(zeit)coaching mit Langzeitwirkung. Dortmund (Borgmann), 2. Aufl.

Szasz, T. (2013): Geisteskrankheit – ein moderner Mythos: Grundlagen einer Theorie des persönlichen Verhaltens. Heidelberg (Carl-Auer).

Tarr Krüger, I. (2001): Die magische Kraft der Beachtung. Freiburg (Herder), 2. Aufl.

Tass, P. A. (2011): Verlernen krankhafter Synchronisation mittels desynchronisierender Hirnstimulation. In: G. Schiepek (Hrsg.): Neurobiologie der Psychotherapie. Stuttgart (Schattauer), 2. Aufl., S. 607–618.

Tass, P. A. a. C. Hauptmann (2007): Therapeutic modulation of synaptic connectivity with desynchronizing brain stimulation. *International Journal of Psychophysiology* 64 (1): 53–61.

Tesch-Römer, C., C. Salewski u. G. Schwarz (Hrsg.) (1997): Psychologie der Bewältigung. Weinheim (Beltz).

Teubner, M. (2005): Brüderchen komm tanz mit mir … Geschwister als Entwicklungsressource für Kinder? In: C. Alt (Hrsg.): Kinderleben-Aufwachsen zwischen Familie, Freunden und Institutionen. Bd. 1. Wiesbaden (VS – Verlag für Sozialwissenschaften), S. 63-98.

Thomas, G. u. A. Schüle (Hrsg.) (2006): Luhmann und die Theologie. Darmstadt (Wissenschaftliche Buchgesellschaft).

Thomas, V. (2010): Filialtherapie für Familien mit Vorschulkindern. *Psychotherapie im Dialog* 11 (3): 249–253.

Timimi, S. (2013): No More Psychiatric Labels. Kampagne zur Abschaffung formaler psychiatrischer Diagnosesysteme wie DSM-IV und ICD-10. *Kontext* 44 (2): 185–204.

Titze, M. u. C. T. Eschenröder (2011): Therapeutischer Humor. Grundlagen und Anwendungen. Frankfurt a. M. (Fischer), 6. Aufl.

Toman, W. (1971): The »duplication theorem« of social relationships as tested in the general population. *Psychological Review* 78 (5): 380–390.

Toman, W. (2011): Familienkonstellationen. Ihr Einfluß auf den Menschen. [1965.] München (Beck), 9. Aufl.

Tomm, K. (2009): Die Fragen des Beobachters. Schritte zu einer Kybernetik zweiter Ordnung in der systemischen Therapie. Heidelberg (Carl-Auer), 5. Aufl.

Trabert, G., J. Axmann u. M. Rösch (2007): Kinder krebskranker Eltern: Zu wenig Unterstützung. *Deutsches Ärzteblatt* 104 (24): A1728–A1730.

Treichel, D. u. C.-H. Mayer (Hrsg.) (2011): Lehrbuch Kultur: Lehr- und Lernmaterialien zur Vermittlung kultureller Kompetenzen. Münster (Waxmann).

Trenkle, B. (2012): Das Aha!-Handbuch der Aphorismen und Sprüche für Therapie, Beratung und Hängematte. Heidelberg (Carl-Auer), 4. Aufl.

Trepper, T. S. u. M. J. Barrett (1992): Inzest und Therapie. Ein (system)therapeutisches Handbuch. Dortmund (Modernes Lernen), 2., verb. Aufl.

Tretter, F. (1986): Umwelt und Gesundheit: Ansätze einer ökologischen Medizin. *Deutsches Ärzteblatt* 17: 1192–1196.

Tretter, F. (1989): Systemwissenschaft in der Medizin. *Deutsches Ärzteblatt* 43: 3198–3209.

Tretter, F. (1998): Systemische Aspekte der Neurobiologie der Sucht. In: W. Schwertl u. Frankfurter Lehrtherapeutenteam (Hrsg.): Sucht in systemischer Perspektive. Theorie – Forschung – Praxis. Göttingen (Vandenhoeck & Ruprecht), S. 88–130.

Tretter, F. (2005): Systemtheorie im klinischen Kontext. Grundlagen – Anwendungen. Lengerich (Pabst).

Tretter, F. (2008): Ökologie der Person: Auf dem Weg zu einem systemischen Menschenbild. Perspektiven einer Systemphilosophie und ökologisch-systemischen Anthropologie. Lengerich (Pabst).

Tretter, F. u. C. Grünhut (2010): Ist das Gehirn der Geist? Grundfragen der Neurophilosophie. Göttingen (Hogrefe).

Tretter, F. et al. (eds.) (2010): Systems biology in psychiatric research: From high-throughput data to mathematical modeling. Weinheim (Wiley-VHC).

Tricoli, M. L. (2007): Der Traum und die Kohärenz des Systems. *Forum der Psychoanalyse* 23 (1): 34–43.

Tschuschke, V. (2001): Wirkfaktoren der Gruppenpsychotherapie. In: V. Tschuschke (Hrsg.): Praxis der Gruppenpsychotherapie. Stuttgart (Thieme), S. 140–147.

Tsirigotis, C. (2002): Die Stärken der anderen nutzen – die Probleme an ihren Platz verweisen. Systemisch-lösungsorientiertes Arbeiten in Gruppen mit Eltern und ihren behinderten Kindern: Das Erweitern von Handlungsspielräumen unterstützen! In: H. Molter u. J. Hargens (Hrsg.): Ich – du – wir und wer sonst noch dazugehört. Systemisches Arbeiten mit und in Gruppen. Dortmund (Modernes Lernen), S. 55–86.

Tsirigotis, C. (2004): Gruppen mit Eltern behinderter Kinder – Störungswissen und elterliche Kompetenzen als Ressource in der Gruppe nutzen. *systhema* 18 (1): 31–43.

Tsirigotis, C. (2009): Von Autonomie und Eigensinn ausgehen und Ressourcen ans Licht bringen. Arbeit mit Eltern angesichts Behinderung oder Krankheit ihrer Kinder. *Psychotherapie im Dialog* 10 (4): 336–340.

Tsirigotis, C. (2011a): Empowermentprozesse anregen – fördern – begleiten: Systemische Arbeitsweisen. In: A. Lenz (Hrsg.): Empowerment. Handbuch für die ressourcenorientierte Praxis. Tübingen (DGVT), S. 161–182.

Tsirigotis, C. (2011b): Tools Tools Tools … zwischen Rezeptbüchern oder der Verbreiterung (nicht nur) systemischen Handlungsrepertoires? *systhema* 25 (3): 292–295.

Tsirigotis, C. u. M. Hintermair (Hrsg.) (2010): Die Stimme(n) von Betroffenen – Empowerment und Ressourcenorientierung aus der Sicht von Eltern hörgeschädigter Kinder und von erwachsenen Menschen mit einer Hörschädigung. Heidelberg (Median).

Tsirigotis, C., A. von Schlippe u. J. Schweitzer (Hrsg.) (2006): Coaching für Eltern. Mütter, Väter und ihr »Job«. Heidelberg (Carl-Auer), 2., unveränd. Aufl. 2013.

Turner, V. (2005): Das Ritual. Struktur und Anti-Struktur. Frankfurt a. M. (Campus), Neuaufl.

Uexküll, T. von et al. (1981): Lehrbuch der psychosomatischen Medizin. München (Urban & Schwarzenberg), 2. Aufl.

Uhlhaas, P. J. et al. (2009): The development of neural synchrony reflects late maturation and restructuring of functional networks in humans. *Proceedings of the National Academy of Sciences* 106 (24) 9866–9871.

UNICEF Innocenti Research Centre (2003): A league table of child maltreatment deaths in rich nations. (Innocenti Report Card, Issue No. 5.) Verfügbar unter: http://www.unicef-irc.org/publications/pdf/repcard5e.pdf [18.10.2013].

Vandereycken, W. (2002): Families of patients with eating disorders. In: C. G. Fairburn a. K. D. Brownell (eds.): Eating disorders and obesity: A comprehensive handbook. New York (Guilford), pp. 215–220.

Varga von Kibéd, M. u. I. Sparrer (2011): Ganz im Gegenteil. Tetralemmaarbeit und andere Grundformen Systemischer Strukturaufstellungen – für Querdenker und solche, die es werden wollen. Heidelberg (Carl-Auer), 7. Aufl.

Vetere, A. u. J. Cooper (2007): Systemisches Arbeiten mit Gewalt in der Familie: Risiken, Verantwortung und Zusammenarbeit. *systeme* 21 (1): 5–28.

Villa, P.-I. (2012): Judith Butler. Frankfurt a. M. (Campus), 2., akt. Aufl.

Villiez, T. von (1986): Sucht und Familie. Berlin/Heidelberg/New York (Springer).

Vogd, W. (2002): Professionalisierungsschub oder Auflösung ärztlicher Autonomie. Die Bedeutung von Evidence Based Medicine und der neuen funktionalen Eliten in der Medizin aus system- und interaktionstheoretischer Perspektive. *Zeitschrift für Soziologie* 31 (4): 294–315.

Vogl, J. (2008): Über das Zaudern. Zürich (Diaphanes), 2. Aufl.

Vogt, M., C. Hubert-Schnelle u. S. Clavée (2010): Brüderchen und Schwesterchen. Geschwisterbeziehungen als Kraftquellen nutzen. *Familiendynamik* 35 (4): 318–326.

Vogt-Hillmann, M. u. W. Burr (Hrsg.) (2002): Lösungen im Jugendstil. Dortmund (Borgmann).

Voß, R. (1998): SchulVisionen. Theorie und Praxis systemisch-konstruktivistischer Pädagogik. Heidelberg (Carl-Auer).

Voß, R. (2005): Unterricht aus konstruktivistischer Sicht. Die Welten in den Köpfen der Kinder. Weinheim (Beltz), 2., überarb. u. erg. Aufl.

Voß, R. u. S. von Aufschnaiter (Hrsg.) (2002): Die Schule neu erfinden: Systemisch-konstruktivistische Annäherungen an Schule und Pädagogik. Neuwied/Berlin (Luchterhand), 4., überarb. Aufl.

Vygotskij, L. S. (1993): Denken und Sprechen. Frankfurt a. M. (Fischer), 5., korr. Aufl.

Waal, H. de (2001): Pragmatischer Umgang mit Diagnostik im therapeutischen Alltag. *Systemische Notizen* (Heft 3): 4.

Wachtel, E. F. (1982): The family psyche over three generations: The genogram revisited. *Journal of Marital and Family Therapy* 8 (3): 335–343.

Wagner, E. (2004): Systemkompetenz in der forensischen Psychiatrie. *Systemische Notizen* 2: 12–22.

Wagner, E. (2010): Welche Theorie braucht die Systemische Therapie? *Systemische Notizen* 2: 4–16.

Wagner, E. u. E. Waas (2009): Die Choreographie systemischer Gruppenselbsterfahrung. *systeme* 23 (2): 166–193.

Waldenfels, B. (1994): In den Netzen der Lebenswelt. Frankfurt a. M. (Suhrkamp), 2. Aufl.

Wallerstein, J. S., J. M. Lewis u. S. Blakeslee (2002): Scheidungsfolgen – Die Kinder tragen die Last. Eine Langzeitstudie über 25 Jahre. Münster (Votum).

Walsh, F. (2012): Ein Modell familialer Resilienz und seine klinische Bedeutung. In: R. Welter-Enderlin u. B. Hildenbrand (Hrsg.): Resilienz – Gedeihen trotz widriger Umstände. Heidelberg (Carl-Auer), 4. Aufl., S. 43–79.

Walter, S. et al. (2010): The synchronization of plan activations and emotion-abstraction patterns in the psychotherapeutic process: A single-case study. *Psychotherapy Research* 20 (2): 214–223.

Walters, M. et al. (1995): Unsichtbare Schlingen. Die Bedeutung der Geschlechterrollen in der Familientherapie. Eine feministische Perspektive. Stuttgart (Klett-Cotta), 2. Aufl.

Wardetzki, B. (2005): Kränkung am Arbeitsplatz. Strategien gegen Missachtung, Gerede und Mobbing. München (Kösel).

Waters, R. (2011): Therapists revolt against psychiatry's bible. Mental health professionals say new diagnoses will lead to overmedication. Verfügbar unter: http://www.salon.com/2011/12/27/therapists_revolt_against_psychiatrys_bible/singleton/ [18.10.2013].

Watkins, J. G. u. H. H. Watkins (2008): Ego-States – Theorie und Therapie. Ein Handbuch. Heidelberg (Carl-Auer), 2. Aufl., 3., unveränd. Aufl. 2012.

Watters, E. (2010): Crazy like us. The globalization of the American psyche. New York (Free Press), 1st Free Press hardcover ed.

Watzlawick, P. (Hrsg.) (1994): Die erfundene Wirklichkeit. Wie wissen wir, was wir zu wissen glauben? Beiträge zum Konstruktivismus. [1981.] München (Piper), 7. Aufl.

Watzlawick, P., J. H. Beavin u. D. D. Jackson (2011): Menschliche Kommunikation. Formen, Störungen, Paradoxien. Bern (Huber), 12. Aufl.

Weakland, J. H. (1977): »Family somatics« – A neglected edge. *Family Process* 16 (3): 263–272.

Weber, G. (Hrsg.) (2000): Praxis des Familien-Stellens. Beiträge zu Systemischen Lösungen nach Bert Hellinger. Heidelberg (Carl-Auer), 3., überarb. Aufl.

Weber, G. (Hrsg.) (2002): Praxis der Organisationsaufstellungen. Grundlagen, Prinzipien, Anwendungsbereiche. Heidelberg (Carl-Auer), 2., korr. Aufl.

Weber, G. (2010): Zweierlei Glück. Die systemische Psychotherapie Bert Hellingers. Heidelberg (Carl-Auer), 16. Aufl., 17., unveränd. Aufl. 2013 (mit geändertem Untertitel: Das Familienstellen Bert Hellingers).

Weber, G. u. H. Stierlin (2003): In Liebe entzweit. Die Heidelberger Familientherapie der Magersucht. Heidelberg (Carl-Auer), 2. Aufl.

Weber, G., G. Schmidt u. F. B. Simon (2005): Aufstellungsarbeit revisited … nach Hellinger? (Mit einem Metakommentar von M. Varga von Kibed.) Heidelberg (Carl-Auer), 2., unveränd. Aufl. 2013.

Weckenmann, M. F. u. A. Schmitt (2009): Settingdesign in der (systemischen) Therapie mit Kindern. Teil II: Interventionen. *Familiendynamik* 34 (2): 182–192.

Weckowicz, T. E. (1988): Ludwig von Bertalanffy (1901–1972): A pioneer of General Systems Theory. Verfügbar unter: http://www.richardjung.cz/bert1.pdf [18.10.2013].

Wedekind, E. u. H. Georgi (2010): Systemische Orientierungsmöglichkeiten in der Gruppenarbeit. *Familiendynamik* 35 (4): 302–309.

Wegner, G. D. a. R. J. Alexander (1993): Readings in family nursing. Baltimore (Williams & Wilkins).

Weinblatt, U. a. H. Omer (2008): Nonviolent resistance: A treatment for parents of children with acute behavior problems. *Journal of Marital and Family Therapy* 34 (1): 75–92.

Weingarten, K. (1995): Radical listenings: Challenging cultural beliefs for and about mothers. In: K. Weingarten (ed.): Cultural resistance: Challenging beliefs about men, women, and therapy. New York (Haworth), pp. 7–22.

Weiß, H. (2010): Kinderarmut als Entwicklungsrisiko. In: R. Kißgen u. N. Heinen (Hrsg.): Frühe Risiken und Frühe Hilfen: Grundlagen, Diagnostik, Prävention. Stuttgart (Klett-Cotta), S. 47–67.

Weiß, H., G. Neuhäuser u. A. Sohns (2004): Soziale Arbeit in der Frühförderung und Sozialpädiatrie. München/Basel (Ernst Reinhardt).

Welter-Enderlin, R. (2010a): Einführung in die systemische Paartherapie. Heidelberg (Carl-Auer), 2. Aufl.

Welter-Enderlin, R. (2010b): Resilienz und Krisenkompetenz: Kommentierte Fallgeschichten. Heidelberg (Carl-Auer).

Welter-Enderlin, R. u. B. Hildenbrand (Hrsg.) (1998): Gefühle und Systeme. Die emotionale Rahmung beraterischer und therapeutischer Prozesse. Heidelberg (Carl-Auer).

Welter-Enderlin, R. u. B. Hildenbrand (Hrsg.) (2004): Rituale – Vielfalt in Alltag und Therapie. Heidelberg (Carl-Auer), 2. Aufl., 3. Aufl. 2011.

Welter-Enderlin, R. u. H. Jellouschek (2002): Systemische Paartherapie – Ein integratives Konzept. In: M. Wirsching u. P. Scheib (Hrsg.): Paar- und Familientherapie. Berlin/Heidelberg/New York (Springer), S. 199–226.

Wendt, W. R. (2008): Case Management im Sozial- und Gesundheitswesen. Eine Einführung. Freiburg im Br. (Lambertus), 4., überarb. Aufl.

Werneck, H. u. S. Werneck-Rohrer (Hrsg.) (2011): Psychologie der Scheidung und Trennung. Theoretische Modelle, empirische Befunde und Implikationen für die Praxis. Wien (Facultas), 2., korr. Aufl.

Wernet, A. (2010): Einführung in die Interpretationstechnik der Objektiven Hermeneutik. Wiesbaden (VS – Verlag für Sozialwissenschaften), 3. Aufl.

Wessel, W. (1984): Zur Wechselwirkung nicht-gewollter Schwangerschaften und Familienprozessen. *Familiendynamik* 9 (1): 33–70.

West, C. A. et al. (2009): Effectiveness of a family-oriented rehabilitation program on the quality of life of parents of chronically ill children. *Klinische Pädiatrie* 221 (4): 241–246.

Wetterer, A. (Hrsg.) (2008): Latentes Geschlechterwissen. [Königstein im Ts./]Sulzbach (Helmer).

Whitaker, R. (2010): Anatomy of an epidemic. Magic bullets, psychiatric drugs, and the astonishing rise of mental illness in America. New York (Crown).

White, M. (1993): Deconstruction and therapy. In: S. G. Gilligan u. R. Price (eds.): Therapeutic conversations. New York (Norton), pp. 22–61.

White, M. (1995): Re-authoring lives: Interviews & essays. Adelaide (Dulwich Centre).

White, M. (1997): Narratives of therapists' lives. Adelaide (Dulwich Centre).

White, M. (2000): Re-engaging with history: The absent but implicit. In: M. White (ed.): Reflections on narrative practice: Essays and interviews. Adelaide (Dulwich Centre), pp. 35–58.

White, M. (2007): Maps of narrative practice. New York (Norton). [Dt. (2010): Landkarten der narrativen Therapie. Heidelberg (Carl-Auer).]

White, M. a. D. Epston (1990): Narrative means to therapeutic ends. New York (Norton). [Dt. (2009).]

White, M. u. D. Epston (2009): Die Zähmung der Monster. Der narrative Ansatz in der Familientherapie. Heidelberg (Carl-Auer), 6. Aufl., 7., unveränd. Aufl. 2013.

WHO (2011): Weltbericht Behinderung. Verfügbar unter: http://www.iljaseifert.de/wp-content/uploads/weltbericht-behinderung-2011.pdf [18.10.2013].

Wiefel, A. u. U. Lehmkuhl (2006): Brauchen Säuglinge Psychiater? *Psychotherapie im Dialog* 7 (1): 61–67.

Wienberg, G. (2008): Gemeindepsychiatrie heute – Erreichtes, aktuelle Herausforderungen und Perspektiven. *Sozialpsychiatrische Informationen* 38 (1): 2–13.

Wiener, N. (1948): Cybernetics, or control and communication in the animal and the machine. Düsseldorf (Wiley). [Dt. (1992): Kybernetik. Regelung und Nachrichtenübertragung im Lebewesen und in der Maschine. Düsseldorf (Econ).]

Wiesner, M. u. U. Willutzki (1992): Sozial-konstruktivistische Wege in der Psychotherapie. In: S. J. Schmidt (Hrsg.): Kognition und Gesellschaft. Der Diskurs des radikalen Konstruktivismus 2. Frankfurt a. M. (Suhrkamp), S. 337–379.

Wilken, M., M. Jotzo u. M. Dunitz-Scheer (2008): Therapie frühkindlicher Fütterstörungen. In: J. Borke u. A. Eickhorst (Hrsg.): Systemische Entwicklungsberatung in der frühen Kindheit. Wien (Facultas), S. 189–208.

Willi, J. (2012): Die Zweierbeziehung. Spannungsursachen – Störungsmuster – Klärungsprozesse – Lösungsmodelle. [1975.] Reinbek bei Hamburg (Rowohlt), überarb. u. erw. Neuausg.

Williams, L. a. H. McBain (2006): Integrating gender on multiple levels: A conceptual model for teaching gender issues in family therapy. *Journal of Marital and Family Therapy* 32 (3): 385–397.

Willke, H. (1996): Ironie des Staates. Grundlinien einer Staatstheorie polyzentrischer Gesellschaft. Frankfurt a. M. (Suhrkamp), Nachdr. d. 1. Aufl.

Willke, H. (2005): Systemtheorie II. Interventionstheorie: Grundzüge einer Theorie der Intervention in komplexe Systeme. Stuttgart (UTB), 4. Aufl.

Wilms, H.-U., B. Wilms u. C. Mory (2004): Ein bisschen Angst hat schließlich jeder … Ein Erfahrungsbuch für Betroffene und Angehörige. Dortmund (Borgmann).

Wimmer, M. (2004): Gestörtes Gleichgewicht, symbolische Ordnung: Biologische und soziokulturelle Dimensionen der Interaktion von Emotion und Kognition. *Soziale Systeme* 10 (1): 50–72.

Winnicott, D. W. (2006): Reifungsprozesse und fördernde Umwelt. Gießen (Psychosozial).

Wirsching, M. (1998): Geschichte und Geschichten der Deutschen Arbeitsgemeinschaft für Familientherapie – DAF. Oder wie es mit der Familientherapie erst steil begann, dann steil bergab und schließlich gemächlich vorangegangen ist. *Kontext* 29 (2): 85–105.

Wirsching, M. u. H. Stierlin (1994): Krankheit und Familie. Konzepte, Forschungsergebnisse, Therapie. Stuttgart (Klett-Cotta), 2. Aufl.

Wirth, J. V. (2011): Aufsuchen Macht Sinn. In: M. Müller u. B. Bräutigam (Hrsg.): Hilfe, sie kommen! Systemische Arbeitsweisen in aufsuchenden Kontexten. Heidelberg (Carl-Auer), S. 60–70.

Wirth, L. (1931): Clinical Sociology. *American Journal of Sociology* 37 (1): 49–66.

Wissenschaftlicher Beirat Psychotherapie (2008): Gutachten zur wissenschaftlichen Anerkennung der Systemischen Therapie. Verfügbar unter: http://www.wbpsychotherapie.de/downloads/GutachtenSystemischeTherapie20081214-1.pdf [18.10.2013].

Wittgenstein, L. (2011): Philosophische Untersuchungen. Berlin (Suhrkamp), Neuausg.

Wittmund, B., M. Musikowski u. D. Schötz (2004): Veränderungsprozesse und systemische Gruppentherapie – Die Sichtweise der Patienten. *systhema* 18 (1): 58–69.

Wooley, S. a. K. G. Lewis (1987): Multi-family therapy within an intensive treatment program for Bulimia. In: J. Harkaway (ed.): Eating disorders. Rockville, MD (Aspen), pp. 269–283.

Wright, L. M. (2005): Spirituality, suffering, and illness. Ideas for healing. Philadelphia (F. A. Davis).

Wright, L. M. u. J. M. Bell (2010): Beliefs and illness: A model for healing. Calgary (4th Floor).

Wright, L. M. u. M. Leahey (2009): Nurses and families. A guide to family assessment and intervention. Philadelphia (F. A. Davis), 5th ed.

Wulf, C. u. J. Zirfas (2004): Die Kultur des Rituals: Inszenierungen, Praktiken, Symbole. München (Fink).

Wynne, L. et al. (1958): Pseudo-mutuality in the family relations of schizophrenics. *Psychiatry: Journal for the Study of Interpersonal Processes* 21: 205–220.

Yalom, I. D. (2010): Theorie und Praxis der Gruppenpsychotherapie. Ein Lehrbuch. Stuttgart (Klett-Cotta), 10. Aufl.

Zander, B. u. M. Knorr (Hrsg.) (2003): Systemische Praxis der Erziehungs- und Familienberatung. Göttingen (Vandenhoeck & Ruprecht).

Zander, B. et al. (2001): Effektivität eines systemischen Behandlungsmodells in der stationären Kinder- und Jugendpsychiatrie. *Praxis der Kinderpsychologie und Kinderpsychiatrie* 50 (5): 325–341.

Zeig, J. K. (2011): Meine Stimme begleitet Sie überallhin. Ein Lehrseminar mit Milton H. Erickson. Stuttgart (Klett-Cotta), 10. Aufl.

ZERO TO THREE – National Center for Infants – Toddlers – and Families (Hrsg.) (1999): Diagnostische Klassifikation: 0–3. Seelische Gesundheit und entwicklungsbedingte Störungen bei Säuglingen und Kleinkindern. Wien/New York (Springer).

Ziegenhain, U. et al. (Hrsg.) (2006): Entwicklungspsychologische Beratung für junge Eltern. Grundlagen und Handlungskonzepte für die Jugendhilfe. Weinheim (Juventa), 2. Aufl.

Zika, E. (2008): queer as u are – Konstitution und Konstruktion von (sexuellen) Identitäten. *systeme* 22 (1): 47–77.

Zobel, M. (2001): Wenn Eltern zu viel trinken. Risiken und Chancen für die Kinder. Bonn (Psychiatrie-Verlag).

Zwack, M. (2011): Die Macht der Geschichten. Erzählungen als Form der Wertevermittlung in Familienunternehmen. Heidelberg (Carl-Auer).

Zwack, J. u. J. Schweitzer (2011): Resilienzfördernde Möglichkeiten der Teamsupervision bei Changeprozessen. *Organisationsberatung Supervision Coaching* 18 (1): 31–47.

Zwack, J., C. Abel u. J. Schweitzer (2011): Resilienz im Arztberuf. Salutogenetische Praktiken und Einstellungsmuster erfahrener Ärzte. *Psychotherapie, Psychosomatik, Medizinische Psychologie* 61 (12): 495-502.

Zwack, M., A. Muraitis u. J. Schweitzer-Rothers (2011): Wozu keine Wertschätzung? *Organisationsberatung Supervision Coaching* 18 (4): 429–443.

Zwack, J., S. Noest u. J. Schweitzer (2009): Zeitdruck im Krankenhaus – Individuelle Lösungsstrategien provozieren oft neue Probleme. *Arzt und Krankenhaus* 82 (3): 68–75.

Zwicker-Pelzer, R. (2008a): Beratung auf dem Weg der Professionalisierung. *Zeitschrift für Systemische Therapie und Beratung* 26 (4): 221–225.

Zwicker-Pelzer, R. (2008b): Wendezeiten in der Professionalisierung von Beratung. *Zeitschrift für Systemische Therapie und Beratung* 26 (4): 226–231.

Verzeichnis der Autoren

Corina Ahlers, Dr. phil., Klinische Psychologin, Systemische Familientherapeutin, Lehrtherapeutin bei der Österreichischen Arbeitsgemeinschaft für Systemische Therapie und Systemische Studien (ÖAS) und an der Sigmund Freud Privatuniversität (SFU). Spezialisierung im Bereich Trennung, Patchwork- und Fortsetzungsfamilien am Zentrum FamilieNeu in Wien.

Susanne Altmeyer, Ärztin für Neurologie, Psychosomatische Medizin und Psychotherapie, Lehrende für Systemische Therapie und Beratung, seit 2010 Leiterin des Systemischen Instituts Euregio SIE., seit 2011 Leiterin des Psychosomatischen Versorgungszentrums Köln-Lindenthal, Veröffentlichungen zur systemischen Familienmedizin, Balintarbeit und Psychosomatik. 2007–2013 Vorstandsmitglied der DGSF.

Eia Asen, Kinder- und Jugendpsychiater, Systemischer Therapeut. Seit 40 Jahren klinische Tätigkeit in London, seit fast zwei Jahrzehnten Leitung des Marlborough Family Service. Gastprofessur am University College London, zahlreiche Veröffentlichungen zur systemischen Therapie und Multifamilientherapie.

Renate Blum-Maurice, Sozialwissenschaftlerin und Psychologin, in Frankreich ausgebildete analytisch-systemische Familientherapeutin, Mitglied der APF Köln. Erfahrungen in der Heimerziehung sowie Kinder- und Jugendpsychiatrie. Seit 1989 Familien- und Kindertherapeutin im Kinderschutz-Zentrum Köln, fachliche Leiterin seit 1997. Langjährige Mitarbeit in der Bundesarbeitsgemeinschaft der Kinderschutz-Zentren Köln.

Ulrike Borst, Dr. rer. nat., Dipl.-Psych., Fachpsychologin für Psychotherapie und Klinische Psychologie (FSP), Lehrtherapeutin und Lehrende Supervisorin (SG). Von 1989 bis 2007 in den Psychiatrischen Diensten Thurgau (Schweiz) tätig, zuletzt als Leiterin Unternehmensentwicklung. Seit 2006 Leiterin des Ausbildungsinstituts für systemische Therapie und Beratung Meilen; Praxis in Zürich. Seit 2013 1. Vorsitzende der SG.

Wiltrud Brächter, Dipl.-Päd., Kinder- und Jugendlichenpsychotherapeutin, Systemische Therapeutin (SG), Köln. Langjährige Mitarbeit in autonomen Frauenhäusern; Spiel- und Familientherapeutin in einer kinder- und jugendpsychiatrischen

Praxis. Veröffentlichungen, Supervision und Weiterbildungstätigkeit zu systemischer Kindertherapie.

Barbara Bräutigam, Prof. Dr. phil. habil., Dipl.-Psych., Psychologische Psychotherapeutin, Systemische Familien- und Integrative Kinder- und Jugendlichentherapeutin. Professorin für Psychologie und Jugendarbeit an der Hochschule Neubrandenburg.

Michael B. Buchholz, Dipl.-Psych., Dr. phil., apl. Prof. am Fachbereich Sozialwissenschaften der Universität Göttingen und Professor an der International Psychoanalytic University, Berlin. Forschungsinteressen: Mikroanalyse sozialer, insbesondere therapeutischer Interaktionen. Zahlreiche Veröffentlichungen.

Wolfgang Budde, Dipl.-Soz.-Arb., Supervisor DGSv., Dozent an der Fakultät Soziale Arbeit und Gesundheit der Hochschule Coburg.

Andrea Caby, Fachärztin für Kinder-und Jugendmedizin und Professorin für Sozialpädiatrie an der Hochschule Emden/Leer. Kinder- und Jugendlichenpsychotherapeutin, Systemische Supervisorin und Coach. Arbeitsschwerpunkte: Frühkindliche Bildung und Entwicklung; Frühförderung; Interdisziplinäre Settings und Vernetzung; Begleitung von Eltern und Familien.

Filip Caby, Dr. med., Ärztlicher Direktor der Marienkrankenhaus Papenburg-Aschendorf GmbH, ebenda Chefarzt der Abteilung für Kinder- und Jugendpsychiatrie und Psychotherapie. Vorstand des Arbeitskreises Systemische Kinder- und Jugendpsychiatrie in der DGSF. Systemischer Supervisor und Lehrtherapeut am ISS Hamburg. Entwickelte das Setting der Reflektierten Kommunikation; mehrere Buch- und Artikelveröffentlichungen zu systemischen Themen.

Luc Ciompi. Dr. med. Dr. h. c. Vormals ärztlicher Direktor der Sozialpsychiatrischen Universitätsklinik Bern. Begründer des Konzepts der Affektlogik zu den Wechselwirkungen zwischen Fühlen und Denken sowie der therapeutischen Wohngemeinschaft »Soteria Bern« für akut psychotische Patienten. Promotor eines integrativ psychosoziobiologischen Verständnisses von psychischen Störungen und eines gemeindezentrierten Versorgungssystems zur Krisenintervention und sozialen Wiedereingliederung von psychisch Kranken.

Ulrich Clement, Dipl.-Psych., Prof. Dr. phil., Paar- und Sexualtherapeut; apl. Professor für Medizinische Psychologie an der Universität Heidelberg; Lehr- und Forschungstätigkeit an den Universitäten Hamburg, Freiburg im Br., Heidelberg und Basel; Leiter des Instituts für Sexualtherapie Heidelberg; Lehrtherapeut für systemische Therapie (SG/IGST); war Präsident der International Academy of Sex Research (IASR).

Klaus G. Deissler, Dr. phil., Psychologischer Psychotherapeut /Kinder- und Jugendlichenpsychotherapeut in eigener Praxis in Marburg, Lehrtherapeut und Lehrender Supervisor (SG), Leiter des Marburger Aus- und Weiterbildungsinstituts in Systemischer Therapie und Beratung. Veröffentlichung zahlreicher einschlägiger Artikel und Bücher.

Angelika Eck, Dipl.-Psych., Dr. sc. hum., Systemische Therapeutin und Beraterin (SG), Paar- und Sexualtherapeutin in eigener Praxis. Freiberufliche Tätigkeit in den Bereichen Teamberatung und Supervision.

Andreas Eickhorst, Dipl.-Psych., Dr. rer. nat.; Deutsches Jugendinstitut; bis 2013 am Universitätsklinikum Heidelberg, dort Koordination des Projektes »Keiner fällt durchs Netz«; Schwerpunkte: Eltern-Kind-Interaktionen, Vaterforschung, Entwicklung zwischen Evolution und Kultur, Elternberatung, Prävention; Mitbegründer der Babysprechstunde Osnabrück und Mitarbeiter in der Heidelberger Interdisziplinären Sprechstunde für Eltern mit Säuglingen und Kleinkindern am Universitätsklinikum Heidelberg.

Günther Emlein, evangelischer Pfarrer, als Klinikseelsorger in der Universitätsmedizin Mainz tätig, Seelsorgeausbilder der Evangelischen Kirche von Hessen und Nassau, Lehrender Supervisor und Lehrtherapeut (SG), Lehrsupervisor der Deutschen Gesellschaft für Pastoralpsychologie (DGfP). Jahrelang als Trainer und Supervisor am Institut für systemische Theorie und Praxis (ISTUP) Frankfurt/Offenbach tätig. Zahlreiche Publikationen zur Theorie systemischer Praxis und systemischer Seelsorge.

Dörte Foertsch, Dipl.-Psych., Paar- und Familientherapeutin, Lehrtherapeutin (SG) am Berliner Institut für Familientherapie und Systemische Beratung (BIF), Supervisorin (DGSv), Leitung und erste Vorsitzende des BIF.

Peter Fraenkel, Ph. D., ist Associate Professor im Doktorandenprogramm für Klinische Psychologie an der City University of New York sowie Direktor des Zentrums für Arbeit und Familie am Ackerman Institute for the Family in New York; darüber hinaus in privater Praxis ebenfalls in New York tätig.

Thomas Friedrich-Hett; Dipl.-Psych., Krankenpfleger, Lehrtherapeut (viisa, SG), 1. Vorsitzender des Langenfelder Instituts für systemische Praxis und Forschung, 25 Jahre Berufserfahrung in psychiatrischen Einrichtungen, freiberufliche Tätigkeit in Familien/Jugendhilfe und Supervision, Privatpraxis in Essen.

Frank Früchtel, Sozialarbeiter, Professor für Soziale Arbeit am Fachbereich Soziale Arbeit der Fachhochschule Potsdam.

Werner Geigges, Facharzt für Innere Medizin, Psychosomatische Medizin und Psychotherapie sowie für Physikalische und Rehabilitative Medizin. Leitender Arzt der Fachklinik für Psychosomatik, Psychotherapeutische und Innere Medizin Glotterbad. Lehrbeauftragter an der Universität Freiburg und Sprecher der Thure von Uexküll-Akademie für Integrierte Medizin (AIM). Weiterbildungsbefugnis der Bezirksärztekammer Südbaden für das Fach Psychosomatische Medizin und Psychotherapie.

Michael Grabbe, Dipl.-Psych, Psychologischer Psychotherapeut. Yogalehrer (KYM Madras). Lehrtherapeut und Lehrender Supervisor (IFW A&E, SG). Ehemaliger 2. Vorsitzender der Systemischen Gesellschaft (SG) Berlin. Psychotherapeutische Tätigkeiten in Psychotherapeutischen, Psychosomatischen und Psychiatrischen Fachkliniken und Beratungsstellen. Zahlreiche Tagungsbeiträge und Kongressorganisationen. Veröffentlichungen in Büchern und Fachzeitschriften.

Peter Hain, Dr., M. sc., Klinischer Psychologe und Psychotherapeut in freier Praxis in Zürich (CH) für Kinder, Jugendliche, Erwachsene und Familien; Coaching und Supervision. Past-Präsident und Ausbilder der Gesellschaft für klinische Hypnose Schweiz (ghyps), Dozent und Supervisor an systemischen Instituten, Gründungs- und Ehrenpräsident von HumorCare Schweiz. Diverse Veröffentlichungen.

Bengta Hansen-Magnusson, praktische Ärztin, seit 1986 Landarztpraxis in Wanderup.

Ernst Hansen-Magnusson, Dr. med., Arzt für Allgemeinmedizin, seit 1986 Landarztpraxis in Wanderup.

Reinert Hanswille, Dipl.-Päd., Kinder- und Jugendlichenpsychotherapeut, Systemischer Therapeut und Supervisor (DGSF, SG und DGSv), Lehrtherapeut und Lehrsupervisor (DGSF, SG und DGSv), Spezielle Psychotraumatherapie (DEGPT), PITT, EMDR-Therapeut (EMDRIA). Institutsleiter des ifs (Institut für Systemische Familientherapie, Supervision und Organisationsentwicklung).

Jürgen Hargens, Dipl.-Psychol., Psychotherapeut, eigene Praxis seit 1979 (erst Flensburg, seit 1981 Meyn), mittlerweile in Rente und Romanautor.

Christian Hawellek, Dipl.-Päd, Dr. phil., Kinder- und Jugendlichenpsychotherapeut, Ehe-, Erziehungs- und Familienberater, lic. Marte-Meo-Supervisor. Lehraufträge an der Universität Osnabrück, nationale und internationale Referententätigkeit, diverse Fachpublikationen mit dem Schwerpunkthema beobachtungsgeleitete Beratung und Therapie, Leiter des Norddeutschen Marte Meo Institutes.

Thomas Hegemann, Dr. med., Facharzt für Psychiatrie und für Kinder- und Jugendpsychiatrie, Lehrender Coach und Supervisor (SG); Geschäftsführender Vorstand der istob-Management-Akademie und Leiter des Bayerischen Zentrums für Transkulturelle Medizin in München.

Bruno Hildenbrand, seit 1994 Professor für Sozialisationstheorie und Mikrosoziologie am Institut für Soziologie der Friedrich-Schiller-Universität Jena und seit 1988 Dozent und Supervisor am Ausbildungsinstitut für systemische Beratung und Therapie Meilen in Zürich.

Joachim Hinsch, Dr. phil., Psychologe, Systemischer Familientherapeut und Lehrtherapeut in Wien, ehemals Obmann der ÖAS (Österreichische Arbeitsgemeinschaft für systemische Therapie und systemische Studien), langjährige Mitarbeit am Institut für Ehe- und Familientherapie und bis 2010 dessen Leiter.

Katharina Hinsch, Mag. phil., Psychologin, Praxis als Systemische Psychotherapeutin in Wien, Klinische Sexologin (Approche sexocorporelle), langjährige Mitarbeit an der Psychosomatik des Waldviertelklinikums Eggenburg.

Wolfgang Jansen, Sonderschullehrer, Schulleiter der Klinikschule Freiburg – Staatliche Schule für Kranke am Universitätsklinikum, TZI-Diplom, Systemischer Supervisor und Organisationsberater (IFW), Lehrcoach der Führungsakademie Baden-Württemberg. Tätigkeitsschwerpunkte: Weiterbildung in systemischer Beratung für Lehrkräfte, Supervision und Beratung im Schul- und Sozialbereich.

Ingrid Kellermann, Dipl.-Päd., Lehrtherapeutin und Lehrende Coachin (SG), Systemische Supervisorin (SG), Systemische Kinder- und Jugendlichentherapeutin, Mitgründerin und 1. Vorsitzende des Stuttgarter Instituts für Systemische Therapie, Beratung und Supervision (StIF).

Sabine Kirschenhofer, Mag., Soziologin, systemische Psychotherapeutin, Lehrtherapeutin; von 2000 bis 2004 als Sozialwissenschafterin in der Arbeitsweltforschung tätig; von 2002 bis 2007 Mitarbeiterin einer Beratungsstelle für von sexueller Gewalt Betroffene; seit 2003 Redakteurin der Zeitschrift *systeme*; seit 2005 am Institut für Paar- und Familientherapie beschäftigt.

Rudolf Klein, Dr. phil., langjährige Tätigkeit in der stationären und ambulanten Therapie süchtig trinkender Menschen und ihrer Familien; seit 2004 in freier Praxis tätig; Lehrtherapeut und Lehrender Supervisor (SGST, WISL, SG).

Andre Kleuter, Dipl.-Soz.-Päd., Systemischer Therapeut/Familientherapeut (DGSF), Systemischer Supervisor (DGSF); tätig beim Integrationsfachdienst

Hamburg in der Beratung von Menschen mit psychosozialen Schwierigkeiten am Arbeitsplatz sowie als Supervisor und Lehrender am Hamburgischen Institut für systemische Weiterbildung (HISW).

Heiko Kleve, Sozialarbeiter/Sozialpädagoge (Dipl. FH), Soziologe (Dr. phil.), Mediator (FH), Systemischer Berater (DGSF), Case-Manager/Case-Management-Ausbilder (DGCC), Supervisor (DGSv) und Systemischer Supervisor (SG). Professor für soziologische und sozialpsychologische Grundlagen sowie Fachwissenschaft Sozialer Arbeit an der Fachhochschule Potsdam.

Jürgen Kriz, Dr. phil., Professor em. für Psychotherapie und Klinische Psychologie an der Universität Osnabrück; Gastprofessuren u. a. in Wien, Zürich, Riga, Moskau, den USA. Begründer des Konzepts der Personzentrierten Systemtheorie auf der Basis interdisziplinärer strukturwissenschaftlicher Systemtheorie (Synergetik).

Friedebert Kröger, Prof. Dr. med., Facharzt für Psychosomatische Medizin und Psychotherapie und Innere Medizin, Chefarzt bis 2013; Lehrender Supervisor (DGSF); Vorstand DGSF 2000–2007.

Rudolf Kronbichler, Psychotherapeut (Universitätsklinik für Kinder- und Jugendpsychiatrie, Salzburg), Supervisor und Lehrtherapeut der Österreichischen Arbeitsgemeinschaft für systemische Therapie und systemische Studien.

Matthias Lauterbach, Dr. med., Facharzt für Psychiatrie und Psychotherapeutische Medizin. Mitbegründer des Niedersächsischen Instituts für systemische Therapie und Beratung. Lehrender Therapeut, Supervisor, Coach (SG). Nach langer Kliniktätigkeit seit 1990 freiberuflich als Therapeut, Coach, Berater für Unternehmen und Einzelmenschen und Weiterbildungsleiter für Führungskräfte. Begründer des Systemischen Gesundheitscoachings. Zahlreiche Publikationen u. a. zu systemischer Psychiatrie, Aktionsmethoden und Gesundheitscoaching.

Tom Levold, Dipl.-Soz.-Wiss.; Lehrtherapeut, Lehrender Supervisor und Lehrender Coach (SG); Mitbegründer der APF in Köln und der SG. Tätigkeit in eigener Praxis als Systemischer Therapeut, Supervisor, Coach und Organisationsberater. Zahlreiche Veröffentlichungen zur systemischen Theorie und Praxis.

Jürg Liechti, Dr. med., Facharzt für Psychiatrie und Psychotherapie FMH, seit 1985 in eigener Praxis in Bern tätig. Aufbau und langjährige (Ko)leitung des Zentrums für Systemische Therapie und Beratung, ZSB Bern. Gründungsmitglied der Schweizerischen Vereinigung für Systemische Therapie und Beratung (SYSTEMIS.CH). Lehrbeauftragter für Systemtherapie an Universitäten und Hochschulen. Verschiedene (Buch-)Publikationen.

Wolfgang Loth, Dipl.-Psych., Psychologischer Psychotherapeut, Familientherapeut (IF Weinheim), Systemischer Therapeut (SG). Leiter einer Erziehungs- und Familienberatungsstelle. Redaktionsmitglied der Zeitschrift *Systhema*; im Beirat der Zeitschriften *Familiendynamik* und *Zeitschrift für Systemische Therapie und Beratung*. Zahlreiche Veröffentlichungen.

Kurt Ludewig, Dipl.-Psych., Dr. phil., Klinischer Psychologe, 30 Jahre Tätigkeit an der Kinder- und Jugendpsychiatrie der Unikliniken Hamburg und Münster, Gründungsvorsitzender des Instituts für systemische Studien Hamburg und der Systemischen Gesellschaft, zahlreiche Publikationen zur Theorie und Praxis der systemischen Therapie.

Matthias Müller, Prof., Dipl.-Soz.-Arb./Sozialpädagoge, Soziologe (Dr. phil.), Case-Manager/Case-Management-Ausbilder (DGCC), Dialogischer Qualitätsentwickler (KK). Professor für Pädagogik, Sozialpädagogik und Hilfen zur Erziehung an der Hochschule Neubrandenburg.

Matthias Ochs, Prof., Dipl.-Psych., Psychologischer Psychotherapeut, Systemischer Familientherapeut; lehrt an der Fachhochschule Fulda das Fachgebiet »Psychologie und Beratung«; Familientherapeut, Supervisor und Dozent im eigenen DGSF-Fortbildungsinstitut »Ochs & Orban – Institut für systemisches Arbeiten und Forschen«. Zahlreiche Veröffentlichungen.

Cornelia Oestereich, Dr. med., Psychiaterin, Psychotherapeutin, Lehrtherapeutin und Lehrende Supervisorin (SG) am NIS Hannover, Chefärztin eines Psychiatrischen Fachkrankenhauses, von 2005 bis 2013 Vorsitzende der Systemischen Gesellschaft (SG).

Klaus Osthoff, Dipl.-Päd., Systemischer Lehrtherapeut (DGSF), Paar- und Familientherapeut sowie Supervisor in freier Praxis; seit 1994 Ausbilder im Freiburger Familientherapeutischen Arbeitskreis; 1994–2005 im Vorstand von DAF und DGSF.

Jürgen Pfitzner, Dipl.-Soz.-Päd. (FH), Psychoanalytisch-Systemischer Familientherapeut (APF Köln), seit 1982 Mitglied im therapeutischen Team des Kinderschutz-Zentrums Köln, Schwerpunkte: systemisch-therapeutische Arbeit bei Gewalt in Familien, institutionelle und fachübergreifende Kooperation in Fällen familiärer Gewalt, Auftrags- und Kontextklärung nicht freiwilliger therapeutischer Hilfe in Fällen von Kindeswohlgefährdung.

Günter Reich, Prof. Dr. phil., Dipl.-Psych., Psychoanalytiker (DGPT, DPG), Leiter der Ambulanz für Familientherapie und für Essstörungen sowie der Psychotherapeutischen Ambulanz für Studierende an der Universität Göttingen. Lehranalytiker und Supervisor, Ausbilder in Familien- und Paartherapie. Zahlreiche Publikationen zu Psychotherapie, Paar- und Familientherapie und Essstörungen. Mitglied im Wissenschaftlichen Beirat Psychotherapie.

Kersten Reich, Dr. phil., Professor im Forschungs- und Lehrbereich Internationale Lehr- und Lernforschung an der Universität zu Köln. Hauptarbeitsgebiete: Konstruktivismus und Kulturtheorien, konstruktivistische und systemische Pädagogik und Didaktik. Mehrere Buchveröffentlichungen.

Rüdiger Retzlaff, Dipl.-Psych., Dr. sc. hum., Psychotherapeut, Kinder- und Jugendtherapeut. Lehrender Supervisor und Coach, Lehrtherapeut für systemische Therapie – mit Kindern und Jugendlichen –, Lehrtherapeut und Supervisor für Hypnotherapie, Psychodynamische Therapie und Verhaltenstherapie. Lehrtherapeut am Helm Stierlin Institut Heidelberg. Leiter der Ambulanz für Paar- und Familientherapie am Institut für Psychosomatische Kooperationsforschung und Familientherapie, Zentrum für Psychosoziale Medizin der Universitätsklinik Heidelberg; niedergelassen in eigener Praxis in Heidelberg.

Wolf Ritscher, Dipl.-Psych., Dr., M. A., Professor em. an der HS Esslingen, Fakultät SAGP; Familien-/Paartherapeut und Supervisor; Lehrtherapeut am Bodensee-Institut für systemische Therapie und Beratung. Koherausgeber des *Kontext*; Mitglied im wissenschaftlichen Beirat des Carl-Auer-Verlages; Stiftungsrat Internationale Jugendbegegnungsstätte Auschwitz/Oświęcim.

Bernd Roedel, Dipl.-Psych., Psychologischer Psychotherapeut, Verhaltenstherapeut, Lehrtherapeut für Systemische Therapie, Lehrender Systemischer Supervisor und Lehrcoach, Mitgründer des Berliner Instituts für Familientherapie und des Stuttgarter Instituts für Systemische Therapie, Beratung und Supervision (StIF), Dozent am StIF.

Dominik M. Rosenauer, Mag., MAS, Klinischer und Gesundheitspsychologe, Psychotherapeut (Systemische Familientherapie), in eigener Praxis in Wien und in einem Familienberatungszentrum tätig, bietet Onlineberatung seit 2001 an, war 2011 Präsident der International Society for Mental Health Online (ISMHO), Mitglied und Obmann der Österreichischen Arbeitsgemeinschaft für systemische Therapie und systemische Studien (ÖAS).

Wilhelm Rotthaus, Dr. med., Arzt für Kinder- und Jugendpsychiatrie und Psychotherapie. Systemischer Berater, Therapeut und Supervisor (DGSF). Lehrtherapeut (DGSF). 1983–2004 Fachbereichsarzt der Kliniken für Psychiatrie und Psychotherapie des Kindes- und Jugendalters Viersen. 2000–2007 1. Vorsitzender der Deutschen Gesellschaft für Systemische Therapie, Beratung und Familientherapie (DGSF).

Gerhard Dieter Ruf, Dr. med., Facharzt für Neurologie und Psychiatrie, Psychotherapie mit eigener Praxis, Systemischer Therapeut (IGST, SG), zahlreiche Veröffentlichungen über systemische Psychiatrie, Autor des ersten Lehrbuchs der systemischen Psychiatrie, Dozent bei verschiedenen Weiterbildungsinstituten.

Günter Schiepek, Prof. Dr. phil., Leiter des Instituts für Synergetik und Psychotherapieforschung an der Paracelsus Medizinischen Privatuniversität Salzburg. Mitglied der Europäischen Akademie der Wissenschaften und Künste. Forschungsschwerpunkte: Prozess-Outcome-Forschung und Neurobiologie der Psychotherapie; Methodenentwicklung vor dem Hintergrund von Selbstorganisation und nichtlinearer Dynamik.

Hans Schindler, Dipl.-Psych., Psychologischer Psychotherapeut, Lehrtherapeut und lehrender Supervisor (SG), 1999 bis 2007 im Vorstand der Systemischen Gesellschaft, seit 2007 im Vorstand der Psychotherapeutenkammer Bremen, seit 2011 Stellvertretender Präsident, Redaktionsmitglied bei *Systhema* und *Psychotherapeutenjournal*.

Arist von Schlippe, Dipl.-Psych., Prof. Dr. phil., Psychologischer Psychotherapeut, Systemischer Familientherapeut. Inhaber des Lehrstuhls Führung und Dynamik von Familienunternehmen an der Privaten Universität Witten/Herdecke, davor 23 Jahre im Fachgebiet Klinische Psychologie und Psychotherapie der Universität Osnabrück tätig. Akademischer Direktor des Wittener Instituts für Familienunternehmen (WIFU). Lehrtherapeut und Lehrender Supervisor am Institut für systemische Ausbildung und Entwicklung Weinheim.

Gunther Schmidt, Dr. med., Dipl.-Volksw., Facharzt für Psychosomatische Medizin/Psychotherapie, Ärztlicher Direktor der SysTelios Privatklinik für Psychotherapie und psychosomatische Gesundheitsentwicklung, Leiter des Milton-Erickson-Instituts Heidelberg. Begründer des hypnosystemischen Ansatzes in Therapie/ Beratung/ Coaching/TE und OE, Lehrtherapeut des Helm Stierlin Instituts, Ausbilder der Milton Erickson Gesellschaft (MEG), Mitbegründer und Senior Coach des Deutschen Bundesverbands Coaching (DBVC). Internationale Lehr- und Beratungstätigkeit.

Jochen Schweitzer, Dipl.-Psych., Prof. Dr. rer. soc., Sektionsleiter Medizinische Organisationspsychologie Universitätsklinik Heidelberg, Mitgründer und Koleiter Helm Stierlin Institut, 2007–2013 Vorsitzender der DGSF, Gründungsmitherausgeber Zeitschrift *Psychotherapie im Dialog* (1999–2010), Stellvertretendes Mitglied Wissenschaftlicher Beirat Psychotherapie seit 2012. Schwerpunkte: Systemische (Familien-)Therapie in Psychiatrie und Psychosomatik; psychotherapeutische Wirksamkeitsforschung; Beratung von Führungskräften, Teams, Organisationen und Netzwerken.

Rainer Schwing, Dipl.-Psych., approbierter Psychotherapeut, Systemischer Lehrtherapeut und Lehrender für Supervision (DGSF). Nach Ausbildungen u. a. in klientenzentrierter Psychotherapie, Verhaltenstherapie, Paar- und Familientherapie, Hypnotherapie und Organisationsentwicklung tätig in der Kindertherapie, der Familien- und Jugendberatung, als Organisationsberater, Supervisor, Coach. Langjährige Lehraufträge an Hochschulen. Seit 1989 Geschäftsführer des Weiterbildungsinstituts »praxis institut für systemische beratung«.

Felix Tretter, Prof. Dr. med. Dr. phil. Dr. rer.pol., Chefarzt der Suchtabteilung des Isar-Amper-Klinikums München-Ost. Studien der Psychologie, Soziologie, Statistik und Medizin, Hirnforschung am Max-Planck-Institut für Psychiatrie, apl. Professor für Klinische Psychologie an der LMU München, aktuelles Forschungsinteresse: computergestützte Modellierung von Mechanismen bei psychischen Erkrankungen, Medizinphilosophie.

Cornelia Tsirigotis, Hörgeschädigtenpädagogin, Systemische Familientherapeutin, Supervisorin (IFW, SG), Kinder- u. Jugendlichenpsychotherapeutin. Viele Jahre Arbeit in Frühförderung für hörgeschädigte Kinder und in interdiszplinären Kontexten. Besondere Schwerpunkte: Empowerment, Familien mit Behinderung, Migration und kulturelle Kontexte. In der Redaktion von *Systhema* sowie der *Zeitschrift für systemische Therapie und Beratung.*

Manfred Vogt, Dr. phil., Psychologischer Psychotherapeut, Kinder- und Jugendlichenpsychotherapeut seit 1984 in freier Praxis in Bremen. Gründungsmitglied und Trainer des Norddeutschen Instituts für Kurzzeittherapie, NIK und Boardmember of the European Brief Therapy Association, EBTA (Paris), Präsident der International Alliance of Solution Focused Teaching Institutes, IASTI (Oostende). Autor und Herausgeber therapeutischer Spielmaterialien.

Elisabeth Wagner, Dr. med., Fachärztin für Psychiatrie und Psychotherapeutische Medizin. Lehrtherapeutin für Systemische Familientherapie an der LaSF Wien. Seit 1993 Beschäftigung in diversen forensisch-psychiatrischen Einrichtungen.

Renate Weihe-Scheidt, Dipl.-Psych. und Psychologische Psychotherapeutin. Als Paar- und Familientherapeutin und Supervisorin in eigener Praxis. Paar- und familientherapeutische Tätigkeit auch am Zentrum für Psychiatrie Emmendingen. Lehrende für Systemische Therapie/Familientherapie beim Freiburger Familientherapeutischen Arbeitskreis (FFAK).

Jan Weinhold, Dipl.-Psych., Dr. phil., Tätigkeit in der Sektion für Medizinische Organisationspsychologie und im Sonderforschungsbereich Ritualdynamik an der Universität Heidelberg. Schwerpunkte: Wirksamkeit von Systemaufstellungen, Kulturpsychologie, Rituale in Organisationen, Psychotherapieforschung, Suchtprävention. Vielfältige Veröffentlichungen zum Thema Rituale, praktische Tätigkeit in den Bereichen systemische Beratung, Coaching und Supervision.

Bettina Wilms, Dr. med., Fachärztin für Psychiatrie und Psychotherapie. Supervisorin für Systemische Familientherapie und Verhaltenstherapie. Chefärztin der Klinik für Psychiatrie, Psychotherapie und Psychosomatik am Südharz-Krankenhaus gGmbH Nordhausen. Mitherausgeberin der Zeitschrift *Psychotherapie im Dialog*.

Michael Wirsching, Prof. Dr. med., seit 1989 Leiter der Psychosomatischen Uni-Klinik Freiburg. Mitbegründer und Vorstandsmitglied der Deutschen Arbeitsgemeinschaft für Familientherapie (DAF). Mitbegründer des Freiburger Familientherapeutischen Arbeitskreis (FFAK), Internationale Lehrtätigkeit in China, im Iran, in Vietnam, Laos, Afghanistan und Uganda.

Ferdinand Wolf, Dr. phil., Klinischer Psychologe, Systemischer Familientherapeut, Lehrtherapeut für Systemische Therapie (www.oeas.at), Supervisor, Coach, Mediator, Mitglied des International Board der European Brief Therapy Association.

Lorraine Wright, RN, Ph. D., International Speaker, Author, Clinician. Professor em. of Nursing, University of Calgary.

Sachregister

Personenregister

Über die Herausgeber

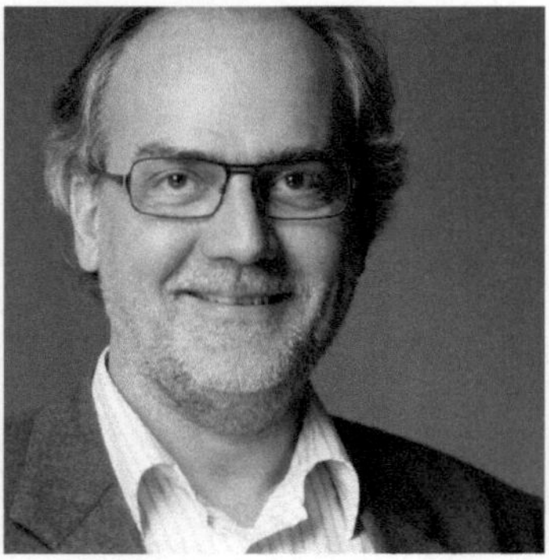

Tom Levold, Studium der Sozialwissenschaften, Psychologie und Völkerkunde; Lehrtherapeut, Lehrender Supervisor und Lehrender Coach (SG). Nach langjähriger Tätigkeit in Bereichen der Jugendhilfe seit 1989 in freier Praxis als Systemischer Therapeut, Supervisor, Coach und Organisationsberater tätig. Mitbegründer und Mitglied des Gründungsvorstands der Systemischen Gesellschaft. Zahlreiche Veröffentlichungen zur Theorie und Praxis Systemischer Therapie und Beratung. 2005–2021 Mitherausgeber der Zeitschrift *Kontext*, Begründer und Herausgeber von *systemagazin – Online-Journal für systemische Entwicklungen*, Herausgeber der Reihe *Systemische Therapie und Beratung* im Carl-Auer Verlag.

Kontakt: *www.levold.de*

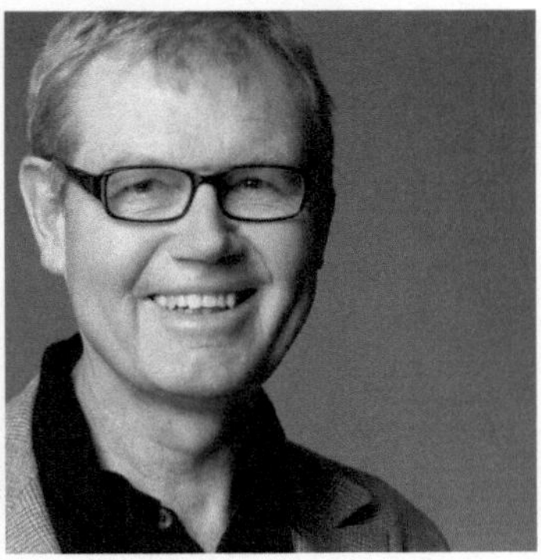

Michael Wirsching, Prof. Dr. med.; nach Habilitation bei Helm Stierlin in Heidelberg Professur bei Horst-Eberhard Richter in Gießen. Von 1989 bis zur Emeritierung 2016 Lehrstuhl für Psychosomatische Medizin und Psychotherapie an der Universität Freiburg i. Br. Gründer und langjähriger Vorsitzender der Deutschen Arbeitsgemeinschaft für Familientherapie (DAF, Vorläufer der DGSF). Gastprofessor an den Universitäten Shanghai, Peking, Hanoi, Hue und Isfahan. Mitherausgeber der Zeitschriften *Family Process* und *Family Systems Medicine*.

Kontakt: *michael.wirsching@uniklinik-freiburg.de*